本 书 获

2019年贵州省出版传媒事业发展专项资金

贵州出版集团有限公司出版专项资金

资　助

古籍整理之本草彩色药图系列·第二辑

本草备要彩色药图

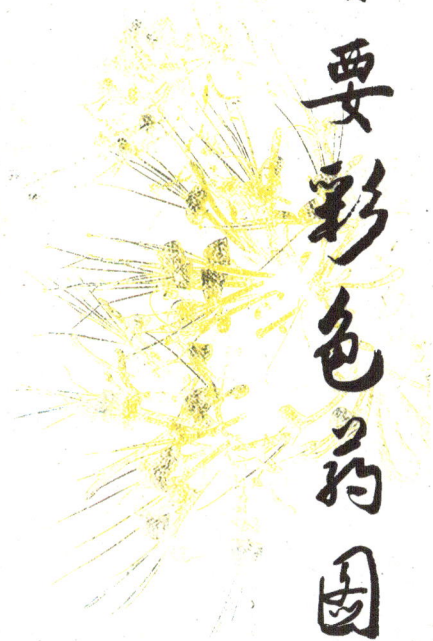

原著｜清·汪昂

主编｜蒲翔 梅颖

贵州出版集团
贵州科技出版社

图书在版编目（CIP）数据

　　本草备要彩色药图／蒲翔，梅颖主编. -- 贵阳：
贵州科技出版社，2019.12（2025.1重印）
　　（古籍整理之本草彩色药图系列. 第二辑）
　　ISBN 978 - 7 - 5532 - 0818 - 3

　　Ⅰ. ①本… Ⅱ. ①蒲… ②梅… Ⅲ. ①本草 – 中国 –
清代 – 图谱 Ⅳ. ①R281.3 - 64

　　中国版本图书馆 CIP 数据核字（2019）第 271455 号

本草备要彩色药图
BENCAOBEIYAO CAISE YAOTU

出版发行	贵州出版集团　贵州科技出版社
地　　址	贵阳市中天会展城会展东路 A 座（邮政编码：550081）
网　　址	http://www.gzstph.com
出 版 人	熊兴平
经　　销	全国各地新华书店
印　　刷	北京兰星球彩色印刷有限公司
版　　次	2019 年 12 月第 1 版
印　　次	2025 年 1 月第 2 次
字　　数	694 千字
印　　张	24
开　　本	889 mm × 1194 mm　　1/16
书　　号	ISBN 978 - 7 - 5532 - 0818 - 3
定　　价	168.00 元

天猫旗舰店：http://gzkjcbs.tmall.com

古籍整理之本草彩色药图系列·第二辑
编委会

《本草备要彩色药图》
编委会

前言
FOREWORD

以药治病,历史悠久,我国人民使用中药防病治病的历史已绵延上千年。历代医家经过无数实践和努力,积累了大量的用药经验,为我们的防病治病提供了大量的原始资料。中华中医药学会曾经在华夏出版社的密切配合下,在全国范围内发起了"学经典,读名著"大型读书活动,希望通过对大量中医药经典文献的整理出版,达到传播我国悠久的传统文化和中医药知识的目的,以培养更多的优秀中医药人才,更好地促进中医药的发展和进步,为人类的健康事业做出贡献。

我国历代中医药典籍中,前人留下了大量的宝贵的文字材料。历史证明,要认真继承、应用和发扬中医药的理论知识,理应认真阅读"经典"。但是,由于历史原因,很多经典文献难免文字艰涩,且有些描述粗略,以致难窥中医药理论的全貌和细节,今人使用时颇有不便。

我们曾经在2015年对在中医药发展史上具有代表性的5本本草古籍著作进行过整理,并补充了现代相关研究成果和药物原植物的识别等内容,该丛书出版后产生了良好的社会效益。今年,我们再次选择5本具有较高临床实用价值的本草典籍进行整理,分别是《汤液本草》《食疗本草》《本草经解》《神农本草经读》和《本草备要》。内容设置有【古籍原文】【药物来源】【形态特征】【性味功效】【古方选录】【用法用量】【使用注意】【现代研究】等,并在每本书后设有中文药名索引、方剂名索引和药用植物、动物学名索引等,方便读者阅读和查询。

本丛书文字部分的编写以贵州中医药大学药学院的教师杨卫平、冯泳、陈芳、云雪林、周静、蒲翔、梅颖为主,同时还有"全国名老中医药专家邱德文传承工作室"的工作人员及其他中医药院校的教师、研究生、本科生等参与。彩色图片的筛选参考了大量的医药文献,具体的拍摄工作主要由杨卫平、刘绍欢、夏同珩、宋胜武、尹武燕等人完成。

古籍原文中涉及的部分药材如犀角、虎骨等,来源于国家珍稀保护动物,按照国家现行法律规定不能再使用,其中部分药材我们已在文中给出了可替代的药材名称。

本丛书立足于保留古代本草典籍的原貌,选择有价值的古代用方,并力求符合现代药物使用规范,具有内容丰富翔实、层次分明与文字通俗易懂、图文并茂等特点,可供中医药专业人士、学生及中医药爱好者使用。

本丛书在编写过程中,参考了国内外大量的医药文献,在此向所有参考文献的原作者表示谢意。

由于编者的学识水平有限,书中疏漏、不足之处在所难免,敬请广大读者批评和指正。

编 者
2019 年 11 月

目 录

卷之三

木 部

金石水土部

禽兽部

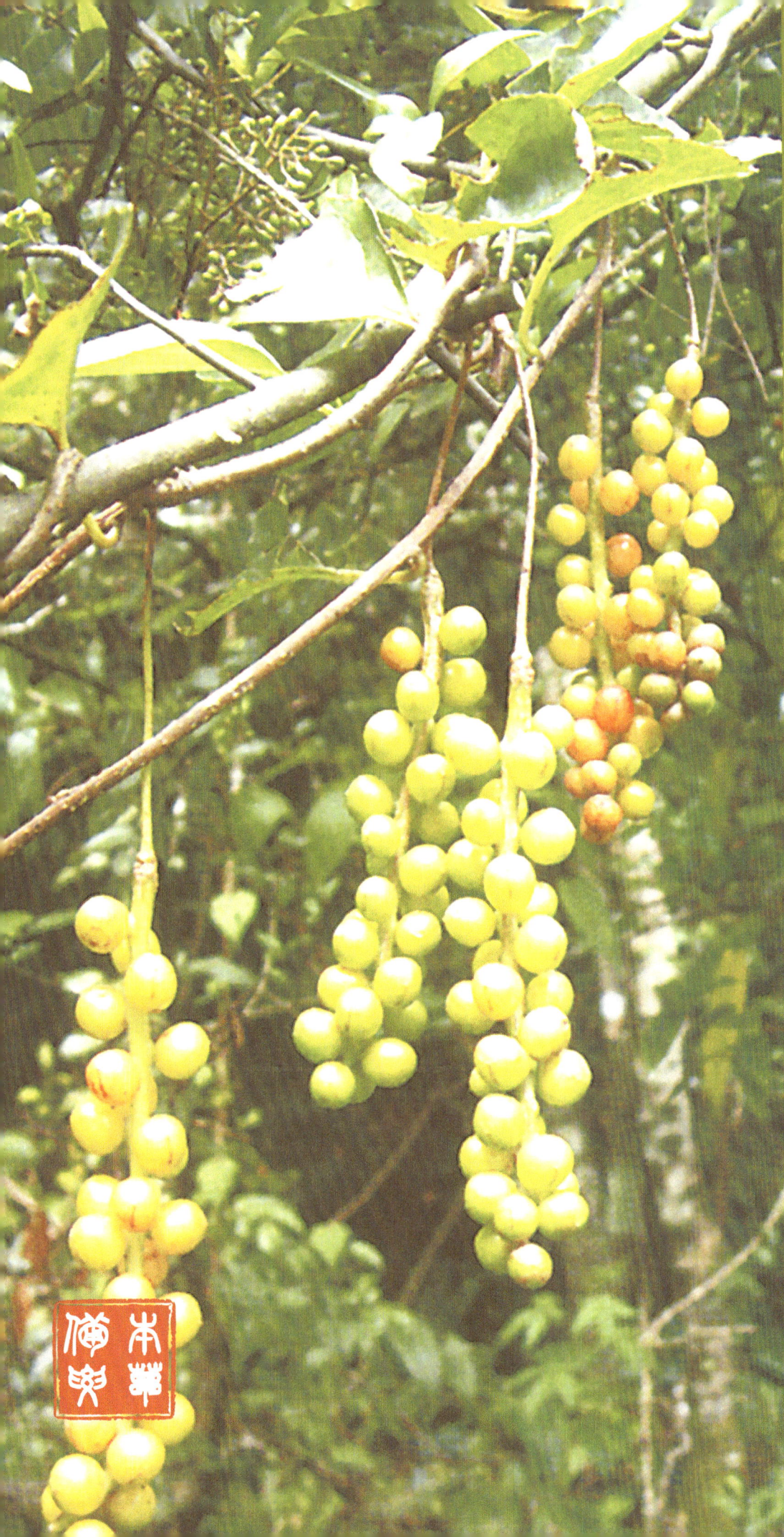

卷之一

草 部

1 黄耆(黄芪)

【古籍原文】补气、固表,生亦泻火

　　甘,温。生用固表,无汗能发,有汗能止。丹溪云:黄耆大补阳虚自汗,若表虚有邪,发汗不出者,服此又能自汗。**【朱震亨,号丹溪,著《本草补遗》。】**温分肉,实腠理,泻阴火,解肌热。炙用补中,益元气,温三焦,壮脾胃。脾胃一虚,土不能生金,则肺气先绝。脾胃缓和,则肺气旺而肌表固实。补中即所以固表也。生血生肌,气能生血,血充则肉长,《经》曰血生肉。排脓内托,疮痈圣药。毒气化则成脓,补气故能内托。痈疽不能成脓者,死不治,毒气盛而元气衰也。痘证亦然。痘证不起,阳虚无热者宜之。新安汪机治痘证虚寒不起,用四君子汤加黄耆、紫草多效。间有枯萎而死者,自咎用药之不精,思之至忘寝食。忽悟曰:白术燥湿,茯苓渗水,宜痘浆之不行也。乃减去二味,加官桂、糯米,以助其力,因名保元汤。人参、白术、茯苓、甘草,名四君子汤。**【汪机,号石山,著《本草会编》。】**王好古曰:黄耆实卫气,是表药;益脾胃,是中州药;治伤寒尺脉不至,补肾元,是里药。**【王好古,号海藏,著《汤液本草》。】**甄权谓其补肾者,气为水母也。**【甄权,著《药性论》。】**《日华》谓其止崩带者,气盛则无陷下之忧也。**【日华,著《大明本草》。】**《蒙筌》曰:补气药多,补血药亦从而补气;补血药多,补气药亦从而补血。益气汤虽加当归,因势寡,功被参、耆所据;补血汤数倍于当归,亦从当归所引而补血。黄耆一两,当归二钱,名补血汤。气药多而云补血者,气能生血,又有当归为引也。表旺者不宜用,阴虚者宜少用,恐升气于表,而里愈虚矣。**【陈嘉谟,著《本草蒙筌》。】**

　　为补药之长,故名耆。俗作芪。皮黄肉白,坚实者良。入补中药槌扁,蜜炙。达表生用。或曰补肾及治崩带淋浊,宜盐水浸炒。昂按:此说非也。前证用黄耆,非欲抑黄耆使入肾也,取其补中升气,则肾受荫,而带浊崩淋自止。即日华"气盛自无陷下之忧"也。有上病而下取,有下病而上取,补彼经而益及此经者,此类是也。茯苓为使。恶龟甲、白鲜皮,畏防风。东垣曰:黄耆得防风,其功益大,乃相畏而更以相使也。**【李东垣,著《用药法象》。】**

【药物来源】为豆科植物蒙古黄芪 *Astragalus membranaceus*（Fisch.）Bge. var. *mongholicus*（Bge.）P. K. Hsiao 和膜荚黄芪 *Astragalus membranaceus*（Fisch.）Bge. 的干燥根。

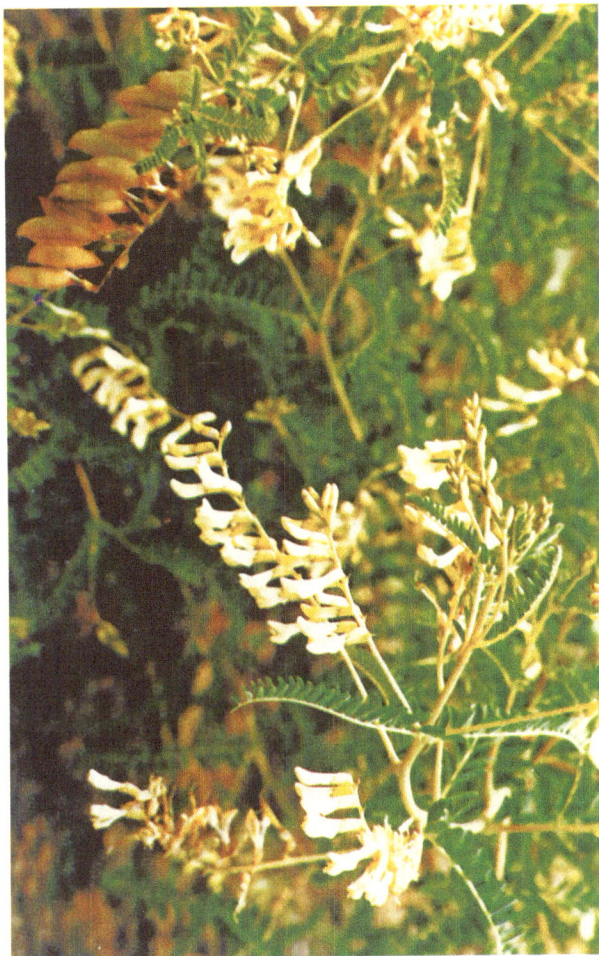

【形态特征】①蒙古黄芪:多年生草本,高 50 ~ 150 cm。根直而长,圆柱形。茎直立。奇数羽状复叶,互生;小叶 25 ~ 37 片,小叶片宽椭圆形。总状花序腋生,花萼筒状,花冠黄色,蝶形;雄蕊 10 枚,二体。荚果膜质,膨胀,卵状长圆形,先端有喙,有显著网纹。花期 6—7 月,果期 8—9 月。

　　②膜荚黄芪:特点是小叶 13 ~ 31 片,小叶片卵状披针形或椭圆形;花冠淡黄色,子房被疏柔毛;荚果卵状长圆形,先端有喙,被黑色短毛。

【性味功效】味甘,性温。益气升阳,固表止汗,利水消肿,托毒生肌。

【古方选录】《医方类聚》引《究原方》玉屏风散:防

风一两,黄芪(蜜炙)、白术各二两。用法:上药咬咀。每服三钱,加大枣一枚,煎至七分,去滓,食后热服。主治:表虚自汗。

【用法用量】 煎服,10～15 g,大剂量可用至30～60 g;或入丸、散;或煎膏剂。补脾、益气、升阳宜炙用,固表、敛疮、利水宜生用。

【使用注意】 表实邪盛、气滞湿阻、食积停滞、痈疽初起或溃后热邪尚盛等实证,以及阴虚阳亢者,均须慎服。

【现代研究】 含黄芪苷,钙、镁、磷、铁,20余种游离氨基酸等。有增强免疫力,抗病毒,改善微循环,促进骨髓造血,抑制血小板聚集,抗癌等作用。

2 甘 草

【古籍原文】 有补有泻、能表能里、可升可降

味甘。生用气平,补脾胃不足而泻心火。火急甚者,必以此缓之。炙用气温,补三焦元气而散表寒。入和剂则补益,入汗剂则解肌,解退肌表之热。入凉剂则泻邪热,白虎汤、泻心汤之类。入峻剂则缓正气,姜、附加之,恐其僭上;硝、黄加之,恐其峻下,皆缓之之意。入润剂则养阴血。炙甘草汤之类。能协和诸药,使之不争。生肌止痛,土主肌肉,甘能缓痛。通行十二经,解百药毒,凡解毒药,并须冷饮,热则不效。小儿初生,拭去口中恶血,绵渍汁令咂之,能解胎毒。故有国老之称。中满证忌之。甘令人满。亦有生用为泻者,以其能引诸药至于满所。《经》云:以甘补之,以甘泻之是已。故《别录》、甄权并云除满,脾健运则满除也。【陶宏景,著《名医别录》,发明药性】仲景治痞满,有甘草泻心汤。又甘草得茯苓,则不资满,而反泄满。

大而结者良。补中炙用,泻火生用,达茎中肾茎用梢。梢止茎中痛,淋浊证用之。白术、苦参、干漆为使,恶远志,反大戟、芫花、甘遂、海藻。然亦有并用者。胡洽治痰癖,十枣汤加甘草。东垣治结核,与海藻同用。丹溪治劳瘵,莲心饮与芫花同行。非妙达精微者,不知此理。十枣汤,芫花、甘遂、大戟等分,枣十枚,仲景治伤寒表已解,心下有水气,喘咳之剂。时珍曰:甘草外赤中黄,色兼坤离;味浓气薄,资全土德。协和群品,有元老之功;普治百邪,得王道之化。赞帝力而人不知,参神功而己不与,可谓药中之良相也。昂按:甘草之功用如是,故仲景有甘草汤、甘草芍药汤、甘草茯苓汤、炙甘草汤,以及桂枝、麻黄、葛根、青龙、理中、四逆、调胃、建中、柴胡、白虎等汤,无不重用甘草,赞助成功。即如后人益气、补中、泻火、解毒诸剂,皆倚甘草为君。必须重用,方能

建效,此古法也。奈何时师每用甘草不过二三分而止,不知始自何人,相习成风,牢不可破,殊属可笑。附记以正其失。

【药物来源】 为豆科植物甘草 *Glycyrrhiza uralensis* Fisch.、胀果甘草 *Glycyrrhiza inflata* Bat. 或光果甘草 *Glycyrrhiza glabra* L. 的干燥根及根茎(甘草),根的末梢部分或细根(甘草梢)。

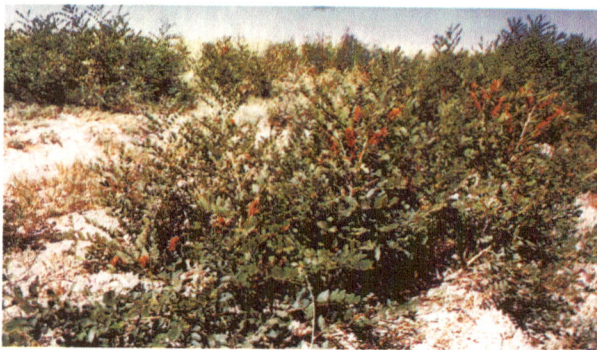

【形态特征】 ①甘草:多年生草本,高30～100 cm。根及根茎粗壮,皮红棕色。茎直立。奇数羽状复叶长8～20 cm;小叶卵形或宽卵形。总状花序腋生,花冠蓝紫色。荚果条形,呈镰刀状或环状弯曲,外面密被刺毛状腺体。花期7—8月,果期8—9月。

②光果甘草:多年生草本,高1 m左右。茎和枝均被鳞片状腺体和白色短柔毛。奇数羽状复叶长5～14 cm;小叶卵圆形或长椭圆形。花淡紫色,密生,排列成腋生的穗状花序;花萼钟状。荚果扁,狭长卵形。花期6—8月,果期7—9月。

③胀果甘草:多年生草本,高50～120 cm。茎直立。奇数羽状复叶;小叶3～7片,卵形、狭长卵形、长圆形至椭圆形。总状花序;花小,紫红色。荚果长圆形。花期6—8月,果期7—9月。

【性味功效】 甘草:味甘,性平。益气补中,缓急止痛,润肺止咳,泻火解毒,调和诸药。甘草梢:味甘,性寒。泻火解毒,利尿通淋。

【古方选录】 ①《太平惠民和剂局方》四君子汤:人参(去芦)、茯苓(去皮)、甘草(炙)、白术各等分。用法:上为细末,每服二钱,水一盏,煎至七分,通口服,不拘时,入盐少许,白汤点亦得。主治:荣卫气虚,脏腑怯弱,心腹胀满,全不思食,肠鸣泄泻,呕哕吐逆。

②《赤水玄珠》:甘草梢子五钱,青皮、黄柏、泽泻各一钱。用法:水煎服。主治:肝经气滞蕴热,小便淋痛。

【用法用量】甘草：煎服，2～6 g。调和诸药用量宜小，作为主药用量可达10 g，用于中毒抢救可用30～60 g。补气、健脾、润肺止咳宜炙用，清热解毒宜生用。外用适量，煎水洗、渍，或研末敷。甘草梢：煎服，1.5～4.5 g。

【使用注意】湿浊中阻而脘腹胀满、呕吐及水肿者忌服。长期大量服用可引起脘闷、纳呆、水肿等症。反大戟、甘遂、芫花、海藻，不宜同用。

【现代研究】甘草含甘草甜素，甘草皂苷，甘草苷元，甘草苷，甘草香豆精，甘草酚，生物碱，多糖等；光果甘草含甘草甜素，异甘草次酸，光果甘草苷，异光果甘草苷，光果甘草香豆精，水溶性多糖及果胶等；胀果甘草含甘草甜素，甘草次酸－3－芹糖葡萄糖醛酸苷，乌拉尔甘草皂苷，甘草苷元，甘草苷，甘草黄酮，胀果甘草二酮，胀果甘草宁A、B、C、D等。有抗溃疡，解痉镇痛，保肝利胆，抗心律失常，降血脂，抗动脉粥样硬化，消炎镇咳，镇静解热等作用。

3 人 参

【古籍原文】大补元气，生亦泻火

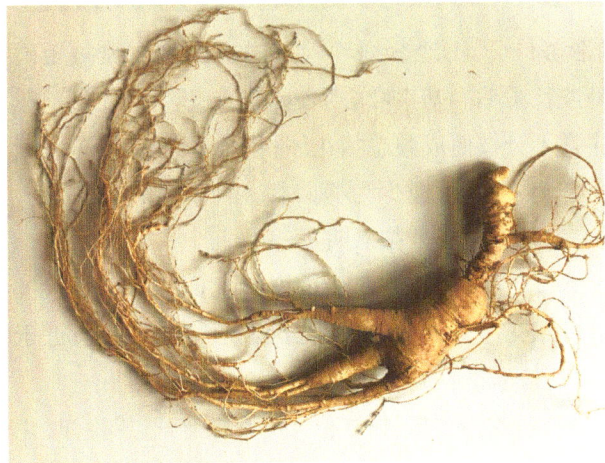

生：甘、苦，微凉。甘补阳，微苦、微寒，又能补阴。熟：甘，温。大补肺中元气，东垣曰：肺主气，肺气旺，则四脏之气皆旺，精自生而形自盛。《十剂》曰：补可去弱，人参、羊肉之属是也。人参补气，羊肉补形。泻火，得升麻补上焦，泻肺火；得茯苓补下焦，泻肾火；得麦冬泻火而生脉；得黄芪、甘草，乃甘温退大热。东垣曰：参、芪、甘草，泻火之圣药，合用名黄芪汤。按烦劳则虚而生热，得甘温以益元气，而邪热自退，故亦谓之泻。益土，健脾。生金。补肺。明目，开心益智，添精神，定惊悸，邪火退，正气旺，

则心肝宁而惊悸定。除烦渴，泻火故除烦。生津故止渴。通血脉，气行则血行。贺汝瞻曰：生脉散用之者，以其通经活血，则脉自生也。古方解散药、行表药多用之，皆取其通经而走表也。破坚积，气运则积化。消痰水。气旺则痰行水消。治虚劳内伤，伤于七情六欲、饮食作劳为内伤；伤于风寒暑湿为外感。如内伤发热，时热时止；外感发热，热甚无休。内伤恶寒，得暖便解；外感恶寒，絮火不除。内伤头痛，乍痛乍歇；外感头痛，连痛无停。内伤则手心热，外感则手背热。内伤则口淡无味，外感则鼻塞不通。内伤则气口脉盛，多属不足，宜温、宜补、宜和；外感则人迎脉盛，多属有余，宜汗、宜吐、宜下。盖左人迎主表，右气口主里也。昂按：东垣辨内伤外感最详，恐人以治外感者治内伤也。今人缘东垣之言，凡外伤风寒、发热咳嗽者，概不轻易表散，每用润肺退热药，间附秦艽、苏梗、柴胡、前胡一二味，而羌活、防风等绝不敢用。不思秦艽阳明药，柴胡少阳药，于太阳有何涉乎？以致风寒久郁，嗽热不止，变成虚损，杀人多矣。此又以内伤治外感之误也。附此正之。发热自汗，自汗属阳虚，盗汗属阴虚。亦有过服参者而汗反甚者，以阳盛阴虚，阳愈补而阴愈亏也。又宜清热养血而汗自止。多梦纷纭，呕哕反胃，虚咳喘促，《蒙筌》曰：歌有“肺热还伤肺”之句。惟言寒热，不辨虚实。若肺中实热者忌之，虚热者服之何害？又曰：诸痛无补法，不用参、芪。若久病虚痛，何尝忌此耶？疟痢滑泻，始痢宜下，久痢宜补。治疟意同。丹溪曰：叶先生患痢后甚逼迫，正合承气证。予曰气口脉虚，形虽实而面黄白，必过饱伤胃，与参、术、陈、芍十余帖。三日后胃气稍完，再与承气汤二帖而安。又曰：补未至而下，则病者不能当；补已至而弗下，则药反添病。匪急匪徐，其间间不容发，噫！微哉！昂按：此先补后下法之变者也。非胸有定见者，不可轻用，然后学亦宜知之。大承气汤：大黄、芒硝、枳实、厚朴。淋沥胀满，《发明》云：胸胁逆满，由中气不足作胀者，宜补之而胀自除，《经》所谓塞因塞用也。俗医泥于作饱，不敢用。不知少服反滋壅，多服则宣通，补之正所以导之也。【皇甫嵩，著《本草发明》。】中暑、中风，及一切血证。东垣曰：古人治大吐血，脉芤【芤，音抠】洪者，并用人参。脱血者先益其气，盖血不自生，须得生阳气之药乃生，阳生则阴长之义也。若单用补血药，血无由而生矣。凡虚劳吐血，能受补者易治，不能受补者难治。

黄润紧实，似人形者良。去芦用。补剂用熟，泻火用生。炼膏服，能回元气于无何有之乡。有火者，天冬膏对服。参生时背阳向阴，不喜风日。宜焙用，忌铁。茯苓为使，畏五灵脂、恶皂荚、黑豆、紫石英、人溲、咸卤，反藜芦。言闻曰：东垣理脾胃，泻阴火，交泰丸内用人参、皂荚，是恶而不恶也。古方疗月闭，四物汤加人参、五灵脂，是畏而不畏也。又疗痰在胸膈，人参、藜芦同用，而取其涌越，是激其怒性也。非洞奥达权者不能知。

人参芦：能涌吐痰涎。体虚人用之，以代瓜蒂。丹溪曰：人参入手太阴，补阳中之阴；芦反能泻太阴之阳，亦犹麻黄

根、苗不同。痰在上膈、在经络，非吐不可。吐中就有发散之义。一妇性躁、味厚，暑月因怒而病呃，作则举身跳动，昏不知人。其人形气俱实，乃痰因怒郁，气不得降，非吐不可。以参芦半两，逆流水煎服，吐顽痰数碗，大汗昏睡而安。

【药物来源】为五加科植物人参 *Panax ginseng* C. A. Mey. 的干燥根（人参）及根茎（人参芦）。

【形态特征】多年生草本。根肉质，圆柱形或纺锤形，末端多分枝，外皮淡黄色。掌状复叶，具长柄；小叶披针形或卵形。伞形花序单一顶生，花小，花瓣淡黄绿色，卵形。果实为核果状浆果，成熟时呈鲜红色。种子扁平状圆卵形。花期5—6月，果期6—9月。

【性味功效】人参：味甘、微苦，性微温。大补元气，复脉固脱，补脾益肺，生津养血，安神益智。人参芦：味甘、微苦，性微温。升阳举陷，涌吐。

【古方选录】①《张氏医通》保元汤：人参三钱至一两，黄芪（蜜酒炙）三钱至六钱，炙甘草一钱。用法：水煎，空心服。主治：营卫气血不足。

②《古今医统》人参芦汤：人参芦三钱。用法：水一盏，煎五七沸。温饮之，探吐。主治：虚人咳逆吐痰。

【用法用量】人参：另煎兑服，3~9 g；或研末吞服、切片含服，一次2 g，一日2次；或入丸、散，浸酒。生晒参多用于气阴不足者，红参多用于阳气虚弱者。人参芦：煎服，3~10 g；或入丸、散。

【使用注意】实证、热证及湿热内盛正气不虚者忌服。不宜与藜芦、五灵脂、莱菔子等同用。

【现代研究】鲜人参：含三萜皂苷，挥发油，葡萄糖、果糖、人参多糖等糖类，多种氨基酸，多肽，生物碱，磷脂，铝、铁、铜等。有双向调节中枢神经系统，增强记忆力，增强免疫力，抗休克，延缓衰老等作用。

人参芦：含人参皂苷，挥发油，铁、铝、钙，氨基酸等。有镇静，抗惊厥，抗心律失常，延缓衰老等作用。

4 沙参

【古籍原文】补阴、泻肺火

甘、苦，微寒。味淡体轻，专补肺气。清肺养肝，兼益脾肾。脾为肺母，肾为肺子。久嗽肺痿，金受火克者宜之，寒客肺中作嗽者勿服。人参补五脏之阳，沙参补五脏之阴。肺热者用之，以代人参。

似人参而体轻松，白实者良。生沙地者长大，生黄土者瘦小。恶防己，反黎芦。北地真者难得。郑奠一曰：能疗胸痹、心腹痛、邪热结气、皮肤游风、疥癣、恶疮、疝气、崩带。

【药物来源】为桔梗科植物轮叶沙参 *Adenophora tetraphylla*（Thunb.）Fisch. 或沙参 *Adenophora stricta* Miq. 的干燥根。

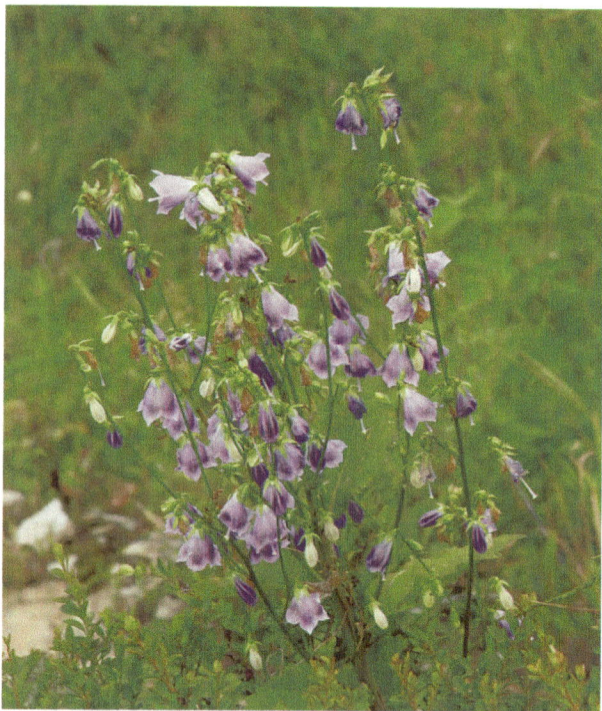

【形态特征】①沙参：多年生草本，不分枝，常被短硬毛或长柔毛。基生叶心形，具长柄；茎生叶无柄。花序常不分枝而成假总状花序；花冠宽钟状，蓝色或紫色。蒴果球形，极少为椭圆状。种子多数，棕黄色，稍扁，有1条棱。花果期8—10月。

②轮叶沙参：叶3~6片轮生，卵圆形至线状披针形。花序分枝常轮生；花盘较短；花冠细小，近于筒状，口部稍收缩。花期7—9月。

【性味功效】味甘，性微寒。养阴清肺，益胃生津，化痰，益气。

【古方选录】《温病条辨》益胃汤：沙参三钱，麦门冬五钱，冰糖一钱，生地黄五钱，玉竹一钱五分。用法：水煎服。主治：阳明温病，下后汗出，胃阴受损，身无热，口干咽燥，舌干苔少，脉不数者。

【用法用量】煎服，9~15 g，鲜品15~30 g；或入丸、散。

【使用注意】风寒咳嗽忌服。不宜与藜芦同用。

【现代研究】含有 β-谷甾醇,β-谷甾醇-β-D-吡喃葡萄糖苷,蒲公英赛酮,二十八烷酸等。有调节免疫平衡,祛痰,抗真菌,强心等作用。

5 丹 参

【古籍原文】补心、生血、去瘀

气平而降,《本经》:微寒。弘景曰:性应热。味苦、色赤。入心与包络。破宿血,生新血,瘀去然后新生。安生胎,养血。堕死胎,去瘀。调经脉,风寒湿热,袭伤营血,则经水不调。先期属热,后期属寒。又有血虚、血瘀、气滞、痰阻之不同。大抵妇人之病,首重调经,经调则百病散。除烦热。功兼四物,一味丹参散,与四物汤同。为女科要药。治冷热劳,骨节痛,风痹不随,手足缓散,不随人用。《经》曰:足受血而能步,掌受血而能握。肠鸣腹痛,崩带症瘕,音征加。症者有块可征,瘕者假也,移动聚散无常,皆血病。血虚血瘀之候。又治目赤,疝痛,疮疥,肿毒,排脓生肌。郑奠一曰:丹参养神定志,通利血脉,实有神验。

畏咸水,忌醋,反藜芦。

【药物来源】为唇形科植物丹参 *Salvia miltiorrhiza* Bge. 的干燥根和根茎。

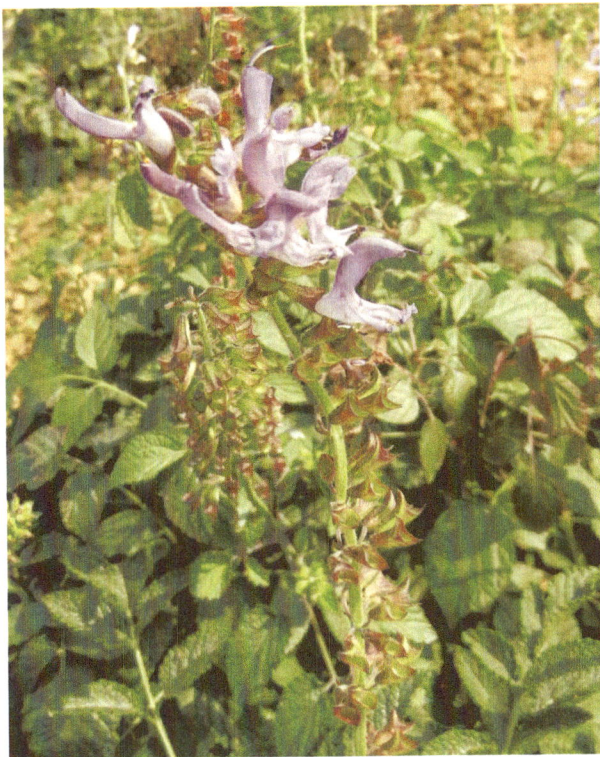

【形态特征】多年生草本,高30～100 cm。全株密被淡黄色柔毛及腺毛。茎四棱形,具槽,上部分枝。叶

对生,奇数羽状复叶,密被白色柔毛。轮伞花序组成顶生或腋生的总状花序;花萼近钟状,紫色,花冠二唇形,蓝紫色。小坚果长圆形,熟时棕色或黑色。花期5—9月,果期8—10月。

【性味功效】味苦,性微寒。活血祛瘀,通经止痛,清心除烦,凉血消痈。

【古方选录】《时方歌括》丹参饮:丹参一两,檀香、砂仁各一钱半。用法:水煎服。主治:心腹诸痛属半虚半实者。

【用法用量】煎服,5～15 g;或入丸、散。

【使用注意】妇女月经过多及无瘀血者慎服,孕妇慎服。不宜与藜芦同用。

【现代研究】含二萜类,酚酸,黄酮类,三萜类,甾醇等。有抗心肌缺血,改善微循环,抗凝血,抗缺氧,消炎,抗过敏,促进肝细胞再生,抗肝纤维化,抗胃溃疡等作用。

6 玄 参

【古籍原文】补水、泻无根之火

苦、咸,微寒。色黑入肾。能壮水以制火,散无根浮游之火,肾水受伤,真阴失守,孤阳无根,发为火病。益精明目,利咽喉,通二便。治骨蒸传尸,伤寒阳毒发斑,亦有阴证发斑者,懊憹、郁闷不舒。烦渴,温疟洒洒,喉痹咽痛,本肾药而治上焦火证,壮水以制火也。肾脉贯肝膈,入肺中,循喉咙,系舌本。肾虚则相火上炎,此喉痹、咽肿、咳嗽、吐血之所由来也。潮热骨蒸,亦本于此。【此与黄耆能治下焦带、浊、崩、淋同义。】瘰疬结核,寒散火,咸软坚。痈疽鼠瘘,音漏。脾虚泄泻者忌用。

蒸过焙用,勿犯铜器。恶黄耆、山茱萸、姜、枣,反藜芦。

【药物来源】为玄参科植物玄参 *Scrophularia ningpoensis* Hemsl. 的干燥根。

【形态特征】多年生草本,高60～120 cm。根肥大,近圆柱形,下部常分枝,皮灰黄色或灰褐色。茎直立,四棱形,有沟纹,光滑或有腺状柔毛。下部叶对生,上部叶互生,叶具柄;叶片边缘具细锯齿,无毛或背面脉上有毛。聚伞花序呈圆锥形;花冠暗紫色,管部斜壶状。蒴果卵圆形,深绿色或暗绿色。花期

7—8 月,果期 8—9 月。

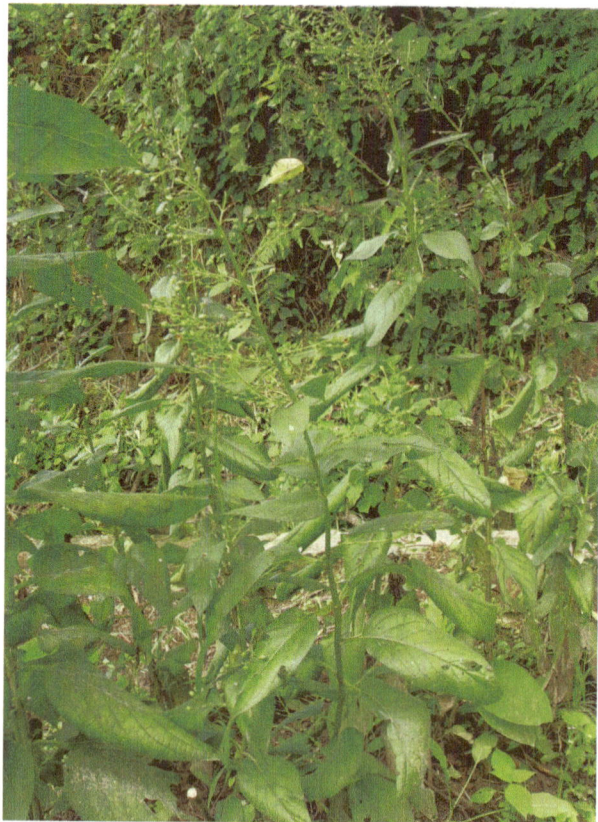

【性味功效】味甘、苦、咸,性微寒。清热凉血,滋阴降火,解毒散结。

【古方选录】《温病条辨》增液汤:玄参一两,麦冬(连心)八钱,生地黄八钱。用法:水八杯,煮取三杯,口干则与饮,令尽。不便,再作服。主治:阳明温病,无上焦证,数日不大便,当下之,若其人阴素虚,不可行承气者。

【用法用量】煎服,9~15 g;或入丸、散。外用适量,捣敷或研末调敷。

【使用注意】脾虚便溏或有湿者不宜服。不宜与藜芦同用。

【现代研究】含哈帕苷、玄参苷、桃叶珊瑚苷等环烯醚萜类化合物,天冬酰胺,挥发油,脂肪酸等。有解热,抗菌,抗心肌缺血,抗缺氧等作用。

7 白 术

【古籍原文】补脾、燥湿

苦燥湿,《经》曰:脾苦湿,急食苦以燥之。甘补脾,温和中。在血补血,在气补气。同血药则补血,同气药则补气。

无汗能发,有汗能止。湿从汗出,湿去汗止。止汗同耆、芍之类,发汗加辛散之味。燥湿则能利小便,生津液,既燥湿而又生津,何也?汪机曰:脾恶湿,湿胜则气不得施化,津何由生?用白术以除其湿,则气得周流,而津液生矣。【汪机,著《本草会编》。】止泄泻,凡水泻,湿也;腹痛肠鸣而泻,火也。【水火相激则肠鸣。】痛甚而泻,泻而痛减者食也。完谷不化气虚也。在伤寒下利,则为邪热不杀谷也。久泻名脾泄,肾虚而命火衰,不能生土也。有积痰壅滞,肺气不能下降,大肠虚而作泻者宜豁痰。有伤风泄泻者宜散风。如脾虚湿泻者宜白术。凡治泻,丸散优于汤剂。消痰水肿满,黄疸湿痹。补脾则能进饮食,祛劳倦,脾主四肢,虚则四肢倦怠,止肌热,脾主肌肉。化症癖。同枳实则消痞,一消一补,名枳术丸,荷叶烧饭为丸,脾运则积化也。和中则能已呕吐,定痛安胎。同黄芩则安胎,黄芩除胃热,白术补脾,亦除胃热,利腰脐间血。盖胎气系于脾,脾虚则蒂无所附,故易落。利腰脐血者,湿除则血气流行也。血燥无湿者禁用。能生脓作痛,溃疡忌之。补气故也,凡胀满者忌用。白术闭气,然亦有塞因塞用者。

肥白者出浙地,名云头术;燥白者出宣、歙,名狗头术,差胜于浙。用糯米泔浸,借谷气以和脾。陈壁土炒。借土气以助脾。或蜜水炒,人乳拌用。润以制其燥,《千金方》云:有人病牙齿长出口,艰于饮食者,名髓溢,单用白术愈。

【药物来源】为菊科植物白术 *Atractylodes macrocephala* Koidz. 的干燥根茎。

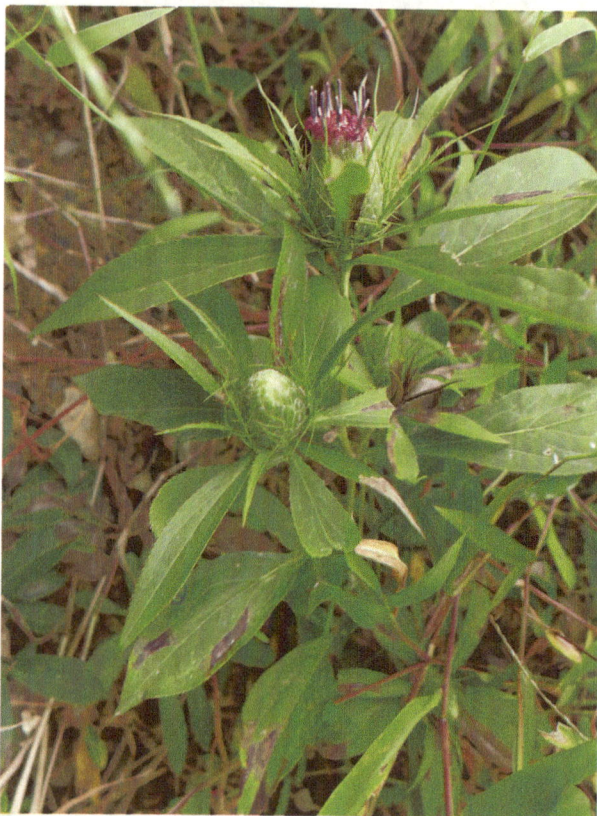

【形态特征】多年生草本。根茎肥厚，块状。茎高50～80 cm，上部分枝，基部木质化。茎下部叶有长柄，叶片3裂或羽状5深裂。头状花序单生于枝顶；总苞片膜质，覆瓦状排列；花多数，管状花，紫红色，雄蕊5枚，花柱细长。瘦果长圆状椭圆形，密生黄白色茸毛。花期9—10月，果期10—12月。

【性味功效】味苦、甘，性温。健脾益气，燥湿利水，止汗，安胎。

【古方选录】《全生指迷方》宽中丸：白术二两，橘皮四两。用法：为末，酒糊丸，梧子大。每食前木香汤送下三十丸。主治：脾虚胀满。

【用法用量】煎服，6～12 g；或熬膏；或入丸、散。燥湿利水宜生用，补气健脾宜炒用。

【使用注意】阴虚内热、津液亏耗者慎服。

【现代研究】含α-葎草烯、β-葎草烯、β-榄香醇，苍术酮、苍术内酯、多炔醇类、东莨菪素、果糖、菊糖、天冬氨酸、丝氨酸、丙氨酸等。有护肝，抗胃溃疡，利尿，提高免疫力，抗氧化，抗肿瘤，降血糖，抗菌等作用。

8　苍　术

【古籍原文】补脾燥湿，宜，升阳散郁

甘，温，辛烈。燥胃强脾，发汗除湿，能升发胃中阳气，东垣曰：雄壮上行，能除湿，下安太阴，使邪气不传入脾。止吐泻，逐痰水，许叔微云：苍术能治水饮之澼囊。盖燥脾以去湿，崇土以填科曰。用苍术一斤，大枣五十枚，去皮捣，油麻半两，水二盏研，滤汁和丸，名神术丸。丹溪曰：实脾土，燥脾湿，是治痰之本。消肿满，辟恶气，辟一切岚瘴、邪恶、鬼气，暑湿月，焚之佳。《夷坚志》云：有士人游西湖，遇一女子，明艳动人，重币求之不得。又五年重寻旧游，怅然空返。忽遇女子，士欣然并行。过旅馆，留半岁，将议偕逝。女曰：向自君去，忆念之苦，感疾而亡今非人也，但君侵阴气深，当暴泻，宜服平胃散，以补安精血。士惊愕曰：药味皆平，何得取效？女曰：中有苍术除邪气，乃为上品也。散风寒湿，为治痿要药。阳明虚则宗筋纵弛，带脉不引，故痿躄。苍术阳明经药。《经》曰：治痿独取阳明。合黄柏为二妙散，加牛膝名三妙散。又能总解痰、火、气、血、湿、食六郁，丹溪曰：诸郁皆因传化失常，气不得升降。病在中焦。将欲升之，必先降之；将欲降之，必先升之。越鞠丸用苍术、香附。苍术能径入诸经，疏泄阳明之湿，通行敛湿；香附乃阴中快气之药。一升一降，故郁散而平。及脾湿下

流，肠风带浊。带浊赤者，湿伤血分，从心、小肠来；白者，湿伤气分，从肺、大肠来。并有寒热二证，亦有因痰而带浊者，宜二陈加二术、升、柴。燥结多汗者忌用。南阳文氏，值乱逃壶山，饥困，有人教饵术，遂不饥。数十年后归家，颜色更少，气力转健。术，一名山精，一名山姜。《导仙录》曰：子欲长生，当服山精。子欲轻翔，当服山姜。昂按：苍术善发汗，安能长远服食？文氏仙录之说，要亦方书夸张之言也。

出茅山，坚小有朱砂点者良。糯米泔浸，焙干，同芝麻炒，以制其燥。二术皆防风、地榆为使，主治略同，第有止汗、发汗之异。古文本草不分苍、白。陶隐君即弘景言有两种，始各施用。

【药物来源】为菊科植物苍术 Atractylodes lancea (Thunb.) DC. 或北苍术 Atractylodes chinensis (DC.) Koidz. 的干燥根茎。

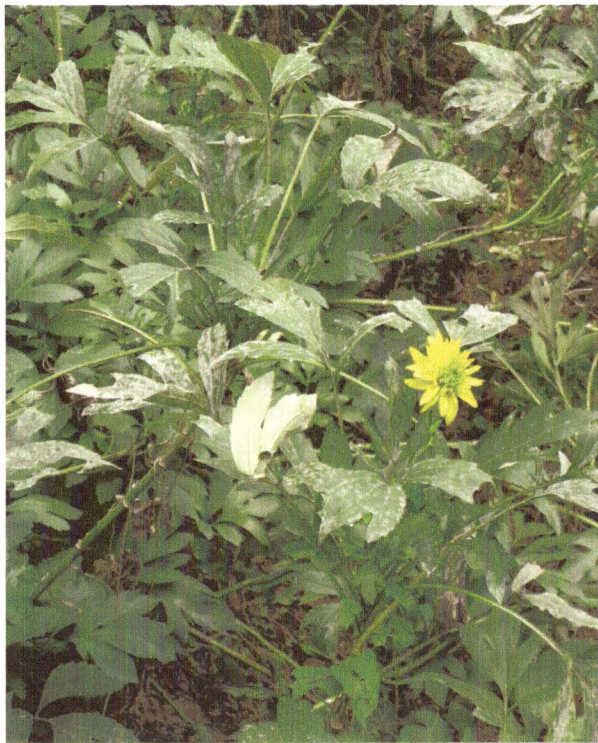

【形态特征】①苍术：多年生草本。根状茎横走，结节状。茎多纵棱，高30～100 cm，不分枝或上部稍分枝。叶互生，革质，卵状披针形至椭圆形，边缘有刺状锯齿。头状花序生于茎枝顶端；花多数，两性花或单性花多异株，白色或稍带红色；两性花有冠毛，单性花一般为雌花。瘦果倒卵圆形，被稠密的黄白色柔毛。花期8—10月，果期9—12月。

②北苍术：特点是叶片较宽，卵形或长卵形，叶缘有不规则的刺状锯齿。头状花序稍宽；退化雄蕊

先端圆，不卷曲。瘦果密生银白色柔毛。花期 7—8
月，果期 8—9 月。

【性味功效】味辛、苦，性温。燥湿健脾，祛风散寒，
明目。

【古方选录】《素问病机气宜保命集》椒术丸：苍术二
两，川椒一两（去目，炒）。用法：上为末，醋糊为丸，
如桐子大。每服二十丸，或三十丸，食前温水下。一
法恶痢不愈者加桂。主治：泻痢或暑湿泄泻。

【用法用量】煎服，3～9 g；或入丸、散。

【使用注意】阴虚内热、气虚多汗者忌服。

【现代研究】苍术含 β - 橄榄烯、花柏烯、丁香烯、色
氨酸、异丙醇葡萄糖苷等有机物及钴、铜、锰等元素；
北苍术含 β - 桉叶醇，苍术呋喃烃，β - 芹子烯，榄香
醇，茅术醇和聚乙炔等。有抑制应激性溃疡，调节胃
肠运动，抗缺氧，排钠等作用。

9　葜葙（玉竹）

【古籍原文】平补而润，去风湿

甘，平。补中益气，润心肺，悦颜色，除烦渴。治
风淫湿毒，目痛眦烂，风湿。寒热痁疟，痁，诗廉切，亦疟
也。中风暴热，不能动摇，头痛腰痛，凡头痛不止者属外
感，宜发散；乍痛乍止者属内伤，宜补虚。又有偏头痛者，左属风与血
虚，右属痰热与气虚。腰痛亦有肾虚、气滞、痰积、血瘀、风寒、湿热之
不同。凡挟虚、挟风湿者，宜葜葙。茎寒自汗，一切不足之
证。用代参、耆，不寒不燥，大有殊功。昂按：葜葙温润
甘平，中和之品。若蜜制作丸，服之数斤，自有殊功，与服何首乌、地
黄者，同一理也。若仅加数分于煎剂，以为可代参、耆，则失之远矣。
大抵此药性缓，久服方能见功，而所主者多风湿、虚劳之缓证，故臞仙
以之服食，南阳用治风温，《千金》《外台》亦间用之，未尝恃之为重剂
也。若急虚之证，必须参、耆，方能复脉回阳，斯时即用葜葙斤许，亦
不能敌参、耆数分也。时医因李时珍有可代参、耆之语，凡遇虚证，辄
加用之，曾何益于病者之分毫哉？拙著《方解》，欲采葜葙古方可以
入补剂者，终不可得，则古人之罕用，亦可见矣。

似黄精而差小，黄白多须。二药功用相近，而葜葙更
胜。竹刀刮去皮、节，蜜水或酒浸蒸用。畏咸卤。陶
弘景曰：《本经》有女葜无葜葙，《别录》有葜葙无女
葜，功用正同，疑名异尔。

【药物来源】为百合科植物玉竹 *Polygonatum odora-*
tum（Mill.）Druce 的根茎。

【形态特征】多年生草本。根茎横走，肉质，黄白色，
密生多数须根。茎单一，高 20～60 cm。叶互生，无
柄；叶片椭圆形至卵状长圆形，上面绿色，下面灰白
色。花腋生，通常 1～3 朵簇生；花被筒状，黄绿色至
白色，先端 6 裂，裂片卵圆形；雄蕊 6 枚。浆果球形，
熟时蓝黑色。花期 4—6 月，果期 7—9 月。

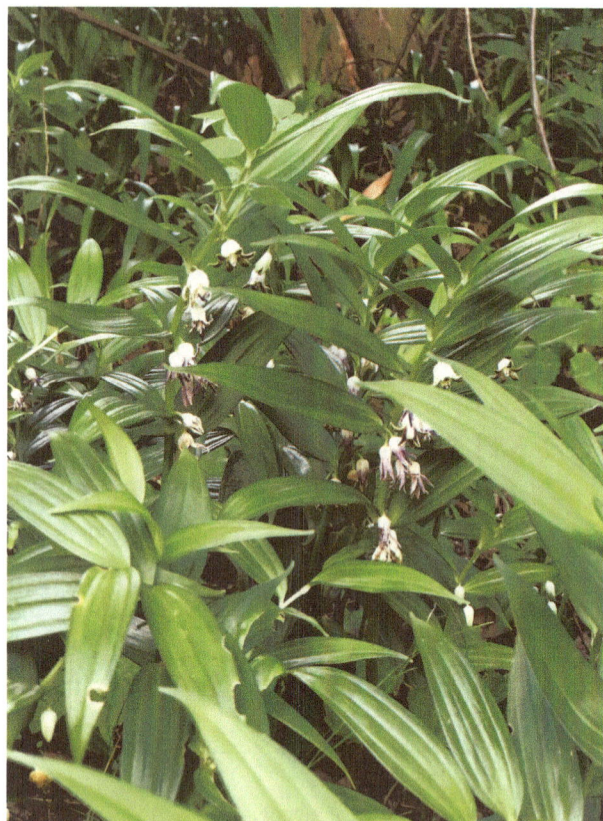

【性味功效】味甘，性微寒。养阴润燥，生津止渴。

【古方选录】《温病条辨》玉竹麦门冬汤：玉竹三钱，
麦冬三钱，沙参二钱，生甘草一钱。用法：水五杯，煮
取二杯，分二次服。主治：秋燥伤胃阴。

【用法用量】煎服，6～12 g；或熬膏，浸酒；或入丸、
散。外用适量，鲜品捣敷，或熬膏涂。

【使用注意】痰湿气滞者忌服，脾虚便溏者慎服。

【现代研究】含玉竹黏多糖，玉竹果聚糖，黄精螺甾
醇，黄精螺甾醇苷等。有降血脂，提高免疫力，降血
糖等作用。

10　黄　精

【古籍原文】平补而润

甘，平。补中益气，安五脏，益脾胃，润心肺，填
精髓，助筋骨，除风湿，下三虫。以其得坤土之精粹，

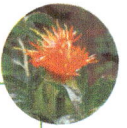

久服不饥。气满则不饥。脂川有人虐使婢,婢逃入山,拔草根食之甚美,久食不饥。夜宿树下,见草动疑为虎,上树避之,及晓而下,凌空若飞鸟。家人采薪见之,告其主,设网捕不得。或曰:此岂有仙骨?不过服食灵药耳!遂设酒馔于路,果来食之。食讫遂不能去。擒而询之,指所食之草,乃黄精也。

俗名山生姜,九蒸九晒用。仙家以为芝草之类,服之长生。

【药物来源】 为百合科植物滇黄精 *Polygonatum kingianum* Coll. et Hemsl.、黄精 *Polygonatum sibiricum* Red. 或多花黄精 *Polygonatum cyrtonema* Hua 的干燥根茎。

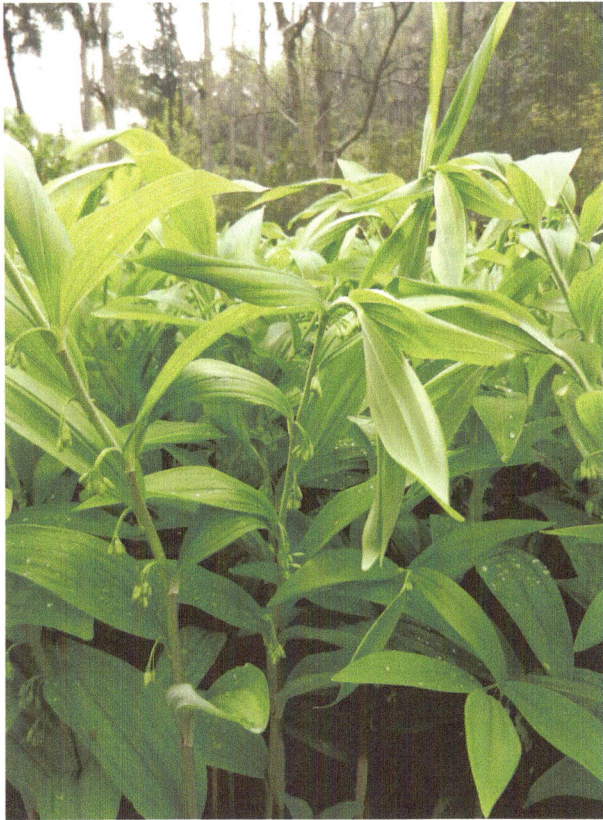

【形态特征】 ①黄精:多年生草本,高 50~90 cm。根茎横走,圆柱状,结节膨大。叶轮生,无柄;叶片条状披针形,先端渐尖并拳卷。花腋生,下垂,2~4 朵成伞形花丛;花被筒状,白色至淡黄色;雄蕊着生在花被筒的 1/2 以上处。浆果球形,成熟时紫黑色。花期 5~6 月,果期 7~9 月。

②多花黄精:特点是植株高大粗壮;根茎通常稍带结节状或连珠状;叶互生;花序通常有花 3~7 朵。

③滇黄精:特点是植株高 1~3 m,顶端常作缠绕状;叶片轮生,每轮通常 4~8 片叶,叶片线形至线状披针形,先端渐尖并拳卷;花腋生,下垂,2~4 朵成短聚伞花序;花被较大,筒状;浆果成熟时红色。

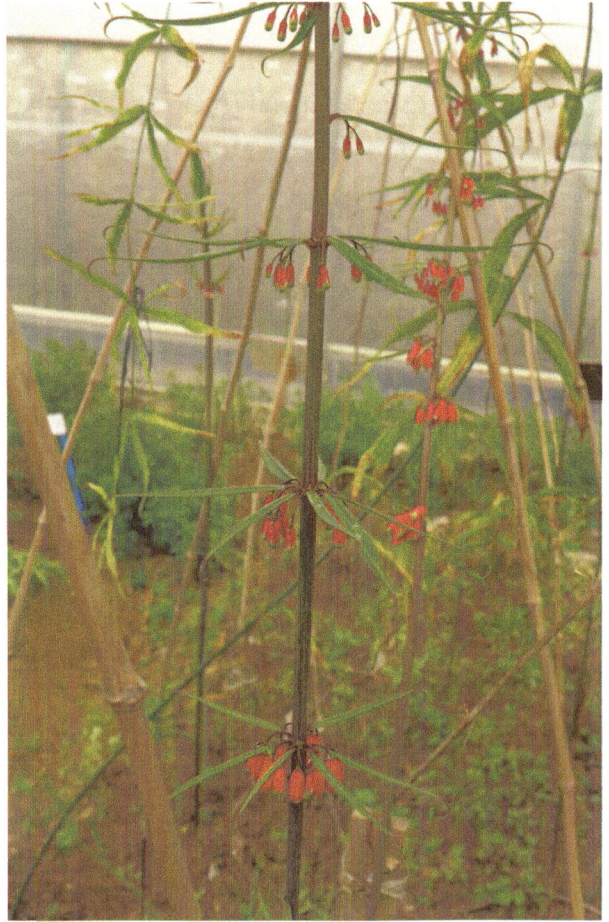

【性味功效】 味甘,性平。补气养阴,健脾,润肺,益肾。

【古方选录】 《圣济总录》黄精煎:黄精(生者)十二斤,白蜜五斤,生地黄(肥者)五斤。用法:上三味,先将黄精、生地黄洗净细锉,以木石杵臼,捣熟复研烂,入水三斗,绞取汁,置银铜器中,和蜜搅匀煎之,成稠膏为度。每用温酒调化二钱匕至三钱匕,日三夜一。主治:大风癞病,面赤疹起,手足挛急,身发疮痍,指节已落。

【用法用量】 煎服,9~15 g,鲜品 30~60 g;或入丸、散,熬膏。外用适量,煎汤洗;熬膏涂;或浸酒搽。

【使用注意】 中寒泄泻、痰湿痞满气滞者忌服。

【现代研究】 含甾体皂苷,黄精多糖,黄精低聚糖等。有抗病原微生物,增加冠脉血流量,降血脂,延缓衰老,抗缺氧等作用。

11 狗 脊

【古籍原文】平补肝肾

苦坚肾,甘益血,能强肝。温养气。治失溺不节,肾虚。脚弱腰痛,寒湿周痹。《经》曰:内不在脏腑,而外未发于皮,独居分肉之间,真气不能周,命曰周痹。除风虚,强机关,利俯仰。滋肾益肝,则骨健而筋强。

有黄毛如狗形,故曰金毛狗脊。去毛,切,酒拌蒸。萆薢为使。熬膏良。

【药物来源】为蚌壳蕨科植物金毛狗 *Cibotium barometz*（L.）J. Sm. 的干燥根茎。

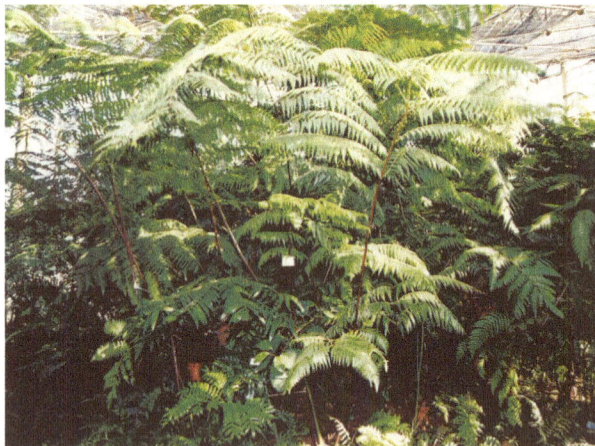

【形态特征】大型蕨类,高 2～3 m。根茎横卧,密生金黄色节状长毛,有光泽,形如金毛狗头。叶丛生,叶柄腹面有浅纵沟,下部棕紫色;叶片革质或厚纸质,三回羽状深裂,羽片狭长圆形,二回羽片线状披针形,末回裂片狭长圆形或略呈镰刀形,边缘有钝齿。孢子囊群位于裂片下部边缘,囊群盖两瓣,长圆形。

【性味功效】味苦、甘,性温。祛风湿,补肝肾,强腰膝。

【古方选录】《太平圣惠方》狗脊丸:狗脊二两,萆薢二两(锉),菟丝子一两(酒浸三日,曝干别捣)。用法:上药捣罗为末,炼蜜和丸,如梧桐子大。每日空心及晚食前服三十丸,以新萆薢渍酒二七日,取此酒下药。主治:五种腰痛。

【用法用量】煎服,6～12 g;或浸酒;或入丸、散。外用适量,鲜品捣烂敷。

【使用注意】肾虚有热、小便不利或短涩黄赤、口苦舌干者,均忌服。

【现代研究】含蕨素 R,金粉蕨素,欧蕨伊鲁苷,蕨素 Z 等。有增加心肌血流量,止血,抗血小板聚集,抗癌,抑制流感病毒、肺炎双球菌等作用。

12 石 斛

【古籍原文】平补脾肾,涩元气

甘、淡入脾,而除虚热;咸平入肾,而涩元气。益精,强阴,暖水脏,平胃气,补虚劳,壮筋骨。疗风痹脚弱,发热自汗,梦遗滑精,囊涩余沥。雷敩曰:石斛镇涎。昂按:石斛石生之草,体瘦无汁,味淡难出。置之煎剂,猝难见功。必须熬膏用之为良。

光泽如金钗,股短而中实。生石上者良,名金钗石斛。长而虚者名木斛,不堪用。去头、根,酒浸用。恶巴豆,畏僵蚕。细锉水浸,熬膏更良。

【药物来源】为兰科植物金钗石斛 *Dendrobium nobile* Lindl.、鼓槌石斛 *Dendrobium chrysotoxum* Lindl.、流苏石斛 *Dendrobium fimbriatum* Hook. 或铁皮石斛 *Dendrobium officinale* Kimura et Migo 及其同属植物近似种的茎。

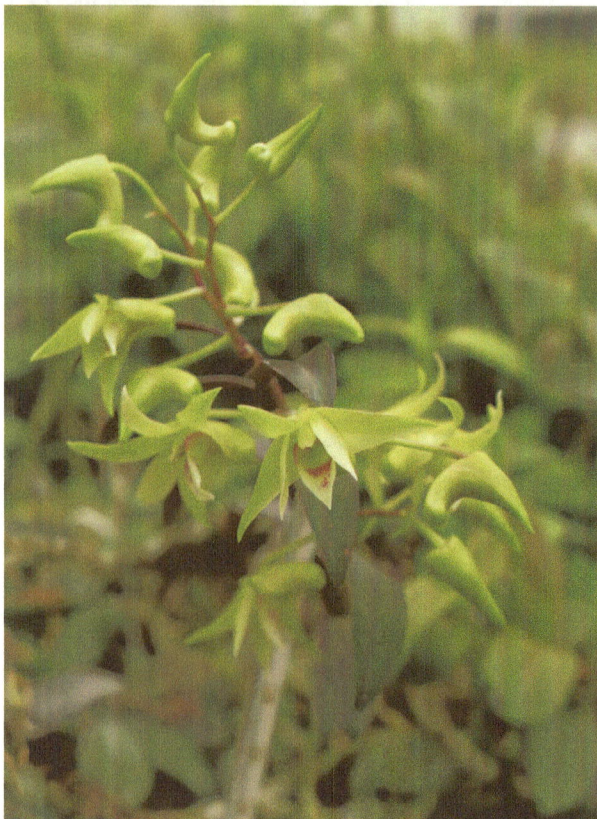

【形态特征】①金钗石斛：多年生附生草本。茎丛生，直立，黄绿色，多节。叶近革质，生于茎上端；叶片长圆形或长圆状披针形，无叶柄。总状花序自茎节生出，通常具2~3朵花；花大，下垂；花萼及花瓣白色，末端呈淡红色；花瓣卵状长圆形或椭圆形，近基部的中央有一块深紫色的斑点。蒴果。花期5—6月。

②鼓槌石斛：茎直立，肉质，纺锤形，近顶端具2~5片叶。叶革质，长圆形。总状花序近茎顶端发出，斜出或稍下垂；花金黄色，稍带香气；花瓣倒卵形。花期3—5月。

③流苏石斛：又名马鞭石斛。茎直立，近圆柱形，表面具槽。叶2列，近于水平伸展，长圆形或椭圆形。总状花序下垂，具花6~12朵；花序轴较细，略呈"之"字形；花瓣边缘具流苏。花期4—5月。

④铁皮石斛：茎丛生，圆柱形；上部茎节上有时生根，干后呈青灰色。叶纸质，长圆状披针形，先端略钩转；叶鞘具紫色斑点。总状花序生于无叶的茎上端，常具3朵花；花被片黄绿色；基部边缘内卷并具1个胼胝体；唇盘具紫红色斑点。花期4—6月。

【性味功效】味甘，性微寒。益胃生津，滋阴清热。

【古方选录】《辨证录》石斛玄参汤：石斛一两，玄参二钱。用法：水煎服。主治：胃火上冲，心中烦闷，怔忡惊悸，久则成痿，两足无力，不能步履。

【用法用量】煎服，6~15 g，鲜品加倍；或入丸、散；或熬膏。热病伤津者多用鲜石斛，阴虚口干者宜用干石斛。

【使用注意】温热病早期阴未伤者、湿温病未化燥者、脾胃虚寒者均忌服。

【现代研究】金钗石斛含石斛碱，石斛酮碱，石斛酯碱，亚甲基金钗石斛素，金钗石斛菲醌，β-谷甾醇，胡萝卜苷等；流苏石斛含对羟基顺式桂皮酸和对羟基反式桂皮酸，豆甾醇类，β-谷甾醇等。有扩张大鼠肠系膜血管，延缓衰老，增强免疫力等作用。

13 远 志

【古籍原文】补心肾

苦泄热，温壮气，辛散郁。主手少阴心，能通肾气，上达于心。强志益智，补精壮阳，聪耳明目，利九窍，长肌肉，助筋骨。治迷惑善忘，惊悸梦泄，能交心肾。时珍曰：远志入足少阴肾经，非心经药也。强志益精，故治健忘。盖精与志，皆藏于肾，肾精不足，则志气衰，不能上通于心，故健忘梦泄也。肾积奔豚，一切痈疽。酒煎服。《经疏》曰：痈疽皆从七情忧郁恼怒而得。远志辛能散郁。昂按：辛能散郁者多矣，何独远志？《三因》云：盖亦补肾之力耳。【缪希雍，著《本草经疏》。】

去心，甘草水浸一宿用。畏珍珠、藜芦，得茯苓、龙骨良。

【药物来源】为远志科植物远志 *Polygala tenuifolia* Willd. 或卵叶远志 *Polygala sibiria* L. 的干燥根。

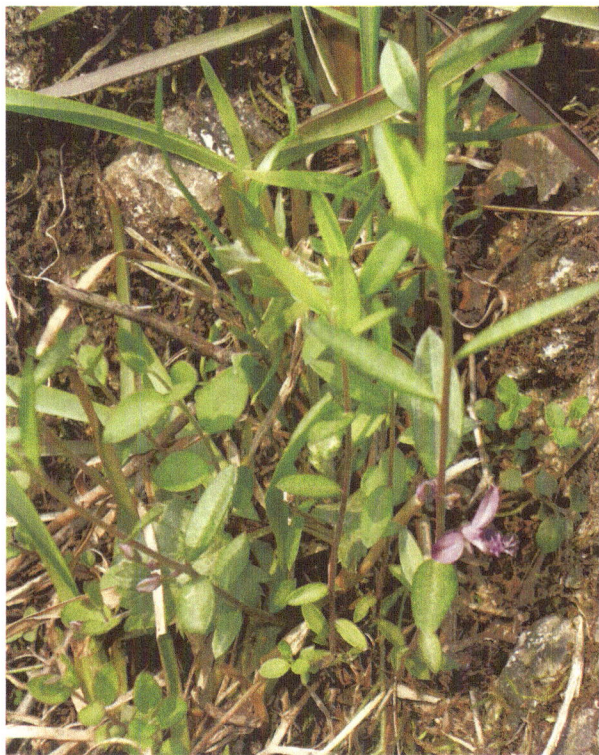

【形态特征】①远志：多年生草本，高25~40 cm。根圆柱形。茎直立或斜生，细柱形，质坚硬，上部多分枝。单叶互生，线形。总状花序，花小，稀疏；萼片5片；花瓣3片，淡紫色，1片呈龙骨瓣状，先端着生流苏状附属物。蒴果扁平，成熟时边缘开裂。种子卵形，微扁，棕黑色。花期5—7月，果期6—8月。

②卵叶远志：多年生草本，高10~30 cm。根圆柱形。茎多分枝，被短柔毛。单叶互生，具短柄；叶纸质至近革质。总状花序腋外生或假顶生；花瓣3片，蓝紫色，侧生花瓣倒卵形。蒴果近倒心形；种子黑色。花期4—7月，果期5—8月。

【性味功效】味苦、辛，性温。安神益智，交通心肾，祛痰，消肿。

【古方选录】《圣济总录》远志汤:远志(去心)、菖蒲(细切)各一两。用法:上二味,粗捣筛。每服二钱匕,水一盏,煎至七分,去滓,不拘时温服。主治:久心痛。

【用法用量】煎服,3~10 g;或浸酒;或入丸、散。外用适量,研末酒调敷。祛痰止咳宜炙用。

【使用注意】阴虚火旺、脾胃虚弱者及孕妇慎服。用量不宜过大,以免引起呕恶。

【现代研究】含皂苷,酚性糖苷,寡糖,占吨酮,远志醇,细叶远志定碱等。有镇静及抗惊厥,祛痰,降血压,溶血,收缩子宫等作用。

14 石菖蒲

【古籍原文】宣,通窍、补心

辛、苦而温,芳香而散。补肝益心,开心孔,利九窍,明耳目,发音声。去湿逐风,除痰消积,开胃宽中。疗噤口毒痢,杨士瀛曰:噤口虽属脾虚,亦热闭胸膈所致。用木香失之温,山药失之闭,唯参苓白术散加菖蒲,米饮下,胸次一开,自然思食。【菖蒲、黍米酿酒,治一切风。】风痹惊痫,崩带胎漏,消肿止痛,解毒杀虫。李士材曰:《仙经》称为水草之精英,神仙之灵药。用泔浸、饭上蒸之,借谷气而臻于中和,真有殊常之效。又曰:芳香利窍,心脾良药,能佐地黄、天冬之属,资其宣导。若多用、独用,亦耗气血而为殃。【李士材,著《药性解》《本草通玄》。】

根瘦节密,一寸九节者良。去皮,微炒用。秦艽为使,恶麻黄,忌饴糖、羊肉、铁器。

【药物来源】为天南星科植物石菖蒲 *Acorus tatarinowii* Schott 的根茎。

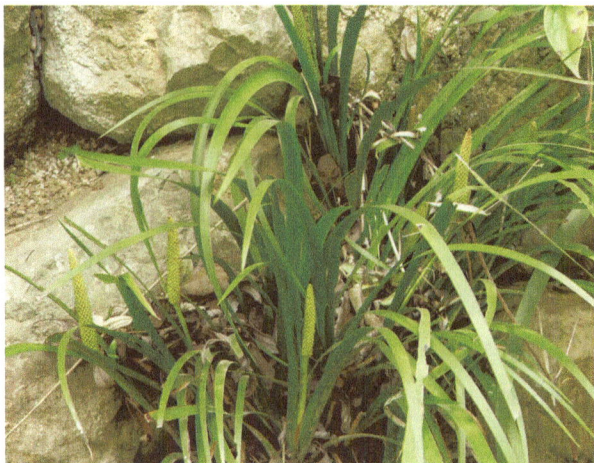

【形态特征】多年生草本。根茎横卧,芳香,外皮黄褐色,根肉质,植株成丛生状。叶片薄,线形,中部以上平展,先端渐狭。花序柄腋生,三棱形;叶状佛焰苞长;肉穗花序圆柱状;花白色,成熟果穗长 7~8 cm。幼果绿色,成熟时黄绿色或黄白色。花果期 2—6 月。

【性味功效】味辛、苦,性温。开窍豁痰,醒神益智,化湿开胃。

【古方选录】《圣济总录》菖蒲饮:菖蒲(切焙)、高良姜、青橘皮(去白,焙)各一两,白术、甘草(炙)各半两。用法:上五味捣为粗末,每服三钱匕,以水一盏,煎十数沸,倾出,放温顿服。主治:霍乱吐泻不止。

【用法用量】煎服,3~10 g,鲜品加倍;或入丸、散。外用适量,煎水洗,或研末调敷。

【使用注意】阴虚阳亢、汗多、精滑者慎服。

【现代研究】含欧细辛脑,细辛醛,榄香脂素,百里香酚,肉豆蔻酸等。有镇静,抗惊厥,解痉,抗心律失常等作用。

15 牛 膝

【古籍原文】补肝肾、泻恶血

苦、酸而平。足厥阴、少阴经药肝肾,能引诸药下行。酒蒸则甘酸而温,益肝肾,强筋骨,肝主筋,肾主骨。治腰膝骨痛,足痿筋挛,下行故理足,补肝则筋舒,血行则痛止。阴痿失溺,筋衰则阴痿,肾虚则失溺。久疟下痢,伤中少气。以上皆补肝肾之功。生用,则散恶血,破症结,血行则结散。治心腹诸痛,淋痛尿血,热蓄膀胱,溺涩而痛曰淋。气淋便涩余沥,劳淋房劳即发,冷淋寒战后溲,膏淋便出如膏,石淋精结成石,尿血即血淋也。色鲜者,心与小肠实热;色瘀者,肾与膀胱虚冷。张子和曰:石淋乃肝经移热于胞中,日久熬煎成石,非肾与小肠病也。大法治淋宜通气、清心、平火、利湿。不宜用补,恐湿热得补增剧也。牛膝,淋证要药,血淋尤宜用之。杜牛膝亦可。【杜牛膝见后】又有中气不足致小便不利者,宜补中益气,《经》所谓气化则能出是也。忌用淋药通之。经闭产难,下行之效。误用堕胎。喉痹齿痛,引火下行。痈肿恶疮,金疮伤折,以上皆散恶血之功。出竹木刺。捣烂罨之即出,纵疮口合,刺犹自出。然性下行而滑窍,梦遗失精及脾虚下陷,因而腿膝肿痛者禁用。

出西川及怀庆府,长大肥润者良。下行生用,入滋补药酒浸蒸。恶龟甲,畏白前,忌羊肉。

【药物来源】为苋科植物牛膝 *Achyranthes bidentata* Bl. 的干燥根。

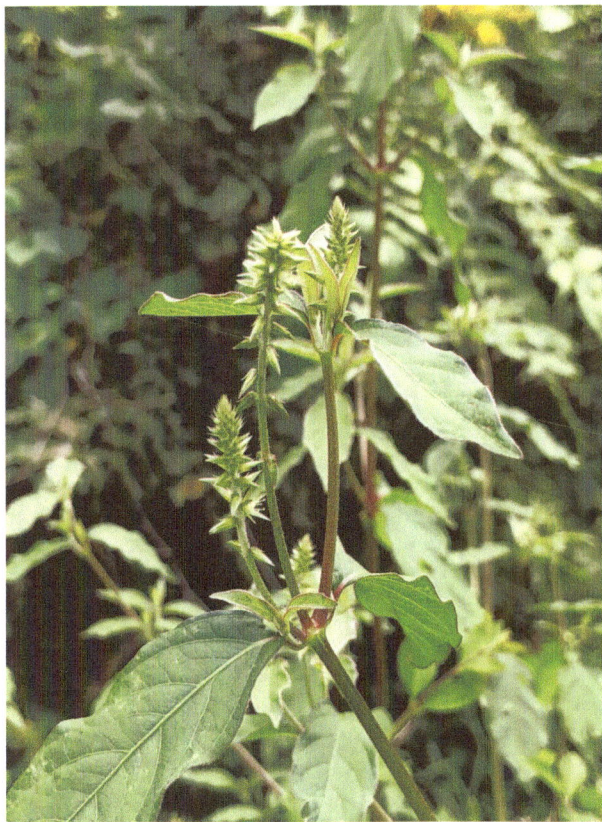

【形态特征】多年生草本,高 70~120 cm。根圆柱形,土黄色。茎有棱或呈四方形,绿色或带紫色,分枝对生,节膨大。单叶对生;叶片膜质,椭圆形或椭圆状披针形,两面被柔毛。穗状花序顶生及腋生,花期后反折;花多数,密生。胞果长圆形,黄褐色,光滑。种子长圆形,黄褐色。花期 7—9 月,果期 9—10 月。

【性味功效】味苦、甘、酸,性平。逐瘀通经,补肝肾,强筋骨,利尿通淋,引血下行。

【古方选录】《圣济总录》牛膝散:牛膝(酒浸,切焙)一两,桂(去粗皮)半两,山茱萸一两。用法:上三味,捣罗为散。每服空心温酒下二钱匕,日再服。主治:冷痹脚膝疼痛无力。

【用法用量】煎服,5~12 g;或浸酒;或入丸、散。外用适量,捣敷或捣汁滴鼻,或研末撒入牙缝。引火(血)下行、利水通淋宜生用,活血祛瘀宜酒炙用,补肝肾、强筋骨宜盐炙用。

【使用注意】凡中气下陷、脾虚泄泻、下元不固、梦遗滑精、月经过多者及孕妇均忌服。

【现代研究】含三萜皂苷,多种多糖,多种氨基酸,生物碱及香豆精类等。有镇痛,消炎,扩张血管,利胆,抗生育,降血糖,降血脂,延缓衰老等作用。

16 甘菊花

【古籍原文】宣,祛风热、补肺肾、明目

　　味兼甘、苦,性禀平和。备受四气,冬苗、春叶、夏蕊、秋花。饱经霜露,得金水之精居多,能益金水二脏,肺肾。以制火而平木。心肝。木平则风息,火降则热除,故能养目血,去翳膜。与枸杞相对,蜜丸久服,永无目疾。治头目眩运风热,散湿痹游风。

　　以单瓣、味甘者入药。花小味苦者,名苦薏,非真菊也。《牧竖闲谈》云:真菊延龄,野菊泻人。术、枸杞、地骨皮为使。黄者入阴分,白者入阳分,紫者入血分。可药可饵,可酿可枕,仙经重之。

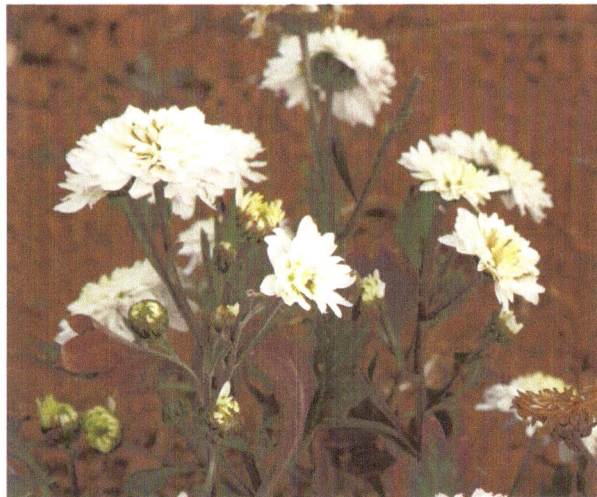

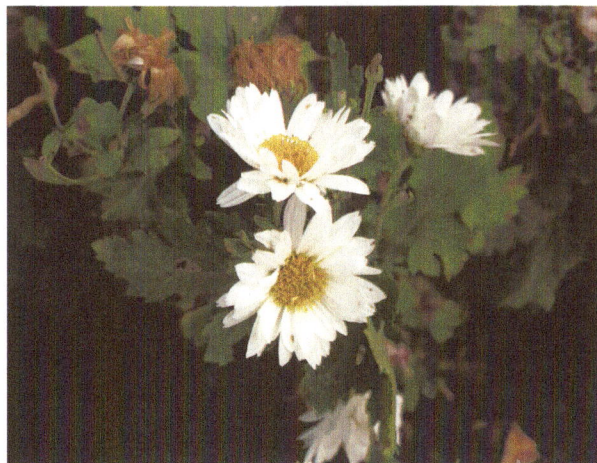

【药物来源】为菊科植物菊 *Chrysanthemum morifolium* Ramat. 的头状花序。

【形态特征】多年生草本,高 60～150 cm。茎直立,分枝或不分枝,被柔毛。叶互生,有短柄;叶片卵形至披针形,羽状浅裂或半裂,基部楔形,下面被白色短柔毛。头状花序,单个或数个集生于茎枝顶端;舌状花白色或黄色。瘦果不发育。花期 9—11 月。

【性味功效】味甘、苦,性微寒。散风清热,平肝明目,清热解毒。

【古方选录】《太平惠民和剂局方》菊睛丸:甘菊花四两,巴戟(去心)一两,苁蓉(酒浸,去皮、切、焙)二两,枸杞子二两。用法:上为细末,炼蜜丸,如梧桐子大。每服三十丸至五十丸,温酒或盐汤下,空心食前服。主治:肝肾不足,眼目昏暗。

【用法用量】煎服,5～10 g;或入丸、散;或泡茶。外用适量,煎水洗,或捣烂敷。

【使用注意】气虚胃寒、食减泄泻者慎用。

【现代研究】含龙脑,樟脑,油环酮,糖类,氨基酸等。有抗菌,扩张血管,抑制人类免疫缺陷病毒(HIV)逆转录酶和抑制 HIV 复制等作用。

17 五味子

【古籍原文】补肺肾、涩精气

性温。五味俱备,皮甘、肉酸、核中苦辛,都有咸味。酸咸为多,故专收敛肺气而滋肾水。气为水母。《经》曰:肺欲收,急食酸以收之。好古曰:入手太阴血分,足少阴气分。益气生津,肺主气,敛故能益,益气故能生津。夏月宜常服,以泻火而益金。补虚明目,强阴涩精,仲景八味丸,加之补肾。盖内核似肾,象形之义。退热敛汗,止呕住泻,宁嗽定喘,感风寒而喘嗽者当表散,宜羌、防、苏、桔;痰壅气逆而喘嗽者当清降,宜二陈及苏子降气汤;水气逆而喘嗽者,宜小青龙半夏茯苓汤;气虚病久而喘嗽者,宜人参、五味。除烦渴,消水肿,解酒毒,收耗散之气,瞳子散大。嗽初起、脉数、有实火者忌用。丹溪曰:五味收肺气,非除热乎? 补肾,非暖水脏乎? 乃火热嗽必用之药,寇氏所谓食之多虚热者,收补之骤也。〇闵守泉每晨吞北五味三十粒,固精气,益五脏。

北产紫黑者良。入滋补药蜜浸蒸,入劳嗽药生用,俱槌碎核。南产色红而枯,若风寒在肺宜南者。苁蓉为使,恶萎蕤。熬膏良。

【药物来源】为木兰科植物五味子(北五味子)*Schisandra chinensis*(Turcz.)Baill. 或华中五味子(南五味子)*Schisandra sphenanthera* Rehd. et Wils. 的干燥成熟果实。

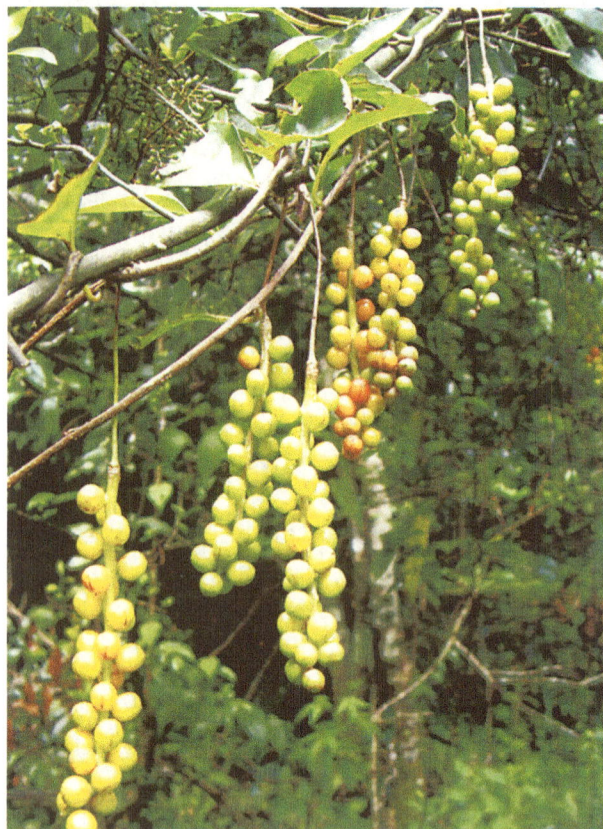

【形态特征】①五味子:落叶木质藤本。幼枝红褐色,老枝灰褐色,稍有棱角。叶互生,膜质;叶片倒卵形或卵状椭圆形。花多为单性,雌雄异株,稀同株;花单生或丛生叶腋,乳白色或粉红色。小浆果球形,成熟时红色。种子肾形,淡褐色,有光泽。花期 5—6 月,果期 8—9 月。

②华中五味子:落叶藤本。老枝灰褐色,皮孔明显;小枝紫红色。叶互生,纸质,叶柄带红色;叶片倒卵形、宽卵形或倒卵状长椭圆形。花单性,雌雄异株,橙黄色,单生或簇生于叶腋。小浆果球形,成熟后鲜红色。种子肾形,种皮在脊背上有少数瘤状点。花期 4—6 月,果期 8—9 月。

【性味功效】味酸、甘,性温。收敛固涩,益气生津,补肾宁心。

【古方选录】《普济本事方》五味子散:五味子二两(拣),吴茱萸半两(细粒绿色者)。用法:上二味同炒香为度,细末。每服二钱,陈米饮下。主治:肾泄。

【用法用量】煎服,2~6 g;研末服,每次1~3 g;或熬膏;或入丸、散。外用适量,研末掺,或煎水洗。

【使用注意】外有表邪、内有实热,或咳嗽初起、麻疹初发者均慎服。

【现代研究】五味子含多种木脂素,五味子素,五味子醇A、B等;华中五味子含木脂体,安五酸,挥发油,五味子醇A、B,华中五味子酯A、B及甘五酸。有中枢抑制,抗惊厥,呼吸兴奋,强心,抗肝损伤,抗氧化,抗菌等作用。

18 天门冬

【古籍原文】泻肺火、补肾水、润燥痰

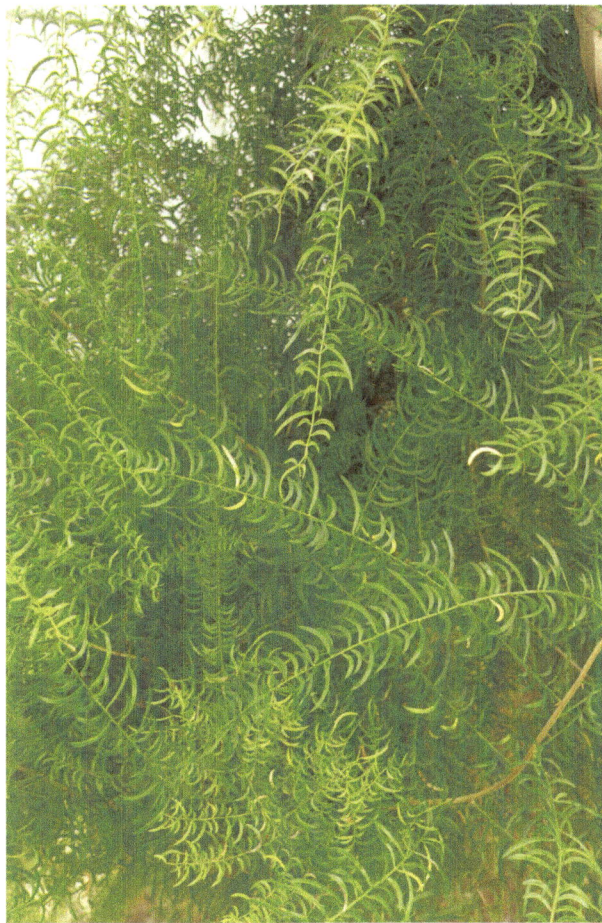

甘,苦,大寒。入手太阴肺气分,清金降火,益水之上源,肺为肾母。下通足少阴肾。苦能坚肾,寒能去肾家湿热,故亦治骨痿。滋肾润燥,止渴消痰,《蒙筌》曰:肾主津液,燥则凝而为痰,得润剂则痰化,所谓治痰之本也。泽肌肤,利二便。治肺痿肺痈,肺痿者,感于风寒,咳嗽短气,鼻塞胸胀,久而成痿,有寒痿、热痿二证。肺痈者,热毒蕴结,咳吐脓血,胸中隐

痛。痿重而痈稍轻,治痿宜养血补气、保肺清火,治痈宜泻热豁痰,开提升散。痈为邪实,痿为正虚,不可误治。吐脓吐血,苦泄血滞,甘益元气,寒止血妄行。痰嗽喘促,消渴嗌干,烦渴引饮,多食善饥,为消渴,由火盛津枯。足下热痛,虚劳骨蒸,阴虚有火之证。然性冷利,胃虚无热及泻者忌用。

取肥大明亮者,去心、皮,酒蒸。地黄、贝母为使,恶鲤鱼。二冬熬膏并良。天冬滋阴助元,消肾痰;麦冬清心降火,止上咳。

【药物来源】为百合科植物天冬 Asparagus cochinchinensis(Lour.)Merr. 的块根。

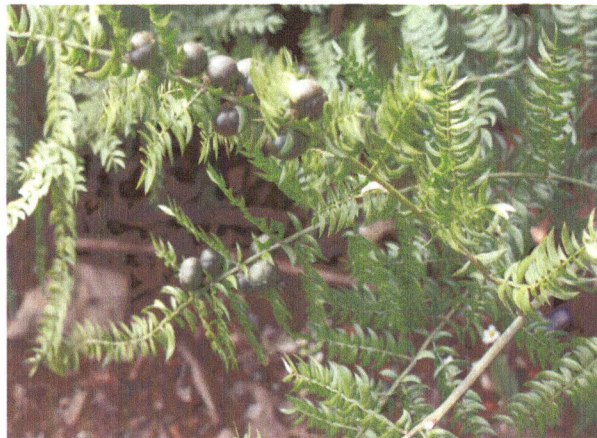

【形态特征】多年生攀援草本,全株无毛。块根肉质,簇生,长椭圆形或纺锤形,灰黄色。茎细,分枝具棱或狭翅;叶状枝扁平,先端锐尖。叶退化成鳞片,顶端长尖,基部有木质倒生刺。花1~3朵簇生叶腋,单性,雌雄异株,淡绿色。浆果球形,成熟时红色至紫黑色。种子1粒。花期5—7月,果期8月。

【性味功效】味甘、苦,性寒。养阴润燥,清肺生津。

【古方选录】《张氏医通》二冬膏:天门冬(去心)、麦门冬(去心)等分。用法:上两味熬膏,炼白蜜收,不时含热咽之。主治:肺胃燥热,痰涩咳嗽。

【用法用量】煎服,6~12 g;或熬膏;或入丸、散。外用适量,鲜品捣敷或捣烂绞汁涂。

【使用注意】虚寒泄泻及风寒咳嗽者忌服。

【现代研究】含天冬呋甾醇寡糖苷,甲基原薯蓣皂苷,葡萄糖,果糖,β-谷甾醇,丝氨酸、苏氨酸和天冬氨酸,多糖等。有抗菌,杀灭孑孓,抗癌等作用。

19 麦门冬

【古籍原文】补肺清心、泻热润燥

甘、微苦,寒。清心润肺,东垣曰:入手太阴气分。强阴益精,泻热除烦,微寒能泻肺火,火退则金清,金旺则水生,阴得水养,则火降心宁而精益。消痰止嗽,午前嗽多属胃火,宜芩、连、栀、柏、知母、石膏;午后嗽及日轻夜重者,多属阴虚,宜五味、麦冬、知母、四物。行水生津,肺清则水道下行,故治浮肿;火降则肾气上腾,故又治消渴。治呕吐,胃火上冲则呕,宜麦冬。又有因寒、因食、因痰、因虚之不同。痿蹶,手足缓纵曰痿蹶。阳明湿热上蒸于肺,故肺热叶焦,发为痿蹶。《经疏》曰:麦冬实足阳明胃经之正药。客热虚劳,脉绝短气,同人参、五味,名生脉散。盖心主脉,肺朝百脉,补肺清心,则气充而脉复。又有脉绝将死者,服此能复生之。夏月火旺灼金,服之尤宜。东垣曰:人参甘寒,泻火热而益元气;麦冬苦寒,滋燥金而清水源;五味酸温,泻丙火而补庚金,益五脏之气也。【丙火,小肠;庚金,大肠。并主津液。】肺痿吐脓,血热妄行,经枯乳闭,明目悦颜。益水清火。但性寒而泄,气弱胃寒人禁用。

肥大者良,去心用。入滋补药酒浸制其寒。地黄、车前为使,恶款冬,畏苦参、青葙、木耳。

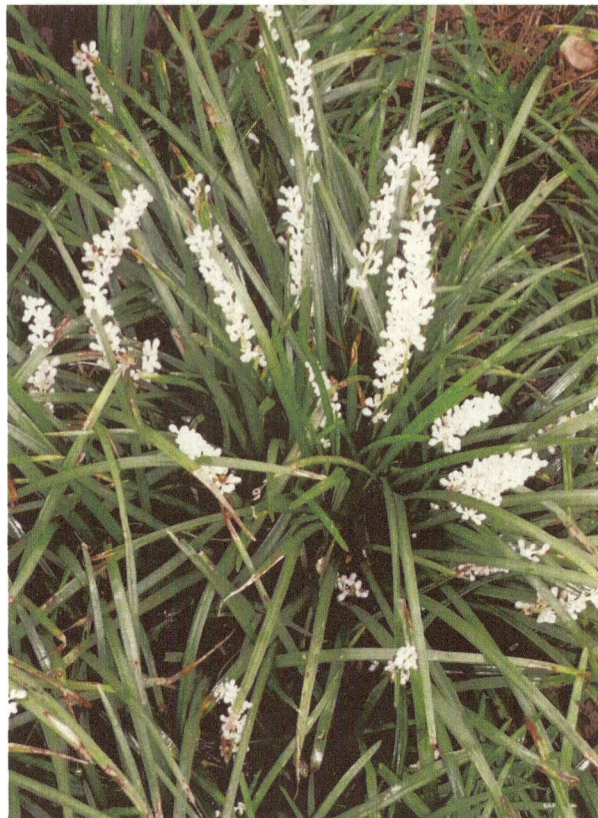

【药物来源】为百合科植物麦冬 *Ophiopogon japonicus* (L. f.) Ker-Gawl. 的块根。

【形态特征】多年生草本,高 12～40 cm。须根中部或先端常膨大形成肉质小块根。叶丛生,叶柄鞘状,叶片窄长线形。花葶较叶为短,总状花序穗状,顶生;花小,淡紫色,略下垂。浆果球形,早期绿色,成熟后暗蓝色。花期 5—8 月,果期 7—9 月。

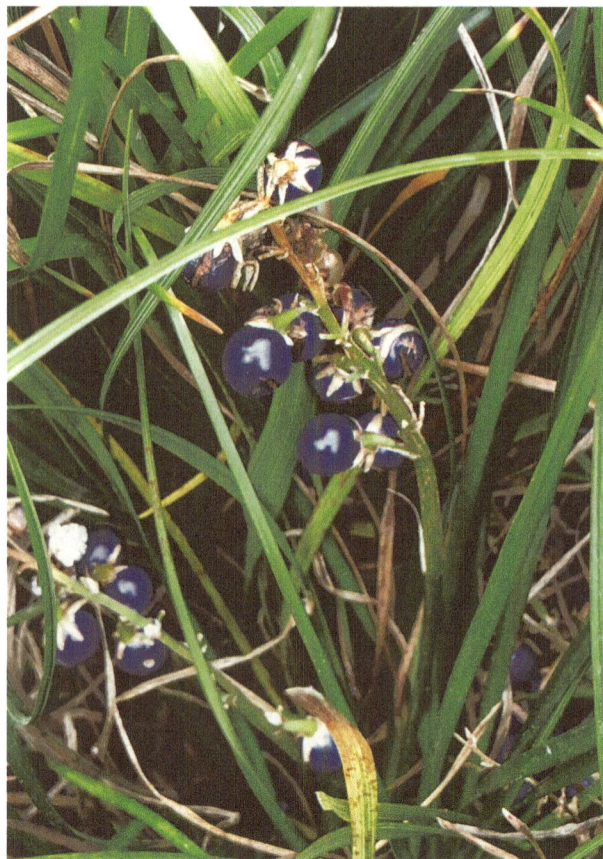

【性味功效】味甘、微苦,性微寒。养阴生津,润肺清心。

【古方选录】《金匮要略》麦门冬汤:麦门冬七升,半夏一升,人参二两,甘草二两,粳米三合,大枣十二枚。用法:上六味,以水一斗二升,煮取六升。温服一升,日三夜一服。主治:火逆上气,咽喉不利。

【用法用量】煎服,6～12 g;或熬膏;或入丸、散。外用适量,鲜品捣敷或捣烂绞汁涂。

【使用注意】虚寒泄泻、湿浊中阻、风寒或寒痰咳喘者均慎服。

【现代研究】含麦冬皂苷 B、D,甲基麦冬黄烷酮,麦冬黄烷酮,豆甾醇,长叶烯,葎草烯,芳樟醇,钾、钙、镁、铁等。有抗心律失常,耐缺氧,降血糖,清除自由基及延缓衰老,抗菌等作用。

20 款冬花

【古籍原文】润肺、泻热、止嗽

辛,温,纯阳。泻热润肺,消痰除烦,定惊明目。治咳逆上气,喘渴,肺虚挟火。喉痹,肺痿肺痈,咳吐脓血。为治嗽要药。烧烟以筒吸之亦良。百合、款冬等分蜜丸,名百花膏,治咳嗽痰血。凡阴虚劳嗽,通用款冬、紫菀、百部、百合、沙参、生地、麦冬、五味、知、柏、芩、芍。如内热骨蒸,加丹皮、地骨。若嗽而复泻者,为肺移热于大肠,脏腑俱病;嗽而发热不止者,为阴虚火炎。皆难治。寒热虚实,皆可施用。《本草汇》曰【郭佩兰,著《本草汇》】:隆冬独秀,先春开放。得肾之体,先肝之用,故为温肺理嗽之最。大抵咳必因寒,寒为冬气,入肺为逆。【肺恶寒。】款冬非肺家专药,乃使肺邪从肾顺流而出也。

十一二月开花如黄菊,微见花、未舒者良。生河北、关中,世多以枇杷蕊伪之。拣净花,甘草水浸一宿,暴用。得紫菀良。杏仁为使,恶皂荚、硝石、玄参,畏黄耆、贝母、连翘、麻黄、青葙、辛夷。虽畏贝母,得之反良。

【药物来源】为菊科植物款冬 *Tussilago farfara* L. 的干燥花蕾。

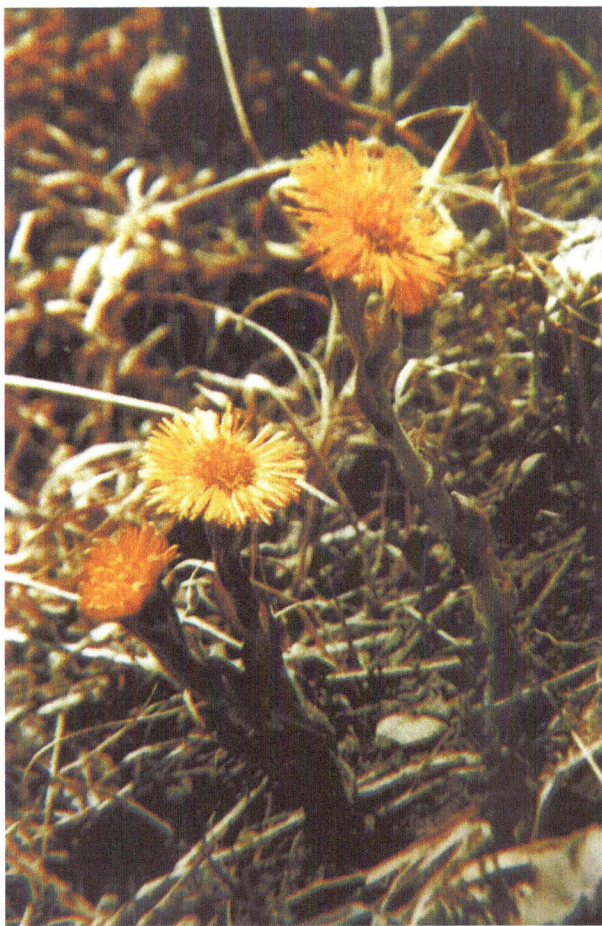

【形态特征】多年生草本。根茎褐色,横生地下。叶于花期过后由近根部生出,宽心形或肾形,边缘有波状顶端增厚的黑褐色疏齿,上面有蛛丝状毛,下面有白色毡毛;叶柄被白色绵毛。花葶被白色茸毛;苞片淡紫褐色,密接互生于花葶上;头状花序顶生,鲜黄色;总苞片被茸毛,边缘舌状花,雌性,多层;中央管状花,两性。瘦果长椭圆形,有 5~10 条棱,冠毛淡黄色。花期1—2月,果期4月。

【性味功效】味辛、微苦,性温。润肺下气,止咳化痰。

【古方选录】《圣济总录》款冬花汤:款冬花二两,桑根白皮(锉)、贝母(去心)、五味子、甘草(炙,锉)各半两,知母一分,杏仁(去皮尖双仁,炒,研)三分。用法:上七味,粗捣筛,每服三钱匕,水一盏,煎至七分,去滓温服。主治:暴发咳嗽。

【用法用量】煎服,5~10 g;或熬膏;或入丸、散。外感暴咳宜生用,内伤久咳宜炙用。

【使用注意】阴虚者慎服。

【现代研究】含款冬花碱,克氏千里光碱,款冬花酮,款冬花内酯,款冬二醇,山金车甾醇,芸香苷,金丝桃苷,β-谷甾醇,丙氨酸,丝氨酸等。有镇咳,祛痰平喘,升血压,抗血小板活化因子等作用。

21 紫 菀

【古籍原文】音渊,上声。亦音郁。润肺、泻火

辛温润肺,苦温下气。补虚调中,消痰止渴。治寒热结气,咳逆上气,咳吐脓血,专治血痰,为血劳圣药。肺经虚热,小儿惊痫。亦虚而有热。能开喉痹,取恶涎。然辛散性滑,不宜多用独用。《本草汇》云:苦能达下,辛可益金,故止血保肺,收为上剂。虽入至高,善于达下,使气化及于州都,小便自利,人所不知。【州都,膀胱也。】李士材曰:辛而不燥,润而不寒,补而不滞,诚金玉君子,非多用独用,不能速效。

根作节、紫色润软者良。人多以车前、旋覆根伪之,误服误人。去头、须,蜜水浸,焙用。款冬为使,恶天雄、瞿麦、藁本、远志,畏茵陈。白者名女菀。时珍曰:紫入血分,白入气分。

【药物来源】为菊科植物紫菀 *Aster tataricus* L. f. 的干燥根和根茎。

【形态特征】多年生草本,高 40~150 cm。茎直立,通常不分枝,有疏糙毛。根茎短。基生叶花期枯萎、脱落;茎生叶互生,无柄,长椭圆形或披针形。头状花序多数;边缘为舌状花,雌性,蓝紫色;中央有多数筒状花,两性,黄色。瘦果倒卵状长圆形,扁平,紫褐

色。花期7—9月,果期9—10月。

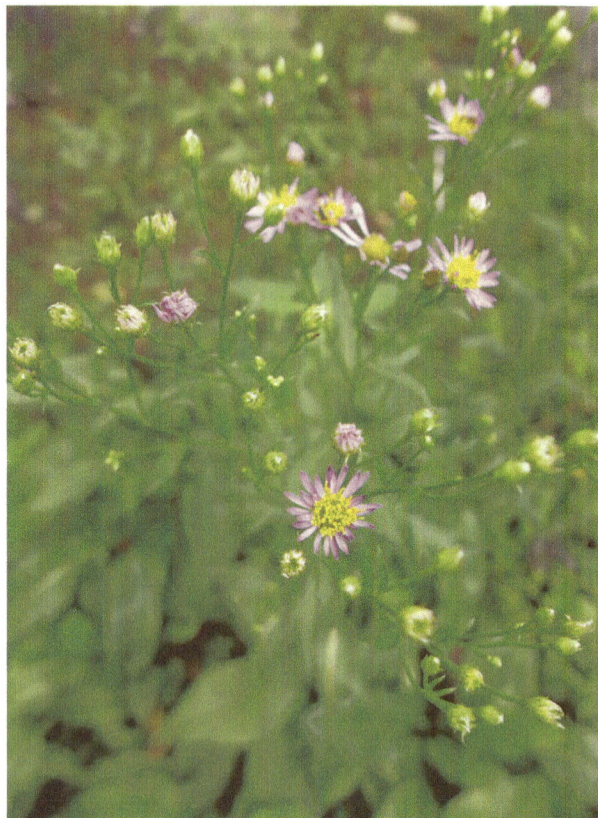

【性味功效】味辛、苦,性温。润肺下气,消痰止咳。

【古方选录】《圣济总录》紫菀汤:紫菀(去苗土)二两,贝母(去心,洗)、款冬花各一两。用法:上三味,细锉。每服一钱匕,以水七分,煎取四分,去滓,温服,食后。主治:小儿咳嗽气急。

【用法用量】煎服,5～10 g;或入丸、散。肺虚久咳宜蜜炙用。

【使用注意】有实热者慎服。

【现代研究】含无羁萜,紫菀酮,紫菀苷,紫菀皂苷,挥发油,脂肪酸,芳香族酸等。有祛痰,镇咳,抑菌,抗肿瘤等作用。

22　旋覆花

【古籍原文】一名金沸草。泻,下气消痰

　　咸能软坚,苦、辛能下气行水,温能通血脉。入肺、大肠经。消痰结坚痞,唾如胶漆,噫气不除,噫,于介切,俗作嗳。胸中气不畅,故嗳以通之,属不足。亦有挟痰、挟火者,属有余。仲景治汗吐下后,痞硬噫气,有代赭旋覆汤。大腹水肿,去头目风。然走散之药,冷利大肠,虚者慎用。

类金钱菊。去皮、蒂、蕊、壳蒸用。根能续筋。筋断者,捣汁滴伤处,滓敷其上,半月不开,筋自续矣。

【药物来源】为菊科植物旋覆花 *Inula japonica* Thunb. 或欧亚旋覆花 *Inula britanica* L. 的干燥头状花序(旋覆花)及根(旋覆花根)。

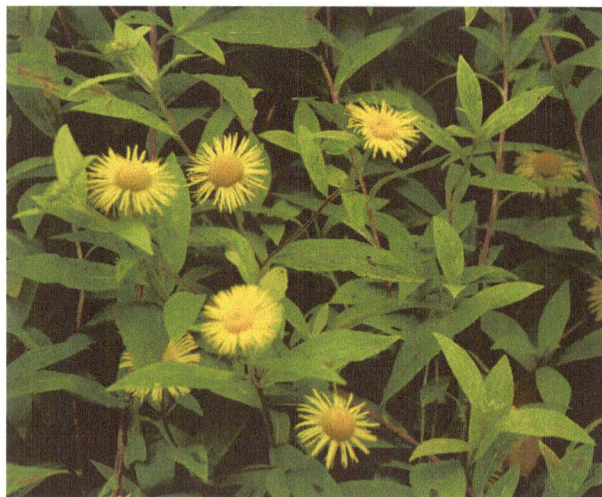

【形态特征】①旋覆花:多年生草本。根状茎短,具须根。茎单生或簇生,绿色或紫色,有细纵沟,被长伏毛。基部叶花期枯萎;中部叶长圆形或披针形,无柄;上部叶线状披针形。头状花序;舌状花黄色;管状花花冠有裂片,冠毛白色。瘦果圆柱形,有纵沟。花期6—10月,果期9—11月。

　　②欧亚旋覆花:特点是叶片长圆形或椭圆状披针形,基部宽大,半抱茎;头状花序;瘦果圆柱形,有浅沟。

【性味功效】旋覆花:味苦、辛、咸,性微温。降气,消痰,行水,止呕。旋覆花根:味咸,性温。祛风湿,平喘咳,解毒生肌。

【古方选录】①《伤寒论》旋覆代赭汤:旋覆花三两,人参二两,生姜五两,代赭石一两,甘草三两(炙),半夏半升(洗),大枣十二枚(擘)。用法:上七味,以水一斗煮取六升,去滓,再煎取三升,温服一升,日三服。主治:伤寒发汗,若吐若下解后,心下痞硬,噫气不除者。

　　②《村居救急方》:旋覆花根。用法:洗净,捣,量疮大小,取多少敷之,日一易之,以瘥为度。主治:续断筋。

【用法用量】旋覆花:宜布包煎服,3～9 g;或入丸、散。旋覆花根:煎服,9～15 g;外用适量,捣敷。

【使用注意】阴虚劳嗽、风热燥咳者慎服。

【现代研究】旋覆花含旋覆花次内酯,去乙酰旋覆花次内酯,大花旋覆花内酯,旋覆花酸,红车轴草素,山柰酚等;欧亚旋覆花含天人菊内酯,槲皮素,异槲皮苷,咖啡酸,绿原酸等。有镇咳,祛痰,平喘,抗菌,杀虫等作用。

23　百　部

【古籍原文】润肺、杀虫

甘,苦,微温。能润肺,治肺热咳嗽。苦能泻热。有小毒,杀蛔、蛲、蝇、虱,一切树木蛀虫。触烟即死。治骨蒸传尸,疳积疥癣。皆有虫。时珍曰:百部亦天冬之类,故皆治肺而杀虫。但天冬寒,热嗽宜之;百部温,寒嗽宜之。

根多成百,故名。取肥实者,竹刀劈去心、皮,酒浸焙用。

【药物来源】为百部科植物直立百部 Stemona sessilifolia (Miq.) Miq.、蔓生百部 Stemona japonica (Bl.) Miq. 或对叶百部 Stemona tuberosa Lour. 的干燥块根。

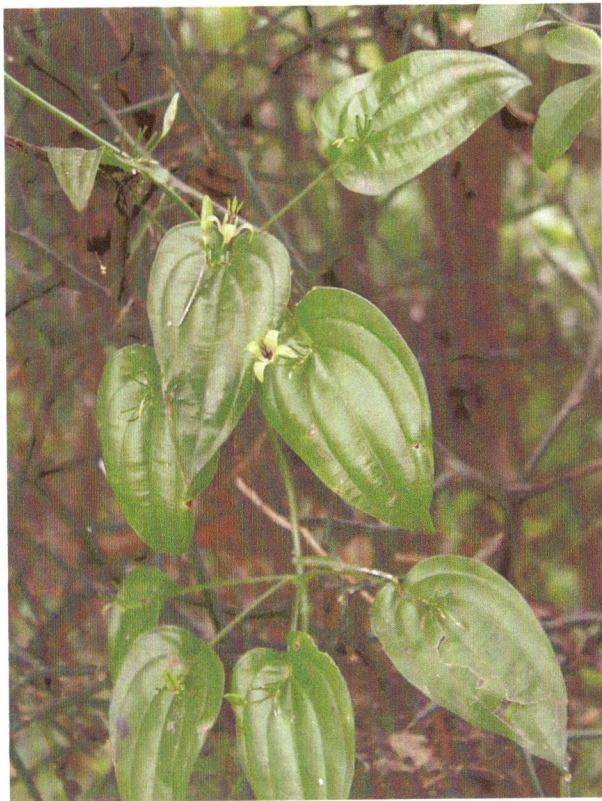

【形态特征】①直立百部:多年生草本,高 30 ~ 60 cm。块根簇生,肉质,纺锤形。茎直立,不分枝。

叶 3 ~ 4 片轮生;有短柄或几无柄;叶片卵形至椭圆形。花腋生;花被片 4 片,卵状披针形;雄蕊 4 枚,紫色。蒴果。花期 4—5 月,果期 7 月。

②蔓生百部:多年生草本,高 60 ~ 90 cm。全株无毛。根肉质,簇生。茎下部直立,上部蔓状。叶 3 ~ 4 片轮生;叶片卵形或卵状披针形。花梗单生 1 朵花;花被片 4 片,淡绿色;雄蕊 4 枚,紫色。蒴果。花期 5 月,果期 7 月。

③对叶百部:多年生攀援草本,高达 5 m。块根肉质,纺锤形或圆柱形,茎缠绕。叶通常对生;叶片广卵形。花梗腋生,花单生或 2 ~ 3 朵成总状花序,黄绿色带紫色条纹;花药附属物呈钻状或披针形。蒴果倒卵形而扁。花期 5—6 月。

【性味功效】味甘、苦,性微温。润肺,下气止咳,杀虫灭虱。

【古方选录】《小儿药证直诀》百部丸:百部三两(炒),麻黄三两(去节),杏仁四十个(去皮尖,微炒,煮三五沸)。用法:上为末,炼蜜丸如芡实大。加松子仁肉五十粒,糖丸之,含化大妙。主治:肺寒壅嗽,微有痰。

【用法用量】煎服,3 ~ 9 g;或入丸、散。外用适量,煎水洗或浸酒涂擦。久咳虚咳宜蜜炙用。

【使用注意】脾胃虚弱者慎服。

【现代研究】直立百部含百部碱,原百部碱,对叶百部碱,百部定碱,异百部定碱,霍多林碱,直立百部碱等;蔓生百部含百部碱,原百部碱,百部定碱,异百部定碱,蔓生百部碱,异蔓生百部碱等;对叶百部含百部碱,对叶百部碱,异对叶百部碱,百部次碱,次对叶百部碱,氧代对叶百部碱,滇百部碱,糖类,脂类,蛋白质,苹果酸,琥珀酸等。有抗病原微生物,抗寄生虫,镇咳,祛痰,平喘等作用。

24　桔　梗

【古籍原文】宣通气血、泻火散寒、载药上浮

苦、辛而平。色白属金,入肺气分泻热,兼入手少阴心,足阳明胃经。开提气血,表散寒邪,清利头目咽喉,胸膈滞气。凡痰壅喘促,鼻塞、肺气不利。目赤,喉痹咽痛,两少阴火。齿痛、阳明风热。口疮,肺痈干咳,

火郁在肺。胸膈刺痛,火郁上焦。下痢腹痛,腹满肠鸣,肺火郁于大肠。并宜苦梗以开之。为诸药舟楫,载之上浮,能引苦泄峻下之剂,至于至高之分成功,既上行而又能下气,何也?肺主气,肺金清,浊气自下行耳。养血排脓,补内漏。故治肺痈。时珍曰:枳桔汤治胸中痞满不痛,取其通肺利膈下气也;甘桔汤通治咽喉口舌诸病,取其苦辛散寒、甘平除热也。宋仁宗加荆芥、防风、连翘,遂名如圣汤。王好古加味甘桔汤,失音加诃子,声不出加半夏,上气加陈皮,涎嗽加知母、贝母,咳渴加五味,酒毒加葛根,少气加人参,呕加半夏、生姜,吐脓血加紫菀,肺痿加阿胶,胸膈不利加枳壳,痞满加枳实,目赤加栀子、大黄,面肿加茯苓,肤痛加黄耆,发斑加荆、防,疫毒加牛蒡、大黄,不得眠加栀子。昂按:观海藏所加,则用药之大较,亦可识矣。

去浮皮,泔浸微炒用。畏龙胆、白及,忌猪肉。

【药物来源】为桔梗科植物桔梗 *Platycodon grandiflorus*(Jacq.)A.DC.的干燥根。

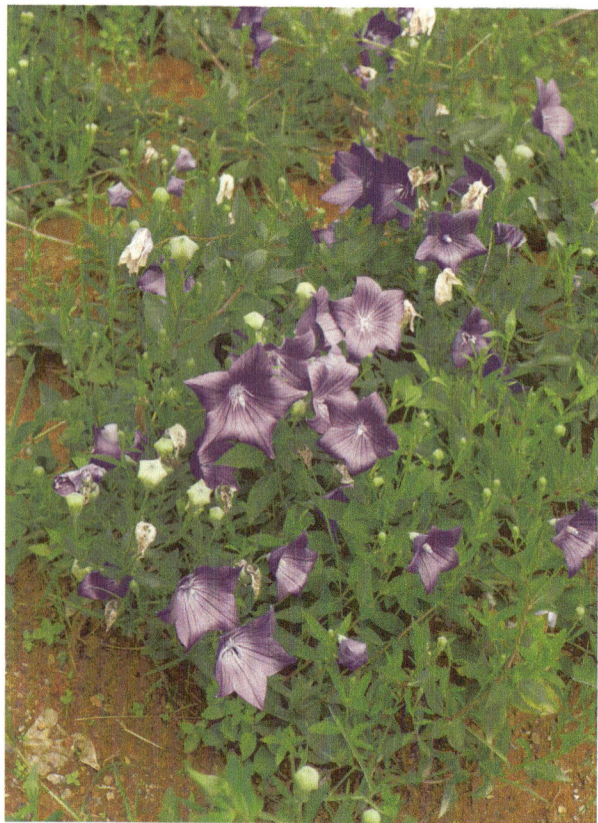

【形态特征】多年生草本,高 30～120 cm。全株有白色乳汁。主根长纺锤形。茎无毛,不分枝或上部稍分枝。叶 3～4 片轮生、对生或互生;叶片卵形至披针形,边缘有尖锯齿。花单生茎顶或集成疏总状花序;花冠蓝色或蓝紫色。蒴果,熟时顶部 5 瓣裂。花期 7—9 月,果期 8—10 月。

【性味功效】味苦、辛,性平。宣肺,利咽,祛痰,排脓。

【古方选录】《金匮要略》桔梗汤:桔梗一两,甘草二两。用法:上二味,以水三升,煮取一升,分温再服。主治:肺痈咳而胸满,振寒脉数,咽干不渴,时出浊唾腥臭,久久吐脓如米粥者。

【用法用量】煎服,3～10 g;或入丸、散。外用适量,烧灰研末敷。

【使用注意】阴虚久咳及咳血者忌服。内服过量可引起恶心呕吐。

【现代研究】含桔梗皂苷、远志皂苷等多种皂苷,白桦酯醇,α-菠菜甾醇等。有祛痰,镇咳,消炎,抗溃疡,降血糖,扩张血管等作用。

25 荠苨

【古籍原文】补,和中解毒

寒利肺,甘解毒。能解百药及蛇虫毒,在诸药中,毒皆自解。和中止嗽。治消渴强中,渴证下消,茎长兴盛,不交精出,名强中。消渴之后,发为痈疽。痈肿疔毒。

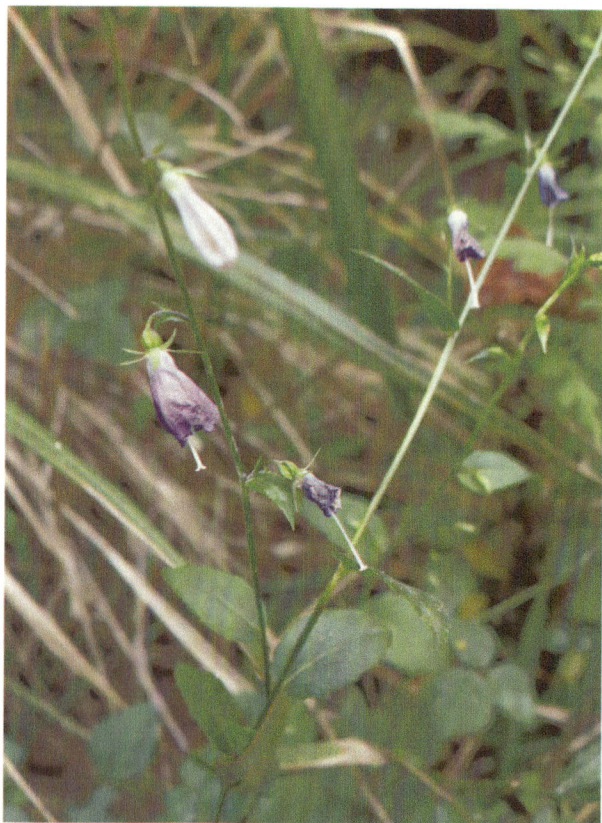

似人参而体虚无心,似桔梗而味甘不苦。奸贾多用以乱人参。时珍曰:荠苨即甜桔梗。

【药物来源】为桔梗科植物荠苨 *Adenophora trachelioides* Maxim.、薄叶荠苨 *Adenophora remotiflora* (Sieb. et Zucc.) Miq. 的根。

【形态特征】①荠苨:多年生草本,高 40～120 cm。全株无毛。茎单生,具白色乳汁。基生叶心脏状肾形,茎生叶心形;边缘单锯齿或重锯齿。花序分枝,组成大圆锥花序或狭圆锥花序;花萼筒部倒三角状锥形;花冠钟状,蓝色、蓝紫色或白色;花盘筒状。蒴果卵状圆锥形。花期7—9月。

②薄叶荠苨:特点是茎生叶基部圆钝至宽楔形,或仅茎下部的叶有时浅心形;叶片薄,膜质。花萼筒部倒卵状或倒卵状圆锥形。花期7—8月。

【性味功效】味甘,性寒。润燥化痰,清热解毒。

【古方选录】《备急千金要方》猪肾荠苨汤:猪肾一具,大豆一升,荠苨、石膏各三两,人参、茯神(一作茯苓)、磁石(绵裹)、知母、葛根、黄芩、栝楼根、甘草各二两。用法:上十二味,㕮咀,以水一斗五升,先煮猪肾、大豆,取一斗,去滓下药,煮取三升,分三服,渴乃饮之。主治:强中之病,茎长兴盛,不交精液自出,消渴之后,即作痈疽。

【用法用量】煎服,5～10 g。外用适量,捣烂敷。

26 马兜铃

【古籍原文】泻肺下气

体轻而虚。熟则四开象肺,故入肺。寒能清肺热,苦、辛能降肺气。时珍曰:钱乙补肺阿胶散用之,非取其补肺,取其清热降气,则肺自安也。其中阿胶、糯米,乃补肺之正药。昂按:清热降气,泻之即所以补之,若专于一于补,适以助火而益嗽也。治痰嗽喘促,血痔瘘疮,肺、大肠经热。瘘,漏也,音间,亦音漏。痔属大肠,大肠与肺为表里。肺移热于大肠,故肠风痔瘘,清脏热则腑热亦清矣。《千金》单服治水肿,以能泻肺行水也。亦可吐蛊。汤剂中用之,多作吐。

蔓生,实如铃。去筋膜,取子用。

【药物来源】为马兜铃科植物北马兜铃 *Aristolochia contorta* Bge. 或马兜铃 *Aristolochia debilis* Sieb. et Zucc. 的干燥成熟果实。

【形态特征】①北马兜铃:多年生草质藤本。叶纸质,叶柄柔弱,叶片卵状心形或三角状心形。总状花序生于叶腋,花序梗和花序轴极短或近无。蒴果倒卵形,具6条棱,成熟时开裂。种子三角状心形,扁平。花期5—7月,果期8—10月。

②马兜铃:多年生草质藤本。根圆柱形。茎柔弱,无毛。叶互生,叶片卵状三角形、长圆状卵形或戟形。花单生或聚生于叶腋。蒴果近球形,具6条棱,成熟时开裂。种子扁平,钝三角形。花期7—8月,果期9—10月。

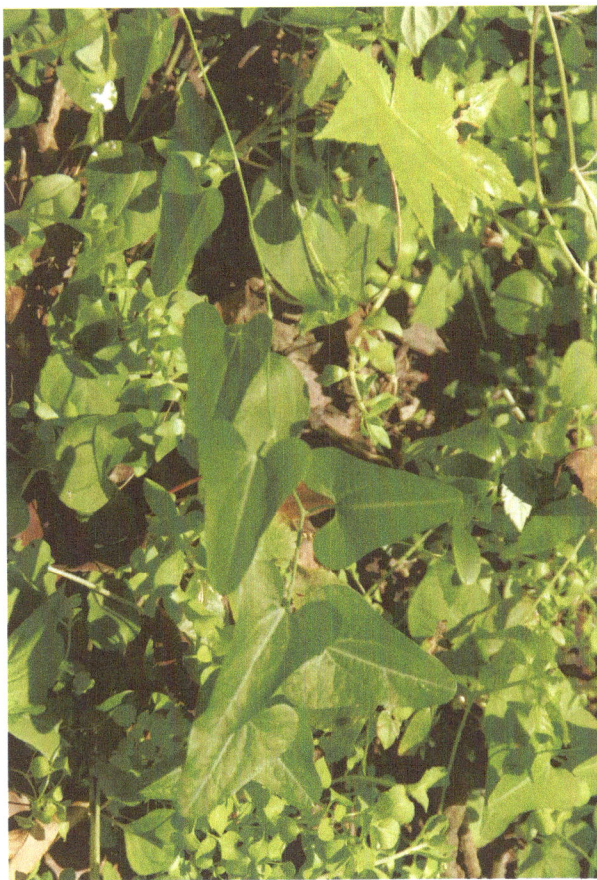

【性味功效】味苦,性微寒。清肺降气,止咳平喘,清肠消痔。

【古方选录】《圣济总录》马兜铃汤:马兜铃一分,木通(锉)一两,陈橘皮(汤浸,去白,焙)半两,紫苏茎叶一分。用法:上四味,粗捣筛。每服五钱匕,水一盏半,入灯芯十五茎,枣三枚(劈破),同煎至七分,去滓,食后温服,日二。主治:伤寒后肺气喘促。

【用法用量】煎服,3～9 g;或入丸、散。

【使用注意】内服过量,可致呕吐,故内服不宜过量。

【现代研究】北马兜铃含马兜铃酸 A、C、D,β-谷甾醇和木兰花碱;马兜铃含马兜铃酸 A 和季铵类生物碱。有祛痰、镇咳、抗菌等作用。因马兜铃酸有肾毒性,我国药典已不收载。

27　白　前

【古籍原文】 泻肺、降气、下痰

辛、甘,微寒。长于降气下痰止嗽。治肺气壅实,胸膈逆满。虚者禁用。

似牛膝、粗长坚直易断者,白前也;短小柔软能弯者,白微也。近道多有,形色颇同,以此别之。【白微见血药类。】去头、须,甘草水浸一伏时,即一昼夜。焙用。忌羊肉。

【药物来源】 为萝藦科植物柳叶白前 *Cynanchum stauntonii*（Decne.）Schltr. ex Levl. 或芫花叶白前 *Cynanchum glaucescens*（Decne.）Hand.-Mazz. 的干燥根茎和根。

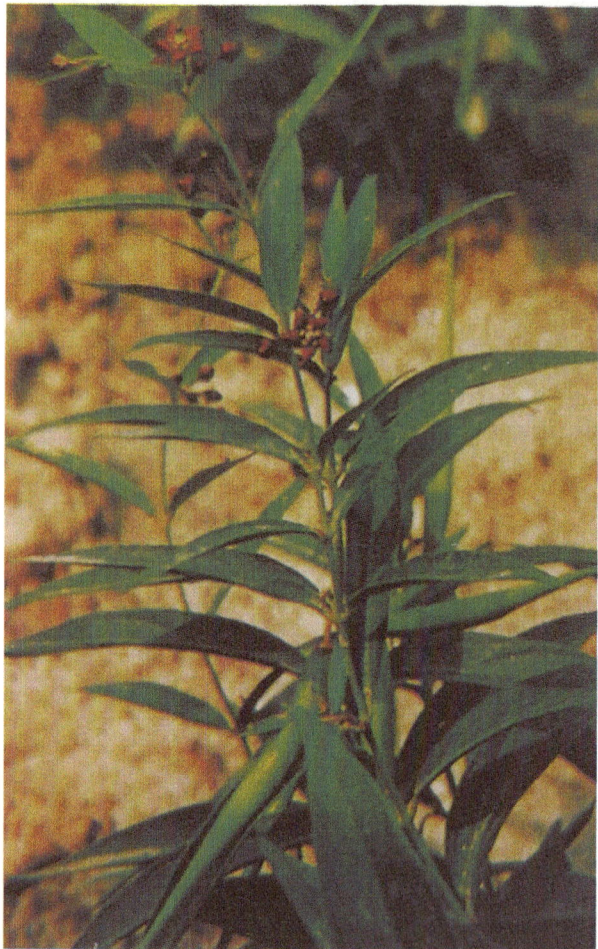

【形态特征】 ①柳叶白前:多年生直立半灌木,高 0.5~1 m。根茎横生或斜生,中空,根系发达。茎圆柱形,灰绿色,有细棱。叶对生,具短柄;叶片纸质,披针形。伞形聚伞花序腋生;花冠紫红色,内面具长柔毛。蓇葖果单生。种子黄棕色,顶端具白色丝状绢毛。花期5—8月,果期9—10月。

②芫花叶白前:特点是茎具 2 列柔毛。叶片长椭圆形或长圆状披针形,先端略钝,近于无柄。花较大,花冠黄白色。

【性味功效】 味辛、苦,性微温。降气,消痰,止咳。

【古方选录】《外台秘要》引《深师方》白前汤:白前二两,紫菀、半夏(洗)各三两,大戟(切)七合。用法:上四味,切,先以水一斗,渍之一宿,明旦煮取三升,分三服。忌羊肉、糖。主治:久咳逆上气,体肿,短气胀满,昼夜倚壁不得卧,喉常作水鸡鸣。

【用法用量】 煎服,3~10 g;或入丸、散。

【使用注意】 肺虚喘咳者慎用。

【现代研究】 柳叶白前含 β - 谷甾醇,高级脂肪酸和华北白前醇;芫花叶白前含白前皂苷,白前皂苷元,白前新皂苷及白前二糖等。有镇咳,祛痰,平喘,消炎等作用。

28　白　及

【古籍原文】 涩,补肺、逐瘀生新

味苦而辛,性涩而收。得秋金之令,入肺止吐血。《摘玄》云:试血法,吐水内,浮者肺血也,沉者肝血也,半浮沉者心血也。各随所见,以羊肺、肝、心蘸白及末,日日服之佳。肺损者能复生之。以有形生有形。人之五脏,惟肺叶损坏者,可以复生。台州狱吏悯一重囚,因感之曰:吾七犯死罪,遭刑拷,肺皆损伤,得一方用白及末米饮日服,其效如神。后因凌迟,剖开胸,见其肺窍穴数十,皆白及填补,色犹不变也。治跌打折骨,酒服二钱。汤火灼伤,油调末敷。恶疮痈肿,败疽死肌。盖去腐逐瘀以生新之药,除面上皯皰,皯音干,去声,面黑气;皰音炮,面疮也。涂手足皲裂,令人肌滑。

紫石英为使,畏杏仁,反乌头。

【药物来源】 为兰科植物白及 *Bletilla striata*（Thunb. ex A. Murray）Rchb. f. 的干燥根茎。

【形态特征】 多年生草本,高 15~70 cm。根茎三角状扁球形或不规则菱形,肉质,肥厚,富黏性,常数个相连。茎直立。叶片 3~5 片,披针形或宽披针形。总状花序顶生,花紫色或淡红色。蒴果圆柱形,具 6 条纵肋。花期4—5月,果期7—9月。

丸、散。外用适量，研末撒或调涂。

【使用注意】外感及内热壅盛者忌服。不宜与川乌、制川乌、草乌、制草乌、附子等同用。

【现代研究】含双菲醚类，二氢菲并吡喃类，具螺内酯的菲类衍生物，菲类糖苷，苄类，蒽类，酸类，醛类等。有止血，保护黏膜，抗肿瘤，抗菌等作用。

29 半 夏

【古籍原文】燥湿痰、润肾燥、宣通阴阳

辛，温，有毒。体滑性燥。能走能散，能燥能润。和胃健脾，去湿。补肝辛散润肾，除湿化痰，发表开郁，下逆气，止烦呕，发音声，利水道，燥去湿，故利水；辛通气，能化液，故润燥。丹溪谓二陈汤能使大便润而小便长。救暴卒。葛生曰：凡遇五绝之病，用半夏末吹入鼻中即活，盖取其能作嚏也。五绝，谓缢死、溺死、压死、魇死、产死也。治咳逆头眩，火炎痰升则眩。痰厥头痛，眉棱骨痛，风热与痰。咽痛，成无己曰：半夏辛散，行水气而润肾燥。又《局方》半硫丸，治老人虚秘，皆取其润滑也。俗以半夏、南星为性燥，误矣！湿去则土燥，痰涎不生，非二物之性燥也。古方用治咽痛喉痹、吐血下血，非禁剂也。二物亦能散血，故破伤扑打皆主之。惟阴虚劳损，则非湿热之邪，而用利窍行湿之药，是重竭其津液，医之罪也，岂药之咎哉？《甲乙经》用治不眠，是果性燥者乎？半夏、硫黄等分，生姜糊丸，名半硫丸。胸胀，仲景小陷胸汤用之。伤寒寒热，故小柴胡汤用之。痰疟不眠，《素问》曰：胃不和，则卧不安。半夏能和胃气而通阴阳。《灵枢》曰：阳气满，不得入于阴，阴气虚，故目不得瞑，饮以半夏汤。阴阳既通，其卧立至。又有喘嗽不得眠者。左不得眠，属肝胀，宜清肝；右不得眠，属肺胀，宜清肺。反胃吐食，痰膈。散痞除瘿，瘿多属痰。消肿止汗。胜湿。孕妇忌之。王好古曰：肾主五液，化为五湿。本经为唾，入肝为泪，入心为汗，入肺为涕，入脾为痰。痰者因咳而动，脾之湿也。半夏泄痰之标，不能泄痰之本，泄本者泄肾也。咳无形，痰有形。无形则润，有形则燥，所以为流脾湿而润肾燥之剂也。俗以半夏为肺药，非也！止呕为足阳明，除痰为足太阴。柴胡为之使，故柴胡汤用之。虽云止呕，亦助柴、芩主寒热往来，是又为足少阳也。时珍曰：脾无湿不生痰，故脾为生痰之源，肺为贮痰之器。按：有声无痰曰咳，盖伤于肺气；有痰无声曰嗽，盖动于脾湿也；有声有痰曰咳嗽，或因火、因风、因寒、因湿、因虚劳、因食积，宜分证论治。大法治嗽，当以治痰为先，而治痰又以顺气为主。宜以半夏、南星燥其湿，枳壳、橘红利其气，肺虚加温敛之味，肺热加凉泻之剂。赵继宗曰：二陈治痰，世医执之。内有半夏，其性燥烈。若风寒湿食诸痰则相宜，至于劳痰、失血诸痰，用之反能燥血液而加病。按：古有三禁，血家、汗家、渴家忌之。然亦间有用之者。【俗以半夏专为除痰，而半夏之

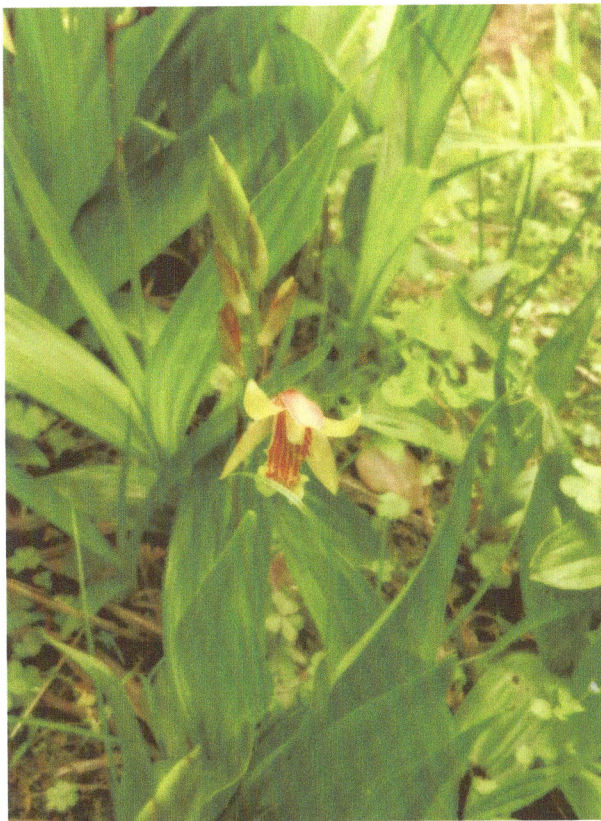

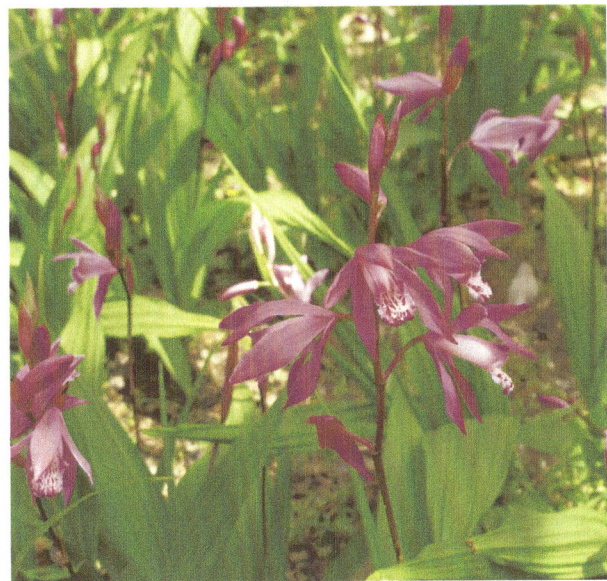

【性味功效】味苦、甘、涩，性微寒。收敛止血，消肿生肌。

【古方选录】《证治准绳》白及枇杷丸：白及一两，枇杷叶（去毛，蜜炙）、藕节各五钱。用法：上为细末，另以阿胶五钱，锉如豆大，蛤粉炒成珠，生地黄自然汁调之，火上炖化，入前药为丸，如龙眼大。每服一丸，嚼化。主治：咯血。

【用法用量】煎服，6～15 g；研末吞服，3～6 g；或入

功用,不复见知于世矣。小柴胡汤、半夏泻心汤,皆用半夏,岂为除痰乎? 昂按:湿必得火,方结为痰。气顺则火降而痰消。】

圆白而大、陈久者良。浸七日,逐日换水,沥去涎,切片,姜汁拌。性畏生姜,用之以制其毒,得姜而功愈彰。柴胡、射干为使,畏生姜、秦皮、龟甲、雄黄,忌羊血、海藻、饴糖,恶皂荚,反乌头。合陈皮、茯苓、甘草,名二陈汤,为治痰之总剂。寒痰佐以干姜、芥子,热痰佐以黄芩、栝蒌,湿痰佐以苍术、茯苓,风痰佐以南星、前胡,痞痰佐以枳实、白术。更看痰之所在,加导引药,惟燥痰非半夏所司也。

韩飞霞造曲十法:一姜汁浸造,名生姜曲,治浅近诸痰。一矾水煮透,兼姜糊造,名矾曲,矾最能却水,治清水痰。一煮皂角汁,炼膏,和半夏末为曲。或加南星,或加麝香,名皂角曲,治风痰,开经络。一用白芥子等分,或三分之一,竹沥和成,略加曲糊,名竹沥曲,治皮里膜外、结核隐显之痰。一麻油浸半夏三五日,炒干为末,曲糊造成,油以润燥,名麻油曲,治虚热劳咳之痰。一用腊月黄牛胆汁,略加热蜜和造,名牛胆曲,治癫痫风痰。一用香附、苍术、抚芎等分,熬膏,和半夏末作曲,名开郁曲,治郁痰。一用芒硝,居半夏十分之三,煮透为末,煎大黄膏和成,名硝磺曲,治中风卒厥、伤寒宜下由于痰者。一用海粉一两,雄一两,半夏二两,为末,炼蜜和造,名海粉曲,治积痰沉痼。一用黄牛肉煎汁炼膏,即霞天膏,和半夏末为曲,名霞天曲,治沉疴痼痰,功效最烈。以上并照造曲法,草盒七日,待生黄衣晒干,悬挂风处,愈久愈良。

【药物来源】为天南星科植物半夏 *Pinellia ternata* (Thunb.) Breit. 的干燥块茎。

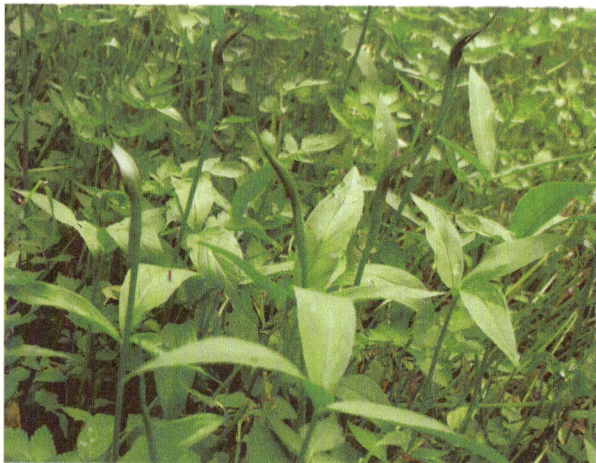

【形态特征】多年生草本,高 15～30 cm。块茎球形。幼时单叶,2～3 年后为三出复叶;叶柄近基部内侧和复叶基部生有珠芽;叶片卵圆形至窄披针形。佛焰苞卷合成弧曲形管状,绿色;肉穗花序顶生,雌花序轴与佛焰苞贴生,绿色;附属器长鞭状。浆果卵圆形,绿白色。花期5—7月,果期8月。

【性味功效】味辛,性温;有毒。燥湿化痰,降逆止呕,消痞散结。

【古方选录】《金匮要略》小半夏汤:半夏一升,生姜半斤。用法:上二味,以水七升,煮取一升半,分温再服。主治:诸呕吐,谷不得下者。

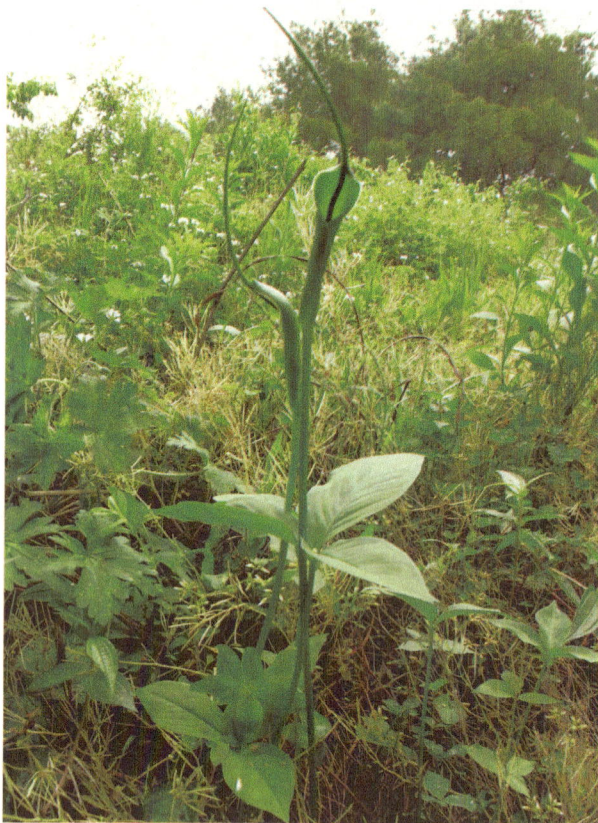

【用法用量】一般炮制后用,煎服,3～9 g;或入丸、散。外用适量,生品研末,水调敷,或用酒、醋、蛋清等调敷。降逆止呕宜用姜半夏,燥湿和胃宜用法半夏,清化热痰宜用竹沥半夏,化痰消食宜用半夏曲。

【使用注意】阴虚燥咳、津伤口渴、血证及燥痰者慎服。孕妇慎服。不宜与川乌、制川乌、草乌、制草乌、附子等同用。

【现代研究】含 β - 榄香烯,柠檬醛,茴香脑,左旋麻黄碱,胆碱,β - 谷甾醇,胡萝卜苷,天冬氨酸,钙、钾、钠、铁,多糖,半夏蛋白,胰蛋白酶抑制剂等。有镇吐和催吐,镇咳祛痰,抗癌,抗生育和抗早孕,抗心律失常等作用。

30　天南星

【古籍原文】燥湿、宣、祛风痰

味辛而苦,能治风散血;《是斋方》:南星、防风等分为末,治破伤风、刀伤、扑伤如神,名玉真散。破伤风者,药敷疮口,温酒调下一钱;打伤至死,童便调灌二钱,连进三服必活。气温而燥,能胜湿除痰;性紧而毒,能攻积拔肿,补肝风虚,凡味辛而散者,皆能补肝,木喜条达故也。为肝脾肺三经之药。治惊痫风眩,丹溪曰:无痰不作眩。身强口噤,喉痹舌疮,结核疝瘕,痈毒疥癣,蛇虫咬毒,调末簿之。破结下气,利水堕胎。性更烈于半夏。与半夏皆燥而毒,故堕胎。半夏辛而能守,南星辛而不守。然古安胎方中,亦有用半夏者。阴虚燥痰禁用。

根似半夏而大,看如虎掌,故一名虎掌。以矾汤或皂角汁浸三昼夜,暴用;或酒浸一宿,蒸,竹刀切开,至不麻乃止;或姜渣、黄泥和,包煨熟用。造曲法与半夏同。造胆星法:腊月取黄牛胆汁,和南星末纳入胆中,风干,年久者弥佳。畏附子、干姜、防风。得防风则不麻,火炮则毒性缓,得牛胆则不燥,且胆有益肝胆之功。

【药物来源】为天南星科植物天南星 *Arisaema erubescens*（Wall.）Schott、异叶天南星 *Arisaema heterophyllum* Bl. 的干燥块茎。

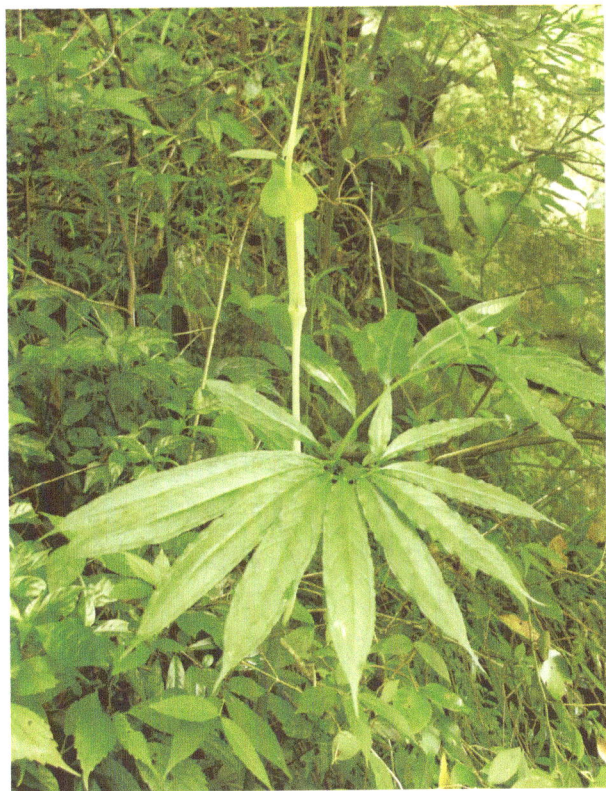

【形态特征】①天南星:多年生草本,高 40 ~ 90 cm。块茎扁球形,外皮黄褐色。叶 1 片,基生;叶柄肉质,基部包有透明膜质长鞘,白绿色或散生污紫色斑点;叶片全裂似掌状复叶,无毛。花雌雄异株,成肉穗花序;佛焰苞绿色,偶为紫色;花序轴肥厚,先端附属物棍棒状。浆果红色。花期 5—6 月,果期 8 月。

②异叶天南星:多年生草本,高 60 ~ 80 cm。块茎近球状或扁球状。叶 1 片,鸟趾状全裂。佛焰苞绿色,下部筒状;花序轴先端附属物鼠尾状,延伸于佛焰苞外。浆果红色。花期 7—8 月。

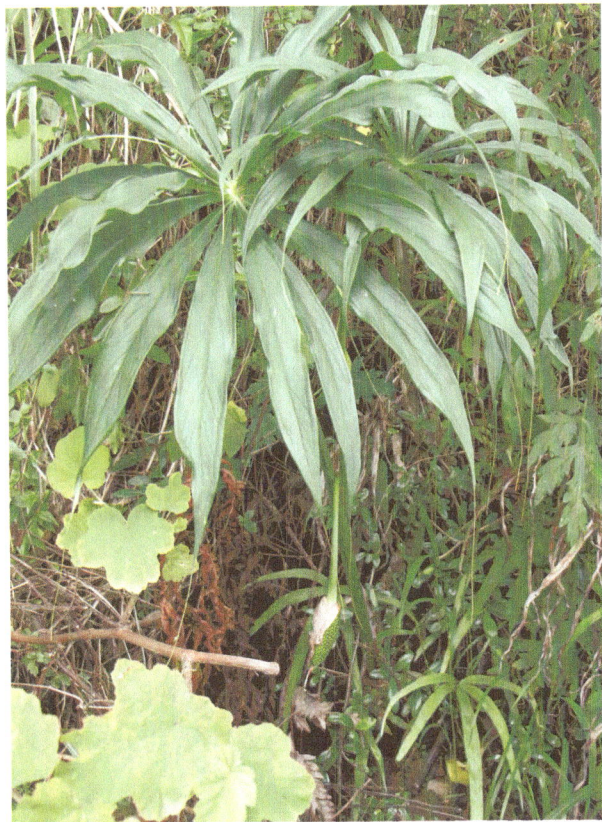

【性味功效】味苦、辛,性温;有毒。祛风止痉,散结消肿。

【古方选录】《济生续方》星香散:天南星一两（生用）,木香二钱。用法:上㕮咀,分作二服,水二盏,生姜十片,煎至七分,去滓温服,不拘时候。主治:诸风及痰厥。

【用法用量】煎服,3 ~ 9 g,一般炮制后用;或入丸、散。外用生品适量,研末以醋或酒调敷。

【使用注意】阴虚燥咳、热极、血虚动风者忌服。孕妇慎服。

【现代研究】含多种生物碱,环二肽类,β - 谷甾醇,氨基酸,无机微量元素等。有祛痰,抗肿瘤,镇静,抗惊厥,抗心律失常,抗氧化等作用。

31 贝 母

【古籍原文】宣，散结泻热、润肺清火

微寒，苦泻心火，辛散肺郁。入肺经气分，心火降则肺气宁。《诗》曰：言采其虻。虻即贝母也。取其解郁。润心肺，清虚痰。治虚劳烦热，咳嗽上气，吐血咯血，肺痿肺痈，喉痹、君相之火。目眩，火热上攻。淋沥，小肠邪热，心与小肠相表里，肺为气化之源。瘿瘤，化痰。乳闭产难。功专散结除热，敷恶疮，唐时有人膊上生疮如人面，能饮酒食物，亦无他苦。遍投诸药，悉受之。至贝母，疮乃颦眉，灌之数日，成痂而愈。敛疮口。火降邪散，疮口自敛，非贝母性收敛也。○俗以半夏燥毒，代以贝母，不知贝母寒润，主肺家燥痰；半夏温燥，主脾家湿痰。设或误用，贻误匪浅。故凡风寒湿食诸痰，贝母非所宜也，宜用半夏南星。

川产、开瓣者良，独颗无瓣者不堪用。去心，糯米拌炒黄，捣用。厚朴、白微为使，畏秦艽，反乌头。

【药物来源】为百合科植物川贝母 *Fritillaria cirrhosa* D. Don、暗紫贝母 *Fritillaria unibracteata* Hsiao et K. C. Hsia 的干燥鳞茎。

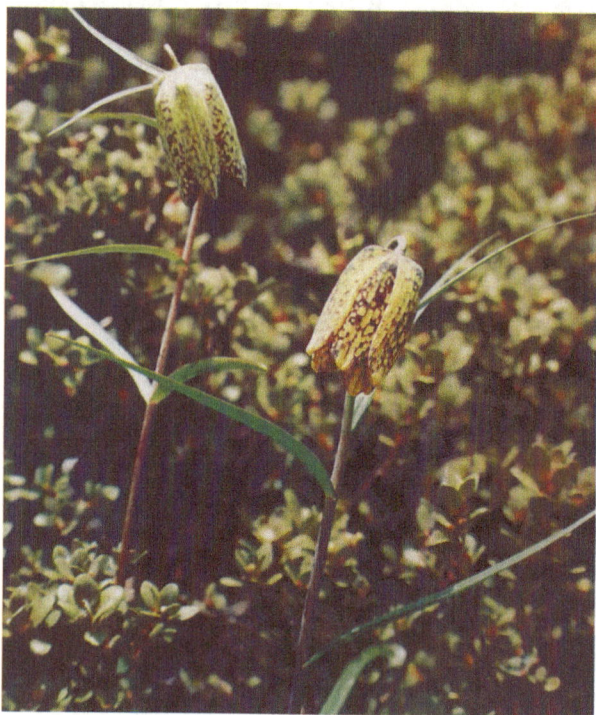

【形态特征】①川贝母：多年生草本。鳞茎卵圆形，由2枚鳞片组成。叶对生，少数兼有散生或轮生；叶片条形至条状披针形，先端稍卷曲或不卷曲。花单生茎顶，紫色至黄绿色，通常有小方格，少数仅有斑点或条纹。蒴果棱上具窄翅。花期5—7月，果期

8—10月。

②暗紫贝母：多年生草本，高 15～25 cm。鳞茎球形或圆锥形，由2枚鳞片组成。茎直立，单一，无毛。叶在下面的为对生，上面的为散生或对生，无柄，条形或条状披针形，先端急尖，不卷曲。花单生于茎顶，深紫色，有黄褐色小方格。蒴果长圆形，具6条棱，棱上的翅很窄。花期6月，果期8月。

【性味功效】味苦、甘，性微寒。清热润肺，化痰止咳，散结消痈。

【古方选录】《证治准绳》四顺汤：贝母（去心）、紫菀、桔梗（炒）各一两，甘草（炙，锉）半两。用法：上捣筛，每服三钱，水一盏，煎五七沸，去滓，不拘时稍冷服。主治：肺痈吐脓，五心烦热，壅闷咳嗽。

【用法用量】煎服，3～10 g；研末，1～1.5 g；或入丸、散。外用适量，研末撒或调敷。

【使用注意】脾胃虚寒及寒痰、湿痰者慎服。不宜与川乌、制川乌、草乌、制草乌、附子等同用。

【现代研究】川贝母含生物碱川贝碱、西贝素等；暗紫贝母含生物碱松贝辛、松贝甲素，及蔗糖、硬脂酸、棕榈酸，β-谷甾醇等。有祛痰，降血压，抑菌等作用。

32 栝楼仁（瓜蒌子）

【古籍原文】俗作瓜蒌。泻火、润肺、滑肠、止血、治热痰

甘补肺，本草苦。寒润下。能清上焦之火，使痰气下降，为治嗽要药。肺受火逼，失下降之令，故生痰作嗽。又能荡涤胸中郁热垢腻，生津止渴，丹溪曰：消渴神药。清咽利肠，通大便。《是斋方》：焙研酒调或米饮下，治小便不通。通乳消肿。治结胸胸痹，仲景小陷胸汤用之。又云：少阳证口渴者，小柴胡汤，以此易半夏。酒黄热痢，二便不通。炒香酒服，止一切血寒降火。泻者忌用。

实圆长如熟柿，子扁、多脂，去油用。枸杞为使，畏牛膝、干漆，恶干姜，反乌头。

【药物来源】为葫芦科植物栝楼 *Trichosanthes kirilowii* Maxim. 或双边栝楼 *Trichosanthes rosthornii* Harms 的干燥成熟种子。

【形态特征】①栝楼：攀援藤本，全株被柔毛。块根圆柱状，肥厚，富含淀粉。茎多分枝，具纵棱及槽。

叶互生;叶柄具纵条纹;叶片纸质,近圆形或近心形,常浅裂至中裂。雌雄异株;雄总状花序单生或并生,花冠白色,两侧具丝状流苏;雌花单生。果实椭圆形或圆形,成熟时黄褐色或橙黄色。种子淡黄褐色。花期5—8月,果期8—10月。

②双边栝楼:特点是植株较小;叶片常3～7深裂几达基部,裂片线状披针形或倒披针形;雄花的小苞片较小;花萼裂片线形;种子棱线距边缘较远。

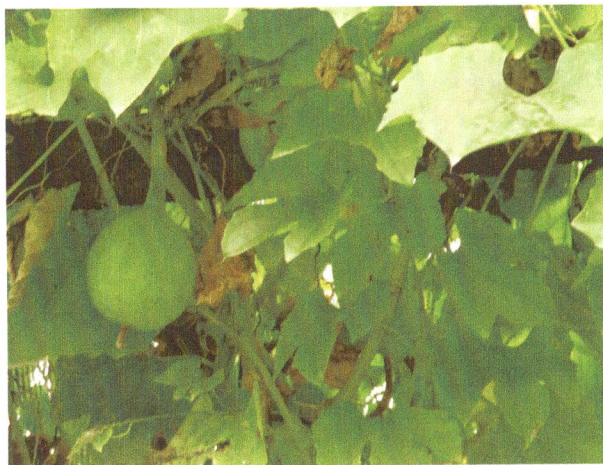

【性味功效】味甘,性寒。润肺化痰,滑肠通便。

【古方选录】《外科正宗》瓜蒌子汤:薏苡仁四钱,桃仁、牡丹皮、瓜蒌仁各二钱。用法:水二钟,煎八分,食前并空心服。主治:产后恶露不尽,或经后瘀血停滞肠胃作痛。

【用法用量】煎服,9～15 g;或入丸、散。外用适量,研末调敷。

【使用注意】胃弱者宜去油取霜用。脾胃虚冷作泻者忌服。不宜与川乌、制川乌、草乌、制草乌、附子等同用。

【现代研究】栝楼仁含饱和脂肪酸,不饱和脂肪酸,多种甾醇,多种氨基酸,栝楼子糖蛋白等;双边栝楼仁含香草酸,小麦黄素,葡萄糖苷混合物及多种氨基酸等。有泻下,抑制血小板聚集,抗癌等作用。

33 天花粉(栝楼根)

【古籍原文】泻火、润燥、治热痰

酸能生津,甘不伤胃,微苦,微寒。降火润燥,滑痰解渴,古方多用治消渴。生肌排脓,消肿,行水通经,止小便利,膀胱热解,则水行而小便不数。治热狂时疾。胃

热疸黄,口燥唇干,肿毒发背,乳痈疮痔。脾胃虚寒者禁用。

即栝蒌根,畏恶同。澄粉食,大宜虚热人。

【药物来源】为葫芦科植物栝楼 *Trichosanthes kirilowii* Maxim. 或双边栝楼 *Trichosanthes rosthornii* Harms 的干燥根。

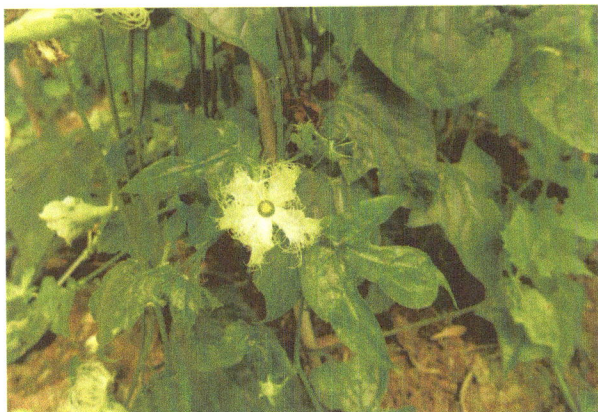

【形态特征】同"栝楼仁"。

【性味功效】味甘、微苦,性微寒。清热泻火,生津止渴,消肿排脓。

【古方选录】《金匮要略》栝楼桂枝汤:栝楼根二两,桂枝三两(去皮),芍药三两,甘草二两(炙),生姜三两(切),大枣十二枚(劈)。用法:上六味,以水九升,煮取三升,分温三服,微取汗。主治:太阳经病,身体强,几几然,脉反沉迟。

【用法用量】煎服,10～15 g;或入丸、散。外用适量,研末撒布或调敷。

【使用注意】脾胃虚寒、大便溏泻者慎服。不宜与川乌、制川乌、草乌、制草乌、附子等同用。

【现代研究】含天花粉蛋白,多种氨基酸,多糖等。有致流产,抗早孕,抗癌,抗人类免疫缺陷病毒等作用。

34 夏枯草

【古籍原文】补阳、散结、消瘿

辛、苦,微寒,气禀纯阳。补肝血,缓肝火,解内热,散结气。治瘿病、湿痹,目珠夜痛。楼全善曰:目珠连目本,即目系也。夜痛及点苦寒药更甚者,夜与寒皆阴也。夏枯气禀纯阳,补厥阴血脉,故治此如神,以阳治阴也。按目白珠属阳,故昼痛,点苦寒药则效;黑珠属阴,故夜痛,点苦寒药反剧。

冬至生,夏至枯,故名。用茎叶。

【药物来源】为唇形科植物夏枯草 *Prunella vulgaris* L. 的地上部分。

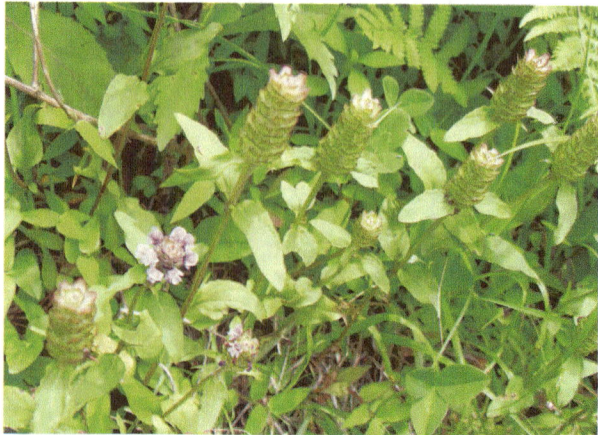

【形态特征】多年生草本。有匍匐的根状茎,节上生须根。茎上升,钝四棱形,具浅槽,紫红色。叶对生,叶片卵状长圆形,先端钝,基部下延至叶柄成狭翅。轮伞花序密集排列成假穗状花序,苞片肾形或横椭圆形;花萼钟状,二唇形;花冠紫色、蓝紫色或红紫色;雄蕊4枚,2枚强。小坚果黄褐色,长圆状卵形,微具沟纹。花期4—6月,果期6—8月。

【性味功效】味辛、苦,性寒。清肝泻火,明目,散结消肿。

【古方选录】《简要济众方》补肝散:夏枯草半两,香附子一两。用法:共为末。每服一钱,腊茶汤调下,无时。主治:肝虚目睛疼,冷泪不止,筋脉痛及眼羞明怕日。

【用法用量】煎服,9～15 g;或熬膏;或入丸、散。外用适量,鲜品水煎洗或捣敷。

【使用注意】脾胃虚弱者慎服。

【现代研究】果穗含熊果酸,齐墩果酸,胡萝卜苷,β–香树脂醇等;全草含夏枯草多糖,熊果酸,齐墩果酸,香豆精类,鞣质,生物碱及挥发油等。有降血压,降血糖,消炎,免疫抑制,抗菌,抗病毒,抗细胞毒等作用。

35 海藻

【古籍原文】泻热、软坚痰、消瘿瘤

咸润下而软坚,寒行水以泄热。故消瘿瘤、结核、阴癩之坚聚,腹痛曰疝,丸痛曰癩,音颓。痰饮、脚气、水肿之湿热。消宿食,治五膈。

出东海,有大叶、马尾二种,亦作海菜食,洗去咸水用。昂按:其用在咸,似不宜过洗。反甘草东垣治瘰疬、马刀,海藻、甘草并用,盖激之以溃坚也。

【药物来源】为马尾藻科植物海蒿子 *Sargassum pallidum* (Turn.) C. Ag. 或羊栖菜 *Sargassum fusiforme* (Harv.) Setch. 的干燥藻体。

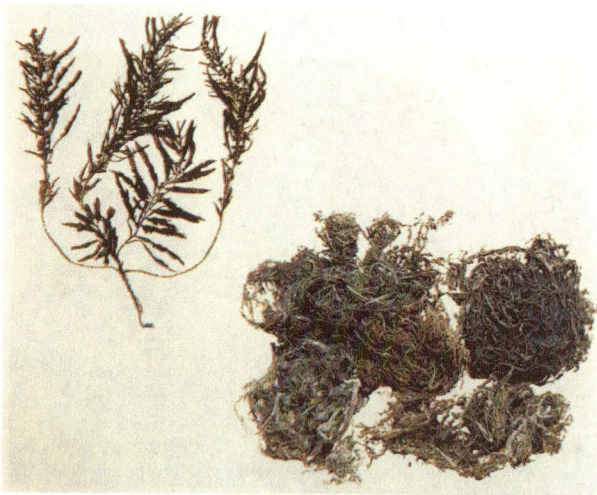

【形态特征】①海蒿子:藻体黄褐色。初生叶披针形、倒披针形或倒卵形;次生叶线形、倒披针形、倒卵形或羽状分裂,次生叶的叶腋间生出小枝,枝上又生出多数狭披针形或线形的叶。气囊多生在末枝腋间,长成后为球形,顶端圆滑或具尖细突起。雌雄异株。藻体固着器扁盘状或短圆锥状。

②羊栖菜:藻体黄褐色,肉质。主干直立,分枝,圆柱形。叶形状较多,长短不一。生殖托丛生,圆柱形。雌雄异株。藻体固着器为圆柱形假根状。

【性味功效】味苦、咸,性寒。消痰软坚散结,利水退肿。

【古方选录】《外台秘要》崔氏海藻散:海藻八两(洗去咸汁),贝母二两,土瓜根二分,小麦面二分(炒)。用法:上四味作散。酒服方寸匕,日三。主治:瘿瘤。

【用法用量】煎服,6～12 g;或入丸、散。外用适量,研末敷或捣敷。

【使用注意】脾胃虚寒者慎服。不宜与甘草同用。

【现代研究】羊栖菜含褐藻酸,甘露醇,羊栖菜多糖,碘,氧化钾等;海蒿子含褐藻酸,甘露醇,马尾藻多糖,磷酸酯类化合物,碘等。有降血压,抗血凝,降血脂,抗感染,抗肿瘤等作用。

36 海带

【古籍原文】

下水消瘿,功同海藻。

似海藻而粗,柔弱而长。

【药物来源】为海带科植物海带 *Laminaria japonica* Aresch. 的干燥叶状体。

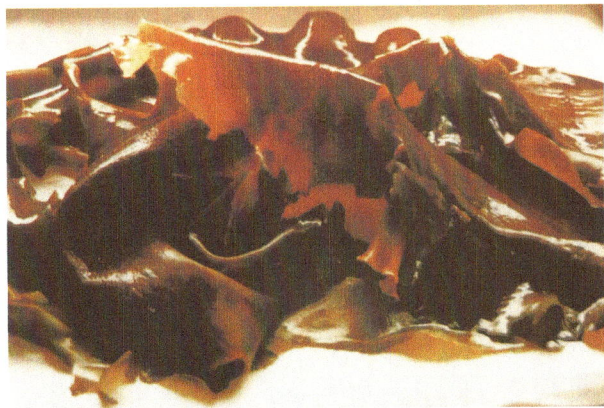

【形态特征】藻体橄榄褐色,干后为暗褐色。叶片成熟后革质,呈带状,中央有 2 条平行纵走的浅沟,两侧边缘渐薄,且有波状皱褶;基部楔形,下有一圆柱形或扁圆形的短柄。一年生藻体叶片下能见到孢子囊群生长,呈近圆形斑块状;二年生藻体全部叶片上都有孢子囊群。孢子成熟期为秋季。

【性味功效】味咸,性寒。清热化痰,软坚散结,利水。

【古方选录】《杂类名方》玉壶散:海藻、海带、昆布、雷丸各一两,青盐、广茂各半两。用法:上等分,为细末,陈米饮为丸,榛子大。嚼化。以炼蜜和丸亦好。主治:三种瘿。

【用法用量】煎服,5~10 g;或入丸、散。

【使用注意】脾胃虚寒者慎服。

【现代研究】含极性脂类、钠、钾、钙、镁、香草酸,迷迭香酸,没食子酸等。有抑制结核杆菌的作用。

37 昆布

【古籍原文】

功同海藻而少滑,性雄。治水肿瘿瘤,阴㿗膈噎。含之咽汁。

出登、莱者搓如绳索,出闽越者大叶如菜。洗去咸味用。

【药物来源】为海带科植物海带 *Laminaria japonica* Aresch. 或翅藻科植物昆布 *Ecklonia kurome* Okam. 的干燥叶状体。

【形态特征】①同"海带"。

②昆布:藻体暗褐色至深褐色,革质。叶状体扁平宽大,中部稍厚,两侧一至二回羽状深裂,裂片长舌状,略有皱,边缘一般具粗锯齿;叶柄茎状,呈圆柱形或略扁。游孢子囊群于成熟的叶状体中央部分和侧生的裂片表面形成。固着器由二叉式分枝的假根组成。孢子囊初夏形成,孢子秋季成熟。

【性味功效】味咸,性寒。消痰软坚散结,利水消肿。

【古方选录】《广济方》昆布丸:昆布二两(洗去咸汁),通草一两,羊靥二具(炙),海蛤一两(研),马尾海藻一两(洗去咸汁)。用法:上五味,蜜丸如弹子大。细细含汁咽。忌生菜、热面、炙肉、蒜、笋。主治:气瘿,胸膈塞满,咽喉项颈渐粗。

【用法用量】煎服,6~12 g;或入丸、散。

【使用注意】脾胃虚寒者慎服。

【现代研究】昆布含多糖,胡萝卜素,甘露醇,维生素B_1、B_2、硫、钾、镁等。有降血压,降血脂,降血糖,抗凝血,增强免疫力,抗肿瘤等作用。

38 独活

【古籍原文】宣,搜风、去湿

辛、苦,微温。气缓善搜,入足少阴气分肾,以理伏风。治本经伤风头痛,头运目眩,宜与细辛同用。风热齿痛,文潞公《药准》用独活、地黄等分为末,每服三钱。痉痫湿痹,项背强直、手足反张曰痉;湿流关节、痛而烦曰湿痹。风胜湿,故二活兼能去湿。奔豚疝瘕。肾积曰奔豚,风寒湿客于肾家所致。瘕疝亦然。

有风不动,无风反摇,又名独摇草。故治风。《本经》云:独活一名羌活。古方惟用独活,后人云是一类二种,遂分用。以形虚大有臼如鬼眼,节疏色黄者为独活;色紫节密,气猛烈者为羌活。并出蜀汉。又云自西羌来者名羌活。故又名胡王使者。今采诸家所分经络、主治各证,以便施用。

【药物来源】为伞形科植物重齿毛当归 *Angelica pubescens* Maxim. *f. biserrata* Shan et Yuan 的干燥根。

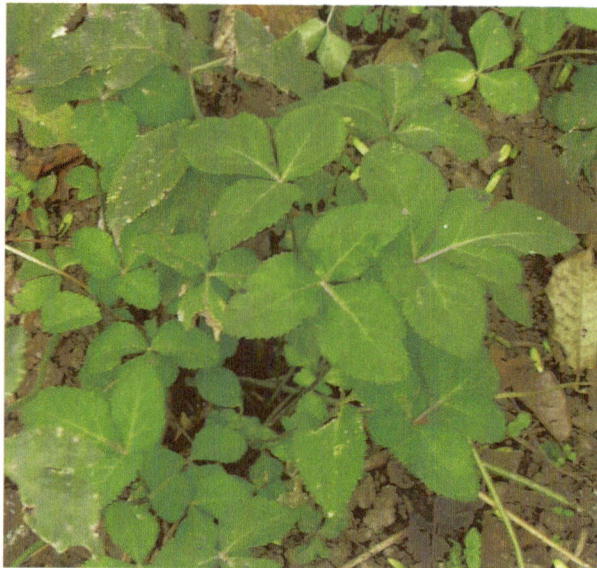

【形态特征】多年生高大草本。根类圆柱形,有特殊香气。茎中空,带紫色,上部有短糙毛。叶二回三出式羽状全裂,宽卵形,茎生叶基部膨大成长管状、半抱茎的厚膜质叶鞘;末回裂片膜质,卵圆形至长椭圆形。复伞形花序,花白色;花瓣倒卵形。果实椭圆形,侧翅与果体等宽或略狭,背棱隆起。花期8—9月,果期9—10月。

【性味功效】味辛、苦,性微温。祛风除湿,通痹止痛。

【古方选录】《肘后备急方》独活酒:独活五两,附子五两(生用,切)。用法:以酒一斗,浸经三宿,服从一合,始以微痹为度。主治:风毒脚弱痹满上气。

【用法用量】煎服,3～10 g;或浸酒;或入丸、散。外用适量,煎汤洗。

【使用注意】阴虚血燥者慎服。

【现代研究】含香豆精类,挥发油,γ－氨基丁酸等。有抗血栓形成,镇痛,镇静,消炎,解痉,抗肿瘤,抗菌等作用。

39 羌活

【古籍原文】宣,搜风、发表、胜湿

辛、苦,性温。气雄而散,味薄上升。入足太阳膀胱以理游风,兼入足少阴、厥阴肾肝气分。泻肝气,搜肝风。小无不入,大无不通。治风湿相搏,本经头痛,同川芎;治太阳、少阴头痛。凡头痛多用风药者,以巅顶之上,唯风药可到也。督脉为病,脊强而厥,督脉并太阳经。刚痉柔痉,脊强而厥,即痉证也。伤寒无汗为刚痉,伤风有汗为柔痉。亦有血虚发痉者。大约风证宜二活,血虚忌用。中风不语,按:古人治中风,多主外感,率用续命、愈风诸汤以发表,用三化汤、麻仁丸以攻里。至河间出,始云中风非外来之风,良由心火暴甚,肾水虚衰。东垣则以为本气自病。丹溪以为湿生痰,痰生热,热生风。世人复分北方风劲、质厚为真中,南方地卑、质弱为类中。不思岐伯云:中风大法有四:一偏枯,半身不遂也;二风痱,四肢不收也;三风懿,奄忽不知人也;四风痹,诸风类痹状也。风证尽矣,何尝有真中、类中之说乎?此证皆由气血亏虚,医者不知养血益气以固本,徒用乌、附、羌、独以驱风,命曰虚虚,误人多矣。【真中定重于类中,焉有类中既属内伤,真中单属外感乎! 河间、东垣皆北人,安能尽舍北人而专治南病乎?】头旋目赤。目赤要药。散肌表八风之邪,利周身百节之痛,为却乱反正之主药。若血虚头痛、遍身痛者此属内证,二活并禁用。

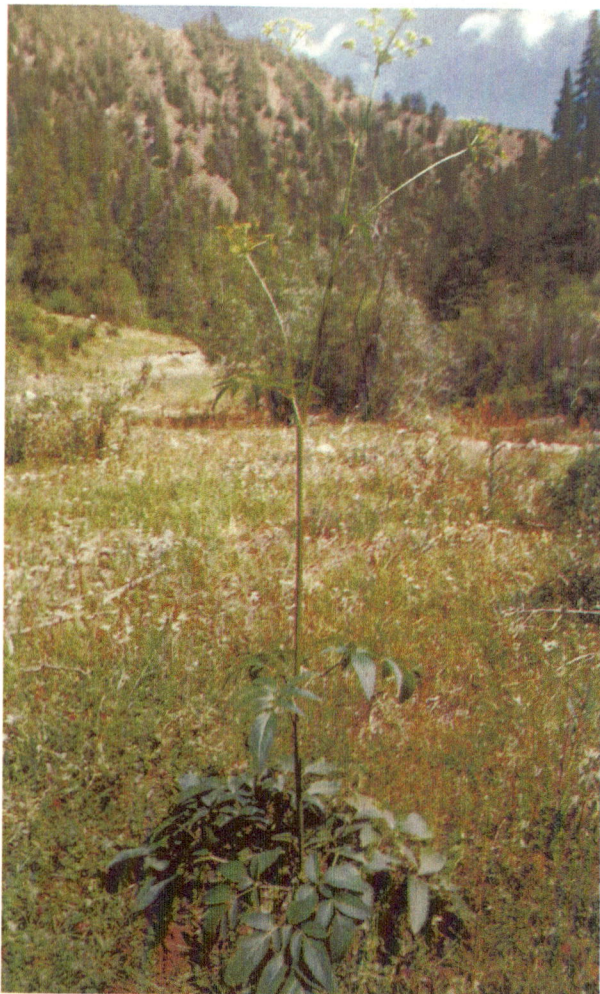

【药物来源】为伞形科植物羌活 *Notopterygium inci-*

sum Ting ex H. T. Chang 或宽叶羌活 *Notopterygium franchetii* H. de Boiss. 的干燥根茎和根。

【形态特征】①羌活：多年生草本。根茎粗壮，圆柱形或不规则块状，暗棕色至棕红色，有特殊香气。茎直立，圆柱形，中空，淡紫色。基生叶及茎下部叶有长柄，叶柄基部扩展成膜质叶鞘，抱茎，叶片三出三回羽状复叶；茎上部叶简化成鞘状，近无柄。复伞形花序；花瓣5片，白色，倒卵形，先端钝而内凹。分果长圆形，油管明显。花期7—9月，果期8—10月。

②宽叶羌活：特点是叶片大，三出二至三回羽状复叶，末回裂片长圆状卵形至卵状披针形；茎上部叶少数，叶片简化为3片小叶。复伞形花序；花瓣淡黄色。分生果近圆形。花期7—8月，果期8—9月。

【性味功效】味辛、苦，性温。解表散寒，祛风除湿，止痛。

【古方选录】《丹台玉案》羌苏饮：羌活、香附、紫苏各一钱五分，当归一钱，白芍、柴胡、陈皮各一钱二分。用法：加葱白三茎，水煎，不拘时服。主治：产后伤寒。

【用法用量】煎服，3～10 g；或入丸、散。

【使用注意】气血亏虚者慎服。

【现代研究】羌活含香豆精类，甾醇类，氨基酸，糖类等；宽叶羌活含香豆精类，β–谷甾醇，葡萄糖苷及挥发油等。有解热，镇痛，消炎，抗过敏，抗心肌缺血，抗癫痫等作用。

40 防 风

【古籍原文】宣，发表、去风、胜湿

辛、甘，微温，升浮为阳。搜肝泻肺，散头目滞气，经络留湿。主上部见血，用之为使，亦能治崩。上焦风邪，头痛目眩，脊痛项强，周身尽痛，太阳经证。膀胱。徐之才曰：得葱白，能行周身。又行脾胃二经，为去风胜湿之要药，凡风药皆能胜湿。东垣曰：卒伍卑贱之职，随所引而至，乃风药中润剂。若补脾胃，非此引用不能行。散目赤、疮疡。若血虚痉急，头痛不因风寒内伤头痛，泄泻不因寒湿，火升发嗽，阴虚盗汗，阳虚自汗者并禁用。同黄芪、芍药，又能实表止汗；合黄芪、白术，名玉屏风散，固表圣药。黄芪得防风而功益大，取其相畏而相使也。

黄润者良。上部用身，下部用梢。畏萆薢，恶干姜、白敛、芫花，杀附子毒。

【药物来源】为伞形科植物防风 *Saposhnikovia divaricata*（Trucz.）Schischk. 的干燥根。

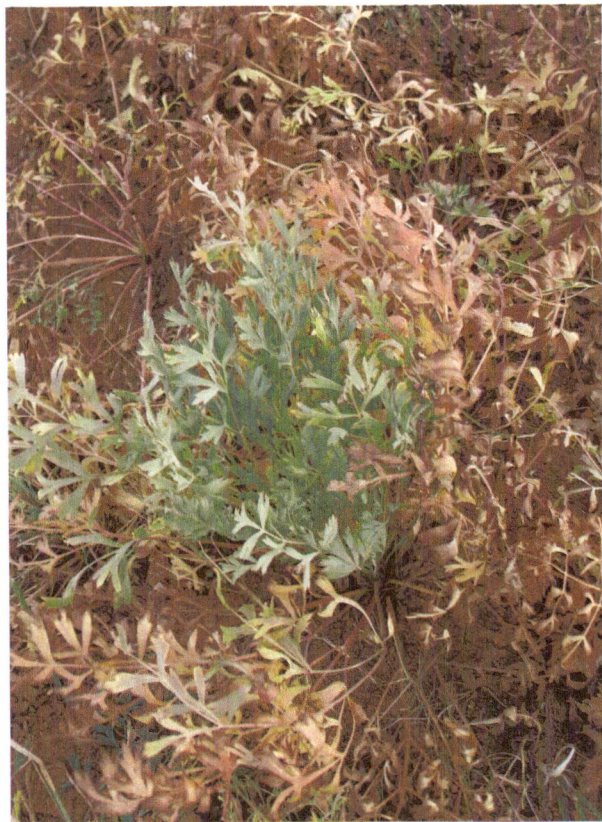

【形态特征】多年生草本。根粗壮，长圆柱形。茎单生，二歧分枝。基生叶丛生，有扁长的叶柄，基部有宽叶鞘，叶片卵形或长圆形，二至三回羽状分裂；顶生叶简化，有宽叶鞘。复伞形花序；花瓣白色，倒卵形。双悬果，每棱槽内有油管1根，合生面有油管2根。花期8—9月，果期9—10月。

【性味功效】味辛、甘，性微温。祛风解表，胜湿止痛，止痉。

【古方选录】《阴证略例》神术汤：制苍术、防风各二两，炒甘草一两。用法：为粗末，加生姜、葱白，水煎服。主治：内伤生冷、外感寒邪而无汗者。

【用法用量】煎服，5～10 g；或入丸、散；或浸酒。外用适量，煎水熏洗。

【使用注意】血虚发痉及阴虚火旺者慎服。

【现代研究】含色酮类，香豆精类，挥发油，防风酸性多糖等。有解热，镇痛，镇静，抗惊厥，消炎，抗菌等作用。

41 藁 本

【古籍原文】宜，去风寒湿

辛温雄壮，为太阳经风药。膀胱。寒郁本经、头痛连脑者必用之。凡巅顶痛，宜藁本、防风、酒炒升、柴。治督脉为病，脊强而厥。督脉并太阳经贯脊。又能下行去湿，治妇人疝瘕，阴寒肿痛，腹中急痛，皆太阳寒湿。胃风泄泻，夏英公病泄，医以虚治不效。霍翁曰：此风客于胃也，饮以藁本汤而愈。盖藁本能除风湿耳。粉刺酒齄，音查，和白芷作面脂良。

根紫色，似芎䓖而轻虚，气香味麻。

【药物来源】为伞形科植物藁本 *Ligusticum sinense* Oliv. 或辽藁本 *Ligusticum jeholense* Nakai et Kita. 的干燥根茎和根。

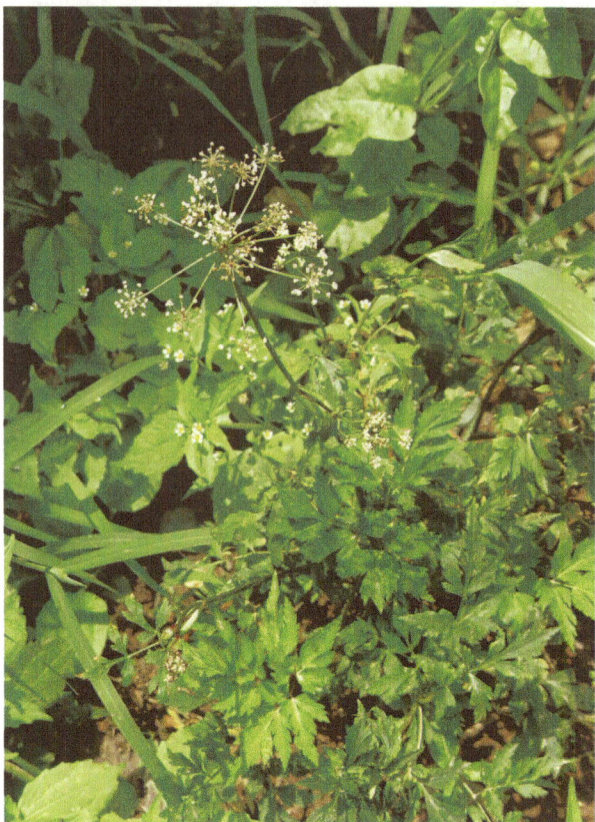

【形态特征】①藁本：多年生草本。根茎发达，具膨大的结节。茎直立，圆柱形，中空，有纵直沟纹。基生叶具长柄，叶片宽三角形，二回三出式羽状全裂；茎中部叶较大；茎上部叶基部膨大成卵形抱茎的鞘。复伞形花序；花小，无萼齿；花瓣白色，长圆状倒卵形。双悬果，分生果背棱突起，侧棱扩大成翅状。花

期7—9月，果期9—10月。

②辽藁本：多年生草本。根茎较短，根圆锥形。茎直立，圆柱形，中空。叶具柄；叶片宽卵形，二至三回三出式羽状全裂。复伞形花序；花瓣白色，长圆状倒卵形。双悬果，分生果背棱凸起。花期7—9月，果期9—10月。

【性味功效】味辛，性温。祛风，散寒，除湿，止痛。

【古方选录】《保命集》藁本汤：藁本半两，苍术一两。用法：上为粗末。每服一两，水二盏，煎至一盏，温酒服。主治：大实心痛，大便已利。

【用法用量】煎服，3～10 g；或入丸、散。外用适量，煎水洗或研末调涂。

【使用注意】阴血虚及热证头痛者忌服。

【现代研究】藁本含挥发油，蔗糖，洋川芎内酯，β-谷甾醇，阿魏酸等；辽藁本含挥发油，异松油烯，蛇床内酯等。有镇静，镇痛，消炎，扩张血管等作用。

42 葛 根

【古籍原文】轻、宣、解肌、升阳、散火

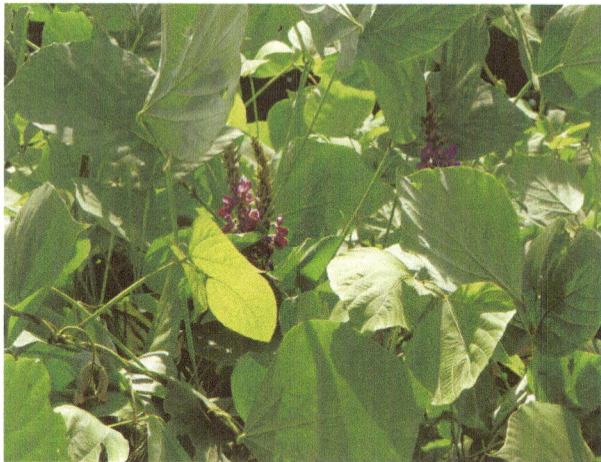

辛、甘，性平，轻扬升发。入阳明经，能鼓胃气上行，生津止渴。风药多燥，葛根独能止渴者，以能升胃气、入肺而生津耳。兼入脾经，开腠发汗，解肌退热。脾主肌肉。为治脾胃虚弱泄泻之圣药。《经》曰：清气在下，则生飧泄。葛根能升阳明清气。疗伤寒中风，阳明头痛，张元素曰：头痛如破，乃阳明中风，可用葛根葱白汤。若太阳初病，未入阳明而头痛者，不可便服升葛汤发之，反引邪气入阳明也。仲景治太阳、阳明合病，桂枝汤加葛根、麻黄。又有葛根黄芩黄连解肌汤，是用以断太阳入阳明之路，非太阳药也。血痢温疟，丹溪曰：凡治疟无汗要有汗，散

邪为主,带补;有汗要无汗,扶正为主,带散。若阳疟有汗,加参、耆、白术以敛之,无汗加芩、葛、苍术以发之。**肠风痘疹。**能发痘疹。丹溪曰:凡斑疹已见红点,不可更服升葛汤,恐表虚反增斑烂也。又能**起阴气,散郁火,解酒毒,**葛花尤良。**利二便,杀百药毒。**多用反伤胃气升散太过。

生葛汁大寒,解温病大热,吐衄诸血。

【药物来源】为豆科植物野葛 *Pueraria lobata* (Willd.) Ohwi 或甘葛藤 *Pueraria thomsonii* Benth. 的根。

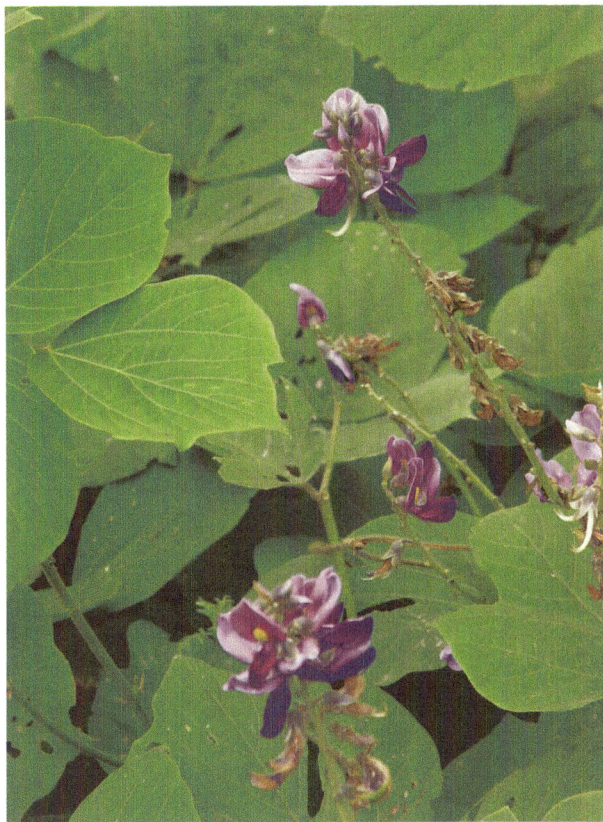

【形态特征】①野葛:多年生落叶藤本。全株被黄褐色粗毛。块根圆柱状,肥厚,内部粉质,纤维性强。茎基部粗壮,上部多分枝。三出复叶;顶生小叶叶柄较长,叶片菱状圆形;侧生小叶较小,叶片斜卵形,两边不等。总状花序,花冠蓝紫色或紫色;花萼钟状。荚果密被黄褐色长硬毛。种子卵圆形,赤褐色,有光泽。花期4—8月,果期8—10月。

②甘葛藤:藤本。根肥大。茎枝被黄褐色短毛或杂有长硬毛。三出复叶,具长柄;托叶披针状长椭圆形,有毛;小叶片菱状卵形至宽卵形。总状花序;花萼钟状,被黄色长硬毛;花冠紫色。荚果长椭圆形,扁平,密被黄褐色长硬毛。种子肾形或圆形。花期6—9月,果期8—10月。

【性味功效】味甘、辛,性凉。解肌退热,生津止渴,透疹,升阳止泻,通经活络,解酒毒。

【古方选录】《伤寒论》葛根黄芩黄连汤:葛根半斤,甘草二两(炙),黄芩三两,黄连三两。用法:以水八升,先煮葛根,减二升,内诸药,煮取二升,去滓。分温再服。主治:太阳病桂枝证,医反下之,利遂不止,脉促者,表未解也,喘而汗出者。

【用法用量】煎服,10~15 g;或鲜品捣汁;或入丸、散;或浸酒。退热、透疹、生津宜生用,升阳止泻宜煨用。

【使用注意】脾胃虚寒者慎用。

【现代研究】二者均含大豆苷元,大豆苷,葛根素和 β-谷甾醇等。有抗心肌缺血,扩张血管,改善微循环,降血压,降血糖,抗血小板聚集等作用。

43 升 麻

【古籍原文】轻、宣,升阳、解毒

甘、辛、微苦。足阳明、太阴胃、脾引经药,参、耆上行,须此引之。亦入手阳明、太阴大肠、肺。**表散风邪,**引葱白,散手阳明风邪;同葛根,能发阳明之汗;引石膏,止阳明头痛齿痛。**升发火郁,**能升阳气于至阴之下,引甘温之药上行,以补卫气之散而实其表。柴胡引少阳清气上行,升麻引阳明清气上行,故补中汤用为佐使。若下元虚者,用此升之,则下元愈虚,又当慎用。**治时气毒疠,头痛、**阳明头痛,痛连齿颊。**寒热,肺痿吐脓,下痢后重,**后重者,气滞也。气滞于中,必上行而后能降。有病大小便秘者,用通利药而罔效,重加升麻而反通。丹溪曰:气升则水自降。《经》曰:地气上为云,天气下为雨。天地不交,则万物不通也。**久泄,**《经》曰:清气在下,则生飧泄。**脱肛,崩中带下,**能缓带脉之缩急。**足寒阴痿,目赤口疮,痘疮,**升葛汤,初发热时可用;痘出后气弱或泄泻者可少用,否则见斑之后,必不可用,为其解散也。**斑疹,**成朵如锦纹者为斑,隐隐见红点者为疹。盖胃热失于,冲入少阳,则助相火而成斑;冲入少阴,则助君火而成疹。**风热疮痛。解百药毒,吐蛊毒,杀精鬼。**性阳、气升、味甘故也。**阴虚火动者忌用。**朱肱《活人书》言瘀血入里吐衄血者,犀角地黄汤,乃阳明圣药。如无犀角,代以升麻。二药性味相远,何以为代?盖以升麻能引诸药同入阳明也。朱二允曰:升麻性升,犀角性降,用犀角止血,乃借其下降之气,清心肝之火,使血下行归经耳。倘误用升麻,血随气升,不愈涌出不止乎?古方未可尽泥也。

里白外黑,紧实者良,名鬼脸升麻,去须、芦用。

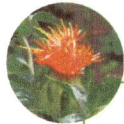

或有参、耆补剂，须用升、柴，而又恐其太升发者。升麻、柴胡，并用蜜水炒之。别有一种绿升麻，缪仲醇用治滞下，每每有验。

【药物来源】为毛茛科植物大三叶升麻 *Cimicifuga heracleifolia* Kom.、兴安升麻 *Cimicifuga dahurica* (Turcz.) Maxim. 或升麻 *Cimicifuga foetida* L. 的干燥根茎。

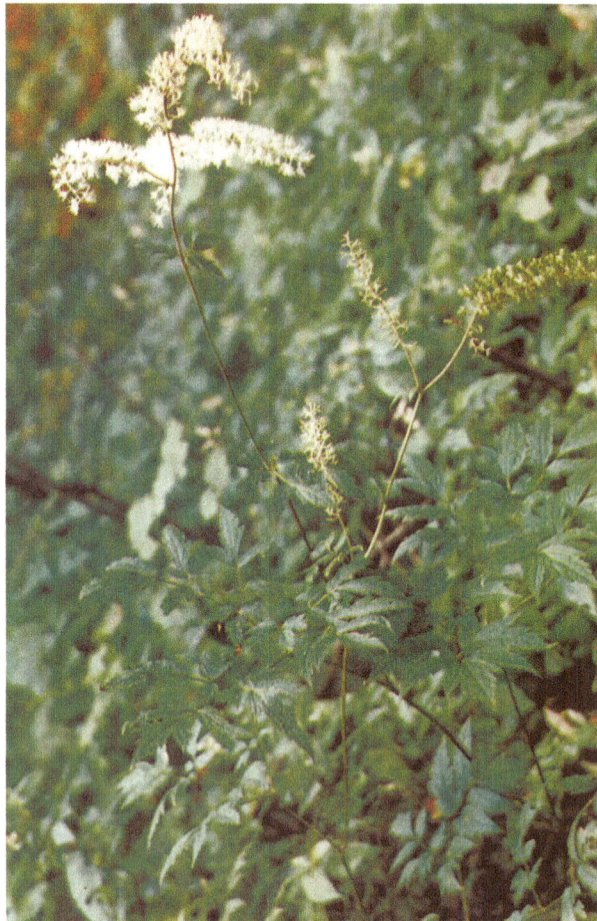

【形态特征】①大三叶升麻：多年生草本。根茎粗壮，表面黑色，有下陷圆洞状的老茎残迹。茎直立。下部茎生叶为二回三出复叶，顶生小叶倒卵形或倒卵状椭圆形，茎上部叶为一回三出复叶。复总状花序，花两性，无花瓣。菁葖果。种子四周有膜质鳞翅。花期8—9月，果期9—10月。

②兴安升麻：多年生草本。根茎粗壮。茎直立。下部茎生叶为二至三回三出复叶；茎上部叶似下部叶，具短柄。复总状花序；花单性，雌雄异株，雄株花序大，雌株花序稍小。菁葖果，顶端有白色柔毛。种子椭圆形。花期7—8月，果期8—9月。

③升麻：多年生草本。根茎粗壮。茎直立，上部有分枝，被短柔毛。叶为二至三回三出羽状复叶。

总状花序，花两性。菁葖果。种子椭圆形。花期7—9月，果期8—10月。

【性味功效】味辛、微甘，性微寒。发表透疹，清热解毒，升举阳气。

【古方选录】《医方集解》刘河间清震汤：升麻、苍术（泔浸，去皮）各四钱，荷叶一大片。用法：水煎，食后热服。主治：雷头风，头面疙瘩肿痛，憎寒壮热状如伤寒。

【用法用量】煎服，3～10 g；或入丸、散。外用适量，研末调敷或煎汤含漱或淋洗。

【使用注意】阴虚阳浮、喘满气逆及麻疹已透之证忌服。

【现代研究】三者均含阿魏酸，异阿魏酸，齿阿米素，升麻环氧醇等。有解热，镇痛，抗惊厥，消炎，护肝，解痉等作用。

44 白 芷

【古籍原文】宣，发表、祛风、散湿

辛散风，温除湿，芳香通窍而表汗。行手足阳明，大肠、胃，入手太阴，肺，色白味辛，故入肺。而为阳明主药。阳明之脉营于面，故治头面诸疾。治阳明头目昏痛，杨吉老方：白芷汤泡四五遍，蜜丸弹子大，名都梁丸。每服一丸，荆芥点醋茶嚼下。【吉老，名介，治王定国病时在都梁，因以名丸。】眉棱骨痛，风热与痰，同酒浸黄芩为末，茶下。牙痛、上龈属足阳明，下龈属手阳明，二经风热。鼻渊，肺主鼻，风热乘肺，上烁于脑，故鼻多浊涕而渊。《经》曰：脑渗为涕，宜同细辛、辛夷治之。目痒泪出，面奸、干，去声。面黑气。瘢疵，可作面脂。皮肤燥痒，三经风热之病，及血崩血闭，肠风痔瘘，痈疽疮疡，三经湿热之病。活血排脓，肠有败脓血，淋露腥秽，致脐腹冷痛，须此排之。生肌止痛，解砒毒、蛇伤。先以绳扎伤处，酒调下白芷末五钱。种白芷，能辟蛇。又治产后伤风，血虚头痛。4自鱼尾上攻，多在日晚，宜四物加辛、芷。【鱼尾，目之上角。】如气虚头痛，多在清晨，宜芎、藁，倍参、耆。保寿堂治正、偏头痛，白芷、川芎各三钱，搽牛脑上，加酒顿熟，热食尽醉，其病如失。然其性升散，血热有虚火者禁用。

色白气香者佳。或微炒用。当归为使，恶旋覆花。

【药物来源】为伞形科植物白芷 *Angelica dahurica* (Fisch. ex Hoffm.) Benth. et Hook. f. ex Franch. et

Sav. 或杭白芷 *Angelica dahurica* (Fisch. ex Hoffm.) Benth. et Hook. f. ex Franch. et Sav. var. *formosana* (de Boiss.) Shan et Yuan 的干燥根。

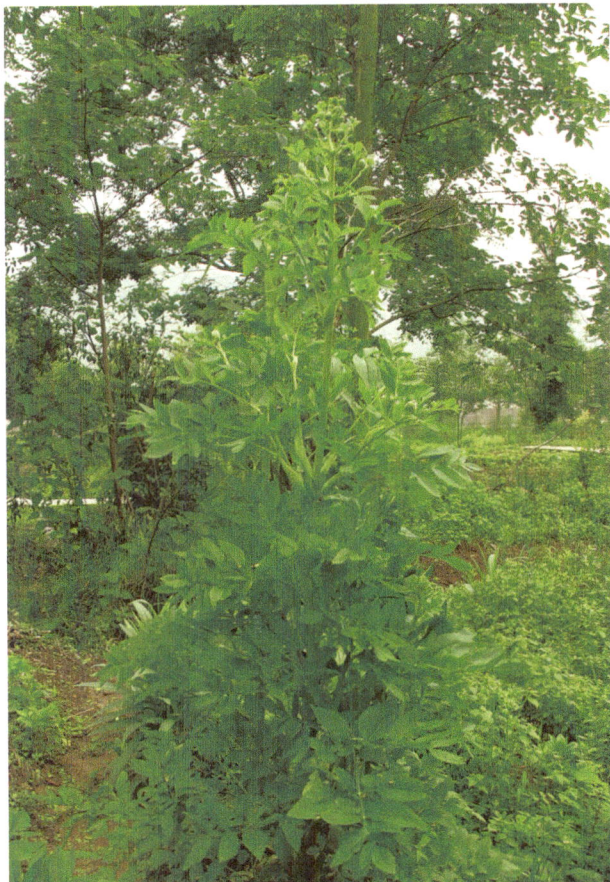

【形态特征】①杭白芷：多年生高大草本。根长圆锥形，断面白色。茎及叶鞘黄绿色。基生叶一回羽状分裂，叶柄下部有管状抱茎、边缘膜质的叶鞘；茎上部叶二至三回羽状分裂，末回裂片长圆形、卵形或线状披针形。复伞形花序，花白色，花瓣倒卵形。果实长圆形至卵圆形，黄棕色。花期7—8月，果期8—9月。

②白芷：特点是根圆锥形，表面灰黄色至黄棕色，皮孔样横向突起散生，断面灰白色，粉性略差，油性较大。

【性味功效】味辛，性温。解表散寒，祛风止痛，宣通鼻窍，燥湿止带，消肿排脓。

【古方选录】《兰室秘藏》白芷散：石膏、白芷各二钱，薄荷叶、芒硝各三钱，郁金一钱。用法：上为极细末，口含水，鼻内蓄之。主治：头痛。

【用法用量】煎服，3～10 g；或入丸、散。外用适量，研末撒或调敷。

【使用注意】血虚有热者、阴虚阳亢头痛者忌服。

【现代研究】杭白芷含香豆精类，谷甾醇，棕榈酸及钙、铜、铁等；白芷含香豆精类，香豆精葡萄糖苷类等。有解热镇痛，消炎，间接促进脂肪分解和抑制脂肪合成等作用。

45 细辛

【古籍原文】宣散风湿、补肝、润肾

辛温散风邪，故诸风痹痛，咳嗽上气，头痛脊强者宜之。专治少阴头痛，独活为使。辛散浮热，故口疮喉痹，少阴火。鼻渊齿蜃者虫蚀脓烂宜之。辛益肝胆，故胆虚惊痫，风眼泪下者宜之。水停心下则肾燥，细辛之辛，能行水气以润。肾燥者，心亦燥，火屈于水故燥也。《经》曰：肾苦燥，急食辛以润之。虽手少阴心引经，乃足少阴肾本药，能通精气，利九窍，故耳聋鼻鼽，音瓮，鼻塞不闻香臭也。风寒入脑，故气不宣通。寒宜表，热宜清。有瘜肉者，为末吹鼻。倒睫、便涩者宜之。散结温经，破痰下乳，行血发汗。能发少阴之汗。仲景治少阴证反发热，麻黄附子细辛汤，乃治邪在里之表剂。然味厚性烈，不可过用。不可过一钱，多则气不通，闷绝而死，虽死无伤可验。开平狱尝治此，不可不知。

味极辛，产华阴者真。杜蘅、鬼督邮、徐长卿，皆可乱之。拣去双叶者用。恶黄耆、山茱，畏硝石、滑石，反藜芦。

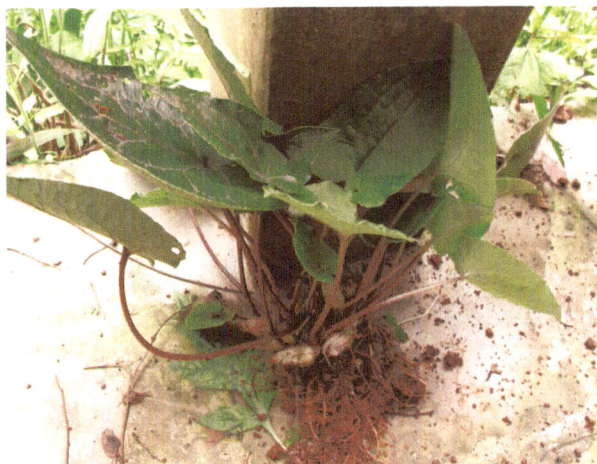

【药物来源】为马兜铃科植物北细辛 *Asarum heterotropoides* Fr. Schmidt var. *mandshuricum* (Maxim.) Kitag.、汉城细辛 *Asarum sieboldii* Miq. var. *seoulense* Nakai 或华细辛 *Asarum sieboldii* Miq. 的干燥根及

根茎。

【形态特征】①北细辛：多年生草本。根茎横走。叶卵状心形或近肾形。花紫棕色；花被管壶状或半球状；花被裂片三角状卵形，由基部向外反折；雄蕊着生于子房中部，花丝较花药稍短。蒴果半球状。花期5月，果期6—7月。

②华细辛：多年生草本。根茎直立或横走。叶片心形或卵状心形，基部深心形。花紫黑色，花被管钟状，花被裂片三角状卵形，雄蕊着生于子房中部。蒴果近球状。花期4—5月，果期5—6月。

③汉城细辛：与华细辛相似，叶片背面密生短毛，叶柄被疏毛。

【性味功效】味辛，性温；有小毒。解表散寒，祛风止痛，通窍，温肺化饮。

【古方选录】《妇人大全良方》小芎辛汤：川芎三钱，细辛（洗去土）、白术各三钱，甘草一钱。用法：水二盅，姜三片，煎八分，食远服。主治：风寒在脑，或感湿邪头痛头晕及眉棱眼眶痛者。

【用法用量】煎服，1～3 g；研末，0.5～1 g。外用适量，研末吹鼻、塞耳、敷脐；或煎水含漱。

【使用注意】阴虚、血虚、气虚多汗及火升炎上者忌服。不宜与藜芦同用。

【现代研究】含α-蒎烯，樟烯，β-蒎烯，月桂烯，表樟脑，α-松油醇，肉豆蔻醚，细辛脑等。有解热镇痛，抗惊厥，消炎，免疫抑制，抗组胺和抗变态反应等作用。

46 柴 胡

【古籍原文】宣，发表、和里、退热、升阳

苦，平，微寒。味薄气升为阳。主阳气下陷，能引清气上行，而平少阳、厥阴之邪热，肝、胆、心包、三焦相火。时珍曰：行少阳，黄芩为佐；行厥阴，黄连为佐。宣畅气血，散结调经。昂按：人第知柴胡能发表，而不知柴胡最能和里，故劳药、血药，往往用之。【补中益气汤、逍遥散，皆用柴胡，取其和中，均非解表也】为足少阳胆经表药。胆为清净之府，无出无入，其经在半表半里，法当和解，小柴胡汤之属是也。若病在太阳，服之太早，则引贼入门；若病入阴经，复服柴胡，则重虚其表。最宜详慎。治伤寒邪热，仲景有大、小柴胡汤。痰热结实，虚劳肌热，寇宗奭曰：柴胡《本经》并无一字治劳，《药性论》《日华子》皆言补劳

伤，医家执而用之，贻误无穷。【《药性论》，甄权著。】时珍曰：劳有五，若劳在肝、胆、心、心包有热，则柴胡乃手足厥阴、少阳必用之药；劳在脾胃有热，或阳气下陷，则柴胡乃升清退热必用之药。惟劳在肺肾者，不可用耳。寇氏一概摈斥，殊非通论。昂按：杨氏秦艽扶羸汤，治肺痿成劳，咳嗽声嗄，体虚自汗，用柴胡为君，则肺劳亦有用之者矣。呕吐心烦，邪在半表半里，则多呕吐。诸疟寒热，东垣曰：诸疟以柴胡为君，佐以引经之药。李士材曰：疟非少阳经慎用。喻嘉言曰：疟发必有寒热，盖外邪伏于半表半里，适在少阳所主之界。入与阴争，阳胜则热；出与阳争，阴胜则寒。即纯热无寒，为瘅【瘅，音亶】疟、温疟；纯寒无热，为牝疟。要皆自少阳而造其极偏，补偏救弊，亦必返还少阳之界，使阴阳协和而后愈也。谓少阳而兼他经则有之，谓他经而不涉少阳，则不成其为疟矣。脉纵屡迁，而弦之一字，实贯彻之也。昂按：疟之不离少阳，犹咳之不离于肺也。《谈数》云：张知阁久病疟，热时如火，年余骨立。医用茸、附诸药，热益甚。孙琳投以小柴胡汤，三服脱然。琳曰：此名劳疟，热从髓出。加以刚剂，气血愈亏。热有在皮肤、在藏府、在骨髓，在骨髓者，非柴胡不可。若得银柴胡，只须一服。南方者力减，故三服乃效也。时珍曰：观此则得用药之妙矣。昂按：据孙氏之说，是柴胡亦能退骨蒸也。头眩目赤，胸痞胁痛，凡胁痛，多是肝木有余，宜小柴胡汤加青皮、川芎、白芍。又左胁痛，宜活血行气；右胁痛，宜消食行痰。口苦耳聋，皆肝胆之邪。妇人热入血室，冲为血海，即血室

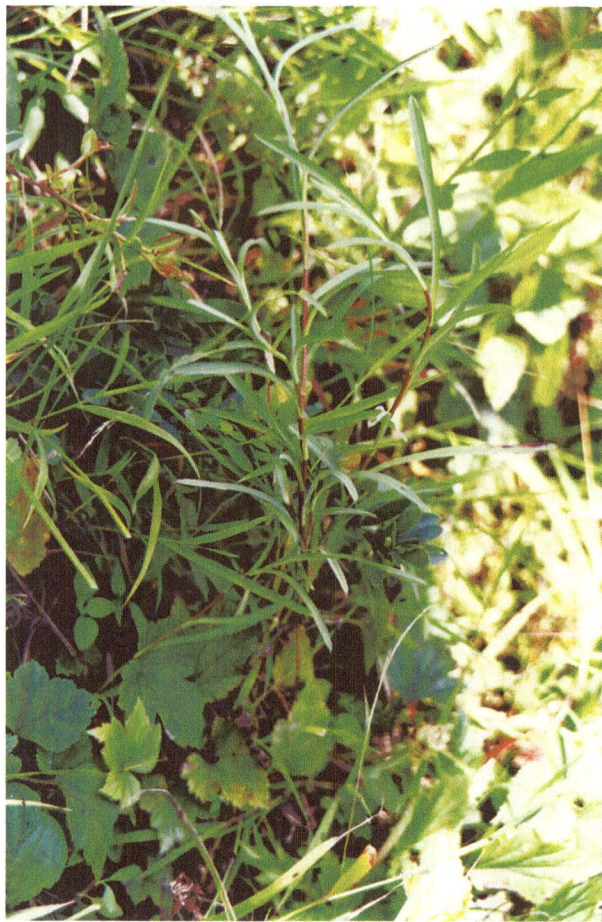

也,男女皆有之。柴胡在脏主血,在经主气。胎前产后诸热,小儿痘疹,五疳羸热,散十二经疮疽,血凝气聚,功同连翘。连翘治血热,柴胡治气热,为少异。阴虚、火炎气升者禁用。

银州者根长尺余,微白,治劳瘿良。北产者如前胡而软者良,南产者强硬不堪用。外感生用,内伤升气酒炒用根,中及下降用梢。有汗咳者蜜水炒。前胡、半夏为使,恶皂角。

【药物来源】为伞形科植物北柴胡 *Bupleurum chinense* DC. 或狭叶柴胡 *Bupleurum scorzonerifolium* Willd. 的干燥根。

【形态特征】①北柴胡:多年生草本。主根粗大,坚硬。茎单一或数茎丛生,上部多分枝。叶互生;基生叶倒披针形或狭椭圆形;茎生叶长圆状披针形,基部收缩成叶鞘,抱茎。复伞形花序,花瓣鲜黄色。双悬果广椭圆形,棕色,每棱槽中有油管 3 根。花期 7—9 月,果期 9—11 月。

②狭叶柴胡:多年生草本。主根圆锥形。茎单一或数分枝,基部留有多数棕红色或黑棕色叶柄残留纤维。叶细线形,基部抱茎。小伞形花序。双悬果深褐色,每棱槽中有油管 5~6 根。花期 7—9 月,果期 9—11 月。

【性味功效】味辛、苦,性微寒。疏散退热,疏肝解郁,升举阳气。

【古方选录】《医林改错》通气散:柴胡一两,香附一两,川芎五钱。用法:为末。早晚开水冲服三钱。主治:耳聋不闻雷声。

【用法用量】煎服,3~10 g;或入丸、散。外用适量,煎水洗或研末调敷。和解退热宜生用,疏肝解郁宜醋炙用,升举阳气可生用或酒炙用,退虚热、除骨蒸宜鳖血拌炒。

【使用注意】真阴亏损、肝阳上亢及肝风内动之证忌服。

【现代研究】北柴胡根含挥发油,柴胡皂苷,多糖等;茎叶含黄酮类。狭叶柴胡根含挥发油,柴胡皂苷等;茎叶含黄酮类。有消炎,解热,镇静,镇咳,抗肝损伤,抗菌,抗病毒等作用。

47 前 胡

【古籍原文】宣,解表;泻,下气。治风痰

辛以畅肺解风寒,甘以悦脾理胸腹,苦泄厥阴肝之热,寒散太阳膀胱之邪。微寒,一云微温。性阴而降,功专下气,气下则火降而痰消。气有余便是火,火则生痰。能除实热。治痰热哮喘,咳嗽呕逆,痞膈霍乱,小儿疳气,有推陈致新之绩。明目安胎。无外感者忌用。按:柴胡、前胡,均是风药,但柴胡性升,前胡性降为不同。肝胆经风痰,非前胡不能除。

皮白肉黑,味甘气香者良。半夏为使,恶皂荚,忌火。

【药物来源】为伞形科植物白花前胡 *Peucedanum praeruptorum* Dunn 和紫花前胡 *Peucedanum decursivum*（Miq.）Maxim. 的干燥根。

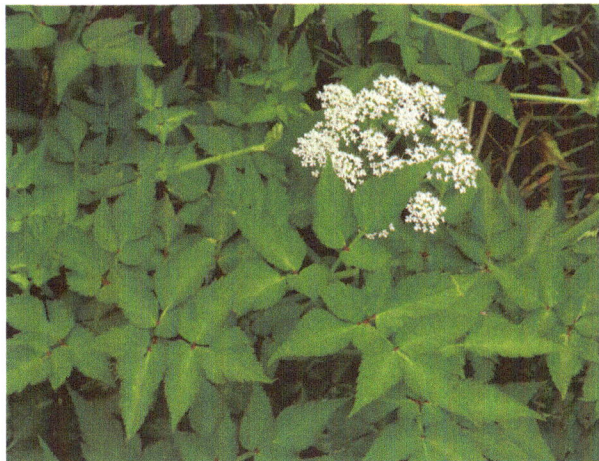

【形态特征】①白花前胡:多年生草本。根圆锥形,表面黄褐色至棕黑色。茎直立,圆柱形。基生叶有长柄,基部扩大成鞘状,抱茎,叶片宽三角状卵形,三出或二至三回羽状分裂;茎上部叶无柄,叶片三出分裂,基部楔形。复伞形花序,花瓣 5 片,白色;雄蕊 5 枚。果实卵圆形,背部扁压状。花期 7—9 月,果期 10—11 月。

②紫花前胡:多年生草本。根圆锥形,常有数条支根,表面黄褐色至棕褐色。茎直立,圆柱形,紫色,具浅纵沟纹。根生叶和茎生叶有长柄,基部膨大成圆形的紫色叶鞘,抱茎;叶片三角形至卵圆形,坚纸质。复伞形花序,花瓣倒卵形或椭圆状披针形,花药暗紫色。果实卵状圆形。花期 8—9 月,果期 9—11 月。

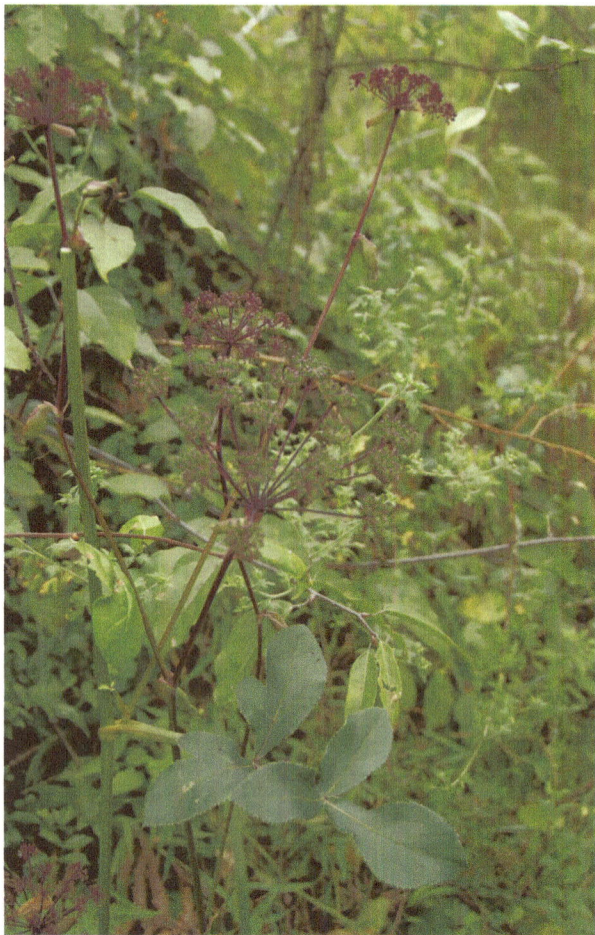

【性味功效】 味苦、辛，性微寒。降气化痰，散风清热。

【古方选录】《小儿卫生总微论方》前胡丸：前胡（去芦）。用法：上为末，炼蜜和丸小豆大。日服一丸，熟水下。服至五六丸即瘥。主治：小儿风热气啼。

【用法用量】 煎服，3～10 g；或入丸、散。

【使用注意】 阴虚咳嗽、寒饮咳嗽者慎服。

【现代研究】 白花前胡含香豆精类，香豆精糖苷类，D－甘露醇，β－谷甾醇，半乳糖醇等；紫花前胡含香豆精类，香豆精糖苷类，皂苷等。有抗心律失常，抗心肌缺血，扩张血管，祛痰等作用。

48　麻　黄

【古籍原文】 轻，发汗

辛，温，微苦。僧继洪曰：中牟产麻黄，地冬不积雪，性热，故过服泄真气。入足太阳膀胱，兼走手少阴、阳明心、大肠而为肺家专药。发汗解肌，去营中寒邪，卫中风热。调血脉，通九窍，开毛孔。治中风伤寒，中，犹伤也。头

痛温疟，咳逆上气，风寒郁于肺经。《经》曰：诸气膹郁，皆属于肺。痰哮气喘，哮证宜泻肺气，虽用麻黄，而不出汗，本草未载。赤黑斑毒，胃热。一曰斑证。表虚不得再汗，非便闭亦不可下，只宜清解其热。毒风疹痹，皮肉不仁，目赤肿痛，水肿风肿。过剂则汗多亡阳，夏月禁用。汗者心之液，过汗则心血为之动摇，乃骁悍之剂。丹溪以人参、麻黄同用，亦攻补法也。东垣曰：十剂曰"轻可去实"，葛根、麻黄之属是也。邪客皮毛，腠理闭拒，营卫不行，故谓之实。二药轻清，故可去之。时珍曰：麻黄，太阳经药，兼入肺经，肺主皮毛；葛根，阳明经药，兼入脾经，脾主肌肉。二药皆轻扬发散，而所入不同。王好古曰：麻黄治卫实，桂枝治卫虚，虽皆太阳经药，其实营卫药也。心主营为血，肺主卫为气。故麻黄为手太阴肺之剂，桂枝为手少阴心之剂。【诸家皆以麻黄、桂枝为肺经药，谓伤寒传足不传手者，误也。】时珍曰：仲景治伤寒，无汗用麻黄，有汗用桂枝，未有究其精微者。津液为汗，汗即血也，在营则为血，在卫则为汗。寒伤营，营血内涩，不能外通于卫。卫气闭固，津液不行，故无汗发热而恶寒；风伤卫，卫气外泄，不能内护于营。营气虚弱，津液不固，故有汗发热而恶风。然风寒皆由皮毛而入，皮毛，肺之合也。盖皮毛外闭，则邪热内攻，故用麻黄、甘草同桂枝，引出营分之邪，达之肌表；佐以杏仁，泄肺而利气。汗后无大热而喘者加石膏。《活人书》夏至后加石膏、知母，皆泄肺火之药。是麻黄汤虽太阳发汗重剂，实散肺经火郁之药。腠理不密，则津液外泄而肺气虚，虚则补其母，故用桂枝同甘草，外散风邪以救表，内伐肝木以防脾【桂能平肝】；佐以芍药，泄木而固脾；使以姜、枣，行脾之津液而和营卫。下后微喘者，加厚朴、杏仁，以利肺气也。汗后脉沉迟者加人参，以益肺气也。《活人书》加黄芩为阳旦汤，以泻肺热也。是桂枝汤虽太阳解肌轻剂，实为理脾救肺之药也。

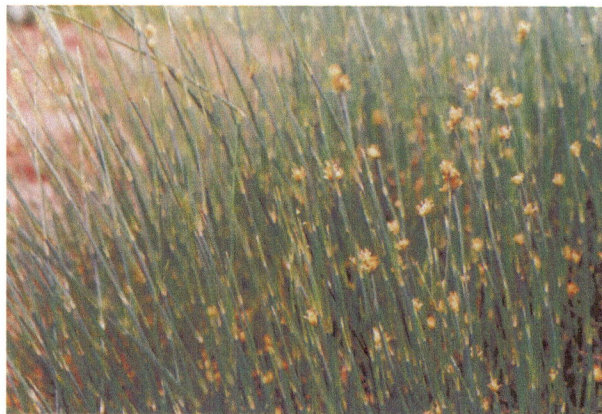

发汗用茎去节，煮十余沸，掠去浮沫，或用醋汤略泡，晾干备用。亦有用蜜炒者。庶免太发。止汗用根节。无时出汗为自汗，属阳虚；梦中出汗为盗汗，属阴虚。用麻黄根、蛤粉、粟米等分为末，袋盛扑之佳。时珍曰：麻黄发汗，骏不能御；根节止汗，效如影响。物理不可测如此。自汗有风湿、伤风、风温、气虚、血虚、脾虚、阴虚、胃热、痰饮、中暑、亡阳、柔痓等证，皆可加用。盖其性能行周身肌表，引诸药至卫分而固腠理。○汗虽为心液

然五脏亦各有汗。《经》曰：饮食饱甚，汗出于胃；惊而夺精，汗出于心；持重远行，汗出于肾；疾走恐惧，汗出于肝；摇体劳苦，汗出于脾。厚朴、白微为使，恶辛夷、石膏。

【药物来源】为麻黄科植物草麻黄 *Ephedra sinica* Stapf、中麻黄 *Ephedra intermedia* Schrenk ex Mey. 或木贼麻黄 *Ephedra equisetina* Bge. 的干燥草质茎（麻黄）及根（麻黄根）。

【形态特征】①草麻黄：草本状灌木。木质茎匍匐地上或横卧土中；小枝绿色，长圆柱形，节明显。鳞叶膜质鞘状，上部 2 裂；裂片锐三角形，先端急尖。鳞球花序，雌雄异株；雄球花多呈复穗状；雌球花单生，红色，呈浆果状。种子 2 粒，包于苞片内。花期 5—6 月，种子成熟期 7—8 月。

②中麻黄：灌木。木质茎直立或匍匐斜上，基部多分枝，圆柱形。鳞叶膜质鞘状，通常 3 裂，裂片钝三角形或窄三角状披针形。雄球花无梗；雌球花成簇，对生或轮生于节上，成熟时苞片肉质，红色。种子 3 粒，包于肉质红色苞片内。花期 5—6 月，种子成熟期 7—8 月。

③木贼麻黄：直立小灌木。木质茎粗长，直立；小枝细圆柱形，对生或轮生，节间较短。鳞叶膜质鞘状，呈棕色，裂片钝三角形。雄球花单生或 3～4 朵集生节上；雌球花单生，在节上成对，成熟时苞片肉质，红色。种子 1 粒，窄长卵形。花期 6—7 月，种子成熟期 8—9 月。

【性味功效】麻黄：味辛、微苦，性温。发汗解表，宣肺平喘，利水消肿。麻黄根：味甘、微涩，性平。止汗。

【古方选录】①《伤寒论》麻黄汤：麻黄三两（去节），桂枝二两（去皮），甘草一两（炙），杏仁七十个（去皮、尖）。用法：上四味，以水九升，先煮麻黄，减二升，去上沫，纳诸药，煮取二升半，去滓，温服八合，覆取微似汗，不须啜粥。主治：太阳病头痛发热，身疼腰痛，骨节疼痛，恶风无汗而喘者。

②《圣济总录》麻黄根汤：麻黄根（锉）、牡蛎（煅）、黄芪（锉）各等分。用法：上三味，粗捣筛。每服三钱匕，水一盏，葱白三寸，同煎至半盏，去滓温服。主治：虚劳盗汗不止。

【用法用量】麻黄：煎服，2～10 g；或入丸、散。外用适量，研末搐鼻或研末敷。发汗解表宜生用，止咳平喘宜蜜炙用，小儿、年老体弱者宜用麻黄绒或炙用。麻黄根：煎服，3～10 g；或入丸、散。外用适量，研粉扑。

【使用注意】麻黄：体虚自汗、盗汗及虚喘者忌服。麻黄根：有表邪者忌服。

【现代研究】草麻黄地上部分含有麻黄生物碱类，恶唑酮生物碱类，挥发油，黄酮类化合物等；木贼麻黄地上部分含有麻黄生物碱类，恶唑酮生物碱类，挥发油，芳香酸类等；中麻黄地上部分含有麻黄生物碱类，麻黄恶唑酮等。有平喘，镇咳祛痰，发汗，利尿，消炎，解热，抗病原微生物，中枢兴奋等作用。

麻黄根含麻黄根碱，麻黄根素 A，麻黄双黄酮 A、B、C、D，酪氨酸甜菜碱等。有降血压，止汗等作用。

49 荆芥

【古籍原文】一名假苏。轻、宣，发表、祛风、理血

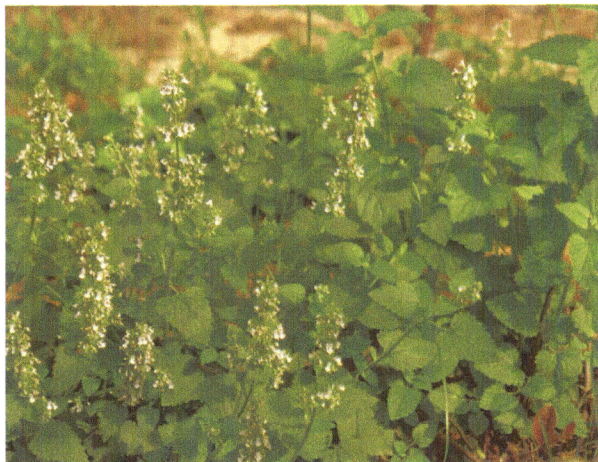

辛、苦而温，芳香而散。入肝经气分，兼行血分。其性升浮能发汗，又云：止冷汗、虚汗。散风湿，清头目，利咽喉。治伤寒头痛，中风口噤，身强项直，口面㖞斜，目中黑花。其气温散，能助脾消食，气香入脾。通利血脉。治吐衄肠风，崩中血痢，产风血运，产后去血过多，腹内空虚，则自生风。故常有崩运之患，不待外风袭之也。荆芥最能散血中之风。华佗愈风散，荆芥三钱，微焙为末，豆淋酒调服，或童便服，诸家云甚效。瘰疬疮肿。清热散瘀，破结解毒，结散热清，则血凉而毒解。为风病、血病、疮家圣药。荆芥功本治风，又兼治血者，以其入风木之脏，即是藏血之地也。李士

材曰:风在皮里膜外,荆芥主之,非若防风能入骨肉也。

连穗用,穗在于巅,故善升发。治血炒黑用。凡血药用山栀、干姜、地榆、棕榈、五灵脂等,皆应炒黑者,以黑胜红也。反鱼蟹、河豚、驴肉。

【药物来源】为唇形科植物荆芥 *Schizonepeta tenuifolia* Briq. 的地上部分。

【形态特征】一年生草本,具强烈香气。茎直立,四棱形,上部多分枝。叶对生,叶片无柄,羽状深裂;裂片 5 片,披针形。轮伞花序成穗状;苞片叶状;花小;花冠浅红紫色,二唇形;雄蕊 4 枚,2 枚强。小坚果 4 个,长圆状三棱形。花期 7—9 月,果期 9—11 月。

【性味功效】荆芥:味辛,性微温。解表散风,透疹,消疮。荆芥炭:味辛、涩,性微温。收敛止血。

【古方选录】①《妇人大全良方》清魂散:荆芥一两,川芎半两,泽兰叶、人参各一分。用法:上为末,用温酒、热汤各半盏,调一钱急灌之。下咽即开眼,气定即醒。主治:产后血晕,眼前生花,甚则令人闷绝不知,口噤,神昏气冷。

②《急救仙方》:荆芥一握,烧灰,置地上出火毒,细研。用法:每服三钱,陈米汤下。主治:口鼻俱出血。

【用法用量】煎服,3～10 g;或入丸、散。外用适量,煎水熏洗,或鲜草捣烂敷,或研末调敷。发表透疹消疮宜生用,止血宜炒炭用。

【使用注意】表虚自汗、阴虚头痛者慎服。

【现代研究】荆芥含胡薄荷酮,薄荷酮,异薄荷酮等;荆芥穗含荆芥苷,荆芥醇,香叶木素,橙皮苷,咖啡酸,迷迭香酸等。有解热降温,镇静,镇痛,消炎,止血,祛痰平喘,抗氧化,抗菌等作用。

50 连 翘

【古籍原文】轻、宣、散结、泻火

微寒升浮。形似心,实似莲房,有瓣。苦入心,故入手少阴、厥阴心包气分而泻火,兼除手、足少阳三焦、胆,手阳明经大肠气分湿热。散诸经血凝气聚,营气壅遏,卫气郁滞,遂成疮肿。利水通经,杀虫止痛,消肿排脓,皆结者散之。凡肿而痛者为实邪,肿而不痛为虚邪,肿而赤者为

结热,肿而不赤为留气停痰。为十二经疮家圣药。《经》曰:诸疮痛痒,皆属心火。

【药物来源】为木犀科植物连翘 *Forsythia suspensa* (Thunb.) Vahl 的干燥果实。

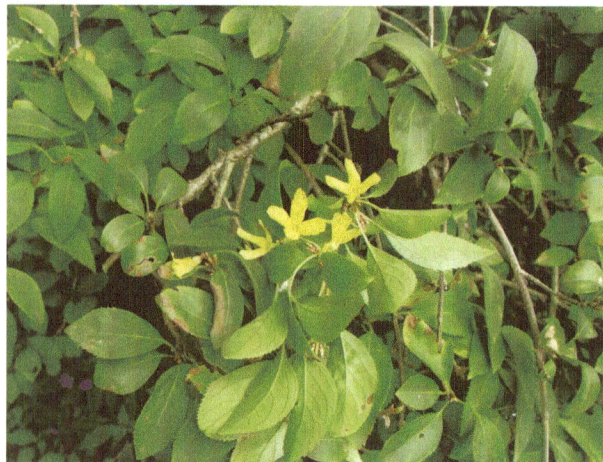

【形态特征】落叶灌木。小枝土黄色或灰褐色,略呈四棱形。叶通常单叶,或 3 裂至三出复叶;叶片卵形、宽卵形或椭圆状卵形至椭圆形,叶缘除基部外具锐锯齿或粗锯齿。花通常单生或 2 朵至数朵着生于叶腋,先于叶开放;花冠黄色,裂片 4 枚;雄蕊 2 枚。蒴果卵球形。花期 3—4 月,果期 7—9 月。

【性味功效】味苦,性微寒。清热解毒,消肿散结,疏散风热。

【古方选录】《外科精义》连翘散:连翘、山栀子、甘草、防风各等分。用法:上为粗末,每服三钱,水一盏,煎至七分,去滓,温服,不拘时候。主治:疮疡疖肿,一切恶疮,疼痛,烦渴,大便溏泻,虚热不宁。

【用法用量】煎服,6～15 g;或入丸、散。

【使用注意】脾胃虚弱者慎服。

【现代研究】含木脂体类,黄酮类,苯乙烷类衍生物,三萜类等。有抗微生物,抑制磷酸二酯酶、脂氧酶,镇吐,抗肝损伤,消炎等作用。

51 紫 苏

【古籍原文】宣,发表、散寒

味辛入气分,色紫入血分。香温散寒,通心利肺,开胃益脾气香入脾,发汗解肌,和血下气,宽中消痰,祛风定喘,止痛安胎,利大小肠,解鱼蟹毒。多服泄人真气。时珍曰:同陈皮、砂仁,行气安胎;同藿香、乌药,温中

止痛;同香附、麻黄,发汗解肌;同芎䓖、当归,和血散血;同桔梗、枳壳,利膈宽肠;同萹豆、杏仁,消痰定喘;同木瓜、厚朴,散湿解暑,治霍乱脚气。

气香者良。宜橘皮,忌鲤鱼。

苏子与叶同功。润心肺,尤能下气定喘,止嗽消痰,利膈宽肠,温中开郁。有苏子降气汤。梗下气稍缓,虚者宜之。叶发汗散寒,梗顺气安胎,子降气开郁,消痰定喘。表弱气虚者忌用叶,肠滑气虚者忌用子。炒研用。

【药物来源】为唇形科植物紫苏 *Perilla frutescens* (L.) Britt. 的叶或带嫩枝的叶(紫苏叶)、茎(紫苏梗)或成熟果实(紫苏子)。

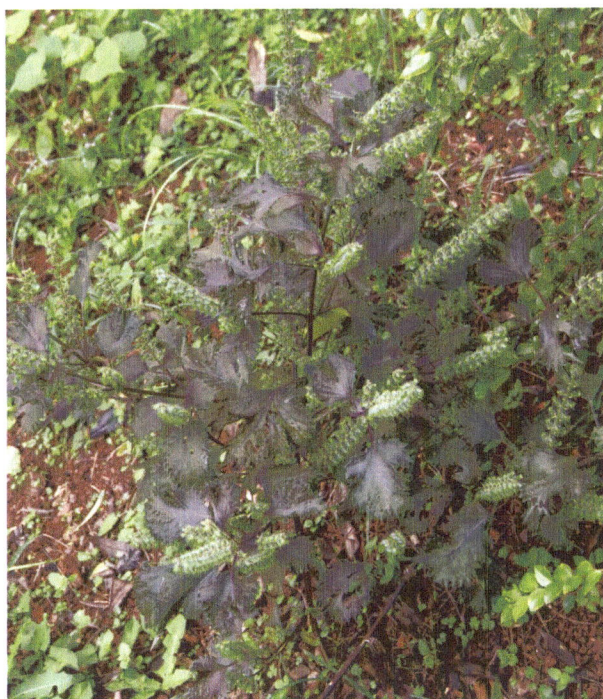

【形态特征】一年生草本,全株具有特殊芳香。茎四棱形,具槽。叶绿色或带紫色或紫黑色,具齿。轮伞花序由 2 朵花组成偏向一侧的总状花序;每朵花具苞片 1 片;花小,具梗;花萼钟状,二唇形,上唇 3 齿,下唇 2 齿;花冠白色至紫红色,上唇微缺,下唇 3 裂;雄蕊 4 枚。小坚果近球形。花期 6—8 月,果期 7—9 月。

【性味功效】紫苏叶:味辛,性温。解表散寒,行气和胃。紫苏梗:味辛,性温。理气宽中,止痛,安胎。紫苏子:味辛,性温。降气化痰,止咳平喘,润肠通便。

【古方选录】①《不知医必要》苏叶汤:苏叶、防风、川芎各一钱五分,陈皮一钱,甘草六分。用法:加生姜二片煎服。主治:伤风发热。

②《圣济总录》苏橘汤:紫苏茎(锉)一两,陈橘皮(汤浸,去白,焙)二两,赤茯苓(去黑皮)一两半,大腹皮(锉)、旋覆花各一两,半夏(汤洗七遍,焙)半两。用法:上六味,细切如麻豆大。每服五钱匕,水一盏半,入生姜一分(拍碎),枣三枚(擘破),同煎至七分,去渣,温服。主治:伤寒胸中痞满,心腹气滞,不思饮食。

③《滇南本草》苏子散:苏子一钱,八达杏仁一两(去皮、尖),年老人加白蜜二钱。用法:共为末,大人每服三钱,小儿服一钱,白滚水送下。主治:小儿久咳嗽,喉内痰声如拉锯,老人咳嗽吼喘。

【用法用量】紫苏叶:煎服,5~10 g。外用适量,捣敷或研末掺,或煎汤洗。紫苏梗:煎服,5~10 g;或入散剂。紫苏子:煎服,3~10 g;或入丸、散。

【使用注意】紫苏叶:阴虚、气虚及温病者慎服,入汤剂不宜久煎。紫苏子:肺虚咳喘、脾虚便溏者慎服。

【现代研究】紫苏叶:含紫苏醛,柠檬烯,紫苏醇,紫苏苷,紫苏酮,异白苏烯酮,白苏烯酮,紫苏烯,亚麻酸等。有镇静,解热,兴奋性膜抑制,促进消化液分泌,促进胃肠蠕动,止血,抗菌等作用。

紫苏梗:含紫苏酮,异白苏烯酮,白苏烯酮,紫苏烯,亚麻酸乙酯,亚麻酸及 β - 谷甾醇等。有孕激素样作用和干扰素诱导作用等。

紫苏子:含蛋白质,不饱和脂肪酸,亚麻酸,亚油酸等。有抗癌,止咳,祛痰,平喘等作用。

52 薄 荷

【古籍原文】轻、宣、散风热

辛能散,凉能清,《本经》温,盖体温而用凉也。升浮能发汗。搜肝气而抑肺盛,消散风热,清利头目。治头痛头风,中风失音,痰嗽口气,语涩舌胎,含漱。眼耳咽喉口齿诸病,辛香通窍而散风热。皮肤瘾疹,瘰疬疮疥,惊热,凡小儿治惊药,俱宜薄荷汤调。骨蒸,破血止痢。能治血痢。血痢病在凝滞,辛能散,凉能清。虚人不宜多服。能发汗疏表,夏月多服,泄人元气。

苏产、气芳者良。薄荷,猫之酒也;犬,虎之酒也;蜈蚣,鸡之酒也;桑椹,鸠之酒也;茵草【茵,亦作莤】,鱼之酒也,食之皆醉。

被猫伤者,薄荷汁涂之。

【药物来源】为唇形科植物薄荷 *Mentha haplocalyx* Briq. 的地上部分。

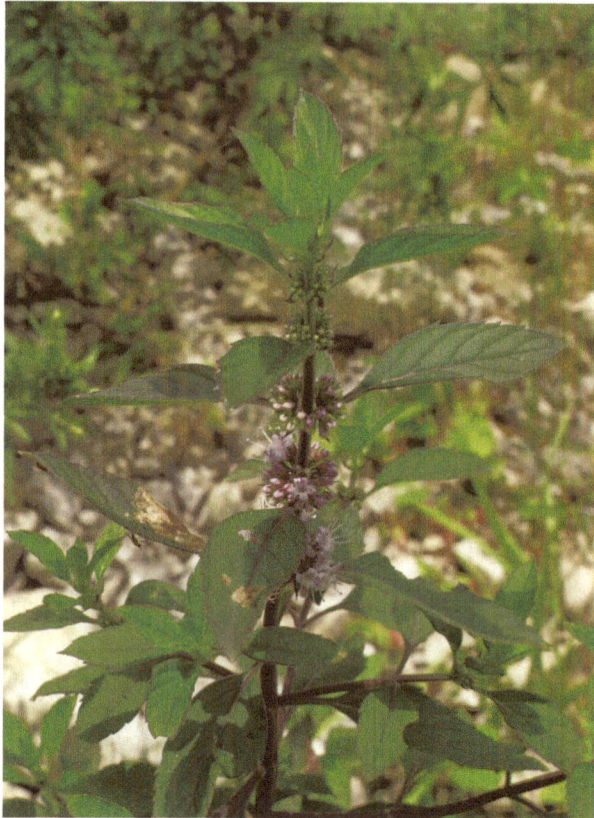

【形态特征】多年生芳香草本。具匍匐根茎,质脆,易折断。茎锐四棱形。单叶对生,叶先端锐尖或渐尖,基部楔形至近圆形,边缘在基部以上疏生粗大的牙齿状锯齿,上面深绿色,下面淡绿色。轮伞花序腋生;花萼管状钟形,外被柔毛及腺鳞;花冠淡紫色至白色;雄蕊 4 枚。小坚果长卵球形,黄褐色或淡褐色,具小腺窝。花期 7~9 月,果期 10—11 月。

【性味功效】味辛,性凉。疏散风热,清利头目,利咽,透疹,疏肝行气。

【古方选录】《医学衷中参西录》清解汤:薄荷叶四钱,蝉蜕(去足,土)三钱,生石膏(捣细)六钱,甘草一钱五分。用法:水煎服。主治:温病初得,头疼,周身骨节酸疼,肌肤壮热,背微感寒无汗,脉浮滑者。

【用法用量】煎服,3~6 g,入汤剂宜后下;或入丸、散。外用适量,煎水洗或捣汁涂敷。

【使用注意】表虚汗多者忌服。

【现代研究】含挥发油,迷迭香酸,咖啡酸,天冬氨酸,丝氨酸,谷氨酸等。有解痉,保肝利胆,消炎,扩

张血管,抗菌,促进透皮吸收等作用。

53 鸡苏

【古籍原文】一名水苏,一名龙脑薄荷。轻、宣、散热、理血

辛而微温。清肺下气理血,辟恶而消谷。治头风目眩,肺痿血痢,吐衄崩淋,喉腥口臭,邪热诸病。《局方》有龙脑鸡苏丸。

方茎中虚,似苏叶而微长,密齿面皱,气甚辛烈。

【药物来源】为唇形科植物水苏 *Stachys japonica* Miq. 的全草或根。

【形态特征】多年生草本,高 20~80 cm。具横走根茎,茎节上具小刚毛。叶对生;叶片长圆状宽披针形,先端微急尖,基部圆形至微心形,边缘具圆齿状锯齿。轮伞花序具 6~8 朵花;小苞片刺状,微小;花萼钟状;花冠粉红色或淡红紫色;雄蕊 4 枚;花柱丝状,先端 2 浅裂,子房无毛。小坚果卵球形。花期 7—9 月。

【性味功效】味辛,性凉。清热解毒,止咳利咽,止血消肿。

【古方选录】《广济方》鸡苏饮子:鸡苏一握,竹叶一握(切),石膏八分(碎),生地黄一升(切),蜀葵子四分(末,汤成下)。用法:以水六升,煮取二升。去滓,和葵子末,分温二服,如人行四五里久,进一服。主治:血淋不绝。

【用法用量】煎服,9~15 g。外用适量,煎汤洗,或研末撒,或捣敷。

【使用注意】体虚者慎用。

54 木贼

【古籍原文】轻、发汗、退目翳

温,微甘、苦。中空轻扬,与麻黄同形性,亦能发汗解肌,升散火郁风湿。入足厥阴、少阳血分,益肝胆。治目疾,退翳膜,翳乃肝邪郁遏,不能上通于目。及疝痛脱肛,肠风痔瘘,赤痢崩中诸血病。

【药物来源】为木贼科植物木贼 *Equisetum hyemale* L. 的干燥地上部分。

【形态特征】多年生常绿草本。根茎粗,黑褐色。茎

直立,单一,中空,表面有纵棱脊 20～30 条。叶鳞片状,基部合生成筒状的鞘,叶鞘基部和鞘齿各有 1 条黑色环圈;鞘齿线状钻形,背面有 2 行棱脊。孢子囊穗长圆锥形,由轮状排列的六角形盾状孢子叶构成。孢子球形,具 2 条弹丝。孢子期 6～8 月。

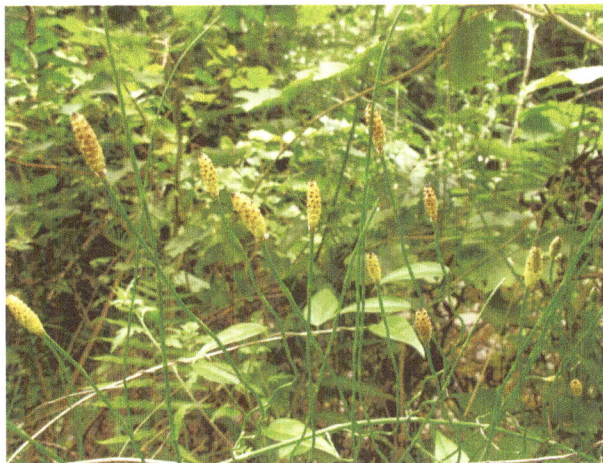

【性味功效】味甘、苦,性平。疏散风热,明目退翳。

【古方选录】《本草述钩元》木贼散:木贼、香附各一两,朴硝半两。用法:为末,每服三钱。色黑者酒一盏煎,红赤者水一盏煎,和渣日二服。脐下痛者,加乳香、没药、当归各一钱同煎。忌生冷、硬物、猪、鱼、油腻、酒、面。主治:血崩血气痛甚,年远不瘥。

【用法用量】煎服,3～9 g;或入丸、散。外用适量,研末撒敷。

【使用注意】气血虚者慎服。

【现代研究】含挥发油,黄酮苷类,生物碱,葡萄糖,皂苷,鞣质等。有降血压,镇静,抗惊厥,降血脂,抑制血小板聚集,抗疟,止血,抗菌,抗病毒等作用。

55 浮 萍

【古籍原文】轻,发汗、利湿

辛散轻浮。入肺经,达皮肤,能发扬邪汗,丹溪曰:浮萍发汗,甚于麻黄。止瘙痒、消渴。捣汁服。生于水,又能下水气,利小便,治一切风湿瘫痪。浮萍一味,蜜丸酒服,治三十六种风。浓煮汁浴,治恶疾疮癞遍身。烧烟辟蚊。

紫背者良。

【药物来源】为浮萍科植物紫萍 *Spirodela polyrrhiza* (L.) Schleid. 的全草。

【形态特征】多年生细小草本,漂浮水面。根细长,

纤维状。叶状体扁平,阔倒卵形,上面深绿色,下面紫红色。花单生,雌雄异株;佛焰苞袋状,二唇形,内有 2 朵雄花及 1 朵雌花,无花被;雄花有雄蕊 2 枚,雌花有雌蕊 1 枚。果实圆形,边缘有翅。花期 4—6 月,果期 5—7 月。

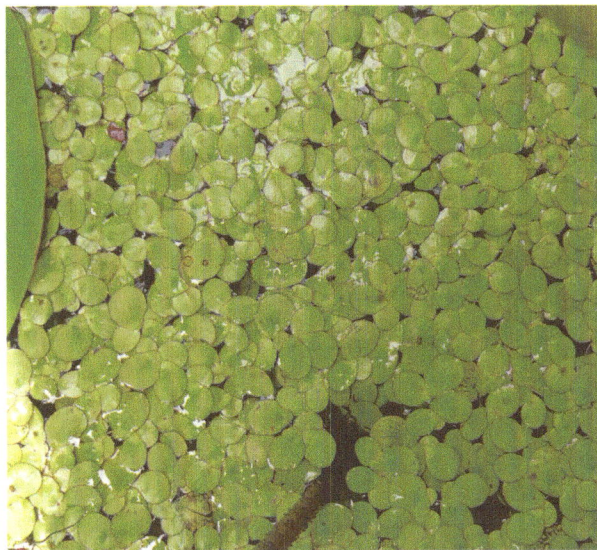

【性味功效】味辛,性寒。宣散风热,透疹,利尿。

【古方选录】《本草图经》:浮萍草一两,麻黄(去节、根)、桂心、附子(炮裂,去脐、皮)各半两。用法:四物捣细筛。每服二钱,以水一中盏,入生姜半分,煎至六分,不计时候和滓热服。主治:时行热病。

【用法用量】煎服,3～9 g,鲜品 15～30 g;或捣汁饮;或入丸、散。外用适量,煎水熏洗,或研末撒,或调敷。

【使用注意】表虚自汗者忌服。

【现代研究】含荭草素,牡荆素,β-胡萝卜素,叶黄素,堇黄质,脂类,蛋白质等。有解热,强心,抗感染,抗凝血等作用。

56 苍耳子

【古籍原文】一名菓耳,即《诗》卷耳。轻,发汗、散风湿

甘、苦,性温。善发汗、散风湿,上通脑顶,下行足膝,外达皮肤。治头痛目暗,齿痛鼻渊,肢挛痹痛,瘰疬疮疥,采根叶熬,名万应膏。遍身瘙痒。作浴汤佳。

去刺,酒拌蒸。忌猪肉。《圣惠方》云:叶捣汁,治产后痢。

【药物来源】为菊科植物苍耳 *Xanthium sibiricum* Patr. ex Widder 的干燥成熟带总苞的果实(苍耳子)

及全草(苍耳)。

【形态特征】一年生草本。全株被白色短毛。主根纺锤形,土黄色。茎直立。单叶互生,有长柄;叶片三角状卵形或心形,两面被糙状毛,基出三脉。头状花序,花单性,雌雄同株;雄花序球形,雄蕊 5 枚;雌花序椭圆形,内列总苞片 2 片,结合成 1 个囊状体,先端具 2 喙。瘦果 2 个,纺锤形,包在有刺的总苞内。花期 7～10 月,果期 8—11 月。

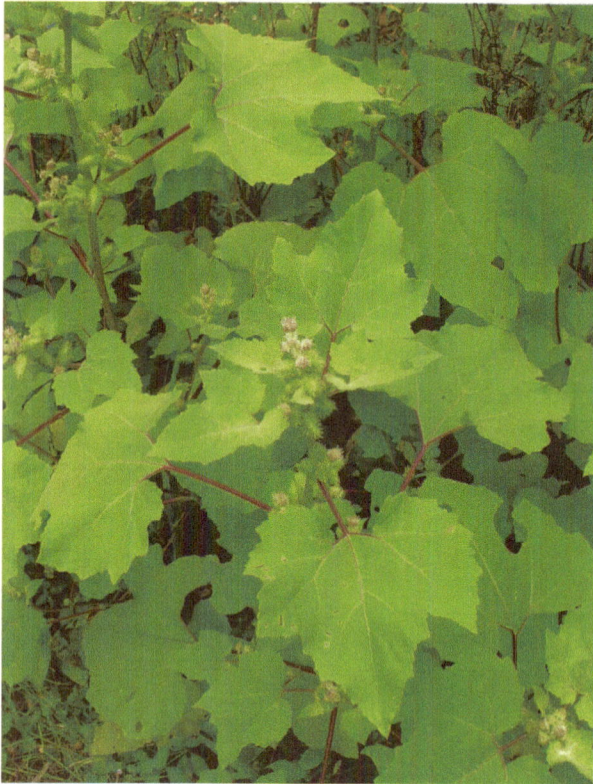

【性味功效】苍耳子:味辛、苦,性温;有小毒。散风寒,通鼻窍,祛风湿。苍耳:味苦、辛,性微寒。祛风,散热,除湿,解毒。

【古方选录】①《严氏济生方》苍耳散:辛夷仁半两,苍耳子二钱半,香白芷一两,薄荷叶半钱。用法:上并晒干,为细末。每服二钱,用葱、茶清食后调服。主治:鼻渊鼻流浊涕不止。

②《太平圣惠方》苍耳叶羹:苍耳嫩苗叶一斤,酥一两。用法:先煮苍耳三五沸,漉出,用豉一合,水二大盏半,煎豉取汁一盏半,入苍耳及五味调和作羹,入酥食之。主治:中风,头痛,湿痹,四脚拘挛痛。

【用法用量】苍耳子:煎服,3～10 g;或入丸、散。外用适量,捣敷或煎水洗。苍耳:煎服,6～12 g,大剂量 30～60 g;或捣汁;或熬膏;或入丸、散。外用适

量,捣敷或煎水洗,或烧存性研末调敷,或熬膏服。

【使用注意】苍耳子有毒,剂量不宜过大。苍耳有毒,内服不宜过量,气虚血亏者慎服。

【现代研究】苍耳子:含脂肪油,苍耳子苷,天冬氨酸、甘氨酸、谷氨酸等多种氨基酸,葡萄糖,果糖,蔗糖和苍术苷等。有抗微生物,降血糖,消炎镇痛,免疫抑制,抗氧化等作用。

苍耳全草:含苍耳苷,苍耳内酯,隐苍耳内酯,咖啡酸,查耳酮衍生物,水溶性苷,葡萄糖,果糖,氨基酸,酒石酸,琥珀酸,延胡索酸等。有抑制蛙心兴奋传导,导致心脏阻滞等作用,并能扩张离体兔耳血管。

57 天 麻

【古籍原文】宣,祛风

辛,温,入肝经气分。益气强阴,通血脉,强筋力,疏痰气。治诸风掉眩,头旋眼黑,语言不遂,风湿痹音顽痹,小儿惊痫。诸风眩掉,皆属肝木。肝病不能荣筋,故见前症。天麻入厥阴而治诸疾,肝气和平,诸疾自瘳。血液衰少及类中风者忌用。风药能燥血故也。昂按:风药中须兼养血药,制其燥也;养血药或兼搜风药,宣其滞也。古云:治风先治血,血行风自灭。

根类黄瓜,茎名赤箭,有风不动,无风反摇,一名定风草。明亮坚实者佳。湿纸包煨熟,切片,酒浸一宿,焙用。

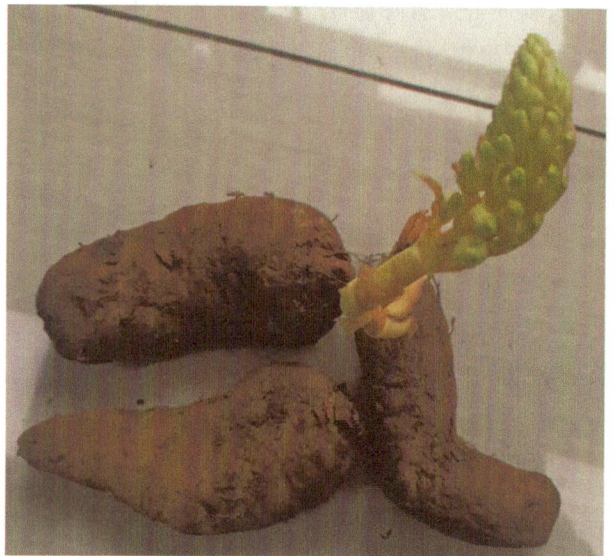

【药物来源】为兰科植物天麻 *Gastrodia elata* Bl. 的干

燥块茎。

【形态特征】多年生寄生草本。全株不含叶绿素。块茎肥厚,肉质,长圆形,有不甚明显的环节。茎圆柱形,黄赤色。叶呈鳞片状,膜质,具细脉,下部短鞘状抱茎。总状花序,花黄赤色;苞片膜质,狭披针形或线状长椭圆形。蒴果长圆形至长圆状倒卵形。种子多而细小,呈粉末状。花期6—7月,果期7—8月。

【性味功效】味甘,性平。息风止痉,平抑肝阳,祛风通络。

【古方选录】《圣济总录》天麻散:天麻、天竺黄、天南星、干蝎(并生用)各等分。用法:上四味,捣罗为散。每服半钱匕,温酒调下。主治:中急风。

【用法用量】煎服,3～10 g;或入丸、散;或研末吞服,每次1～1.5 g。

【使用注意】气血虚甚者慎服。

【现代研究】含对羟基苯甲醇,棕榈酸,香草醇,天麻苷,天麻醚苷,天麻多糖,多种微量元素等。有镇静,抗惊厥,镇痛,消炎,延缓衰老等作用。

58 秦艽

【古籍原文】宣,去风湿

苦燥湿,辛散风。去肠胃之热,益肝胆之气,养血荣筋。风药中润剂,散药中补剂。治风寒湿痹,《经》曰:风寒湿三气杂至,合而为痹。风胜为行痹,寒胜为痛痹,湿胜为着痹。痹在于骨则体重,在脉则血涩,在筋则拘挛,在肉则不仁,在皮则寒。通身挛急,血不荣筋。虚劳骨蒸,时珍曰:手足阳明经药,兼入肝胆。阳明有湿则手足酸痛寒热,有热则目昏潮热骨蒸。《圣惠方》治急劳烦热,秦艽、柴胡各一两,甘草五钱,为末,每服三钱。治小儿骨蒸潮热,食减瘦弱,秦艽、炙甘草各一两,每服一二钱,钱乙加薄荷五钱。疸黄酒毒,肠风泻血,口噤牙痛,齿下龈属手阳明大肠经。张洁古曰:秦艽能去下牙痛,及本经风湿。湿胜风淫之证,利大小便牛乳点服,兼治酒疸,烦渴便赤。

形作罗纹相交,长大黄白、左纹者良。菖蒲为使,畏牛乳。

【药物来源】为龙胆科植物秦艽 *Gentiana macrophylla* Pall.、麻花秦艽 *Gentiana straminea* Maxim.、粗茎秦艽 *Gentiana crassicaulis* Duthie ex Burk. 或小秦艽 *Gentiana dahurica* Fisch. 的干燥根。

【形态特征】①秦艽:多年生草本。主根圆柱形,上粗下细,扭曲不直;根茎部有纤维状残存叶基。茎圆柱形。基生叶丛生,叶片披针形或长圆状披针形,主脉5条;茎生叶对生,较小,基部联合。轮伞花序;花冠管状,深蓝紫色,先端5裂;雄蕊5枚。蒴果长圆形或椭圆形。种子椭圆形,褐色,有光泽。花期7—9月,果期8—10月。

②麻花秦艽:多年生草本。主根粗壮,圆锥形。基生叶丛生,叶片披针形,主脉5条;茎生叶对生,较小。聚伞花序,有长梗;花冠管状,黄色;雄蕊5枚。蒴果,开裂为2个果瓣。种子褐色,有光泽。花期7—9月,果期8—10月。

③粗茎秦艽:多年生草本。直根粗大,分裂为小根相互缠绕呈右旋扭结在一起。茎圆柱形。基生叶丛生,叶片较大;茎生叶对生,叶片较小。花茎粗壮而短,花多数;花管壶状;雄蕊5枚。蒴果内藏,长圆形。花期6—9月,果期9—10月。

④小秦艽:多年生草本。根向左扭转,细长圆柱形。基生叶丛生,叶片长窄披针形;茎生叶较小,对生,无柄。轮伞花序,花冠深蓝色,雄蕊5枚。蒴果椭圆形。种子淡褐色,有光泽。花期7—8月,果期9—10月。

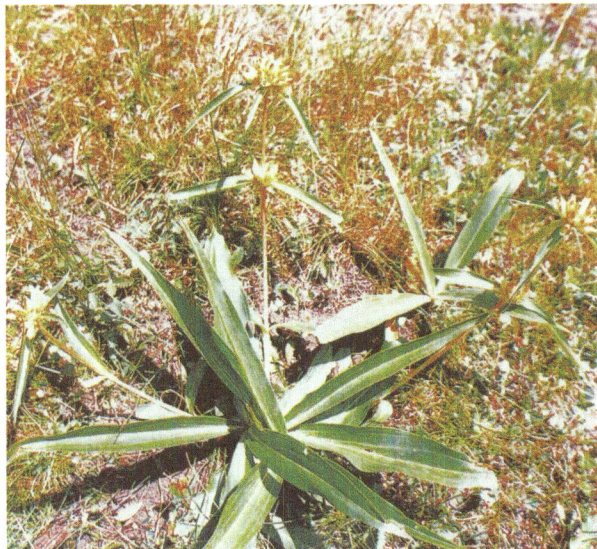

【性味功效】味辛、苦,性平。祛风湿,清湿热,止痹痛,退虚热。

【古方选录】《圣济总录》秦艽汤:秦艽(去苗、土)、柴胡(去苗)、知母、甘草(锉,炙)各一两。用法:上四味,粗捣筛。每服三钱匕,水一盏,煎至六分,去滓,温服,不计时候。主治:虚劳潮热咳嗽,盗汗不止。

【用法用量】煎服,3~10 g;或浸酒;或入丸、散。外用适量,研末撒。

【使用注意】久病赢瘦、溲多、便溏者慎服。

【现代研究】四者均含龙胆苦苷,当药苷,当药苦苷,龙胆碱,秦艽碱丙等。有消炎,镇痛,抗过敏性休克,降血压等作用。

59 豨莶草

【古籍原文】宣,去风湿

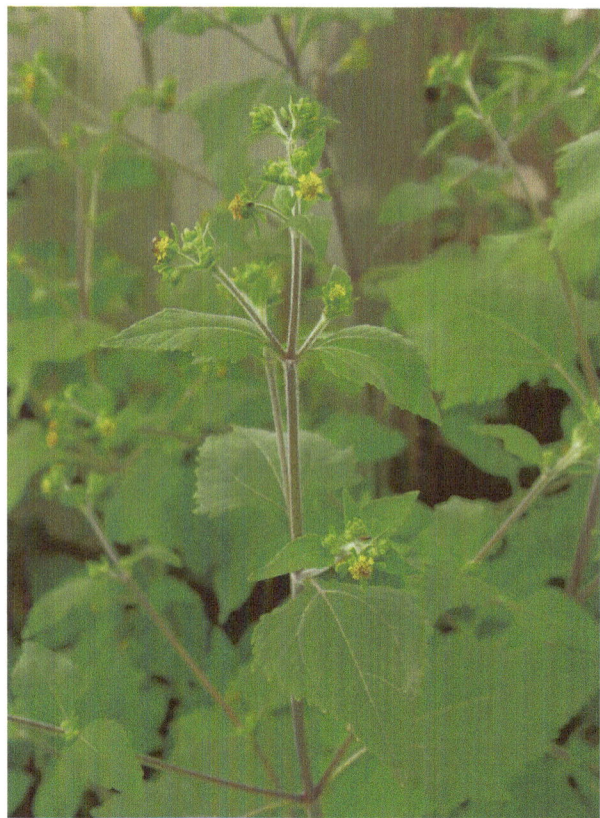

苦、辛,生寒,熟温。治肝肾风气,四肢麻痹,筋骨冷痛,腰膝无力,风湿疮疡。若痹痛由脾肾两虚,阴血不足,不由风湿而得者,忌服。风药能燥血。

江东人呼猪为豨,其草似猪莶臭,故名。唐·成讷有进豨莶表。宋·张詠进豨莶表云:其草金棱银线,素茎紫荄,对节而生,颇同苍耳。臣吃百服,眼目清明。即至千服,须发乌黑,筋力轻健,效验多端。以五月五日、六月六日、七月七日、九月九日采者尤佳。去粗茎,留枝叶花实,酒拌蒸晒九次,蜜丸,甚益元气。豨莶辛苦气寒,故必蒸晒九次,加以酒

蜜,则苦寒之阴浊尽去,而清香之美味见矣。数不至九,阴浊未尽,则不能透骨搜风而却病也。捣汁熬膏,以甘草、生地煎膏,炼蜜,三味收之,酒调服尤妙。

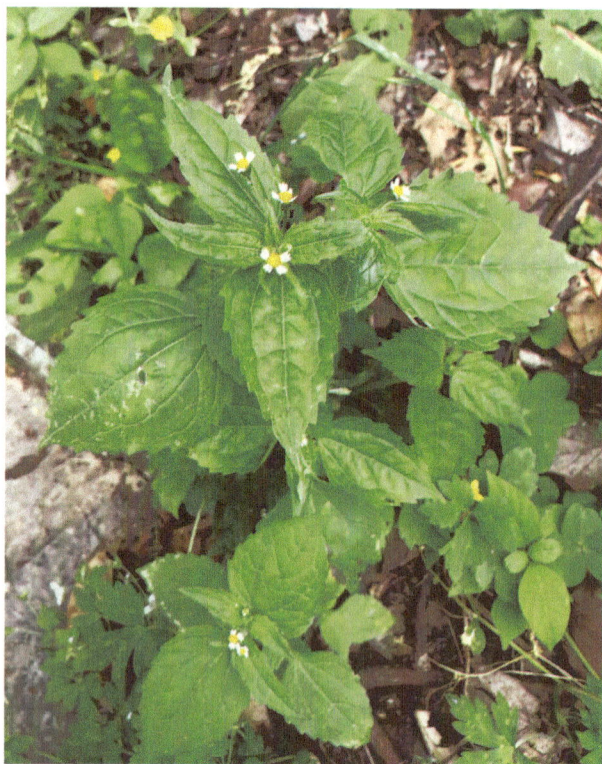

【药物来源】为菊科植物豨莶 *Siegesbeckia orientalis* L.、腺梗豨莶 *Siegesbeckia pubescens* Makino 或毛梗豨莶 *Siegesbeckia glabrescens* Makino 的干燥地上部分。

【形态特征】①豨莶:一年生草本。茎直立,上部分枝成复二歧状,全部分枝被灰白色短柔毛。叶对生;基部叶花期枯萎;中部叶三角状卵圆形或卵状披针形,基部阔楔形,下延成具翼的柄;上部叶渐小,卵状长圆形。头状花序集成顶生的圆锥花序;花黄色。瘦果倒卵圆形,有 4 条棱。花期4—9 月,果期6—11 月。

②腺梗豨莶:特点是花梗和分枝的上部被紫褐色头状具柄的密腺毛和长柔毛;中部以上的叶卵圆形或卵形,边缘有尖头齿;总苞片背面密被紫褐色头状具柄腺毛;瘦果具 4 条棱,顶端有灰褐色球状突起。

③毛梗豨莶:特点是花梗和枝上部疏生平伏短柔毛;叶片卵圆形,有时三角状卵形;总苞片背面密被紫褐色头状有柄的腺毛。

【性味功效】味辛、苦,性寒。祛风湿,利关节,解毒。

【古方选录】《张氏医通》豨莶丸:豨莶草(五月取赤茎者,阴干,以净叶,蜜、酒九蒸九晒)一斤,当归、芍药、熟地各一两,川乌(黑豆制,净)六钱,羌活、防风各一两。用法:为末,蜜丸。每服二钱,空心温酒下。主治:疬风脚弱。

【用法用量】煎服,9~12 g;或入丸、散。外用适量,鲜品捣敷,或研末撒,或煎水熏洗。

【使用注意】无风湿者慎服。生用或大剂量应用易致呕吐。

【现代研究】腺梗豨莶含腺梗豨莶苷,腺梗豨莶醇,腺梗豨莶酸,大花沼兰酸,谷甾醇,胡萝卜苷等;毛梗豨莶含豨莶精醇,豨莶苷,豨莶新苷等。有消炎,降血压,扩张血管,抗血栓形成,抗早孕,抗单纯疱疹病毒等作用。

60 威灵仙

【古籍原文】宣,行气、祛风

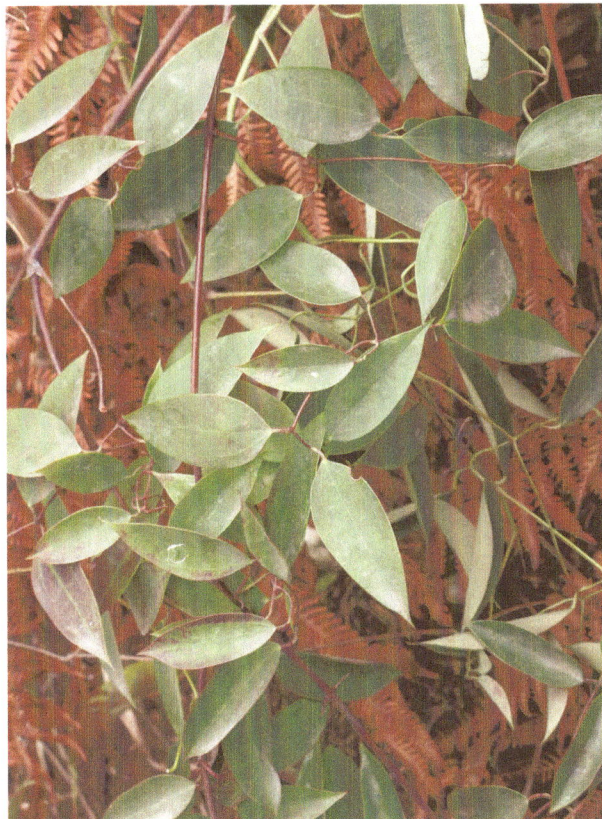

辛泄气,咸泄水,《本草》苦,元素甘。气温属木。其性善走,能宣疏五脏,通行十二经络。治中风头风,疬风顽痹,湿热流于肢节之间,肿属湿,痛属热,汗多属风,麻属气

虚,木属湿痰死血。十指麻木,亦是胃中有湿痰死血,脾主四肢故也。痛风当分新久,新痛属寒,宜辛温药;久痛属热,宜清凉药。河间所谓暴病非热,久病非寒是也。大法宜顺气清痰,搜风散湿、养血去瘀为要。《威灵仙传》曰:一人手足不遂数十年,遇新罗僧曰:得一药可治,入山求之,乃威灵仙也,服之而愈。症瘕积聚,痰水宿脓,黄疸浮肿,大小肠秘,风湿痰气,一切冷痛。性极快利,积疴不痊者,服之有捷效。然疏泄真气,弱者慎用。和砂仁、砂糖,醋煎,治诸骨哽。

根丛须数百条,长者二尺余,色深黑,俗名铁脚威灵仙。忌茗、面汤。

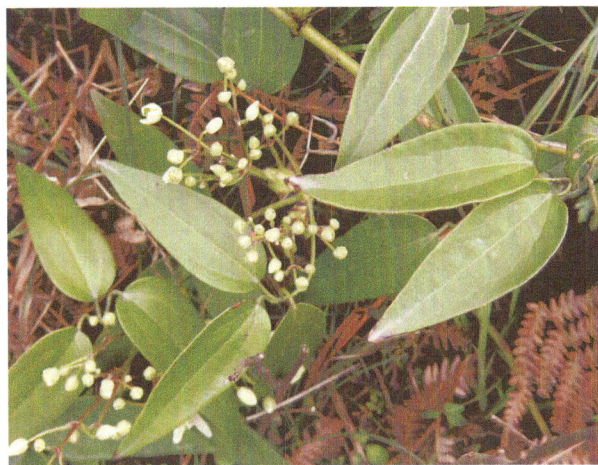

【药物来源】为毛茛科植物威灵仙 *Clematis chinensis* Osbeck、棉团铁线莲 *Clematis hexapetala* Pall. 的干燥根和根茎。

【形态特征】①威灵仙:木质藤本。干后全株变黑色。茎近无毛。叶对生,一回羽状复叶;小叶片纸质,窄卵形、卵形或卵状披针形。圆锥状聚伞花序,花两性,雄蕊多数。瘦果扁,卵形,疏生紧贴的柔毛,宿存花柱羽毛状。花期6—9月,果期8—11月。

②棉团铁线莲:直立草本。茎圆柱形,有纵沟。叶对生;叶片近革质,绿色,干后常变黑色;一至二回羽状深裂。聚伞花序,花梗有柔毛;花两性,萼片长椭圆形或狭倒卵形,白色;花瓣无;雄蕊多数;心皮多数,被白色柔毛。瘦果倒卵形,扁平,密生柔毛。花期6—8月,果期7—10月。

【性味功效】味辛、咸,性温。祛风湿,通经络,消骨鲠。

【古方选录】《普济方》仙灵丸:威灵仙(洗净,阴干)半斤,牛膝(净去根,酒浸三日)半斤。用法:上为细末,酒糊为丸,如梧子大。每服五十丸,空心木瓜酒

下。主治:脚气久不瘥。

【用法用量】煎服,6~10 g,治骨鲠咽喉可用到30 g;或入丸、散;或浸酒。外用适量,捣敷,或煎水熏洗,或作发泡剂。

【使用注意】气血亏虚者及孕妇慎服。

【现代研究】二者均含白头翁素及皂苷等。有镇痛,利胆,引产,抗微生物等作用。

61 钩藤钩(钩藤)

【古籍原文】宣,去风热、定惊

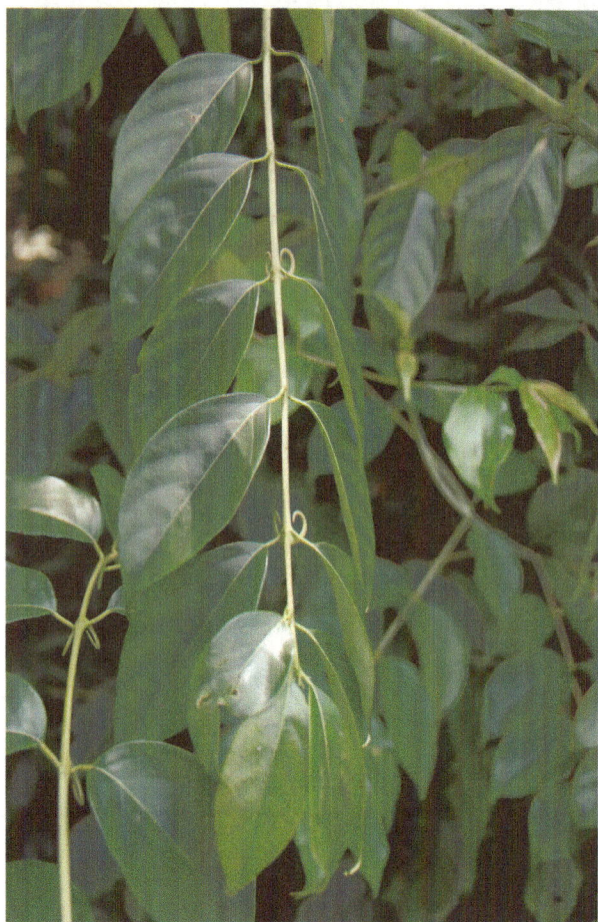

甘、微苦,寒。除心热,平肝风。治大人头旋目眩,小儿惊啼瘛疭,音炽纵。筋急而缩为瘛,筋缓而弛为疭,伸缩不已为瘛疭,俗谓之搐搦是也。客忤胎风,发斑疹。主肝风相火之病,风静火息,则诸证自除。相火散行于胆、三焦、心包。

有刺,类钓钩。藤细多钩者良。纯用钩,功力加倍。久煎则无力。

【药物来源】为茜草科植物钩藤 Uncaria rhynchophyl-la(Miq.)Miq. ex Havil.、大叶钩藤 Uncaria macrophylla Wall.、华钩藤 Uncaria sinensis(Oliv.)Havil. 的干燥带钩茎枝。

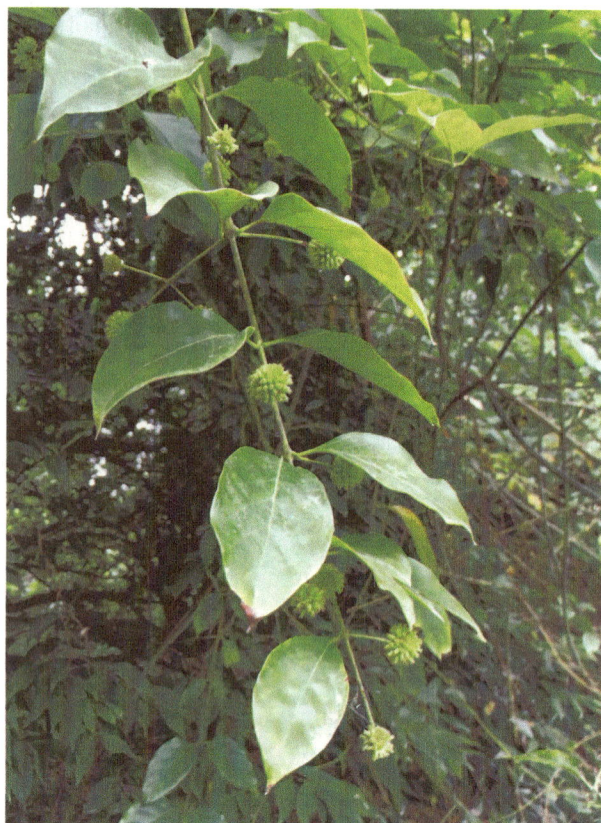

【形态特征】①钩藤:攀援状常绿藤本,长可达10 m。小枝圆柱形或类方形,褐色,秃净无毛。叶腋有成对或单生的钩,向下弯曲,先端尖,长1.7~2 cm。叶对生,卵形或椭圆形。头状花序,花黄色。花期5—7月,果期10—11月。

②华钩藤:特点是叶片无毛;托叶全缘,宽三角形至圆形,或有时顶端略微陷;花萼裂片线状长圆形;花和小蒴果近于无柄,花间小苞片存在。

③大叶钩藤:特点是叶片大,革质;花萼裂片线状长圆形;花和小蒴果具柄。

【性味功效】味甘,性凉。清热平肝,息风定惊。

【古方选录】《中医内科杂病证治新义》天麻钩藤饮:天麻、钩藤、生决明、山栀、黄芩、川牛膝、杜仲、益母草、桑寄生、夜交藤、朱茯神(原方无剂量)。用法:水煎服。主治:肝阳偏亢,肝风上扰,头痛眩晕,失眠抽搐,半身不遂。

【用法用量】煎服,3~12 g,入汤剂宜后下。

【使用注意】脾胃虚寒者慎服。

【现代研究】三者均含钩藤碱、异钩藤碱、柯诺辛因碱、异柯诺辛因碱、柯楠因碱、二氢柯楠因碱等生物碱类，黄酮类，儿茶素类等。有松弛平滑肌，扩张血管，抑制血小板凝聚，镇静，抗惊厥等作用。

62 茵芋

【古籍原文】宜，去风湿

辛、苦，微温，有小毒。治风湿拘挛痹痛。时珍曰：古方治风痛，有茵芋丸；治风痹，有茵芋酒；治产后风，有茵芋膏。风湿诸证多用之。茵芋、石南、莽草【莽草，即茵草，音冈】，皆治风妙品，近世罕知。莽草辛温有毒，治头风痈肿，乳痈疝瘕。苏颂曰：古方风湿诸酒多用之，今人取叶煎汤热含，治牙虫、喉痹甚效。甄权曰：不入汤。

茎赤，叶如石榴而短厚。茎叶炙用。

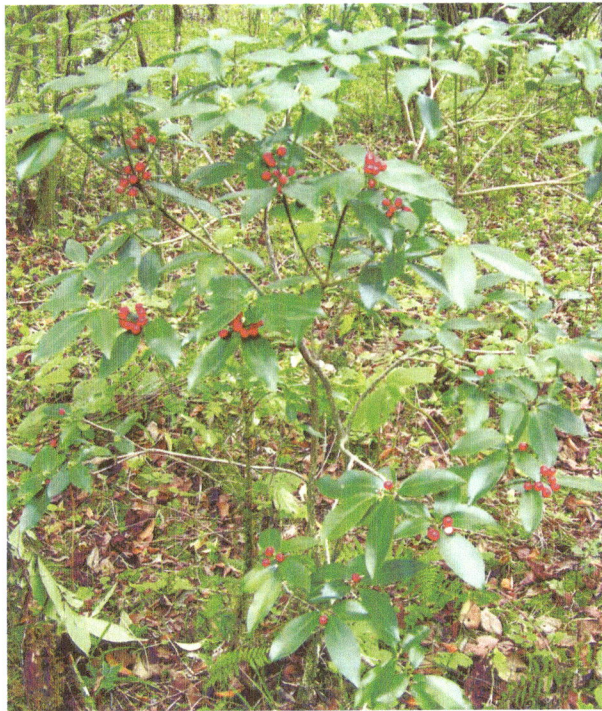

【药物来源】为芸香科植物茵芋 *Skimmia reevesiana* Fort. 或乔木茵芋 *Skimmia arborescens* Anders. 的茎叶。

【形态特征】①茵芋：灌木，全株芳香。单叶常集生于枝顶；叶革质，长椭圆状披针形或披针形；叶柄绿色。聚伞状圆锥花序顶生；花两性，白色，极芳香。浆果状核果，长圆形至卵状长圆形，红色。花期4—5月，果期10—12月。

②乔木茵芋：常绿小乔木，高3~7 m。单叶互生，集生于枝顶；叶片纸质，长圆形或倒披针形。聚伞状圆锥花序顶生；花杂性，白色或黄色。浆果状核果，圆球形，黑色。花期4—6月，果期7—9月。

【性味功效】味辛、苦，性温；有毒。祛风胜湿。

【古方选录】《外台秘要》引《深师方》茵芋酒：茵芋二两，狗脊二两，踯躅花二两（生用），乌头二两（生用），附子二两（生用），天雄一两（生用）。用法：上切，以酒一斗，绢囊盛药渍之，冬八至九日，夏五至六日。初服半合，不知增之，以知为度。主治：新久风，体不仁，屈曳，或拘急肿，或枯焦。

【用法用量】煎服，或浸酒，或入丸剂，0.9~1.8 g。

【使用注意】阴虚而无风湿实邪者忌用。本品有毒，内服宜慎，用量不宜过大。

【现代研究】茵芋茎、皮和根中含茵芋碱，茵芋宁碱，单叶芸香品碱，吴茱萸定碱，吴茱萸素，橙皮油内酯，异橙皮内酯，茵芋苷等；茵芋叶含茵芋碱，茵芋苷，蔗糖等。有镇痛，镇静，解痉，消炎，抑菌等药理作用。

63 当归

【古籍原文】补血、润燥、滑肠

甘温和血，辛温散寒，苦温助心散寒，诸血属心，凡通脉者，必先补心，当归苦温助心。入心、肝、脾，心生血，肝藏血，脾统血。为血中之气药。治虚劳寒热，咳逆上气，血和则气降。温疟、厥阴肝邪。澼痢，便血曰澼。头痛腰痛，心腹诸痛，散寒和气。风痉无汗，痉，音擎，上声。身强项直，角弓反张曰痉。无汗为刚痉，有汗为柔痉。当归辛散风，温和血。产后亦有发痉者，以脱血无以养筋也，宜十全大补汤。痿痹癥瘕，筋骨缓纵，足不任地曰痿；风寒湿客于肌肉血脉曰痹；血凝气聚，按之坚硬曰癥；虽坚硬而聚散无常曰瘕，尚未至癥也。痈疽疮疡。冲脉为病，气逆里急；带脉为病，腹痛、腰溶溶如坐水中，冲脉起于肾下，出于气街，挟脐上行，至胸中，上颃颡，渗诸阳，灌诸经，下行入足，渗三阴，灌诸络，为十二经脉之海，主血。带脉横围于腰如束带，总约诸脉。及妇人诸不足，一切血证，阴虚而阳无所附者。润肠胃，泽皮肤，养血生肌，血旺则肉长。排脓止痛，血和则痛止。然滑大肠，泻者忌用。当归为君，白芍为臣，地黄为佐，芎䓖为使，名四物汤。治血之总剂，血虚佐以人参、黄芪；血热佐以条芩、栀、连；血积佐以大黄、牵牛。昂按：血属阴，四物能养阴，阴得其养，则血自生，非四物能生血也。若气虚血弱之人，当用人参，取阳旺生阴血之义。多有过服四物阴滞之药,而反致害者。

使气血各有所归,故名。血滞能通,血虚能补,血枯能润,血乱能抚。盖其辛温能行气分,使气调而血和也。东垣曰:头止血而上行,身养血而中守,尾破血而下流,全活血而不走。雷敩、海藏并云:头破血。时珍曰:治上用头,治中用身,治下用尾,通治全用。一定之理也。

川产力刚善攻,秦产力柔善补。以秦产头圆尾多、肥润气香者良,名马尾当归;尾粗坚枯者,名镵头当归,只宜发散用。治血酒制,有痰姜制。昂按:当归非治痰药,姜制亦臆说耳。畏菖蒲、海藻、生姜,恶湿面。

【药物来源】为伞形科植物当归 *Angelica sinensis* (Oliv.) Diels 的干燥根。

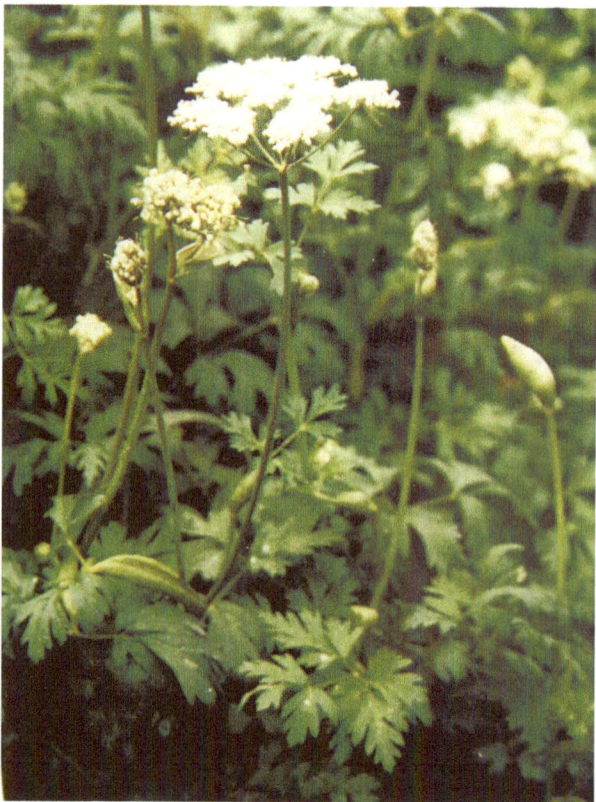

【形态特征】多年生草本,高 0.4～1 m。根圆柱状,分枝,有多数肉质须根,黄棕色,香气深郁。茎直立,绿色或带紫色,有纵深沟纹,光滑无毛。叶三出式,二至三回羽状分裂。复伞形花序顶生,花冠白色。果实椭圆形至卵形。花期6—7月,果期7—9月。

【性味功效】味甘、辛,性温。补血活血,调经止痛,润肠通便。

【古方选录】《傅青主女科》加减当归补血汤:当归一两(酒洗),黄芪一两(生用),三七根末三钱,桑叶十四片。用法:水煎服。主治:年老血崩。

【用法用量】煎服,6～12 g;或入丸、散;或浸酒;或熬膏。补血宜用当归身,活血宜用当归尾,补血活血宜用全当归。酒炙可增强活血通经之力。

【使用注意】湿阻中满及大便溏泻者慎服。

【现代研究】含挥发油,多糖,氨基酸,有机酸和黄酮等。有松弛平滑肌,扩张血管,抑制血小板凝聚,镇静,抗惊厥等作用。

64 芎䓖(川芎)

【古籍原文】补血润燥,宣,行气搜风

辛、温升浮。为少阳胆引经,入手足厥阴心包、肝气分,乃血中气药。助清阳而开诸郁,丹溪曰:气升则郁自降,为通阴阳血气之使。润肝燥而补肝虚,肝以泻为补,所谓辛以散之,辛以补之。上行头目,下行血海冲脉,搜风散瘀,止痛调经。治风湿在头,血虚头痛,能引血下行,头痛必用之,加各引经药:太阳羌活,阳明白芷,少阳柴胡,太阴苍术,少阴细辛,厥阴吴茱萸。丹溪曰:诸经气郁,亦能头痛。腹痛胁风,气郁血郁,湿泻血痢,寒痹筋挛,目泪多涕肝热,风木为病,诸风眩掉,皆属肝木。及痈疽疮疡,痈从六腑生,疽从五脏生,皆阴阳相滞而成。气为阳,血为阴,血行脉中,气行脉外,相并周流。寒湿抟之,则凝滞而行迟,为不及;火热抟之,则沸腾而行速,为太过。气郁邪入血中,为阴滞于阳;血郁邪入气中,为阳滞于阴,致生恶毒,然百病皆由此起也。芎、归能和血行气而通阴阳。男妇一切血证。然香窜辛散,能走泄真气,单服久服,令人暴亡。单服则脏有偏胜,久服则过剂生邪,故有此失。若有配合节制,则不至此矣。昂按:芍、地酸寒为阴,芎、归辛温为阳,故四物取其相济以行血药之滞耳。川芎辛散,岂能生血者乎?治法云:验胎法:妇人过经三月,用川芎末,空心热汤调一匙服,腹中微动者是胎,不动者是经闭。

蜀产为川芎,秦产为西芎,江南为抚芎。以川产大块,里白不油,辛甘者胜。白芷为使,畏黄连、硝石、滑石,恶黄耆、山茱萸。

【药物来源】为伞形科植物川芎 *Ligusticum chuanxiong* Hort. 的干燥根茎。

【形态特征】多年生草本,高 40～70 cm,全株有浓烈香气。根茎呈不规则的结节状拳形团埤,下端有多数须根。茎直立,圆柱形,中空,表面有纵直沟纹。茎下部叶具柄,叶片卵状三角形;茎上部叶渐简化。复伞形花序顶生或侧生;小伞形花序有花 10～24

朵;花瓣白色;雄蕊 5 枚,花药淡绿色。幼果两侧扁压。花期 7—8 月,幼果期 9—10 月。

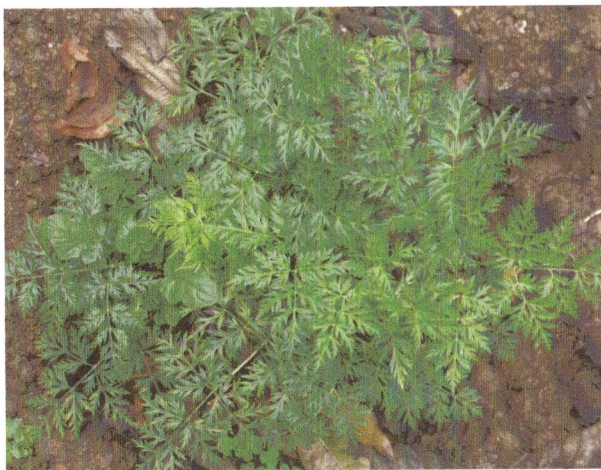

【性味功效】味辛,性温。活血行气,祛风止痛。

【古方选录】《黄帝素问宣明论方》大川芎丸:川芎一斤,天麻四两。用法:上为末,炼蜜为丸,每两作十丸。每服一丸,食后茶、酒细嚼送下。主治:首风,眩晕眩急,外合阳气,风寒相搏,胃膈痰饮,偏正头痛,身拘倦。

【用法用量】煎服,3～10 g;研末,1～1.5 g;或入丸、散。外用适量,研末撒,或煎汤漱口。

【使用注意】阴虚火旺、上盛下虚及气弱患者忌服。

【现代研究】含生物碱类(如川芎嗪),酚类,有机酸,苯酞类,多糖类等。有抑制血小板聚集,抗氧化,消炎和神经保护等作用。

65 白芍(赤芍)

【古籍原文】补血、泻肝,涩,敛阴

苦、酸,微寒。入肝脾血分,为手足太阴肺、脾行经药。泻肝火,酸敛肝,肝以敛为泻,以散为补。安脾肺,固腠理,肺主皮毛,脾主肌肉。肝木不克土,则脾安;土旺能生金,则肺安。脾和肺安,则腠理固。和血脉,收阴气,敛逆气,酸主收敛。散恶血,利小便,敛阴生津,小便自利,非通行之谓也。缓中止痛,东垣曰:《经》曰:损其肝者,缓其中,即调血也。益气除烦,敛汗安胎,补劳退热。治泻痢后重,能除胃中湿热。脾虚腹痛,泻痢俱太阴病,不可缺此,寒泻冷痛忌用。虞天民曰:白芍不惟治血虚,大能行气。古方治腹痛,用白芍四钱,甘草二钱,名芍药甘草汤。盖腹痛因营气不从,逆于肉里,白芍能行营气,甘草能敛逆气,又痛为肝木克脾土,白芍能伐肝故也。【天民又曰:白

芍止治血虚腹痛,余痛不治,以其酸寒收敛,无温散之功也。】心痞胁痛,胁者,肝胆二经往来之道。其火上冲,则胃脘痛,横行则两胁痛。白芍能理中泻肝。肺胀喘噫嗳同,痈肿疝瘕。其收降之体,又能入血海,冲脉为血海,男女皆有之。而至厥阴。肝经。治鼻衄,鼻血曰衄,音女六切。目涩,肝血不足,退火益阴,肝血自足。妇人胎产,及一切血病。又曰产后忌用。丹溪曰:以其酸寒伐生发之气也,必不得已,酒炒用之可耳。时珍曰:产后肝血已虚,不可更泻也。寇氏曰:减芍药以避中寒。微寒如芍药,古人犹谆谆告戒,况大苦大寒,可肆行而莫之忌耶?○同白术补脾,同参、耆补气,同归、地补血,同芎劳泻肝,同甘草止腹痛,同黄连止泻痢,同防风发痘疹,同姜、枣温经散湿。

赤芍药主治略同,尤能泻肝火,散恶血,治腹痛坚积,血痹疝瘕,邪聚外肾为疝,腹内为瘕。经闭肠风,痈肿目赤。皆散泻之功。白补而收,赤散而泻。白益脾,能于土中泻木;赤散邪,能行血中之滞。产后俱忌用。

赤白各随花色,单瓣者入药。酒炒用,制其寒。妇人血分醋炒,下痢后重不炒。恶芒硝、石斛,畏鳖甲、小蓟,反藜芦。

【药物来源】为毛茛科植物芍药 *Paeonia lactiflora* Pall. 的干燥根(白芍),毛茛科植物川赤芍 *Paeonia veitchii* Lynch 的干燥根(赤芍)。

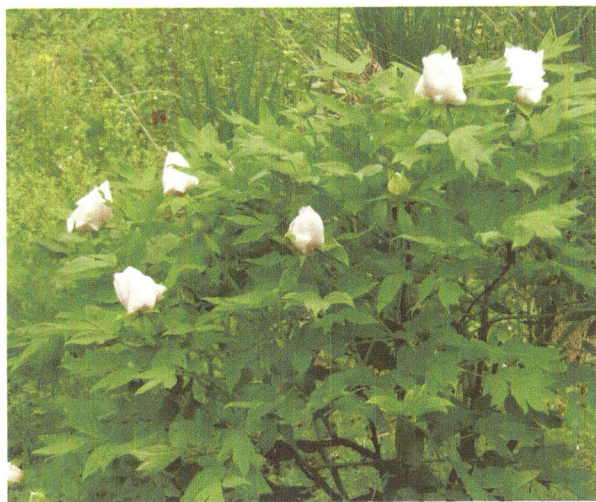

【形态特征】①芍药:多年生草本,高 40～70 cm,无毛。根肥大,纺锤形或圆柱形,黑褐色。茎直立,上部分枝,基部有数枚鞘状膜质鳞片。叶互生,三出复叶,叶片狭卵形、椭圆形或披针形。花两性生于茎顶或叶腋;苞片大小不等;萼片 4 枚;花瓣多色,重瓣;雄蕊多数,花药黄色;心皮离生。蓇葖果卵形或卵圆

形。花期5—6月,果期6—8月。

②川赤芍:多年生草本,高30～120 cm。根圆柱形,单一或分枝。茎直立,有粗而钝的棱。叶互生,宽卵形;小叶成羽状分裂,裂片窄披针形,先端渐尖,叶脉明显。花两性,生茎顶端和叶腋;苞片披针形,分裂或不裂;萼片宽卵形;花瓣紫红色或粉红色;雄蕊多数,花药黄色;心皮离生,密被黄色茸毛,柱头宿存。蓇葖果密被黄色茸毛。花期5—6月,果期7—8月。

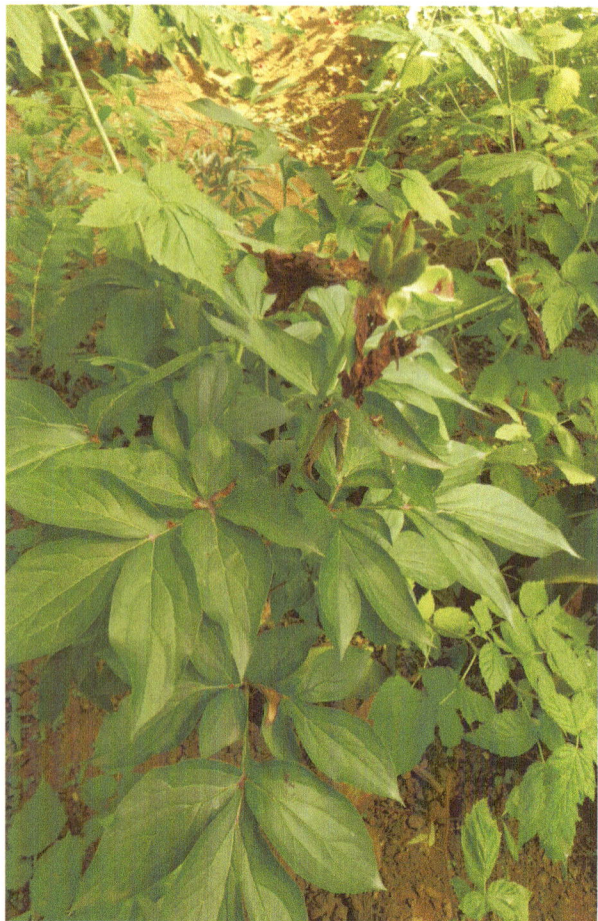

【性味功效】白芍:味苦、酸,性微寒。养血调经,敛阴止汗,柔肝止痛,平抑肝阳。赤芍:味苦,性微寒。清热凉血,散瘀止痛。

【古方选录】①《鸡峰普济方》白芍药丸:白芍药、川芎、白术、阿胶、当归各一两,干姜三分,人参三分。用法:上为细末,炼蜜为丸,如梧桐子大。每服三十丸,空心米饮送下。主治:妇人气血虚弱,冲任久虚,风冷客滞于内,以致怀孕不牢;或妊娠久不能产,饮食进退,肢体倦怠,头眩项强。

②《博济方》赤芍药散:赤芍药、牡丹皮、白茯苓、吴白芷、甘草各一两,柴胡三两(去芦)。用法:上六味为末,每服三钱。水一盏,入姜、枣,煎至七分,温服。食后临卧各一服。主治:妇人气血不和,心胸烦闷,不思饮食,四肢少力,头目昏眩,身体疼痛。

【用法用量】白芍:煎服,6～15 g,大剂量可用15～30 g;或入丸、散。平抑肝阳宜生用,养肝柔肝宜炒用。赤芍:煎服,4～10 g;或入丸、散。

【使用注意】白芍:虚寒证慎用,不宜与藜芦同用。赤芍:血虚无瘀之证及痈疽已溃者慎服,不宜与藜芦同用。

【现代研究】芍药:含单萜及其苷类,三萜,黄酮,鞣质和多糖等。有镇痛,消炎,抗菌,抗氧化,调节免疫等作用。

川赤芍:含芍药苷等。有抗血栓形成,抗血小板聚集,降血脂,抗动脉硬化,扩张肺血管,增加冠脉流量,抗肿瘤,保肝,清除氧自由基等作用。

66 生地黄(鲜地黄)

【古籍原文】大泻火

甘、苦,大寒,入心肾。泻丙火,小肠为丙火,心与小肠相表里,导赤散与木通同用。清燥金,胃、大肠火。消瘀通经,平诸血逆。治吐衄崩中,唾血者,血随唾出;咯血者,随痰咯出,或带血丝,出肾经及肺经。自两胁逆上吐出者,属肝经。衄血者,血溢于脑,从鼻而出;咳血者,咳出痰内有血,并属肺经。吐出、呕出,成盆成碗者,属胃经。经漏不止曰崩。血热则妄行,宜以此凉之。虚人忌用,用干地黄可也。伤寒阳强,痘证大热。痘证用之甚多,本草未载。多服损胃。

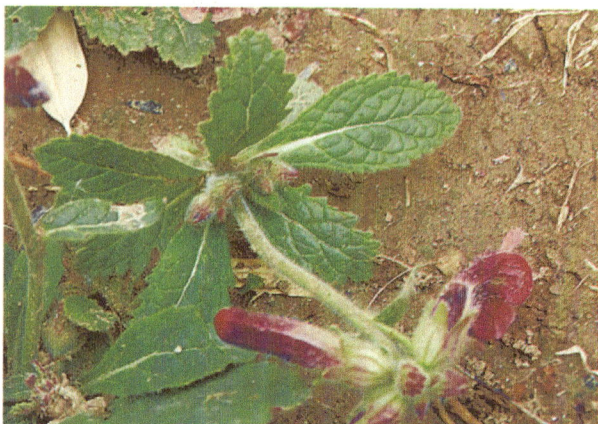

生掘鲜者,捣汁饮之,或用酒制,则不伤胃。生

则寒,干则凉,热则温。故分为三条,以便施用。

【药物来源】为玄参科植物地黄 *Rehmannia glutinosa* (Gaetn.) Libosch. ex Fisch. et Mey. 的新鲜块根。

【形态特征】多年生草本,高 10~40 cm,全株被灰白色长柔毛及腺毛。根肥厚,肉质,呈块状。茎直立。基生叶成丛,叶片倒卵状披针形;茎生叶较小。总状花序,花冠宽筒状,外面暗紫色,里面杂以黄色,有明显紫纹;雄蕊 4 枚,2 枚强;子房 2 室。蒴果卵形或长卵形。花期 4—5 月,果期 5—6 月。

【性味功效】味甘、苦,性寒。清热生津,凉血,止血。

【古方选录】《古今医统大全》地黄膏:鲜地黄(不拘多少,捣汁。以十斤为则,和众药汁同熬),当归身一斤,芍药半斤,甘杞子半斤,天门冬六两,川芎二两,麦门冬六两,莲肉四两,丹皮二两,知母、地骨皮各三两,人参、甘草各一两。用法:将众药用水二斗煎一斗,去渣净,用生地黄汁同熬成膏。主治:痨瘵阴虚火旺。

【用法用量】煎服,12~30 g;捣汁或熬膏。外用适量,捣烂敷,或取汁涂搽。

【使用注意】脾胃有湿邪及阳虚者忌服。

【现代研究】含低聚糖,多糖,环烯醚萜苷,氨基酸等。有促进造血,促进血管内皮细胞增殖,降血糖,增强机体免疫力,消炎,抗衰老等作用。

67 干地黄

【古籍原文】补阴、凉血

甘、苦而寒,沉阴而降。入手足少阴、心肾。厥阴心包、肝及手太阳经。小肠。滋阴退阳,凉血生血。治血虚发热,《经》曰:阴虚生内热。劳伤咳嗽,咳嗽阴虚者,地黄丸为要药,亦能除痰。丹溪曰:久病阴火上升,津液生痰不生血,宜补血以制火,其痰自除。痿痹惊悸,有触而心动曰惊,无惊而自动曰悸,即怔忡也。有因心虚火动者,有因肝虚胆怯者,有因水停心下者,火畏水,故悸也。地黄能交心肾而益肝胆,亦能行水,故治之。吐衄尿血,痛为血淋,不痛为尿血。由心肾郁结,或忧思房劳所致。多属虚寒,不可专作热治,血运崩中《经》曰:阴虚阳搏谓之崩。足下热痛,折跌绝筋,生地一斤,瓜姜糟一斤,生姜四两,炒热,罨伤折处,冷则易之。又生地汁三升,酒升半,煮服,下扑损瘀血。填骨髓,长肌肉,利大小便,调经安胎。又能杀虫,治心腹急痛。《海上方》:捣汁和面作馎饦食,能利出虫。忌

用盐。《本草汇》曰:丹溪云:气病补血,虽不中病,亦无害也。不知血药属阴,其性凝滞,若胃虚气弱之人,过服归、地等剂,反致痞闷,饮食减少,变证百出,至死不悟,岂不惜哉!大抵血病固不可补其气,而气虚亦不可徒补其血也。凡劳病,阳虚宜四君补气,阴虚宜四物补血,阴阳俱虚者,宜合用,名八珍汤。

江浙生者,南方阳气力微;北方生者,纯阴力大,以怀庆肥大、菊花心者良。酒制则上行外行,姜制则不泥膈。恶贝母,畏芜荑,忌莱菔、葱、蒜、铜铁器。得酒、门冬、丹皮、当归良。

【药物来源】为玄参科植物地黄 *Rehmannia glutinosa* (Gaetn.) Libosch. ex Fisch. et Mey. 的干燥块根。

【形态特征】同"生地黄"。

【性味功效】味甘,性寒。清热凉血,养阴生津。

【古方选录】《仁斋直指方》犀角地黄汤:生地黄(干地黄)四两(净),犀角、牡丹皮、芍药各半两。用法:上锉,每服四钱加桃仁七粒(去皮尖),水煎服。如无犀角,以升麻代。主治:血证,心忪语短,眩冒迷忘。

【用法用量】煎服,10~15 g,大剂量可用至 30 g;亦可熬膏;或入丸、散;或浸酒;或浸润后捣绞汁饮。外用适量,捣敷。

【使用注意】脾虚泄泻、胃虚食少、胸膈多痰者慎服。

【现代研究】同"生地黄"。

68 熟地黄

【古籍原文】平补肝肾、养血滋阴

甘而微温。入手足少阴、厥阴经。滋肾水,补真阴,填骨髓,生精血,聪耳明目,耳为肾窍,目为肝窍。目得血而能视,耳得血而能聪。黑发乌髭。治劳伤风痹,胎产百病,为补血之上剂。丹溪曰:产前当清热养血为主,产后宜大补气血为主,虽有杂证,从末治之。昂按:丹溪产后大补气血一语,诚至当不易之论。后人不善用之,多有风寒未解,瘀血未尽,妄施峻补,反致大害者,不可不察。王硕云:男子多阴虚,宜熟地;女子多血热,宜生地。

以好酒拌砂仁末,浸蒸晒九次用。地黄性寒,得酒与火与日则温。性泥,得砂仁则利气,且能引入丹田。六味丸用之为君,尺脉弱者加桂、附,所谓益火之原,以消阴翳也。尺脉旺者加知、柏,所谓壮水之主,以制阳光也。

【药物来源】为玄参科植物地黄 *Rehmannia glutinosa* (Gaetn.) Libosch. ex Fisch. et Mey. 块根的炮制加

工品。

【形态特征】同"生地黄"。

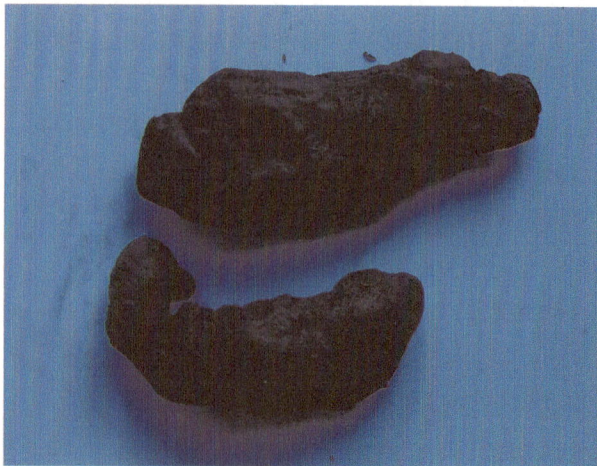

【性味功效】味甘,性微温。补血滋阴,益精填髓。

【古方选录】《小儿药证直诀》地黄丸:熟地黄八钱,山萸肉四钱,干山药四钱,泽泻三钱,牡丹皮三钱,白茯苓三钱(去皮)。用法:上为末,炼蜜为丸,如梧桐子大。每服三丸,空心温水化下。主治:肝肾阴虚,头晕目眩,耳聋耳鸣,腰膝酸软,遗精盗汗,骨蒸潮热,五心烦热,失血失音,消渴淋浊;妇女肾虚,血枯闭经;小儿囟开不合,五迟五软。

【用法用量】煎服,9～15 g;或入丸散;或熬膏;或浸酒。

【使用注意】脾胃虚弱、气滞痰多、腹满便溏者忌服。

【现代研究】含低聚糖,多糖,环烯醚萜苷,氨基酸等。有促进造血,促进血管内皮细胞增殖,降血糖,增强免疫力,消炎,抗衰老等作用。

69 何首乌

【古籍原文】平补肝肾、涩精

苦坚肾,温补肝,甘益血,涩收敛精气。添精益髓,养血祛风,治风先治血,血活则风散。强筋骨,乌髭发,故名首乌。令人有子,为滋补良药。气血太和,则劳瘦风虚,崩带疮痔,瘰疬痈肿,诸病自已。营血调则痈肿消。赤者外科呼为疮帚。止恶疟。益阴补肝,疟疾要药,而本草不言治疟。时珍曰:不寒不燥,功在地黄、天冬诸药之上。

有赤白二种。夜则藤交,一名交藤,有阴阳交合之象。赤雄入血分,白雌入气分。以大如拳、五瓣者良。三百年者大如栲栳,服之成地仙。凡使赤白各

半泔浸,竹刀刮皮切片,用黑豆与首乌拌匀,铺柳甑,入砂锅,九蒸九晒用。茯苓为使,忌诸血、无鳞鱼、莱菔、葱蒜、铁器。唐时有何首乌者,祖名能嗣,父名延秀。能嗣五十八,尚无妻子,服此药七日,而思人道,娶妻连生数子。延秀服之,寿百六十岁。首乌又服之,寿百三十岁,发犹乌黑,李翱为立《何首乌传》。然流传虽久,服者尚少。明嘉靖初,方士邵应节进七宝美髯丹,世宗服之,连生皇子,遂盛行于世。方用赤、白首乌各一斤,黑豆拌,九蒸晒;茯苓半斤,乳拌;当归、枸杞、菟丝各半斤,俱酒浸;牛膝半斤,酒浸,同首乌第七次蒸至第九次;破故纸四两,黑脂麻炒,蜜丸。并忌铁器。昂按:地黄、何首乌,皆君药也,故六味丸以地黄为君,七宝丹以何首乌为君,各有配合,未可同类而共施也。即有加减,当各依本方,随病而施损益。今人多以何首乌加入地黄丸中,合两方而为一方,是一药二君,安所适从乎? 失制方之本义矣。

【药物来源】为蓼科植物何首乌 *Fallopia multiflora* (Thunb.) Harald. 的干燥块根。

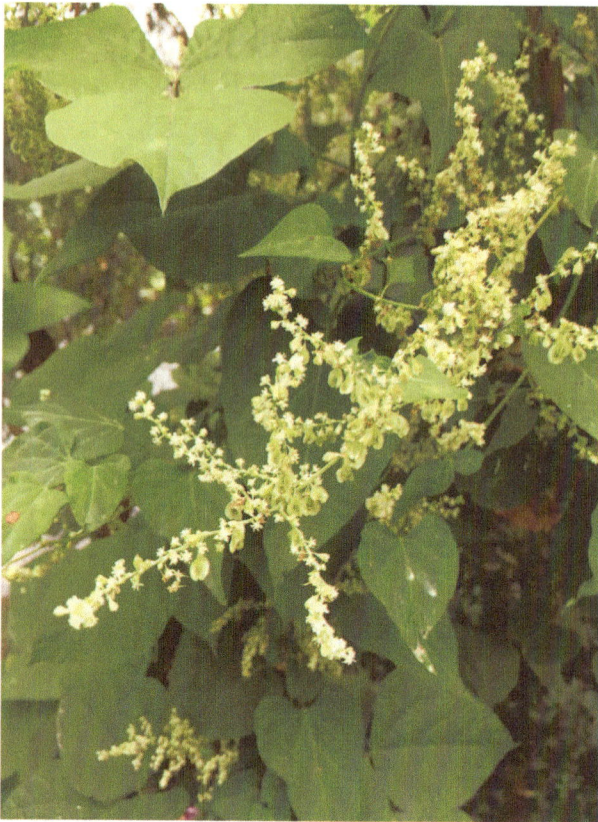

【形态特征】多年生缠绕藤本。根细长,末端成肥大的块根,外表红褐色至暗褐色。茎基部略呈木质,中空。叶互生,具长柄,叶片狭卵形或心形。圆锥花序;花小,小花梗具节;花被绿白色,5 裂,大小不等;雄蕊 8 枚;雌蕊 1 枚,柱头 3 裂,头状。瘦果椭圆形,黑色,光亮。花期 8—10 月,果期 9—11 月。

【性味功效】味苦、甘、涩,性微温。制首乌:补肝肾,

益精血,乌须发,强筋骨,化浊降脂。生首乌:解毒,消痈,祛风,截疟,润肠通便。

【古方选录】①《普济方》何首乌散:何首乌不计多少(切作半寸厚,以黑豆不计多少,水拌令匀湿,就甑内蒸,用豆一重,何首乌一重,蒸令豆烂为度。去豆暴干,称用一斤),仙灵脾(切)、牛膝(锉)各一斤(黄酒浸一宿,焙干),乌头(去皮、脐)半斤(切,入盐二两半,炒黄色,去盐用)。用法:上为散,每服二钱,温酒调下,日三服;粥饮亦可调服。主治:脚气流注,历节疼痛,皮肤麻痹,两脚痹挛。

②《赤水玄珠》何首乌丸:何首乌。用法:为末,

鳖血为丸,黄豆大,辰砂为衣。临发,五更白汤送下二丸。主治:久疟阴虚,热多寒少,以此补而截之。

【用法用量】制首乌:煎服,6~12 g;或熬膏、浸酒;或入丸、散。外用适量,煎水洗,或研末撒,或调涂。生首乌:煎服,3~6 g。

【使用注意】大便泄泻及有痰湿者不宜。

【现代研究】含蒽醌类(如大黄素、大黄酚、大黄素甲醚、大黄酸等),二苯乙烯苷类,酚类,黄酮类,磷脂类等。有增强免疫力,抗氧化,延缓衰老,神经保护,调节血脂等作用。

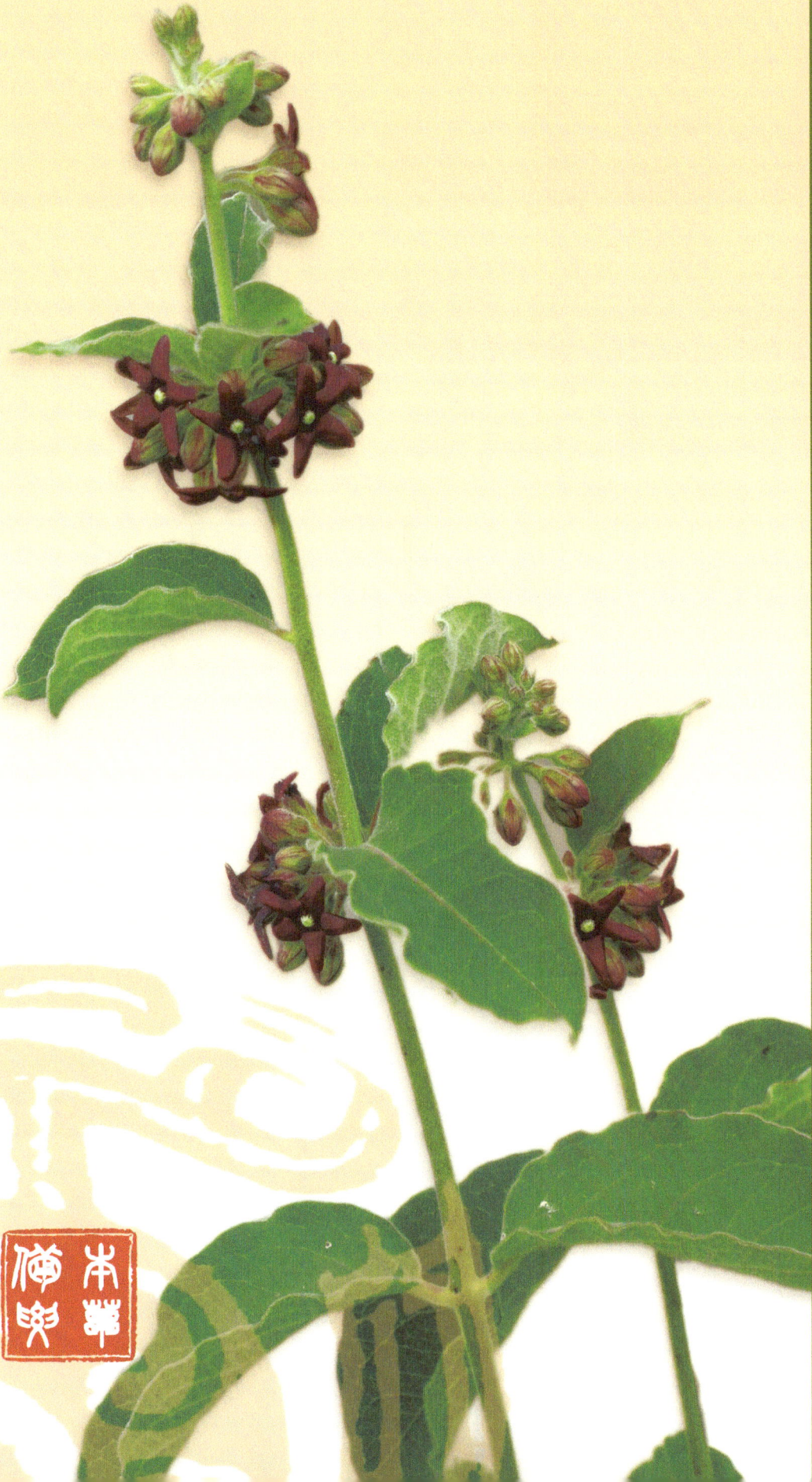

草 部

70 牡丹皮

【古籍原文】泻伏火而补血

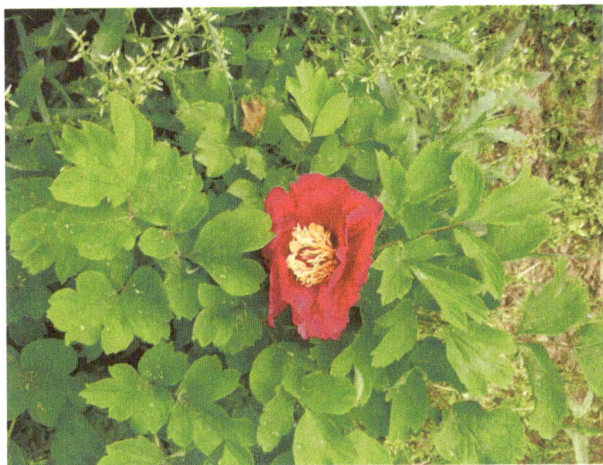

辛、苦,微寒。入手足少阴、心肾。厥阴。心包、肝。泻血中伏火,色丹故入血分。时珍曰:伏火即阴火也,阴火即相火也。世人专以黄柏治相火,不知丹皮之功更胜,故仲景肾气丸用之。和血凉血而生血,血热则枯,凉则生。破积血,积瘀不去则新血不生。通经脉。为吐衄必用之药。血属阴,本静,因相火所逼,故越出上窍。治中风五劳,惊痫瘛疭,筋脉伸缩抽掣为瘛疭。或手足抽掣,口眼㖞斜,卒然眩仆,吐涎身软,时发时止为痫。皆阴虚血热,风火相搏,痰随火涌所致。除烦热,疗痈疮,凉血。下胞胎,退无汗之骨蒸。张元素曰:丹皮治无汗之骨蒸,地骨皮治有汗之骨蒸。神不足者手少阴,志不足者足少阴。故仲景肾气丸用丹皮,治神志不足也。按《内经》云:水之精为志,故肾藏志;火之精为神,故心藏神。

单瓣花红者入药,肉厚者佳。酒拌蒸用。畏贝母、菟丝、大黄,忌蒜、胡荽,伏砒。时珍曰:花白者补,赤者利,人所罕悟,宜分别之。

【药物来源】为毛茛科植物牡丹 *Paeonia suffruticosa* Andr. 的干燥根皮。

【形态特征】落叶小灌木,高 1 ~ 2 m。根粗大。茎直立,枝粗壮,树皮黑灰色。叶互生,纸质。花两性,单生枝顶,直径 10 ~ 20 cm;花瓣 5 片,或为重瓣,倒卵形,紫色、红色、粉红色、玫瑰色、黄色、豆绿色或白色,变异很大。蓇葖果长圆形。花期 4—5 月,果期 6—7 月。

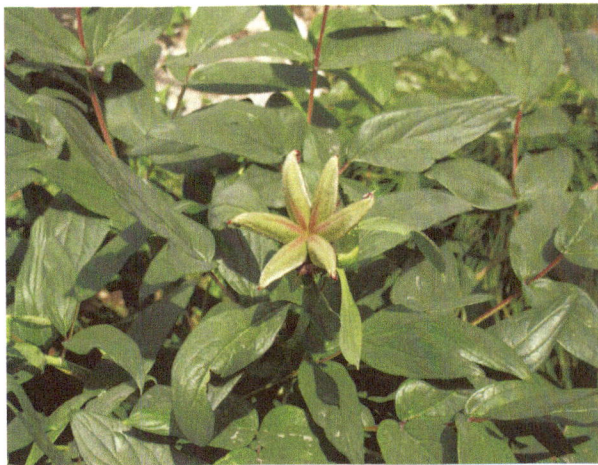

【性味功效】味苦、辛,性微寒。清热凉血,活血化瘀。

【古方选录】《医宗金鉴》加味地骨皮饮:生地、当归、白芍各二钱,川芎八分,牡丹皮三钱,地骨皮三钱,胡连一钱。用法:水煎服。主治:妇女经来内热。

【用法用量】煎服,6 ~ 12 g;或入丸、散。清热凉血宜生用,活血祛瘀宜酒炙用。

【使用注意】血虚有寒、孕妇及月经过多者慎服。

【现代研究】含酚类,单萜基单萜苷类,三萜类,甾醇及其苷类,黄酮类,有机酸类和香豆素类等。有抑制血小板聚集,改善微循环,镇痛消炎,抗肿瘤,增强免疫力等作用。

71 续 断

【古籍原文】补肝肾、理筋骨

苦温补肾,辛温补肝。能宣通血脉而理筋骨。主伤中,补不足。《经疏》云:味甘故然。暖子宫,缩小便,破瘀血。治腰痛胎漏,怀妊沥血,崩带遗精。肠风血痢,《是斋方》:平胃散一两,川续断二钱半,每服二钱,米饭下,治时痢亦验。痈痔肿毒。又主金疮折跌,以功命名。止痛生肌。女科外科,需为上剂。

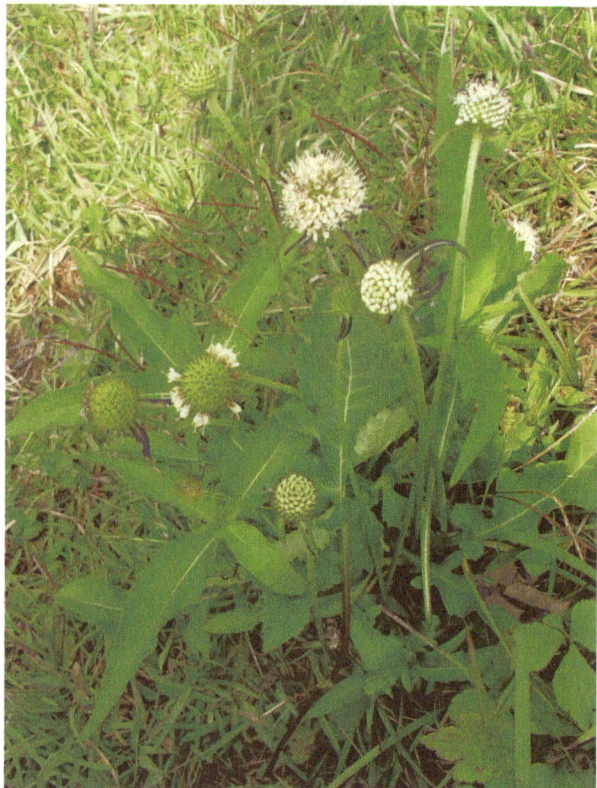

川产良,状如鸡脚,皮黄皱、节节断者真。去向里硬筋,酒浸用。地黄为使。

【药物来源】为川续断科植物川续断 *Dipsacus asperoides* C. Y. Cheng et T. M. Ai 的根。

【形态特征】多年生草本,高 60～200 cm。根 1 至数条,圆柱状,黄褐色,稍肉质,侧根细长疏和。茎直立。基生叶稀疏丛生,具长柄,叶片琴状羽裂;茎生叶中央裂片特长,披针形;上部叶不裂或基部 3 裂。花序头状球形,直径 2～3 cm;花萼四棱状;花冠淡黄白色;雄蕊 4 枚;子房下位。瘦果长倒卵柱状。花期 8—9 月,果期 9—10 月。

【性味功效】味苦、辛,性微温。补肝肾,强筋骨,续折伤,止崩漏。

【古方选录】《扶寿精方》续断丸:续断二两,破故纸、牛膝、杜仲、木瓜、萆薢各一两。用法:上为细末,炼蜜为丸,如梧桐子大。每服 50～60 丸,空心无灰酒送下。主治:腰痛并脚酸腿软。

【用法用量】煎服,9～15 g;或入丸、散。外用鲜品适量,捣敷。

【使用注意】滑精、胎动不安、溺血、失血等证属气虚者忌用。

【现代研究】含三萜及其苷类,环烯醚萜苷类,生物碱类,挥发油类等。具有抗骨质疏松,抗衰老,增强免疫力等作用。

72　骨碎补

【古籍原文】补肾、治折伤

苦温补肾,故治耳鸣,耳鸣必由肾虚。及肾虚久泻。研末,入猪肾煨熟,空心食之。肾主二便,久泻多属肾虚,不可专责脾胃也。肾主骨,故治折伤,以功命名。粥和敷伤处。【《经》曰:肾者胃之关也。前阴利水,后阴利谷。】牙痛。炒黑为末,擦牙,咽下亦良。又入厥阴,心包、肝。能破血止血。入血行伤,故治折伤,粥和末裹伤处。

根似姜而扁长。去毛用,或蜜拌蒸。

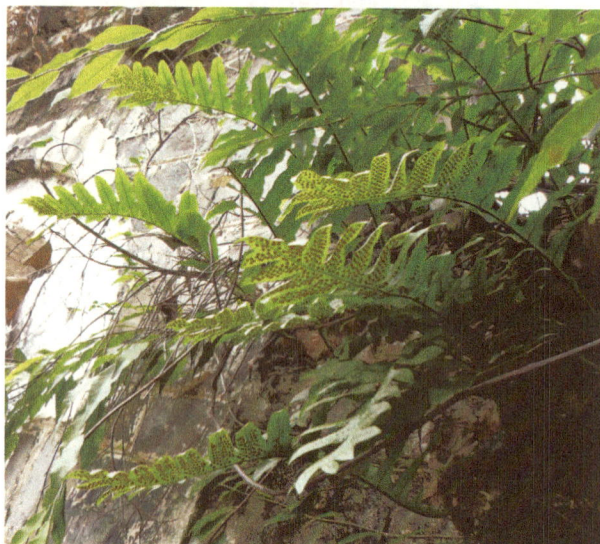

【药物来源】为槲蕨科植物槲蕨 *Drynaria roosii* Nakaike 的根茎。

【形态特征】多年生蕨类植物,植株高 25～40 cm。根状茎横生,粗壮,肉质,密被钻状披针形表鳞片,有绿毛。叶二型,营养叶呈槲叶状,灰棕色,卵形,无柄,干膜质;孢子叶高大,纸质,绿色,无毛,长椭圆形。孢子囊群圆形,沿中脉两侧各排成 2～3 行;无囊群盖。

【性味功效】味苦,性温。疗伤止痛,补肾强骨;外用消风祛斑。

【古方选录】《太平圣惠方》骨碎补散:骨碎补(去毛,麸炒微黄)、自然铜(研细)、虎胫骨(涂酥,炙令黄)、败龟(涂酥,炙微黄)各半两,没药一两。用法:上为细散。每服一钱,以胡桃仁半个,一处烂嚼,用温酒一中盏下之,日三至四次。主治:金疮,伤筋断骨,疼痛不可忍。

【用法用量】煎服,3~9 g;或入丸、散;或浸酒。外用鲜品适量,捣敷,或醋浸涂搽。

【使用注意】阴虚内热及无瘀血者慎服。

【现代研究】含黄酮类如柚皮苷,三萜,酚酸及其苷类等。有抗骨质疏松,促进骨折愈合,增强免疫力,消炎等作用。

73 益母草

【古籍原文】一名茺蔚。通行瘀血、生新血

辛、微苦,寒。入手足厥阴。心包、肝。消水行血,去瘀生新,调经解毒。瘀血去则经调。治血风血运,血痛血淋,胎漏产难,崩中带下。带脉横于腰间,病生于此,故名为带。赤属血,白属气。气虚者,补中益气而兼升提;血虚者,养血滋阴而兼调气。为经产良药,消疗肿乳痈,亦取其散瘀解毒。通大小便。然辛散之药,瞳子散大者忌服。

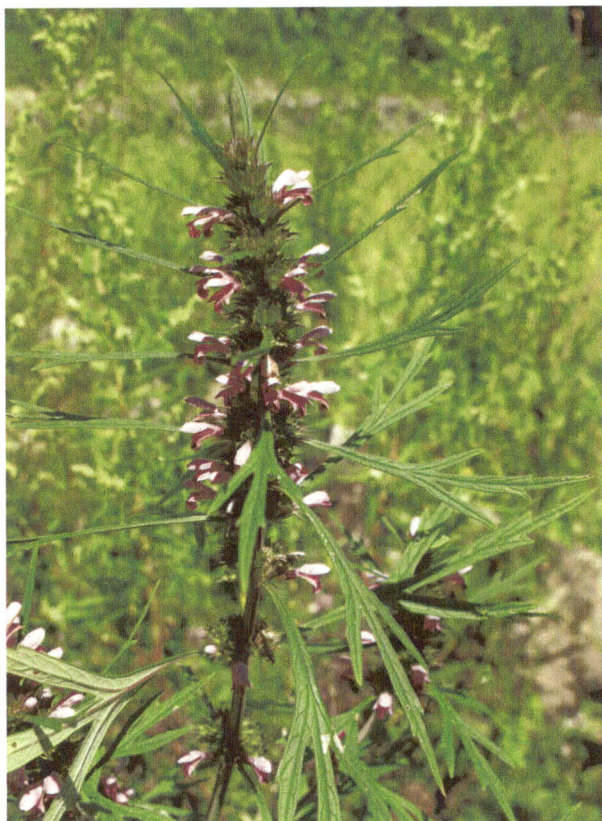

益母子主治略同,调经益精,明目血滞病目者则宜

之活血,顺气逐风,气行则血行,血活则风散。行中有补。治心烦头痛,血虚而热之候。胎产带崩,令人有子。有补阴之功。时珍曰:益母根茎花叶实,皆可同用。若治疗肿胎产,消水行血,则宜并用;若治血分风热,明目调经,用子为良。盖根茎花叶专于行,子则行中有补也。《产宝》济阴返魂丹,小暑端午或六月六日,采益母茎叶花实,为末蜜丸,治胎产百病。《近效方》捣汁熬膏亦良。

忌铁。子微炒用。

【药物来源】为唇形科植物益母草 Leonurus artemisia (Laur.) S. Y. Hu 的地上部分(益母草)及其干燥成熟果实(茺蔚子)。

【形态特征】一年生或二年生草本。茎直立,方形。叶对生;叶片略呈圆形,叶缘 5~9 浅裂,基部心形,上下两面均被短柔毛;花序上的叶呈条状披针形,全缘。轮伞花序;花萼筒状钟形;花冠粉红色或淡紫色,花冠筒内有毛环,中裂片倒心形;雄蕊 4 枚;子房 4 枚,柱头 2 裂。坚果三棱形。花期 6—9 月,果期 7—10 月。

【性味功效】益母草:味苦、辛,性微寒。活血调经,利尿消肿,清热解毒。茺蔚子:味甘、辛,性微寒;有毒。活血调经,清肝明目。

【古方选录】①《妇人良方大全》益母草散:益母草(开花时采,阴干)。用法:上为细末,每服二钱,空心温酒调下,日三次。主治:妇人赤白恶露下不止,久不愈。

②《圣济总录》茺蔚子散:茺蔚子二两,防风(去叉)、川芎、桔梗(锉,炒)、知母(焙)各一两,藁本(去苗土)一两一分,白芷三分,人参一两。用法:上为散。每服一钱匕,空心、食前米饮调下。主治:目撞刺生翳。

【用法用量】益母草:煎服,9~30 g,鲜品 12~40 g;或熬膏;或入丸、散。外用适量,煎水洗,或鲜草捣敷。茺蔚子:煎服,6~9 g;或入丸、散;或捣绞取汁。

【使用注意】益母草:阴虚血少者忌用,孕妇慎用。茺蔚子:肝血不足者及孕妇忌服。

【现代研究】益母草:含生物碱,黄酮,二萜,苷类,脂肪酸,挥发油,环形多肽和锌、铜、锰、铁等。有抑制血小板聚集,改善微循环,抗氧化等作用。

茺蔚子:含生物碱类,黄酮类,脂肪酸类,苯丙醇苷类,二萜类,挥发油类等。有降血压等作用。

74 泽兰

【古籍原文】 通,行血、消水

苦泄热,甘和血,辛散郁,香舒脾。入足太阴、厥阴脾、肝。通九窍,利关节,养血气,长肌肉,破宿血,调月经,消症瘕,散水肿。防己为使。治产后血沥腰痛,瘀行未尽。吐血鼻洪,目痛头风,痈毒扑损。补而不滞,行而不峻,女科要药。古方泽兰丸甚多。

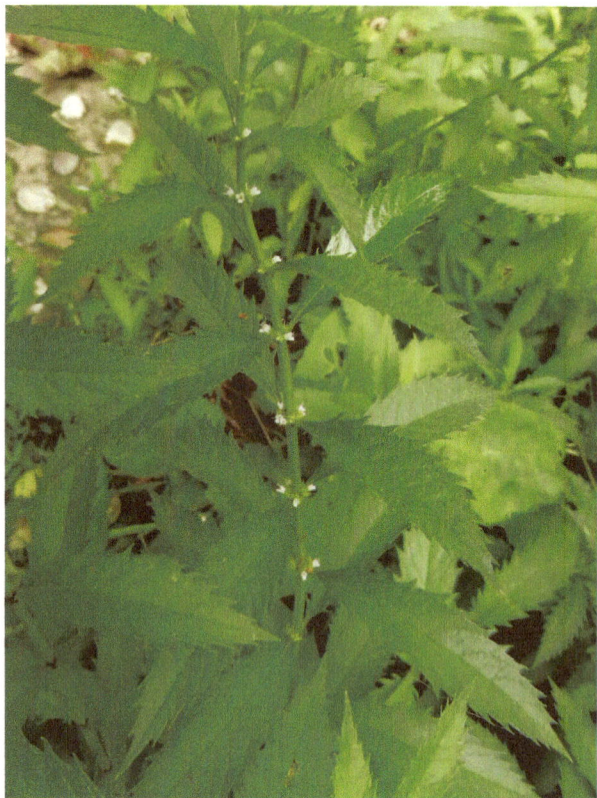

时珍曰:兰草、泽兰,一类二种,俱生下湿。紫茎素枝,赤节绿叶,叶对节生,有细齿。但以茎圆节长、叶光有歧者为兰草;茎微方、节短、叶有毛者为泽兰。嫩时并可挼音那而佩之,《楚词》所谓纫秋兰以为佩是也。朱文公《离骚辨证》曰:必花叶俱香,燥湿不变,方可刈佩。今之兰蕙,花虽香而叶无气,质弱易萎,不可刈佩。吴人呼为香草,俗名孩儿菊。夏日采,置发中,则发不腻,浸油涂发,去垢香泽,故名泽兰。兰草走气分,故能利水道,除痰癖,杀蛊辟恶,而为消渴良药;《经》曰:数食肥甘,传为消渴。治之以兰,除陈气也。泽兰走血分,故能消水肿,涂痈毒,破瘀除症,而为妇人要药。以为今之山兰者,误矣!防己为使。寇宗奭、朱丹溪并以兰草为山兰之叶,李时珍考众说以讥之。按别本云:兰叶甘寒,清肺开胃,消痰利水,解郁调经,闽产者力

胜。【闽产为胜,则是建兰矣。】李士材云:兰叶禀金水之气,故入肺脏,东垣方中尝用之,《内经》所谓治之以兰、除陈气者是也,余屡验之。李时珍又谓东垣所用乃兰草也。其集诸家之言曰:陈《遁斋闲览》云楚《骚》之兰,或以为都梁香,或以为泽兰,或以为猗兰,当以泽兰为正。今之所种如麦门冬者名幽兰,非真兰也。故陈止斋著《盗兰说》以讥之。【既名幽兰,正合《骚》经矣。】方虚谷《订兰说》言古之兰草即今之千金草,俗名孩儿菊者;今之所谓兰,其叶如茅者,根名土续断,因花馥郁,故得兰名。杨升庵云:世以如蒲、萱者为兰,"九畹"之受诬也久矣。【升庵九种,多有未确,故陈文烛作《正杨》以辨之。】又吴草庐有《兰说》云:兰为医经上品,有根有茎,草之植者也。今所谓兰无枝无茎,因黄山谷称之,世遂谬指为《离骚》之兰。寇氏本草溺于流俗,反疑旧说为非。夫医经为实用,岂可诬哉?今之兰果可以利水杀虫而除痰癖乎?其种盛于闽,朱子闽人,岂不识其土产而辨析若此?世俗至今,犹以非兰为兰,何其惑之甚也。昂按:朱子辨兰,援《离骚》纫佩以为证,窃谓纫佩亦骚人风致之词耳。如所云饮木兰之坠露、餐秋菊之落英,岂真露可饮而英可餐乎?又云制芰荷以为衣,集芙蓉以为裳,岂真芰荷可衣、芙蓉可裳乎?宋儒释经执泥,恐未可为定论也。第《骚》经既言秋兰,则非春兰明矣。《本经》既言泽兰,则非山兰明矣。是《离骚》之秋兰,当属《本经》之泽兰无疑也。然《离骚》不常曰春兰兮秋菊乎?不又曰结幽兰而延伫乎?不又曰疏石兰以为芳乎?若秋兰既属之泽兰,将所云春兰、幽兰、石兰者,又不得为山兰,当是何等之兰乎?且山兰为花中最上之品,古今评者,列之梅菊之前,今反屈于孩儿菊之下,以为盗袭其名,世间至贱之草,皆收入本草,独山兰清芬佳品,摈弃不录,何其不幸若斯之甚也!本草杀虫之药最多,皆未必有验,至于行水消痰,固山兰之叶力所优为者也。盖李时珍、陈、方、吴、杨辈,皆泥定陈藏器,以泽兰、兰草为一类二种,遂并《骚》经而疑之。崇泽兰而黜山兰,遂令兰草无复有用之者。不思若以为一类,则《本经》兰草一条,已属重出,何以《本经》兰草反列之上品,而泽兰止为中品乎?况一入气分,一入血分,迥然不同也。又《骚》经言兰者凡五,除木兰人所共识,其余春兰、秋兰、幽兰、石兰,若皆以为孩儿菊,是不特二种一类,且四种一类矣。而以为"九畹"之受诬,岂理也哉!盖《本经》言泽兰,所以别乎山兰;言兰草,明用叶而不用其花也;《骚》经言秋兰,所以别乎春也;言石兰,所以别乎泽也。愚谓秋兰当属泽兰,而春兰、石兰,定是山兰。其曰幽兰,则山兰之别名,以其生于深山穷谷故也。【泽兰町畦贱品,幽字何可当也。】寇氏、朱氏之论,又安可全非也?姑附愚说,以谂多识之士。

【药物来源】 为唇形科植物毛叶地瓜儿苗 *Lycopus lucidus* Turcz. var. *hirtus* Regel 的地上部分。

【形态特征】 多年生草本,高 80~120 cm。地下根茎横走,稍肥厚,白色。茎直立,方形,四棱,中空,茎棱上被白色小硬毛,节上密集硬毛。叶交互对生,披针形至广披针形,先端长锐尖或渐尖,基部楔形,边缘有粗锯齿,近革质;叶柄短。轮伞花序腋生,花小,多数;萼钟形,先端 5 裂;花瓣白色,钟形。坚果扁平。

花期6—9月，果期8—10月。

【性味功效】味苦、辛，性微温。活血调经，祛瘀消痈，利水消肿。

【古方选录】《外台秘要》引《陶隐居效方》泽兰汤：泽兰八分，当归三分，生地黄三分，芍药十分，甘草六分(炙)，生姜十分，大枣十四枚。用法：以水九升，煮取三升，分为三服。主治：产后恶露不尽，腹痛往来，兼满，少气。

【用法用量】煎服，6～12 g；或入丸、散。外用适量，鲜品捣敷，或煎水熏洗。

【使用注意】无瘀血者慎服。

【现代研究】含黄酮类，挥发油类，酚酸类，三萜酸类等。有抗凝血，改善微循环，保护胃黏膜，降血脂，保护肝功能等作用。

75 白微（白薇）

【古籍原文】泻血热

苦、咸而寒。阳明、冲任之药。利阴气，下水气。主中风身热支满，忽忽不知人，阴虚火旺，则内热生风；火气焚灼，故身热支满；痰随火涌，故不知人。血厥，汗出过多，血少，阳气独上，气塞不行而厥，妇人尤多。此证宜白微汤，白微、当归各一两，参五钱，甘草钱半，每服五钱。热淋，温疟洗洗，寒热酸痛，寒热作，则营气不能内营，故酸痛。妇人伤中淋露，血热。《千金》白微散治胎前产后遗尿不知时，白微、芍药等分，酒调服。丹溪曰：此即河间所谓热甚延孔郁结，神无所依，不能收禁之意也。延孔，女人溺孔也。产虚烦呕。仲景安中益气竹皮丸用之。《经疏》曰：古方调经种子，往往用之。盖不孕缘于血热血少，而其源起于真阴不足，阳胜而内热，故营血日枯也。益阴清热，则血自生旺而有子矣，须佐以归、地、芍药、杜仲、苁蓉等药。

似牛膝而短小柔软。去须，酒洗用。恶大黄、大戟、山茱、姜、枣。

【药物来源】为萝藦科植物白薇 *Cynanchum atratum* Bge. 或蔓生白薇 *Cynanchum versicolor* Bge. 的根和根茎。

【形态特征】①白薇：多年生草本，高40～70 cm。全株具白色乳汁。根茎短，簇生多数细长的条状根。茎直立，绿色，圆柱形，通常不分枝。叶对生，具短柄，叶片卵形或卵状长圆形。花多数，在茎梢叶腋密集成伞形聚伞花序；花瓣深紫色。蓇葖果单生。种子多数，卵圆形。花期5—7月，果期8—10月。

②蔓生白薇：特点是植株不具白色乳汁；茎上部缠绕，下部直立；叶质地较薄；花小，初黄绿色，后渐变为紫色。

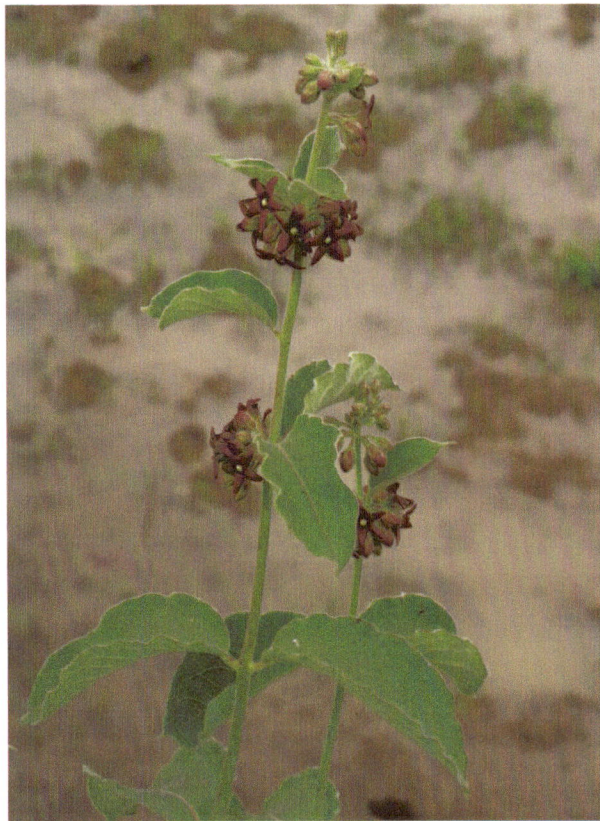

【性味功效】味苦、咸，性寒。清热凉血，利尿通淋，解毒疗疮。

【古方选录】《普济方》引《指南方》白薇汤：白薇三两，紫苏三两，当归二两。用法：上为粗末。每服五钱，水二盏，煎一盏，去滓服。主治：郁冒。

【用法用量】煎服，5～10 g；或入丸、散。外用适量，研末贴，或用鲜品捣烂敷。

【使用注意】血分无热、中寒便滑、阳气外越者慎服。

【现代研究】白薇根中含直立白薇苷 A、B、C、D、E、F，白前苷 C、H，白前苷元 A 和直立白薇新苷 A、B、C、D 等。蔓生白薇根中含蔓生白薇苷 A、B、C、D、E，蔓生白薇新苷和白前苷 H 等。有退热，消炎，镇咳，祛痰，平喘等作用。

76 艾 叶

【古籍原文】宣，理气血；燥，逐寒湿

苦、辛，生温、熟热。纯阳之性，能回垂绝之元阳。通十二经，走三阴，太、少、厥。理气血，逐寒湿，暖子宫，止诸血，温中开郁，调经安胎。胎动腰痛下血，胶艾汤良，阿胶、艾叶煎服。亦治虚痢。治吐衄崩带，治带要药。腹痛冷痢，霍乱转筋，皆理气血、逐寒湿之效。杀蛇治癣，醋煎。外科有用干艾作汤，投白矾二三钱洗疮，然后敷药者。盖人血气冷，必假艾力以佐阳，而艾性又能杀虫也。以之灸音九火，能透诸经而治百病。血热为病者禁用。灸火则气下行，入药则热上冲，不可过剂。丹田气弱，脐腹冷者，以熟艾装袋，兜脐腹甚妙。寒湿脚气，亦宜以此夹入袜内。

陈者良。揉捣如绵，谓之熟艾，灸火用。妇人丸散，醋煮捣饼，再为末用。入茯苓数片同研，则易细。煎服宜鲜者，苦酒醋也，香附为使。艾附丸，调妇人诸病，宋时重汤阴艾，自明成化来，则以蕲州艾为胜，云灸酒坛，一灸便透。《蒙筌》《发明》，并以野艾为真。蕲艾虽香，实非艾种。

【药物来源】为菊科植物艾 *Artemisia argyi* Levl. et Van. 的干燥叶。

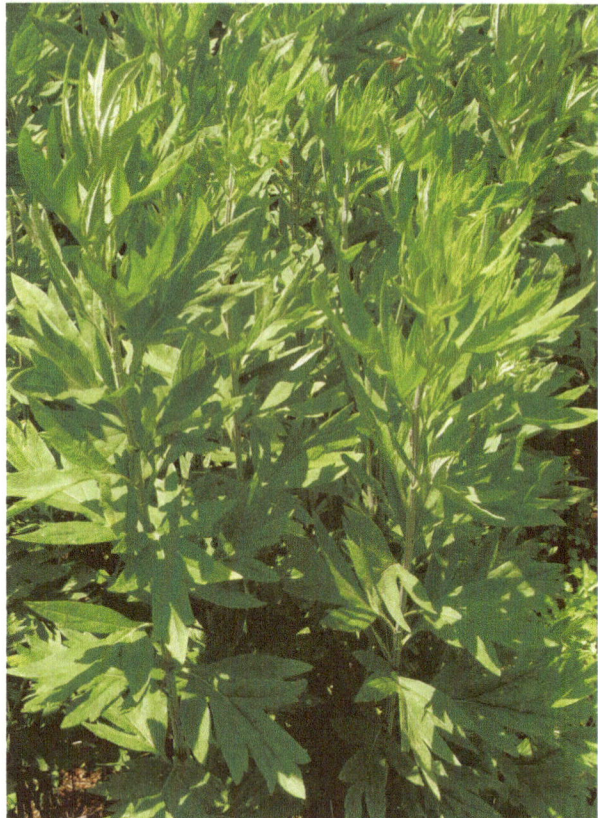

【形态特征】多年生草本，高 50～120 cm。全株密被白色茸毛，中部以上或仅上部有开展及斜升的花序枝。叶互生，下部叶在花期枯萎；中部叶卵状三角形或椭圆形；叶片羽状或浅裂，边缘有齿。头状花序多数，排列成复总状；花带红色，多数；外层雌性，内层

两性。瘦果。花期 7—10 月。

【性味功效】味辛、苦，性温；有小毒。温经止血，散寒止痛；外用祛湿止痒。

【古方选录】《千金要方》艾叶汤：艾叶三两，阿胶三两，川芎二两，当归二两，甘草一两。用法：以水八升，煮取三升，去滓，纳胶令消，分三服，日三次。主治：妊娠 2～3 月至 8～9 月，胎动不安，腰痛，已有所下。

【用法用量】煎服，3～9 g；或入丸、散；或捣汁。外用适量，捣绒作炷或制成艾条，供熏灸或煎水熏洗用。

【使用注意】阴虚血热者慎用。

【现代研究】含挥发油类、黄酮类、多糖、鞣酸、萜类及微量元素等。有抗菌，抗病毒，抗氧化，护肝利胆，抗凝血，抗过敏，增强免疫力等作用。

77 延胡索

【古籍原文】宣，活血、利气

辛、苦而温。入手足太阴肺、脾。厥阴心包、肝经。能行血中气滞，气中血滞，通小便，除风痹。治气凝血结，上下内外诸痛，通则不痛。症瘕崩淋，月候不调，气血不和，因而凝滞，不以时至。产后血运，暴血上冲，折伤积血，疝气危急。为活血利气第一药。然辛温走而不守，独用力迅，宜兼补气血药。通经坠胎，血热气虚者禁用。

根如半夏，肉黄、小而坚者良。酒炒行血。醋炒止血。生用破血，炒用调血。

【药物来源】为罂粟科植物延胡索 *Corydalis yanhusuo* W. T. Wang ex Z. Y. Su et C. Y. Wu 的干燥块茎。

【形态特征】多年生草本。块茎扁球形，断面深黄色。茎直立或倾斜，茎节处常膨大成小块茎。基生叶 2～4 片；茎生叶常 2 片，互生，较基生叶小。总状花序顶生，花冠淡紫红色。种子 1 列，数粒，扁长圆形，黑色。花期 3—4 月，果期 4—5 月。

【性味功效】味辛、苦，性温。活血，行气，止痛。

【古方选录】《太平圣惠方》延胡索散：延胡索、桂心、没药、黄耆(锉)各一两半，当归(锉，微炒)、白蔹、桑寄生各一两，熟干地黄一两半。用法：每服四钱，以

水一中盏,煎至五分,去滓温服,日三至四次。主治:伤折疼痛,筋骨未合,肌肉未生。

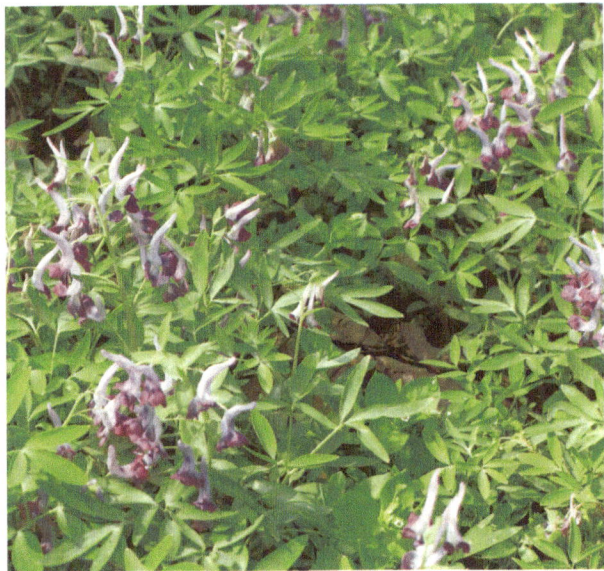

【用法用量】煎服,3～10 g;或研末吞服,一次1.5～3 g;或入丸、散。

【使用注意】血热气虚及孕妇忌服。

【现代研究】含原小檗碱类、阿朴啡类、原阿片类、异喹啉类生物碱和蒽醌类,三萜类,甾体类,氨基酸,有机酸,挥发油等。有解热镇痛,镇静,消炎,抗血栓,抗肿瘤等作用。

78 红 花

【古籍原文】古名红蓝花。通,行血、润燥

辛、苦、甘、温。入肝经而破瘀血,活血,瘀行则血活。有热结于中,暴吐紫黑血者,吐出为好。吐未尽,加桃仁、红花行之。大抵鲜血宜止,瘀血宜行。润燥,消肿止痛。凡血热血瘀,则作肿作痛。治经闭便难,血运口噤,胎死腹中,非活血行血不能下。痘疮血热,本草不言治痘。喉痹不通。又能入心经,生新血。须兼补血药为佐使。

俗用染红,并作胭脂。胭脂活血解毒,痘疔挑破,以油胭脂傅之良。少用养血,多则行血,过用能使血行不止而毙。血生于心包,藏于肝,属于冲、任。红花汁与相类,故治血病。有产妇血闷而死,名医陆氏以红花数十斤煮汤,寝妇于上而熏之,汤冷再加,半日而苏。《金匮》有红蓝花酒,云治妇人六十二种风。

【药物来源】为菊科植物红花 *Carthamus tinctorius* L. 的干燥花。

【形态特征】一年生或二年生草本。茎直立,上部分

枝,白色或淡白色,光滑无毛。叶互生,叶片卵形或卵状披针形,先端渐尖,边缘具不规则锯齿,微抱茎。头状花序顶生,总苞片多层,上部边缘有短齿;全为管状花,两性,初为黄色,渐变为橘红色或红色。瘦果倒卵形。花果期5—8月。

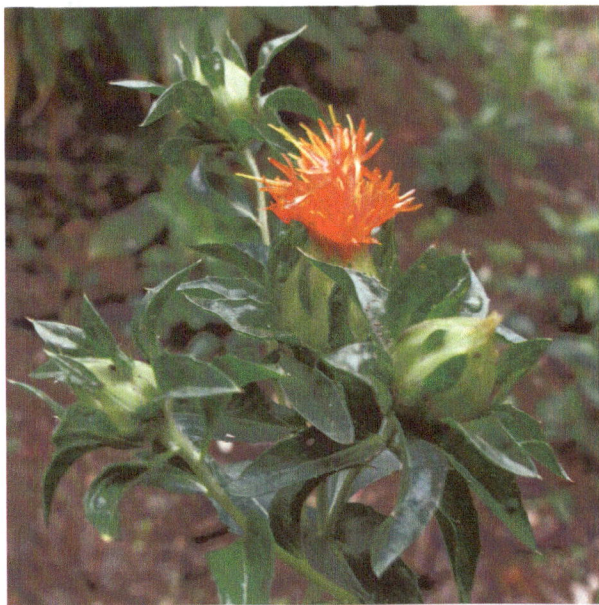

【性味功效】味辛,性温。活血通经,散瘀止痛。

【古方选录】《奇方类编》红花当归散:红花、当归、肉桂、牛膝、赤芍各一两,紫葳、苏木各二两。用法:上为细末,每服二钱,酒调下。主治:妇人月经不至,腰腿疼痛。

【用法用量】煎服,3～10 g;或入丸、散;或浸酒。外用适量,鲜品捣敷,或酒浸、油制涂搽。

【使用注意】孕妇慎用。

【现代研究】含黄酮类,5-羟色胺衍生物类生物碱,木脂素类,脂肪酸类,聚炔类,亚精胺类等。有扩张血管,抗凝血,改善微循环,消炎镇痛,抗氧化等作用。

79 茜 草

【古籍原文】通,行血

色赤入营,气温行滞,味酸走肝,而咸走血。《本经》苦寒。入厥阴心包、肝血分。能行血止血,能行故能止。消瘀通经。又能止吐、崩、尿血。消瘀通经。酒煎一两,通经甚效。治风痹黄疸,疸有五:黄疸、谷疸、酒疸、黄汗疸、女劳疸。此盖蓄血发黄,不专于湿热者也。女劳疸必属肾虚,亦不可以湿热例

治。当用四物、知、柏壮其水，参、术培其气，随证而加利湿清热药。崩运扑损，痔瘘疮疖。血少者忌用。

根可染绛。忌铁。

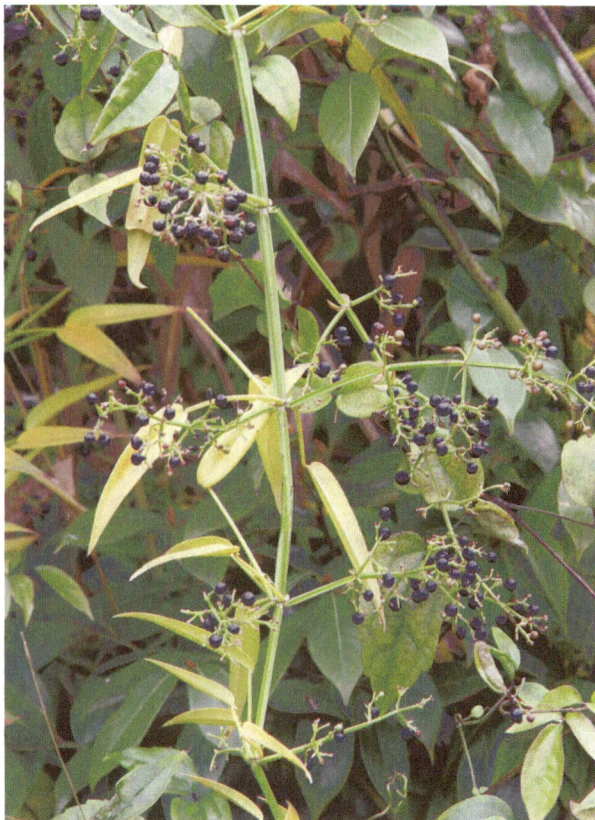

【药物来源】为茜草科植物茜草 *Rubia cordifolia* L. 的干燥根和根茎。

【形态特征】多年生攀援草本。根数条至数十条丛生，外皮紫红色或橙红色。茎4棱形，棱上生多数倒生的小刺。叶4片轮生，具长柄。聚伞花序圆锥状，腋生及顶生；花小，黄白色，5朵。浆果球形，成熟时红紫色或黑色。花期6—9月，果期8—10月。

【性味功效】味苦，性寒。凉血，祛瘀，止血，通经。

【古方选录】《圣济总录》茜草饮：茜草一两（生用）。用法：每服三钱匕，水一盏，煎至七分，去滓，食后放冷服。主治：吐血不止。

【用法用量】煎服，6～10 g；或入丸、散；或浸酒。

【使用注意】脾胃虚寒及无瘀滞者慎服。

【现代研究】含蒽醌类、萘醌类及环己肽类、烯萜类、多糖类等。有止血，消炎，抗菌，抗肿瘤，抗氧化，升高白细胞，增强免疫力等作用。

80　紫　草

【古籍原文】泻血热、滑肠

甘、咸，气寒。入厥阴心包、肝血分。凉血活血，利九窍，通二便。咸寒性滑。治心腹邪气，即热也。水肿五疸，病癣恶疮血热所致及痘疮血热毒盛、二便闭涩者。血热则毒闭，得紫草凉之，则血行而毒出。大便利者忌之。《活幼心书》云：紫草性寒，小儿脾实者可用，脾虚者反能作泻。古方惟用茸，取其初得阳气，以类触类，用发痘疮。今人不达此理，一概用之，误矣。泻者忌用。

去头、须，酒洗。

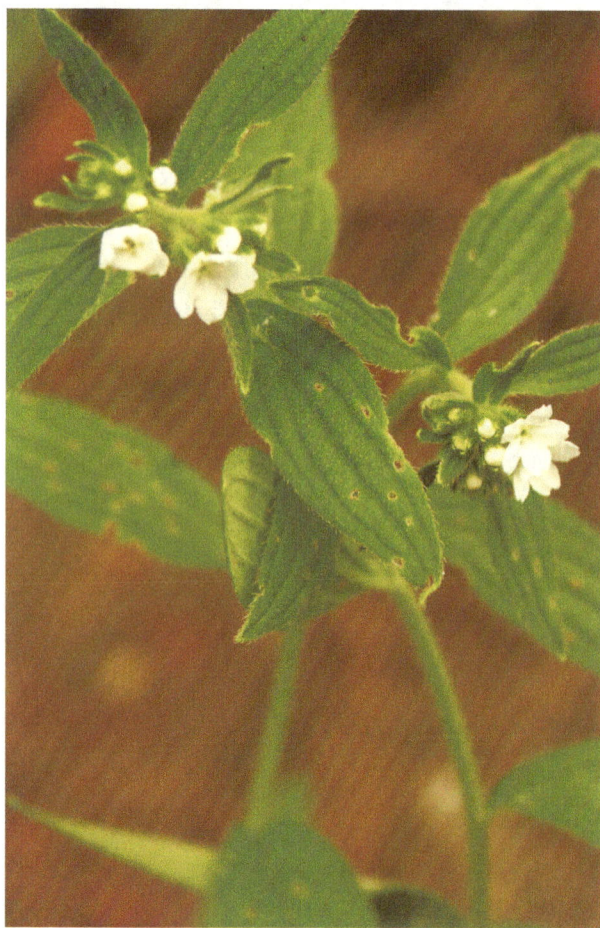

【药物来源】为紫草科植物新疆紫草 *Arnebia euchroma*（Royle）Johnst. 或内蒙古紫草 *Arnebia guttata* Bunge 的干燥根。

【形态特征】①新疆紫草：多年生草本，高15～40 cm，全株被白色或淡黄色长硬毛。根粗壮，略呈圆锥形，主根常与数条侧根扭卷在一起，外皮暗红紫色。茎直立，单一或从基部分成两枝。基生叶丛生，叶线状披针形或线形,无柄。镰状聚伞花序密集于茎上叶腋;花两性,花冠筒状钟形,紫色或淡紫色。小坚果宽卵形,褐色。花期6—7月,果期8—9月。

②内蒙古紫草:根圆锥形或圆柱形,稍扭曲,外皮紫褐色,常呈片状剥离。叶互生,椭圆形、长卵状披针形或匙状线形。花冠鲜黄色。小坚果三角状卵形,淡黄褐色。花期6—8月,果期8—10月。

【性味功效】味甘、咸,性寒。清热凉血,活血解毒,透疹消斑。

【古方选录】《医学入门》加味紫草饮:紫草、白芍、麻黄、甘草各五分。用法:水煎,温服。年壮及北方皮厚之人,加蟾酥、辰砂;血虚出不匀,色不润者,加当归。主治:痘出未透。

【用法用量】煎服,5~10 g;或入散剂。外用适量,熬膏,或加工为油剂外涂。

【使用注意】胃肠虚弱、大便滑泄者慎服。

【现代研究】二者均含萘醌类,苯醌类,生物碱类,苯酚类,酸酚类,三萜酸类,甾醇类,黄酮类及多糖类等。有抗菌,消炎,抗病毒,抗氧化,抗肿瘤及增强免疫力,护肝等作用。

81 凌霄花

【古籍原文】一名紫葳。泻血热

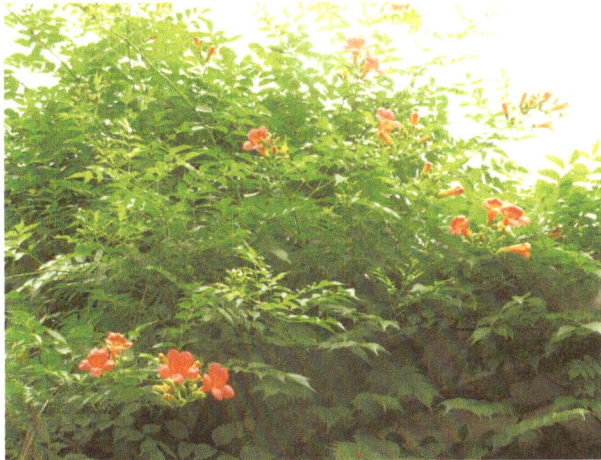

甘、酸而寒。入厥阴心包、肝血分。能去血中伏火,破血去瘀。主产乳余疾,崩带癥瘕,肠结、不大便、血闭,淋泌风痒,血热生风之证。女科多用,孕妇忌之。《本经》云:养胎。《经疏》云:破血之药,非所宜也。肺痈有用之为君药者。凌霄花为末,和蜜陀僧唾调,敷酒齇,甚验。

藤生,花开五瓣,黄赤有点,不可近鼻闻,伤脑。

【药物来源】为紫葳科植物凌霄 *Campsis grandiflora* (Thunb.) Schum. 或美国凌霄 *Campsis radicans* (L.) Seem. 的干燥花。

【形态特征】①凌霄:攀援藤本,借气生根攀附于它物上。茎黄褐色,具棱状网裂。叶对生,奇数羽状复叶,小叶7~9片,卵形至卵状披针形。花序顶生,圆锥状;花大,花冠橘红色。蒴果长如豆荚,具子房柄。种子多数,扁平。花期7—9月,果期8—10月。

②美国凌霄:特点是小叶9~11片,椭圆形至卵状长圆形,先端尾尖;花冠漏斗形,直径较凌霄小,橙红色至浓红色;花期7—10月,果期11月。

【性味功效】味甘、酸,性寒。活血通经,凉血祛风。

【古方选录】《医方大成》引《澹寮方》凌花散:当归(酒浸)、凌霄花、刘寄奴、红花(酒浸,候煎药一至二沸即入)、官桂(去皮)、牡丹皮(洗)、川白芷、赤芍药、延胡索各等分。用法:每服四钱,水一盏,酒半盏,煎八分,再入红花煎,热服。主治:妇人月水不行,发热腹胀。妇人腹满,身体疼痛,瘦淬食少,发热自汗。

【用法用量】煎服,5~9 g;或入散剂。外用适量,研末调涂,或煎汤熏洗。

【使用注意】孕妇慎用。

【现代研究】含脂肪醇,脂肪酮,脂肪酸,酚酸,五环三萜,黄酮类及花色素,环烯醚萜及其苷,苯丙素苷,挥发油等。有抑制子宫平滑肌收缩,消炎镇痛,抗氧化,抑制血栓形成,改善微循环等作用。

82 大、小蓟

【古籍原文】泻,凉血

甘,温。《大明》曰凉。皆能破血下气,行而带补。治吐衄肠痈,女子赤白沃,安胎。凉血之功。小蓟力微,能破瘀生新,保精养血,退热补虚,不能如大蓟之消痈肿。丹溪曰:小蓟治下焦结热血淋。《本事方》:一人冷气入阴囊,肿满疼痛,煎大蓟汁服,立瘥。

两蓟相似,花如髻。大蓟茎高而叶皱,小蓟茎低而叶不皱。皆用根。

【药物来源】大蓟为菊科植物蓟 *Cirsium japonicum*

Fisch. ex DC. 的地上部分;小蓟为菊科植物刺儿菜 *Cirsium setosum*（Willd.）MB. 的干燥地上部分。

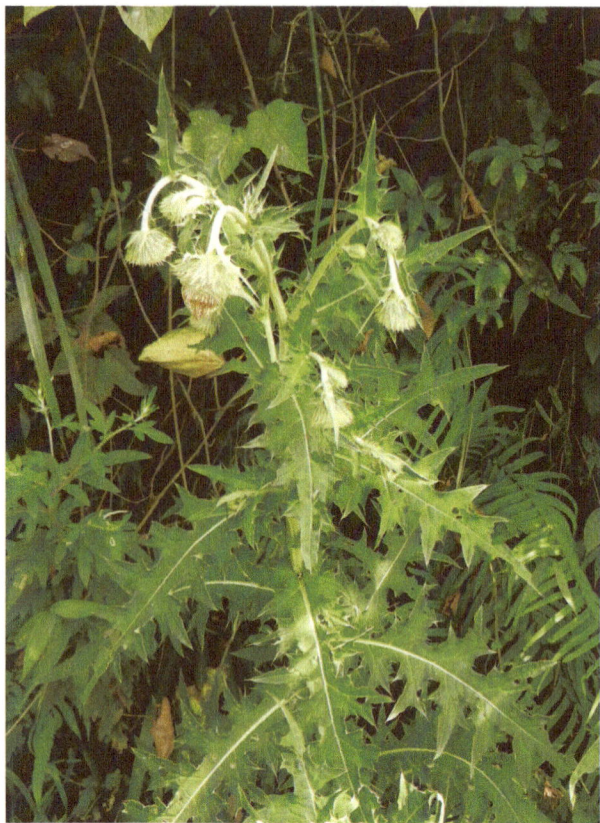

【形态特征】①蓟:多年生草本。块根纺锤状或萝卜状。茎直立,高 30 ~ 80 cm,茎枝有条棱,被长毛。基生叶具柄,叶片倒披针形或倒卵状椭圆形;自基部向上的叶渐小。头状花序单一或数个生于枝端集成圆锥状;花两性,全部为管状花;花冠紫色或紫红色。瘦果长椭圆形,稍扁。花期 5~8 月,果期 6~8 月。

②刺儿菜:多年生草本。根状茎长。茎直立,茎无毛或被蛛丝状毛。基生叶花期枯萎,下部叶和中部叶椭圆形或椭圆状披针形。头状花序单生于茎端;雌雄异株,花冠紫红色。瘦果椭圆形或长卵形,略扁平。花期 5—6 月,果期 5—7 月。

【性味功效】味甘、苦,性凉。凉血止血,散瘀,解毒,消痈。

【古方选录】①《十药神书》十灰散:大蓟、小蓟、荷叶、侧柏叶、茅根、茜根、山栀、大黄、牡丹皮、棕榈皮各等分。用法:各烧灰存性,研极细末,用纸包,碗盖于地上一夕,出火毒。用时先将白藕捣汁或萝卜汁磨京墨半碗,食后调服五钱。主治:呕血、吐血、咯血、嗽血。

②《济生方》小蓟饮子:生地黄、小蓟、滑石、木通、蒲黄(炒)、藕节、淡竹叶、当归(酒浸)、山栀子、炙甘草各等分。用法:上咬咀,每服半钱,水煎,空心服。主治:下焦瘀热。

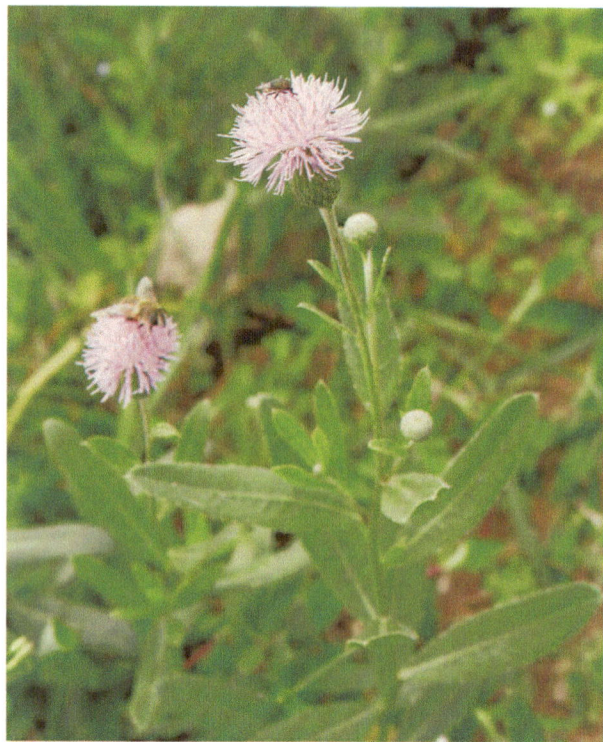

【用法用量】大蓟:煎服,9 ~ 15 g,鲜品可用 30 ~ 60 g;或入丸、散。外用适量,捣敷。用于止血宜炒炭用。小蓟:煎服,5 ~ 12 g;或入丸、散。外用适量,捣敷。用于止血宜炒炭用。

【使用注意】脾胃虚寒而无瘀滞者忌服。

【现代研究】大蓟含三萜类和甾体类,挥发油类,木脂素类,长链炔醇类,黄酮类和黄酮苷类等。小蓟含黄酮类,有机酸类等。有抗菌,降血压,降血脂,止血等作用。

83　三　七

【古籍原文】亦名山漆。泻,散瘀、定痛

甘、苦,微温。散血定痛。治吐血衄血,血痢血崩,目赤痈肿,醋磨涂即散。已破者为末掺之。为金疮杖疮要药。杖时先服一二钱,则血不冲心。杖后敷之,去瘀消肿易愈。大抵阳明、厥阴血分之药,故治血病。

此药近时始出,军中恃之。从广西山洞来者,略似白及、地黄,有节,味微甘,颇似人参。以末掺猪血

中,血化为水者真。近出一种,叶似菊、艾而劲厚,有歧尖,茎有赤棱,夏秋开黄花,蕊如金丝,盘纽可爱,而气不香。根大如牛蒡,味甘。极易繁衍。云是三七,治金疮折伤血病甚效,与南中来者不同。

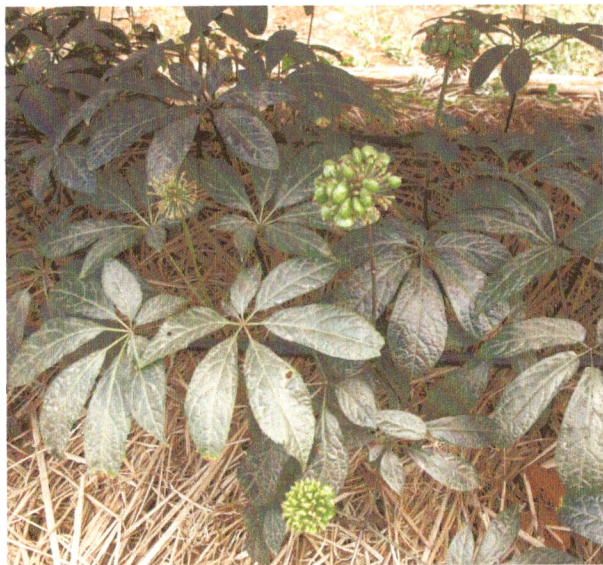

【药物来源】为五加科植物三七 *Panax notoginseng* (Burk.) F. H. Chen 的干燥根和根茎(三七),菊科植物菊叶三七 *Gymura segetum* (Lour.) Merr. 的根或全草(菊叶三七、土三七)。

【形态特征】①三七:多年生草本,高达 30 ~ 60 cm。根茎短,具有老茎残留痕迹。根粗壮、肉质,倒圆锥形或短圆柱形,外皮黄绿色至棕黄色。茎直立;光滑无毛,绿色或带多数紫色细纵条纹。掌状复叶,叶柄细长。总花梗从茎端叶柄中央抽出,直立;伞形花序单独顶生,花多数两性;花瓣 5 片,长圆状卵形,黄绿色。核果浆果状,近于肾形。花期 6—8 月,果期8—10 月。

②菊叶三七:多年生草本。宿根肉质,肥大,土褐色,具疣状突起及须根,断面灰黄白色。茎直立,具纵棱,绿色略带紫色。基生叶簇生,匙形;茎下部叶和中部叶互生,长椭圆形,羽状分裂,裂片卵形至披针形;茎上部叶渐小,卵状披针形。头状花序排成伞房状;花两性,筒状,金黄色,花冠先端 5 齿裂;花柱基部小球形。瘦果狭圆柱形,冠毛丰富。花期9—10 月。

【性味功效】三七:味甘、微苦,性温。散瘀止血,消肿止痛。菊叶三七:味甘、微苦,性温。止血散瘀,消肿止痛,清热解毒。

【古方选录】①《医碥》行血破瘀汤:三七、当归、玄胡、乳香、没药、血竭、苏木、灵脂、赤芍、红花。用法:水煎服。主治:跌扑损折蓄血,肿痛发热。

②《本草纲目拾遗》引《延绿堂》:土三七(春夏用叶,秋冬用根)。用法:捣汁一盅,用水酒浆和匀,灌入自效。主治:急慢惊风。

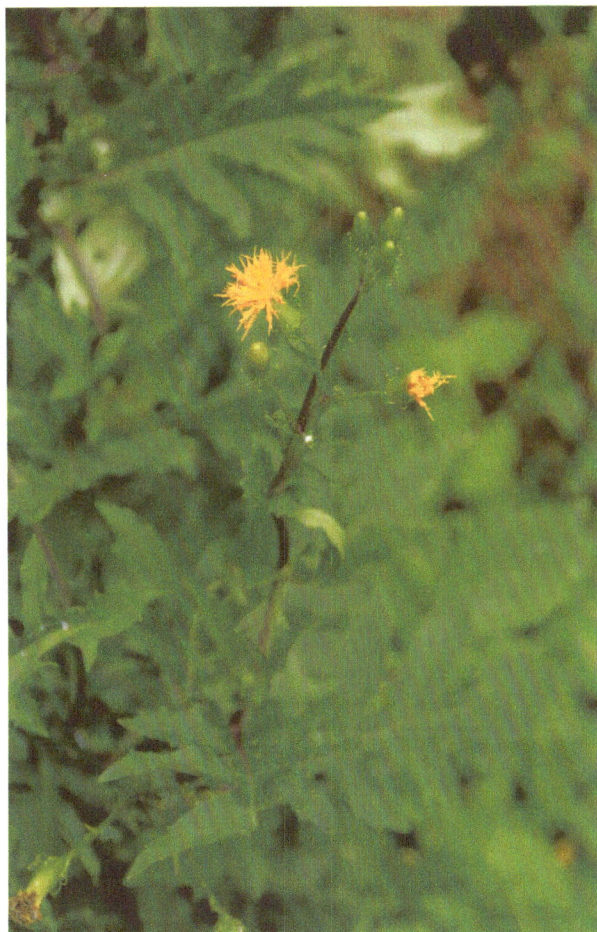

【用法用量】三七:煎服,3 ~ 9 g;或研粉吞服,每次1 ~ 3 g;或入丸、散。外用适量,磨汁涂,或研末调敷。菊叶三七:煎服,根 3 ~ 15 g,全草或叶 10 ~30 g;或研末,1.5 ~ 3 g。外用适量,鲜品捣敷,或研末敷。

【使用注意】孕妇慎用。

【现代研究】三七:含皂苷类,黄酮类,挥发油类,氨基酸类,多糖类等。有扩张血管,改善微循环,促进血小板聚集,增强血小板功能,抗血栓,补血,保护心肌,消炎,抗氧化等作用。

菊叶三七:含千里光宁碱,千里光菲灵碱,菊三七碱甲,菊三七碱乙等,并含 D - 甘露醇,琥珀酸,

5－甲基嘧啶，腺嘌呤，氯化铵，芸香苷等。有促凝血，抗疟等作用。

84 地 榆

【古籍原文】涩，止血

苦，酸，微寒。性沉而涩，本草未尝言涩，然能收汗止血，皆酸敛之功也。入下焦，除血热。治吐衄崩中，血虚禁用。肠风、血鲜者为肠风，随感而见也；血瘀者为脏毒，积久而发也。粪前为近血，出肠胃；粪后为远血，出肺肝。血痢。苏颂曰：古方断下多用之。【苏颂，著《本草图经》。】寇宗奭曰：虚寒泻痢及初起者忌用。

似柳根，外黑里红。取上截，炒黑用。梢反行血。得发良。恶麦冬。

【药物来源】为蔷薇科植物地榆 Sanguisorba officinalis L. 或长叶地榆 Sanguisorba officinalis L. var. longifolia (Bert.) Yü et Li 的根。

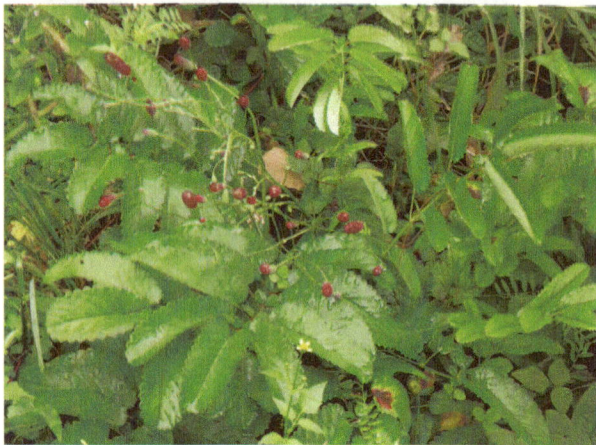

【形态特征】①地榆：多年生草本。根多呈纺锤形，表面棕褐色或紫褐色，有纵皱纹及横裂纹。茎直立，有棱。基生叶为羽状复叶；小叶有短柄，叶片卵形或长圆形。穗状花序顶生，圆柱形，花小而密集；花被4裂；花瓣状，紫红色。瘦果椭圆形，褐色，花被宿存。花期7—10月，果期9—11月。

②长叶地榆：特点是基生叶小叶带状长圆形至带状披针形，基部微心形、圆心形至宽楔形，茎生叶较多；花穗长圆柱形，雄蕊与萼片近等长。

【性味功效】味苦、酸、涩，性微寒。凉血止血，解毒敛疮。

【古方选录】《洞天奥旨》三真汤：地榆一斤。用法：水十碗，煎三碗，再用生甘草二两、金银花一两，同煎一碗，服一剂，服完则消，不须两服也，俱神效。主治：大小肠痈。

【用法用量】煎服，6～15 g，鲜品30～120 g；或入丸、散；亦可绞汁内服。外用适量，煎水或捣汁外涂；或研末外撒；或鲜品捣烂外敷。

【使用注意】脾胃虚寒、中气下陷、冷痢泄泻、崩漏带下、血虚有瘀者均应慎用。

【现代研究】根中含多种鞣质成分，没食子酰金缕梅糖衍生物，多种3－黄烷－醇衍生物，地榆糖苷，地榆皂苷，甜茶皂苷；根茎中可分离出右旋儿茶精、右旋没食子儿茶精等；茎叶富含黄酮类。有止血，消炎，促进伤口愈合，抗菌及镇吐等作用。

85 蒲 黄

【古籍原文】生滑，行血；炒涩，止血

甘，平。厥阴心包、肝血分药。生用性滑，行血消瘀，通经脉，利小便，祛心腹膀胱寒热。同五灵脂，治心腹血气痛，名失笑散。疗扑打损伤，疮疖诸肿。一妇舌胀满口，以蒲黄频掺，比晓乃愈。宋度宗舌胀满口，御医用蒲黄、干姜末等分，搽之愈。时珍曰：观此则蒲黄之凉血、活血可知矣。盖舌为心苗，心包相火，乃其臣使，得干姜，是阴阳相济也。炒黑性涩，止一切血，崩带泄精。

香蒲，花中蕊屑，汤成入药。

【药物来源】为香蒲科植物水烛香蒲 Typha angustifolia L.、东方香蒲 Typha orientalis Presl. 或同属植物的干燥花粉。

【形态特征】①水烛香蒲：多年生草本，高1.5～3 m。根茎匍匐，须根多。叶狭线形。花小，单性，雌雄同株；穗状花序长圆柱形，褐色；雄花序在上部，雌花序在下部；雄蕊2～3枚，雌花具小苞片。坚果细小，无槽。花期6—7月，果期7—8月。

②东方香蒲：多年生草本。叶条形，基部鞘状抱茎。穗状花序圆柱状，雄花序与雌花序彼此连接；雄花序在上，雌花序在下；雌花无小苞片，有多数基生的白色长毛，与柱头近等长；不育雌蕊棍棒状。小坚果有1条纵沟。

【性味功效】味甘，性平。止血，化瘀，通淋。

【古方选录】《圣济总录》蒲黄丸:蒲黄三两(微炒),龙骨二两半,艾叶一两。用法:上三味,捣罗为末,炼蜜和丸,梧桐子大。每服二十丸,煎米饮下,艾汤下亦得,日再。主治:妇人月候过多,血伤漏下不止。

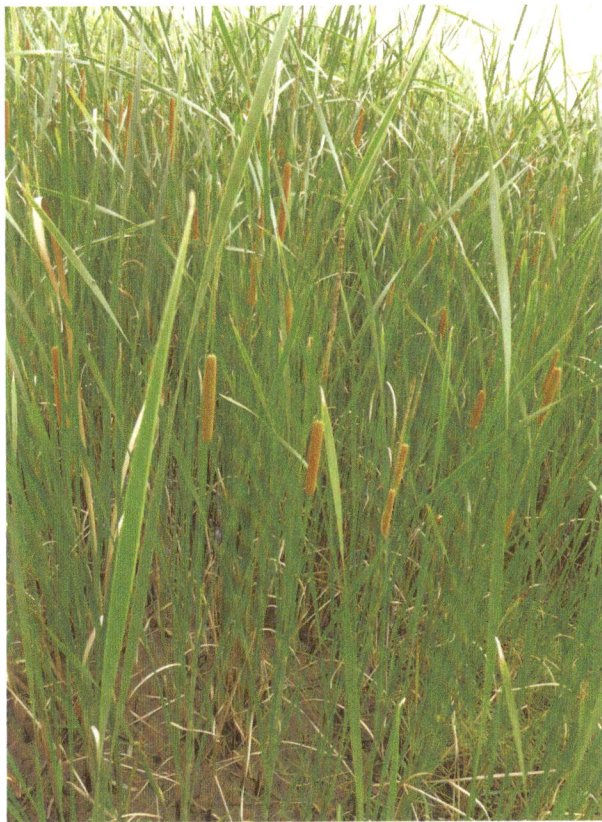

【用法用量】煎服,5～10 g,入汤剂宜包煎;或入丸、散。外用适量,涂敷患处。

【使用注意】孕妇慎用。

【现代研究】含黄酮类,甾醇类,挥发油类,多糖,氨基酸和钛、铝、硼、铬、铜、汞、铁、碘、钼、硒、锌等。有增加冠脉血流量,抗低压缺氧,降血脂,抗动脉粥样硬化,影响免疫功能,消炎等作用。

86 卷柏

【古籍原文】生:泻,行血;炙:涩,止血

生用辛平,破血通经,治症瘕淋结;炙用辛温,止血,治肠风脱肛。

生石上,拳挛如鸡足,俗呼万年松。凡使,盐水煮半日,井水煮半日,焙用。

【药物来源】为卷柏科植物卷柏 *Selaginella tamariscina*(Beauv.)Spring 或垫状卷柏 *Selaginella pulvinata*

(Hook. et Grev.)Maxim. 的干燥全草。

【形态特征】①卷柏:多年生草本,高 5～15 cm。主茎短或长,直立,下着须根。各枝丛生,直立,干后拳卷,密被覆瓦状叶。叶小、异形,交互排列;侧叶披针状钻形;中叶两行,卵圆状披针形。孢子叶三角形;孢子囊穗生于枝顶,四棱形;孢子囊肾形,大小孢子排列不规则。

②垫状卷柏:与卷柏相似,根散生,不聚生成干,分枝多而密。腹叶并行,指向上方,肉质,全缘。

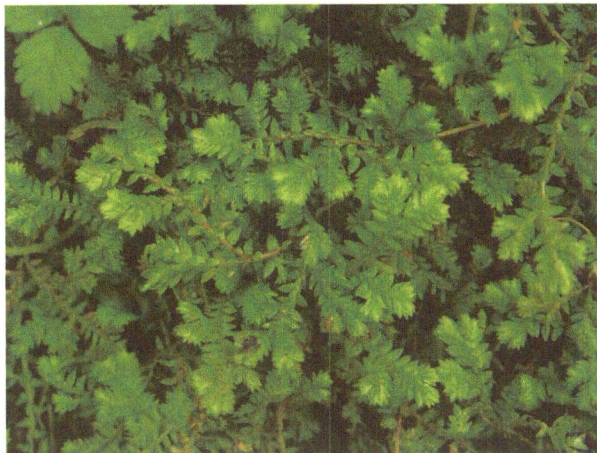

【性味功效】味辛,性平。活血通经。

【古方选录】《太平圣惠方》卷柏散:卷柏、阿胶(捣碎,炒令黄燥)、龙骨、当归(锉,微炒)、熟艾(微炒)、熟干地黄各半两。用法:每服二钱,煎黑豆汤调下,不拘时候。主治:妊娠伤动,腹痛下血,心烦。

【用法用量】煎服,5～10 g;或入丸、散。外用适量,研末涂敷。

【使用注意】孕妇慎用。

【现代研究】含黄酮类,炔酚类,苯丙素类等。有抗肿瘤,抗病毒,抗菌,抗氧化,抗衰老,降血糖等作用。

87 蔺茹

【古籍原文】泻,破血

辛,寒,有小毒。蚀恶肉,排脓血,杀疥虫,除热痹,破症瘕。《内经》同乌鲗骨,治妇人血枯。

根如莱菔,皮黄肉白。叶长微阔,折之有汁。结实如豆,一颗三粒。甘草为使。

【药物来源】为大戟科植物狼毒 *Euphorbia fischeriana* Steud. 的干燥根。

【形态特征】多年生草本,植株具白色乳汁。根肥厚,肉质,长圆锥形,外皮红褐色或褐色。茎中部以上的叶3~5片轮生,叶片长圆形。多歧聚伞花序顶生,具5根伞梗;杯状总苞外面有柔毛,杯内有多数雄花,每朵花具1枚雄蕊,雌花1朵,具1枚雌蕊;子房扁圆形,花柱3出。蒴果宽卵形。花期5—6月,果期6—7月。

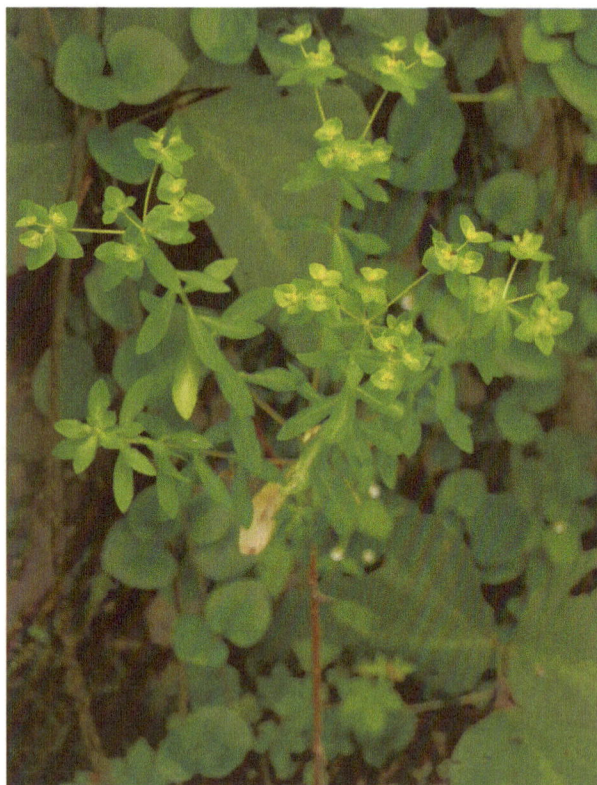

【性味功效】味辛,性平;有毒。散结,逐水,止痛,杀虫。

【古方选录】《卫生宝鉴》茼茹散:水银一钱,好茶二钱,茼茹三钱,轻粉少许。用法:上药研为细末。每次用量不限,用油调搽患处。主治:疥疮经久不愈者。

【用法用量】熬膏外敷。

【使用注意】本品有毒,不宜内服,不宜与密陀僧同用。

【现代研究】含萜类,蒽醌类,甾类,醇类等。有抑制肿瘤细胞增殖,抑菌,抗惊厥,止痛等作用。

88 菴蔄子(庵蔄子)

【古籍原文】泻,行水,散血

苦、辛,微寒。《别录》微温。入肝经血分。行水散血,散中有补。治阳痿经涩,腰膝骨节重痛,产后血气作痛,闪锉折伤。扑打方多用之。能制蛇。见之则烂。

叶似菊而薄,茎似艾而粗。薏苡为使。

【药物来源】为菊科植物庵蔄 Artemisia keiskeana Miq. 的果实。

【形态特征】多年生草本,茎高30~100 cm。主根明显,侧根多数;根状茎短,有少数营养枝。茎直立,常丛生,具柔毛,中部以上常分枝。下部叶在花期枯萎,中部叶倒卵形到卵状匙形。头状花序多数,于茎顶和分枝上排列成疏散的复总状花序;雌花6~10朵;中间两性花13~18朵,淡黄色。瘦果长约2 mm。花果期8—11月。

【性味功效】味辛、苦,性温。活血散瘀,祛风除湿。

【古方选录】《太平圣惠方》庵蔄子酒:庵蔄子一斤,桃仁二两(汤浸,去皮尖),大麻仁二升。用法:上药捣令碎,于瓷瓶内,以酒二斗,浸,密封头。五日后,每服暖饮三合,渐加至五合,日三服。主治:妇人夙有风冷,留血结聚,月水不通。

【用法用量】煎服,5~10 g;或浸酒;或捣汁;或入丸、散。

【使用注意】无瘀滞湿热者慎服,孕妇忌服。

89 郁 金

【古籍原文】宣,行气解郁;泻,凉血破瘀

辛、苦,气寒。纯阴之品,其性轻扬上行,入心及包络,兼入肺经。凉心热,散肝郁,下气破血。行滞气,亦不损正气;破瘀血,亦能生新血。治吐衄尿血,妇人经脉逆行,经不下行,上为吐衄诸证。用郁金末,加韭汁、姜汁、童便服,其血自清。痰中带血者,加竹沥。血气诸痛,产后败血攻心,癫狂失心,癫多喜笑,尚知畏惧,证属不足;狂多忿怒,人莫能制,证属有余。此病多因惊忧,瘀血塞于心窍所致。郁金七两,白矾三两,米糊丸服,名白金丸。郁金入心散恶血,明矾化顽痰故也。痘毒入心。郁金一两,甘草二钱半,煮干,焙,研末,冰片五分,每用一钱,加猪血五七滴,新汲水下。治斑痘始有白泡,忽搐入腹,紫黑无脓。下蛊毒。同升麻服,不吐则下。

出川广,体锐圆如蝉肚,外黄内赤,色鲜微香,味苦带甘者真。市人多以姜黄伪之。

【药物来源】 为姜科植物温郁金 *Curcuma wenyujin* Y. H. Chen et C. Ling、姜黄 *Curcuma longa* L.、广西莪术 *Curcuma kwangsiensis* S. G. Lee et C. F. Liang 或蓬莪术 *Curcuma phaeocaulis* Val. 的干燥块根。

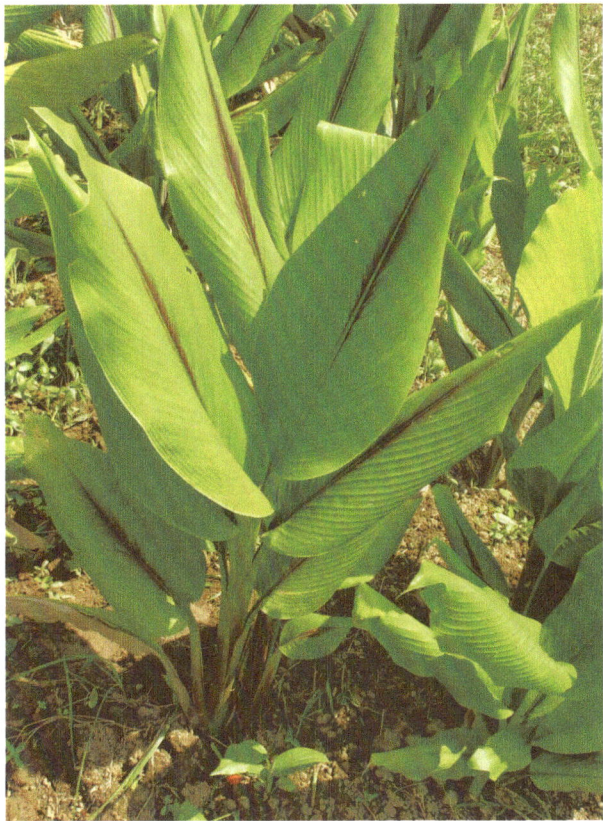

【形态特征】 ①温郁金：多年生草本，高 80～160 cm。主根茎陀螺状，侧根茎指状，内面柠檬色。须根细长，末端常膨大成纺锤形块根，内面白色。叶片宽椭圆形，叶柄短。穗状花序圆柱状，先叶于根茎处抽出；花冠管漏斗状，白色。花期4—6月。

②姜黄：多年生草本，高 1～1.5 m。根茎发达，成丛，分枝呈椭圆形或圆柱状，橙黄色，极香。根粗壮，末端膨大成块根。叶基生，叶片长圆形或窄椭圆形。花葶由叶鞘中抽出，穗状花序圆柱状，花冠管漏斗形，淡黄色。花期8月。

③广西莪术：多年生草本，高 50～110 cm。主根茎卵圆形，侧根茎指状，断面白色或微黄色。须根末端常膨大成纺锤形块根，断面白色。叶基生，叶柄长度为叶片长度的1/4，叶片长椭圆形。穗状花序从根茎中抽出，圆柱形；花冠近漏斗状，花瓣3片，粉红色，长圆形。花期5—7月。

④蓬莪术：多年生宿根草本。根茎卵圆形块状。

叶片长圆状椭圆形或狭卵形，叶柄长度约为叶片长度的1/3。圆柱状穗状花序，具总梗，花密，花冠裂片3片；唇瓣圆形，淡黄色。蒴果卵状三角形，光滑。种子长圆形，具假种皮。花期3—5月。

【性味功效】 味辛、苦，性寒。活血止痛，行气解郁，清心凉血，利胆退黄。

【古方选录】《杂病源流犀烛》郁金散：郁金、槐花各一两。用法：每服二钱，淡豉汤送下。主治：溺血。

【用法用量】 煎服，3～10 g；或入丸、散。疏肝止痛宜醋炙用。

【使用注意】 不宜与丁香、母丁香同用。

【现代研究】 四者均含挥发油类，萜类，姜黄素类等。有抗肿瘤，消炎，镇痛，抗氧化，抗血栓，护肝等作用。

90 姜黄

【古籍原文】 泻，破血、行气

苦、辛。《本草》大寒。藏器、大明曰热。色黄，入脾兼入肝经。理血中之气，下气破血，除风消肿，功力烈于郁金。治气胀血积，产后败血攻心，通月经，疗扑损。片子者能入手臂，治风寒湿痹。血虚臂痛者勿用。时珍曰：入臂治痛，其兼理血中之气可知。

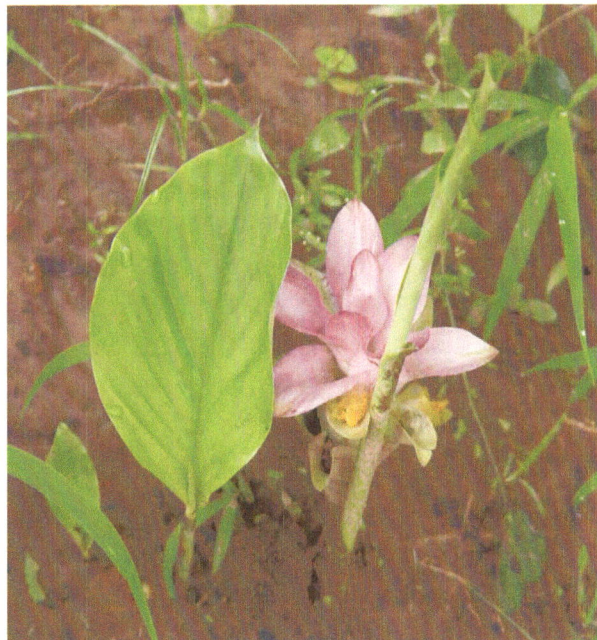

出川广。陈藏器曰：郁金苦寒色赤，姜黄辛温色黄，莪味苦色青，三物不同，所用各别。《经疏》曰：姜黄主治，介乎三棱、郁金之间。时珍曰：姜黄、郁金、莪莲，形状功用，大略相近。但郁金入心，专治血;姜黄入脾,兼治血中之气;莶入肝,治气中之血,稍为不同。今时以扁如干姜者,为片子姜黄;圆如蝉腹者,为蝉肚郁金,并可染色。莶形虽似郁金,而色不黄也。

【药物来源】为姜科植物姜黄 *Curcuma Longa* L. 的干燥根茎。

【形态特征】同"郁金"条②。

【性味功效】味辛、苦,性温。破血行气,通经止痛。

【古方选录】《圣济总录》姜黄散:姜黄、丁香、当归(切,焙)、芍药各半两。用法:每服二钱匕,温酒调下,不拘时候。经脉欲来先服此药。主治:室女月水滞涩。

【用法用量】煎服,3～10 g;或入丸、散。外用适量,研末调敷。

【使用注意】血虚无气滞血瘀者及孕妇慎服。

【现代研究】含姜黄素类,倍半萜类,多糖类,挥发油类,甾醇,脂肪酸及钾、钠、镁、钙、锰、铁、铜、锌等。有利胆、抗氧化、抗肿瘤、消炎、清除自由基、降血脂、抗微生物等作用。

91 莪 莶

【古籍原文】音述。泻,破血、行气、消积

辛,苦,气温。入肝经血分。破气中之血,能通肝经聚血。消瘀通经,开胃化食,解毒止痛。治心腹诸痛,冷气吐酸,奔豚痃癖。酒、醋磨服。痃,音贤,小腹积。痃癖多见于男子,症瘕多见于妇人。莪莶香烈,行气通窍,同三棱用,治积聚诸气良。按五积:心积曰伏梁,起脐上至心下;肝积曰肥气,在左胁;肺积曰息贲【贲,同奔】,在右胁;脾积曰痞气,在胃脘右侧;肾积曰奔豚,在小腹上至心下。治之不宜专用下药,恐损真气,宜于破血行气药中,加补脾胃药。气旺方能磨积,正旺则邪自消也。《经》曰:大积大聚,其可犯也,衰其大半而止,过者死。东垣五积方,用三棱、莪莶,皆兼人参,赞助成功。按治积诸药,神曲、麦芽化谷食,莱菔化面食,硇砂、阿魏、山查化肉食,紫苏化鱼鳖毒,葛花、枳椇消酒积,麝香消酒积、果积,牵牛、芫花、大戟行水饮,三棱、莪莶、鳖甲消症瘕,木香、槟榔行气滞,礞石、蛤粉攻痰积,巴豆攻冷积,大黄、芒硝攻热积,雄黄、腻粉攻涎积,虻虫、水蛭攻血积。虽为泄剂,亦能益气。王好古曰:故治气短不能接续,大小七香丸、积香丸、诸汤散中多用之。

根如生姜,茂生根下,似卵不齐。坚硬难捣,灰火煨透,乘热捣之。入气分。或醋磨、酒磨,或煮熟用。入血分。

【药物来源】为姜科植物蓬莪术 *Curcuma Phaeocaulis*

Val. 、广西莪术 *Curcuma kwangsiensis* S. G. Lee et C. F. Liang 或温郁金 *Curcuma wenyujin* Y. H. Chen et C. Ling 的干燥根茎。

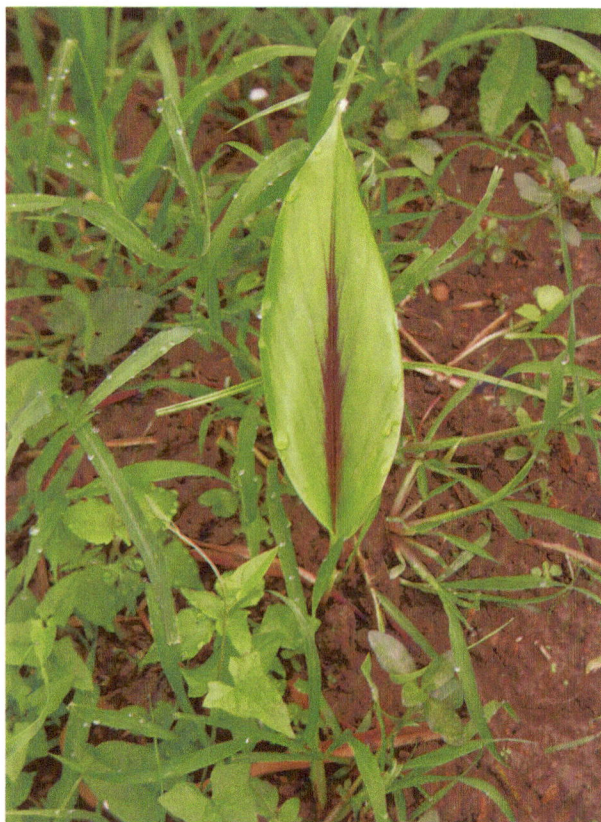

【形态特征】同"郁金"条①③④。

【性味功效】味辛、苦,性温。行气破血,消积止痛。

【古方选录】《卫生家宝方》蓬莪茂散:蓬莪茂(莪莶)二两(酽醋久煮),木香一两(煨)。用法:为末。每服半钱,淡醋汤下。如久患心腹痛时复发动者,此药可绝根源。主治:一切冷气抢心切痛。

【用法用量】煎服,3～10 g;或入丸、散。外用适量,煎汤洗,或研末调敷

【使用注意】月经过多者及孕妇忌服。

【现代研究】蓬莪术根茎含挥发油,二呋喃莪术烯酮,莪术二醇及姜黄素类化合物等;广西莪术根茎含挥发油,桂莪术内酯,β-谷甾醇,胡萝卜苷,棕榈酸及锌、铁、钛、镍、钡、锶、铅、镉、铜、铬、铝等;温郁金含姜黄素类及挥发油等。有抗肿瘤,抗早孕,抗菌,升高白细胞,护肝,抑制血小板聚集和抗血栓形成,消炎等作用。

92 荆三棱(三棱草)

【古籍原文】泻,行气、破血、消积

　　苦,平。色白属金,皮黑肉白。入肝经血分,破血中之气,亦通肝经聚血。兼入脾经。散一切血瘀气结,疮硬食停,老块坚积。乃坚者削之。从血药则治血,从气药则治气。须辅以健脾补气药良。昔有人患症瘕死,遗言开腹取之,得病块如石,文理五色,削成刀柄。因刘三棱,柄消成水,乃知此药可疗症瘕。消肿止痛,通乳堕胎。功近香附而力峻,虚者慎用。

　　色黄体重,若鲫鱼而小者良。醋浸炒,或面裹煨。

【药物来源】为黑三棱科植物黑三棱 *Sparganium stoloniferum* Buch. -Ham. 的干燥块茎。

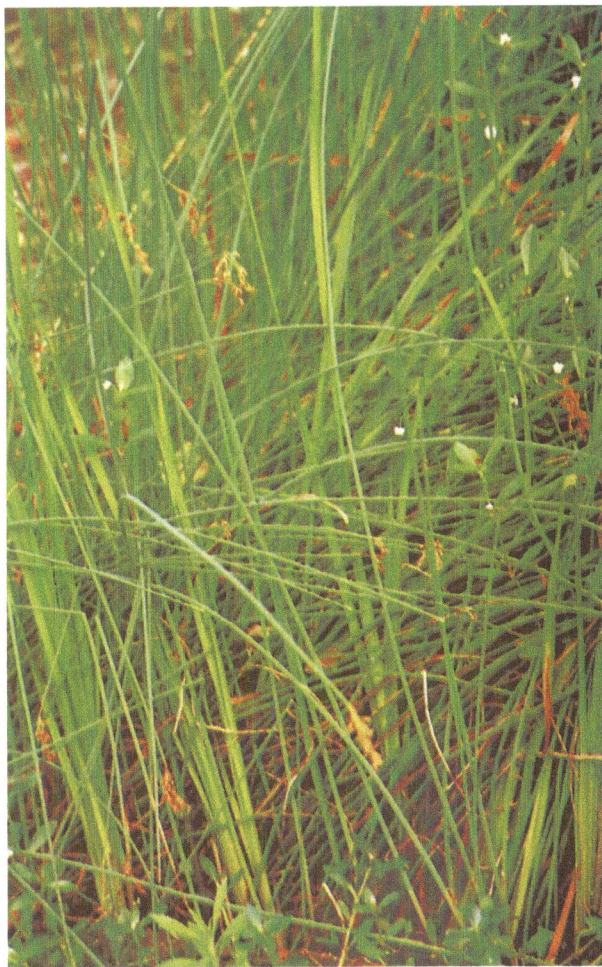

【形态特征】多年生草本,高 50～100 cm。根茎横走,下生粗而短的块茎。茎直立,圆柱形,光滑。叶丛生;叶片线形,基部抱茎。花茎由叶丛中抽出;花

单性,雌雄同株;头状花序,有叶状苞片;雄花序位于雌花序的上部。核果倒卵状圆锥形。花期6—7月,果期7—8月。

【性味功效】味辛、苦,性平。破血行气,消积止痛。

【古方选录】《千金翼方》三棱草煎:三棱草(切)一石。用法:以水五石,煮取一石,去渣,更煎取三斗,于铜器中重釜煎如稠糖,纳密器中,量以酒一旦服一匕,日二服。主治:症瘕。

【用法用量】煎服,5～10 g;或入丸、散。

【使用注意】孕妇忌用。不宜与朴硝、芒硝、玄明粉同用。

【现代研究】含挥发油,多种有机酸,刺芒柄花素,豆甾醇,β-谷甾醇,胡萝卜苷等。有抗凝血和抗血栓形成,增加心肌耗氧量,兴奋肠道及子宫平滑肌等作用。

93 白茅根

【古籍原文】泻火、补中、止血、止哕

　　甘,寒。入手少阴心,足太阴、阳明。脾、胃。补中益气,除伏热,消瘀血,利小便,解酒毒。治吐衄诸血,心肝火旺,逼血上行,则吐血;肺火盛,则衄血。茅根甘和血,寒凉血,引火下降,故治之。扑损瘀血,捣汁服,名茅花汤。亦治鼻衄产淋,血闭寒热,血瘀则闭,闭则寒热作矣。淋沥崩中,血热则崩。伤寒哕逆,即呃逆。《说文》曰:哕,气牾也。东垣作干呕之甚者,未是。肺热喘急,内热烦渴,黄胆水肿。清火行水。时珍曰:良药也,世人以微而忽之,惟事苦寒之剂,伤冲和之气,乌足知此哉!

　　茅针:溃痈疖。酒煮服。一针溃一孔,二针溃二孔。

【药物来源】为禾本科植物白茅 *Imperata cylindrica* Beauv. var. *major* (Nees) C. E. Hubb. 的根茎(白茅根)及其初生未开放花序(白茅针)。

【形态特征】多年生草本。根茎白色,匍匐横走,密生鳞片。秆丛生,直立,圆柱形,光滑无毛。叶线形或线状披针形;根出叶长;茎生叶较短,具短叶舌。圆锥花序穗状,顶生;小穗披针形或长圆形;花两性,每小穗具 1 朵花。颖果椭圆形,暗褐色,成熟的果序被白色长柔毛。花期5—6月,果期6—7月。

【性味功效】白茅根:味甘,性寒。凉血止血,清热利尿。白茅针:味甘,性平。止血,解毒。

【古方选录】《医学衷中参西录》二鲜饮：鲜茅根四两（切碎），鲜藕四两（切片）。用法：煮汁常常饮之。若大便滑者，茅根宜减半，再用生山药细末两许，调入药汁中，煮作茶汤服之。主治：虚劳证，痰中带血。

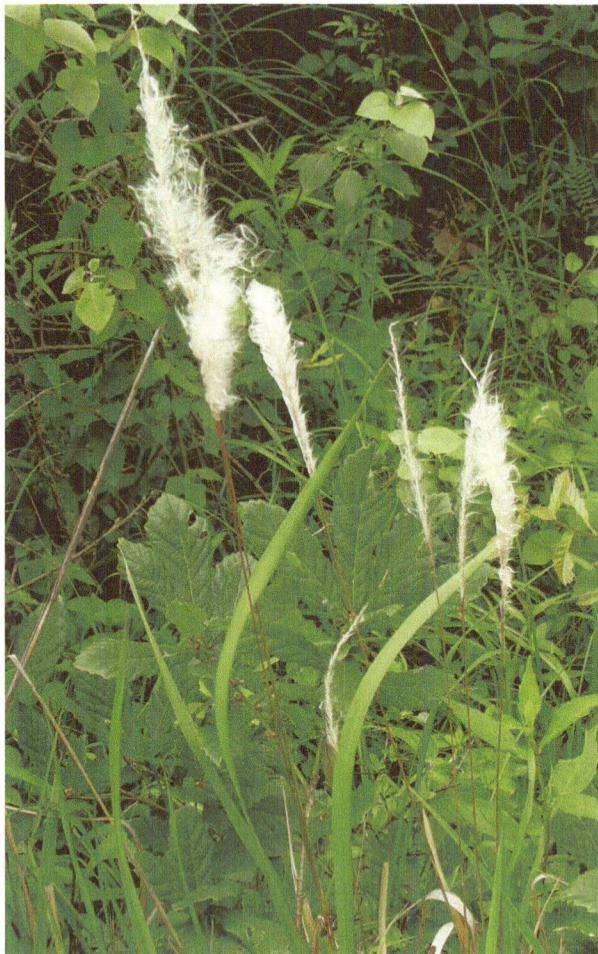

【用法用量】白茅根：煎服，10～30 g，鲜品30～60 g；或鲜品捣汁。外用适量，鲜品捣汁涂搽。白茅针：煎服，9～15 g。外用适量，捣敷或塞鼻。

【使用注意】脾胃虚寒、溲多不渴者忌服。

【现代研究】白茅根茎含芦竹素，印白茅素，薏苡素，羊齿烯醇，豆甾醇，β-谷甾醇，菜油甾醇，糖类，枸橼酸，草酸，苹果酸等。有利尿，促凝血，增强免疫力等作用。

94 芦 根

【古籍原文】泻热，止呕

甘益胃，寒降火。治呕哕反胃，胃热火升，则呕逆、食不下。《金匮》方：芦根煎服。消渴客热，伤寒内热，止小便

数。肺为水之上源，脾气散精，上归于肺，始能通调水道，下输膀胱。肾为水脏，而主二便。三经有热，则小便数，甚至不能少忍，火性急速故也。芦中空，故入心肺，清上焦热，热解则肺之气化行，而小便复其常道矣。解鱼、蟹、河豚毒。

取逆水肥厚者，去须、节用。

【药物来源】为禾本科植物芦苇 *Phragmites communis* Trin. 的根茎。

【形态特征】多年生高大草本，高1～3 m。地下茎粗壮，横走，节间中空，节上有芽。茎直立，中空。叶2列，互生；叶鞘圆筒状，叶舌有毛；叶片扁平，边缘粗糙。穗状花序排列成大型圆锥花序，顶生，微下垂；小穗通常有4～7朵花，颖片披针形。颖果椭圆形至长圆形。花果期7—10月。

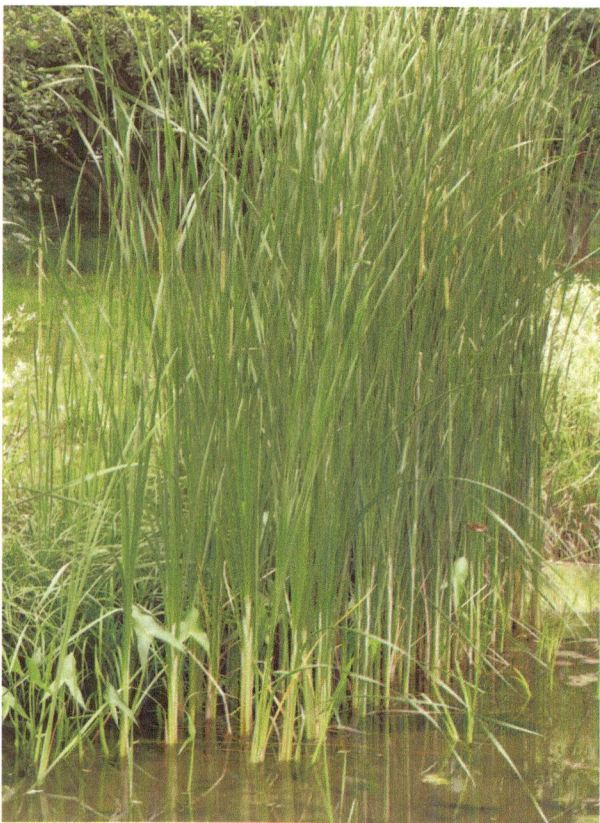

【性味功效】味甘，性寒。清热泻火，生津止渴，除烦，止呕，利尿。

【古方选录】《备急千金要方》芦根饮子：生芦根（切）、青竹茹各一升，粳米三合，生姜三两。用法：上四味，以水五升，煮取二升半，随便饮。主治：伤寒后呕哕反胃，及干呕不下食。

【用法用量】煎服，15～30 g，鲜品60～120 g；或鲜品捣汁。外用适量，煎汤浸洗。

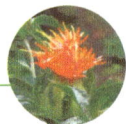

【使用注意】脾胃虚寒者慎服。

【现代研究】含多量的维生素 B_1、B_2、C，蛋白质，脂肪，碳水化合物，酚酸类，天冬酰胺，氨基酸，脂肪酸，甾醇，生育酚，β-香树脂醇，蒲公英赛醇，蒲公英赛酮，多糖等。有解热、镇痛、镇静、降血糖、抗氧化等作用，及雌性激素样作用。

95 苎根

【古籍原文】泻热、散瘀

甘寒而滑。补阴破瘀，解热润燥。治天行热疾，大渴大狂，胎动下血，诸淋血淋，捣贴赤游丹毒，痈疽发背，金疮折伤，止血，易瘥。鸡鱼骨鲠，捣如龙眼，鸡骨、鸡汤下；鱼骨、鱼汤下。汁能化血为水。

苎皮与产妇作枕，止血运；安腹上，止产后腹痛；散瘀之功。沤苎汁，疗消渴。

【药物来源】为荨麻科植物苎麻 *Boehmeria nivea* (L.) Gaud. 的干燥根和根茎（苎麻根）及茎皮（苎麻皮）。

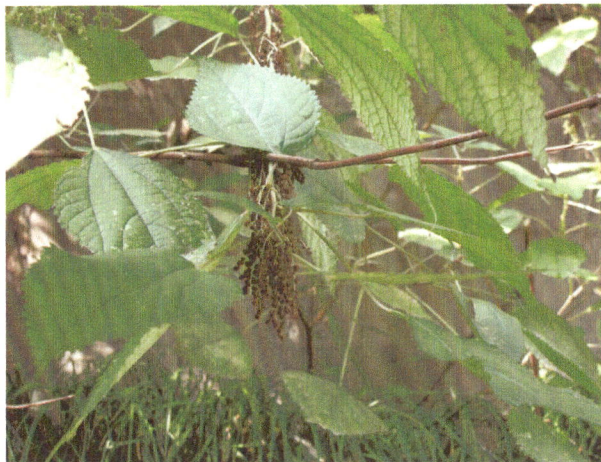

【形态特征】多年生半灌木，高 1～2 m。茎直立，圆柱形，多分枝，青褐色，密生粗长毛。叶互生，叶柄长；叶片宽卵形或卵形，边缘密生齿牙，上面绿色，粗糙，散生疏毛，下面密生白色柔毛。花单性，雌雄同株；花序圆锥状，腋生。瘦果小，椭圆形，密生短毛。花期 9 月，果期 10 月。

【性味功效】苎麻根：味甘，性寒。凉血止血，清热安胎，利尿解毒。苎麻皮：味甘，性寒。清热凉血，散瘀止血，解毒利尿，安胎回乳。

【古方选录】①《圣济总录》苎根散：苎根、人参、白

垩、蛤粉各一分。用法：上四味，捣罗为散。每服一钱匕，糯米饮调下，不拘时候。主治：吐血不止。

②《本草纲目拾遗》引《救生苦海》：野苎麻。用法：午日取。阴干晒燥，搓熟。取白绒敷之，即止血，且不作脓。主治：金刃伤。

【用法用量】苎麻根：煎服，5～30 g；或捣汁饮。外用适量，鲜品捣敷或煎汤熏洗。苎麻皮：煎服，3～15 g；或酒煎，或入丸、散。外用适量，干品碾碎或鲜品捣敷。

【使用注意】无实热者慎服。

【现代研究】含绿原酸，齐墩果酸，熊果酸，脂肪酸，生物碱等。有止血，消炎，抗菌，抗氧化，降血糖，抗乙型肝炎病毒及护肝等作用。

96 蔷薇根

【古籍原文】泻湿热

苦涩而冷。入胃、大肠经。除风热、湿热，生肌杀虫。治泄痢消渴，牙痛口糜，煎汁含漱。遗尿好眠，痈疽疮癣。花有黄白红紫数色，以黄心、白色、粉红者入药。

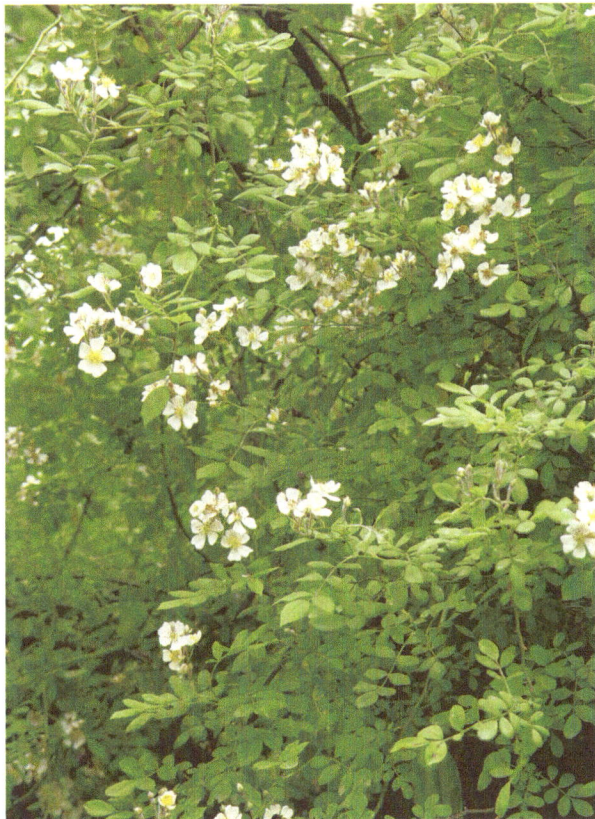

子名营实,酸温。主治略同。《千金》曰:蔷薇根、角蒿,口疮之神药。角蒿所在多有,开淡红紫花,角微弯,长二寸许,辛苦有小毒。治恶疮有虫及口齿疮。

【药物来源】为蔷薇科植物野蔷薇 Rosa multiflora Thunb. 的干燥根(蔷薇根)及果实(营实);紫葳科植物角蒿 Incarvillea sinensis Lam. 的全草。

【形态特征】①野蔷薇:攀援灌木,小枝有短粗稍弯曲皮刺。小叶 5～9 片;托叶篦齿状;小叶片边缘有锯齿,上面无毛,下面有柔毛。花两性,多朵排列成圆锥状花序;花瓣 5 片,白色,宽倒卵形,先端微凹,基部楔形;雄蕊多数;花柱集合成束。果实近球形,红褐色或紫褐色,有光泽。花期 5—6 月,果期 9—10 月。

②角蒿:一年生至多年生草本,高达 80 cm。根近木质而分枝。叶互生;叶片二至三回羽状细裂,小叶不规则细裂,末回裂片线状披针形,具细齿或全缘。顶生总状花序;小苞片绿色;花萼钟状,绿色带紫红色;花冠淡玫瑰色或粉红色,先端 5 裂,裂片圆形;雄蕊 4 枚,2 枚强;子房上位,2 室,柱头 2 裂。蒴果淡绿色。种子扁圆形,细小。花期 5—9 月,果期 10—11 月。

【性味功效】蔷薇根:味苦、涩,性凉。清热解毒,祛风除湿,活血调经,固精缩尿,消骨鲠。营实:味酸,性凉。清热解毒,祛风活血,利水消肿。角蒿:味辛、苦,性寒;有小毒。祛风湿,解毒,杀虫。

【古方选录】①《备急千金要方》治口疮方:蔷薇根皮四两,黄柏三两,升麻三两,生地黄五两。用法:上四味㕮咀,以水七升,煮取三升,去滓,含之,瘥止。含极吐却更含。主治:口疮。

②《备急千金要方》:营实子二两(炒燥,研碎),金银花三两(晒干)。用法:浸酒饮。主治:血热痈肿及热疹暑毒,流连不已。

③《太平圣惠方》:角蒿灰、胡桐律各一两,麝香一钱。用法:上药都细研令匀。夜后敷于齿根令满,来日早以盐汤漱口。主治:齿蟨宣露。

【用法用量】蔷薇根:煎服,10～15 g;研末,1.5～3 g。外用适量,研粉敷,或煎水含漱;或鲜品捣,绞汁洗。营实:煎服,15～30 g,鲜品用量加倍。外用适量,捣敷。角蒿:外用适量,烧存性研末掺,或煎汤熏洗。

【使用注意】脾胃虚寒者慎用。

【现代研究】蔷薇根:含 β - 谷甾醇,委陵菜酸,野蔷薇葡萄糖酯等。有抗血栓形成,降血脂,抗动脉粥样硬化等作用。

营实:果含 β - 谷甾醇,蒿属香豆精,水杨酸,没食子酸,槲皮苷等;种子含蔷薇苷 A、B 等。有泻下作用。

角蒿:含角蒿酯碱,角蒿原碱,角蒿特灵酯碱等。有消炎,镇痛,抗氧化,抗衰老,抗癌及抗贫血等作用。

97 芭蕉根

【古籍原文】泻热

味甘,大寒。治天行热狂,烦闷消渴,产后血胀,并捣汁服。涂痈肿结热。为末,油调敷,霜后者佳。

【药物来源】为芭蕉科植物芭蕉 Musa basjoo Sieb. et Zucc. 的根茎。

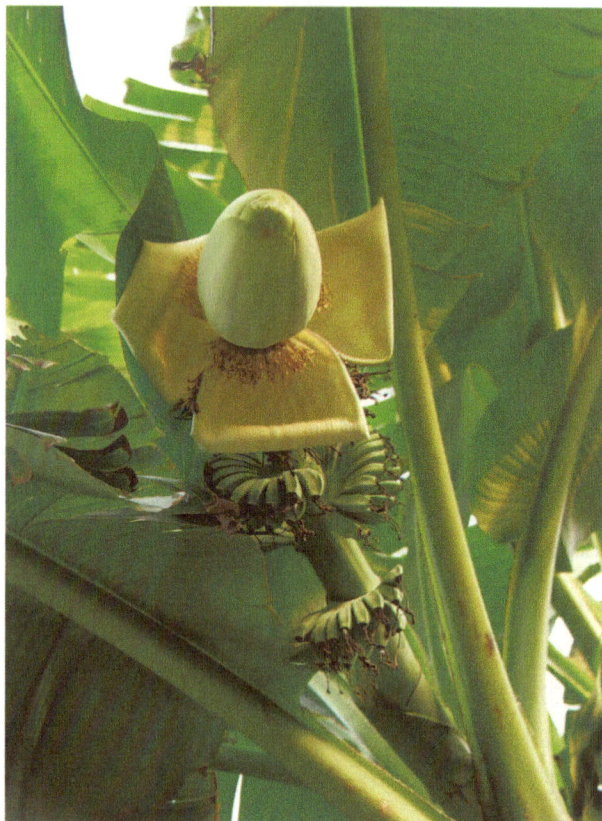

【形态特征】多年生丛生草本,高 2.5～4 m。叶柄粗壮;叶片长圆形,长 2～3 m,宽 25～30 cm,叶面鲜绿色,有光泽。花序顶生,下垂;苞片红褐色或紫色。浆果三棱状,长圆形,具 3～5 条棱,近无柄,肉质。

种子黑色,具疣突及不规则棱角。花期8—9月。

【性味功效】味甘,性寒。清热解毒,止渴,利尿。

【古方选录】《是斋百一选方》引孙盈仲方:糯米粥热摊布帛上,捣芭蕉根放粥上,乘热裹患处。虽时下甚痛,即便无事。主治:打扑伤损。

【用法用量】煎服,15～30 g,鲜品30～60 g;或捣汁。外用适量,捣敷,或捣汁涂,或煎水含漱。

【使用注意】阳虚脾弱无实热者忌用。

【现代研究】含水分,灰分,粗蛋白质,粗纤维素,氨基酸,香豆素等。有消炎镇痛,抑菌,抗氧化等作用。

98 大 黄

【古籍原文】大泻血分实热、下有形积滞

大苦,大寒。入足太阴脾,手足阳明、厥阴大肠、胃、心包、肝血分。其性沉而不浮,其用走而不守。若酒浸,亦能引至至高之分。仲景太阳门调胃承气汤,大黄注曰酒浸;阳明门大承气汤,大黄注曰酒洗;少阳、阳明小承气汤,大黄不用酒制,皆有分别。东垣曰:邪气在上,非酒不至。若用生者,则遗至高之邪热,病愈后,或目赤、喉痹、头肿、膈上热疾生也。用以荡涤肠胃,下燥结而除瘀热。治伤寒时疾,发热谵语,大肠有燥粪,故谵语,宜下之。谵,音占。温热痓疟,下痢赤白,腹痛里急,黄疸水肿,症瘕积聚,积久成形谓之积,属阴,聚散无常谓之聚,属阳。积多是血,或食或痰,聚多是气。留饮宿食,心腹痞满,二便不通,皆土郁夺之。吐血衄血,血闭血枯,损伤积血,一切实热,血中伏火,行水除痰,蚀脓消肿,能推陈致新。然伤元气而耗阴血。下多亡阴。若病在气分,胃虚血弱人禁用。病在气分而用之,是为诛伐无过。东垣曰:能推陈致新,如定祸乱以致太平,所以有将军之号。时珍曰:仲景泻心汤,治心气不足吐衄血者,用大黄、黄连、黄芩,乃泻心包、肝、脾、胃四经血中之伏火也。又治心下痞满,按之软者,用大黄、黄连泻心汤,亦泻脾胃之湿热,非泻心也。病发于阴,而反下之则痞满。乃寒伤营血,邪结上焦,胃之上脘当心,故曰泻心。《经》曰:太阴所至为痞满。又曰:浊气在上,则生䐜胀是已【䐜,音嗔】。病发于阳,而反下之则结胸。乃热邪陷入血分,亦在上脘,故大陷胸汤、丸皆用大黄,亦泻脾胃血分之邪,而降其浊气也。若结胸在气分,只用小陷胸汤;痞满在气分,只用半夏泻心汤。或问心气不足而吐衄,何以不补心而反泻心?丹溪曰:少阴不足,亢阳无辅,致阴血妄行,故用大黄泻其亢甚之火;又心本不足,肺肝各受火邪而病作,故用黄芩救肺,黄连救肝,肺者阴之主,肝者心之母,血之合也,肺肝火退,则血归经而自安矣。寇宗奭曰:以苦泄其热,就以苦补其心,盖

一举而两得之。李士材曰:古人用大黄治虚劳吐衄,意甚深微。盖浊阴不降,则清阳不生;瘀血不去,则新血不生也。

川产锦纹者良。有酒浸、酒蒸、生、熟之不同。生用更峻。黄芩为使。欲取通利者,不得骤进谷食,大黄得谷食,便不能通利耳。《夷坚志》汤火伤者,捣生大黄醋调敷,止痛无瘢。

【药物来源】为蓼科植物掌叶大黄 *Rheum palmatum* L.、唐古特大黄 *Rheum tanguticum* Maxim. ex Balf. 或药用大黄 *Rheum officinale* Baill. 的干燥根和根茎。

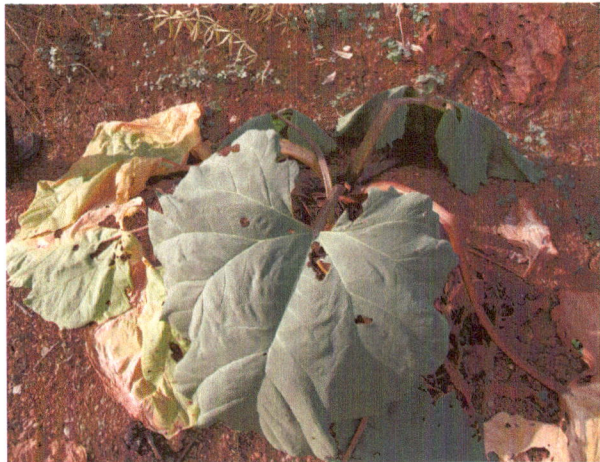

【形态特征】①掌叶大黄:多年生高大草本。根茎粗壮。茎直立,中空,光滑无毛。基生叶大,肉质长柄;叶片宽心形或近圆形,掌状深裂,每裂片常再羽状分裂;茎生叶较小,有短柄。花序大,圆锥状,顶生;花梗纤细,中下部有关节;花紫红色。瘦果有3条棱,沿棱生翅,翅暗褐色。花期6—7月,果期7—8月。

②唐古特大黄:特点是叶片深裂,裂片常呈三角状披针形或狭线性,裂片窄长;花序分枝紧密,向上直立,紧贴于茎。

③药用大黄:特点是基生叶5浅裂,浅裂片呈大齿形或宽三角形;托叶鞘膜质,较透明,上有短毛;花较大,淡黄绿色,花蕾椭圆形,果枝开展,翅果边缘不透明。

【性味功效】味苦,性寒。泻下攻积,清热泻火,凉血解毒,逐瘀通经,利湿退黄。

【古方选录】《普济方》大黄丸:大黄(锉,炒)五两,大麻仁(研)二两。用法:上为末,炼蜜丸梧桐子大。每服十丸,食后熟水下。主治:大便不通。

【用法用量】煎服,3～15 g;或入丸、散。外用适量,研末敷于患处。泻下攻积宜生用,入汤剂宜后下,或

开水泡服；活血宜酒炙用；止血多炒炭用。

【使用注意】孕妇及月经期、哺乳期慎用。

【现代研究】三者均含蒽醌类如大黄酸、芦荟大黄素、大黄素、大黄素甲醚、大黄酚等，双蒽酮类，二苯乙烯苷类，苯丁酮类，右旋儿茶精，左旋表儿茶精，没食子酰葡萄糖和鞣质等。有导泻，利胆，护肝，抗胃溃疡和十二指肠溃疡，抗病原微生物，抗肿瘤，消炎，影响微循环，止血，降血脂，利尿等作用。

99 黄芩

【古籍原文】泻火、除湿

苦入心，寒胜热。泻中焦实火，除脾家湿热。治澼痢腹痛，便血曰澼。寒痛忌用。凡腹痛有寒热、虚实、食积、瘀血、痰湿之不同，寒宜温，热宜清，虚宜补，实宜下，食宜消导，瘀血宜行散，痰湿宜化痰利湿。痛时手不可按者为实痛，按之痛止者为虚痛。寒热往来，邪在少阳。黄疸五淋，血闭实热在血分气逆，痈疽疮疡，及诸失血。消痰，丹溪曰：黄芩降痰，假其降火也。按痰因火动，当先降火。利水，解渴安胎，胎孕宜清热凉血，血不妄行则胎安。养阴退阳，补膀胱水。酒炒则上行，泻肺火，利胸中气。肺主气，热伤气，泻热所以保肺。治上焦之风热、湿热，丹溪曰：黄芩，上、中二焦药。火嗽喉腥，五臭，肺为腥。目赤肿痛。过服损胃，血虚、寒中者禁用。得柴胡退寒热，得芍药治痢，得厚朴、黄连止腹痛，得桑皮泻肺火，得白术安胎之圣药。时珍曰：仲景治少阳证小柴胡汤，太阳少阳合病下利黄芩汤，少阳证下后心满泻心汤，并用之。盖黄连苦寒，入心泻热，除脾家湿热，使君火不流入肺，不致刑金，即所以保肺也。肺虚不宜者，苦寒伤土，损其母也。少阳证虽在半表半里，而胸膈痞满，实兼心肺上焦之邪；心烦喜呕，默默不欲食，又兼脾胃中焦之证，故用黄芩以治手足少阳相火，黄芩亦少阳药也。杨士瀛曰：柴胡退热，不及黄芩。时珍曰：柴胡乃苦以发之，散火之标也；黄芩乃寒能胜热，折火之本也。东垣治肺热，身如火燎，烦燥引饮而昼盛者，宜一味黄芩汤，以泻肺经气分之火，黄芩一两煎服。《本事方》用治崩中暴下。

黄明者良。中虚者名枯芩，即片芩，泻肺火，清肌表之热。内实名条芩，即子芩，泻大肠火，补膀胱水。上行酒炒。泻肝胆火，猪胆汁炒。山茱萸、龙骨为使，畏丹皮、丹砂。

【药物来源】为唇形科植物黄芩 *Scutellaria baicalensis* Georgi 的干燥根。

【形态特征】多年生草本，高 30～80 cm。茎钝四棱形，具细条纹，绿色或常带紫色；分枝多而细。叶交互对生，无柄，叶片披针形，全缘，上面深绿色，无毛或微有毛，下面淡绿色。总状花序顶生或腋生，偏向一侧；花冠二唇形，蓝紫色或紫红色。小坚果 4 枚，卵球形，黑褐色，有瘤。花期 6—9 月，果期 8—10 月。

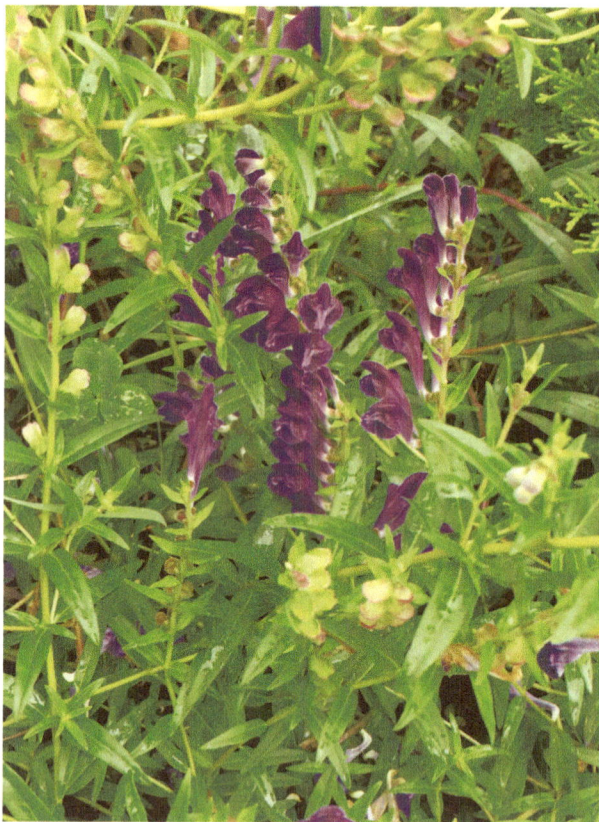

【性味功效】味苦，性寒。清热燥湿，泻火解毒，止血，安胎。

【古方选录】《外科正宗》清胃散：黄芩、黄连、生地黄、牡丹皮、升麻、石膏各一钱。用法：水煎，食后服。主治：胃经有热，牙龈作肿，出血不止。

【用法用量】煎服，3～9 g；或入丸、散。外用适量，煎水洗，或研末调敷。清热泻火、解毒宜生用，安胎宜炒用，清上焦热宜酒炒用，止血宜炒炭用。

【使用注意】脾胃虚寒、少食便溏者忌服。

【现代研究】含黄芩素，黄芩新素，黄芩苷，汉黄芩素，汉黄芩苷，木蝴蝶素 A，β-谷甾醇，菜油甾醇及豆甾醇等。有抗微生物，消炎，抗变态反应，影响免疫功能，降低血压，利尿，降血脂，抗凝血，抗氧化等作用。

100 黄 连

【古籍原文】泻火、燥湿

大苦,大寒。入心泻火,王海藏曰:泻心,实泻脾也。实则泻其子。镇肝凉血,凡治血,防风为上部之使,黄连为中部之使,地榆为下部之使。燥湿开郁,解渴、单用能治消渴。除烦,益肝胆,厚肠胃,消心瘀,能去心窍恶血。止盗汗。凉心。治肠澼泻痢,便血曰澼,有脏连丸。湿热郁而为痢,黄连治痢要药。噤口者,热壅上焦,同人参煎汤呷之,但得下咽便好。喻嘉言曰:下痢必先汗解其外,后调其内。首用辛凉以解表,次用苦寒以攻里。《机要》云:后重宜下,腹痛宜和,身重宜除湿,脉弦宜去风,风邪内结宜汗,身冷自汗宜温,脓血稠粘宜重剂以竭之。下痢,赤属血分,白属气分。戴氏曰:俗谓赤热、白寒者,非也。通作湿热处治,但有新久、虚实之分。痞满、燥湿开郁。仲景治九种心下痞,五等泻心汤皆用之。腹痛,清热。心痛伏梁,心积。目痛眦伤,人乳浸点或合归、芍等分,煎汤热洗,散热活血。痈疽疮疥,诸痛痒疮,皆属心火。酒毒胎毒,小儿初生,合甘草为末,蜜调令咽之。明目,《传信方》:羊肝一具,黄连一两,捣丸,名羊肝丸,凡是目疾皆治。定惊,镇肝。止汗解毒,除疳、同猪肚蒸为丸。杀蛔。蛔得苦则伏。虚寒为病者禁用。久服黄连、苦参反热,从火化也。昂按:炎上作苦,味苦必燥,燥则热矣。且苦寒沉阴肃杀,伐伤生和之气也。韩懋曰:黄连与肉桂同行,能交心肾于顷刻。时珍曰:治痢用香连丸,姜连丸用黄连、干姜,姜黄散用黄连、生姜,左金丸用黄连、吴茱萸,治口疮用黄连、细辛,止下血用黄连、大蒜,一阴一阳,寒因热用,热因寒用,最得制方之妙。

出宣州者粗肥,出四川者瘦小。状类鹰爪、连珠者良。去毛。治心火生用,虚火醋炒,肝胆火猪胆汁炒,上焦火酒炒,有吞酸嘈杂等证,亦有吐酸者名醋心,宜黄连吴茱萸降火开郁。酢,音醋。中焦火姜汁炒,下焦火盐水或童便炒,食积火黄土炒。治湿热在气分,吴茱萸汤炒,在血分干漆水炒。点眼赤人乳浸。时珍曰:诸法不独为之引导,盖辛热制其寒苦,咸寒制其燥性,用者详之。黄芩、龙骨为使,恶菊花、玄参、僵蚕、白鲜皮,畏款冬、牛膝,忌猪肉。时珍曰:方有脏连丸、黄连猪肚丸,岂忌肉而不忌脏腑乎? 杀乌头、巴豆毒。黄连泻心火,佐以龙胆泻肝胆火,白芍泻脾火,石膏泻胃火,知母泻肾火,黄柏泻膀胱火,木通泻小肠火。黄芩泻肺火,栀子佐之;泻大肠火,黄连佐之;柴胡泻肝胆火,黄连佐之;泻三焦火,黄芩佐之。郑奠一曰:热郁恶心,兀兀欲吐,用黄连数分甚效。

【药物来源】为毛茛科植物黄连 *Coptis chinensis* Franch.、三角叶黄连 *Coptis deltoidea* C. Y. Cheng et

Hsiao 或云南黄连 *Coptis teeta* Wall. 的干燥根茎。

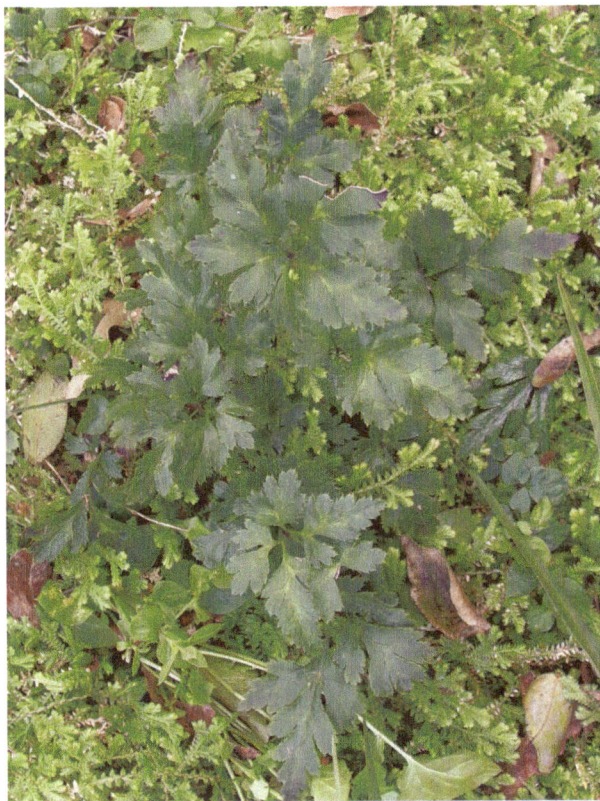

【形态特征】①黄连:多年生草本。根茎黄色,常分枝,密生多数须根。叶全部基生;叶柄长;叶片坚纸质,卵状三角形,3 全裂;中央裂片有细柄,卵状菱形。花葶 1～2 枚,二歧或多歧聚伞花序;花瓣线形或线状披针形。蓇葖果,具细柄。花期 2—4 月,果期 3—6 月。

②三角叶黄连:根茎黄色,不分枝或少分枝,节间明显,密生多数细根,匍匐茎横走。叶片卵形,3 全裂;中央裂片三角状卵形,羽状深裂,深裂片多少彼此邻接。花瓣近披针形,雄蕊短,其长仅为花瓣长的 1/2 左右。

③云南黄连:根茎黄色,节间密,较少分枝,生多数须根。叶片卵状三角形,3 全裂;中央裂片卵状菱形,先端长渐尖至渐尖,羽状深裂,深裂片彼此疏离,相距最宽处可达 1.5 cm。花瓣匙形至卵状匙形,先端钝。

【性味功效】味苦,性寒。清热燥湿,泻火解毒。

【古方选录】《太平惠民和剂局方》泻心汤:黄连七钱。用法:水一盏半,煎一盏。食远温服,小儿减之。主治:心经实热。

【用法用量】煎服,2～5 g;研末,每次0.3～0.6 g;或入丸、散。外用适量,研末调敷,或煎水洗,或熬膏涂,或浸汁用。清热燥湿、泻火解毒宜生用,清上焦热宜酒炒用,清胃和胃止呕宜姜汁炙用,疏肝和胃止呕宜吴茱萸水炙用,止血宜炒炭用。

【使用注意】胃虚呕恶、脾虚泄泻、五更肾泻者均忌用。

【现代研究】三者均含小檗碱,黄连碱,表小檗碱,小檗红碱,掌叶防己碱,非洲防己碱,药根碱,甲基黄连碱,木兰花碱,阿魏酸,黄柏酮和黄柏内酯等。有抗微生物,抗原虫,抗心律失常,抗溃疡,利胆,抗肿瘤,抗放射,降血糖,消炎,抑制血小板聚集等作用。

101 胡黄连

【古籍原文】泻热、疗惊痫

苦,寒。去心热,益肝胆,厚肠胃。治骨蒸劳热,五心烦热,心窝,手心,足心。三消、渴而多饮为上消,肺热也。心移热于肺,传为膈消是也。多食善饥为中消,胃热也。瘅成为消中是也。渴而小便数有膏为下消,肾热而水亏也。五痔,牝痔、牡痔、脉痔、肠痔、血痔。湿热下流伤血分,无所施泄,则逼肛门而为痔肿。温疟泻痢,女人胎蒸。消果子积,为小儿惊痫良药。朱二允曰:解吃烟毒,合茶服之甚效。

性味功用似黄连,故名。出波斯国,今秦陇、南海亦有之。心黑外黄,折之尘出如烟者真。畏恶同黄连。

【药物来源】为玄参科植物胡黄连 *Picrorhiza scrophulariiflora* Pennell 的干燥根茎。

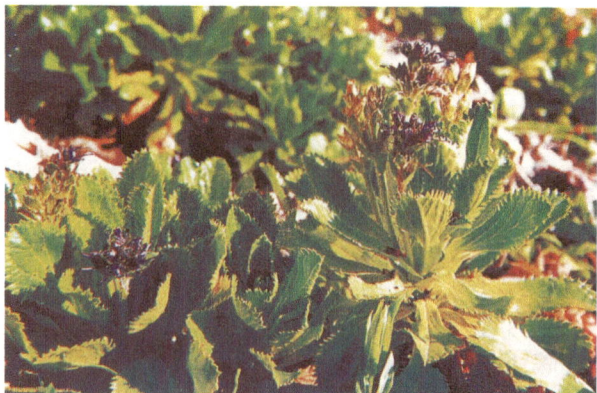

【形态特征】多年生草本,高5～10 cm。根茎粗壮,长圆锥形,横走,节间紧密,有圆柱状支根。叶近基生,集成莲座状;叶片匙形至卵形,边缘有钝锯齿,无毛,干时变黑。花葶自叶丛中生出,顶生穗状圆锥聚伞花序;苞片、花萼均被毛;花冠暗紫色或浅蓝色,二唇形。蒴果卵圆形。花期6—8月,果期8—9月。

【性味功效】味苦,性寒。退虚热,除疳热,清湿热。

【古方选录】《太平圣惠方》三圣散:胡黄连二两,柴胡二两(去苗),鳖甲二两(生用)。用法:上件药,捣细罗为散,每服,用生姜酒调一钱,每日早晨、日午、临卧各一服。主治:骨蒸劳气烦热,四肢无力,夜卧虚汗,唇口干焦,面无血色,日渐羸瘦。

【用法用量】煎服,3～10 g;或入丸、散。外用适量,研末调敷,或浸汁点眼。

【使用注意】脾胃虚弱者慎服。

【现代研究】含环烯醚萜糖苷,酚苷,葫芦素类糖苷,香草酸,桂皮酸,阿魏酸及 D－甘露醇等。有护肝利胆,影响免疫功能,抗真菌等作用。

102 苦参

【古籍原文】泻火、燥湿、补阴

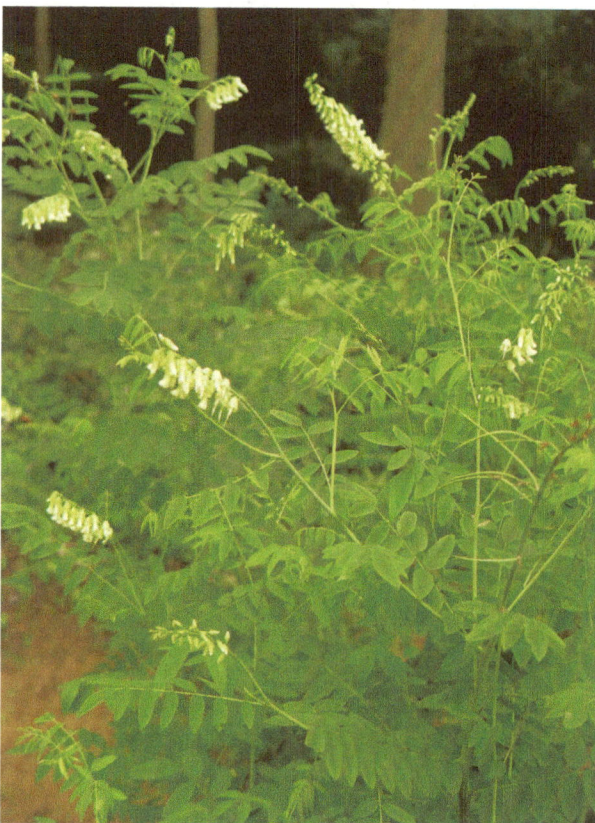

苦燥湿,寒胜热。沉阴主肾。补阴益精,养肝胆,安五脏,湿热去则血气和平,而五脏自安。利九窍,生津

止渴,明目止泪。泪为肝热。治温病血痢,纯下清血者,风伤肝也,宜散风凉血;下如豆汁者,湿伤脾也,宜清热渗湿。肠风溺赤,黄疸酒毒。热生风,湿生虫,又能祛风、逐水、杀虫,治大肠疥癞。然大苦大寒,肝肾虚而无热者勿服。张从正曰:凡药皆毒也,虽去参、甘草,不可不谓之毒,久服必偏胜为患。《经》曰:五味入胃,各归其所喜攻,久而增气,物化之常也。气增而久,夭之由也。王冰注曰:气增不已,则脏有偏胜,偏胜则脏有偏绝,故令人暴夭。《笔谈》曰:久用苦参擦牙,遂病腰痛,由其气伤肾也。《经》又曰:大毒治病,十去其六;常毒治病,十去其七;小毒治病,十去其八;无毒治病,十去其九;谷肉果菜,食养尽之。无使过之,伤其正也。按:人参补脾,沙参补肺,紫参补肝,丹参补心,玄参补肾。苦参不在五参之内,然名参者皆补也。【东坡云:药能医病,不能养人。食能养人,不能医病。】

　　糯米泔浸去腥气,蒸用。玄参为使,恶贝母、菟丝子、漏卢,反藜芦。苦参一两,或酒煎,或醋煮,能吐天行时毒。

【药物来源】为豆科植物苦参 *Sophora flavescens* Alt. 的干燥根。

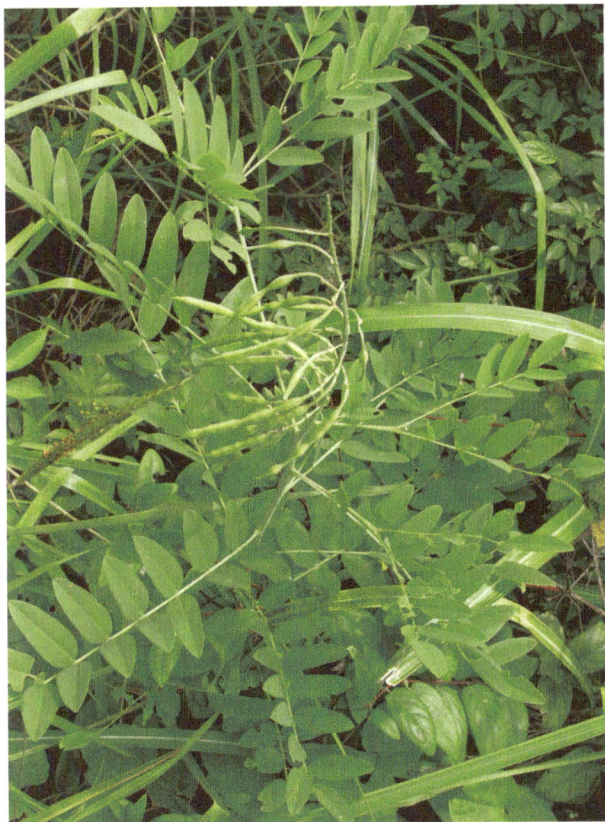

【形态特征】落叶半灌木,高 1.5～3 m。根圆柱状,外皮黄白色。茎直立,多分枝,具纵沟;幼枝被疏毛,后变无毛。奇数羽状复叶,互生;小叶片披针形至线状披针形,背面密生柔毛。总状花序顶生;花冠蝶形,淡黄白色。荚果线形,成熟时不开裂。花期5—

7月,果期7—9月。

【性味功效】味苦,性寒。清热燥湿,杀虫,利尿。

【古方选录】《金匮要略》当归贝母苦参丸:当归、贝母、苦参各四两。用法:上三味,末之,炼蜜丸如小豆大。饮服三丸,加至十丸。主治:妊娠小便难,饮食如故。

【用法用量】煎服,4.5～9 g;或入丸、散。外用适量,煎水熏洗,或研末撒,或浸酒涂搽。

【使用注意】脾胃虚寒者忌服。不宜与藜芦同用。

【现代研究】含生物碱(如苦参碱、氧化苦参碱),黄酮类化合物(如苦参查耳酮、苦参醇),三萜皂苷(如苦参皂苷、大豆皂苷Ⅰ)以及醌类等。有抗心肌缺血,平喘,抗过敏,影响免疫系统,升高白细胞,抗肿瘤,消炎,抗病原微生物等作用。

103　知　母

【古籍原文】泻火补水、润燥滑肠

　　辛、苦,寒滑。上清肺金而泻火,泻胃热、膀胱邪热、肾命相火。下润肾燥而滋阴,入二经气分。黄柏入二经血分,故二药必相须而行。消痰定嗽,止渴安胎。莫非清火之用。治伤寒烦热,蓐劳产劳骨蒸。退有汗之骨蒸。燥渴虚烦,久疟下痢,治嗽者,清肺火也。治渴者,清胃火也。退骨蒸者,泻肾火也。利二便,消浮肿。小便利则肿消。东垣曰:热在上焦气分,便闭而渴,乃肺中伏热,不能生水,膀胱绝其化源。宜用淡渗之药,泻火清金,滋水之化源。热在下焦血分,便闭而不渴,乃真水不足,膀胱干涸,无阴则阳无以化。宜用黄柏、知母大苦寒之药,滋肾与膀胱之阴,而阳自化,小便自通。【东垣治便秘,以渴不渴分之。】丹溪曰:小便不通,有热有湿,有气结于下,宜清、宜燥、宜升。又有隔二隔三之治。如肺不燥,但膀胱热,宜泻膀胱,此正治;如因肺热不能生水,则清肺,此隔二之治;如因脾湿不运而精不上升,故肺不能生水,则燥脾健脾,此隔三之治。泻膀胱,黄柏、知母之类;清肺,车前、茯苓之类;燥脾,二术之类。昂按:凡药皆有隔二隔三之治,不独便闭也。然苦寒伤胃而滑肠,多服令人泻。李士材曰:苦寒肃杀,非长养万物者也。世以其滋阴,施之虚损之人,如水益深矣,特表出以为戒。

　　得酒良。上行酒浸,下行盐水拌。忌铁。

【药物来源】为百合科植物知母 *Anemarrhena asphodeloides* Bge. 的干燥根茎。

【形态特征】多年生草本,全株无毛。根茎横生,粗壮,密被纤维状残叶基,有多数肉质须根。叶基生,丛出,线形,上面绿色,下面深绿色,无毛,质稍硬,叶基部扩大包着根茎。花葶直立,不分枝;总状花序;花黄白色,干后略带紫色,多于夜间开放。蒴果卵圆形,成熟时开裂。花期5—8月,果期7—9月。

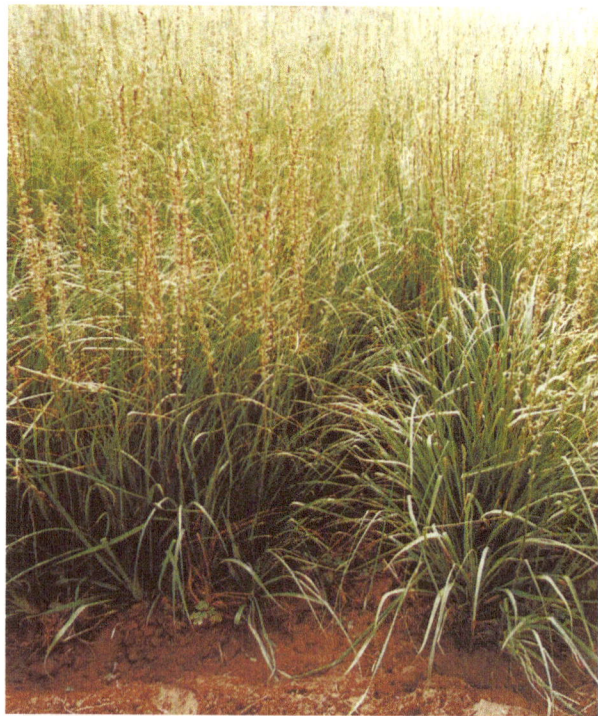

【**性味功效**】味苦、甘,性寒。清热泻火,生津润燥。

【**古方选录**】《医方集解》二母散:知母(炒)、贝母(炒)等分。用法:为末服。主治:肺痨有热,不能服补气之剂者。

【**用法用量**】煎服,6~12 g;或入丸、散。清热泻火宜生用,滋阴润燥宜盐水炙用。

【**使用注意**】脾胃虚寒、大便溏泻者忌服。

【**现代研究**】含知母皂苷及知母多糖等。有抑制 Na^+/K^+-ATP 酶活性,延缓肝细胞对皮质醇的分解,降血糖,抗血小板聚集,抗病原微生物,解热等作用。

104 龙胆草(龙胆)

【**古籍原文**】泻肝胆火、下焦湿热

　　大苦,大寒,沉阴下行。益肝胆而泻火,相火寄于肝胆,有泻无补,泻其邪热,即所以补之也。兼入膀胱、肾经。除下焦之湿热,与防己同功。酒浸亦能外行、上行。治骨间寒热,肾主骨。惊痫邪气,肝经风火。时气温热,热痢疸黄,寒湿脚气,足伤寒湿,则成脚气。肿而痛者,为湿脚

气,宜清热利湿搜风。又有挛缩枯细,痛而不肿者,名干脚气,宜养血润燥。咽喉风热,赤睛努肉,泻肝胆火,能明目。元素曰:柴胡为主,龙胆为使,目疾要药。昂按:若目疾初起,宜发散,忌用寒凉。痈疽疮疥。过服损胃。

　　甘草水浸一宿,曝用。小豆、贯众为使,忌地黄。

【**药物来源**】为龙胆科植物龙胆 *Gentiana scabra* Bge.、条叶龙胆 *Gentiana manshurica* Kitag.、三花龙胆 *Gentiana triflora* Pall. 或坚龙胆 *Gentiana rigescens* Franch. 的干燥根和根茎。

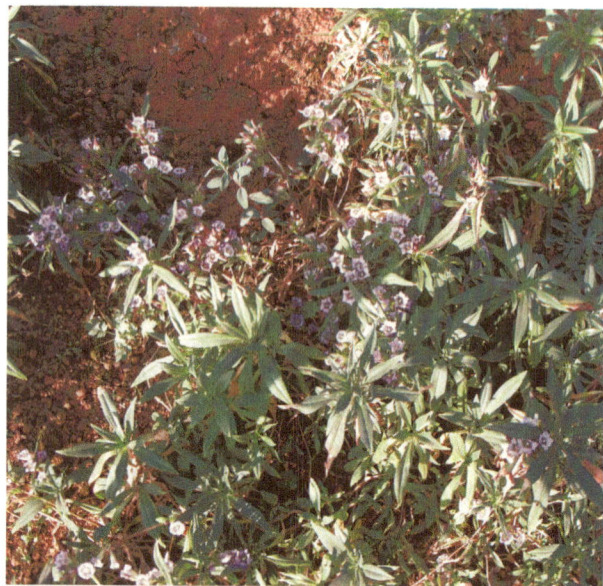

【**形态特征**】①龙胆:多年生草本,高 30~60 cm。根茎短,丛生多数细长的根。花茎单生,不分枝。叶对生,无柄;下部叶鳞片状,基部合生;中部叶和上部叶近革质,叶片卵形或卵状披针形,边缘外卷,粗糙。花多数,簇生枝顶和叶腋,无花梗;花冠筒状钟形,蓝紫色。蒴果长圆形。花期8—9月,果期9—10月。

　　②条叶龙胆:特点是叶片厚,近革质,无柄,上部叶线状披针形至线形;花1~2朵,花萼裂片线状披针形,长于或等长于萼筒。

　　③三花龙胆:特点是中上部叶近革质,线状披针形至线形,基部圆形;花萼裂片狭三角形,短于萼筒,花冠裂片先端钝圆。

　　④坚龙胆:特点是无莲座叶丛,茎生叶多对,下部叶鳞片状,中上部叶片卵状长圆形、倒卵形或卵形;花多数,簇生枝顶呈头状,萼裂片不整齐。

【**性味功效**】味苦,性寒。清热燥湿,泻肝胆火。

【**古方选录**】《圣济总录》龙胆汤:龙胆、秦艽(去苗

土)各一两半,升麻一两。用法:上三味,粗捣筛。每服五钱匕,以水一盏半,浸药一宿,平旦煎至八分,入黄牛乳五合,再煎至一盏,去滓。空心分温二服,日再,以利为度。主治:阴黄。

【用法用量】煎服,3～6 g;或入丸、散。外用适量,煎水洗,或研末调搽。

【使用注意】脾胃虚弱者忌服。

【现代研究】四者均含裂环烯醚萜苷类如龙胆苦苷、当药苦苷、当药苷、苦龙胆酯苷以及多种生物碱等。有护肝,利胆,健胃,消炎,抗过敏,镇静,降低体温和抗惊厥,抗病原体,降血压等作用。

105 青黛

【古籍原文】泻肝、散郁火

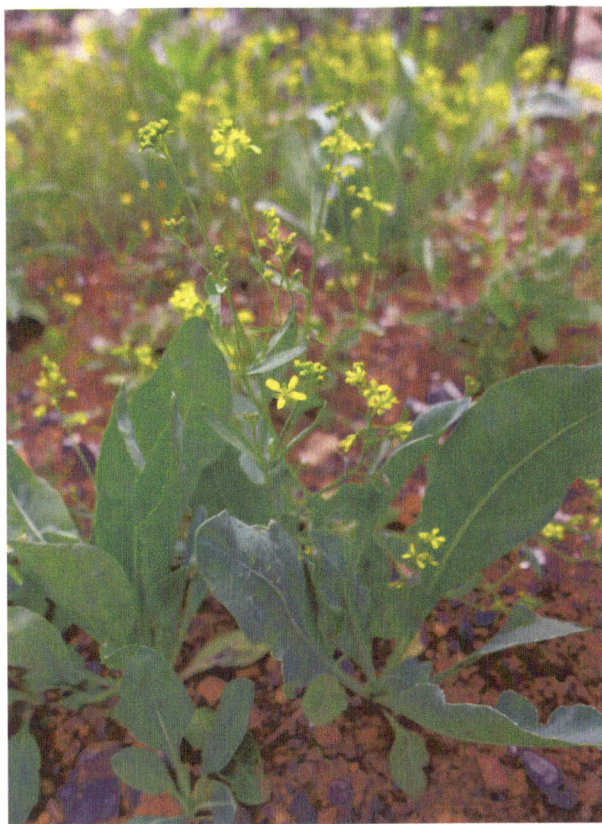

咸,寒,色青,泻肝。散五脏郁火,解中下焦蓄蕴风热。《衍义》曰:一妇患脐、腹、二阴遍生湿疮,热痒而痛,出黄汁,二便涩。用鳗鲡、松脂、黄丹之类涂之,热痛愈甚。其妇嗜酒,喜食鱼虾发风之物。乃用马齿苋四两研烂,入青黛一两和涂,热痛皆去,仍服八正散而愈。此中下焦蓄蕴风热。毒气若不出,当作肠风内痔。妇不能禁酒物,果仍发痔。治伤寒发斑,吐咯痢血,阴虚火炎

者忌用。合杏仁研,置柿饼中煨食,名圣饼子,治咯血。小儿惊痫,疳热丹热。敷痈疮、蛇犬毒。

即靛花。取娇碧者,水飞净用。内多石灰,故须淘净。

【药物来源】为爵床科植物马蓝 *Baphicacanthus cusia*（Nees）Bremek.、蓼科植物蓼蓝 *Polygonum tinctorium* Ait. 或十字花科植物菘蓝 *Isatis indigotica* Fort. 的叶或茎叶经加工制得的干燥粉末、团块或颗粒。

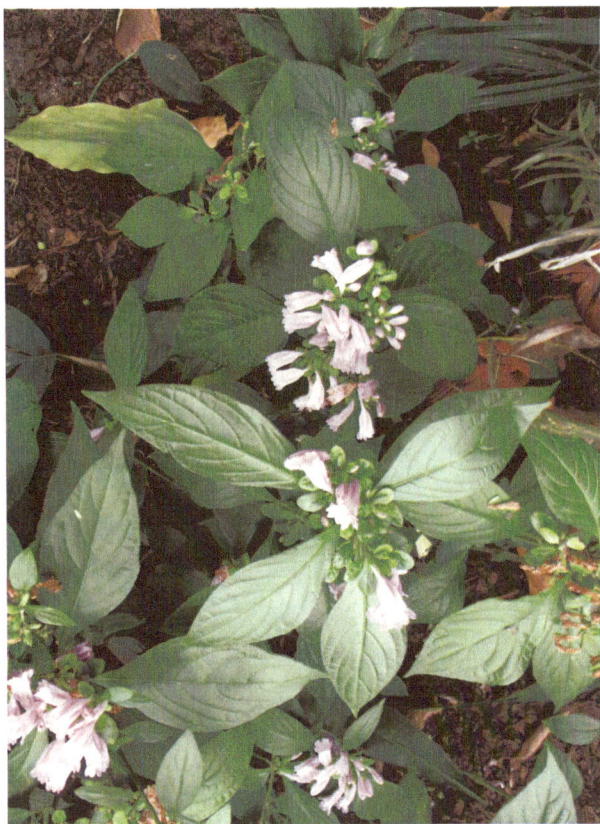

【形态特征】①马蓝:多年生草本,高 30～70 cm。干时茎叶呈蓝色或墨绿色。根茎粗壮,断面呈蓝色。地上茎稍分枝,节膨大。叶对生;叶片倒卵状椭圆形。穗状花序顶生或腋生;花冠漏斗状,淡紫色。蒴果匙形。花期6—10月,果期7—11月。

②蓼蓝:一年生草本,高 50～80 cm。茎圆柱形,具明显的节。单叶互生;叶片卵形或卵状披针形,全缘,干后两面均呈蓝绿色。穗状花序顶生或腋生,排列紧密;花小,红色。瘦果椭圆状三棱形或两凸形。花期7—9月,果期8—10月。

③菘蓝:二年生草本,高 50～100 cm。全株光滑无毛,常被粉霜。根肥厚,近圆锥形,表面土黄色,具短横纹及少数须根。基生叶莲座状,叶片长圆形至宽倒披针形,全缘,有圆形叶耳。总状花序顶生或

腋生,圆锥状;花瓣黄色。短角果边缘具膜质翅。花期4—5月,果期5—6月。

【性味功效】 味咸,性寒。清热解毒,凉血消斑,泻火定惊。

【古方选录】 《丹溪心法》咳血方:青黛、瓜蒌仁、诃子、海粉、山栀。用法:上为末,以蜜同姜汁丸,嚼化。主治:咳血。

【用法用量】 煎服,1~3 g,布包;研末,每次1.6~6 g;或入丸剂。外用适量,干撒或调敷。

【使用注意】 脾胃虚寒者忌服。

【现代研究】 三者均含靛玉红,靛蓝,异靛蓝,N－苯基－2－萘胺,β－谷甾醇,虫漆蜡醇,靛苷,松蓝苷,色氨酮,青黛酮,靛红,正二十九烷等。有抗肿瘤,抗菌等作用。

106 大 青

【古籍原文】 泻心胃热毒

微苦、咸,大寒。解心胃热毒。治伤寒时疾热狂,阳毒发斑,热甚伤血,里实表虚,则发斑。轻如疹子,重如锦纹。紫黑者,热极而胃烂也,多死。《活人》治赤斑烦痛,有犀角大青汤。黄疸热痢,丹毒喉痹。

处处有之。高二三尺,茎圆叶长,叶对节生,八月开小红花成簇,实大如椒,色赤。用茎叶。

【药物来源】 为马鞭草科植物大青 *Clerodendrum cyrtophyllum* Turcz. 的茎、叶。

【形态特征】 灌木或小乔木,高1~10 m。幼枝黄褐色,被短柔毛;髓坚实,白色。单叶对生;叶片纸质,全缘,无毛或沿叶脉疏生短柔毛。伞房状聚伞花序顶生或腋生;花萼杯状,粉红色;花冠白色。果实球形或倒卵形,绿色,成熟时蓝紫色。花果期6月至翌年2月。

【性味功效】 味苦,性寒。清热解毒,凉血止血。

【古方选录】 《圣济总录》大青散:大青一两,知母一两,黄芩(去黑心)一两,大黄(煨)一两,山栀子仁一两,升麻一两,黄连(去须)一两,甘草(炙,锉)半两。用法:上为散。每服三钱匕,入朴硝三钱匕,用蜜水调下。主治:阳盛发狂有斑,大小便秘涩。

【用法用量】 煎服,15~30 g,鲜品加倍。外用适量,

捣敷,或煎水洗。

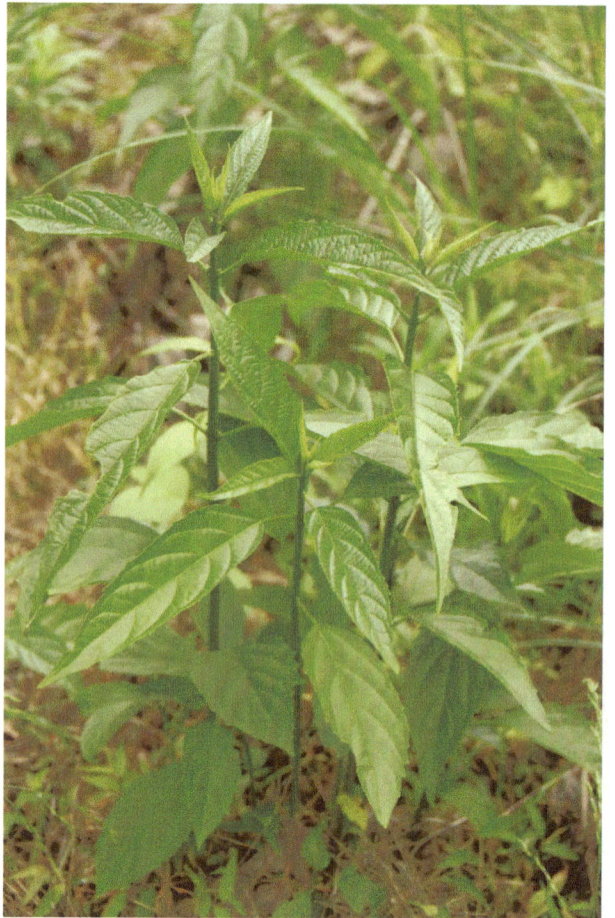

【使用注意】 脾胃虚寒者慎服。

【现代研究】 叶含大青苷,蜂花醇,正二十五烷,γ－谷甾醇,异戊二烯聚合体,半乳糖醇,豆甾醇,鞣质及黄酮;茎含大青酮,石蚕文森酮,柳杉酚,无羁萜等。有抗病原微生物,利尿和消炎等作用。

107 牵 牛

【古籍原文】 大泻气分湿热

辛,热,有毒,属火善走。入肺经,泻气分之湿热,肺主气,火能平金而泄肺。能达右肾命门,走精隧,通下焦郁遏,及大肠风秘、气秘,利大小便,逐水消痰,杀虫堕胎。治水肿喘满,痃癖气块。若湿热在血分、胃弱气虚人禁用。东垣曰:牵牛苦寒,误矣!其味辛辣,久嚼猛烈雄壮,所谓苦寒安在哉?乃泻气之药,比诸辛药泄气尤甚。若湿从下受,下焦主血,血中之湿,宜苦寒之味,而反用辛热之药,泄上焦之气,是血病泻气,使气血俱损也。王好古曰:以气药引则入气,以大黄引则入血。时珍曰:一妇肠结,年几六十,服养血润燥药则泥结,服

硝、黄药则若罔知，如此三十余年。其人体肥，膏粱而多郁，日吐酸痰乃宽。此乃三焦气滞，有升无降，津液皆化为痰，不能下润肠腑，非血燥也。润剂留滞，硝、黄入血，不能入气，故无效。用牵牛为末，皂角膏丸，才服便通。外甥素多酒色病，二便不通，胀痛呻吟七昼夜，用通利药不效。予言此乃湿热之邪在精道，壅隧路，病在二阴之间，故前阻小便，后阻大便，病不在大肠、膀胱也。用楝实、茴香、穿山甲诸药，倍牵牛，三服而平。东垣补下焦阳虚，天真丹用牵牛盐水炒黑，佐沉香、杜仲、肉桂、破故纸诸药，深得补泻兼施之妙。

　　有黑白二种，黑者力速。亦名黑丑。取子淘去浮者，春去皮用。得木香、干姜良。此药汉前未入本草，故仲景方中无此，《别录》始载之，宋后始多用者。

【药物来源】为旋花科植物裂叶牵牛 *Pharbitis nil* （L.） Choisy 或圆叶牵牛 *Pharbitis purpurea* （L.） Voigt 的干燥成熟种子。

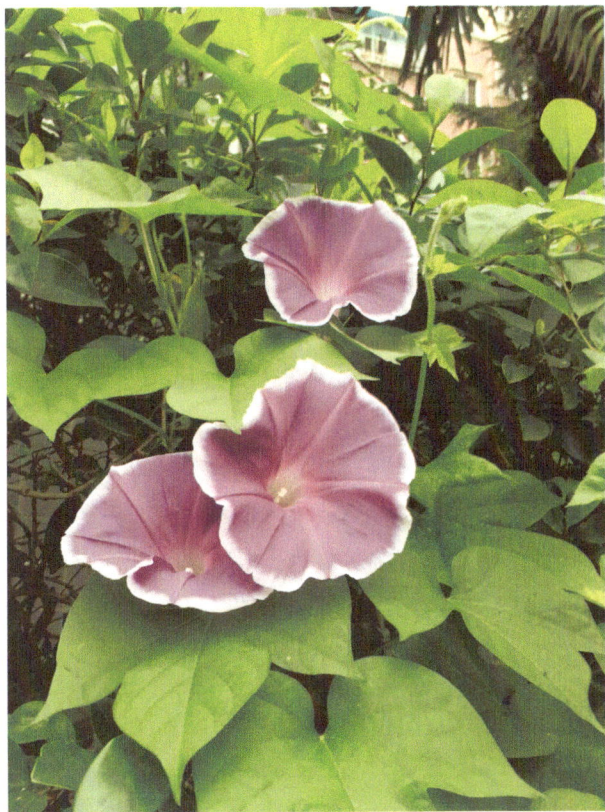

【形态特征】①裂叶牵牛：一年生缠绕性草本，长2 m以上。茎左旋，被倒向的短柔毛及杂有倒向或开展的长硬毛。叶互生；叶片宽卵形或近圆形，深裂或浅3裂，被微硬的柔毛。花腋生，被毛；花冠漏斗状，蓝紫色或紫红色。蒴果近球形，3瓣裂。种子黑褐色或米黄色。花期7—9月，果期8—10月。

　　②圆叶牵牛：特点是叶片圆心形或宽卵状心形，通常全缘；花腋生，单一或2～5朵成伞形聚伞花序，萼片卵状披针形。

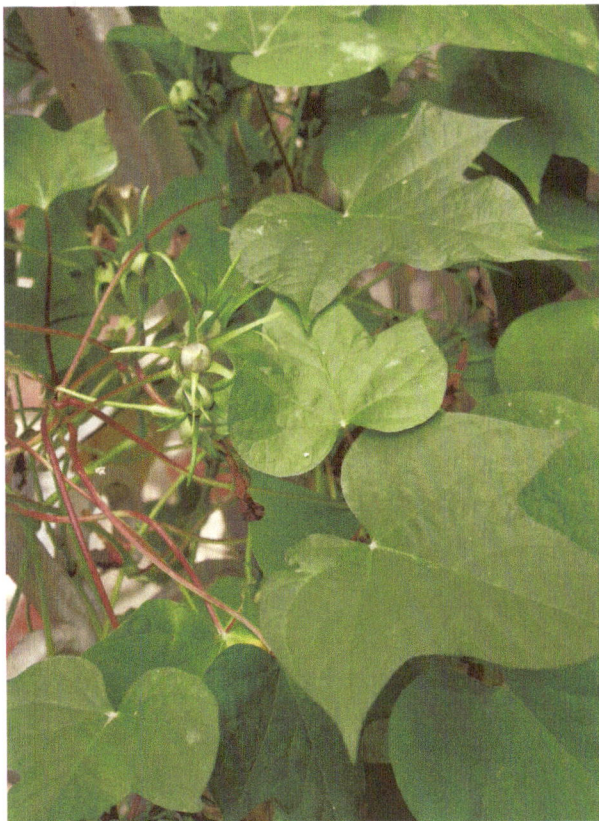

【性味功效】味苦，性寒；有毒。泻水通便，消痰涤饮，杀虫攻积。

【古方选录】《儒门事亲》禹功散：黑牵牛头末四两，茴香一两（炒），或加木香一两。用法：上为细末。以生姜自然汁调一二钱，临卧服。主治：停饮肿满。

【用法用量】煎服，3～6 g；入丸、散，每次1.5～3 g，每日2～3次。

【使用注意】孕妇忌用。不宜与巴豆、巴豆霜同用。

【现代研究】含牵牛子苷，裸麦角碱，野麦碱，麦角醇，脂肪油和糖类等。有泻下，利尿，驱虫等作用。

108 防 己

【古籍原文】通，行水、泻下焦血分湿热

　　大辛、苦，寒。《本经》平，《别录》温。太阳膀胱经药。能行十二经，通腠理，利九窍，泻下焦血分湿热，为疗风水之要药。治肺气喘嗽，水湿。热气诸痫，降气下痰。温疟脚气，足伤寒湿为脚气。寒湿郁而为热，湿则肿，热则痛。防己为主药，湿加苡仁、苍术、木瓜、木通，热加芩、柏，风加羌活、草薢，痰加竹沥、南星，痛加香附、木香，活血加四物，大便秘加桃仁、红花，小便秘加牛膝、泽泻,痛连臂加桂枝、威灵仙,痛连胁加胆草。又有足跟痛者,属肾虚,不与脚气同论。水肿风肿,痛肿恶疮。或湿热流入十二经,致二阴不通者,非此不可。然性险而健,阴虚及湿热在上焦气分者禁用。《十剂》曰:通可去滞,通草、防己之属是也。通草即木通,是徐之才亦以行水者,为通与燥剂无以别矣。木通甘淡,泻气分湿热;防己苦寒,泻血分湿热。【本集以行水为通剂,改热药为燥剂。】

　　出汉中。根大而虚通,心有花纹,色黄,名汉防己;黑点、黄腥、木强者,名木防己,不佳。陈藏器曰:治风用木防己,治水用汉防己。酒洗用。恶细辛,畏萆薢。

【药物来源】为防己科植物粉防己 *Stephania tetrandra* S. Moore 的干燥根(汉防己),同科植物木防己 *Cocculus orbiculatus* (L.) DC. 的干燥根。

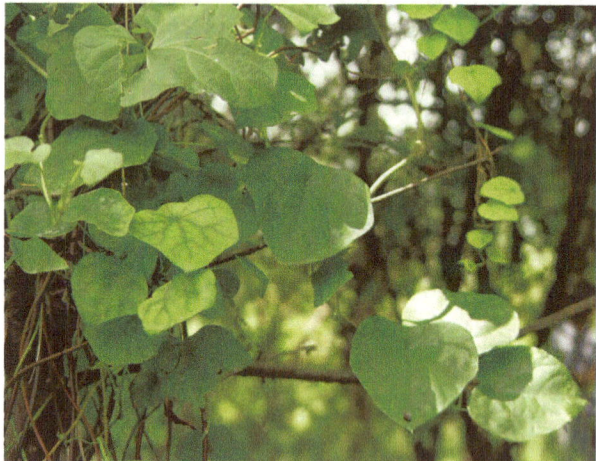

【形态特征】①粉防己:多年生落叶藤本。块根圆柱状,肉质,深入地下;外皮淡棕色或棕褐色,具横纹。茎枝纤细。叶互生,叶柄盾状着生;叶片三角状,被短柔毛。花小,单性,雌雄异株;雄株为头状聚伞花序,总状排列,花瓣 4 片,绿色,肉质;雌株为缩短的聚伞花序,呈总状排列。核果球形,红色。花期5—6月,果期7—9月。

　　②木防己:木质藤本。嫩枝密被柔毛,老枝近于无毛。单叶互生;叶柄被白色柔毛;叶片纸质至近革质,形状变异极大,两面被密柔毛至疏柔毛。聚伞花序单生或圆锥花序式排列,腋生或顶生,被柔毛;花单性,雌雄异株。核果近球形,成熟时紫红色或蓝黑色。花期5—8月,果期8—10月。

【性味功效】粉防己:味苦,性寒。祛风止痛,利水消肿。木防己:味苦、辛,性寒。祛风除湿,通经活络,解毒消肿。

【古方选录】《金匮要略》防己茯苓汤:防己三两,黄芪三两,桂枝三两,茯苓六两,甘草二两。用法:上五味,以水六升,煮取二升,分温三服。主治:皮水为病,四肢肿,水气在皮肤中,四肢聂聂动者。

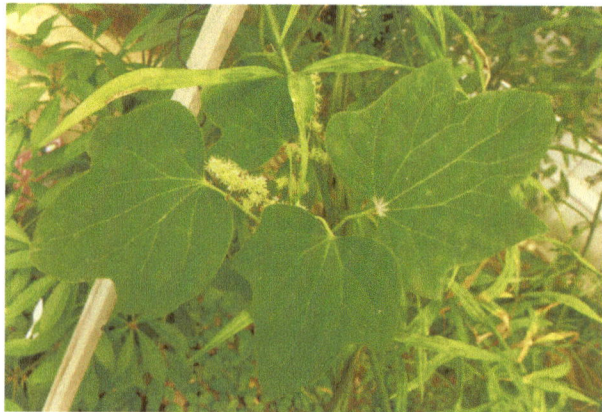

【用法用量】粉防己:煎服,6～10 g;或入丸、散。木防己:煎服,5～10 g。外用适量,煎水熏洗,或捣敷,或磨浓汁涂敷。

【使用注意】粉防己:食欲不振及阴虚无湿热者忌服。木防己:阴虚、无湿热者及孕妇慎服。

【现代研究】粉防己:含粉防己碱,防己诺灵碱,轮环藤酚碱,小檗胺等。有降低强心苷毒性,扩张冠状血管,降血压,抑制血小板聚集,抗心律失常,免疫抑制,消炎,抗肿瘤,利尿等作用。

　　木防己:含木防己碱,异木防己碱,木兰花碱,木防己胺,去甲毛木防己碱,毛木防己碱,表千金藤碱,木防己宾碱。有镇痛,解热,消炎,肌肉松弛,降血压,抗心律失常,抑制血小板聚集,阻断交感神经节传递等作用。

109 葶苈

【古籍原文】大泻气秘,通,行水

　　辛,苦,大寒。属火性急,大能下气,行膀胱水。肺中水气膹急者,非此不能除。破积聚症结,伏留热气,消肿除痰,止嗽定喘,水湿泛溢,为肿胀,为痰嗽,为喘满。通经利便。久服令人虚。《十剂》曰:泄可去闭,葶苈、大黄之属是也。大黄泄阴分血闭,葶苈泄阳分气闭。气味俱厚,不减大黄。然有甜苦二种,甜者性缓,苦者性急,泄肺而伤胃,宜大枣辅之。仲景有葶苈大枣泻肺汤,治肺气喘急不得卧。昂按:辅以大枣,补土所以制水。

子如黍米,微长色黄。合糯米微炒,去米用。得酒良。榆皮为使。

【药物来源】为十字花科植物播娘蒿 *Descurainia sophia*(L.)Webb. ex Prantl. 的干燥成熟种子(南葶苈子)或独行菜 *Lepidium apetalum* Willd. 的干燥成熟种子(北葶苈子)。

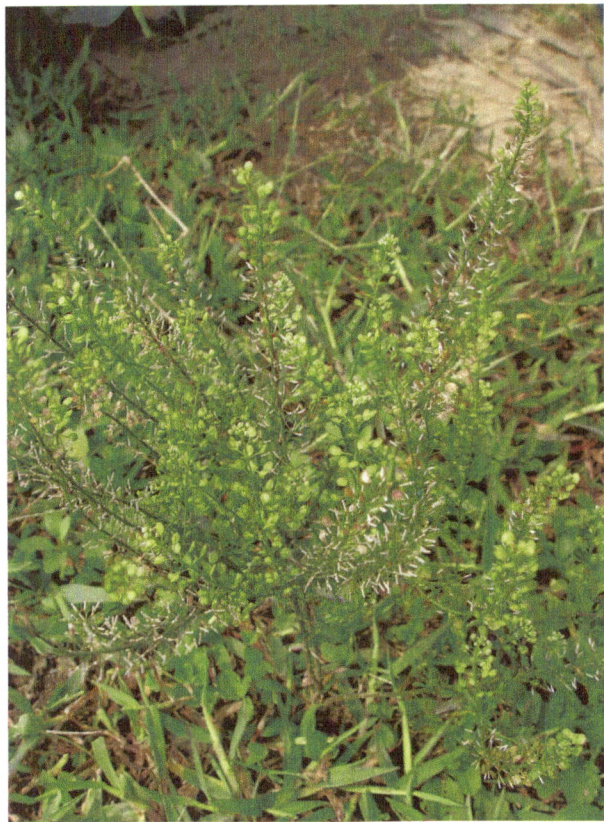

【形态特征】①播娘蒿:一年生或二年生草本,高20~80 cm。全株呈灰白色。茎直立,上部分枝,具纵棱槽,密被分枝状短柔毛。叶轮廓长圆形,二至三回羽状全裂或深裂,被短柔毛。总状花序顶生,具多数花;花瓣黄色,匙形。长角果圆筒状。种子淡红褐色,表面潮湿后有黏胶物质。花果期4—7月。

②独行菜:一年生或二年生草本,高5~30 cm。茎直立,或自基部具多数分枝。基生叶有柄,叶片狭匙形或倒披针形,一回羽状浅裂或深裂;茎生叶披针形或长圆形。总状花序顶生;花小,排列疏松;花瓣不存或者退化成丝状。短角果果瓣顶部具极狭翅。花期5—6月,果期6—7月。

【性味功效】味辛、苦,性大寒。泻肺平喘,行水消肿。

【古方选录】《金匮要略》葶苈大枣泻肺汤:葶苈(熬令黄色,捣,丸如弹子大),大枣十二枚。用法:上先以水三升煮枣,取二升,去枣纳葶苈,取一升,顿服。主治:肺痈喘不得卧。

【用法用量】煎服,3~10 g,入汤剂宜包煎;或入丸、散。外用适量,煎水洗,或研末调敷。

【使用注意】肺虚喘咳、脾虚肿满者慎服。不宜久服。

【现代研究】独行菜种子含黑芥子苷等。播娘蒿种子含芥子酸,毒毛旋花子苷元,黄白糖芥苷,挥发油,β-谷甾醇等;全草含顺式芥子酸葡萄糖苷及反式芥子酸葡萄糖苷。有强心,利尿等作用。

110 甘 遂

【古籍原文】大通,泻经隧水湿

苦,寒,有毒。能泻肾经及隧道水湿,直达水气所结之处,以攻决为用,为下水之圣药。仲景大陷胸汤用之。主十二种水,大腹肿满,名水蛊。喻嘉言曰:胃为水谷之海,五脏六腑之源。脾不能散胃之水精于肺,而病于中;肺不能通胃之水道于膀胱,而病于上;肾不能司胃之关,时其蓄泄,而病于下,以致积水浸淫,无所底止。【肾者,胃之关也。】前阴利水,后阴利谷。】王好古曰:水者,脾肺肾三经所主。有五脏六腑十二经之部分,上头面,中四肢,下腰脚,外皮肤,中肌肉,内筋骨。脉有尺寸之殊,浮沉之别,不可轻泻。当知病在何经何脏,方可用之。按:水肿有痰裹、食积、瘀血,致清不升、浊不降而成者;有湿热相生、隧道阻塞而成者;有燥热冲击,秘结不通而成者,证属有余。有服寒凉,伤饮食,中气虚衰而成者;有大病后正气衰惫而成者;有小便不通,水液妄行,脾莫能制而成者,证属不足。宜分别治之。然其源多由中气不足而起。丹溪曰:水病当以健脾为主,使脾实而气运,则水自行。宜参、苓为君,视所挟证加减。苟徒用利水药,多致不救。癥瘕积聚,留饮宿食,痰迷癫痫。虚者忌用。

皮赤肉白,根作连珠,重实者良。面裹煨熟用。或用甘草、荠苨汁浸三日,其水如墨,以清为度,再面裹煨。瓜蒂为使,恶远志,反甘草。张仲景治心下留饮,与甘草同用,取其相反以立功也。有治水肿及肿毒者,以甘遂末敷肿处,浓煎甘草汤服之,其肿立消。二物相反,感应如此。

【药物来源】为大戟科植物甘遂 *Euphorbia kansui* T. N. Liou ex T. P. Wang 的干燥块根。

【形态特征】多年生草本。全体含白色乳汁。根细长,有串珠状、指状或长椭圆状块根,外表棕褐色。茎基部分枝,下部带紫红色,上部淡绿色。叶互生,无柄,叶片线状披针形及狭披针形,全缘。杯状聚伞花序顶生;雄花 8～13 朵,每朵花具雄蕊 1 枚;雌花 1 朵,花柱 3 枚。蒴果近球形。花期 4—6 月,果期 6—8 月。

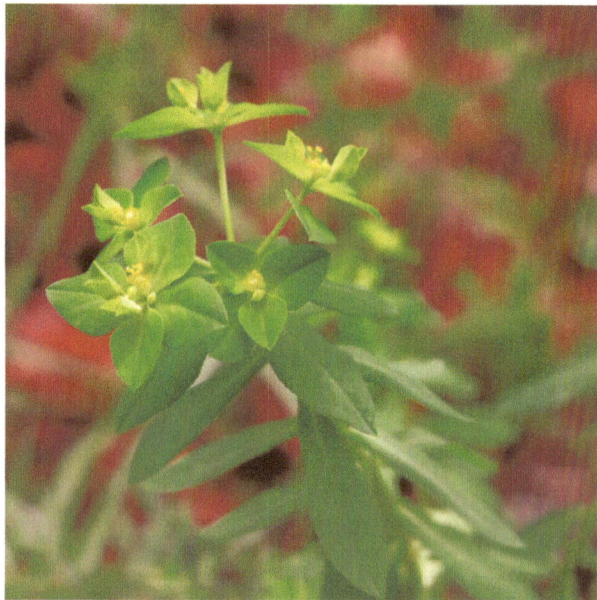

【性味功效】味苦,性寒;有毒。泻水逐饮,消肿散结。

【古方选录】《金匮要略》甘遂半夏汤:甘遂(大者)三枚,半夏十二枚(以水一升,煮取半升,去滓),芍药五枚,甘草(如指大)一枚(炙)。用法:以水二升,煮取半升,去滓,以蜜半升,和药汁,煎取八合。顿服之。主治:痰饮,病者脉伏,其人欲自利,利反快,虽利心下续坚满,此为留饮欲去故也。

【用法用量】入丸散,0.5～1.5 g,内服宜醋制减毒后用。外用适量,生用外敷。

【使用注意】气虚阴亏、脾胃虚弱患者及孕妇忌用。不宜与甘草同用。

【现代研究】含大戟苷,甘遂醇,β-谷甾醇及棕榈酸,柠檬酸,草酸,鞣质,树脂等。有泻下,抗生育,抑制免疫功能等作用。

111 大 戟

【古籍原文】大通,泻脏腑水湿

　　苦,寒,有毒。能泻脏腑水湿,行血发汗,利大小便。治十二种水,腹满急痛,积聚症瘕,颈腋痈肿,风毒脚肿,通经堕胎。误服损真气。时珍曰:痰涎为物,随气

升降,无处不到。入心则迷,成癫痫;入肺则塞窍,为咳喘背冷;入肝则胁痛干呕,寒热往来;入经络则麻痹疼痛;入筋骨则牵引隐痛;入皮肉则瘰疬痈肿。陈无择并以控涎丹主之,殊有奇效。此乃治痰之本。痰之本,水也,湿也,得气与火,则结为痰。大戟能泄脏腑水湿,甘遂能行经络水湿,白芥子能散皮里膜外痰气,惟善用者能收奇功也。又曰:钱仲阳谓肾为真水,有补无泻。复云痘证变黑归肾者,用百祥膏下之,非泻肾也,泻其腑,则脏自不实。腑者,膀胱也。百祥惟大戟一味,能行膀胱之水故也。窃谓非独泻腑,乃肾邪实而泻肝也。实则泻其子。大戟浸水青绿,肝胆之色也。痘证毒盛火炽,则水益涸;风挟火势,则土受亏,故津液内竭,不能化脓,而成黑陷之症。泻其风火之毒,所以救肾扶脾也。昂按:泻心乃所以补心,泻肾即所以救肾,邪热退则真阴复矣。《机要》用大戟一两,枣三枚,同煮焙干,去戟,用枣丸服,名枣变百祥丸。

　　杭产紫者为上,北产白者伤人。浆水煮,去骨用。得大枣则不损脾,畏菖蒲,反甘草。

【药物来源】为大戟科植物大戟 *Euphorbia pekinensis* Rupr. 的干燥根。

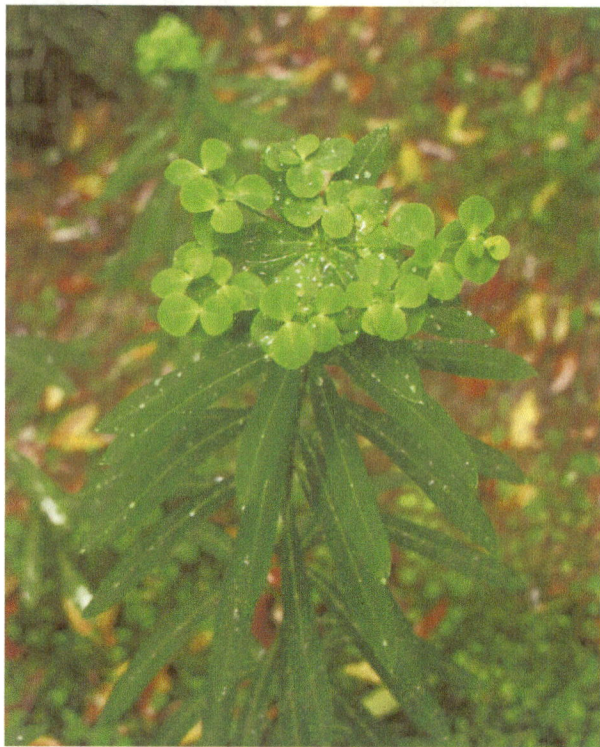

【形态特征】多年生草本。全株含白色乳汁。根圆锥形,有侧根。茎自上部分枝,表面被白色短柔毛。单叶互生,叶片狭长圆状披针形。杯状聚伞花序顶生或腋生,顶生者排列成复伞形,腋生者伞梗单生;雄花多数,花药球形;雌花 1 朵。蒴果三棱状球形,密被刺疣。种子卵形,光滑。花期 6—9 月,果期 7—10 月。

【性味功效】味苦,性寒;有毒。泻水逐饮,消肿散结。

【古方选录】《圣济总录》大戟散:大戟(去皮,细切,微炒)二两,干姜(炮)半两。用法:上二味捣罗为散。每服三钱匕,用生姜汤调下,良久,糯米饮投之,以大小便利为度。主治:通身肿满喘息,小便涩。

【用法用量】煎服,1.5~3 g;入丸散服,每次1 g。内服宜醋制减毒后用。外用适量,生品捣烂外敷。

【使用注意】虚寒阴水患者及孕妇忌用。体弱者慎用。不宜与甘草同用。

【现代研究】含三萜类成分大戟苷,生物碱,树胶,树脂等。有泻下,利尿,杀虫,镇痛,抑制金黄色葡萄球菌和铜绿假单胞菌,抗癌,抗白血病等作用。

112 商 陆

【古籍原文】大通,行水

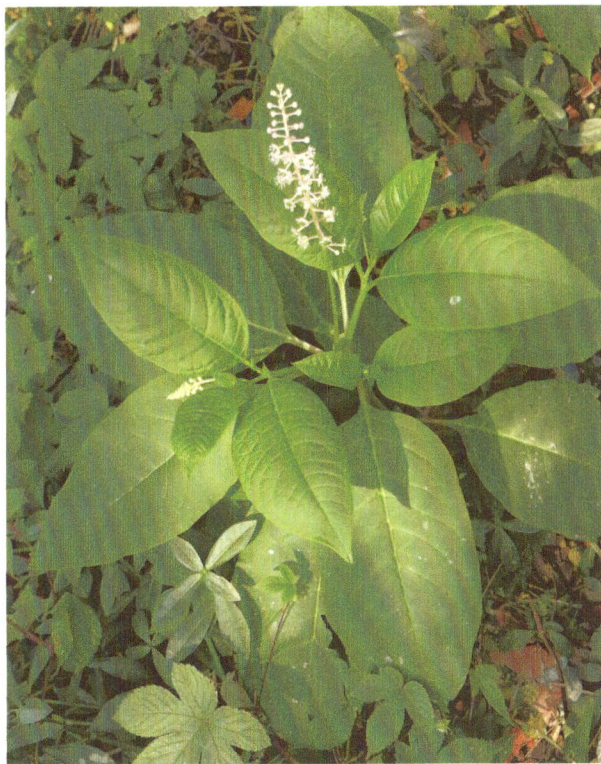

苦,寒,有毒。诸家辛、酸,李时珍苦、寒。沉阴下行,与大戟、甘遂同功。疗水肿胀满,肿属脾,胀属肝。肿则阳气犹行,如单胀而不肿者名臌胀,为木横克土,难治。肿胀朝宽暮急为血虚;暮宽朝急为气虚,朝暮俱急为气血两虚。肿胀由心腹而散四肢者吉,由四肢而入心腹者危。男自下而上,女自上而下,皆难治。瘕疝痈肿,喉痹不通,薄切醋炒,涂喉中良。湿热之病,泻

蛊毒,敷恶疮,堕胎孕,令人见鬼神。

取花白者根,赤者伤人,只堪贴脐,入麝三分捣贴,小便利则肿消。黑豆汤浸蒸用。得蒜良。

【药物来源】为商陆科植物商陆 *Phytolacca acinosa* Roxb. 或垂序商陆 *Phytolacca americana* L. 的干燥根。

【形态特征】①商陆:多年生草本,高达1.5 m。全株光滑无毛。根粗壮,圆锥形,肉质,外皮淡黄色,侧根甚多。茎绿色或紫红色,多分枝。单叶互生,具柄;叶片卵状椭圆形或椭圆形,全缘。总状花序直立;花被片5片,初白色,后渐变为淡红色。浆果扁圆状,熟时呈深红紫色或黑色。花果期5—10月。

②垂序商陆:特点是茎紫红色,棱角较为明显;叶片通常较商陆略窄;总状果序下垂;雄蕊及心皮通常10枚。花期7—8月,果期8—10月。

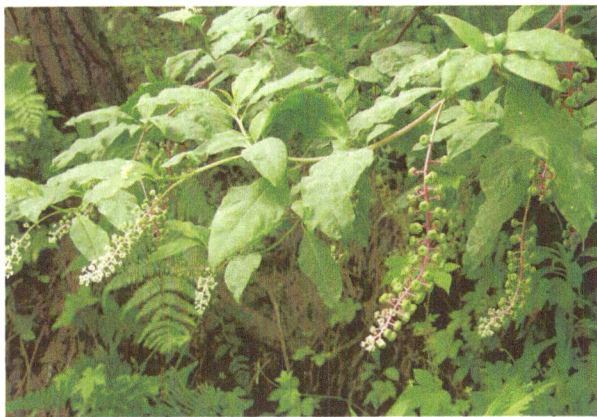

【性味功效】味苦,性寒;有毒。逐水消肿,通利二便,外用解毒散结。

【古方选录】《太平圣惠方》商陆饼子:商陆三两。用法:上件药捣令烂,捻作饼子,如钱大,安置瘰疬子上,以艾灸饼子上,令热干佳,灸三十壮瘥。主治:瘰疬结核肿硬。

【用法用量】煎服,3~9 g。外用适量,煎汤熏洗。

【使用注意】体虚水肿者慎服,孕妇忌用。宜从小剂量开始,宜饭后服。

【现代研究】二者均含商陆苷,美商陆苷E,商陆酸,美商陆酸,美商陆皂苷元,商陆苷元,氨基酸,美商陆毒素,美商陆根抗病毒蛋白,美商陆根抗真菌蛋白和有丝分裂原等。有影响免疫功能,消炎,抗菌,抗病毒,抗肿瘤,镇咳,利尿等作用。

113 芫花

【古籍原文】大通,行水

苦,温,有毒。去水饮痰癖,疗五水在五脏、皮肤,胀满喘急,痛引胸胁,咳嗽瘴疟。五水者,风水、皮水、正水、石水、黄汗也。水积胞中,坚满如石,名石水。汗如柏汁,名黄汗,久不愈必致痈脓。时珍曰:仲景治伤寒太阳证,表未解,心下有水而咳,干呕发热,或喘或利者,小青龙汤主之。表已解,有时头痛,出汗恶寒,心下有水,干呕,痛引两胁,或喘或嗽者,十枣汤主之。盖青龙散表邪,使水从汗出,《内经》所谓开鬼门也;十枣逐里邪,使水从两便出,《内经》所谓洁净府、去陈莝法也。十枣汤:芫花、甘遂、大戟等分,枣十枚。叶似柳,二月开花紫碧色,叶生花落。陈久者良。醋煮过,水浸曝用。根疗疥,可毒鱼。反甘草。斗讼者,取叶擦皮肤,辄作赤肿,假伤以诬人。

【药物来源】为瑞香科植物芫花 *Daphne genkwa* Sieb. et Zucc. 的干燥花蕾(芫花)及根或根皮(芫花根)。

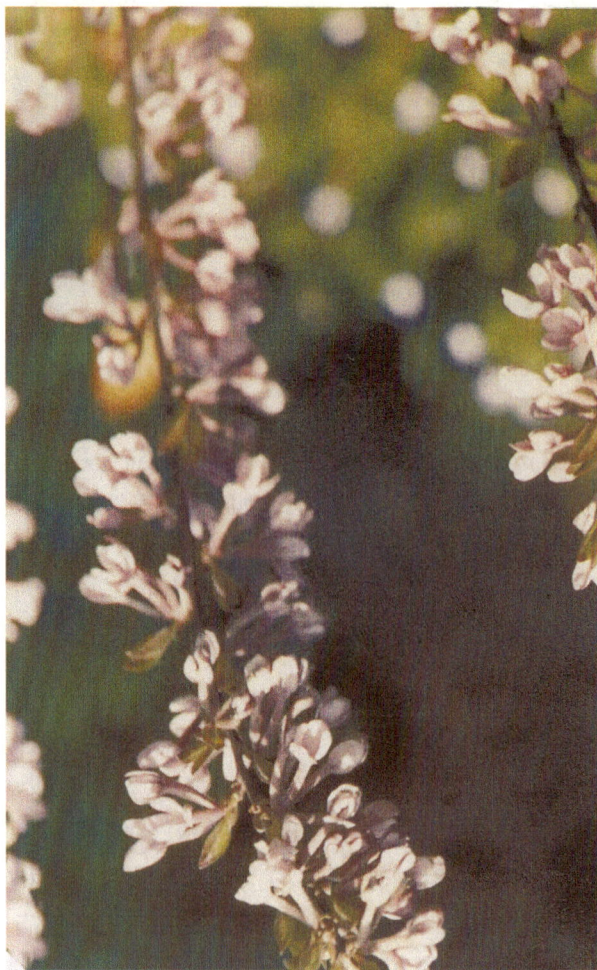

【形态特征】直立落叶灌木,高达 1 m。根有分枝,外表黄棕色至黄褐色,根皮富韧性。枝细长,褐紫色,幼时密生绢状短柔毛。叶对生,间或互生;有短柄,被短柔毛;叶片稍带革质,椭圆形至长椭圆形。花淡紫色,腋生,先叶开放。花两性,无花瓣。核果革质,白色。种子 1 粒,黑色。花期 3—4 月,果期 5 月。

【性味功效】芫花:味辛、苦,性温;有毒。泄水逐饮,祛痰止咳,解毒杀虫。芫花根:味辛、苦,性温;有毒。逐水,解毒,散结。

【古方选录】①《圣济总录》芫花丸:芫花(炒)、滑石(碎)各半两,大黄(锉炒)三分。用法:上三味,捣罗为末,炼蜜为丸,如梧桐子大。每服二十丸,葱汤下。主治:大小便不利。

②《太平圣惠方》芫花根膏:芫花根二两,猪牙皂荚五梃,白矾三两(烧令汁尽,细研),黑豆三合。用法:上药,用醋一斗,先浸芫花根及皂荚、黑豆三日,于釜中以火煎至三升,去滓后,即入铛中,煎至一升,入白矾末搅令匀,去火成膏。摊于帛上贴,日二易之。主治:鱼脐疔疮,久疗不瘥。

【用法用量】芫花:煎服,1.5 ~ 3 g;醋芫花研末吞服,一次 0.6 ~ 0.9 g,1 日 1 次。外用适量。芫花根:煎汤,1.5 ~ 4.5 g;捣汁或入丸、散。外用适量,捣敷,或研末调敷,或熬膏涂。

【使用注意】体质虚弱者或有严重心脏病、溃疡病、消化道出血者及孕妇忌服。不宜与甘草同用。

【现代研究】芫花:含二萜原酸酯类,黄酮类,挥发油等。有终止妊娠,抗肿瘤,利尿,兴奋肠管,镇咳,祛痰,降血压,镇痛,抗惊厥等作用。

芫花根:含二萜类如芫花酯甲、芫花酯乙、芫花瑞香宁;双黄酮类如瑞香黄烷素 B,芫花醇 A、B、C;香豆精类如西瑞香素、伞形花内酯;苷类如瑞香苷、丁香苷、芫根苷和 β – 谷甾醇等。对动物子宫有明显兴奋作用。

114 荛花

【古籍原文】大通、行水

辛散结,苦泄热,行水捷药。主治略同芫花。

【药物来源】为瑞香科植物荛花 *Wikstroemia canescens*

（Wall.）Meissn. 的干燥花蕾。

【形态特征】落叶灌木，高 30~90 cm。枝细长，小枝有灰色或淡黄色柔毛。叶互生或对生；叶柄被柔毛；叶片长圆状披针形，全缘，上面绿色，疏生短柔毛，下面灰绿色，密生柔毛。花黄色，成顶生或腋生穗状花序，或再合成圆锥花序，被柔毛。核果窄卵圆形，黑色，有丝状毛。花期 5—6 月，果期 6—7 月。

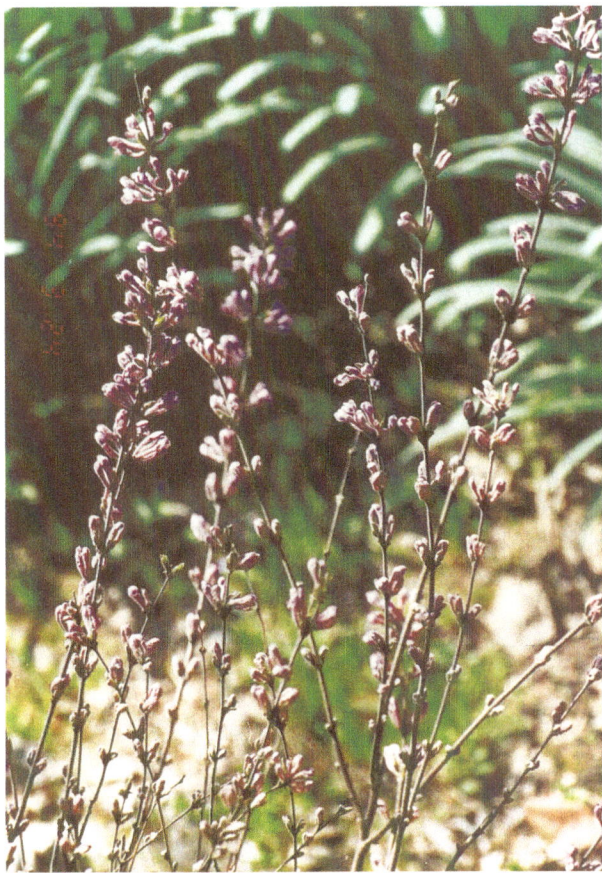

【性味功效】味辛、苦，性寒；有毒。泄水逐饮，消坚破积。

【古方选录】《范汪方》捶凿丸：甘遂一分，莐花一分，芫花一分，桂心一分，巴豆一分，杏仁一分，桔梗一分。用法：上七味，莐花、芫花熬令香，巴豆、杏仁去皮熬令变色已，各异捣，下细筛，捣合丸，以白蜜捣万杵。服如小豆一丸，日三行，长将服之。伤寒增服，膈上吐，膈下利，小儿亦服，妇人兼身亦服。忌猪肉、芦笋、生葱。主治：腹中积聚邪气、寒气，消谷。

【用法用量】煎汤，2.5~4.5 g；或入丸剂。

【使用注意】体质虚弱者及孕妇忌服。

【现代研究】含糖类，蛋白质，有机酸，生物碱，黄酮类等。有抗早孕，镇静，增强心脏收缩力，增加心排血量，扩张血管，护肝等作用。

115 泽漆

【古籍原文】通，行水

辛、苦，微寒。消痰退热，止嗽杀虫，利大小肠。治大腹水肿，益丈夫阴气。生平泽，叶圆黄绿，颇类猫睛，一名猫儿眼睛草，茎中有白汁，粘人。李时珍曰：《别录》云是大戟苗，非也，功相类耳。

【药物来源】为大戟科植物泽漆 *Euphorbia helioscopia* L. 的干燥全草。

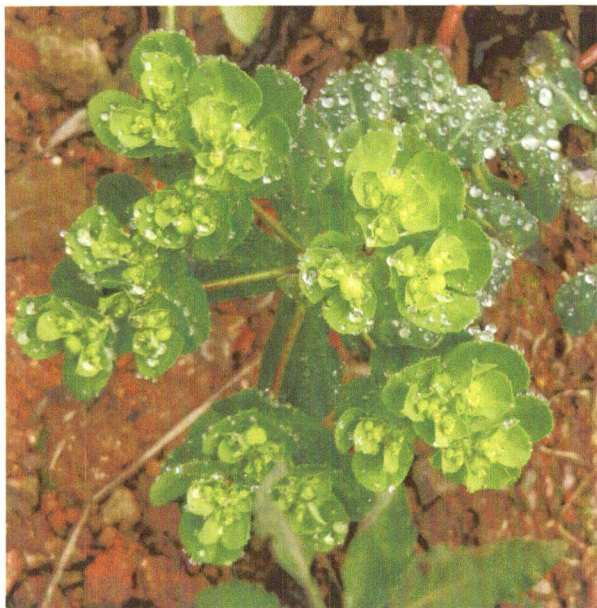

【形态特征】一年生或二年生草本，高 10~30 cm。全株含白色乳汁。茎丛生，基部斜升，基部紫红色，上部淡绿色。叶互生，无柄或具短柄；叶片倒卵形或匙形。杯状聚伞花序顶生；总苞杯状，黄绿色。蒴果球形，3 裂，光滑。种子褐色，有明显凸起网纹，具白色半圆形种阜。花期 4—5 月，果期 5—8 月。

【性味功效】味辛、苦，性微寒；有毒。行水消肿，化痰止咳，解毒杀虫。

【古方选录】《备急千金要方》泽漆汤：泽漆根十两，鲤鱼五斤，赤小豆二升，生姜八两，茯苓三两，人参、麦冬、甘草各二两。用法：上八味细切，以水一斗七升，先煮鱼及豆，减七升，去滓，内药煮取四升半。一服三合，日三，人弱服二合，再服气下喘止，可至四合，晬时小便利，肿气减或具溏下。主治：水气通身洪肿，四肢无力，喘息不安，腹中响响胀满，眼不得视。

【用法用量】煎服,3~9 g;或熬膏;或入丸、散。外用适量,煎水洗,或熬膏涂或研末调敷。

【使用注意】气血虚弱和脾胃虚者慎服。

【现代研究】含槲皮素-5,3-二-D-半乳糖苷,菜豆凝血素,泽漆醇,β-二氧岩藻甾醇,葡萄糖,果糖,麦芽糖,槲皮素,金丝桃苷,没食子酸,琥珀酸,萜类化合物,鞣质,脂肪酸等。有镇咳,祛痰,抗癌等作用。

116 常山

【古籍原文】宣,吐痰、截疟;通,行水

辛、苦而寒,有毒。能引吐行水,祛老痰积饮,痰有六:风痰、寒痰、湿痰、热痰、食痰、气痰也。饮有五,流于肺为支饮,于肝为悬饮,于心为伏饮,于经络为溢饮,于肠胃为痰饮也。常山力能吐之、下之。专治诸疟。然悍暴能损真气,弱者慎用。时珍曰:常山、蜀漆,劫痰截疟,须在发散表邪及提出阳分之后用之。疟有经疟、脏疟、风、寒、暑、湿、痰、食、瘴、鬼之别,须分阴阳虚实,不可概论。常山、蜀漆,得甘草则吐,得大黄则利,得乌梅、穿山甲则入肝,得小麦、竹叶则入心,得秫米、麻黄则入肺,得龙骨、附子则入肾,得草果、槟榔则入脾。盖无痰不作疟,一物之功,亦在驱逐痰水而已。李士材曰:常山发吐,唯生用、多用为然。与甘草同用亦必吐。若酒浸炒透,但用钱许,每见奇功,未见其或吐也。世人泥于雷敩老人久病忌服之说,使良药见疑,沉疴难起,抑何愚也。常山吐疟痰,瓜蒂吐热痰,乌附尖吐湿痰,莱菔子吐气痰,藜芦吐风痰。

鸡骨者良。酒浸蒸或炒用。栝蒌为使,忌葱、茗。茎叶名蜀漆,功用略同。古方有蜀漆散,取其苗性轻扬,发散上焦邪结。甘草水拌蒸。

【药物来源】为虎耳草科植物常山 *Dichroa febrifuga* Lour. 的干燥根(常山)及嫩枝叶(蜀漆)。

【形态特征】灌木,高1~2 m。小枝绿色,常带紫色,无毛,或稀被微柔毛。叶对生;叶形变化大,边缘具锯齿或粗齿。伞房花序圆锥状,顶生,有梗;花蓝色或青紫色;花萼倒圆锥状,花瓣近肉质,花开时反卷。浆果蓝色,有多数种子。花期6—7月,果期8—10月。

【性味功效】常山:味苦、辛,性寒;有毒。涌吐痰涎,截疟。蜀漆:味苦、辛,性温;有毒。祛痰,截疟。

【古方选录】①《杨氏家藏方》鬼哭散:人参(去芦头)半两,常山一两,茯苓(去皮)一两,甘草(生用)

一两,肉桂(去粗皮)一两。用法:上件为细末。每服四钱,用无灰酒八分一盏,冷调下,当发日空心服。主治:一切寒热疟疾。

②《金匮要略》蜀漆散:蜀漆(洗去腥)、云母(烧三日夜)、龙骨等分。用法:杵为散。未发前,以浆水服半钱匕。温疟加蜀漆半分,临发时服一钱匕。主治:疟多寒者,名曰牝疟。

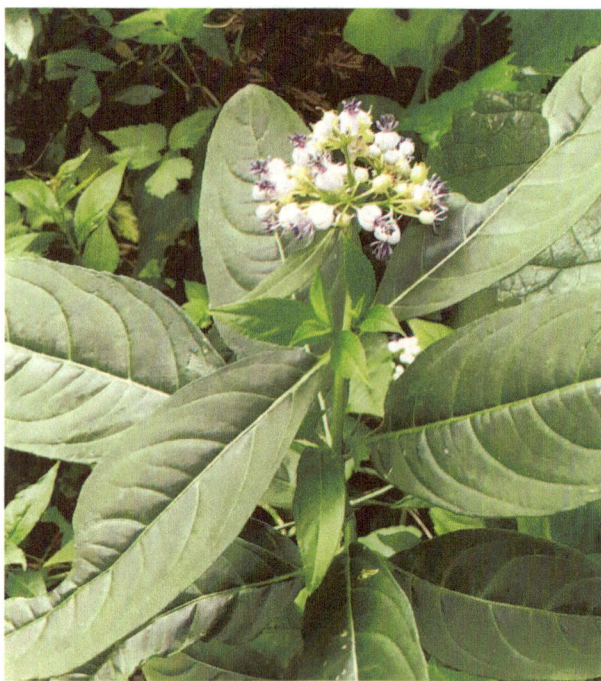

【用法用量】常山:煎服,5~9;或入丸、散。蜀漆:煎服,3~6 g;或研末。

【使用注意】正气不足、久病体弱者及孕妇慎服。

【现代研究】常山根含黄常山碱甲,黄常山碱乙,黄常山碱丙,黄常山定碱,4-奎唑酮,伞形花内酯等。有抗疟,抗阿米巴原虫,解热,抗心律失常,降血压,催吐等作用。

117 藜芦

【古籍原文】宣,引吐

辛、寒,至苦,有毒。入口即吐,善通顶,令人嚏,风痫证多用之。张子和曰:一妇病风痫,初一二年一作,后渐日作,甚至一日数作,求死而已。值岁大饥,采百草食,见野草若葱,采蒸饱食,觉不安,吐胶涎数日,约一二斗,汗出如洗,甚昏困,后遂轻健如常人。以所食葱访人,乃憨葱苗,即藜芦是矣。李时珍曰:和王妃年七十,中风不省,牙关紧闭,先考太医吏目月池翁诊视,药不得入,不获已,打去一齿,浓煎藜芦汤灌之,少顷噫气,遂吐痰而苏。药不限

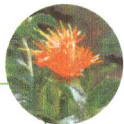

眩,厥疾不瘳,诚然。

取根去头用。黄连为使,反细辛、芍药,诸参,恶大黄,畏葱白。吐者服葱汤即止。

【药物来源】为百合科植物藜芦 *Veratrum nigrum* L. 的根及根茎。

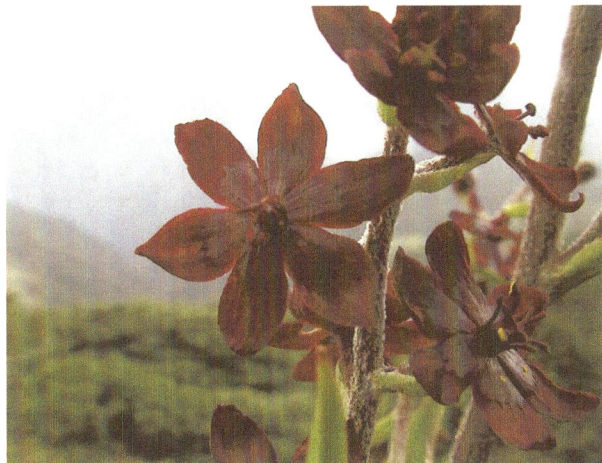

【形态特征】多年生草本,高 60 ~ 100 cm。植株粗壮,基部有黑色纤维网。叶互生;叶片薄革质,椭圆形、宽卵状椭圆形或卵状披针形,两面被短毛。圆锥花序,侧生总状花序常具雄花,几乎全部为两性花。蒴果卵圆形,具 3 条钝棱。种子扁平,具膜质翅。花果期 7—9 月。

【性味功效】味辛、苦,性寒;有毒。涌吐风痰,杀虫。

【古方选录】《儒门事亲》三圣散:防风、炒瓜蒂各三两,藜芦一分至一两。用法:为细末,每服约半两,韭汁煎去渣,徐徐温服,以吐为度。主治:中风闭证,脉滑实;癫痫有浊痰壅塞胸中,上逆时发;误食毒物,停于上脘者。

【用法用量】入丸、散,0.3 ~ 0.6 g。外用适量,研末,油或水调涂。

【使用注意】体虚气弱者及孕妇忌服。不宜与细辛、芍药、人参、沙参、丹参、玄参、苦参等同用。

【现代研究】含生物碱,β-谷甾醇,β-谷甾醇硬脂酸酯,胡萝卜苷,蜡酸,硬脂酸等。有催吐,降血压,抗微生物,灭虫等作用。

118 木 通

【古籍原文】古名通草。轻、通,行水、泻小肠火

甘淡轻虚。上通心包,降心火,清肺热,心火降,则肺热清矣。化津液,肺为水源,肺热清,则津液化,水道通。下通大小肠、膀胱,导诸湿热由小便出。故导赤散用之。凡利小便者,多不利大便,以小水愈通,大便愈燥也。木通能入大肠,兼通大便。通利九窍,血脉关节。治胸中烦热,遍身拘痛,杨仁斋云:遍身隐热,疼痛拘急,足冷皆伏热伤血。血属于心,宜木通以通心窍,则经络流行也。大渴引饮,中焦火。淋沥不通,下焦火,心与小肠相表里,心移热于小肠则淋秘。水肿浮大,利小便。耳聋,泄肾火,通窍。目眩,口燥舌干,舌为心苗。喉痹咽痛,火炎上焦。鼻齆、音瓮。热壅清道,则气窒不通。失音,清金。脾疸好眠,脾主四肢,倦则好眠。心为脾母,心热清则脾热亦除。除烦退热,止痛排脓,破血催生,行经下乳。火不亢于内,气顺血行,故经调有准,乳汁循常。汗多者禁用。东垣曰:肺受热邪,津液气化之源绝,则寒水断流;膀胱受湿热,癃闭约束,则小便不通,宜此治之。【寒水,太阳膀胱也。】朱二允曰:火在上则口燥、眼赤、鼻干,在中则心烦、呕哕、浮肿,在下则淋秘、足肿,必借此甘平之性,泻诸经之火,火退则小便自利,便利则诸经邪,皆从小水而下降矣。君火宜木通,相火宜泽泻。利水虽同,所用各别。

藤有细孔,两头皆通。故通窍。

【药物来源】为木通科植物木通 *Akebia quinata* (Thunb.) Decne.、三叶木通 *Akebia trifoliata* (Thunb.) Koidz. 或白木通 *Akebia trifoliata* (Thunb.) Koidz. var. *australis* (Diels) Rehd. 的干燥藤茎。

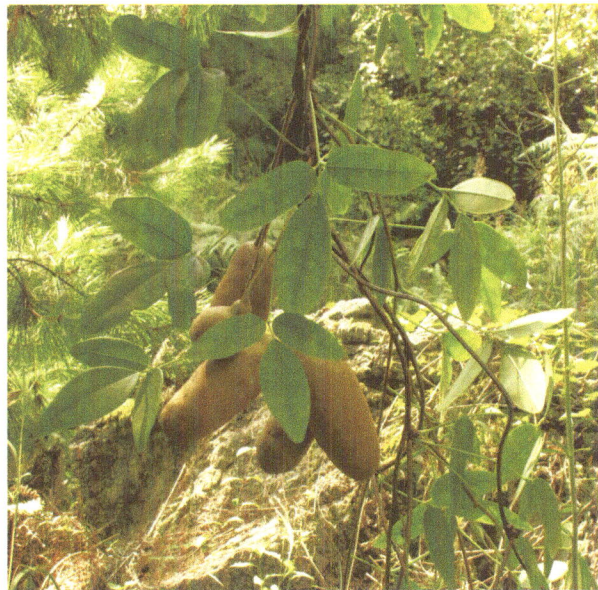

【形态特征】①木通:落叶木质缠绕藤本,长 3 ~ 15 cm。全株无毛。幼枝灰绿色,有纵纹。掌状复叶,簇生于短枝顶端,叶柄细长;小叶片倒卵形或椭

圆形,全缘。短总状花序腋生;花单性,雌雄同株。果肉质,浆果状,长椭圆形,或略呈肾形,熟后紫色,柔软,沿腹缝线开裂。花期4—5月,果熟期8月。

②三叶木通:特点是叶为三出复叶;小叶卵圆形、宽卵圆形或长卵形,长宽变化很大,先端钝圆、微凹或具短尖,基部圆形或楔形,有时微呈心形,边缘浅裂或呈波状,侧脉5~6对。

③白木通:特点是小叶全缘,质地较厚。

【性味功效】味苦,性寒。利尿通淋,清心除烦,通经下乳。

【古方选录】《医宗必读》通心散:木通、连翘各三钱。用法:水盅半,灯心十茎,煎八分服。主治:心经有热,唇焦面赤,小便不通。

【用法用量】煎服,3~6 g;或入丸、散。

【使用注意】滑精、气弱、津伤口渴者及孕妇慎服。

【现代研究】藤茎中含白桦脂醇,齐墩果酸,常春藤皂苷元,木通皂苷,豆甾醇,β-谷甾醇,胡萝卜苷,肌醇,蔗糖,钾盐等。花中含有矢车菊素-3-木糖基-葡萄糖苷,矢车菊素-3-对香豆酰基-葡萄糖苷等。有利尿,抗菌等作用。

119 通草

【古籍原文】古名通脱木,轻、通、利水、退热

色白气寒,体轻味淡。气寒则降,故入肺经,引热下行而利小便;味淡则升,故入胃经,通气上达而下乳汁。治五淋水肿,目昏耳聋,鼻塞失音,淡通窍,寒降火,利肺气。退热催生。

【药物来源】为五加科植物通脱木 *Tetrapanax papyrifer* (Hook.) K. Koch 的干燥茎髓。

【形态特征】常绿灌木或小乔木。茎粗壮,髓大,白色。叶大,互生,聚生于茎顶;叶片纸质或薄革质,掌状5~11裂,倒卵状长圆形或卵状长圆形,上面深绿色,无毛,下面密被白色星状茸毛。伞形花序聚生成顶生或近顶生大型复圆锥花序;花瓣4片,外面密生星状厚茸毛;雄蕊5枚。果球形,熟时紫黑色。花期10—12月,果期次年1—2月。

【性味功效】味甘、淡,性微寒。清热利尿,通气下乳。

【古方选录】《普济方》通草饮子:通草三两,葵子一升,滑石四两(碎),石韦二两。用法:上切,以水六升,煎取二升,去滓,分温三服,如人行八九里,又进一服。忌食五腥、热面、炙煿等物。主治:热气淋涩,小便赤如红花汁者。

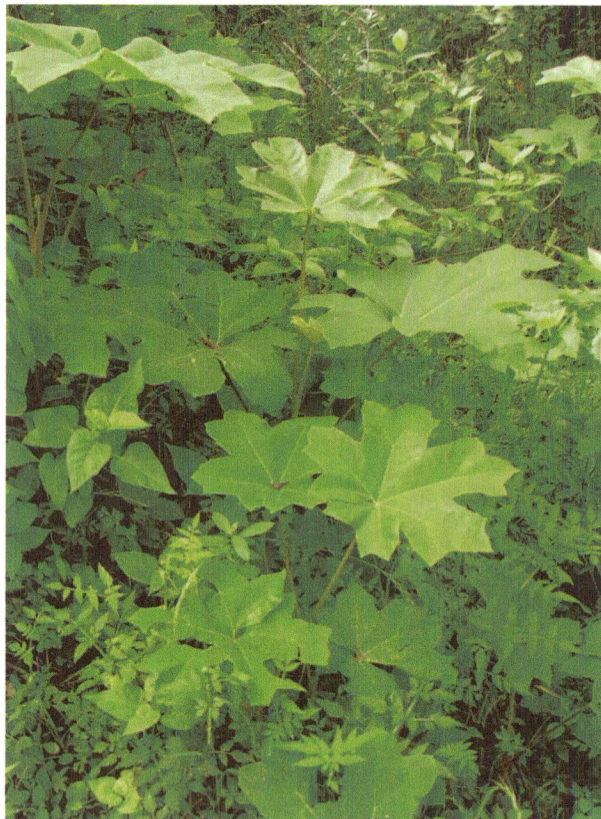

【用法用量】煎服,3~5 g。

【使用注意】气阴两虚、内无湿热者及孕妇慎服。

【现代研究】含灰分,脂肪,蛋白质,粗纤维,多糖,多种氨基酸和微量元素等。有利尿等作用。

120 泽 泻

【古籍原文】通、利水、泻膀胱火

甘淡、微咸。入膀胱,利小便,泻肾经之火邪,功专利湿行水。治消渴痰饮,呕吐泻痢,肿胀水痞,脚气疝痛,淋沥阴汗,阴间有汗。尿血泄精,既利水而又止泄精,何也?此乃湿热为病,不为虚滑者言也。虚滑则当用补涩之药。湿热之病。湿热既除,则清气上行。又能养五脏,益气力,起阴气,补虚损,止头旋,有聪耳明目之功。脾胃有湿热,则头重耳鸣目昏。渗去其湿,则热亦随去,土乃得令,而清气上行。故《本经》列之上品,云聪耳明目,而六味丸用之。今人多

以昏目疑之。多服昏目。小便过利,而肾水虚故也。眼中有水属膀胱,过利则水涸而火生。仲景八味丸用泽泻,寇宗奭谓其接引桂、附入肾经。李时珍曰:非接引也,乃取其泻膀胱之邪气也。古人用补药,必兼泻邪,邪去则补药得力,一阖一辟,此乃玄妙。后人不知此理,专于补,必致偏胜之患矣。王履曰:地黄、山茱、茯苓、丹皮,皆肾经药,桂、附右肾命门之药,何待接引乎?钱仲阳谓肾为真水,有补无泻。或云脾虚肾旺,故泻肾扶脾,不知肾之真水不可泻,泻其伏留之邪耳。【脾喜燥,肾恶燥,故兼补为难。】易老曰:去脬中留垢,以其微咸能泻伏水故也。昂按:六味丸有熟地之温,丹皮之凉,山药之涩,茯苓之渗,山茱之收,泽泻之泻,补肾而兼补脾,有补而必有泻,相和相济,以成平补之功。乃平淡之神奇,所以为古今不易之良方也。即有加减,或加紫河车一具,或五味、麦冬、杜仲、牛膝之类,不过一二味,极三四味而止。今人或疑泽泻之泻而减之,多拣本草补药,恣意加入,有补无泻,且客倍于主,责成不专,而六味之功,反退处于虚位。失制方配合之本旨矣,此近世庸师之误也。

盐水拌,或酒浸用。忌铁。

【药物来源】为泽泻科植物泽泻 *Alisma orientale* (Sam.) Juzep. 的干燥块茎。

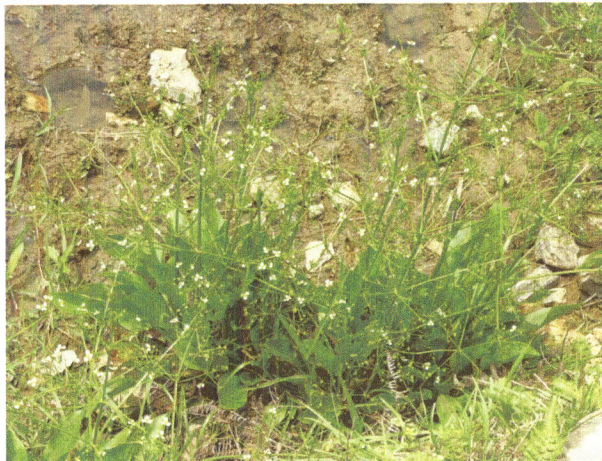

【形态特征】多年生沼生植物。块茎球形,密生多数须根。叶根生;叶柄基部扩延成叶鞘状;叶片宽椭圆形至卵形,全缘,两面光滑。花茎由叶丛中抽出,圆锥状复伞形花序;萼片3片,绿色;花瓣倒卵形,白色;雄蕊6枚,雌蕊多数。瘦果倒卵形。花期6—8月,果期7—9月。

【性味功效】味甘、淡,性寒。利水渗湿,泄热,化浊降脂。

【古方选录】《金匮要略》泽泻汤:泽泻五两,白术二两。用法:以水二升,煮取一升,分温服。主治:心下支饮,其人苦冒眩。

【用法用量】煎服,6~10 g;或入丸、散。

【使用注意】肾虚精滑无湿热者忌服。

【现代研究】含泽泻醇,泽泻醇单乙酸酯,胆碱,糖和多种微量元素等。有利尿,降血压,降血脂,抗动脉粥样硬化,抗脂肪肝等作用。

121 车前草

【古籍原文】通,行水、泻热、凉血

甘,寒。凉血去热,止吐衄,消瘕瘀,明目通淋。凡利水之剂,多损于目,惟此能解肝与小肠之热,湿热退而目清矣。雷敩曰:使叶勿使茎、蕊。

子:甘,寒。清肺肝风热,渗膀胱湿热,利小便而不走气,与茯苓同功。强阴益精,令人有子。肾有二窍,车前子能利水窍而固精窍。精盛则有子,五子衍宗丸用之。枸杞、菟丝各八两,五味、覆盆各四两,车前二两,蜜丸。惯遗泄者,车前易莲子。时珍曰:入服食,须佐他药,如六味丸之用泽泻可也。若单用则过泻。治湿痹五淋,暑湿泻痢。欧阳文忠患暴下,国医不能愈。夫人曰:市有药,三文一贴,其效。公不肯服,夫人杂他药进之,一服而愈。问其方,乃车前子为末,米饮下二钱匕,云此药利水而不动气,水道利则清浊分,谷脏自止矣。目赤障翳,能除肝热。催生下胎。

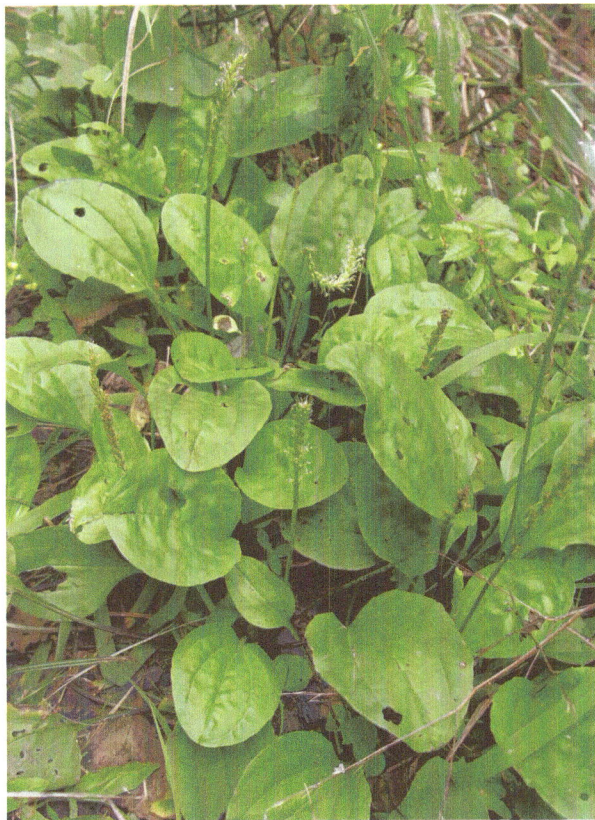

酒蒸捣饼,焙研。酒蒸捣饼,入滋补药;炒研,入利水泄泻药。

【药物来源】为车前科植物车前 *Plantago asiatica* L. 或平车前 *Plantago depressa* Willd 的全草（车前草）及干燥成熟种子（车前子）。

【形态特征】①车前：多年生草本，具须根。基生叶具长柄，与叶片等长或长于叶片；叶片卵形或椭圆形，有 5～7 条弧形脉。花茎数个，具棱角；穗状花序；花淡绿色，花萼 4 片；花冠小，膜质；雄蕊 4 枚，花药长圆形；雌蕊 1 枚；子房上位，卵圆形。蒴果卵状圆锥形，种子近椭圆形，黑褐色。花期 6—9 月，果期 10 月。

②平车前：植株具圆柱形直根。叶片椭圆形、椭圆状披针形或卵状披针形，基部狭窄。萼裂片与苞片约等长。蒴果圆锥状。种子长圆形，棕黑色。

【性味功效】车前草：味甘，性寒。清热，利尿，通淋，祛痰，凉血，解毒。车前子：味甘，性寒。清热，利尿，通淋，渗湿，止泻，明目，祛痰。

【古方选录】①《圣济总录》车前草饮：车前草一握，去根洗锉。用法：以水三盏，煎至二盏，去滓，分三服，连服并不拘时。主治：转胞，小便不利。

②《古今医统》车前滑石散：车前子、滑石各一两。用法：为末服一钱，食前，米饮调，日三服。主治：诸淋闭涩不通。

【用法用量】车前草：煎服，9～30 g，鲜品 30～60 g；或捣汁服。外用适量，水煎洗、捣烂敷或绞汁涂。车前子：煎服，9～15 g，包煎；或入丸、散。外用适量，水煎洗或研末调敷。

【使用注意】车前草：虚滑精气不固者忌用。车前子：阳气下陷、肾虚遗精及内无湿热者忌服。

【现代研究】车前草：含熊果酸，β-谷甾醇，豆甾醇，桃叶珊瑚苷，车前草苷，异洋丁香酚苷，洋丁香酚苷，车前黄酮苷等。有利尿排石，镇咳，平喘，祛痰，抗病原微生物，消炎等作用。

车前子：含桃叶珊瑚苷，车前黏多糖 A，车前子酸，琥珀酸，腺嘌呤，胆碱，β-谷甾醇，脂肪油等。有利尿，预防肾结石形成，祛痰止咳等作用。

122 灯草（灯心草）

【古籍原文】轻、通、利水、清热

甘淡而寒。降心火，心能入心。清肺热，利小肠，

心与小肠相表里，心火清则肺清、小肠亦清，而热从小便出矣。通气止血。治五淋水肿，烧灰吹喉痹，涂乳止夜啼。擦癣最良。缚成把，擦摩极痒时，虫从草出，浮水可见，十余次则能断根。

【药物来源】为灯心草科植物灯心草 *Juncus effusus* L. 的茎髓或全草。

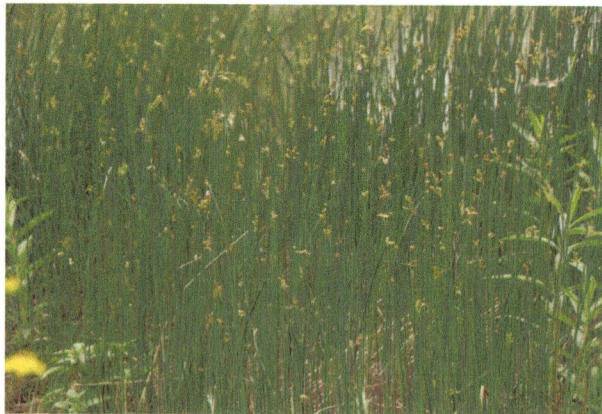

【形态特征】多年生草本。茎簇生，细柱形，内充满乳白色髓液。叶鞘红褐色或淡黄色，叶片退化，呈刺芒状。花序聚伞状，花淡绿色，具短柄；雄蕊 3 枚，雌蕊 1 枚。蒴果长圆状，先端钝或微凹，内有 3 个完整的隔膜。种子多数，卵状长圆形，褐色。花期 6—7 月，果期 7—10 月。

【性味功效】味甘、淡，性微寒。清心火，利小便。

【古方选录】《方氏脉症正宗》：灯心草一两，麦门冬、甘草各五钱。用法：浓煎饮。主治：五淋癃闭。

【用法用量】煎服，1～3 g，鲜品 15～30 g；或入丸、散。外用适量，煅存性研末撒；或用鲜品捣烂敷，扎把外擦。

【使用注意】下焦虚寒、小便不禁者忌服。

【现代研究】茎髓含多种菲类衍生物；全草含挥发油，多种氨基酸，木犀草素，β-谷甾醇等。有抗氧化，抗病原微生物等作用。

123 瞿麦

【古籍原文】通、利水、破血

苦，寒。降心火，利小肠，逐膀胱邪热，为治淋要药。故八正散用之。五淋大抵皆属湿热，热淋者，八正及山栀、滑石之类，血淋宜小蓟、牛膝膏，肾虚淋宜补肾，不可独泻。老人气虚者，宜参、术带木通、山栀。亦有痰滞中焦作淋者，宜行痰兼通利药，最忌

发汗,汗之必便血。破血利窍,决痈消肿,明目去翳,通经堕胎。性利善下,虚者慎用。寇宗奭曰:心经虽有热,而小肠虚者服之,则心热未清,而小肠别作病矣。

花大如钱,红白斑斓,色甚妩媚,俗呼洛阳花。用蕊、壳。丹皮为使,恶螵蛸。产后淋当去血,瞿麦、蒲黄皆为要药。

【药物来源】为石竹科植物瞿麦 *Dianthus superbus* L. 或石竹 *Dianthus chinensis* L. 的干燥地上部分。

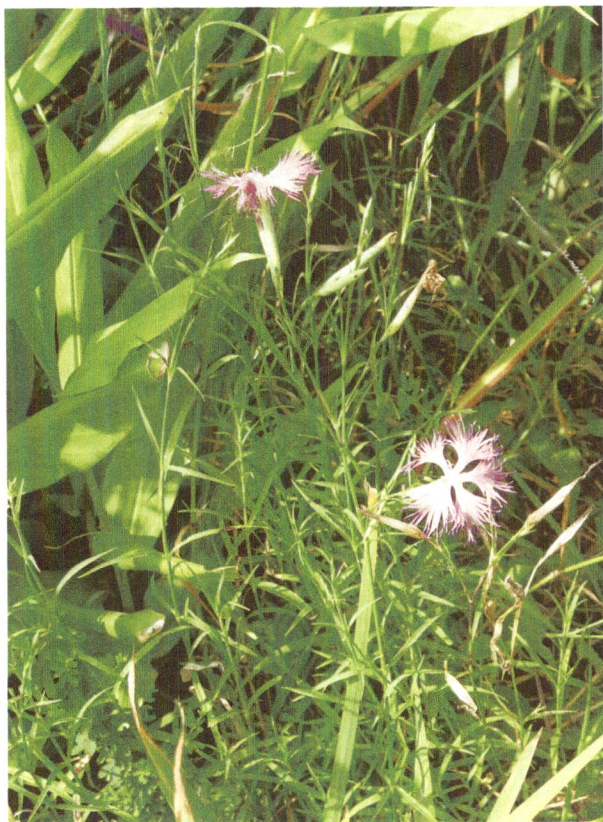

【形态特征】①瞿麦:多年生草本。茎直立,上部二歧分枝,节明显。叶对生,线形或线状披针形,基部呈短鞘状包茎。两性花;花单生或数朵集成圆锥花序;花萼圆筒形,淡紫红色;花瓣 5 片,淡红色、白色或淡紫红色,先端深裂成细线状;雄蕊 10 枚;子房上位,1 室,花柱 2 枚。蒴果长圆形,种子黑色。花期8—9 月,果期9—11 月。

②石竹:特点是萼筒裂片宽披针形;花瓣紫红色,喉部有斑纹和疏生须毛,先端浅裂成锯齿状。花期4—8 月,果期5—9 月。

【性味功效】味苦,性寒。利尿通淋,活血通经。

【古方选录】《太平惠民和剂局方》立效散:山栀子(去皮,炒)半两,瞿麦穗一两,甘草(炙)三分。用法:上为末。每服五钱至七钱,水一碗,入连须葱根七个,灯心五十茎,生姜五七片,同煎至七分,时时温服,不拘时候。主治:下焦结热,小便黄赤,淋闭疼痛,或有血出,及大小便俱出血者。

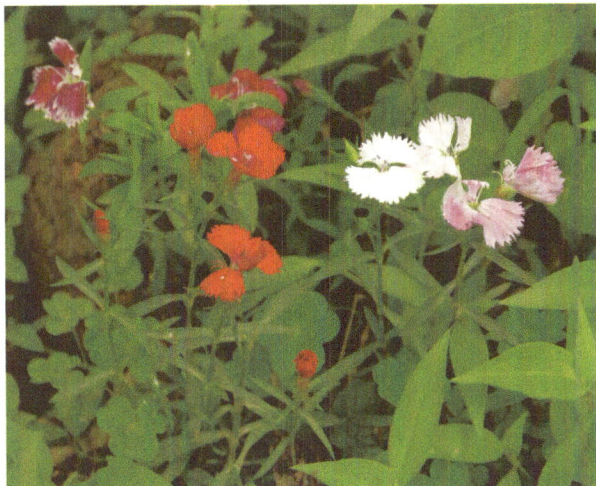

【用法用量】煎服,9～15 g;或入丸、散。外用适量,煎汤洗,或研末撒患处。

【使用注意】下焦虚寒、小便不利者以及妊娠、新产者忌服。

【现代研究】瞿麦带花全草含有黄酮类;石竹带花全草含花色苷,黄酮类,三萜皂苷等。有利尿,兴奋肠管等作用。

124 萹蓄(扁竹叶)

【古籍原文】一名扁竹。通淋

苦,平。杀虫疥,利小便。治黄疸热淋,蛔咬腹痛,虫蚀下部。煮服。

叶细如竹,弱茎蔓引,促节有粉,三月开细红花。

【药物来源】为蓼科植物萹蓄 *Polygonum aviculare* L. 的地上部分。

【形态特征】一年生或多年生草本。植物体有白色粉霜。茎平卧或斜上伸展,绿色,具沟纹。单叶互生,托叶鞘抱茎;叶片窄长椭圆形或披针形,两面均无毛,侧脉明显。花小,簇生于叶腋;花被绿色,5裂,裂片椭圆形,边缘白色或淡红色,结果后呈覆瓦形包被果实;雄蕊 8 枚。瘦果三角状卵形,棕黑色至黑色,具细纹及小点。花期4—8 月,果期6—9 月。

【性味功效】味苦,性微寒。利尿通淋,杀虫,止痒。

【古方选录】《食医心镜》扁竹叶方:扁竹叶半斤。用法:上切,于沸汤中煮作羹,著盐、椒、葱白调和。空心食之。主治:痔疮下血。

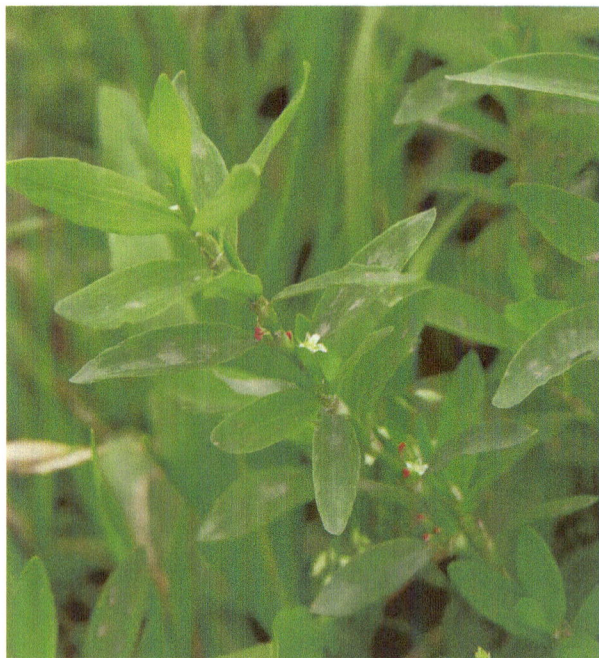

【用法用量】煎服,9～15 g,杀虫单用30～60 g;或入丸、散;或鲜品捣汁饮,50～100 g。外用适量,煎水洗患处,或捣烂敷,或捣汁搽。

【使用注意】脾胃虚弱及阴虚者慎用。

【现代研究】含黄酮类,香豆精类,酸性成分及多种氨基酸等。有利尿,降血压,抗菌等作用。

125 天仙藤

【古籍原文】通,活血、消肿

苦,温。疏气活血。治风劳腹痛,妊娠水肿。有天仙藤散,专治子肿。

叶似葛,圆而小,有白毛。根有须,四时不凋。

一云即青木香藤。

【药物来源】为马兜铃科植物马兜铃 Aristolochia debilis Sieb. et Zucc. 或北马兜铃 Aristolochia contorta Bge. 的干燥地上部分。

【形态特征】①马兜铃:草质藤本。茎柔弱,叶互生,叶片卵状三角形、长圆状卵形或戟形。花单生或2朵聚生于叶腋;黄绿色;合蕊柱先端6裂,具乳头状凸起。蒴果近球形,具6条棱,成熟时由基部向上6瓣开裂。种子钝三角形,具白色膜质宽翅。花期

7—8月,果期9—10月。

②北马兜铃:草质藤本。叶纸质;叶片卵状心形或三角状心形。总状花序生于叶腋;花被基部膨大成球形,向上收狭成一长管;花黄绿色,具紫色纵脉和网纹;合蕊柱先端6裂。蒴果宽倒卵形或椭圆状倒卵形,具6条棱,成熟时由基部向上6瓣开裂。种子三角状心形。花期5—7月,果期8—10月。

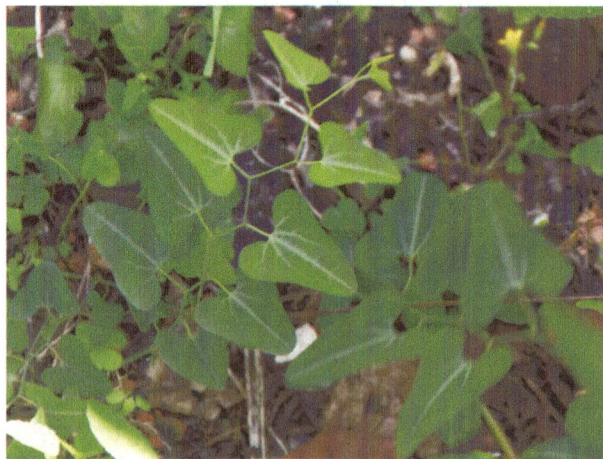

【性味功效】味苦,性温。行气活血,通络止痛。

【古方选录】《妇人大全良方》天仙藤散:天仙藤五两(炒焦)。用法:为细末,每服二钱。产后腹痛,用炒生姜、小便和细酒调下;常患血气,用温酒调服。主治:产后腹痛不止及一切血气腹痛。

【用法用量】煎服,3～6 g;研末,1.5～2 g。外用适量,研末调敷,或磨汁涂。

【使用注意】本品含马兜铃酸,可引起肾脏损害等不良反应,儿童及老年人慎用,孕妇、婴幼儿及肾功能不全者忌用。

【现代研究】二者均含马兜铃酸,青木香酸,粉防己碱,轮藤酚碱,木兰花碱等。有镇痛,消炎,抗病原体,降血压等作用。因所含马兜铃酸具有肾损害作用,我国药典已不收载。

126 地肤子

【古籍原文】通,利水、补阴

甘、苦,气寒。益精强阴,入膀胱,除虚热,利小便而通淋。时珍曰:无阴则阳无以化,亦犹东垣利小便不通,用知、柏滋肾之意。王节斋曰:小便不禁或频数,古方多以为寒,而用温涩之药。殊不知属热者多。盖膀胱火邪妄动,水不得宁,故不能禁而

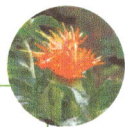

频数也。故老人多频数，是膀胱血少，阳火偏旺也。治法当补膀胱阴血，泻火邪为主，而佐以收涩之剂，如牡蛎、山茱、五味之类，不可独用。病本属热，故宜泻火，因水不足，故火动而致便数。小便既多，水益虚矣。故宜补血。补血泻火，治其本也。收之涩之，治其标也。治癫疝，散恶疮。煎汤，洗疮疥良。叶作浴汤，去皮肤风热丹肿，洗眼除雀盲涩痛。

叶如蒿，茎赤，子类蚕沙。恶螵蛸。

【药物来源】为藜科植物地肤 *Kochia scoparia*（L.）Schrad. 的干燥成熟果实（地肤子）或嫩茎叶（地肤苗）。

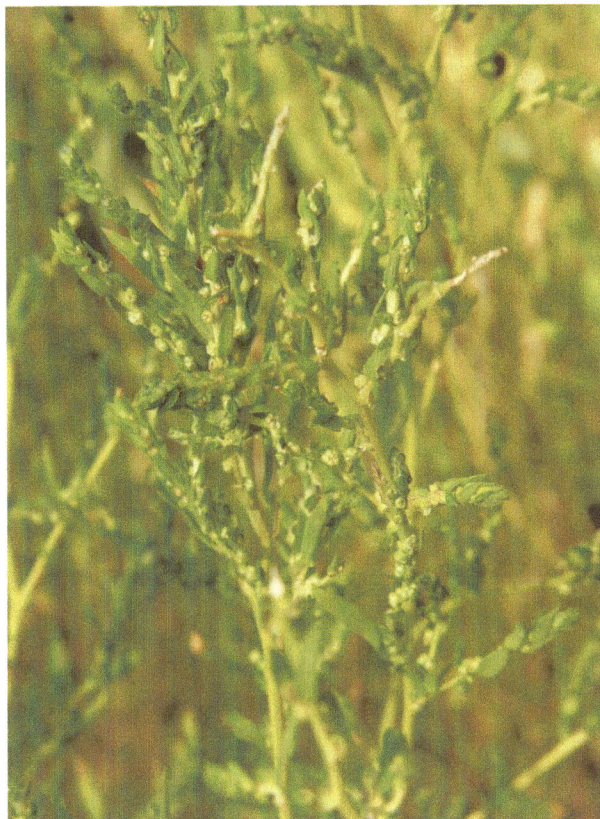

【形态特征】一年生草本。茎直立，淡绿色或浅红色，生短柔毛。叶互生，叶片狭披针形或线状披针形。花单朵或 2 朵生于叶腋，集成穗状花序；花两性或雌性，黄绿色，花被片 5 片；雄蕊 5 枚。胞果扁球形。种子扁球形，黑褐色。花期 6—9 月，果期 8—10 月。

【性味功效】地肤子：味辛、苦，性寒。清热利湿，祛风止痒。地肤苗：味苦，性寒。清热解毒，利尿通淋。

【古方选录】①《备急千金要方》地肤子汤：地肤子三两，知母、黄芩、猪苓、瞿麦、枳实、升麻、通草、葵子、海藻各二两。用法：上十味㕮咀，以水一斗，煮取三升，分三服。大小便皆闭者加大黄三两。主治：下焦结热，致患淋证，小便赤黄不利，数起出少，茎痛或血出。

②《外台秘要》引《经心录》地肤饮：地肤草三两。用法：以水四升，煮取二升半。分三服，日三夜一剂。主治：妊娠患子淋，小便数，出少，或热痛酸疼及足肿。

【用法用量】地肤子：煎服，9～15 g；或入丸、散。外用适量，煎汤熏洗。地肤苗：煎服，30～90 g。外用适量，煎水洗，或捣汁涂。

【使用注意】内无湿热、小便过多者忌服。

【现代研究】地肤子：含齐墩果酸，三萜皂苷，正三十烷醇，饱和脂肪酸混合物，黄酮类等。有抑菌，抗过敏，降血糖，抗氧化，抗衰老等作用。

地肤苗：含哈尔满碱，哈尔明碱，钙、镁、铁、锌等。有降血糖等作用。

127　石　韦

【古籍原文】通淋、补劳

甘、苦，微寒。清肺金以滋化源，凡行水之药，必皆能先清肺火。通膀胱而利水道。益精气，补五劳。利湿清热之功。高阳负对黄帝：治劳伤用石韦丸。治淋崩发背。炒末，冷调酒服。

生石阴。柔韧如皮，背有黄毛。去毛微炙用。杏仁、滑石、射干为使，得菖蒲良。生古瓦上者名瓦韦，亦治淋。

【药物来源】为水龙骨科植物庐山石韦 *Pyrrosia sheareri*（Bak.）Ching、石韦 *Pyrrosia lingua*（Thunb.）Farwell 或有柄石韦 *Pyrrosia petiolosa*（Christ）Ching 的干燥叶。

【形态特征】①庐山石韦：根状茎密被披针形鳞片。叶簇生；叶柄粗壮，以关节着生于根状茎上；叶片坚革质，阔披针形，锐尖头，基部为不等圆耳形或心形；侧脉两面略下凹。孢子囊群小，在侧脉间排列成多行，无囊群盖。

②石韦：根状茎细长，与叶柄密被棕色披针形鳞片。叶远生，近二型；叶柄深棕色，有浅沟，以关节着生于根状茎上；叶片革质，披针形至长圆状披针形，

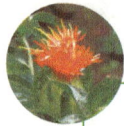

下面密被灰棕色的星芒状毛。孢子囊群满布于叶背面或上部，幼时密被星芒状毛，成熟时露出。

③有柄石韦：根状茎密被褐棕色卵状披针形鳞片。叶远生，二型，厚革质，上面有排列整齐的小凹点，下面密被灰棕色星状毛；能育叶柄远长于叶片，不育叶柄与叶片等长；叶片长圆形或卵状长圆形。孢子囊呈圆的两面形，无盖，隐没于星状毛中。

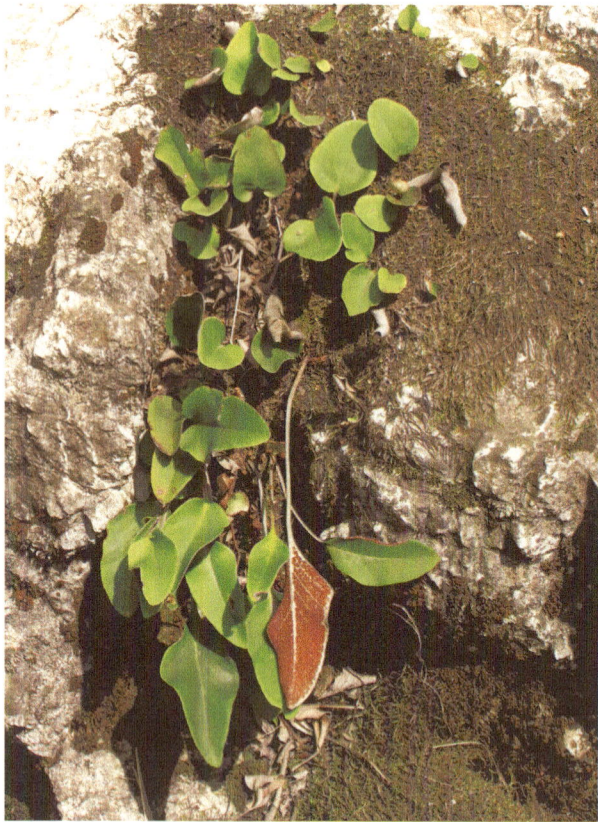

【性味功效】味苦、甘，性微寒。利尿通淋，清肺止咳，凉血止血。

【古方选录】《圣济总录》石韦散：石韦(去毛)、瞿麦穗、冬葵子各二两，滑石(碎)五两。用法：上四味捣罗为散。每服三钱匕，温水调下，食前服。主治：诸淋病。

【用法用量】煎服，6~12 g；或研末服；或入丸、散。外用适量，研末涂敷。

【使用注意】阴虚及无湿热者忌服。

【现代研究】三者均含绿原酸，山柰酚，槲皮素，异槲皮素，β-谷甾醇等。有镇咳，祛痰，平喘，抗菌，抗病毒等作用。

128 海金沙

【古籍原文】通淋、泻湿热

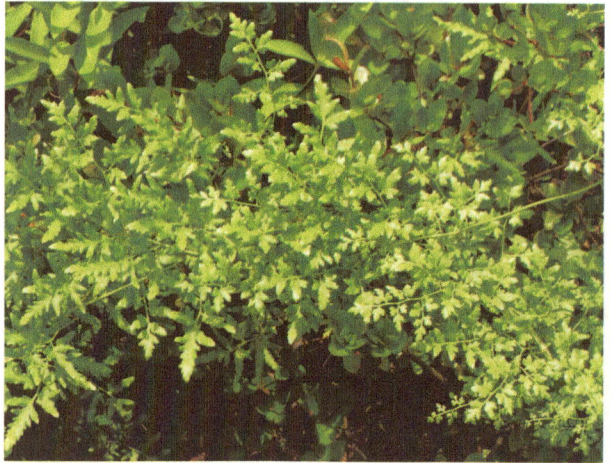

甘，寒，淡渗。除小肠、膀胱血分湿热。治肿满，五淋，茎痛。得栀子、牙硝、硼砂，治伤寒热狂。大热利小便，此釜底抽薪之义也。

茎细如线，引竹木上。叶纹皱处，有砂黄赤色。忌火。

【药物来源】为海金沙科植物海金沙 *Lygodium japonicum* (Thunb.) Sw. 的干燥成熟孢子。

【形态特征】多年生攀援草质藤木。根须状，根茎细长而横走。叶二型，草质；不育叶尖三角形，二回羽状；能育叶卵状三角状。羽片下面边缘生流苏状孢子囊穗，孢子表面有小疣。

【性味功效】味甘、咸，性寒。清利湿热，通淋止痛。

【古方选录】《世医得效方》海金沙散：海金沙、滑石末各一两，甘草末一分。用法：上研匀，每服一匕，用麦门冬汤下；灯心汤亦可。主治：膏淋。

【用法用量】煎服，6~15 g，包煎；或研末，每次2~3 g。

【使用注意】肾阴亏虚者慎服。

【现代研究】含挥发油，脂肪油，赤霉素甲酯，海金沙多糖，黄酮类等。有增强输尿管蠕动，利胆，降血糖，抗氧化，抗菌，抗病毒，抗雄性激素等作用。

129 茵陈(茵陈蒿)

【古籍原文】通，利湿热、治诸黄

苦燥湿，寒胜热。入足太阳膀胱经。发汗利水，以泄太阴、阳明脾、胃之湿热。为治黄疸之君药。脾胃有湿热则发黄,黄者,脾之色也。热甚者,身如橘色,汗如柏汁;亦有寒湿发黄,身熏黄而色暗。大抵治以茵陈为主,阳黄加大黄栀子,阴黄加附子、干姜,各随寒热治之。又治伤寒时疾,狂热瘴疟,头痛头旋,女人瘕疝。皆湿热为病。

【药物来源】为菊科植物滨蒿 *Artemisia scoparia* Waldst. et Kit. 或茵陈蒿 *Artemisia capillaris* Thunb. 的干燥地上部分。

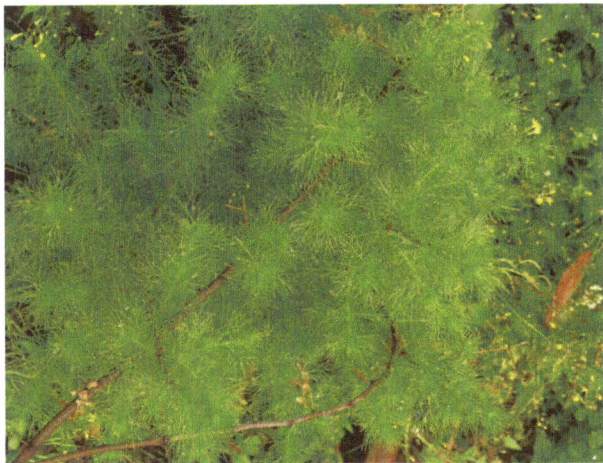

【形态特征】①滨蒿:多年生草本。根纺锤形或圆锥形。茎基部常木质化,表面紫色或黄绿色,有纵条纹。下部叶与不育枝叶同形,羽状全裂,裂片披针形或线形;中部叶二回羽状全裂,呈线形或毛管状;上部叶裂片短,呈毛管状。头状花序在侧枝上排列成复总状花序;总苞片卵形或近球形,覆瓦状排列;管状花,外层为雌花,内层为两性花。瘦果小,长圆形或倒卵形。花期8—9月,果期9—10月。

②茵陈蒿:半灌木状多年生草本。根常斜生,或为圆锥形而直生。茎丛生,斜上,第1年生长者常单生;基部较粗壮,木质化程度较滨蒿强。外层的雌花4~12朵,常为7朵左右。瘦果较滨蒿的稍大。其余均与滨蒿相似。

【性味功效】味苦、辛,性微寒。清利湿热,利胆退黄。

【古方选录】《伤寒论》茵陈蒿汤:茵陈蒿六两,栀子十四枚(擘),大黄二两(去皮)。用法:以水一斗二升,先煮茵陈,减六升,内二味,煮取三升,去滓分三服。小便当利,尿如皂角汁状。主治:阳明病,但头汗出,身无汗,齐颈而还,小便不利,渴饮水浆,瘀热在里,身发黄者。

【用法用量】煎服,6~15 g,大剂量可用至30~60 g;或入丸、散。外用适量,煎汤熏洗。

【使用注意】脾虚血亏而致的虚黄、萎黄忌服。

【现代研究】滨蒿含挥发油,黄酮类,蒿属香豆精等;茵陈蒿含挥发油,苯氧基色原酮类,黄酮类等。有利胆,护肝,解热,镇痛,消炎,抗病原微生物,抗肿瘤等作用。

130 香薷

【古籍原文】宣、通、利湿、清暑

辛散皮肤之蒸热,温解心腹之凝结。属金水而主肺,为清暑之主药。肺气清,则小便行而热降。暑必兼湿,治暑必兼利湿,若无湿,但为干热,非暑也。治呕逆水肿,熬膏服,小便利则消。脚气、口气,煎汤含漱。单服治霍乱转筋。时珍曰:暑月乘凉饮冷,致阳气为阴邪所遏,反中入内。遂病头痛,发热恶寒,烦躁口渴,吐泻霍乱,宜用之以发越阳气,散暑和脾则愈。若饮食不节,劳役作劳之人,伤暑大热大渴,汗出如雨,烦躁喘促,或泻或吐者,乃内伤之症,宜用清暑益气汤、人参白虎汤之类,以泻火益元可也。若用香薷,是重虚其表,而济之热矣。盖香薷乃夏月解表之药,如冬月之用麻黄,气虚者尤不宜多服。今人谓能解暑,概用代茶,误矣。李士材曰:香薷为夏月发汗之药,其性温热,只宜于中暑之人。若中热者误服之,反成大害,世所未知。按洁古云:中暑为阴症,为不足,中热为阳症,为有余。《经》曰:气盛身寒,得之伤寒;气虚身热,得之伤暑。故中暑宜温散,中热宜清凉。【身寒,寒字当热字看,伤寒必病热】。

陈者胜,宜冷饮,热服令人泻。

【药物来源】为唇形科植物石香薷 *Mosla chinensis* Maxim. 或江香薷 *Mosla chinensis* 'Jiangxiangru' 的干燥地上部分。

【形态特征】①江香薷:直立草本。茎四棱形,棱上疏生长柔毛。叶对生,叶片披针形,被短柔毛,两面均具凹陷腺点。总状花序密集成穗状;苞片覆瓦状排列,边缘具长睫毛;花萼钟形;花冠淡紫色;雄蕊、雌蕊内藏,退化雄蕊2枚,发育雄蕊2枚。小坚果扁圆球形,表面具疏网纹。花期6月,果期7月。

②石香薷:特点是叶呈线状披针形,边缘具疏锯齿3~4个。苞片多为5条脉,冠筒内基部具2~3行乳突状或短棒状茸毛;退化雄蕊多不发育,2药室,一大一小。坚果小。

【性味功效】味辛,性微温。发汗解表,化湿和中。

【古方选录】《太平惠民和剂局方》香薷散:香薷(去

土)一斤,厚朴(去粗皮,姜汁炙熟)半斤,白扁豆(微炒)半斤。用法:上粗末,每服三钱,水一盏,入酒一分,煎七分,去滓,水中沉冷。连吃二服,不拘时候。主治:阴暑。

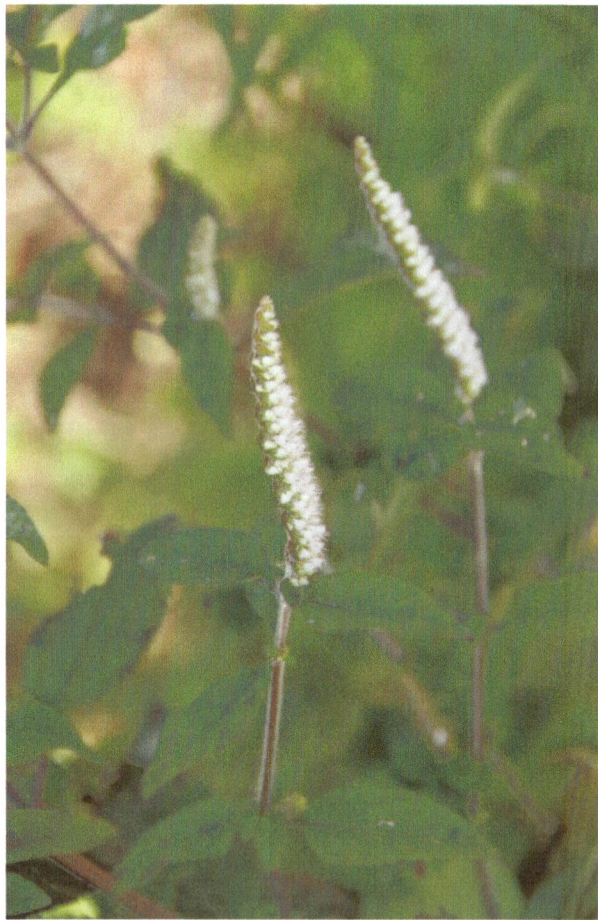

【用法用量】煎服,3~10 g;或入丸、散;或煎汤含漱。外用适量,捣敷。

【使用注意】内服宜凉饮,热饮宜致呕吐。表虚者忌服。

【现代研究】石香薷含香荆芥酚,对聚伞花素,对异丙基苯甲醇,百里香酚,荜草烯等;江香薷含香荆芥酚,α-反式香柑油烯,β-丁香烯,百里香酚,荜草烯,β-甜没药烯等。有解热,镇痛,镇静,抗病毒,抗菌,增强免疫力等作用。

131 青蒿

【古籍原文】泻热、补劳

苦,寒。得春木少阳之令最早,二月生苗。故入少阳、厥阴胆、肝血分。治骨蒸劳热,童便捣叶,取汁熬膏。

蓐劳虚热,凡苦寒之药,多伤胃气。惟青蒿芬香入脾,独宜于血虚有热之人,以其不犯胃气也。风毒热黄,久疟久痢,瘑疥恶疮,鬼气尸疰,时珍曰:《月令通纂》言伏内庚日,采蒿悬门庭,可辟邪,冬至、元旦,各服二钱亦良,则青蒿之治鬼疰,盖亦有所伏也。补中明目。

童便浸叶用,熬膏亦良。使子勿使叶,使根勿使茎。

【药物来源】为菊科植物黄花蒿 *Artemisia annua* L. 的地上部分。

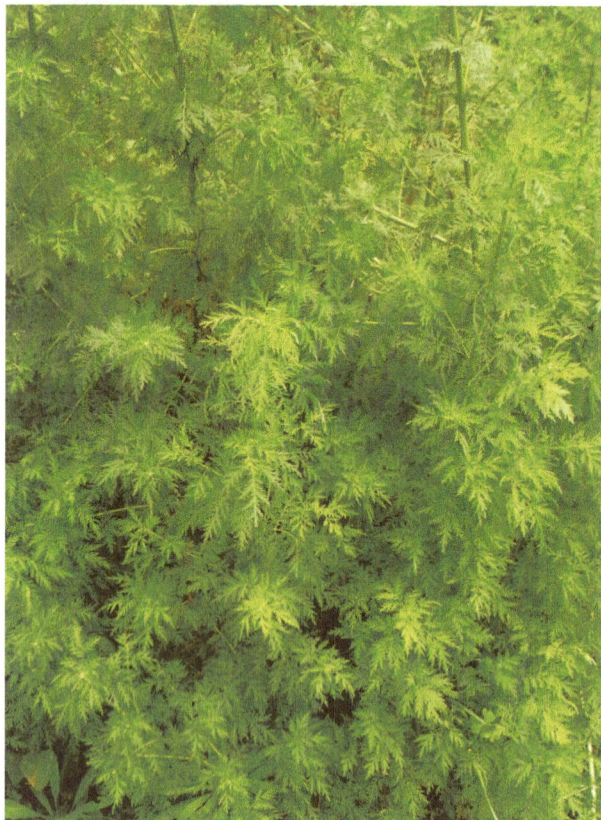

【形态特征】一年生草本。全株具较强挥发油气味。茎直立,具纵条纹。基生叶平铺地面;茎生叶互生,无毛,有短柄,向上渐无柄;叶片为三回羽状全裂,裂片短细,有极小粉末状短柔毛;叶轴两侧具窄翅。头状花序,管状花,外围为雌花,中央为两性花。瘦果椭圆形。花期8—10月,果期10—11月。

【性味功效】味苦、辛,性寒。清虚热,除骨蒸,解暑热,截疟,退黄。

【古方选录】《温病条辨》青蒿鳖甲汤:青蒿二钱,鳖甲五钱,细生地四钱,知母二钱,丹皮三钱。用法:水五杯,煮取二杯,日再服。主治:温病夜热早凉,热退无汗,热自阴来者。

【用法用量】煎服,6～12 g,治疟疾可用20～40 g,不宜久煎,鲜品用量加倍;或水浸绞汁饮;或入丸、散。外用适量,研末调敷,或鲜品捣敷,或煎水洗。

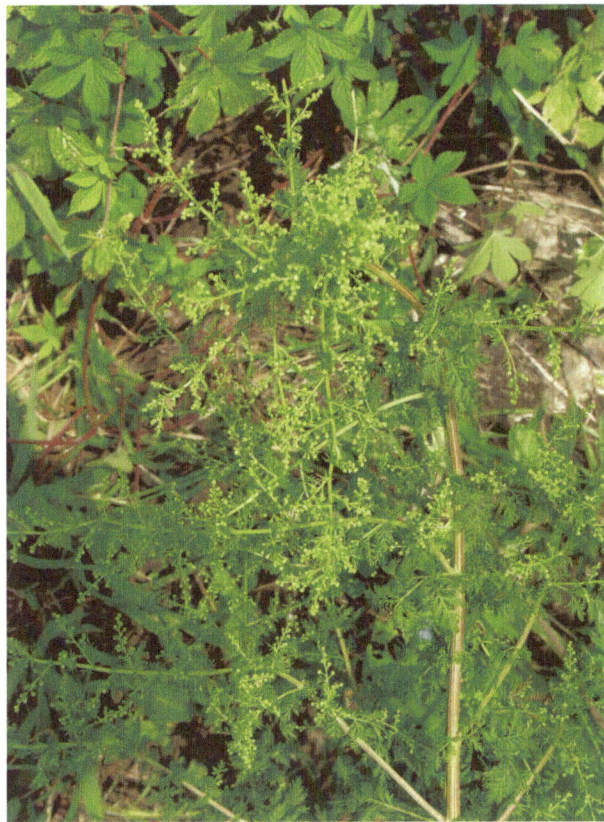

【使用注意】脾胃虚寒者慎服。

【现代研究】含萜类(青蒿素等),香豆精类,挥发油等。有抗菌、抗病毒、抗寄生虫、解热、抗肿瘤、调节免疫功能等作用。

132 附 子

【古籍原文】大燥,回阳,补肾命火、逐风寒湿

辛、甘,有毒,大热纯阳。其性浮而不沉,其用走而不守,通行十二经,无所不至。能引补气药以复散失之元阳,引补血药以滋不足之真阴,引发散药开腠理,以逐在表之风寒,同干姜、桂枝,温经散寒发汗。引温暖药达下焦,以祛在里之寒湿。能引火下行,亦有津调贴足心者。【入八味丸内,亦从地黄等补阴。】治三阴伤寒,吴绶曰:附子阴证要药。凡伤寒传变三阴,中寒夹阴,身虽大热,而脉沉细者;或厥阴腹痛,其则唇青囊缩者,急须用之。若待阴极阳竭而用之,已迟矣。东垣治阴盛格阳,伤寒面赤目赤,烦渴引饮,脉七八至,但按之则散,用姜附汤加人参,投半斤,得汗而愈,此神圣之妙也。中寒中风,

卒中曰中,渐伤曰伤。轻为感冒,重则为伤,又重则为中。**气厥痰厥**,虚寒而厥者宜之。如伤寒阳盛格阴,身冷脉伏,热厥似寒者,误投立毙,宜承气、白虎等汤。**咳逆、风寒。呕哕**,胃寒。**膈噎**,膈噎多由气血虚,胃冷、胃槁而成。饮可下而食不可下,槁在吸门,喉间之厌会也;食下胃脘痛,须臾吐出,槁在贲门,胃之上口也,此上焦,名噎。食下良久吐出,槁在幽门,胃之下口也,此中焦,名膈。朝食暮吐,槁在阑门,大小肠下口也,此下焦,名反胃。又有痰饮、食积、瘀血壅塞胃口者。如寒痰胃冷,则宜姜、附、参、术;胃槁者当滋润,宜四物、牛羊乳,血瘀者加韭汁。【当与韭菜、牛乳二条,参看论治。】**脾泄**,命火不足。**冷痢寒泻,霍乱转筋**,脾虚寒客中焦为霍乱,寒客下焦肝肾为转筋。热霍乱者禁用。**拘挛风痹,症瘕积聚**,督脉为病,脊强而厥,小儿慢惊,痘疮灰白,痈疽不敛,一切沉寒痼冷之证。《经》曰:阴盛生内寒,阳虚生外寒。**助阳退阴,杀邪辟鬼**,本草未载。**通经堕胎**。凡阴证用姜、附药,宜冷服,热因寒用也。盖阴寒在下,虚阳上浮,治之以寒,则阴益盛;治之以热,则拒格不纳。用热药冷饮,下嗌之后,冷体既消,热性便发,情且不违,而致大益,此反治之妙也。又有寒药热饮治热证者,此寒因热用,义亦相同。《经》曰:正者正治,反者反治。如用寒治热,用热治寒,此正治也;或以寒治寒,以热治热,此反治也。《经》所谓必伏其所主,而先其所因。盖借寒药、热药为反佐,以作向导也,亦曰从治。王好古曰:用附子以补火,必防涸水。如阴虚之人,久服补阳之药,则虚阳益炽,真阴愈耗,精血日枯,而气无所附丽,遂成不救者多矣。

母为乌头,附生者为附子,连生者为侧子,细长者为天雄,两歧者为乌喙。五物同出异名。

附子以西川彰明赤水产者为最。皮黑体圆,底平八角,重一两以上者良。或云二两者更胜,然难得。生用发散,熟用峻补。赵嗣真曰:仲景麻黄附子细辛汤,熟附配麻黄,发中有补;四逆汤生附配干姜,补中有发,其旨微矣。丹溪曰:乌、附行经,仲景八味丸用为少阴向导,后世因以为补药,误矣。附子走而不守,取其健悍走下,以行地黄之滞耳。相习用为风药及补药,杀人多矣。昂按:附子味甘气热,峻补元阳。阳微欲绝者,回生起死,非此不为功。故仲景四逆、真武、白通诸汤多用之。其有功于生民甚大,况古人日用常方,用之最多,本非禁剂。丹溪乃仅以为行经之药,而云用作补剂,多致杀人,言亦过矣。盖丹溪法重滋阴,故每訾阳药,亦其偏也。王节斋曰:气虚用四君子汤,血虚用四物汤,虚甚者俱宜加熟附。盖四君、四物,皆平和宽缓之剂,须得附子健悍之性行之,方能成功。附子热药,本不可轻用,但当病则虽暑热时月,亦可用也。水浸面裹煨,令发拆,乘热切片,炒黄,去火毒用。又法,甘草二钱、盐水、姜汁、童便各半盏煮熟用。【今人用黑豆煮亦佳。】畏人参、黄耆、甘草、防风、犀角、绿豆、童便,反贝母、半夏、栝蒌、白及、白敛。中其毒者,黄

连、犀角、甘草煎汤解之,黄土水亦可解。

乌头功同附子而稍缓。附子性重峻,温脾逐寒;乌头性轻疏,温脾逐风。寒疾宜附子,风疾宜乌头。

乌附尖吐风痰,治癫痫,取其锋锐,直达病所。丹溪治许白云,屡用瓜蒂、栀子、苦参、藜芦等剂,吐之不透。后用附子尖和浆水与之,始得大吐胶痰数桶。

天雄补下焦命门阳虚。寇宗奭、张元素皆云补上焦。丹溪曰可为下部之佐。时珍曰:其尖皆向下生,故下行。然补下乃所以益上也,若上焦阳虚,则属心肺之分,当用参、芪,不当用雄、附矣。治风寒湿痹,为风家主药,发汗又能止阴汗。

侧子散侧旁生,宜于发散四肢,充达皮毛,治手足风湿诸痹。

【药物来源】为毛茛科植物乌头 Aconitum carmichaelii Debx. 的子根加工品(附子),或干燥母根(乌头),或形长的块根(天雄),或子根(附子)之小者,或生于附子旁的小颗子根(侧子),或母根、子根上的尖角(乌喙,即乌头附子尖)。

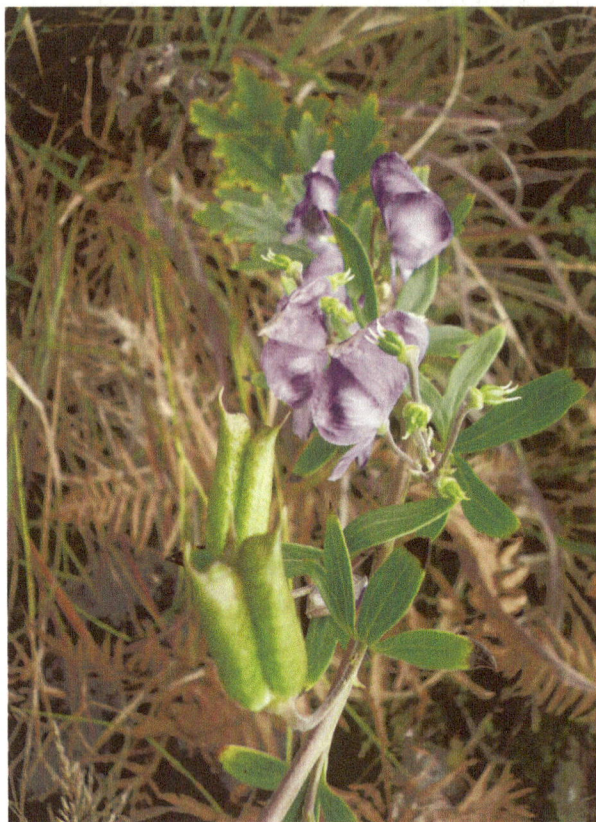

【形态特征】多年生草本。块根倒圆锥形,外皮黑褐色。茎直立,中部以上疏被反曲的短柔毛。叶互生,叶片五角形,3 裂几达基部。总状花序顶生,花序轴与小花梗上密生柔毛;花蓝紫色,萼片 5 片,上萼片

高盔状,侧萼片长 1.5 ~ 2 cm;花瓣 2 片,有长爪;雄蕊多数;心皮 3 ~ 5 枚。蓇葖果。种子三棱形,两面密生横膜翅。花期 8—9 月,果期 9—10 月。

【性味功效】附子:味辛、甘,性大热;有毒。回阳救逆,补火助阳,散寒止痛。乌头:味辛、苦,性热;有大毒。祛风除湿,温经止痛。天雄:味辛,性热;有大毒。祛风散寒,益火助阳。侧子:味辛,性热;有毒。祛风,散寒,除湿,舒筋。乌喙:味辛,性热;有毒。吐风痰,祛寒止痛。

【古方选录】①《伤寒论》四逆汤:甘草二两(炙),干姜一两半,附子一枚(生用,去皮,破八片)。用法:上三味,以水三升,煮取一升二合,去滓。分温再服。强人可大附子一枚,干姜三两。主治:吐利汗出,发热恶寒,四肢拘急,手足厥冷。

②《金匮要略》乌头汤:麻黄、芍药、黄芪各三两,甘草三两(炙),川乌五枚(咬咀,以蜜二升,煎取一升,即出乌头)。用法:上五味,咬咀四味,以水三升,煮取一升,去渣,内蜜煎中,更煎之。服七合,不知,尽服之。主治:病历节不可屈伸,疼痛,亦治脚气疼痛,不可屈伸。

③《圣济总录》天雄散:天雄(炮裂,去皮、脐)二两,桂(去粗皮)六两,白术(锉)八两。用法:上三味,捣罗为散。每服一钱匕,温酒调下,空心食前,日三。主治:肾脏虚冷,小便白淫。

④《本草汇言》:侧子一两,切片,童便浸五日,去宿便,再换新便,和黑豆一合同煮,俟豆熟,取侧子片,晒干。用法:取侧子一钱,木瓜五钱,当归、川芎各一钱五分。水煎服。主治:脚气不消。

⑤《太平惠民和剂局方》碧霞丹:石绿(研九度飞)十两,附子尖、乌头尖、蝎梢各七十个。用法:上将三味为末,入石绿令匀,面糊为丸,如鸡头大。每服,急用薄荷汁半盏化下一丸,更入酒半合温暖服之,须臾吐出痰涎,然后随证治之。如牙关紧急,斡开灌之。主治:卒中急风,眩运僵仆,痰涎壅塞,心神迷闷,牙关紧急,目睛上视,及五种痫病,涎潮搐弱。

【用法用量】附子:煎服,3 ~ 15 g,先煎,久煎,以降低毒性;或研末,1 ~ 2 g;或入丸、散,内服需炮制后用。外用适量,研末撒或调敷。乌头:煎服,3 ~ 9 g;或研末,1 ~ 2 g;或入丸、散,内服需炮制后使用,入汤剂

应先煎 1～2 h,以降低其毒性。外用适量,研末撒或调敷。天雄:煎服,2～6 g;或入丸、散,内服宜炮制后用。外用适量,研末调敷。侧子:煎服,1.5～4.5 g;或入丸、散、酒剂。乌喙:煎服或入丸、散。外用适量,研末调敷。

【使用注意】生品内服宜慎。阴虚阳盛、热证疼痛者及孕妇慎用。不宜与半夏、瓜蒌、瓜蒌子、瓜蒌皮、天花粉、川贝母、浙贝母、平贝母、伊贝母、湖北贝母、白蔹、白及同用。酒浸、酒煎服易致中毒,应慎用。

【现代研究】附子:含乌头碱,中乌头碱,次乌头碱,异飞燕草碱,新乌宁碱,乌胺及尿嘧啶等。有强心,抗休克,增强心肌收缩力和心输出量,抗心律失常,抗缺氧,抗寒冷,消炎,抗血栓形成,调节免疫功能,镇痛,镇静等作用。

　乌头块根:含乌头碱,次乌头碱,中乌头碱,消旋去甲基乌药碱,异塔拉定和新乌宁碱等。有消炎,镇痛,强心,调节心律终致心脏抑制,明显局部麻醉和降血糖等作用。

133 草乌头

【古籍原文】大燥、开顽痰

　辛、苦,大热。搜风胜湿,开顽痰,治顽疮,以毒攻毒,颇胜川乌。然至毒,无所酿制,不可轻投。

　野生,状类川乌,亦名乌喙。姜汁炒,或豆腐煮用。熬膏名射罔,傅箭射兽,见血立死。

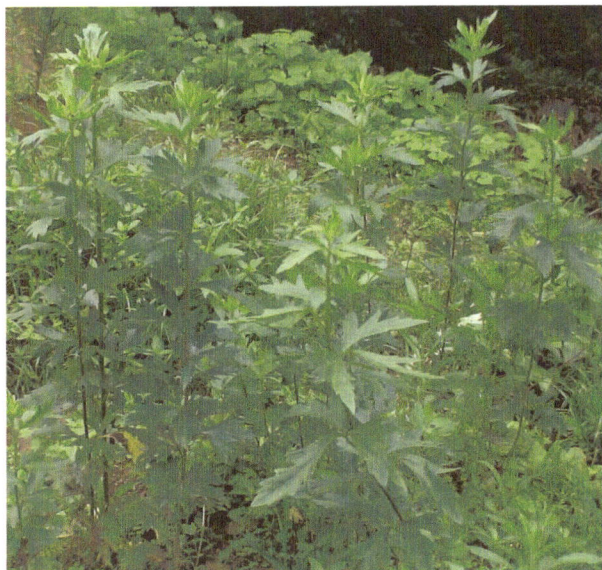

【药物来源】为毛茛科植物北乌头 Aconitum kusnezoffii Reichb. 的干燥块根。

【形态特征】多年生草本植物。块根倒圆锥形或胡萝卜形,外皮黑褐色。茎直立,通常分枝。叶互生,叶片五角形,三全裂。总状花序顶生,花两性,两侧对称;萼片 5 片,花瓣状;花瓣 2 片,雄蕊 2 枚。蓇葖果。种子扁椭圆球形,沿棱有狭翅。花期 8—9 月,果期 9—10 月。

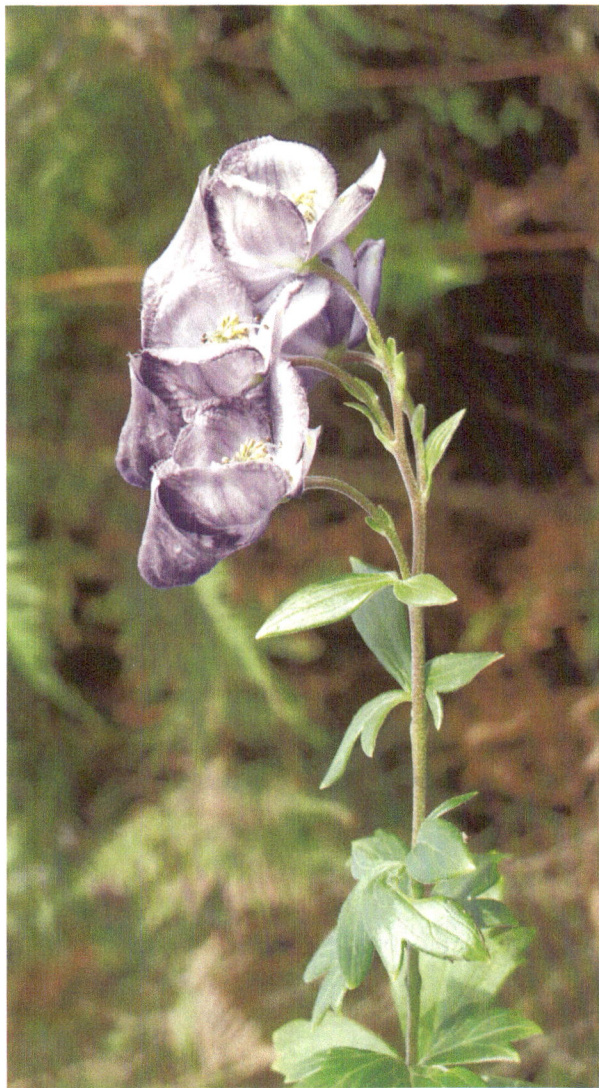

【性味功效】味辛、苦,性热;有大毒。祛风除湿,温经止痛。

【古方选录】《圣济总录》黑神丸:草乌头(炒令黑,存性)三两,地龙(瓦上焙过)一两,五灵脂半两,麝香(研)一分。用法:上四味,除研者外,为细末,和匀,醋煮面糊为丸,如绿豆大。每服十丸,温酒下。主治:身体疼痛。

【用法用量】煎服，3～6 g，内服须炮制后用，入汤剂应先煎1～2 h，以降低毒性；或入丸、散。外用适量，研末调敷，或用醋、酒磨涂。

【使用注意】生品内服宜慎；阴虚火旺、各种热证及孕妇忌用。老弱及婴儿慎服。不宜与半夏、瓜蒌、瓜蒌子、瓜蒌皮、天花粉、川贝母、浙贝母、平贝母、伊贝母、湖北贝母、白蔹、白及同用。酒剂、酒煎服易致中毒，应慎服。

【现代研究】含乌头碱，次乌头碱，中乌头碱，消旋去甲基乌药碱等多种生物碱等。有镇痛，消炎，强心等作用。

134 白附子

【古籍原文】燥、祛风湿、治面疾

辛、甘，有毒，大热纯阳。阳明经药，能引药势上行，治面上百病。阳明之脉营于面，白附能去头面游风。作面脂，消斑疵。补肝虚，祛风痰。治心痛血痹，诸风冷气，中风失音，阴下湿痒。

根如草乌之小者，长寸许，皱纹有节，炮用。陶弘景曰：此药久绝，无复真者。今惟凉州生。

【药物来源】为天南星科植物独角莲 *Typhonium giganteum* Engl. 的干燥块茎。

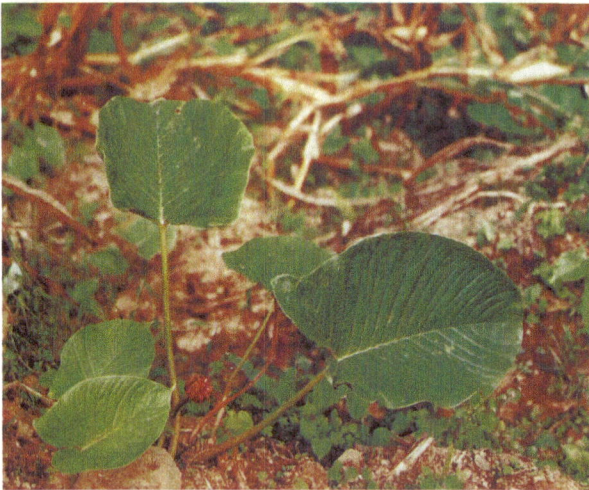

【形态特征】多年生草本。地下块茎卵形至卵状椭圆形，外被暗褐色小鳞片。叶柄肥大，肉质，下部呈淡粉红色或具紫色条斑；叶片三角状卵形、戟状箭形或卵状宽椭圆形。花梗自块茎抽出，绿色间有紫红色斑块；佛焰苞紫红色，肉穗花序位于佛焰苞内；雄花金黄色；中性花线形，下垂，淡黄色；雌花棕红色。浆果熟时红色。花期6—8月，果期7—10月。

【性味功效】味辛，性温；有毒。祛风痰，定惊搐，解毒散结，止痛。

【古方选录】《外科正宗》玉真散：白附子、天南星、羌活、防风、白芷、天麻各等分。用法：上为细末，每服二钱，热酒一盅调敷，更敷伤处。若牙关紧急，腰背反张者，每次服三钱，用热童便调服，虽内有瘀血亦愈。至于昏死，心腹尚温者，连进二服，亦可保全。若治疯犬咬伤，更用漱口水洗净，擦伤处亦效。主治：破伤风。

【用法用量】煎服，3～6 g，一般炮制后用。外用生品适量捣烂，熬膏或研末以酒敷患处。

【使用注意】血虚生风、内热生惊者及孕妇慎用；生品内服宜慎。

【现代研究】含苷类，β－谷甾醇，内消旋肌醇，胆碱，尿嘧啶，琥珀酸，氨基酸，亚油酸，白附子凝集素等。有镇静，消炎，抑菌，催吐等作用。

135 破故纸

【古籍原文】一名补骨脂。燥，补命火

辛、苦，大温。入心包、命门。补相火以通君火，暖丹田，壮元阳，缩小便。亦治遗尿。治五劳七伤，五脏之劳，七情之伤。腰膝冷痛，肾冷精流，肾虚泄泻，肾虚则命门火衰，不能熏蒸脾胃，脾胃虚寒，迟于运化，致饮食减少，腹胀肠鸣，呕涎泄泻，如鼎釜之下无火，物终不熟，故补命门相火，即所以补脾。破故纸四两，五味三两，肉蔻二两，吴茱一两，姜煮枣丸，名四神丸。治五更肾泻。妇人血气，妇人之血脱气陷，亦犹男子之肾冷精流。堕胎。

出南番者色赤，岭南者色绿。酒浸蒸用，亦有童便乳浸，盐水炒者。得胡桃、胡麻良，恶甘草。唐·郑相国方：破故纸十两，酒浸蒸为末，胡桃肉二十两，去皮烂研，蜜和，每日酒调一匙，或水调服。白飞霞曰：故纸属火，坚固元阳；胡桃属木，润燥养血，有木火相生之妙。忌芸薹、羊血。加杜仲，名青娥丸。【芸薹，油菜也。】

【药物来源】为豆科植物补骨脂 *Psoralea corylifolia* L. 的干燥成熟果实。

【形态特征】一年生草本。全株被白色柔毛和具黑褐色腺点。茎直立，具纵棱。单叶互生，叶片阔卵形,边缘具粗锯齿,两面均具黑色腺点。穗状总状花序;花萼钟状,基部联合成管状,先端5裂;花冠蝶形,淡紫色或黄色;雄蕊10枚;雌蕊1枚,花柱丝状。荚果椭圆形。种子1粒,有香气。花期7—8月,果期9—10月。

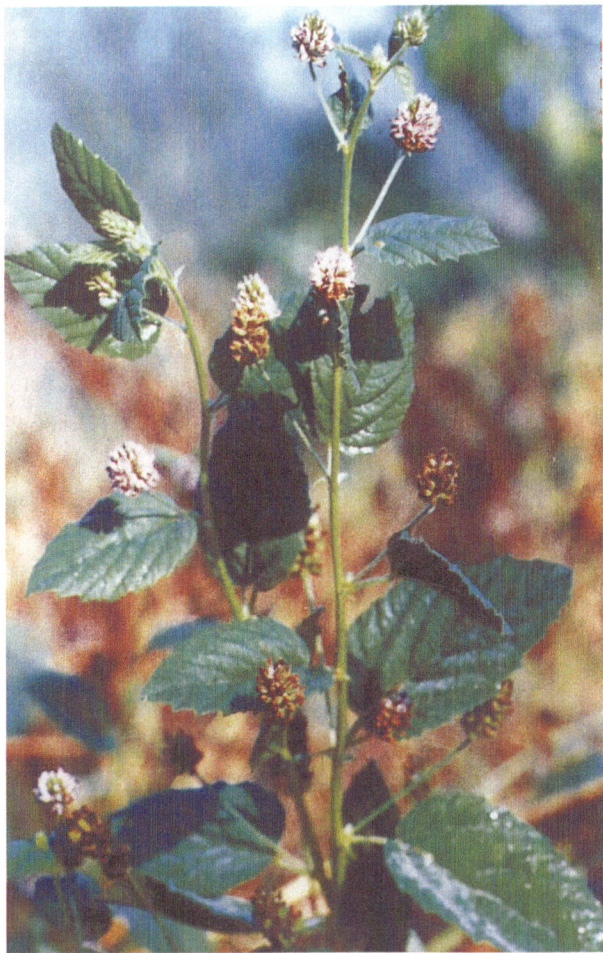

【性味功效】味辛、苦,性温。温肾助阳,纳气平喘,温脾止泻;外用消风祛斑。

【古方选录】《内科摘要》四神丸:破故纸四两(炒),吴茱萸四两(炒),肉豆蔻二两(生用),五味子二两(炒),各研为末。生姜四两、红枣五十枚。用法:上用水一碗煮姜枣,水干去姜,取枣肉,制丸如梧桐子大。每服五七十丸,空心日前服。主治:脾肾虚弱,大便不实,或五更作泻。

【用法用量】煎服,6~10 g;或入丸、散。外用制成20%~30%酊剂,涂搽患处。

【使用注意】阴虚内热者忌服。

【现代研究】含香豆素类、黄酮类、单萜酚、挥发油、皂苷、多糖等。有抗肿瘤,抗早孕,雌激素样作用,抗

病原体等作用。

136 肉苁蓉

【古籍原文】补肾命、滑肠

甘、酸、咸,温。入肾经血分。补命门相火,滋润五脏。益髓强筋。治五劳七伤,绝阳不兴,绝阴不产,腰膝冷痛,崩带遗精,峻补精血。时珍曰:补而不峻,故有从容之号。骤用恐妨心,滑大便。

长大如臂,重至斤许,有松子鳞甲者良。酒浸一宿,刷去浮甲,劈破,除内筋膜,酒蒸半日。又酥炙用。忌铁。苏恭曰:今人所用,多草苁蓉,功力稍劣。

【药物来源】为列当科植物肉苁蓉 *Cistanche deserticola* Y. C. Ma 或管花肉苁蓉 *Cistanche tubulosa* (Schenk) Wight 的干燥带鳞叶的肉质茎。

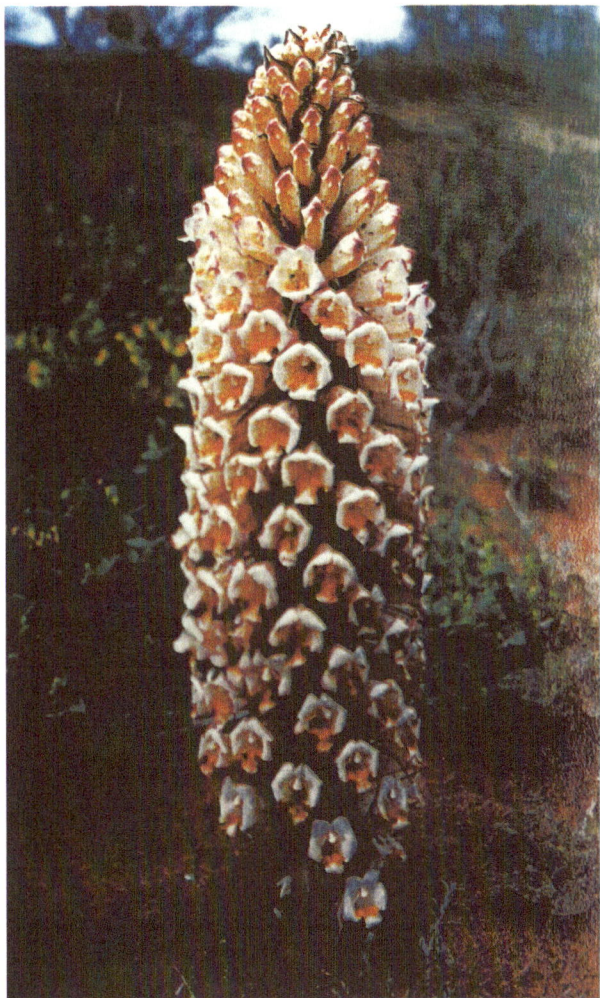

【形态特征】①肉苁蓉:多年生寄生草本。茎肉质。叶鳞片状,螺旋状排列,淡黄白色。穗状花序;花萼

钟状,花冠筒状钟形;花黄白色、淡紫色;雄蕊 4 枚,花药箭形;花柱细长,柱头近球形。蒴果卵形。种子多数,微小。花期 5—6 月,果期 6—7 月。

②管花肉苁蓉:特点是花萼筒状,花冠顶端 5 裂,裂片在花蕾时带紫色。雄蕊 4 枚,花药卵形;柱头扁圆球形,2 浅裂。蒴果长圆形。

【性味功效】味甘、咸,性温。补肾阳,益精血,润肠通便。

【古方选录】《证治准绳》肉苁蓉丸:肉苁蓉八两,熟地黄六两,五味子四两,菟丝子二两(捣,研)。用法:上药研细末,酒煮山药糊和丸如梧桐子大。每服七十丸,空心用盐酒送下。主治:素体禀赋虚弱,小便数或不禁。

【用法用量】煎汤,6～10 g;或入丸、散;或浸酒。

【使用注意】阴虚相火偏旺、大便滑泄、实热便结者忌服。

【现代研究】二者均含肉苁蓉苷,洋丁香酚苷,多种氨基酸,琥珀酸,多糖类等。有增强免疫力,调整内分泌,促进代谢,延缓衰老,通便等作用。

137 锁阳

【古籍原文】补阳、滑肠

甘、温补阴。益精兴阳,润燥养筋。强筋故能兴阳。治痿弱,滑大便。便燥者啖之,可代苁蓉,煮粥弥佳。

鳞甲栉比,状类男阳。酥炙。

【药物来源】为锁阳科植物锁阳 Cynomorium songaricum Rupr. 的干燥肉质茎。

【形态特征】多年生肉质寄生草本。无叶绿素,全体呈暗紫红色或红色。地下茎短粗,具多数瘤突状吸收根。茎肉质,圆柱形,下位埋于土中。鳞片状叶覆瓦状排列。花杂性同株,穗状花序顶生,覆以鳞片状苞片;花暗紫色;两性花多在雄花开前即开,具雄蕊、雌蕊各 1 枚。坚果球形,很小。花期 5—6 月,果期 8—9 月。

【性味功效】味甘,性温。补肾阳,益精血,润肠通便。

【古方选录】《本草切要》:锁阳三斤。用法:清水五斗,煎浓汁两次,总和,以砂锅内熬膏,炼蜜八两收

成,入磁瓶内收贮,每早、午、晚各食前服十余茶匙;热酒化服。主治:阳弱精虚,阴衰血竭,大肠燥涸,便秘不运。

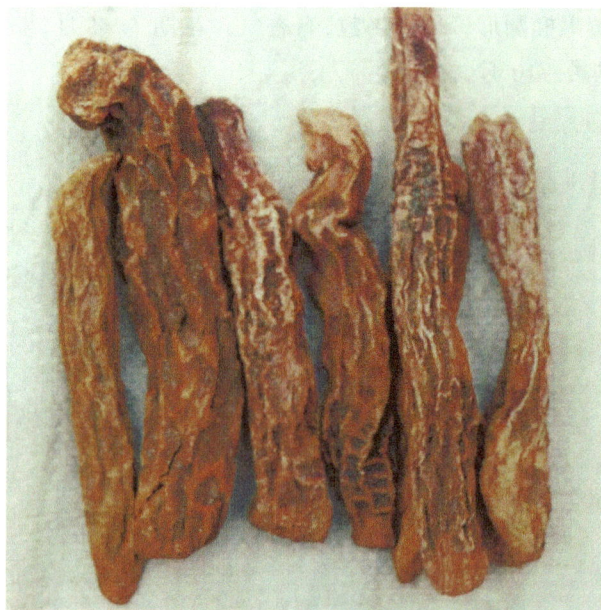

【用法用量】煎服,5～10 g;或入丸、散。

【使用注意】阴虚火旺、脾虚泄泻及实热便秘者忌服。

【现代研究】含锁阳苷,熊果酸,脂肪油,脂肪酸,甾醇类,鞣质及各种氨基酸等。有调节免疫力,清除自由基,耐缺氧,抗血小板聚集等作用。

138 巴戟天

【古籍原文】补肾、祛风

甘、辛,微温。入肾经血分,强阴益精。治五劳七伤。辛温散风湿,治风气、脚气水肿。

根如连珠,击破中紫而鲜洁者伪也;中虽紫,微有白糁粉色,而理小暗者真也。蜀产佳。山薜根似巴戟,但色白,人或醋煮以乱之。去心,酒浸焙用。覆盆子为使,恶丹参。

【药物来源】为茜草科植物巴戟天 Morinda officinalis How 的干燥根。

【形态特征】藤状灌木。根肉质肥厚,圆柱形,不规则地断续膨大呈念珠状。叶对生,叶柄有褐色粗毛,叶片长椭圆形。花序头状,花萼倒圆锥状;花冠白色,肉质;雄蕊与花裂片同数。核果近球形,熟时红

色。小核内有种子 4 粒,近卵形或倒卵形。花期 4—7 月,果期 6—9 月。

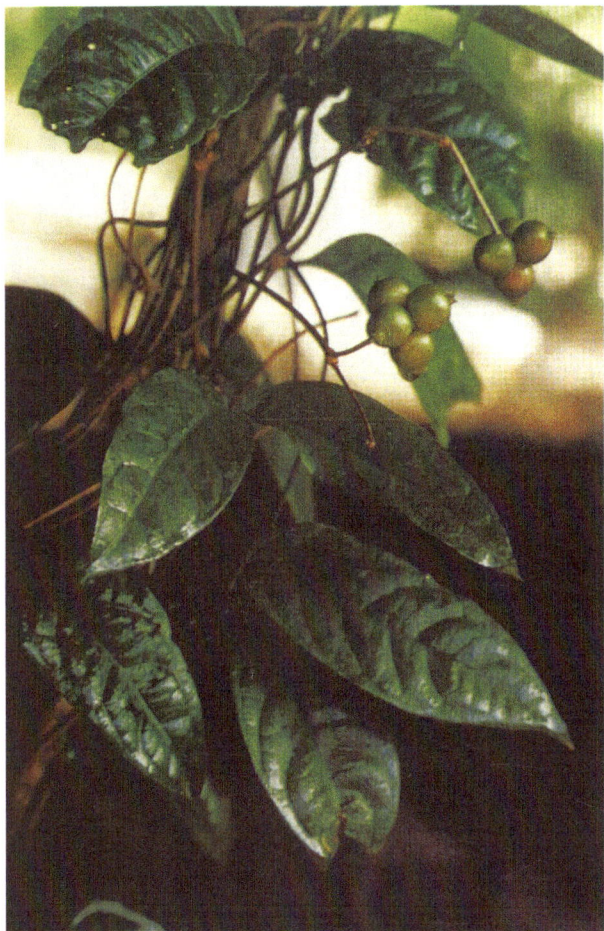

【性味功效】味甘、辛,性微温。补肾阳,强筋骨,祛风湿。

【古方选录】《太平惠民和剂局方》巴戟丸:巴戟三两,良姜六两,紫金藤十六两,青盐二两,肉桂(去粗皮)、吴茱萸各四两。用法:上为末,酒糊为丸。每服二十丸,暖盐酒送下,盐汤亦得,日午、夜卧各一服。主治:妇人子宫久冷,月脉不调,或多或少,赤白带下。

【用法用量】煎服,3～10 g;或入丸、散;亦可浸酒或熬膏。

【使用注意】阴虚火旺及有湿热之证者忌服。

【现代研究】含蒽醌类,环烯醚萜,多种无机元素等。有消炎,升白细胞等作用。

139　胡卢巴

【古籍原文】燥,补肾命、除寒湿

苦,温,纯阳。入右肾命门。暖丹田,壮元阳。治肾脏虚冷,阳气不能归元,同附子、硫黄。瘕疝冷气,同茴香、巴戟、川乌、川楝、吴茱萸。寒湿脚气。

出岭南,番舶者良,云是番莱菔子。酒浸曝,或蒸或炒。

【药物来源】为豆科植物葫芦巴 *Trigonella foenum-graecum* L. 的干燥成熟种子。

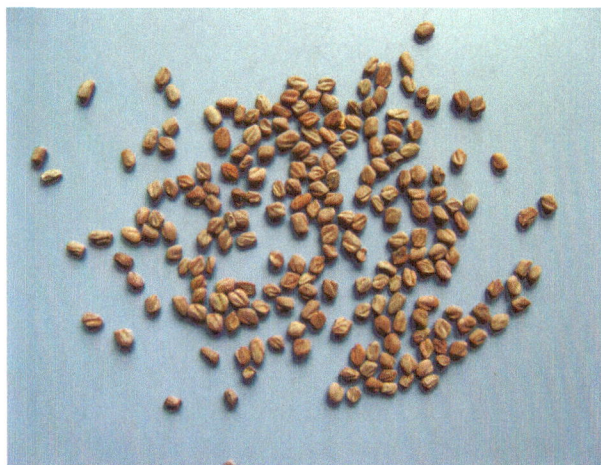

【形态特征】一年生草本。全株有香气,茎枝被疏毛。三出复叶,互生。花 1～2 朵腋生;萼筒状,萼齿披针形;花冠蝶形,黄白色或淡黄色,基部稍带紫堇色。荚果线状圆筒形,直或稍呈镰状弯曲,先端具长喙,表面有纵长网纹。种子近椭圆形,稍扁,黄褐色。花期 4—7 月,果期 7—9 月。

【性味功效】味苦,性温。温肾助阳,祛寒止痛。

【古方选录】《严氏济生方》葫芦巴散:葫芦巴(炒)、荆三棱(酒浸,焙)各半两,干姜(炮)二钱半。用法:上为细末。每服二钱,温生姜汤或温酒调服,不拘时候。主治:气攻头痛。

【用法用量】煎服,5～10 g;或入丸、散。

【使用注意】阴虚火旺或有湿热者忌服。

【现代研究】含苷类,生物碱类等。有抗生育,抗雄激素,抗肿瘤等作用。

140　仙　茅

【古籍原文】燥,补肾命

辛,热,有小毒。助命火,益阳道,明耳目,补虚劳。治失溺无子,心腹冷气不能食,温胃。腰脚冷痹不能行。暖筋骨。相火盛者忌服。

叶如茅而略阔,根如小指,黄白多涎。竹刀去皮,切,糯米泔浸,去赤汁,出毒用。忌铁。唐婆罗门始进此方,当时盛传,服之多效。照前制,阴干,蜜丸,酒服,禁牛乳、牛肉。许真君书云:甘能养肉,辛能养节,苦能养气,咸能养骨,酸能养筋,滑能养肤,和苦酒服之必效也。

【药物来源】为石蒜科植物仙茅 *Curculigo orchioides* Gaertn. 的干燥根茎。

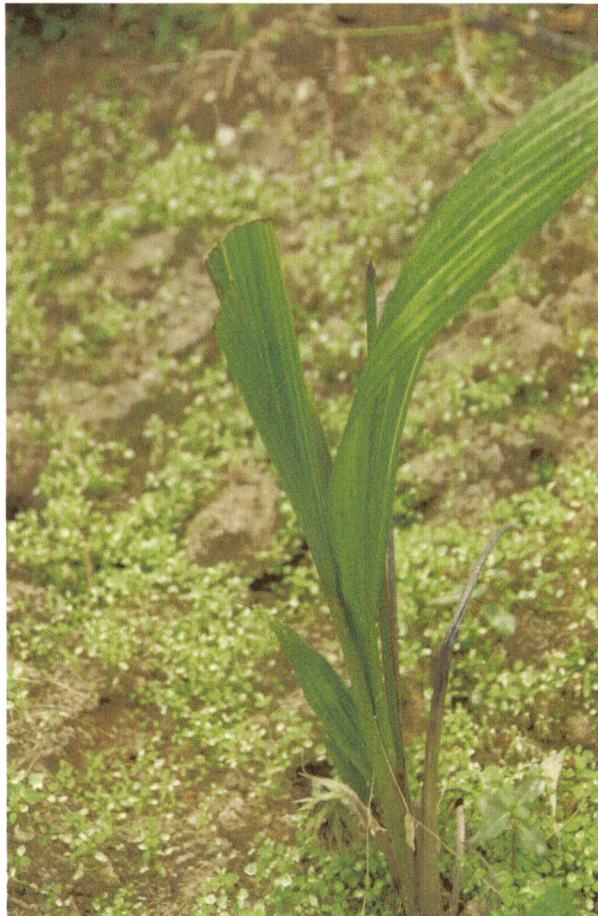

【形态特征】多年生草本。根茎近圆柱状,外皮褐色;须根常丛生。叶基生,叶片线形、线状披针形或披针形,两面散生疏柔毛或无毛。总状花序呈伞房状;花黄色,下部花筒线形,上部6裂,裂片披针形;雄蕊6枚;子房狭长,先端具长喙,被疏毛。浆果近纺锤状,先端有长喙。种子亮黑色。花果期4—9月。

【性味功效】味辛,性热;有毒。补肾阳,强筋骨,祛寒湿。

【古方选录】《万氏家抄方》仙茅酒:仙茅四两(米泔浸去赤水,晒干),淫羊藿四两(洗净),五加皮四两。用法:用绢袋装入,酒内浸入一月取饮。主治:男子

虚损,阳痿不举。

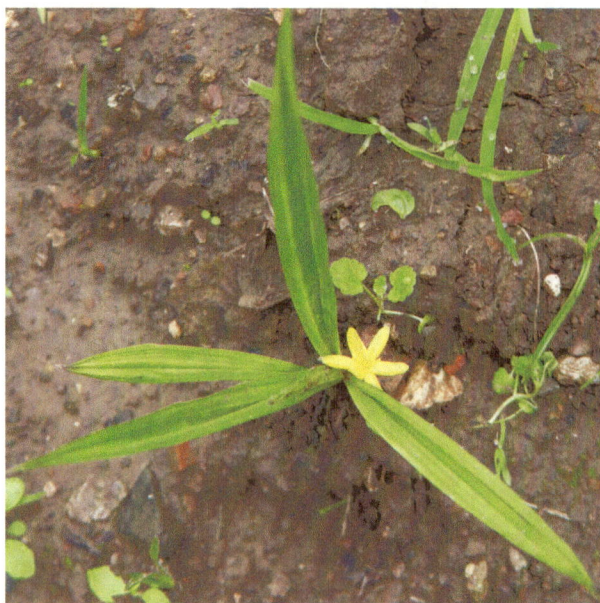

【用法用量】煎服,3～10 g;或入丸、散;或浸酒。外用适量,捣敷。

【使用注意】阴虚火旺者忌服。

【现代研究】含糖苷类,氮化合物,多种长链脂肪族化合物等。有镇静,抗惊厥,消炎,增强免疫力,增强下丘脑－垂体－性腺轴功能,抗菌,抗肿瘤等作用,及雄性激素样作用。

---

141 淫羊藿(仙灵脾)

【古籍原文】补肾命

辛香、甘,温。入肝肾。补命门,时珍曰:手足阳明、三焦、命门药。益精气,坚筋骨,利小便。治绝阳不兴,绝阴不产,冷风劳气,四肢不仁,手足麻木。

一名仙灵脾。北部有羊,一日百合,食此藿所致,故名。去枝,羊脂拌炒。山药为使,得酒良。

【药物来源】为小檗科植物淫羊藿 *Epimedium brevicornu* Maxim. 、箭叶淫羊藿 *Epimedium sagittatum* (Sieb. et Zucc.) Maxim. 的干燥叶。

【形态特征】①淫羊藿:多年生草本。根茎横走,质硬,生多数须根。茎直立,有棱,无毛,无基生叶。茎生叶2片,有长柄;二回三出复叶。圆锥花序顶生,花序轴及花梗有腺毛;花白色;外萼片4片,狭卵形;内萼片4片,披针形,白色或淡黄色;花瓣4片;雄蕊4枚,雌蕊1枚。蓇葖果,顶端有喙。种子褐色。花

期5—6月,果期6—8月。

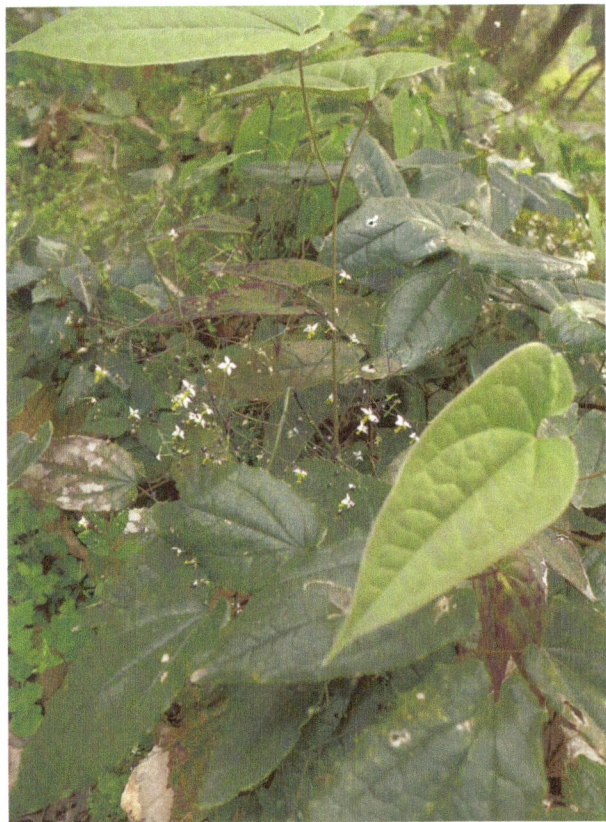

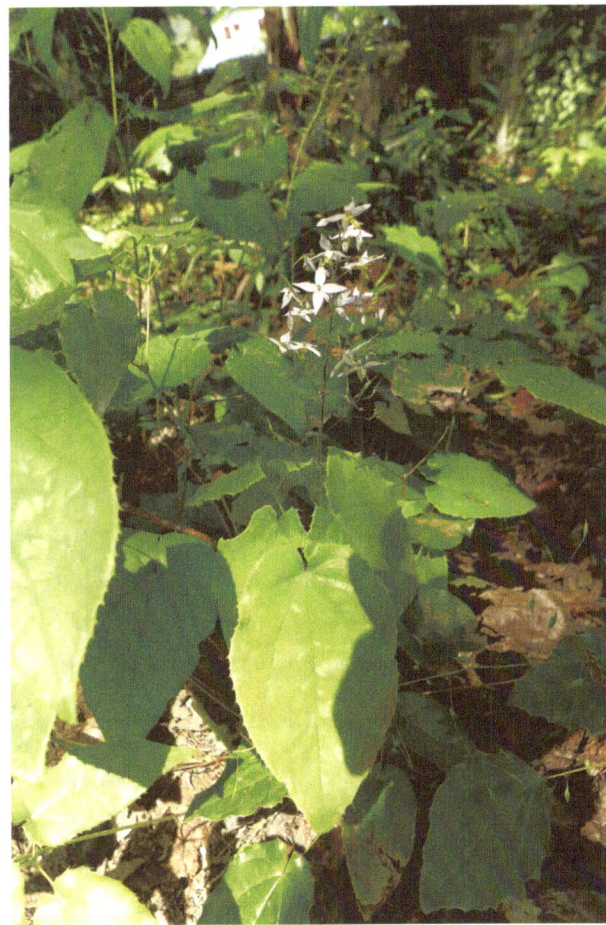

②箭叶淫羊藿:多年生常绿草本。根茎短粗,外皮褐色,断面白色。茎有条棱,无毛。基生叶一回三出复叶;茎生叶2片,小叶革质,狭卵形至披针形;顶生小叶近圆形,侧生小叶不对称。圆锥花序顶生;花白色;外萼片4片,长圆状卵形,带紫色;内萼片4片,卵形或卵状三角形,白色;雄蕊4枚。蓇葖果有喙。种子肾状长圆形。花期2—3月,果期5—6月。

【性味功效】味辛、甘,性温。补肾阳,强筋骨,祛风湿。

【古方选录】《太平圣惠方》仙灵脾煎:仙灵脾、茄子根各二斤,黑豆二升。用法:以上三味,细锉,都以水三斗煮至一斗,去滓,更煎至五升即止。主治:历节痛风,手足顽痹,行步艰难。

【用法用量】煎服,6～10 g;或浸酒,熬膏;或入丸、散。

【使用注意】阴虚相火易动者忌服。

【现代研究】淫羊藿含淫羊藿黄酮苷,淫羊藿黄酮次苷Ⅰ及少量无机元素等;箭叶淫羊藿含淫羊藿黄酮苷,皂苷,苦味质,鞣质,挥发油,植物甾醇,脂肪酸,少量钾等。有增强免疫力,抗衰老,抗病毒等作用。

142 蛇床子

【古籍原文】补肾命、去风湿

辛、苦而温。强阳益阴,补肾散寒,祛风燥湿。治阴痿囊湿,女子阴痛阴痒,湿生虫,同矾煎汤洗。子脏虚寒,产门不闭,炒热熨之。肾命之病,及腰酸体痹,带下脱肛,喉痹齿痛,湿癣恶疮,杀虫止痒。风湿诸病。煎汤浴,止风痒。时珍曰:肾命、三焦气分之药,不独补助男子,而且有益妇人。世人舍此而求补药于远域,岂非贵耳贱目乎。

似小茴而细。微炒杀毒则不辣。以地黄汁拌蒸三遍佳。恶丹皮、贝母、巴豆。

【药物来源】为伞形科植物蛇床 *Cnidium monnieri* (L.) Cuss. 的干燥成熟果实。

【形态特征】一年生草本。根细长,圆锥形。茎圆柱形,中空,表面具深纵条纹。根生叶具短柄,上部叶简化成鞘状;叶片卵形至三角状卵形,三出羽状全裂。复伞形花序;总苞片线形至线状披针形;小总苞片线形;花瓣白色。分生果长圆形,横剖面近五角形,主棱 5 条。花期 4—6 月,果期 5—7 月。

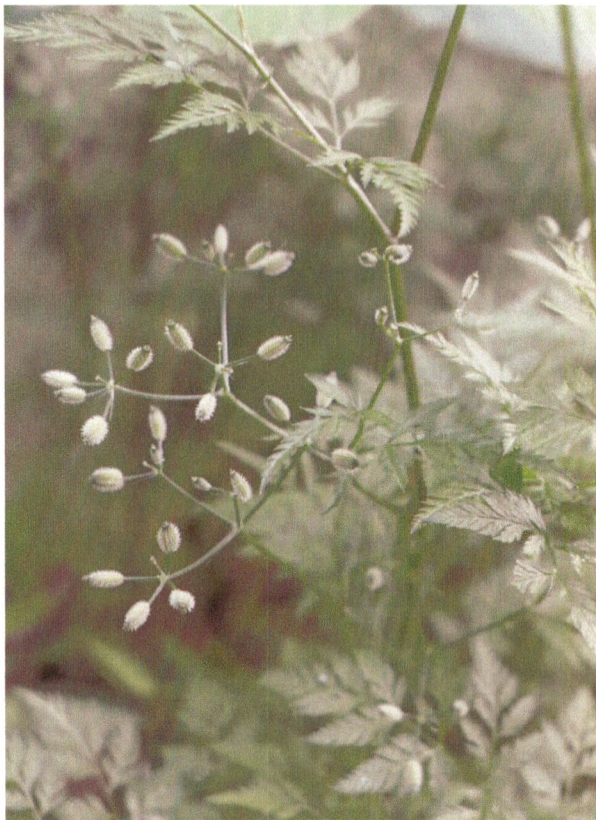

【性味功效】味辛、苦,性温;有小毒。燥湿祛风,杀虫止痒,温肾壮阳。

【古方选录】《外科大成》蛇床子汤:蛇床子、威灵仙、归尾、苦参各五钱。用法:水煎熏洗。主治:肾囊风疙瘩作痒,搔之作痛。

【用法用量】煎服,3 ~ 10 g;或入丸、散。外用适量,多煎汤熏洗;或研末调敷;或制作坐药、栓剂使用。

【使用注意】下焦湿热、相火易动、精关不固者忌服。

【现代研究】含挥发油,香豆素类等。有抗心律失常,抗真菌、病毒、滴虫,杀精,祛痰,平喘,抗变态反应,局部麻醉,抗诱变,延缓衰老等作用。

143 菟丝子

【古籍原文】平补三阴

甘、辛和平。凝正阳之气,入足三阴。脾、肝、肾。强阴益精,温而不燥,不助相火。治五劳七伤,精寒淋沥,口苦燥渴。脾虚肾燥而生内热,菟丝益阴清热。祛风明目,补卫气,助筋脉,益气力,肥健人。补肝肾之效。

《老学庵笔记》:予族弟少服菟丝子凡数年,饮食倍常,血气充盛。忽

因浴见背肿,随视随长,乃大疽也,适值金银花开,饮至数斤,肿遂消。菟丝过服,尚能作疽,以此知金石药,不可不戒。【昂按:此人或感他毒,未可尽归咎于菟丝也。】

无根,蔓延草上,子黄如黍粒。得酒良。淘去泥沙,酒浸一宿,曝干捣末。山药为使。

【药物来源】为旋花科植物菟丝子 *Cuscuta chinensis* Lam. 或南方菟丝子 *Cuscuta australis* R. Br. 的干燥成熟种子。

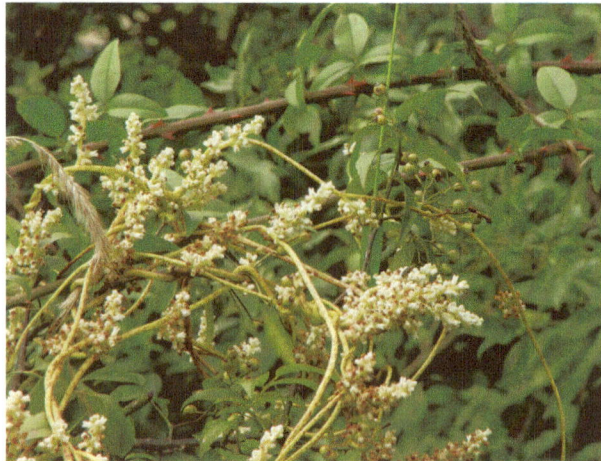

【形态特征】①菟丝子:一年生寄生草本。茎缠绕,黄色,纤细,随处可生出寄生根。叶稀少,鳞片状,三角状卵形。花两性,簇生成小伞形或小团伞花序;花萼杯状,裂片 5 片;花冠白色,5 浅裂,裂片三角状卵形;雄蕊 5 枚;雌蕊 2 枚。蒴果近球形,稍扁。种子黄色或黄褐色,卵形,表面粗糙。花期 7—9 月,果期 8—10 月。

②南方菟丝子:特点是雄蕊着生于花冠裂片弯缺处,花丝较长,花冠基部的鳞片先端 2 裂;蒴果仅下半部被宿存花冠包围;种子卵圆形,淡褐色。

【性味功效】味辛、甘,性平。补益肝肾,固精缩尿,安胎,明目,止泻。外用消风祛斑。

【古方选录】《太平惠民和剂局方》茯菟丝丸:菟丝子五两,白茯苓三两,石莲子(去壳)二两。用法:上为细末,酒煮糊为丸,如梧桐子大。每服三十丸,空心盐汤下。常服镇益心神,补虚养血,清小便。主治:心气不足,思虑太过,肾经虚损,真阳不固,溺有余沥,小便白浊,梦寐频泄。

【用法用量】煎服,6 ~ 12 g;或入丸、散。外用适量,炒研调敷。

【使用注意】阴虚火旺、阳强不痿及大便燥结之证

忌服。

【现代研究】菟丝子种子含槲皮素,紫云英苷,金丝桃苷等;南方菟丝子果实含大量生物碱等。有增强性腺功能,增强免疫力,护肝等作用。

144 覆盆子

【古籍原文】平补肝肾

甘、酸,微温。益肾脏而固精,补肝虚而明目,起阳痿,缩小便,寇氏曰:服之当覆其溺器,故名。泽肌肤,乌髭发,榨汁涂发不白。女子多孕。同蜜为膏,治肺气虚寒。李士材曰:强肾无燥热之偏,固精无凝涩之害,金玉之品也。

状如覆盆,故名。去蒂,淘净捣饼,用时酒拌蒸。叶绞汁,滴目中,出目弦虫,除肤赤,收湿止泪。

【药物来源】为蔷薇科植物华东覆盆子 *Rubus chingii* Hu 的干燥果实(覆盆子)及叶(覆盆子叶)。

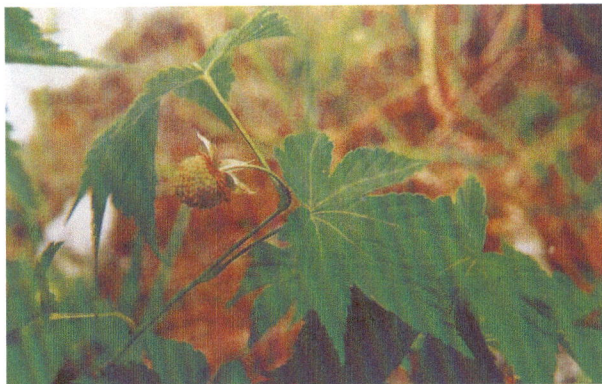

【形态特征】落叶灌木。幼枝绿色,有白粉和少数倒刺。单叶互生,叶片近圆形,掌状 5 深裂,两面脉上有白色短柔毛。花两性,单生于短枝顶端;花萼 5 片,卵状长圆形;花瓣 5 片,白色;雄蕊多数,花药"丁"形着生;雌蕊多数,具柔毛。聚合果球形,红色,下垂;小核果密生灰白色柔毛。花期 3—4 月,果期 5—8 月。

【性味功效】覆盆子:味甘、酸,性温。益肾固精缩尿,养肝明目。覆盆子叶:味酸、咸,性平。清热解毒,明目,敛疮。

【古方选录】①《摄生众妙方》五子衍宗丸:枸杞子八两,菟丝子八两(酒蒸、捣饼),五味子二两(研碎),覆盆子四两(酒洗,去目),车前子二两(扬净)。用法:上药,俱择精新者,焙晒干,共为细末,炼蜜丸,梧

桐子大。每服,空心九十丸,上床时五十丸,百沸汤或盐汤送下,冬月用温酒送下。可添精补髓,疏利肾气,不问下焦虚实寒热,服之自能平秘。古今第一种子方。主治:肾虚精亏所致的阳痿不育、遗精早泄、腰痛、尿后余沥。

②《眼科阐微》取虫膏:覆盆子叶。用法:不拘多少,为末,水调成膏。摊纱绢上,贴眼片时,其虫即出。主治:烂眼有虫,其痒不可当。

【用法用量】覆盆子:煎服,6～12 g;或入丸、散;亦可浸酒或熬膏。覆盆子叶:外用适量,捣汁点眼;或研末撒。

【使用注意】阴虚火旺、小便短赤者忌服。

【现代研究】含有机酸,糖类,少量维生素 C,没食子酸,β-谷甾醇,覆盆子酸等。有雌激素样作用,抑菌作用等。

145 蒺藜子

【古籍原文】平补肝肾

苦温补肾,辛温泻肺气而散肝风,益精明目。肝以散为补,凡补肝药,皆能明目。治虚劳腰痛,遗精带下,咳逆肺痿,乳闭症瘕,痔漏阴㿗音颓,肾、肝、肺三经之病,催生堕胎。刺蒺藜主恶血,故能破症下胎。

沙苑蒺藜 绿色似肾。故补肾。炒用。亦可代茶。

刺蒺藜 三角有刺。去刺,酒拌蒸。风家宜刺蒺藜,补肾则沙苑者为优。余功略同。《瑞竹堂方》:齿牙打动者,蒺藜根烧灰傅之。

【药物来源】为蒺藜科植物蒺藜 *Tribulus terrestris* L. 的干燥成熟果实(刺蒺藜),或豆科植物扁茎黄芪 *Astragalus complanatus* R. Br. 的干燥成熟种子(沙苑蒺藜)。

【形态特征】①蒺藜:一年生草本。茎由基部分枝,平卧地面,具棱条,全株被绢丝状柔毛。托叶披针形;偶数羽状复叶。花淡黄色;萼片 5 片,卵状披针形;花瓣 5 片,倒卵形;雄蕊 10 枚。果实五角形或球形,由 5 个呈星状排列的果瓣组成,每个果瓣具长短棘刺各 1 对。花期 5—8 月,果期 6—9 月。

②扁茎黄芪:多年生高大草本。全株被短硬毛,主根粗长。茎平卧,有角棱。单数羽状复叶,互生;

托叶狭披针形。总状花序腋生；花萼钟形，绿色；花冠蝶形，黄色；雄蕊10枚，二体；雌蕊超出雄蕊之外。荚果纺锤形，先端有较长的尖喙，内含种子20～30粒。种子圆肾形。花期8—9月，果期9—10月。

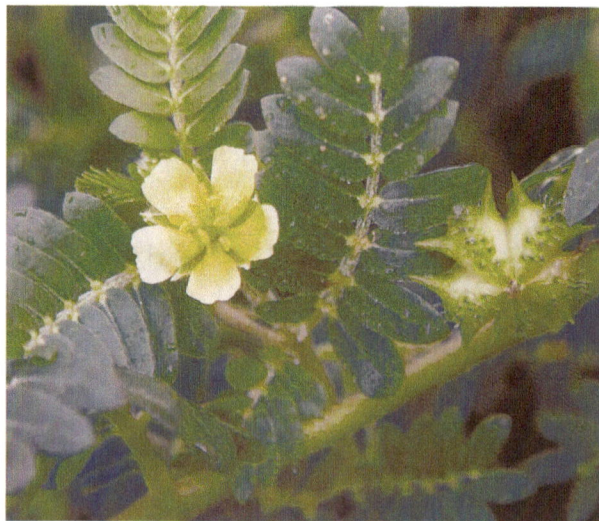

【性味功效】刺蒺藜：味辛、苦，性微温；有小毒。平肝解郁，活血祛风，明目，止痒。沙苑蒺藜：味甘，性温。补肾助阳，固精缩尿，养肝明目。

【古方选录】①《宣明论方》蒺藜汤：蒺藜(去角炒)、附子(炮，去皮、脐)、栀(子)各等分。用法：上为末。每服三钱，水一盏半，煎至六分，去滓，食前服。主治：阴疝牵引小腹痛。

②《医方集解》金锁固精丸：沙苑蒺藜(炒)、芡实(蒸)、莲须各二两，龙骨(酥炙)、牡蛎(盐水煮一日一夜，煅粉)各一两。用法：共为末，莲子粉糊为丸，盐汤下。主治：肾虚精关不固，遗精滑泄，腰酸耳鸣，四肢乏力，舌淡苔白，脉细弱。

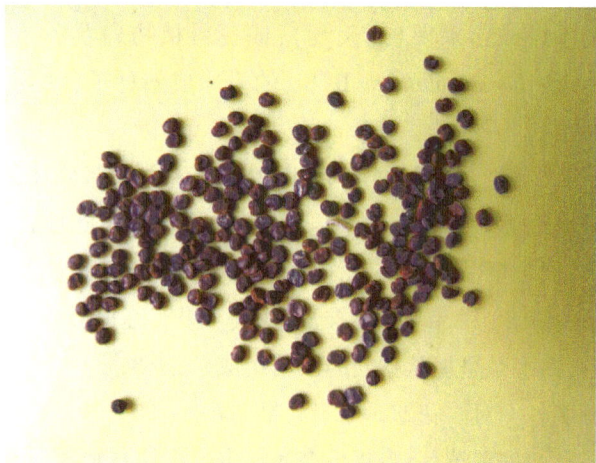

【用法用量】蒺藜子：煎服，6～10 g；或入丸、散。外

用适量，煎水洗，或研末调敷。沙苑蒺藜：煎服，9～15 g；或入丸散；或熬膏。

【使用注意】刺蒺藜：血虚气弱者及孕妇慎用。沙苑蒺藜：相火偏旺致遗精者，膀胱湿热者忌服。

【现代研究】蒺藜子：含蒺藜苷，山柰酚，槲皮素，脂肪油等。有降血压，抗动脉粥样硬化，抗血小板聚集等作用。

沙苑蒺藜：含黄酮类，齐墩果烯型三萜苷类，脂肪油，多种氨基酸等。有增强免疫力，消炎，解热，降血压，降血脂，抑制血小板聚集，改善血液流变性，护肝，镇痛，利尿等作用。

146 使君子

【古籍原文】补脾、杀虫、消积

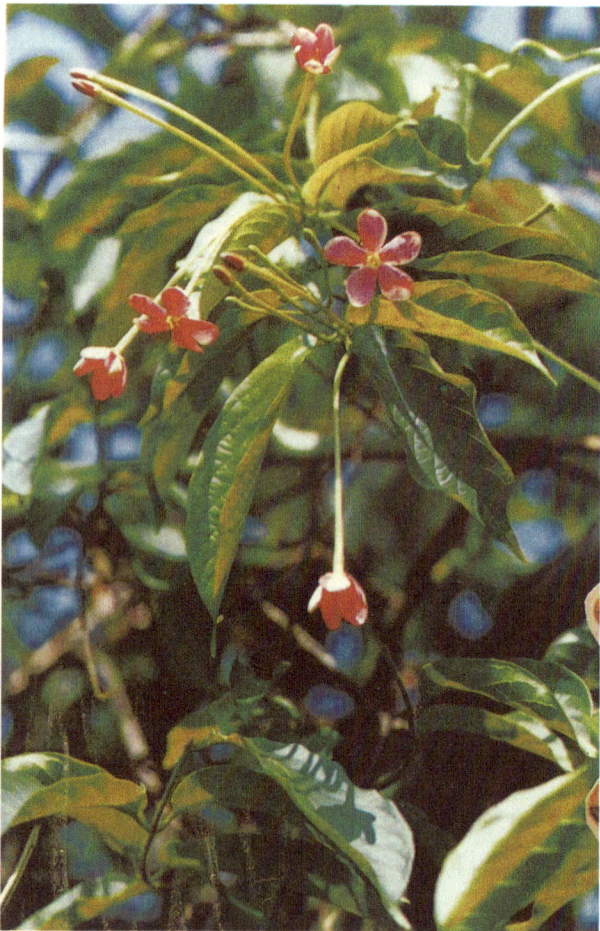

甘，温。健脾胃，除虚热，杀脏虫。治五疳便浊，泻痢疮癣，为小儿诸病要药。《经疏》曰：五疳便浊，泻痢腹虫，皆由脾胃虚弱，因而乳停食滞、湿热瘀塞而成。脾胃健，则积滞消，湿热散，水道利，而前症尽除矣。时珍曰：凡杀虫之药，多是苦辛，独使君子、榧子,甘而杀虫。【按:地黄、胡麻,皆甘而能杀虫。】每月上旬,虫头向上。中旬头横,下旬头向下。《道藏》曰:初一至初五,虫头向上。凡有虫病者,每月上旬,空心食数枚,虫皆死而出也。

出闽蜀。五瓣有棱,内仁如榧。亦可煨食,久则油,不可用。忌饮热茶,犯之作泻。

【药物来源】为使君子科植物使君子 *Quisqualis indica* L. 的干燥成熟果实。

【形态特征】落叶攀援状灌木。叶对生;叶片膜质,卵形或椭圆形。顶生穗状花序组成伞房花序;花两性;苞片卵形至线状披针形;萼管被黄色柔毛;花瓣5片,初为白色,后转淡红色;雄蕊10枚,2轮。果卵形,短尖,具明显的锐棱角5个,呈青黑色或栗色。种子1粒,圆柱状纺锤形。花期5—9月,果期10月。

【性味功效】味甘,性温。杀虫消积。

【古方选录】《补要袖珍小儿方论》使君子散:使君子(去壳)。用法:为极细末,用米饮调,五更早空心服。主治:小儿腹中蛔虫攻痛,口吐清沫。

【用法用量】煎服,9～12 g,捣碎入煎剂。使君子仁6～9 g,多入丸散或单用,作1～2次分服,小儿每岁1～1.5粒,炒香嚼服,1日总量不超过20粒。

【使用注意】服药时忌饮浓茶。服用量过大或与热茶同服,可引起呃逆、眩晕、呕吐等反应。

【现代研究】含使君子酸,使君子氨酸钾,D－甘露醇,脂肪油,甾醇,胡芦巴碱,柠檬酸,琥珀酸等。有驱虫,抗皮肤真菌等作用。

147 益智子

【古籍原文】燥脾肾、补心肾

辛,热。本脾药,兼入心肾。主君相二火,补心气、命门、三焦之不足,心为脾母,补火故能生土,能涩精固气,《本草》未载。又能开发郁结,使气宣通,味辛能散。温中进食,摄涎唾,胃冷则涎涌。缩小便。肾与膀胱相表里,益智辛温固肾。盐水炒,同乌药等分,酒煮,山药糊丸,盐汤下,名缩泉丸。治呕吐泄泻,客寒犯胃,冷气腹痛,崩带泄精。涩精固气。因热而崩浊者禁用。

出岭南。形如枣核,用仁。

【药物来源】为姜科植物益智 *Alpinia oxyphylla* Miq. 的干燥成熟果实。

【形态特征】多年生丛生草本。叶柄短;叶片拔针形。总状花序顶生;花萼管状,先端3浅齿裂;花冠管裂片3片,白色;雄蕊1枚,花丝扁平,线形。蒴果球形或椭圆形。种子多数,不规则扁圆形。花期2—4月,果期5—8月。

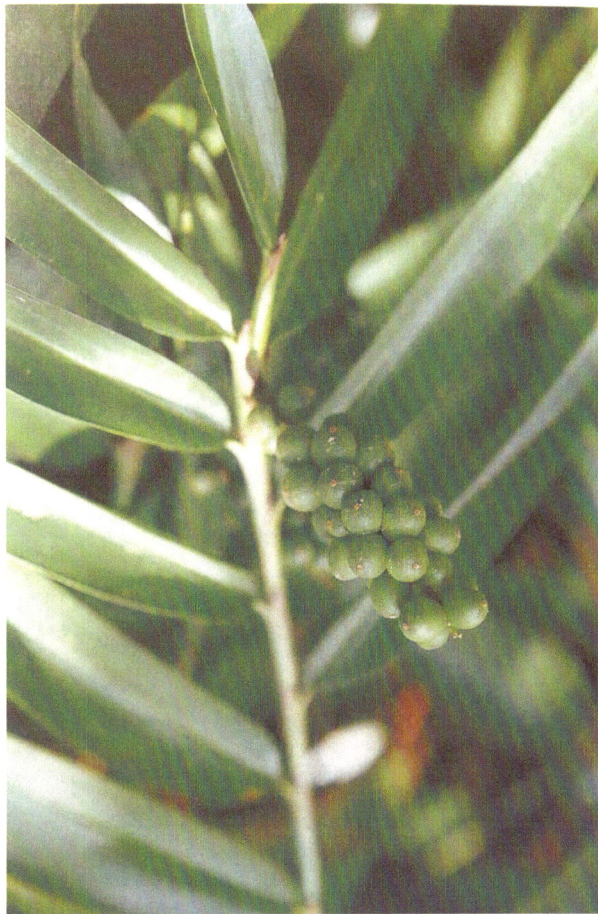

【性味功效】味辛,性温。暖肾固精缩尿,温脾止泻摄唾。

【古方选录】《太平惠民和剂局方》益智散:川乌(炮,去皮、脐)四两,益智(去皮)二两,干姜(炮)半两,青皮(去白)三两。用法:上件为散。每服三钱,水二盏,入盐一捻,生姜五片,枣二个(擘破),同煎至八分,去滓,温服,食前。主治:伤寒阴盛,心腹痞满,呕吐泄利,手足厥冷,及一切冷气奔冲,心胁脐腹胀满绞痛。

【用法用量】煎服,3～10 g;或入丸、散。

【使用注意】阴虚火旺者忌服。

【现代研究】含挥发油,维生素,氨基酸,微量元素等。有强心,抗胃损伤,抑制前列腺素,升高外周血液白细胞等作用。

148 砂 仁

【古籍原文】即缩砂蔤,宜,行气、调中

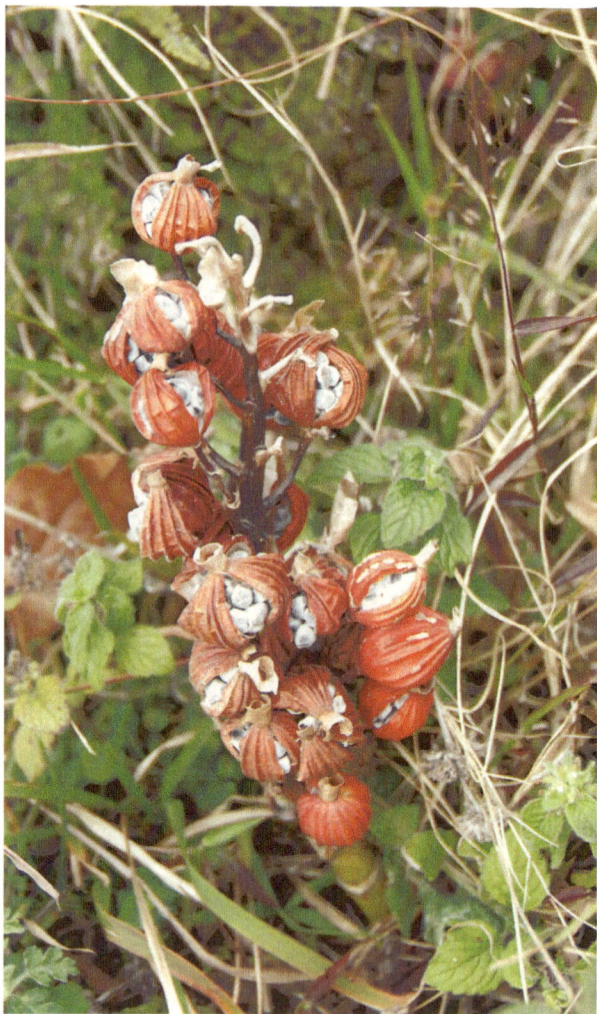

辛、温香窜。补肺益肾,和胃醒脾,快气调中,通行结滞。治腹痛痞胀,痞满,有伤寒下早、里虚邪入而痞者,有食壅痰塞而痞者,有脾虚气弱而痞者。须分虚实治之。不宜专用利气药,恐变为鼓胀。鼓胀,内胀而外有形,痞胀惟觉满闷而已,皆太阴为病也。噎膈呕吐,上气咳嗽,赤白泻痢,湿热积滞,客于大肠,砂仁亦入大小肠经。霍乱转筋,奔豚崩带,祛痰逐冷,消食醒酒,止痛安胎,气行则痛止,气顺则胎安。散咽喉口齿浮热,化铜铁骨鲠。王好古曰:得檀香、豆蔻入肺,得人参、益智入脾,得黄柏、茯苓入肾,得赤石脂入大小肠。《医通》曰:辛能润肾燥,引诸药归宿丹田。地黄用之拌蒸,亦取其能达下也。《经疏》曰:肾虚气不归元,用为向导,殆胜桂、附热药为害。

出岭南,研用。

【药物来源】为姜科植物阳春砂 *Amomum villosum* Lour.、绿壳砂 *Amomum villosum* Lour. var. *xanthioides*

T. L. Wu et Senjen 或海南砂 *Amomum longiligulare* T. L. Wu 的干燥成熟果实。

【形态特征】①阳春砂:多年生直立草本。根茎圆柱形,节上具鞘状膜质鳞片。茎直立,圆柱形。叶2列。花葶从根茎抽出,穗状花序;花萼管状,白色,先端3浅齿裂;花冠管细长,白色;雄蕊1枚,花药3裂,花丝扁平。蒴果椭圆形,棕红色。种子多数,聚成一团,有浓郁的香气。花期3—5月,果期7—9月。

②绿壳砂:特点是根茎先端的芽、叶舌多呈绿色,果实成熟时亦为绿色。

③海南砂:特点是叶舌极长,长2～4.5 cm;果具明显的3条钝棱,果皮厚硬,被片状、分裂的柔刺。

【性味功效】味辛,性温。化湿开胃,温脾止泻,理气安胎。

【古方选录】《景岳全书》香砂枳术丸:缩砂仁一两,高良姜、天南星各四两。用法:上为细末,生姜自然汁煮面糊为丸,如梧桐子大。每服五十丸至七十丸,生姜汤下,不拘时候。主治:胸膈噎闷,心腹冷痛。

【用法用量】煎服,3～6 g,入汤剂宜后下;或入丸、散。

【使用注意】阴虚有热者忌服。

【现代研究】三者均含挥发油及多种微量元素等。有抗血小板聚集,抗溃疡,增进肠道运动等作用。

149 白豆蔻

【古籍原文】宣,行气、暖胃

辛,热。流行三焦,温暖脾胃三焦利,脾胃转,诸证自平而为肺家本药。肺主气。散滞气,消酒积,除寒燥湿,化食宽膨。治脾虚疟疾,感寒腹痛,吐逆反胃。肺胃火盛及气虚者禁用。白睛翳膜,白睛属肺,能散肺滞。太阳经目眦红筋。太阳脉起目眦。

番舶者良,研细用。

【药物来源】为姜科植物白豆蔻 *Amomum kravanh* Pierre ex Gagnep. 或爪哇白豆蔻 *Amomum compactum* Soland. ex Maton 的干燥成熟果实。

【形态特征】①白豆蔻:多年生草本。根茎粗壮,棕红色。叶近无柄;叶片狭椭圆形或卵状披针形。穗状花序自茎基处抽出,密被覆瓦状排列的苞片;花萼管状,先端 3 齿裂;花冠管裂片 3 片,白色;雄蕊下弯,花药 3 裂。蒴果近球形,白色或淡黄色。种子团 3 瓣,每瓣有种子 7～10 粒。花期 2—5 月,果期 7—8 月。

②爪哇白豆蔻:特点是植株较小;叶揉之有松节油气味,叶鞘口无毛,叶舌仅边缘疏被柔毛;苞片小。

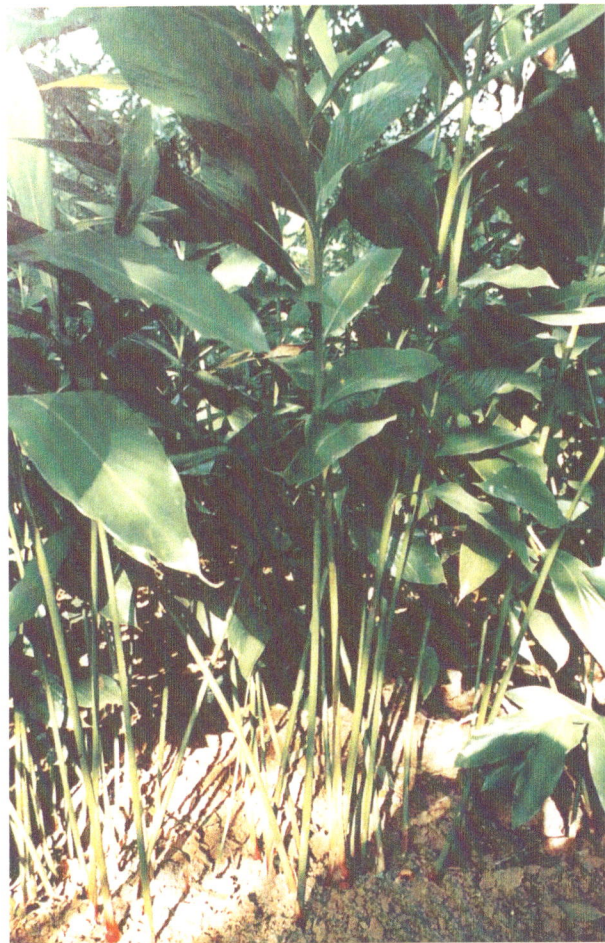

【性味功效】味辛,性温。化湿行气,温中止呕,开胃消食。

【古方选录】《魏氏家藏方》太仓散:白豆蔻仁、缩砂各二两,陈米一升(淘洗,略蒸过,铫内炒),丁香半两(不见火)。用法:上为细末,枣肉为丸,如小赤豆大。每服五七十丸至百丸,米饮下。主治:气膈脾胃,全不进食。

【用法用量】煎服,3～6 g,入汤剂宜后下;或入丸、散。

【使用注意】阴虚血燥者忌服。

【现代研究】二者均含挥发油,柠檬烯,β－蒎烯,樟烯及对聚伞花素等。有抑菌,平喘,健胃等作用。

150 肉豆蔻

【古籍原文】一名肉果,燥脾、涩肠

辛温气香。理脾暖胃,下气调中,逐冷祛痰,消食解酒。治积冷心腹胀痛,挟痰、挟食者并宜之。中恶吐沫,小儿吐逆,乳食不下。又能涩大肠,止虚泻冷痢。初起忌用。

出岭南。似草蔻,外有皱纹,内有斑纹。糯米粉裹,煨熟用,忌铁。

【药物来源】为肉豆蔻科植物肉豆蔻 *Myristica fragrans* Houtt. 的干燥种仁。

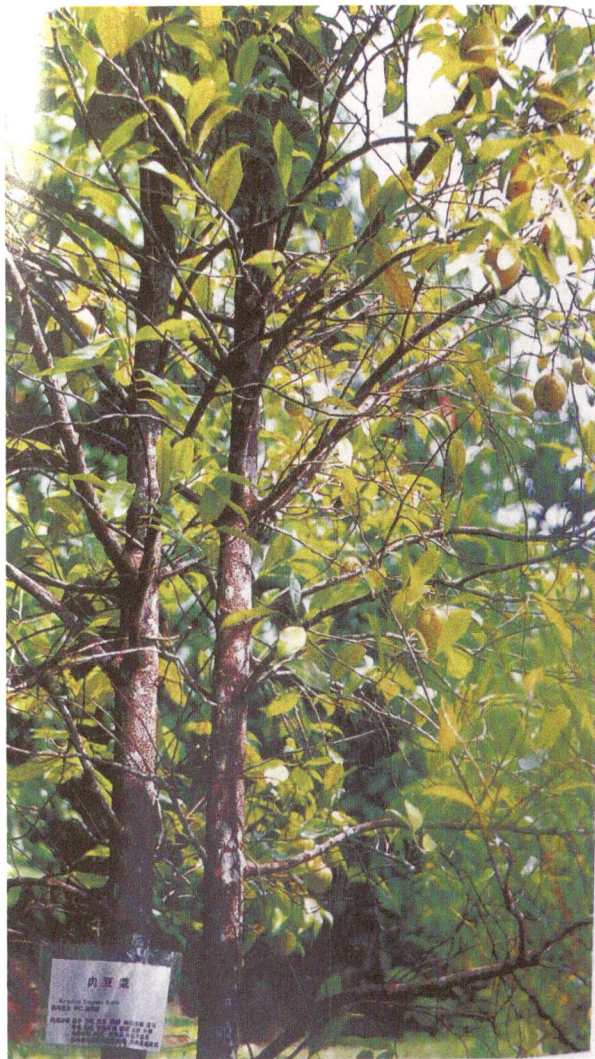

【形态特征】常绿乔木。叶互生,革质,叶片椭圆形或椭圆状披针形。花单性,异株;总状花序,雄花序花被裂片密被灰褐色茸毛;雌花序较雄花序为长,花

被裂片 3 片,外面密被微茸毛。果单生,梨形或近圆球形,淡黄色或橙红色,成熟时纵裂成 2 瓣。种子 1 粒,种皮红褐色,木质坚硬。果期 5—7 月。

【性味功效】味辛,性温。温中行气,涩肠止泻。

【古方选录】《太平圣惠方》肉豆蔻丸:肉豆蔻一两(去壳),附子二两(炮裂,去皮、脐),白石脂二两。用法:上件药捣罗为末,炼蜜和丸,如梧桐子大。每于食前以热酒下三十丸。主治:妇人白带下,腹内冷痛。

【用法用量】煎服,3 ~ 10 g;或入丸、散。

【使用注意】湿热泄痢及阴虚火旺者忌服。用量不宜过大,过量可引起中毒。

【现代研究】含脂肪油,挥发油,三萜皂苷,有毒物质肉豆蔻醚等。有镇静,消炎,抗肿瘤等作用。

151 草豆蔻

【古籍原文】一名草果。燥湿祛寒、除痰截疟

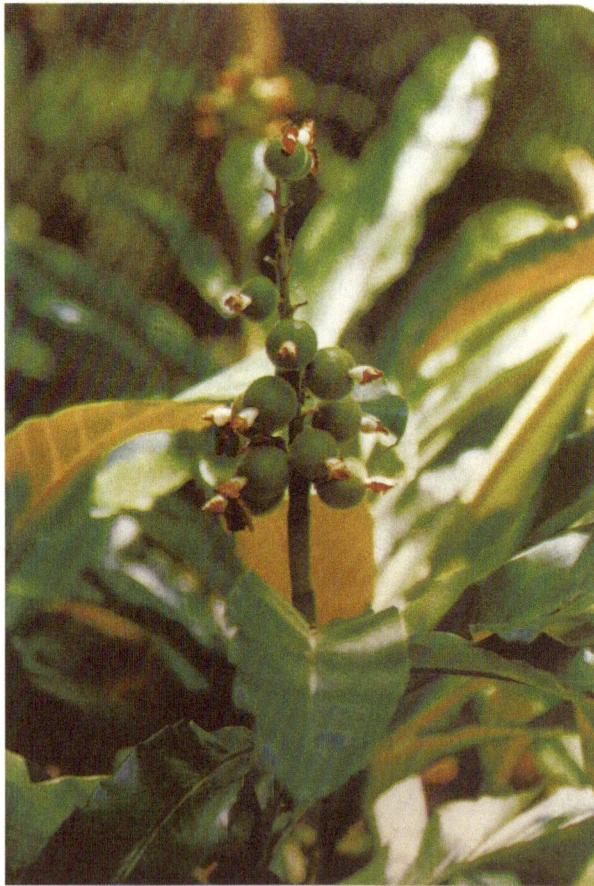

辛热香散。暖胃健脾,破气开郁,燥湿祛寒,除痰化食。治瘴疬寒疟,佐常山能截疟。或与知母同用,取其

一阴一阳,治寒热瘴疟。盖草果治太阴独胜之寒,知母治阳明独胜之火。寒客胃痛,散滞气,利膈痰,因滞因寒者多效。霍乱泻痢,噎膈反胃,痞满吐酸,痰饮积聚。解口臭气,酒毒、鱼肉毒。故食料用之。过剂助脾热,耗气损目。

闽产名草蔻,如龙眼而微长,皮黄白,薄而棱峭,仁如砂仁而辛香气和。滇广所产名草果,如诃子,皮黑厚而棱密,子粗而辛臭。虽是一物,微有不同。面裹煨熟,取仁用。忌铁。

【药物来源】为姜科植物草豆蔻 *Alpinia katsumadai* Hayata 的干燥近成熟种子。

【形态特征】多年生丛生草本。叶片狭椭圆形或线状披针形,有缘毛;叶舌卵形,外被粗毛。总状花序顶生,直立;小苞片乳白色,先端钝圆;花萼钟状,白色;花冠白色,花冠管裂片 3 片;雄蕊 1 枚;子房下位,密被淡黄色绢毛。蒴果近圆形,外被粗毛,熟时黄色。花期 4—6 月,果期 6—8 月。

【性味功效】味辛,性温。燥湿行气,温中止呕。

【古方选录】《圣济总录》草豆蔻饮:草豆蔻(去皮)、高良姜、甘草(炙)各半两。用法:上三味,粗捣筛。每服五钱匕,煎作熟水,频饮之。主治:山岚瘴气。

【用法用量】煎服,3 ~ 6 g;或入丸、散。

【使用注意】阴虚血少、津液不足者忌服;非寒湿者慎服。

【现代研究】含黄酮类,挥发油等。有增高胃蛋白酶活性,抗胃溃疡,保护胃黏膜,促胃肠动力,镇吐,抗氧化,抗菌等作用。

152 香 附

【古籍原文】一名莎草根。宣、调气、开郁

性平气香,味辛能散,微苦能降,微甘能和。乃血中气药,通行十二经、八脉气分,主一切气。人身以气为主,气盛则强,虚则衰,顺则平,逆则病,绝则死矣。《经》曰:怒则气上,恐则气下,喜则气缓,悲则气消,惊则气乱,思则气结,劳则气耗,此七情之气也。《素问》中仍有寒则气收,热则气泄,名九气。以香附为君,随证而加升降消补之药。利三焦,解六郁,痰郁、火郁、气郁、血郁、湿郁、食郁。止诸痛。通则不痛。治多怒多忧,痰饮痞满,胕肿腹胀,饮食积聚,霍乱吐泻,肾气脚气,痈疽疮疡,血凝气滞所致。香附一味末服,名独胜丸,治痈疽由郁怒者。如疮初作,以此代茶,溃后亦宜服之。大凡疮疽喜

服香药,行气通血,最忌臭秽不洁触之。【故古人治疡,多用五香连翘饮。】康祖左乳病痈,又臆间生核,痛楚半载。祷张王梦授以方,姜汁制香附为末,每服二钱,米饮下,遂愈。吐血便血,崩中带下,月候不调,气为血配,血因气行。经成块者,气之凝;将行而痛,气之滞;行后作痛,气血俱虚也;色淡亦虚也,色紫,气之热;色黑则热之甚也;错经者,气之乱;肥人痰多而经阻,气不运也。香附阴中快气之药,气顺则血和畅,然须辅以凉血补气之药。丹溪曰:能引血药至气分而生血,此正阳生阴长之义。胎产百病。能推陈致新,故诸书皆云益气。行中有补。丹溪曰:天行健运不息,所以生生无穷,即此理耳。时珍曰:凡人病则气滞而馁,香附为气分君药,臣以参、耆,佐以甘草,治虚怯甚速也。

去毛用。生则上行胸膈,外达皮肤;熟则下走肝肾,旁彻腰膝。童便浸炒,则入血分而补虚;盐水浸炒,则入血分而润燥;或蜜水炒。青盐炒,则补肾气;酒浸炒,则行经络;醋浸炒,则消积聚;且敛其散。姜汁炒,则化痰饮;炒黑又能止血。忌铁。时珍曰:得参、术则补气,得归、地则补血,得木香则散滞和中,得檀香则理气醒脾,得沉香则升降诸气,得芎䓖、苍术则总解诸郁,得栀子、黄连则清降火热,得茯神则交济心肾,得茴香、破故纸则引气归元,得厚朴、半夏则决壅消胀,得紫苏、葱白则发汗散邪,得三棱、莪莸则消积磨块,得艾叶则治血气,暖子宫。乃气病之总司,女科之仙药也。大抵妇人多郁,气行则郁解,故服之尤效,非宜于妇人,不宜于男子也。李士材曰:乃治标之剂,惟气实血未大虚者宜之。不然恐损气而燥血,愈致其疾矣。世俗泥于女科仙药之一语,惜未有发明及此者。

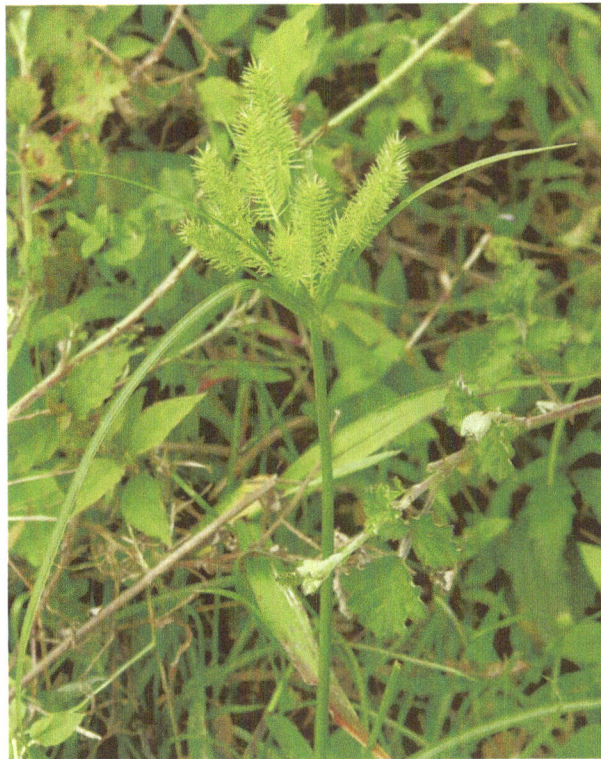

【药物来源】为莎草科植物莎草 *Cyperus rotundus* L. 的干燥根茎。

【形态特征】多年生草本。根状茎膨大成纺锤形块茎。茎直立,三棱形。叶丛生于茎基部,叶鞘闭合包于茎上;叶片线形,具平行脉。花序复穗状,在茎顶排列成伞状;颖2列,膜质,两侧紫红色,每颖着生1朵花;雄蕊3枚,柱头3枚,丝状。小坚果长圆状倒卵形或三棱状。花期5—8月,果期7—11月。

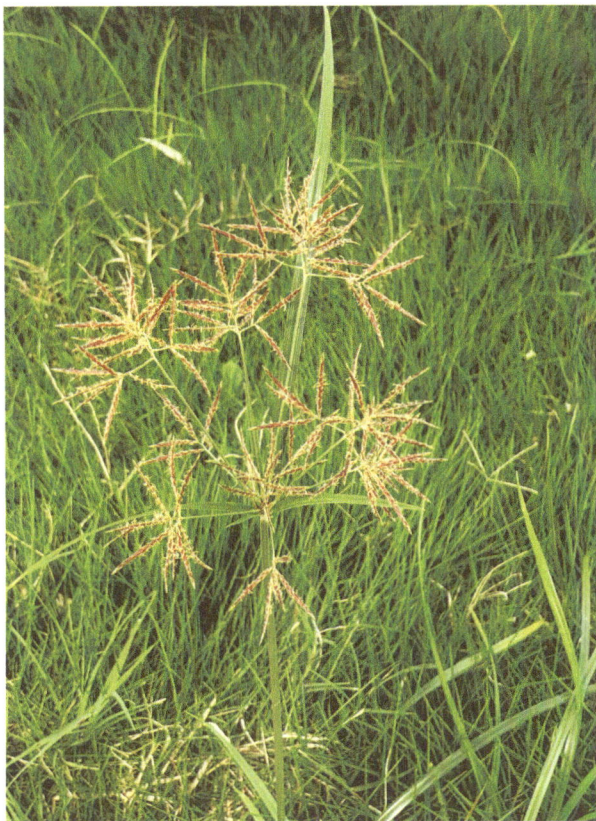

【性味功效】味辛、微苦、微甘,性平。疏肝解郁,理气宽中,调经止痛。

【古方选录】《丹溪心法》越鞠丸:香附、苍术、抚芎、神曲、栀子各等分。用法:上为末,水丸如绿豆大。主治:诸郁。

【用法用量】煎服,6~10 g;或入丸、散。外用适量,研末撒,或制成贴膏外敷。醋炙止痛力增强。

【使用注意】气虚无滞、阴虚、血热者忌用。

【现代研究】含葡萄糖,果糖,淀粉,挥发油等。有雌激素样作用,以及解热镇痛,麻醉,解痉,降血压,消炎,抗菌,利胆等作用。

153 木 香

【古籍原文】宣,行气

辛、苦而温。三焦气分之药。能升降诸气,泄肺气,疏肝气,和脾气。怒则肝气上。肺气调,则金能制木而肝平,木不克土而脾和。治一切气痛,九种心痛,痛属胃脘,曰寒痛、热痛、气痛、血痛、湿痛、痰痛、食痛、蛔痛、悸痛。盖君心不易受邪,真心痛者,手足冷过腕节,朝发夕死。呕逆反胃,霍乱泻痢,后重,同槟榔用。刘河间曰:痢疾行血则脓血自愈,调气则后重自除。癃闭,痰壅气结,疝癖症块,肿毒蛊毒,冲脉为病,气逆里急。杀鬼物,御瘴雾,去腋臭,实大肠,消食安胎。气逆则胎不安。过服泄真气。丹溪曰:味辛气升,若阴火冲上者,反助火邪,当用黄柏、知母,少以木香佐之。王好古曰:《本草》主气劣、气不足,补也;通壅导气,破也;安胎健脾胃,补也;除痰癖症块,破也,不同如此。汪机曰:与补药为佐则补,与泻药为君则泻。时珍曰:诸气膹郁,皆属于肺。上焦气滞用之者,金郁泄之也。中气不运,皆属于脾,中焦气滞用之者,脾胃喜芳香也。大肠气滞则后重,膀胱气不化则癃秘,肝气郁则为痛,下焦气滞用之者,塞者通之也。

番舶上来,形如枯骨,味苦粘舌者良,名青木香。今所用者,皆广木香、土木香。磨汁用。东垣用黄连制,亦有蒸用,面裹煨用者。煨用实肠止泻。畏火。

【药物来源】为菊科植物木香 *Aucklandia lappa* Decne. 的干燥根。

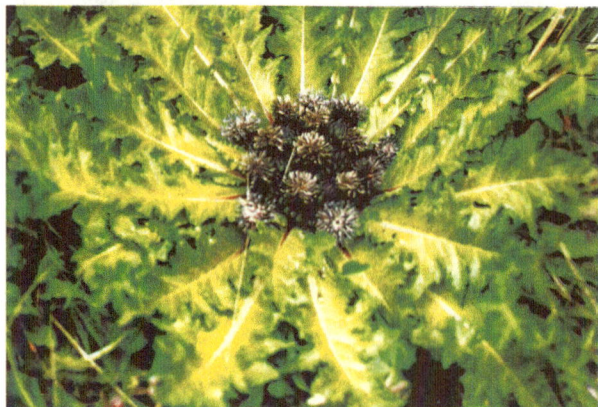

【形态特征】多年生高大草本。根粗壮,圆柱形。茎直立,被稀疏短柔毛。基生叶大型,具长柄;叶片三角状卵形或长三角形,基部心形或阔楔形;茎生叶较小,叶基翼状,下延抱茎。头状花序丛生于花茎顶端;总苞片约10层,三角状披针形或长披针形;花管状,暗紫色;雄蕊5枚,花药联合。瘦果线形,长端有

2层黄色直立的羽状冠毛。花期5—8月,果期9—10月。

【性味功效】味辛、苦,性温。行气止痛,健脾消食。

【古方选录】《慈幼心传》香橘饼:木香、青皮各五钱,神曲、麦芽各一两。用法:为末,蜜丸为饼。空心,米汤化下。主治:积冷泻。

【用法用量】煎服,3~6g;或入丸、散。生用专行气滞,煨用可实肠止泻。

【使用注意】脏腑燥热、阴虚津亏者忌服。

【现代研究】含挥发油,β-谷甾醇,棕榈酸,豆甾醇,亚油酸,多种氨基酸等。有解痉,调节胃肠运动障碍,抗菌等作用。

154 藿 香

【古籍原文】宣,去恶气

辛、甘,微温。入手足太阴。肺、脾。快气和中,开胃止呕,胃弱、胃热而呕者忌用。去恶气,进饮食。治霍乱吐泻,心腹绞痛,肺虚有寒,上焦壅热。能理脾肺之气。古方有藿香正气散。正气通畅,则邪逆自除。

出交广。方茎有节,叶微似茄叶。古惟用叶,今枝茎亦用之,因叶多伪也。

【药物来源】为唇形科植物广藿香 *Pogostemon cablin* (Blanco) Benth. 的地上部分。

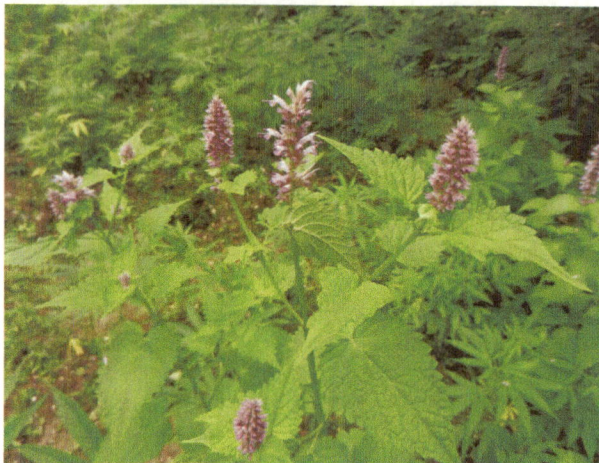

【形态特征】一年生草本。茎直立,被毛,老茎外表木栓化。叶对生,揉之有清淡特异香气;叶片椭圆状卵形或卵形,边缘具不整齐钝锯齿,两面被茸毛。轮伞花序组成穗状花序,具总花梗,花冠筒伸出萼外,冠檐二唇形;雄蕊外伸,花丝被髯毛。花期4月。

【性味功效】味辛,性微温。芳香化浊,和中止呕,发表解暑。

【古方选录】《幼幼集成》藿连汤:正雅连七分(姜汁炒),紫厚朴(姜汁炒)、藿香叶各一钱,生姜三片,大枣三枚。用法:水煎,热服。主治:小儿热吐不止。

【用法用量】煎服,3～10 g,鲜者加倍,不宜久煎;或入丸、散。外用适量,煎水含漱、浸泡,或研末调敷。

【使用注意】阴虚者忌服。

【现代研究】含挥发性成分如挥发油、茴香脑、茴香醛、柠檬烯、对甲氧基桂皮醛等,黄酮类化合物如刺槐素、椴树素、蒙花苷、藿香苷、异藿香苷等。有抑菌,抗螺旋体,抗病毒等作用。

155 茴 香

【古籍原文】古作蘹香。燥,补肾命门、治寒疝

大茴辛热。入肾、膀胱。暖丹田,补命门,开胃下食,调中止呕。疗小肠冷气,癫疝阴肿,疝有七种,气、血、寒、水、筋、狐、癫癥也。肝经病,不属肾经,以厥阴肝脉络阴器也。多因寒湿所致,亦有挟虚者,当加参、术于温散药中。干湿脚气。多食损目发疮。

小茴辛、平,理气开胃,亦治寒疝。食料宜之。

大如麦粒,轻而有细棱者名大茴,出宁夏,他处小者名小茴。自番舶来,实八瓣者,名八角茴香。炒黄用,得酒良。得盐则入肾,发肾邪,故治阴疝。受病于肝,见证于肾。大小茴各一两为末,猪脬一个,连尿入药,酒煮烂,为丸服。

【药物来源】为伞形科植物茴香 Foeniculum vulgare Mill. 的干燥成熟果实(小茴香),或木兰科植物八角茴香 Illicium verum Hook. f. 的干燥成熟果实(八角茴香或大茴香)。

【形态特征】①茴香:多年生草本。具强烈香气。茎直立,表面具细纵沟纹。茎生叶互生,中部叶或上部叶的叶柄成鞘状;叶片阔三角形,四至五回羽状全裂;末回裂片丝状。复伞形花序;花瓣黄色,雄蕊5枚。双悬果长圆形,主棱5条,尖锐。花期5—6月,果期7—9月。

②八角茴香:常绿乔木。树皮灰色至红褐色。枝密集,呈水平伸展。单叶互生或簇生于枝顶,叶片革质,长椭圆形或椭圆状披针形,全缘。花两性,花被片覆瓦状排列,内轮粉红色;雄蕊11～19枚。聚合果,多由8个蓇葖果放射状排列成八角形,红褐色,木质。种子1粒,亮棕色。花期春、秋两季,果期秋季至翌年春季。

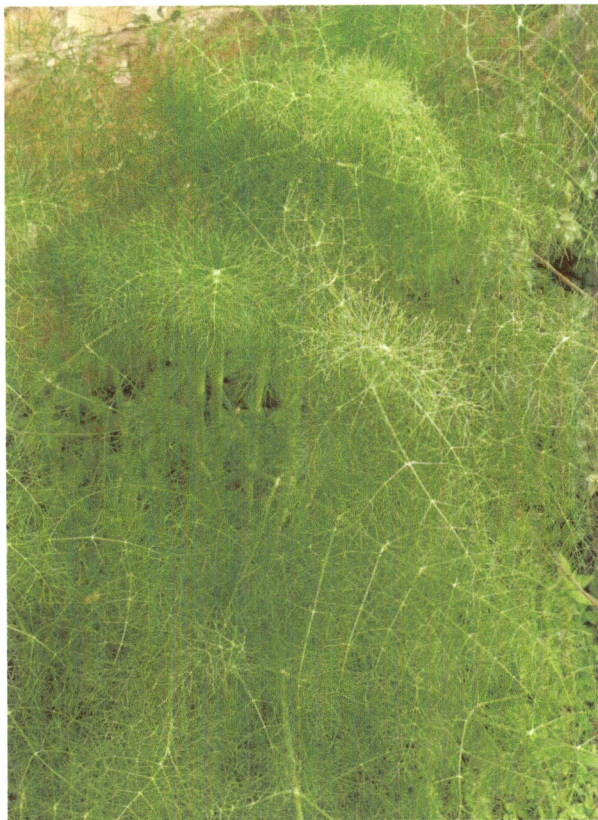

【性味功效】小茴香:味辛,性温。散寒止痛,理气和胃。八角茴香:味辛,性温。温阳散寒,理气止痛。

【古方选录】①《普济方》茴香子散:茴香子(炒)、马蔺花(炒)、葶苈(纸上炒)各等分。用法:上为散。每服二钱,温酒调下,食前服,以通为度。主治:小便不通。

②《朱氏集验方》茴香散:八角茴香、白牵牛(炒),二味各等分。用法:为细末,空心酒调下。主治:膀胱偏坠疝气。

【用法用量】小茴香:煎服,3～6 g;或入丸、散。外用适量,研末调敷,或炒热温熨。八角茴香:煎服,3～6 g;或入丸、散。外用适量,研末调敷。

【使用注意】阴虚火旺者忌服。

【现代研究】小茴香:含挥发油,脂肪油,豆甾醇等。有促进胃肠运动,抗溃疡,利胆等作用,及性激素样作用。

八角茴香:含黄酮类,挥发油等。有抑菌,升白

细胞,雌激素活性等作用。

156 甘松香(甘松)

【古籍原文】宣,理气,醒脾

甘,温,芳香。理诸气,开脾郁。治腹卒然满痛,风疳齿䘌,脚膝气浮。煎汤淋洗。

出凉州及黔蜀。叶如茅。根极繁密,用根。

【药物来源】为败酱科植物甘松 *Nardostachys jatamansi* DC. 的干燥根及根茎。

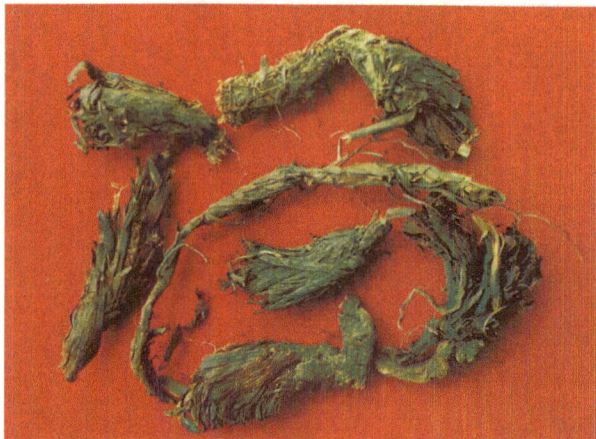

【形态特征】多年生草本,全株有松脂样香气。根茎密被叶鞘纤维。丛生叶长匙形或线状倒披针形,基部渐窄而为叶柄;茎生叶下部的叶椭圆形至倒卵形,基部下延成叶柄,上部的叶无柄。花后花序主轴和侧轴多数不明显伸长。果实被毛。花期6—8月。

【性味功效】味辛、甘,性温。理气止痛,开郁醒脾;外用祛湿消肿。

【古方选录】《鸡峰普济方》松香丸:半夏曲、天南星各二两,甘松一两,陈橘皮一两半。用法:上为细末,水煮面糊为丸,如梧桐子大,每服二十丸,生姜汤下,食后。主治:痰眩。

【用法用量】煎服,3～6 g;或入丸、散。外用适量,泡汤漱口,或煎汤洗脚,或研末敷患处。

【使用注意】气虚血热者慎用。

【现代研究】含多种倍半萜类,呋喃香豆精类,单萜类,生物碱等。有中枢抑制,解痉,抗心律失常,抗心肌缺血,降血压等作用。

157 山 奈

【古籍原文】宣,温中、辟恶

辛,温。暖中辟恶。治心腹冷痛,寒湿霍乱,风虫牙痛。生广中。根叶皆如生姜。入合诸香用。

【药物来源】为姜科植物山奈 *Kaempferia galanga* L. 的干燥根茎。

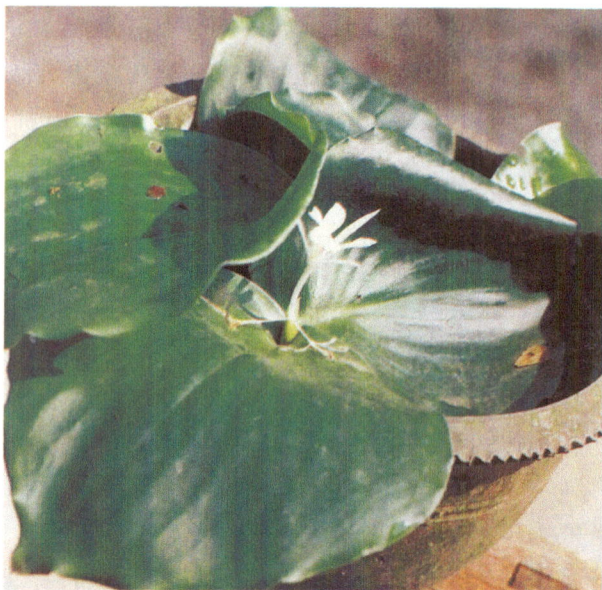

【形态特征】多年生草本。根茎块状,绿白色,芳香。叶贴地而长,近无柄;叶片近圆形或宽卵形,上面绿色,有时叶缘及先端紫色,叶基部具苞状退化叶。穗状花序自叶鞘中抽出;苞片披针形,绿色;花萼与苞片等长;花冠管细长,裂片窄披针形,白色;侧生退化雄蕊花瓣状,倒卵形,白色;能育雄蕊1枚,无花丝。药隔附属体正方形。蒴果。花期8—9月。

【性味功效】味辛,性温。行气温中,消食,止痛。

【古方选录】《海上方》麝香一字散:三奈子(山奈)二钱(用面裹煨熟),麝香半钱。用法:为细末。每用三字,口噙温水,随牙痛处一边鼻内搐之,漱水吐去,便可。主治:一切牙痛。

【用法用量】煎服,6～9 g;或入丸、散。外用适量,捣敷,或研末调敷,或搐鼻。

【使用注意】阴虚血亏及胃有郁火者忌服。

【现代研究】含挥发油,黄酮类等。有抑制单胺氧化酶,抗癌,抑菌等作用。

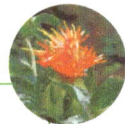

158 良姜

【古籍原文】宣、燥，暖胃散寒

辛，热。暖胃散寒，消食醒酒。治胃脘冷痛，凡心口一点痛，俗言心气痛，非也，乃胃脘有滞或有虫，及因怒、因寒而起。以良姜酒洗七次，香附醋洗七次，焙研。因寒者，姜二钱，附一钱；因怒者，附二钱，姜一钱；寒怒兼者，每钱半，米饮加姜汁一匙，盐少许服。初梁缙患心脾痛，梦神授此方，二味等分服，后入各炒方用。霍乱泻痢，吐恶噎膈，瘴疟冷癖。肺胃热者忌之。

出岭南高州。子名红豆蔻。温肺散寒，醒脾燥湿，消食解酒。东垣脾胃药中常用之。并东壁土炒用。

【药物来源】为姜科植物高良姜 *Alpinia officinarum* Hance 的干燥根茎（高良姜）或姜科植物大高良姜 *Alpinia galanga* Willd. 的干燥成熟果实（红豆蔻）。

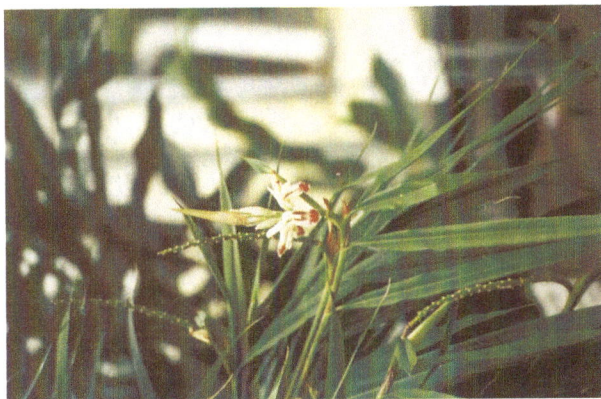

【形态特征】①高良姜：多年生草本。根茎圆柱状，横生，棕红色。茎丛生，直立。叶片线状披针形，叶鞘开放，抱茎。总状花序，花萼筒状；花冠管漏斗状，白色而有红色条纹；侧生退化雄蕊锥状；发育雄蕊1枚。蒴果球形，被茸毛，熟时橙红色。种子有钝棱角，棕色。花期4—9月，果期8—11月。

②大高良姜：多年生丛生草本。根茎粗壮，圆形有节，棕红色。叶2列；叶片长圆形或宽披针形，棕白色。圆锥花序顶生，多花，花序轴上密生柔毛；花绿白色；花萼管状；花冠管裂片3片；雄蕊1枚，退化雄蕊2枚。蒴果长圆形，中部稍收缩，熟时橙红色。种子多角形，棕黑色。花期6—7月，果期7—10月。

【性味功效】高良姜：味辛，性热。温胃止呕，散寒止痛。红豆蔻：味辛，性温。散寒燥湿，醒脾消食。

【古方选录】①《备急千金要方》高良姜汤：高良姜五两，厚朴二两，当归、桂心各三两。用法：上四味，以水八升，煮取一升八合，分三服，日二。若一服痛止，便停，不须再服。若强人为二服，劣人分三服。主治：卒心腹绞痛如刺，两胁支满，烦闷不可忍。

②《卫生家宝方》：红豆蔻。用法：为末，随左右以少许搐鼻中，并掺牙取涎，或加麝香。主治：风寒牙痛。

【用法用量】高良姜：煎服，3 ~ 6 g；或入丸、散。红豆蔻：煎服，3 ~ 6 g；或研末。外用适量，研末搐鼻或调搽。

【使用注意】阴虚有热者忌服。

【现代研究】高良姜：含二苯基庚烷类，黄酮类，挥发油等。具有抗菌，抗血栓，镇痛，抗缺氧等作用。

红豆蔻：含消旋1－乙酰氧基胡椒酚乙酸酯，反式3,4－二甲氧基桂皮醇，对羟基桂皮醇和挥发油，丁香烯氧化物，高良姜萜内酯等。有抗溃疡，抗病原微生物，抗肿瘤等作用。

159 荜茇（荜拨）

【古籍原文】一作拨。燥，除胃冷、散浮热

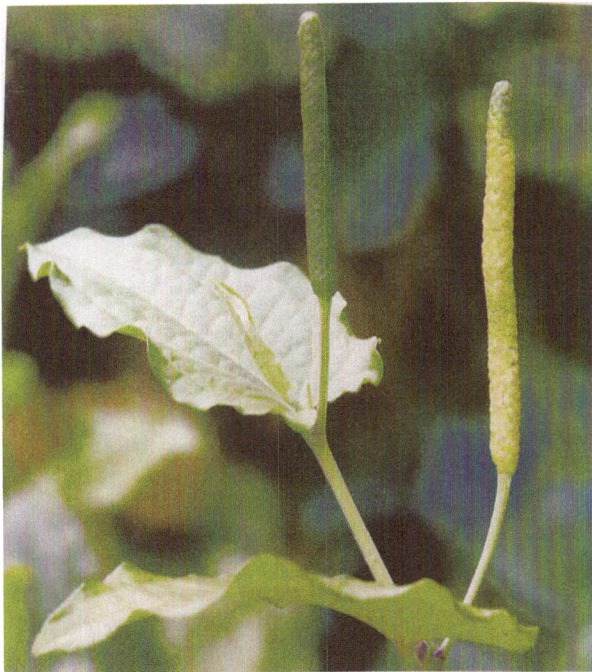

辛，热。除胃冷，温中下气，消食祛痰。治水泻气痢，牛乳点服。虚冷肠鸣，亦入大肠经。冷痰恶心，呕吐酸水，疝癖阴疝。辛散阳明之浮热，治头痛，偏头痛者，口含温水，随左右以末吹一字入鼻效。牙痛，寒痛宜干姜、荜

芨、细辛,热痛宜石膏、牙硝、风痛宜皂角、僵蚕、蜂房、二乌,虫痛宜石灰、雄黄。鼻渊。多服泄真气,动脾肺之火,损目。

出南番,岭南亦有。类椹子而长,青色。去梃用头,醋浸。刮净皮粟,免伤人肺。

【药物来源】为胡椒科植物荜茇 *Piper longum* L. 的干燥近成熟或成熟果穗。

【形态特征】多年生草质藤本。根茎直立。茎下部匍匐,有纵棱和沟槽。叶互生,下部的叶卵圆形,向上的叶渐为卵状长圆形。花单性异株,无花被;穗状花序与叶对生。浆果下部与花序轴合生,先端有脐状凸起。花期春季,果期7—10月。

【性味功效】味辛,性热。温中散寒,下气止痛。

【古方选录】《妇人大全良方》荜拨圆:荜拨(盐炒,去盐为末)、蒲黄(炒)各一两。用法:为细末,炼蜜丸如梧桐子大。每服三四十圆,食后用盐水、米饮吞下。主治:妇人无时月水来,腹痛。

【用法用量】煎服,1～3 g;或入丸、散。外用适量,研末塞龋齿孔中。

【使用注意】阴虚火旺者忌服。

【现代研究】含胡椒碱,软脂酸,四氢胡椒酸,哌啶,挥发油,长柄胡椒碱,双异桉脂素等。有降血脂,耐缺氧,抗心肌缺血,抗心律失常,镇静,镇痛,解热等作用。

160 烟草

【古籍原文】新增。宣,行气、辟寒

辛,温,有毒。治风寒湿痹,滞气停痰,山岚瘴雾。其气入口,不循常度,顷刻而周一身,令人通体俱快。醒能使醉,醉能使醒;饥能使饱,饱能使饥,人以代酒代茗,终身不厌。故一名相思草。然火气熏灼,耗血损年,人自不觉耳。

闽产者佳。烟筒中水,能解蛇毒。

【药物来源】为茄科植物烟草 *Nicotiana tabacum* L. 的叶。

【形态特征】一年生或有限多年生草本。全株被腺毛。根粗壮。茎基部稍木质化。叶互生,长圆状披针形,基部渐狭至茎成耳状而半抱茎。圆锥花序,花萼筒状;花冠漏斗状,淡红色;雄蕊5枚,雌蕊1枚。

蒴果卵状或长圆状。种子圆形或宽圆形,褐色。花果期在夏秋季。

【性味功效】味辛,性温;有毒。行气止痛,燥湿消肿,解毒杀虫。

【古方选录】《慈航活人书》:生烟叶。用法:先避风挤去恶血,用生烟叶捣烂敷之;无鲜叶,用干者研末敷,即烟油、烟灰皆可。主治:毒蛇咬伤。

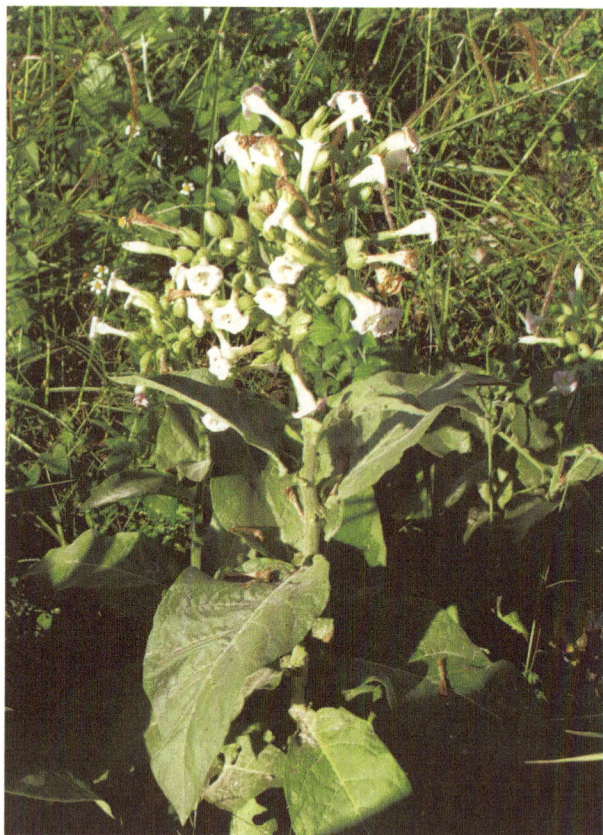

【用法用量】煎服,鲜叶9～15 g;或点燃吸烟。外用适量,煎水洗或捣敷,或研末调敷。

【使用注意】气虚、阴虚者不宜燃吸。咳嗽、血证及一切喉证者忌服。

【现代研究】含烟碱、去甲烟碱、毒藜碱,有机酸、脂肪酸,黄酮类等。有兴奋或抑制神经系统作用。

161 金银花(银花)

【古籍原文】泻热、解毒

甘,寒。入肺。散热解毒,清热即是解毒。补虚凡味甘者皆补疗风,养血止渴。丹溪曰:痈疽安后发渴,黄耆六一汤吞忍冬丸切当。忍冬养血,黄耆补气,渴何由作? 治痈疽疥癣,杨梅恶疮,肠澼血痢,五种尸疰。

经冬不凋,一名忍冬。又名左缠藤。花叶同功。花香尤佳,酿酒代茶,熬膏并妙。忍冬酒,治痈疽发背一切恶毒,初起便服奇效。干者亦可,惟不及生者力速,忍冬五两,甘草一两,水二碗,煎至一碗,再入酒一碗略煎,分三服,一日一夜吃尽。重者日二剂,服至大小肠通利,则药力到。忍冬丸,照前分两,酒煮晒干,同甘草为末,以所煮余酒打糊为丸。陈藏器云:热毒血痢,浓煎服之。为末,糖调,常服能稀痘。

【药物来源】为忍冬科植物忍冬 *Lonicera japonica* Thunb. 的花蕾或带初开的花。

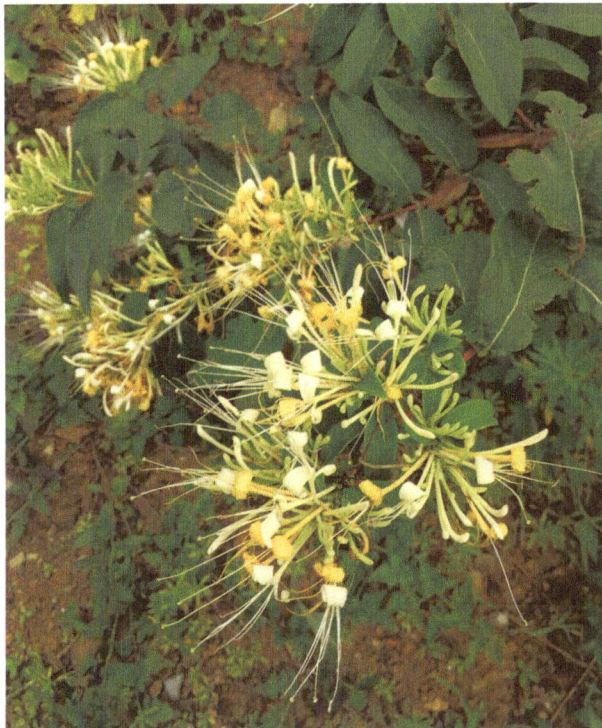

【形态特征】多年生半常绿木质藤本。茎中空,多分枝。叶对生,卵圆形至长卵圆形,全缘。花成对腋生,苞片叶状,卵形,2 片;萼筒短小,顶端 5 齿裂;花初开时白色,后渐变黄色,外被柔毛和腺毛;雄蕊 5枚,雌蕊 1 枚,子房无毛。花期 4—7 月,果期 6—11 月。

【性味功效】味甘,性寒。清热解毒,疏散风热。

【古方选录】《温病条辨》银翘散:连翘一两,银花一两,苦桔梗六钱,薄荷六钱,竹叶四钱,生甘草五钱,荆芥穗四钱,淡豆豉五钱,牛蒡子六钱。用法:上杵为散,每服六钱,鲜苇根汤煎服。主治:温病初起,但热不恶寒而渴者。

【用法用量】煎服,6 ~ 15 g;或入丸、散;或制露剂;或泡茶。外用适量,鲜品捣敷。

【使用注意】脾胃气虚及气虚疮疡脓清者忌用。

【现代研究】含挥发油,木犀草素,肌醇,黄酮类,皂苷,鞣质等。有广谱抗菌作用,对金黄色葡萄球菌、痢疾杆菌等致病菌有较强抑制作用,对钩端螺旋体、流感病毒及致病霉菌等亦有抑制作用。

162 蒲公英

【古籍原文】一名黄花地丁。泻热、解毒

甘,平。花黄属土,入太阴、阳明。脾、胃。化热毒,解食毒,消肿核,专治乳痈,乳头属厥阴,乳房属阳明。同忍冬煎,少入酒服,捣敷亦良。疔毒,亦为通淋妙品。诸家不言治淋,试之甚验。擦牙,乌髭发。《瑞竹堂》有还少丹方,取其通肾。东垣曰:苦寒,肾经君药。白汁涂恶刺。凡螳螂诸虫,盛夏孕育,游诸物上,必遗精汁,干久则有毒。人手触之成疾,名狐尿刺,燥痛不眠,百疗难效,取汁厚涂即愈,《千金方》极言其功。

叶如莴苣,花如单瓣菊花。四时有花,花罢飞絮。断之茎中有白汁。郑方升曰:一茎两花,高尺许者,掘下数尺,根大如拳,旁有人形拱抱。捣汁酒服,治噎膈如神。

【药物来源】为菊科植物蒲公英 *Taraxacum mongolicum* Hand. -Mazz.、碱地蒲公英 *Taraxacum borealisinense* Kitam. 或同属数种植物的全草。

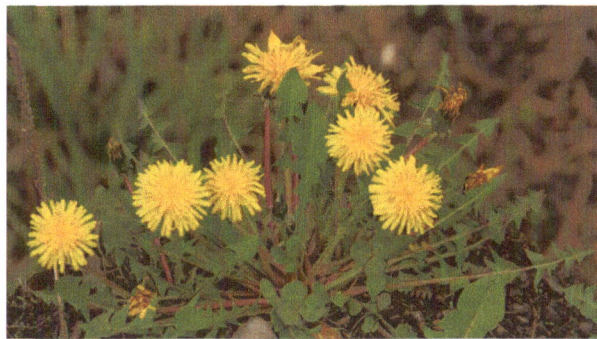

【形态特征】①蒲公英:多年生草本,高 10 ~ 25 cm。全株含白色乳汁,被白色疏软毛。叶片呈倒披针形,先端尖或钝,基部渐狭,边缘浅裂或不规则羽状分裂。头状花序,内、外苞片先端均有小角状突起;花托平坦;花冠黄色。瘦果倒披针形。花期 4—9 月,果期 5—10 月。

②碱地蒲公英:特点是小叶为规则的羽状分裂;总苞片先端无角状突起;瘦果披针形。花期 4—9月,果期 5—10 月。

【性味功效】味苦、甘,性寒。清热解毒,消肿散结,利尿通淋。

【古方选录】《医学衷中参西录》蒲公英汤:鲜蒲公英(根叶茎花皆用,花开残者去之,如无鲜者可用干者二两代之)四两。用法:上一味煎汤两大碗,温服一碗。余一碗乘热熏洗(按目疼连脑者,宜用鲜蒲公英二两,加怀牛膝一两煎汤饮之)。主治:眼疾肿疼,或赤脉络目,或目睛胀疼,或目疼连脑,或羞明多泪,一切虚火实热之证。

【用法用量】煎服,10~15 g。外用适量,鲜品捣敷。

【使用注意】用量过大可致缓泻,脾胃虚寒者慎用。

【现代研究】含蒲公英甾醇,蒲公英固醇,蒲公英苦素,胆碱,蒲公英赛醇,咖啡酸及树脂等。有抗菌,通乳,抗肿瘤,利胆等作用。

163 紫花地丁

【古籍原文】泻热、解毒

辛、苦而寒。治痈疽发背,疔肿瘰疬,无名肿毒。

叶如柳而细,夏开紫花,结角。生平地者起茎,生沟壑者起蔓。

【药物来源】为堇菜科植物紫花地丁 *Viola yedoensis* Makino. 的全草。

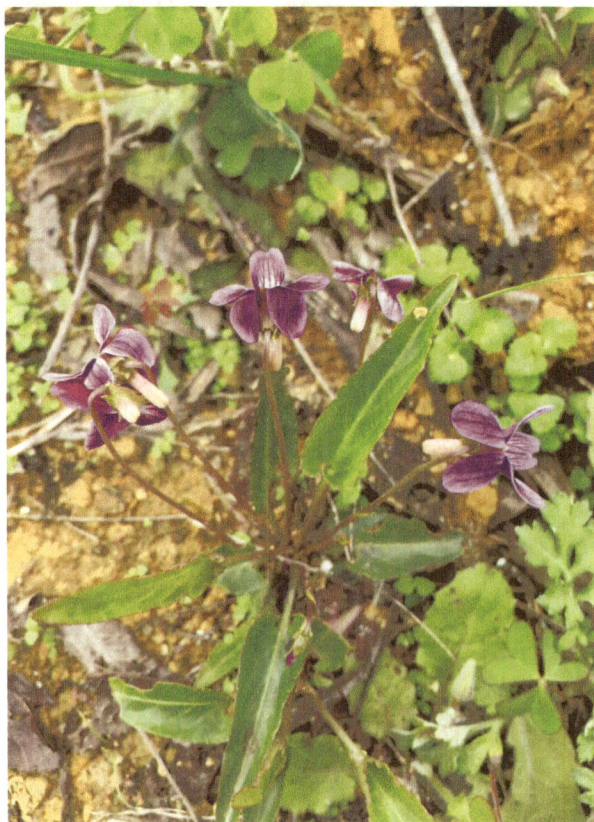

【形态特征】多年生草本,无地上茎。根茎短,垂直,有数条细根。叶基生,莲座状,叶柄具狭翅;下部叶片小,三角状卵形或狭卵形;上部叶片长,长圆形、狭卵状披针形或长圆状卵形。花紫堇色或淡紫色,带有紫色条纹;萼片 5 片;花瓣 5 片;雄蕊 5 枚。蒴果长圆形。种子卵球形,淡黄色。花果期 4 月中旬至 9 月。

【性味功效】味苦、辛,性寒。清热解毒,凉血消肿。

【古方选录】《医宗金鉴》五味消毒饮:紫花地丁、野菊花、蒲公英、紫背天葵子各一钱二分,银花三钱。用法:水煎服,药渣捣敷患处。主治:痈疮疔肿。

【用法用量】煎服,15~30 g,鲜品 30~60 g。外用适量,捣敷。

【使用注意】阴疽漫肿无头及脾胃虚寒者慎服。

【现代研究】含芹菜素,木犀草素,软脂酸,对羟基苯甲酸,琥珀酸,碘化聚糖等。有抑菌,抗病毒,消炎,清除自由基活性,抗肿瘤,降血脂等作用。

164 杜牛膝

【古籍原文】一名天名精,一名地菘。泻热、吐痰、破血、解毒

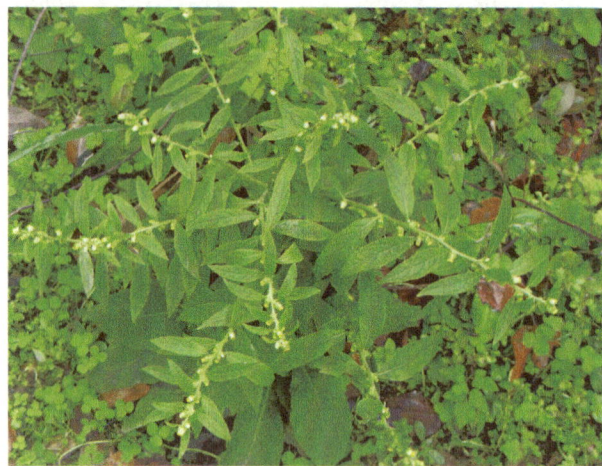

甘,寒,微毒。能破血,一妇产后,口渴气喘,面赤有斑,大便泄,小便秘。用行血利水药不效,用杜牛膝浓煎膏饮,下血一桶,小便通而愈。能止血吐痰,除热解毒杀虫。治乳蛾喉痹,砂淋血淋,《良方》曰:浓煎,加乳、麝少许神效。小儿牙关紧闭,急慢惊风。不省人事者,绞汁入好酒灌之即苏。以醋拌渣,傅项下。服汁,吐疟痰。惊风服之,亦取其吐痰。漱汁,止牙痛。捣之,傅蛇虫螫毒。

根白如短牛膝。地黄为使。煎汤洗痔,渣塞患处良。

【药物来源】为菊科植物天名精 Carpesium abrotanoides L. 的干燥全草。

【形态特征】多年生草本。茎直立。叶互生;下部叶片宽椭圆形或长圆形,基部狭成具翅的叶柄;上部叶片渐小,长圆形。头状花序,沿茎枝腋生;总苞钟状球形,3层;花黄色,外围雌花花冠丝状,中央两性花花冠筒状。瘦果条形,具细纵条,顶端有短喙,有腺点,无冠毛。药期6—8月,果期9—10月。

【性味功效】味苦、辛,性寒。清热化痰,解毒杀虫,破瘀止血。

【古方选录】《是斋百一选方》千两金丸:蚵蚾草(杜牛膝,嫩者)半两,铜青二钱,大黄、猪牙皂角各半两。用法:上为细末,以白梅肥润者,取肉烂捣,一处捣匀,每两作十五丸。每用,以新绵裹,口中含化,咽津,有顽涎吐出。若病得两日后,难开。主治:缠喉风,不问阳闭、阴闭,如急病内外肿塞,辄至不救者。

【用法用量】煎服,9~15 g;或研末,3~6 g;或捣汁;或入丸、散。外用适量,捣敷,或煎水熏洗及含漱。

【使用注意】脾胃虚寒者慎服。

【现代研究】含鹤虱内酯,天名精内酯酮,天名精内酯醇,大叶土木香内酯等。有抗菌,抑制血小板聚集,杀蛔虫等作用。

165 鹤 虱

【古籍原文】泻,杀虫

苦、辛,有小毒。杀五脏虫,治蛔啮腹痛。面白唇红,时发时止者,为虫痛,肥肉汁调末服。

《沈存中笔记》曰:是杜牛膝子。或曰非也,别是一种。最粘人衣,有狐气,炒热则香。

【药物来源】为菊科植物天名精 Carpesium abrotanoides L. 的干燥成熟果实。

【形态特征】同"杜牛膝"。

【性味功效】味苦、辛,性平;有小毒。杀虫消积。

【古方选录】《小儿药证直诀》安虫散:胡粉(炒黄)、槟榔、川楝子(去皮、核)、鹤虱(炒)各二两,白矾(铁器熬)一分,干漆(炒烟尽)二分,雄黄一分,巴豆霜一分。用法:上为细末,每服一字,大者半钱,温米饮调下,痛时服。主治:小儿虫痛。

【用法用量】煎服,3~9 g;多入丸、散。

【使用注意】孕妇慎服。

【现代研究】含鹤虱内酯,天名精内酯酮,三十烷,正己酸,棕榈酸,硬脂酸,油酸,亚油酸,三十一烷,豆甾醇等。有驱虫,抑制中枢神经系统等作用。

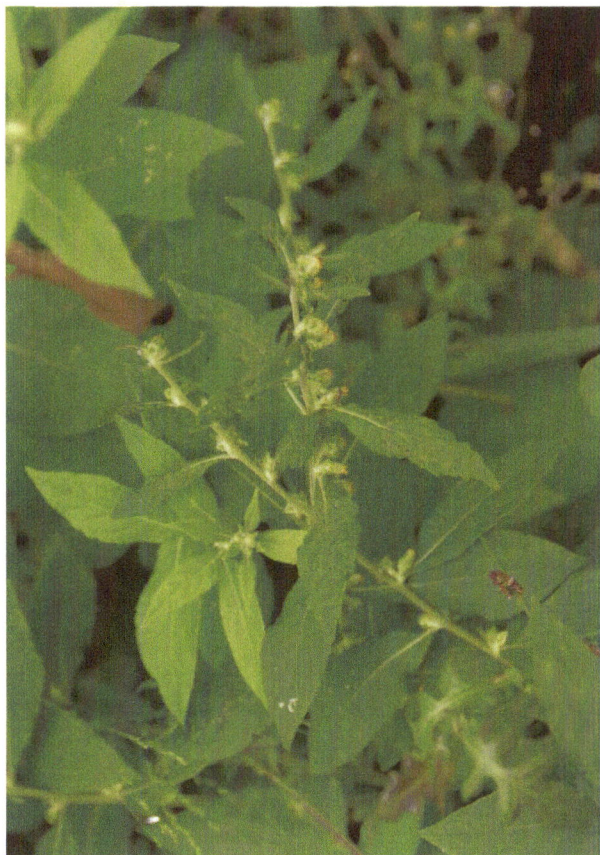

166 山豆根

【古籍原文】泻热、解毒

苦,寒。泻心火以保金气,去肺、大肠之风热,心火降,则不灼肺而金清;肺与大肠相表里,肺金清,则大肠亦清。消肿止痛。治喉痛喉风,龈肿齿痛,含之咽汁。喘满热咳,腹痛下痢,五痔诸疮。解诸药毒,敷秃疮、蛇、狗、蜘蛛伤,疔人、马急黄。血热极所致。

苗蔓如豆,经冬不凋。

【药物来源】为豆科植物越南槐 Sophora tonkinensis Gagnep. 的干燥根和根茎。

【形态特征】小灌木。根圆柱形,根皮黄褐色。茎密被短柔毛。奇数羽状复叶,互生。总状花序,密被短毛,花萼阔钟状,花冠黄白色,雄蕊10枚。荚果,密被长柔毛,种子间成念珠状。种子黑色,有光泽,椭圆形,种脐小。花期5—6月,果期7—8月。

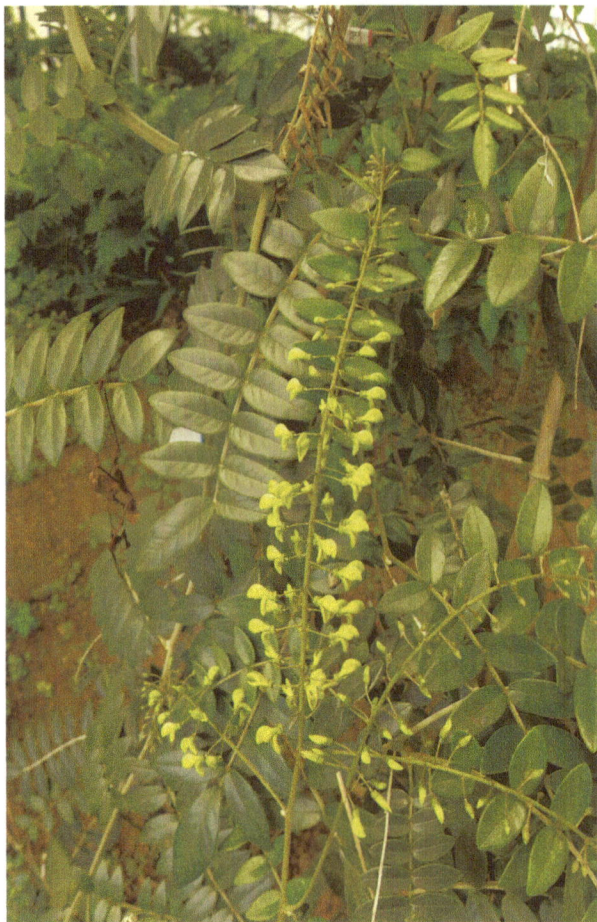

【性味功效】味苦,性寒;有毒。清热解毒,消肿利咽。

【古方选录】《仁斋直指方》山豆根丸:山豆根一两,北大黄、川升麻、朴硝(生)各半两。用法:为末,炼蜜为丸,如皂子大。每一丸以薄绵包,少痛便含,咽液。主治:积热咽喉闭塞肿痛。

【用法用量】煎服,3 ~ 6 g;或磨汁;或研末;或入丸、散。外用适量,水煎含漱,或捣敷。

【使用注意】脾胃虚寒泄泻者忌服。

【现代研究】含生物碱,黄酮类,三萜类,总多糖等。有抗肿瘤,增强免疫力,抗溃疡等作用。

167 牛蒡子(恶实)

【古籍原文】一名鼠粘子,一名恶实。泻热、解毒

辛平。润肺解热,散结除风,利咽膈,理痰嗽,消斑疹,利二便,行十二经,散诸肿疮疡之毒,利腰膝凝滞之气。性冷而滑利,痘证虚寒泄泻者忌服。

实如葡萄而褐色,酒拌蒸,待有霜,拭去用。根苦寒。竹刀刮净,绞汁,蜜和服,治中风,汗出乃愈。捣和猪脂,贴疮肿及反花疮。肉反出如花状。

【药物来源】为菊科植物牛蒡 *Arctium lappa* L. 的干燥成熟果实(牛蒡子)或根(牛蒡根)。

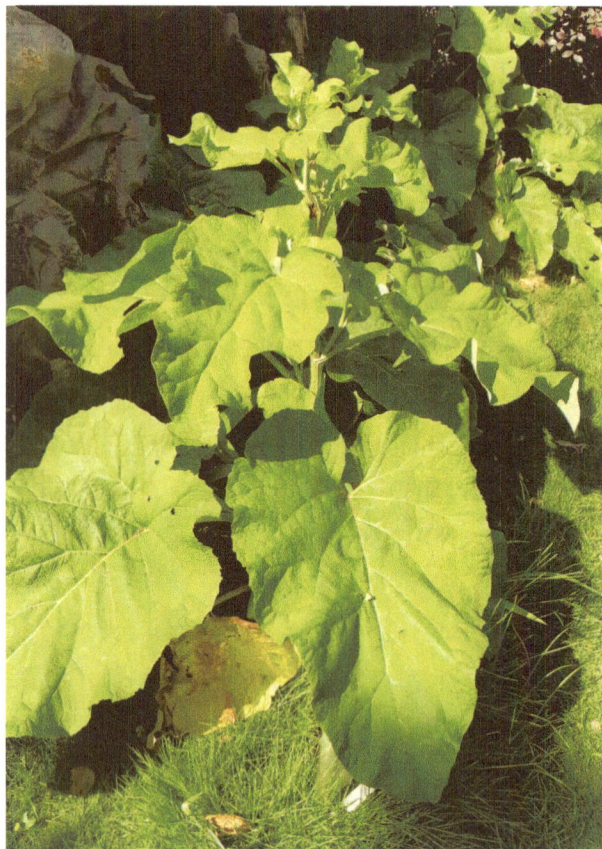

【形态特征】二年生草本。根粗壮,肉质,圆锥形。茎直立,带紫褐色,有纵条棱。基生叶丛生,有长柄;茎生叶互生;叶片长卵形或广卵形,先端钝。头状花序;总苞球形,苞片覆瓦状排列;花小,红紫色,均为管状花,两性。瘦果长圆形或长圆状倒卵形,灰褐色,具纵棱。花期6—8月,果期8—10月。

【性味功效】牛蒡子:味辛、苦,性寒。疏散风热,宣肺透疹,解毒利咽。牛蒡根:味苦、微甘,性凉。散风热,消毒肿。

【古方选录】①《圣济总录》恶实散:恶实(微炒令香)一两,甘草(炙)一分,荆芥(去梗)半两。用法:上三味,捣罗为细散。每服二钱匕,水五分一盏,煎令沸,温服。沸汤点服亦得。主治:上焦壅热,咽喉卒肿,疼痛不利。

②《普济方》牛蒡粥方：牛蒡根三茎。用法：净洗煮令烂，于盆中研令细，去筋脉，汁中即下米煮粥。咸淡任性服一碗，无忌。主治：疮肿。

【用法用量】牛蒡子：煎服，6～12 g；或入散剂。外用适量，煎汤含漱。牛蒡根：煎服，6～15 g；或捣汁；或研末；或浸酒。外用适量，鲜品捣敷，或熬膏涂，或煎水洗。

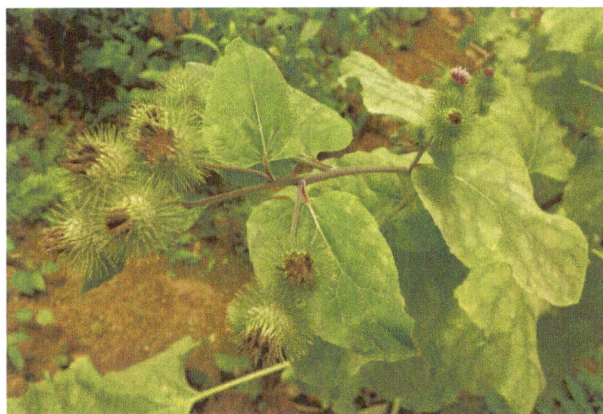

【使用注意】脾虚便溏者忌服。

【现代研究】牛蒡子：含牛蒡苷，罗汉松脂酚，络石苷元，倍半木质素，脂肪油等。有抗菌，抗病毒，降血糖，钙拮抗，促生长等作用。

牛蒡根：含愈创木内酯类，硫炔类，多炔类，去氢木香内酯等。有促生长，抑制肿瘤生长，抗菌等作用。

168 山慈菇（山慈菇、山茨菇）

【古籍原文】泻热、解毒

甘、微辛，有小毒。功专清热散结。治痈疮疔肿，瘰疬结核，醋磨涂。解诸毒蛊毒、蛇虫、狂犬伤。

根与慈菇、小蒜相类，去毛壳用。玉枢丹中用之。《广笔记》云：出处州遂昌县洪山，无毛，少真者，有毛误也。

【药物来源】为兰科植物杜鹃兰 *Cremastra appendiculata*（D. Don）Makino、独蒜兰 *Pleione bulbocodioides*（Franch.）Rolfe 或云南独蒜兰 *Pleione yunnanensis* Rolfe 的干燥假鳞茎。

【形态特征】①杜鹃兰：多年生草本。假鳞茎聚生，近球形。顶生 1 片叶，叶片椭圆形。花葶侧生于假鳞茎顶端，直立，粗壮；总状花序；花偏向一侧，紫红色；苞片狭披针形；花被片呈筒状；唇瓣近匙形；合蕊柱纤细。花期 6—8 月。

②独蒜兰：多年生草本。假鳞茎狭卵形或长颈瓶状，顶生 1 片叶。叶和花同时出现，叶片椭圆状披针形。花葶顶生 1 朵花；苞片长圆形，花淡紫色或粉红色；萼片直立，狭披针形；唇瓣基部楔形。花期 4—5 月，果期 7 月。

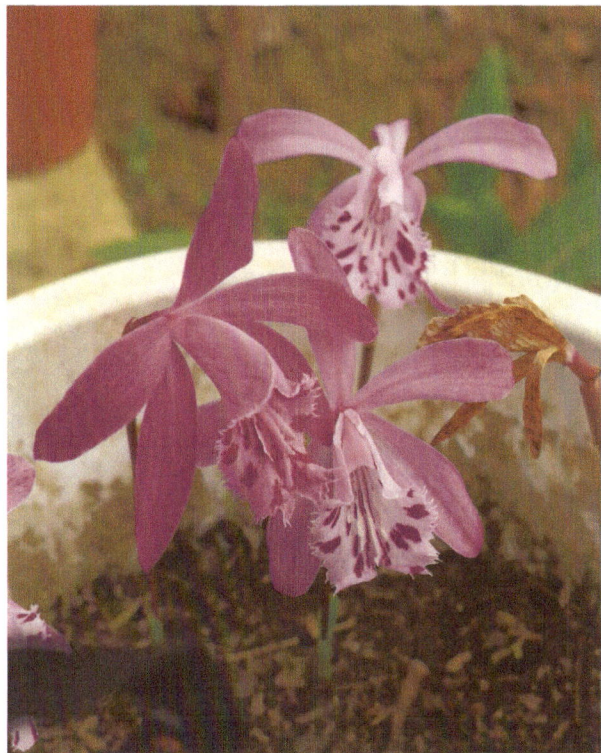

③云南独蒜兰：多年生草本。块茎肥厚，角状卵圆形，白色。叶单片，花后自根茎生出，卵状披针形。花茎根出，单花顶生，桃红色。蒴果。种子微细。

【性味功效】味甘、微辛，性凉；有小毒。清热解毒，化痰散结。

【古方选录】《外科大成》消瘤神应散：山茨菇、海石、昆布、贝母各等分。用法：为末。每服五钱，白滚水调服。主治：瘿瘤。

【用法用量】煎服，3～9 g；或入散剂。外用适量。

【使用注意】正虚体弱者慎服。

【现代研究】杜鹃兰含杜鹃兰素Ⅰ和杜鹃兰素Ⅱ等。有降血压等作用。

169 漏卢（漏芦）

【古籍原文】泻热、解毒

咸软坚,苦下泄,寒胜热。入胃、大肠,通肺、小肠。散热解毒,通经下乳,排脓止血,生肌杀虫。治遗精尿血,痈疽发背,古方以漏芦汤为称首。及预解时行痘疹毒。取其寒胜热,又能入阳明故也。

出闽中。茎如油麻,枯黑如漆者真。甘草拌蒸,连翘为使。

【药物来源】为菊科植物祁州漏芦 *Rhaponticum uniflorum* (L.) DC. 的干燥根。

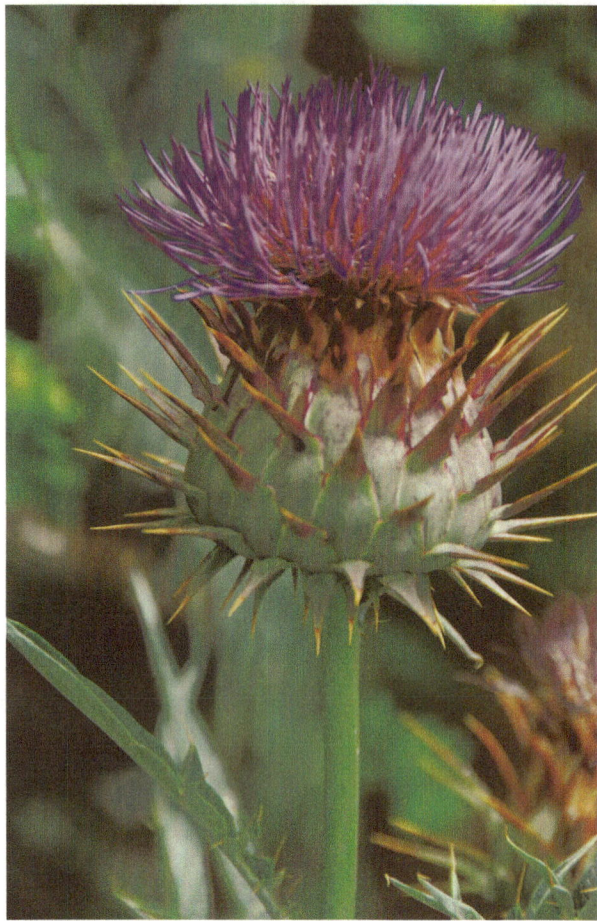

【形态特征】多年生草本。根状茎粗厚,主根圆柱形,上部密被残存叶柄。茎直立,具白色绵毛或短毛。基生叶有长柄,被厚绵毛;叶片椭圆形,羽状全裂,呈琴形,两面均被蛛丝状毛。头状花序顶生;总苞宽钟状;花冠淡紫色;雄蕊5枚,花药聚合;柱头2裂,紫色。瘦果倒圆锥形,棕褐色。花期5—7月,果期6—8月。

【性味功效】味苦,性寒。清热解毒,消痈,下乳,舒筋通脉。

【古方选录】《集验背疽方》漏芦汤:黄芪(生用)、连翘各一两,大黄(微炒)一分,漏芦(有白茸者)一两,

甘草(生用)半两,沉香一两。用法:上为末,姜枣汤调下。主治:疽作二日后,退毒下脓。

【用法用量】煎服,5~9 g。外用适量,煎水洗,或研末调敷。

【使用注意】疮疡阴证者及孕妇忌服。

【现代研究】含漏芦甾酮,蜕皮甾酮,乌索酸,齐墩果酸,槲皮素,挥发油等。有抗动脉粥样硬化,抗氧化,护肝,增强免疫力等作用。

170 贯 众

【古籍原文】泻热、解毒

味苦,微寒,有毒,而能解邪热之毒。治崩中带下,产后血气胀痛,破症瘕,发斑痘,王海藏快斑散用之。化骨鲠。能软坚,杀三虫。

根似狗脊而大。汁能制三黄,化五金,伏钟乳,结砂、制汞,解毒软坚。以此浸水缸中,日饮其水,能辟时疾。

【药物来源】为鳞毛蕨科植物粗茎鳞毛蕨 *Dryopteris crassirhizoma* Nakai 的干燥根茎和叶柄残基。

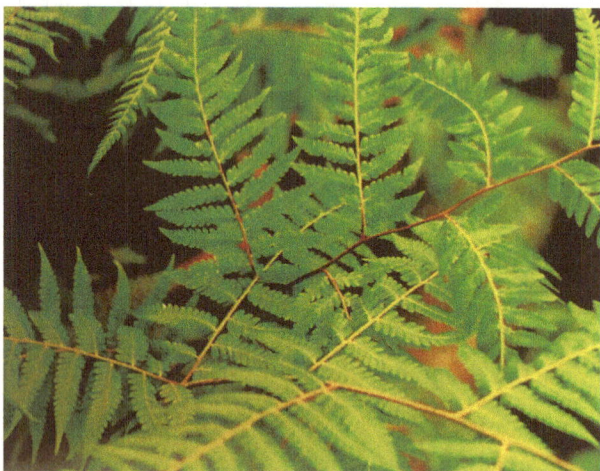

【形态特征】多年生草本。根茎粗壮,有坚硬的叶柄残基及黑色细根,密被深褐色、长披针形大鳞片。叶簇生于根茎顶端,叶柄基部以上直达叶轴密生棕色条形至钻形狭鳞片;叶片草质,倒披针形;羽片无柄,裂片密接。孢子叶与营养叶同形,孢子囊群着生于叶中部以上的羽片上;囊群盖肾形或圆肾形,棕色。

【性味功效】味苦,性微寒;有小毒。清热解毒,驱虫。

【古方选录】《普济方》贯众汤:贯众(锉)、苏木(锉)各一两。用法:上粗捣筛。每服三钱,水一盏,入姜

三片,煎七分,去滓,温服。主治:年久咳嗽,出脓血。

【用法用量】煎服,4.5～9 g;或入丸、散。外用适量,研末调涂。

【使用注意】脾胃虚寒、阴虚内热者及孕妇慎用。

【现代研究】含绵马酸,黄绵马酸,白绵马素,三萜类等。有驱虫,兴奋子宫平滑肌,抗早孕及堕胎,雌激素样活性,抗肿瘤,抗病原微生物等作用。

171 射 干

【古籍原文】泻火、解毒、散血、消痰

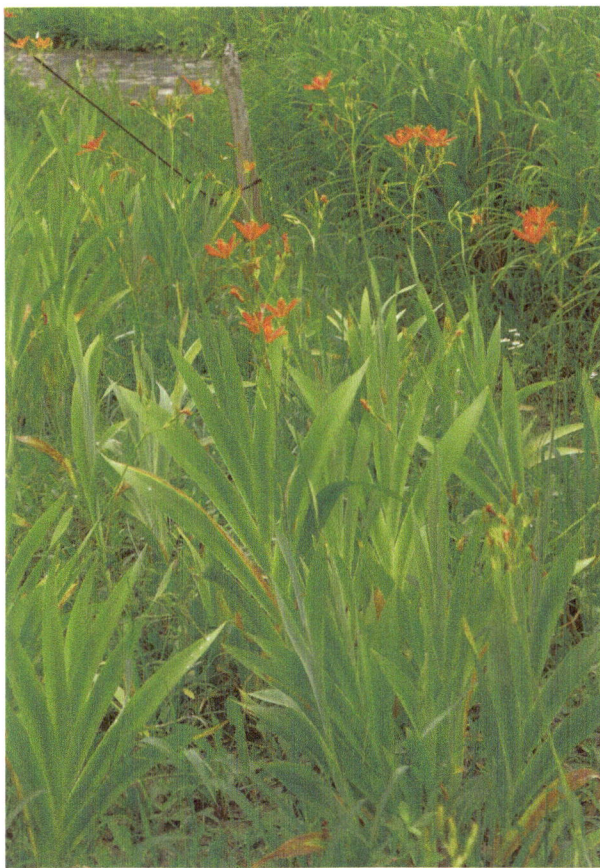

苦,寒,有毒。能泻实火,火降则血散肿消,而痰结自解,故能消心脾老血,行太阴、肺脾。厥阴肝之积痰。治喉痹咽痛为要药。搞汁醋和,噙之引涎。《千金方》治喉痹,有乌扇膏。治结核瘰疬,便毒疟母。鳖甲煎丸,治疟母用之,皆取其降厥阴相火也。通经闭,利大肠,镇肝明目。

扁竹花根也。叶横铺如乌羽及扇,故一名乌扇、乌翣。泔水浸一日,篁竹叶煮半日用。

【药物来源】为鸢尾科植物射干 *Belamcanda chinensis* (L.) DC. 的根茎。

【形态特征】多年生草本。根茎粗壮,横生,鲜黄色,着生多数细长的须根。茎直立,下部生叶。叶互生,宽剑形,基部抱茎,绿色带白粉。聚伞花序伞房状顶生,二叉状分枝;花被片橘黄色,有暗红色斑点;雄蕊3 枚;雌蕊1 枚。蒴果倒卵形或长椭圆形,具 3 条纵棱,成熟时室背开裂。种子近圆形,黑紫色。花期6—8 月,果期7—9 月。

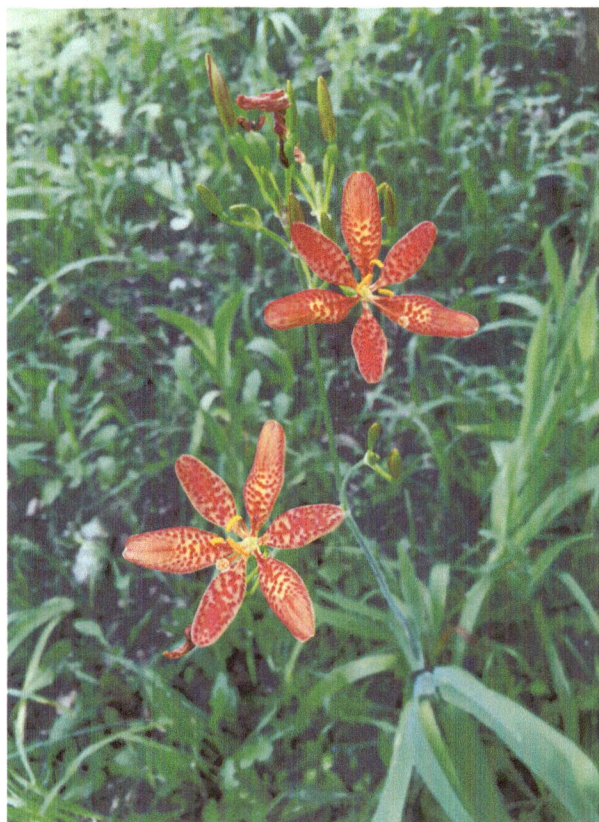

【性味功效】味苦,性寒。清热解毒,消痰,利咽。

【古方选录】《圣济总录》射干汤:射干。用法:锉细,每服五钱匕,水一盏半,煎至八分,去滓。入蜜少许,旋服。主治:喉痹。

【用法用量】煎服,3～10 g;或入丸、散;或鲜品捣汁饮。外用适量,煎水外洗,或研末吹喉,或捣烂外敷。

【使用注意】病无实热、脾虚便溏者及孕妇忌服。

【现代研究】含异黄酮类,射干酮,茶叶花宁等。有消炎,解热,抗微生物,祛痰等作用。

172 续随子(千金子)

【古籍原文】一名千金子。泻,行水、破血、解毒

辛,温,有毒。行水破血。治症瘕痰饮,冷气胀

满,蛊毒鬼疰,利大小肠,下恶滞物,涂疥癣疮。玉枢丹用之,治百病多效。《经疏》曰:乃以毒治毒之功。

去壳,取色白者压去油用。时珍曰:续随与大戟、泽漆、甘遂,茎叶相似,主疗亦相似,长于利水。用之得法,皆要药也。

【药物来源】为大戟科植物续随子 *Euphorbia lathyris* L. 的干燥成熟种子。

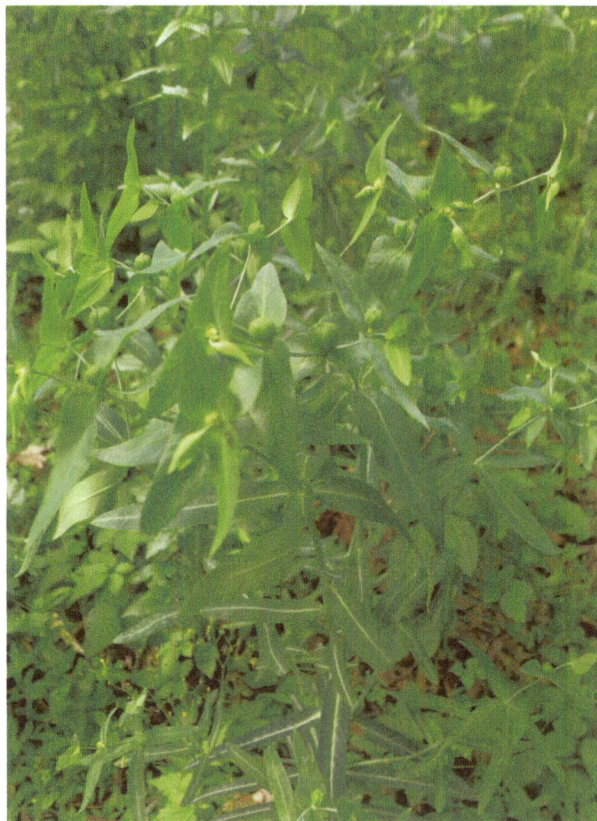

【形态特征】二年生草本。全株含乳汁。茎粗壮。单叶交互对生,由下而上渐增大,线状披针形至阔披针形,先端锐尖。杯状聚伞花序顶生,花单性,无花被;雄花多数和雌花 1 朵同生于萼状总苞内。蒴果近球形。种子长圆状球形,具黑褐色斑点。花期4—7月,果期6—9月。

【性味功效】味辛,性温;有毒。泻下逐水,破血消症;外用疗癣蚀疣。

【古方选录】《圣济总录》续随子丸:续随子三十枚(去皮),腻粉二钱,青黛(炒)一钱匕(研)。用法:上三味,先研续随子令烂,次下二味,合研匀细,以烧糯米软饭和丸,如鸡头大。每服先烧大枣一枚,剥去皮核,烂嚼,取药一丸推破并枣同用,冷腊茶清下。服后便卧,至中夜后,取下积聚恶物为效。主治:积聚症块及涎积等。

【用法用量】煎服,1~2 g;去壳,去油用,多入丸、散服。外用适量,捣烂敷患处。

【使用注意】体弱便溏者及孕妇忌用。

【现代研究】含脂肪油,芸香素,秦皮素,千金子素等。有致泻,抗肿瘤,美白,抗肿瘤多药耐药性等作用。

173 马蔺子

【古籍原文】一名蠡实。泻湿热、解毒

甘,平。治寒疝喉痹,痈肿疮疖,妇人血气烦闷,血运崩带,利大小肠。久服令人泻。

丛生,叶似薤而长厚,结角子如麻大,赤色有棱。炒用。治疝用醋拌,根、叶同功。

【药物来源】为鸢尾科植物马蔺 *Iris lactea* Pall. var. *chinensis* (Fisch.) Koidz. 的干燥成熟种子。

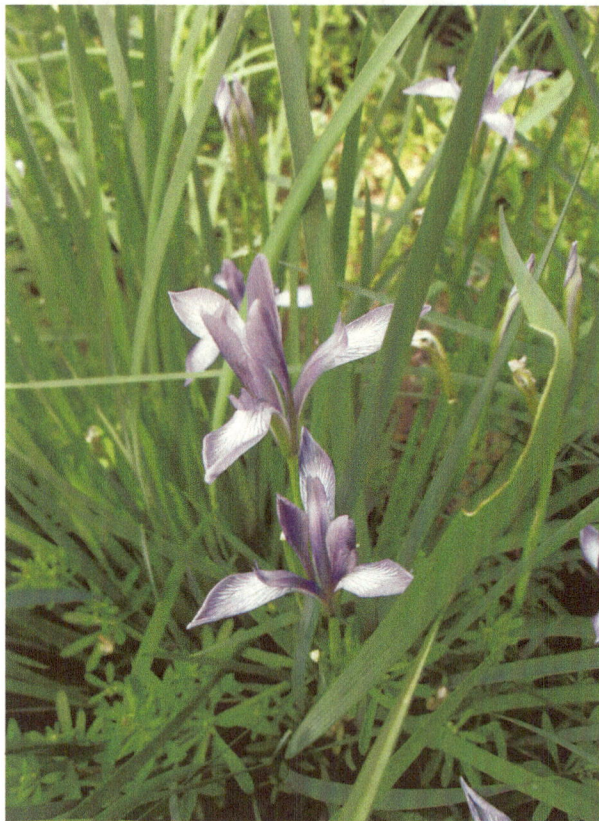

【形态特征】多年生草本。根茎木质化,近地面有呈纤维状老叶叶鞘。须根粗长,黄白色。叶簇生,叶片条形。花茎先端具苞片 2~3 片;花浅蓝色、蓝色、蓝紫色;花被片 6 片,2 轮排列;雄蕊 3 枚,花药黄色。蒴果长圆柱形,先端具喙。种子黑褐色。花期5—7

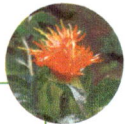

月,果期6—9月。

【性味功效】味甘,性平。清热利湿,解毒杀虫,止血定痛。

【古方选录】《外台秘要》引《广济方》:马蔺子八分,牛蒡子六分。用法:上二味捣罗为散,每空腹以暖水服方寸匕,渐加至一匕半,日再。主治:喉痹。

【用法用量】煎服,3~9 g;或入丸、散。外用适量,捣敷患处。

【使用注意】脾虚便溏者慎用。

【现代研究】含马蔺子甲、乙、丙素,羽扇豆醇-3-酮,白桦脂醇,β-谷甾醇,植物蜡,脂肪酸等。有抗肿瘤,放射增敏,抗辐射,增强免疫力,避孕等作用。

174 蓖麻子

【古籍原文】泻,通窍、拔毒、出有形滞物

　　辛、甘,有毒。性善收,亦善走,能开通诸窍、经络。治偏风不遂,喝斜、捣饼。左贴右,右贴左,即止。口噤,鼻窒耳聋,捣烂绵裹,塞耳塞鼻。喉痹舌胀,油作纸,燃烟熏。能利水气,治水证浮肿。研服,当下青黄水。壮人只可五粒。能出有形滞物,治针刺入肉,捣敷伤处,频看,刺出即去药,恐努出好肉。竹木骨鲠,蓖麻子一两,凝水石二两,研匀。以一捻置舌根,嚼咽,自然不见。胞胎不下。蓖麻一粒,巴豆一粒,麝香一分,贴脐中并足心,胎下即去之。若子肠挺出者,捣膏涂顶心,即收。能追脓拔毒,傅瘰疬恶疮,外用屡奏奇功。鹈鹕油能引药气入内,蓖麻油能拔病气出外,故诸膏多用之。然有毒热,气味颇近巴豆,内服不可轻率。去皮,黄连水浸,每晨用浸水,吞一粒至三四粒,治大风疥癞。

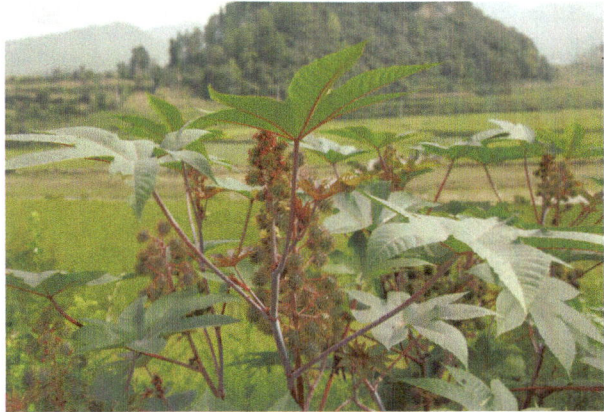

　　形如牛蜱,黄褐有斑。盐水煮,去皮研。或用油。忌铁。食蓖麻,一生不得食炒豆,犯之胀死。

【药物来源】为大戟科植物蓖麻 *Ricinus communis* L. 的干燥成熟种子。

【形态特征】一年生高大草本,或多年生灌木,或小乔木。单叶互生,具长柄;叶片盾状圆形,掌状分裂至叶片的一半以下,裂片卵状披针形至长圆形,边缘有锯齿。圆锥花序与叶对生及顶生,下部生雄花,上部生雌花;花单性同株,无花瓣。蒴果球形,有软刺。种子长圆形,光滑有斑纹。花期5—8月,果期7—10月。

【性味功效】味甘、辛,性平;有毒。泻下通滞,消肿拔毒。

【古方选录】《活幼心书》蓖麻膏:蓖麻子一两。烂杵为膏,捻作饼子,两指宽大,贴囟上;如阴证脱肛,和附子末、葱、蒜同研作膏,依前法贴之。主治:暴患脱肛。

【用法用量】内服,入丸剂,2~5 g;或生研;或炒食。外用适量,捣敷,或调敷。

【使用注意】孕妇及便滑者忌服。本品内服外用均可能引起中毒,重者可危及生命。

【现代研究】含蛋白质,脂肪油,碳水化合物,酚性物质,蓖麻毒蛋白及蓖麻碱等。有泻下,抗肿瘤,抗人类免疫缺陷病毒等作用。

175 白头翁

【古籍原文】泻热、凉血

　　苦坚肾,寒凉血。入阳明胃、大肠血分。治热毒血痢,仲景治热痢,有白头翁汤,合黄连、黄柏、秦皮。东垣曰:肾欲坚,急食苦以坚之。痢则下焦虚,故以纯苦之剂坚之。温疟寒热,齿痛骨痛,肾主齿骨,龈属阳明。鼻衄秃疮,瘰疬疝瘕,血痔偏坠,捣敷患处。明目消疣。

　　有风反静,无风则摇,近根外有白茸。得酒良。

【药物来源】为毛茛科植物白头翁 *Pulsatilla chinensis* (Bge.) Regel 的根。

【形态特征】多年生草本。基生叶4~5片,开花时长出地面,叶片3全裂,被密长柔毛;叶片轮廓宽卵形。花葶1~2个;苞片3片,基部合生;花两性,蓝紫色,外面密被柔毛;雄蕊多数;心皮多数,被毛。瘦果被长柔毛,顶部有羽毛状宿存花柱。花期4—5月,果期6—7月。

【性味功效】味苦,性寒。清热解毒,凉血止痢。

【古方选录】《金匮要略》白头翁汤：白头翁二两，黄连、黄柏、秦皮各三两。用法：上四味，以水七升，煮取二升，去滓。温服一升，不愈更服。主治：热痢下重。

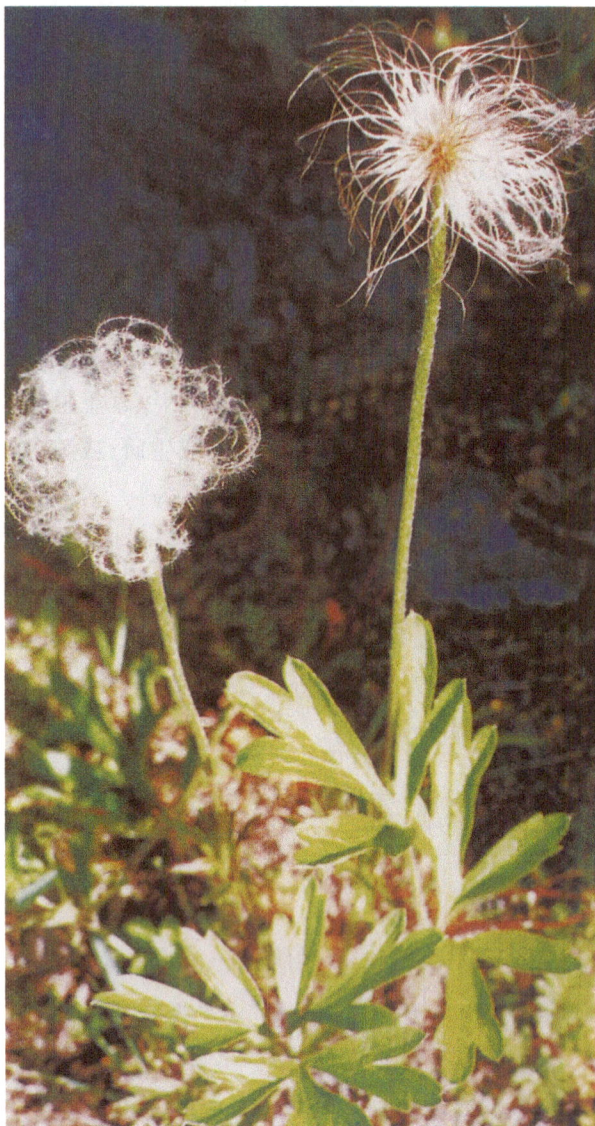

【用法用量】煎服，9～15 g，鲜品 15～30 g。外用适量。

【使用注意】虚寒泻痢者忌服。

【现代研究】含皂苷，白头翁素，2，3－羟基白桦酸，胡萝卜素等。有抗菌，抗阿米巴原虫，抗肿瘤，增强免疫力，消炎，抗寄生虫，护肝等作用。

176 王瓜（土瓜）

【古籍原文】即土瓜根。泻热、利水、行血

苦，寒。泻热利水。治天行热疾，黄疸消渴，捣汁饮。便数带下，月闭瘀血，利大小肠，排脓消肿，下乳，通乳药多用之，单服亦可。堕胎。

根如栝蒌之小者，味如山药，根、子通用。《经疏》曰：主治略似栝蒌，伤寒发斑，用王瓜捣汁，和伏龙肝末服，甚效。

【药物来源】为葫芦科植物王瓜 *Trichosanthes cucumeroides*（Ser.）Maxim. 的果实（王瓜）、种子（王瓜子）及根（王瓜根）。

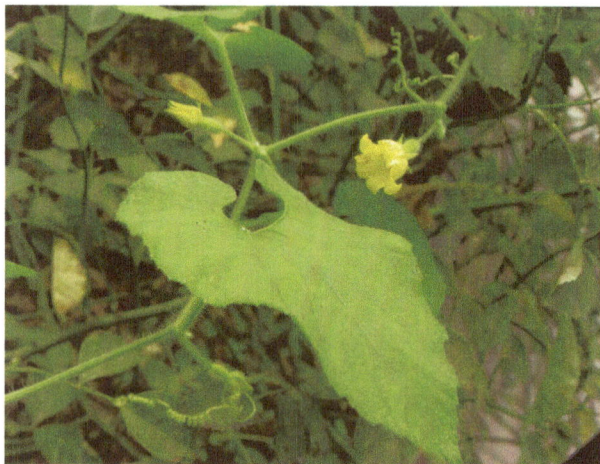

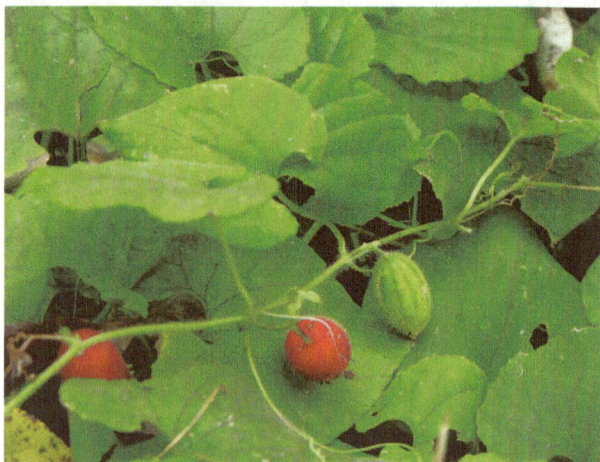

【形态特征】多年生草质藤本。茎细弱，多分枝，具纵棱和槽。卷须二歧。叶互生，纸质。花雌雄异株，雄花总状花序，雌花单生。果实卵圆形或球形，成熟时橙红色，平滑，两端钝圆，具喙。种子横长圆形，深褐色，表面具瘤状突起。花期 5—8 月，果期 8—11 月。

【性味功效】王瓜：味苦，性寒。清热，生津，化瘀，通乳。王瓜根：味苦，性寒。泻热通结，散瘀消肿。王瓜子：味酸、苦，性平。清热利湿，凉血止血。

【古方选录】①《指南方》：王瓜一两（烧存性），地黄

二两,黄连半两。用法:为末,蜜丸梧子大。米饮下三十丸。主治:大肠下血。

②《太平圣惠方》土瓜根散:土瓜根一两,麦门冬(去心)一两,甘草(炙微赤,锉)半两,枇杷叶(拭去毛,炙微黄)半两。用法:上件药,捣粗罗为散。每服四钱,以水一中盏,煎至六分,不计时候,去滓温服。主治:伤寒烦渴不止。

③《皮心垣家抄》:土瓜子。用法:微炒,研细。空心服二钱,白汤送。主治:心肺伏热,吐血衄血。

【用法用量】王瓜:煎服,9～15 g。外用适量,捣敷。王瓜根:煎服,5～15 g,鲜者60～90 g;或捣汁。外用适量,捣敷或磨汁涂。王瓜子:煎服,3～10 g;或入丸、散。

【使用注意】孕妇、虚证者忌服王瓜。脾胃虚寒者及孕妇慎服王瓜根。

【现代研究】王瓜含β-胡萝卜素,番茄烃,7-豆甾烯-3β-醇和α-菠菜甾醇,壬酸,癸酸,月桂酸,肉豆蔻酸,棕榈酸,亚油酸等。王瓜根含三萜皂苷,β-天花粉蛋白,棕榈酸,亚油酸等。王瓜子含脂肪油栝楼酸,谷氨酸,精氨酸,天冬氨酸,亮氨酸,γ-胍基丁酸及α,β-二氨基丙酸,豆甾烷醇等。有消炎,利尿等作用。

177 王不留行

【古籍原文】通,行血

甘、苦而平。其性行而不住,能走血分,通血脉,乃阳明、冲、任之药。阳明多气多血。除风去痹,止血定痛,通经利便,下乳,俗云:穿山甲,王不留,妇人服之乳长流。催生。治金疮止血痈疮散血,出竹木刺。孕妇忌之。

花如铃铎,实如灯笼,子壳五棱。取苗、子蒸,浆水浸用。

【药物来源】为石竹科植物麦蓝菜 Vaccaria segetalis (Neck.) Garcke 的干燥成熟种子。

【形态特征】一年生或二年生草本。茎直立,上部呈二叉状分枝,节略膨大,表面呈乳白色。单叶对生,无柄,稍联合抱茎。疏生聚伞花序着生于枝顶;雄蕊10枚,不等长;子房上位。蒴果。种子多数,暗黑色,球形,有明显的疣状突起。

【性味功效】味苦,性平。活血通经,下乳消肿,利尿通淋。

【古方选录】《卫生宝鉴》涌泉散:瞿麦穗、麦门冬(去心)、王不留行、紧龙骨、穿山甲(炮黄)各等分。用法:上五味为末,每服一钱,热酒调下;后食猪蹄羹少许,投药,用木梳左右乳上梳三十来梳,一日三服。食前服,三次羹汤投,三次梳乳。主治:妇人因气,奶汁绝少。

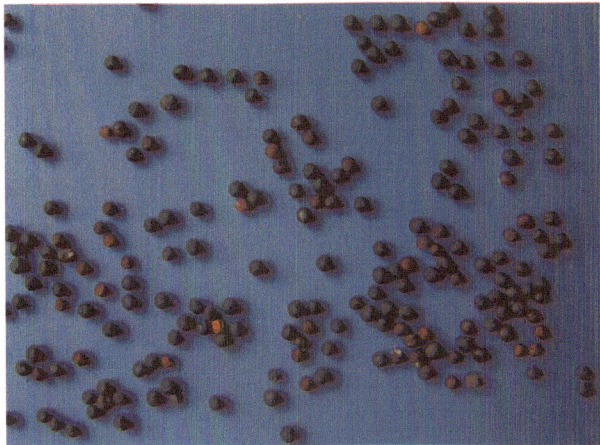

【用法用量】煎服,5～10 g。外用适量,可点压穴位,或研末外敷。

【使用注意】孕妇慎用。

【现代研究】含王不留行皂苷 A、B、C、D,王不留行黄酮苷,异肥皂草苷,植酸钙镁,磷脂,豆甾醇等。有抗着床、抗早孕等作用。

178 冬葵子

【古籍原文】滑肠、利窍

甘、寒,淡滑。润燥利窍,通营卫,滋气脉,行津液,利二便,消水肿,用榆皮等分煎服。通关格,下乳滑胎。

秋葵复种,经冬至春作子者,名冬葵子,根、叶同功。春葵子亦滑,不堪入药。

蜀葵花:赤者治赤带,白者治白带;赤者治血燥,白者治气燥。亦治血淋、关格,皆取其寒润滑利之功也。

【药物来源】为锦葵科植物野葵 Malva verticillata L. 和冬葵 Malva crispa L. 的干燥成熟果实(冬葵子)、嫩苗或叶(冬葵叶)及根(冬葵根)。

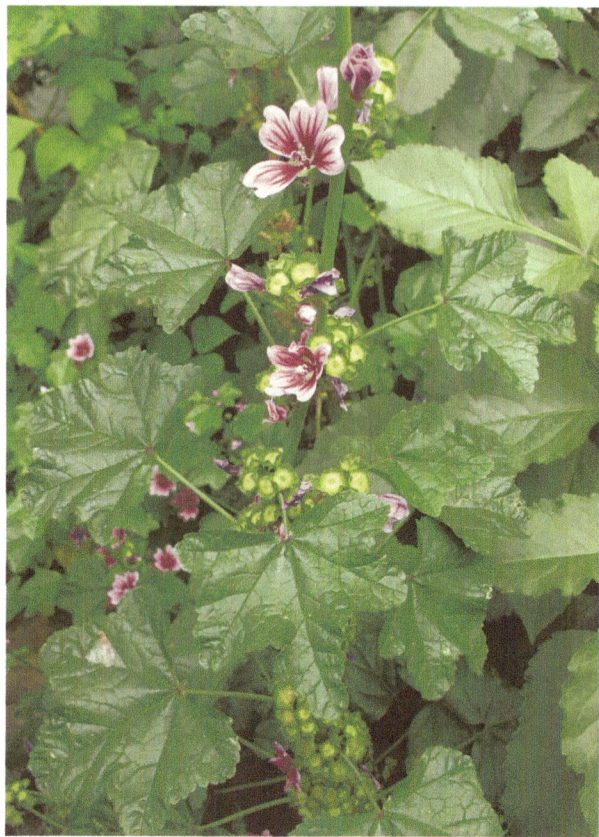

【形态特征】①野葵:二年生草本。茎被星状长柔毛。叶互生,叶片肾形至圆形,常为掌状5～7裂;裂片三角形,边缘有钝齿。花冠淡白色至淡红色。果扁圆形,分果爿10～11个,背面平滑,两侧具网纹。种子肾形,紫褐色。花期3—11月。

②冬葵:形态与野葵相似,一年生草本,不分枝。茎被柔毛。叶片圆形,5～7裂,基部心形,边缘具细锯齿,特别皱曲。花白色。果扁球形,分果爿11个,网状。种子暗黑色。花期6—9月。

【性味功效】冬葵子:味甘,性寒。利水通淋,滑肠通便,下乳。冬葵叶:味甘,性寒。清热利湿,滑肠,下乳。冬葵根:味甘,性寒。清热利水,解毒。

【古方选录】①《金匮要略》葵子茯苓散:葵子一斤,茯苓三两。用法:上两味,杵为散,饮服方寸匕,日三服,小便利则愈。主治:妊娠有水气,身重,小便不利,渐渐恶寒,起即头眩。

②《普济方》葵菜粥方:葵菜(择取叶并嫩心)三斤(细切),粟米三合(淘净),葱白(去须叶)一握(细切)。用法:上以水五升,先煮葵菜至三升,绞去葵菜,取汁下米并葱白,更入浓煎豉汁五合,同煮为粥,空心顿食之,不尽,分为两度,一日取尽。主治:

诸淋小便赤涩,茎中疼痛。

③《普济方》葵根汤:葵子根、胡荽、淡竹叶各一握,滑石末二钱。用法:上将前三味锉细末,分作三分,每服水一盏半,滑石末一钱匕,煎八分,温服。主治:热淋,小肠不利,茎中急痛。

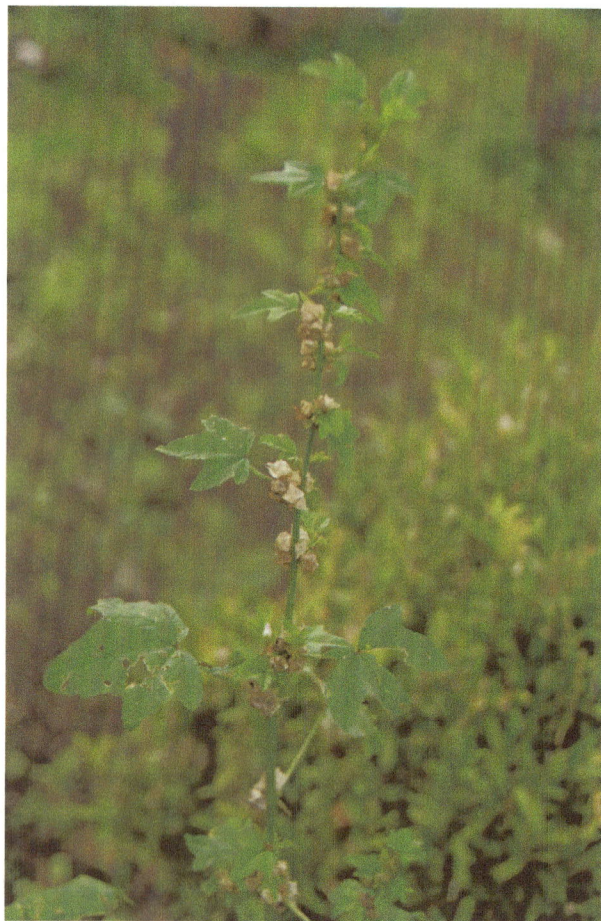

【用法用量】冬葵子:煎服,6～15 g;或入散剂。冬葵叶:煎服,10～30 g,鲜品可用至60 g;或捣汁。外用适量,捣敷,或研末调敷,或煎水含漱。冬葵根:煎服,15～30 g;或捣汁。外用适量,研末调敷。

【使用注意】冬葵子:脾虚肠滑者忌服,孕妇慎服。冬葵叶:脾虚肠滑者忌服,孕妇慎服。冬葵根:阳虚者慎服。

【现代研究】果实含中性多糖,酸性多糖,肽聚糖,生物碱等。有明显增强网状内皮系统吞噬活性,利尿,降低肾钙、预防肾结石形成等作用。

179 白鲜皮

【古籍原文】通,祛风湿

气寒善行,味苦性燥。行水故燥。入脾胃除湿热,兼入膀胱、小肠。行水道,通关节,利九窍,为诸黄、风痹之要药。一味白鲜皮汤,治产后风。时珍曰:世医止施之疮科,浅矣。兼治风疮疥癣,女子阴中肿痛。湿热乘虚客肾与膀胱所致。

根黄白而心实,取皮用。恶桑螵蛸、桔梗、茯苓、萆薢。

【药物来源】本品为芸香科植物白鲜 *Dictamnus dasycarpus* Turcz. 的干燥根皮。

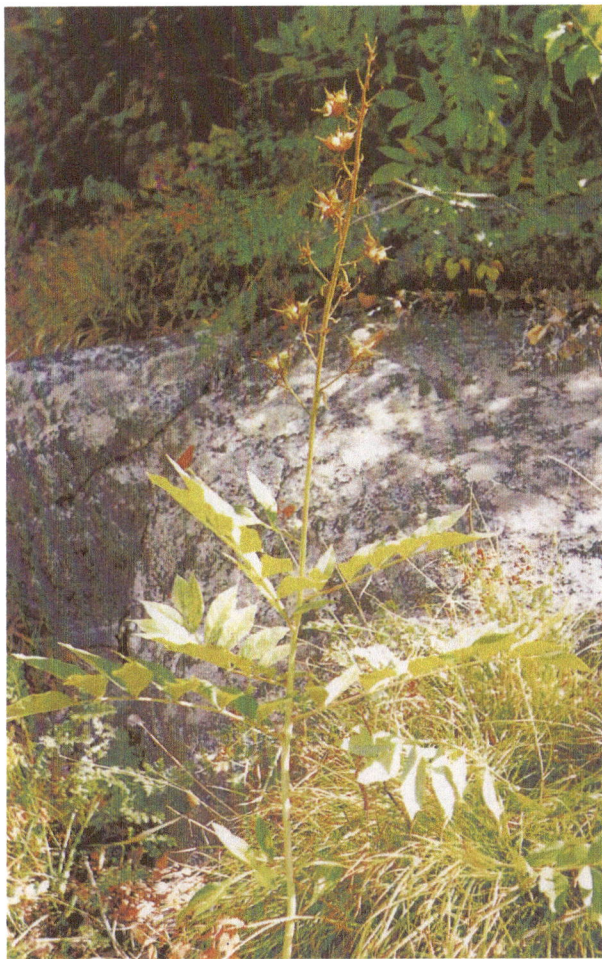

【形态特征】多年生草本。全株有特异的香味。茎外皮黄白色至黄褐色。叶片卵形至椭圆形,密布腺点。总状花序顶生;雄蕊10枚;子房上位,5室。蒴果。种子2~3粒,近球形,先端短尖,黑色,有光泽。花期4—5月,果期6月。

【性味功效】味苦,性寒。清热燥湿,祛风解毒。

【古方选录】《圣济总录》白鲜皮散:白鲜皮、防风(去叉)、人参、知母(焙)、沙参各一两,黄芩(去黑心)二分。用法:上六味捣罗为散。每服二钱匕,水二盏,煎至六分,温服,食后临卧。主治:肺藏风热,毒气攻皮肤瘙痒,胸膈不利,时发烦躁。

【用法用量】煎服,5~10 g;或入丸、散。外用适量,煎汤洗或研末外敷。

【使用注意】虚寒证忌服。

【现代研究】含秦皮酮,黄柏酮,柠檬苦素,柠檬苦素地奥酚,白鲜二醇等。有抗菌,抗癌等作用。

180 草　薢

【古籍原文】通,祛风湿、补下焦

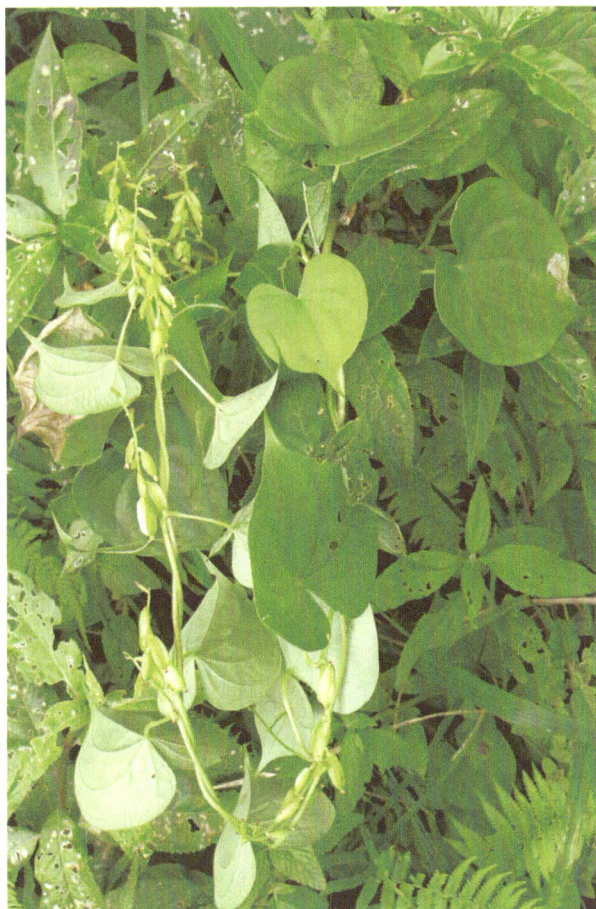

甘、苦,性平。入足阳明、厥阴胃、肝。祛风去湿,以固下焦,阳明主肉,属湿;厥阴主筋,属风。补肝虚,祛风坚筋骨,风湿去则筋骨坚。益精明目。治风寒湿痹,腰痛久冷,关节老血,膀胱宿水,阴痿失溺,茎痛遗浊,痔瘘恶疮。诸病皆阳明湿热流入下焦,萆薢能除浊分清,古方有萆薢分清饮。史国信曰:若欲兴阳,先滋筋力;若欲便清,先分肝火。《万金护命方》云:凡人小便频数,便时痛不可忍者,此疾必因大腑秘热不通,水液只就小肠,大腑愈加干竭,甚则身热,心躁思水,即重证也。此疾本因贪酒色,或过食辛热荤腻之物,积有热毒,腐物瘀血,乘虚流入小肠,故便时作痛也。此便数而痛,与淋证涩而痛不同,宜用草薢一两,盐水炒,为末,每服二三钱,使水道转入大肠,仍以葱汤频洗谷道,令气得通,则便数及痛自减也。【肾有二窍,淋证出于溺窍,浊证出于精窍。】

有黄白二种,黄长鞭音硬,白虚软。软者良。薏苡为使,畏大黄、柴胡、前胡,忌茗、醋。时珍曰:草薢、菝葜、土茯苓,形不同而主治不甚相远,岂一类数种乎。草薢根细长、浅白,菝葜根作块而黄。

【药物来源】本品为薯蓣科植物粉背薯蓣 *Dioscorea hypoglauca* Palibin、绵草薢 *Dioscorea spongiosa* J. Q. Xi, M. Mizuno et W. L. Zhao. 的干燥根茎。

【形态特征】①粉背薯蓣:多年生缠绕草质藤本。根茎横生,断面姜黄色,表面有须根。茎左旋,无毛,有时密被黄色柔毛。单叶互生,叶片三角状心形或卵状披针形。雌雄异株。花单生;子房下位,柱头 3 裂;退化雄蕊呈丝状体。蒴果 3 翅,两端平截。种子 2 粒,成熟时四周有薄膜状翅。花期 5—8 月,果期 6—10 月。

②绵草薢:特点是根茎分枝,粗大;叶片稍革质,基部叶掌状深心形,上部叶片卵形;蒴果有翅,近半圆形,先端微凹,基部圆形。

【性味功效】味苦,性平。利湿去浊,祛风除痹。

【古方选录】《杨氏家藏方》草薢分清饮:益智仁、川草薢、石菖蒲、乌药各等分。用法:为细末。每服三钱,水一盏半,入盐一捻,同煎至七分,温服,食前。主治:真元不足,下焦虚寒,便白浊,频数无度,溺面如油,光彩不定,溺脚澄下,旋如膏糊;或小便频数,虽不白浊,亦能治疗。

【用法用量】煎服,9 ~ 15 g;或入丸、散。

【使用注意】肾虚阴亏者忌服。

【现代研究】粉背薯蓣的根茎含薯蓣皂苷元,雅姆皂苷元,粉背薯蓣皂苷 A,原粉背薯蓣皂苷 A 等;有抗真菌,抗动脉粥样硬化等作用。绵草薢含甾体类,二芳基庚烷类,木脂素类,有机酸,酯类,多糖,黏液质及鞣质等。

181 土茯苓

【古籍原文】通,祛湿热、补脾胃

甘淡而平。阳明胃、大肠主药。健脾胃,祛风湿,脾胃健则营卫从,风湿除则筋骨利。利小便,止泻泄。治筋骨拘挛,杨梅疮毒。杨梅疮,古方不载。明正德间起于岭表,其证多属阳明、厥阴,而兼及他经。盖相火寄于厥阴,肌肉属于阳明故也。医用轻粉劫剂,其性燥烈,入阳明劫去痰涎,从口齿出,疮即干愈。然毒气窜入经络筋骨,血液枯槁,筋失所养,变为拘挛痈漏,卒致废痼。土茯苓能解轻粉之毒,去阳明湿热,用一两为君,苡仁、金银花、防风、木通、木瓜、白鲜皮各五分,皂角子四分,气虚加人参七分,血虚加当归七分,名搜风解毒汤。瘰疬疮肿,湿郁而为热,营卫不和,则生疮肿。《经》曰:湿气害人,皮肉筋脉是也。土茯苓淡能渗,甘能补,患脓疡者,煎汤代茶,甚妙。

大如鸭子,连缀而生,俗名冷饭团。有赤白二种,白者良。可煮食,亦可生啖。忌茶。

【药物来源】本品为百合科植物光叶菝葜 *Smilax glabra* Roxb. 的干燥根茎。

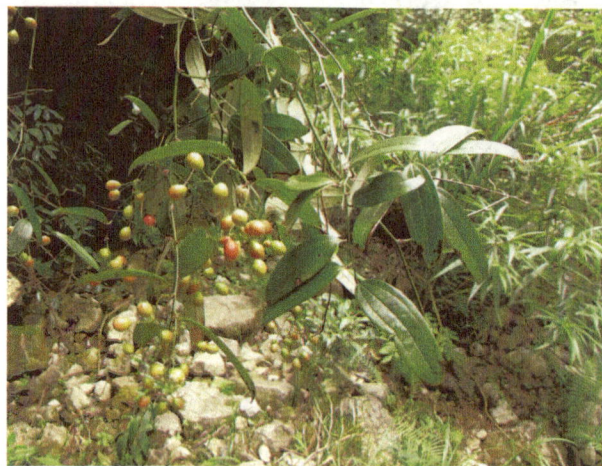

【形态特征】攀援灌木。茎光滑,无刺。叶互生;叶片薄革质,狭椭圆状披针形至狭卵状披针形。伞形花序单生于叶腋,通常具 10 余朵花;雄花序总花梗长 2 ~ 5 mm;花绿白色,六棱状球形。浆果熟时黑色,具粉霜。花期 5—11 月,果期 11 月至次年 4 月。

【性味功效】味甘、淡,性平。解毒,除湿,通利关节。

【古方选录】《医林纂要》土茯苓汤:土茯苓四两,黄柏二两,生黄芪二两,生甘草一两。用法:水煎服。主治:杨梅疮、鱼口、肾疳。

【用法用量】煎服,15 ~ 60 g。外用适量。服药期间忌茶。

【现代研究】含落新妇苷,黄杞苷,咖啡酰莽草酸,莽草酸,阿魏酸,β - 谷甾醇,葡萄糖等。有抗肿瘤及与普萘洛尔相似的 β - 受体阻滞作用。

182 白敛（白蔹）

【古籍原文】泻火、散结

苦能泄，辛能散，甘能缓，寒能除热。杀火毒，散结气，生肌止痛。治痈疽疮肿，面上疱疮，金疮扑损。箭镞不出者，同丹皮或半夏为末，酒服。敛疮方多用之。故名。每与白及相须。搽冻耳，同黄柏末油调。

蔓赤，枝有五叶。根如卵而长，三五枝同窠，皮黑肉白。一种赤敛，功用皆同。郑奠一曰：能治温疟血痢，肠风痔瘘，赤白带下。

【药物来源】本品为葡萄科植物白蔹 *Ampelopsis japonica*（Thunb.）Makino 的干燥块根。

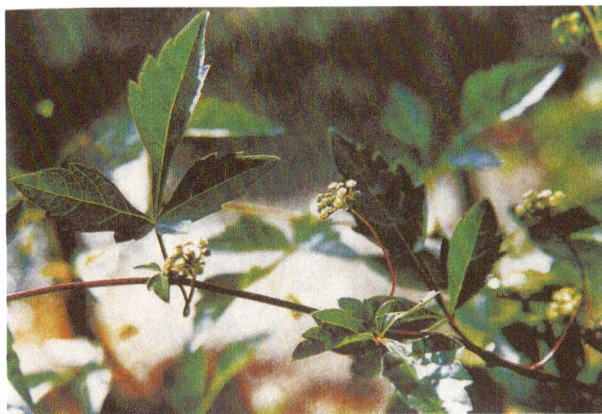

【形态特征】落叶攀援木质藤本。茎多分枝；卷须与叶对生。掌状复叶互生；叶柄长 3～5 cm，微淡紫色，光滑或略具细毛。聚伞花序小，与叶对生，花序梗细长，常缠绕；花小，黄绿色。浆果球形，熟时白色或蓝色，有针孔状凹点。花期 5—6 月，果期 9—10 月。

【性味功效】味苦，性微寒。清热解毒，消痈散结，敛疮生肌。

【古方选录】《太平圣惠方》白蔹散：白蔹、甘草、玄参、木香、赤芍药、川大黄各半两。用法：上药细罗为散，以醋调为膏，贴于患上，干即易之。主治：瘰疬生于颈腋，结肿寒热。

【用法用量】煎服，5～10 g。外用适量，煎汤洗，或研成极细粉敷患处。

【使用注意】脾胃虚寒及无实火者慎服，孕妇慎服。不宜与川乌、制川乌、草乌、制草乌、附子等同用。

【现代研究】含黏质和淀粉，酒石酸，β-谷甾醇，延胡索酸，胡萝卜苷等。有抗菌作用，抑制宫颈癌细胞作用，增强黑附片和川乌的镇痛作用等。

183 预知子（八月瓜）

【古籍原文】补劳、泻热

苦，寒。补五劳七伤。治痃癖气块，天行温疾，蛇虫咬毒，杀虫疗蛊，缀衣领中，凡遇蛊毒，则闻其声而预知之，故名。利便催生。

藤生。子如皂荚，褐色光润。出蜀中，云亦难得。

【药物来源】为木通科植物木通 *Akebia quinata*（Thunb.）Decne.、三叶木通 *Akebia trifoliata*（Thunb.）Koidz. 或白木通 *Akebia trifoliata*（Thunb.）Koidz. var. *australis*（Diels）Rehd. 的成熟果实。

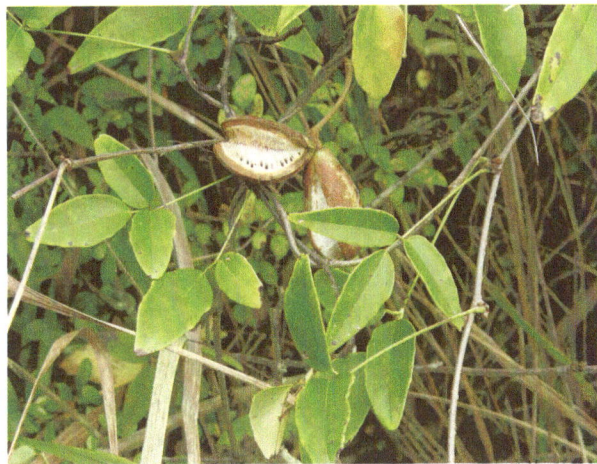

【形态特征】同"木通"。

【性味功效】味苦，性寒。疏肝理气，活血止痛，散结，利尿。

【古方选录】《本草纲目》引《太平圣惠方》预知子膏：用预知子、雄黄各二两为末，以乳香三两同水一斗，银锅煮至五升，入二末，熬成膏，瓶盛之。用法：每服一匙，温酒调下。有虫如尾随大便而出。主治：疬风有虫。

【用法用量】煎服，3～9 g，大剂量可用 30～60 g；或熬膏；或入丸剂；或浸酒。

【使用注意】脾虚泄泻者勿服，孕妇忌用。

【现代研究】木通藤茎含白桦脂醇，齐墩果酸，常春藤皂苷，木通皂苷等；花含糖苷；根含甾醇，胡萝卜苷等。三叶木通果实含糖类,氨基酸,维生素 C。预知子果皮含多种皂苷(苷元为常春藤皂苷元),齐墩果酸,阿江榄仁酸等。有利尿,抗菌,抗肿瘤等作用。

184 旱莲草

【古籍原文】一名鳢肠,又名金陵草。补肾

甘、咸,汁黑。补肾止血,黑发乌髭。《千金》云:当及时多收,其效甚速。《经疏》云:性凉不益脾胃,故《千金方》金陵煎丸,用姜汁和剂。

苗如旋覆,实似莲房,断之有汁,须臾而黑。熬膏良。

【药物来源】为菊科植物鳢肠 *Eclipta prostrata* L. 的全草。

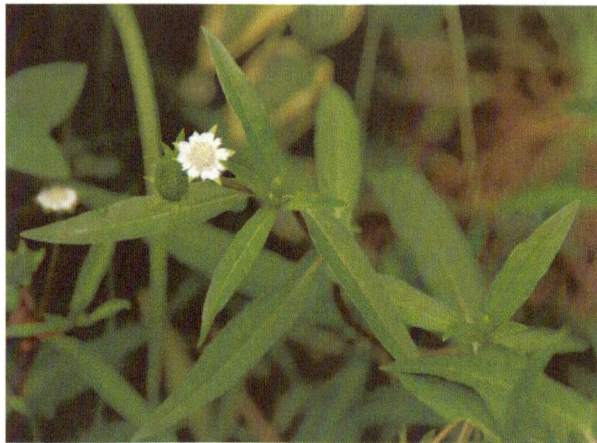

【形态特征】一年生草本,高 10~60 cm。全体被白色粗毛,折断后流出的汁液数分钟后即呈蓝黑色。茎绿色或红褐色。叶对生;叶片线状椭圆形至披针形,全缘或稍有细齿,两面均被白色粗毛。头状花序腋生或顶生。瘦果黄黑色,无冠毛。花期 7—9 月,果期 9—10 月。

【性味功效】味甘、酸,性寒。滋补肝肾,凉血止血。

【古方选录】《普济方》引《家藏经验方》莲子散:旱莲草子。用法:用新瓦上,焙干为末,每服二钱,米饮调下,食前服。主治:新旧肠风脏毒,下血。

【用法用量】煎服,6~12 g;或熬膏,捣汁。

【使用注意】脾肾虚寒者慎用。忌铁器,慎接触。

【现代研究】含烟碱,黄酮,香豆精,噻吩,三萜类,有机酸,有机醇,蛋白质,氨基酸,皂苷等。有止血,抑菌,护肝,抗诱变,增强非特异性免疫功能和细胞免

疫功能,改善冠心病等作用。

185 刘寄奴草(刘寄奴)

【古籍原文】泻,破血、止血

苦,温。破血通经,除症下胀,止金疮血。多服令人吐利。

一茎直上,叶尖长糙涩,花白蕊黄,如小菊花,有白絮如苦荬絮,子细长,亦似苦荬子,茎、叶、花、子皆可用。刘裕,小字寄奴。微时曾射一蛇。明日,见童子林中捣药。问之,答曰:吾王为刘寄奴所伤,合药敷之。裕曰:王何不杀之? 童曰:寄奴,王者,不可杀也。叱之不见,乃收药回。每遇金疮,傅之立愈。

【药物来源】本品为菊科植物奇蒿 *Artemisia anomala* S. Moore 的干燥带花全草。

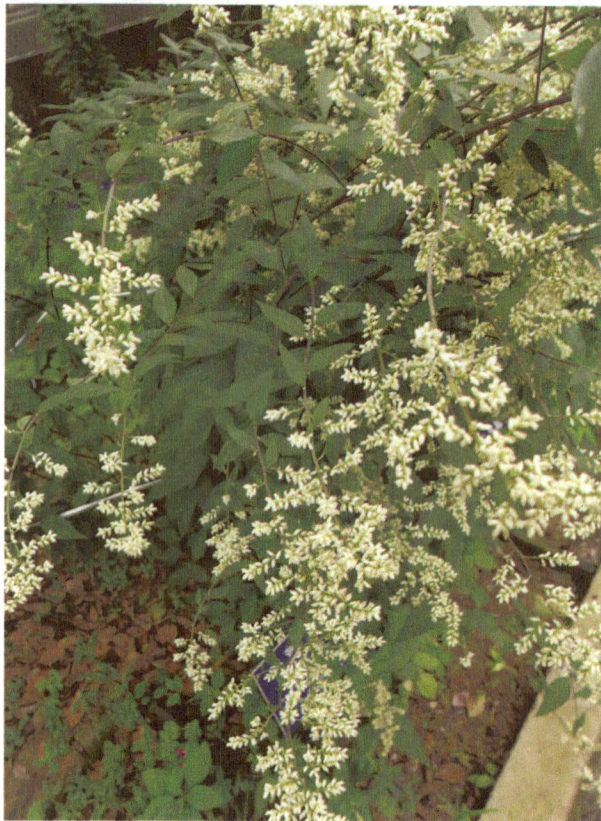

【形态特征】多年生草本。茎直立。中部叶近革质,先端渐尖,基部渐狭成短柄,不分裂,边缘有密锯齿,上面被微糙毛,下面色浅,被蛛丝状微毛或近无毛;有 5~8 对羽状脉。头状花序多数,聚药雄蕊 5 枚,雌蕊 1 枚。瘦果微小,长圆形,无毛。花期 7—9 月,果期 8—10 月。

【性味功效】味辛、微苦,性温。破瘀通经,止血消

肿,消食化积。

【古方选录】《卫生家宝产科备要》刘寄奴饮:刘寄奴(择去梗草秆)二两,当归一两(去芦头,切,焙),甘草二钱(炙,锉)。用法:上为粗末。每服两钱,水一盏半,生姜七片,煎至七分盏,去滓,热服。主治:产后恶露不快,败血上攻,心胸烦躁,大渴闷乱,眼黑旋运,或脐腹疼痛,呕哕恶心,不进饮食。

【用法用量】煎服,5~10 g,消食积单味可用至15~30 g;或入散剂。外用适量,捣敷,或研末掺。

【使用注意】孕妇忌服。气血虚弱、脾虚作泄者慎服。

【现代研究】含奇蒿黄酮,香豆精,东莨菪素,伞形花内酯,挥发油等。有增加冠状动脉血流量,解除平滑肌痉挛,加速血液循环,促进凝血等作用。

186 马鞭草

【古籍原文】泻,破血、消胀、杀虫

味苦,微寒。破血通经,杀虫消胀。治气血症瘕,癥疮阴肿。捣涂。

墟陌甚多。方茎,叶似益母对生,夏秋开细紫花,穗如车前草,类蓬蒿而细。根白而小。用苗、叶。

【药物来源】为马鞭草科植物马鞭草 Verbena officinalis L. 的干燥全草。

【形态特征】多年生草本。茎四方形。叶对生,基生叶的边缘通常有粗锯齿及缺刻,茎生叶多为3深裂。穗状花序顶生及腋生,花小;花冠淡紫色至蓝色;雄蕊4枚,着生于花冠管的中部,花丝短。果长圆形,包于宿萼内,成熟后4瓣裂。花期6—8月,果期7—9月。

【性味功效】味苦,性凉。活血散瘀,解毒,利水,退黄,截疟。

【古方选录】《妇人大全良方》马鞭草散:马鞭草(去粗梗)、荆芥穗、北柴胡、乌梅肉各二两,枳壳、白术、羌活、白芍药各一两,秦艽、天台乌药、麻黄各两半,木香半两,当归、川乌(炮)、甘草各一两。用法:上为细末,每服二钱。水一盏,生姜二片,枣一枚,葱白二寸,煎至七分,日午临卧温服。常服无忌,有孕莫服。主治:血风攻透,肢体疼痛。或觉搔痒,或觉痹麻,作寒作热,饮食减味,并皆治之。

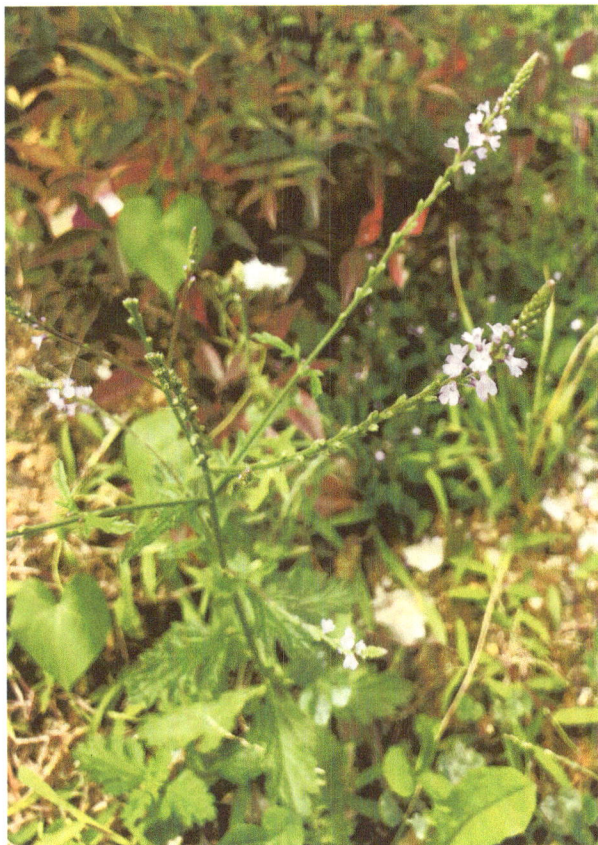

【用法用量】煎服,5~10 g;或入丸、散。

【使用注意】孕妇慎服。

【现代研究】含马鞭草苷,戟叶马鞭草苷,羽扇豆醇,β-谷甾醇,熊果酸,桃叶珊瑚苷,蒿黄素。有消炎,止痛,镇咳等作用。

187 谷精草

【古籍原文】轻,明目

辛,温,轻浮。上行阳明胃,兼入厥阴肝。明目退翳之功,在菊花之上。亦治喉痹齿痛,阳明风热。

收谷后,荒田中生。叶似嫩秧,花如白星。小儿雀盲者,羯羊肝一具,不洗,竹刀割开,入谷精煮熟食之。或作丸,茶下。

【药物来源】为谷精草科植物谷精草 Eriocaulon buergerianum Koern. 带花茎的干燥头状花序。

【形态特征】一年生草本。须根多数。叶基生,线状披针形。头状花序呈半球形,花葶多数,长短不一;雄蕊6枚,花药黑色;雌花多数,外轮花被片合生成椭圆形苞状,内轮花被片3片,离生;雌蕊1枚。蒴果三棱状球形。种子长椭圆形。花果期7—12月。

【性味功效】味辛、甘,性平。疏散风热,明目退翳。

【古方选录】《圣济总录》谷精草散:谷精草(末)、铜绿(研)各一钱,消石(研)半钱。用法:上三味,捣研和匀,每用一字,吹入鼻内。或偏头痛,随病左右吹鼻中。主治:脑风头痛。

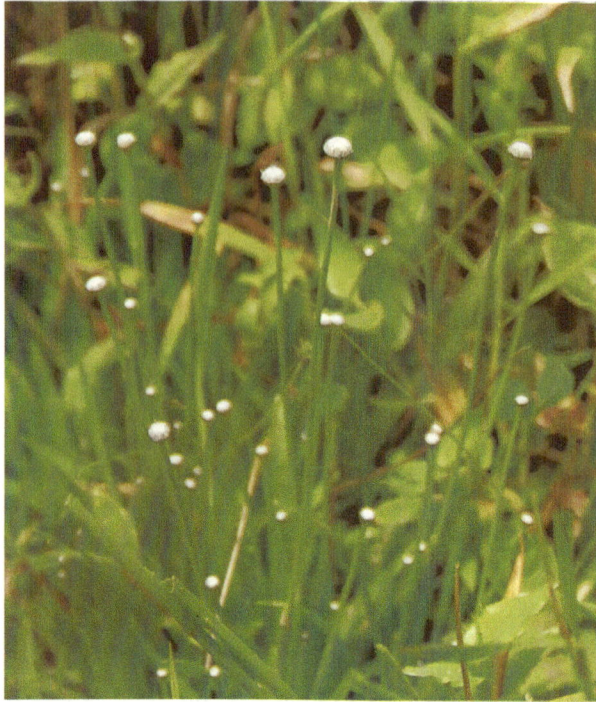

【用法用量】煎服,5～10 g;或入丸、散。外用适量,煎汤外洗;或烧存性,研末外撒;或为末吹鼻、烧烟熏鼻。

【使用注意】血虚目疾者慎服。忌用铁器煎药。

【现代研究】含黄酮类如高车前素、泽兰黄酮、棕矢车菊素、万寿菊素等,还含有原儿茶酸,香草酸,阿魏酸等。有抗菌,抗氧化,致突变等作用。

188 青葙子

【古籍原文】一名草决明。泻肝、明目

味苦,微寒。入厥阴肝。祛风热,镇肝明目。治青盲障翳,虫疥恶疮。瞳子散大者忌服能助阳火。

类鸡冠而穗尖长。

【药物来源】本品为苋科植物青葙 *Celosia argentea* L. 的干燥成熟种子。

【形态特征】一年生草本。茎直立。单叶互生;叶片纸质,披针形或长圆状披针形,全缘。花着生甚密,初为淡红色,后变为银白色;穗状花序单生于茎顶或

分枝顶。胞果卵状椭圆形,盖裂,上部成帽状脱落。种子扁圆形,黑色,光亮。花期5—8月,果期6—10月。

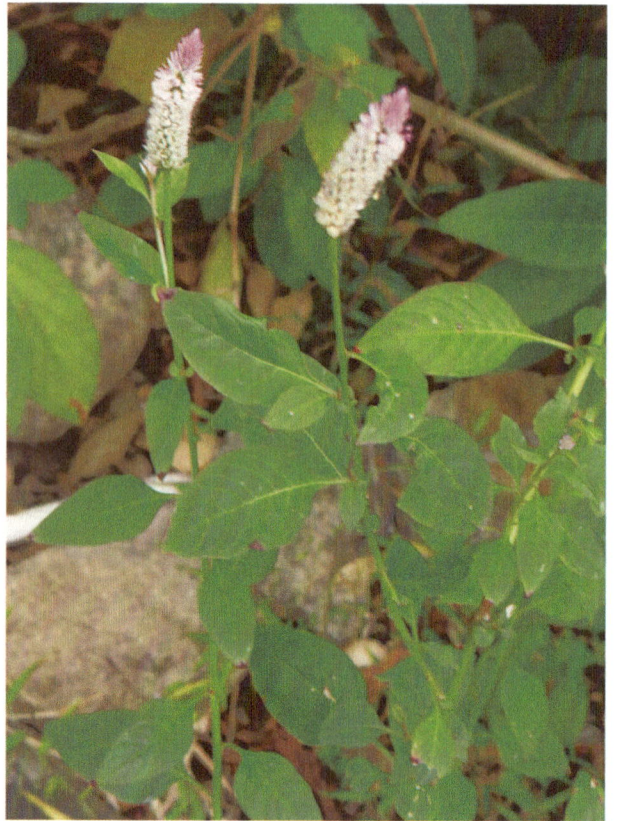

【性味功效】味苦,性微寒。清肝泻火,明目退翳。

【古方选录】《银海精微》煮肝散:羌活(去芦)、独活(去芦)、青葙子、菊花各一两。用法:上为细末。每服三钱匕,羊肝子(锉细)一叶,淡竹叶数片同裹,如粽子大;别用黑豆四十九粒,米泔一碗,银石器内同煮,豆烂泔干为度,取肝细嚼,温酒下,又将豆食,空心日午夜卧服。主治:目生黑花,渐成内障及开睛偏视,风毒攻眼,肿痛涩痒,短视,倒睫,雀目。

【用法用量】煎服,9～15 g;或入散剂。外用适量,研末调敷,或捣汁灌鼻。

【使用注意】瞳孔散大、青光眼患者忌服。

【现代研究】含脂肪油,淀粉,烟酸,硝酸钾等。有降眼压,降血压等作用。

189 决明子

【古籍原文】泻肝、明目

甘、苦、咸,平。入肝经,除风热。治一切目疾,

故有决明之名。又曰益肾精。瞳子神光属肾。日华曰:明目甚于黑豆,作枕治头风。

状如马蹄,俗呼马蹄决明。捣碎煎。恶大麻仁。

【药物来源】为豆科植物决明 *Cassia obtusifolia* L. 和小决明 *Cassia tora* L. 的干燥成熟种子。

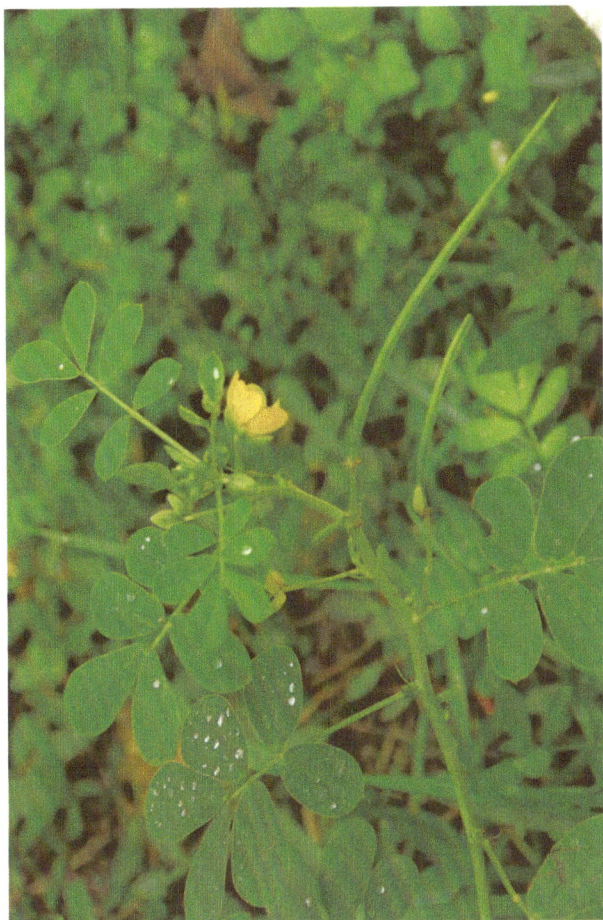

【形态特征】①决明:一年生半灌木状草本。叶互生,羽状复叶;小叶 3 对,最下面 1 对小叶间有 1 个条形腺体,或下面 2 对小叶间各有 1 个腺体。子房细长,荚果细长,近四棱形。种子菱柱形或菱形略扁,淡褐色,光亮,两侧各有 1 条线形斜凹纹。花期 6—8 月,果期 8—10 月。

②小决明:区别为叶柄上无腺体,在叶轴上两小叶之间有棒状的腺体 1 个;小叶膜质;子房线状,被白色细毛;果纤细,近扁,呈弓形弯曲,被疏柔毛;种子菱形,灰绿色,有光泽。花期 6—8 月,果期 9—10 月。

【性味功效】味苦、甘、咸,性微寒。清热明目,润肠通便。

【古方选录】《冯氏锦囊》还明散:草决明(炒)二钱,白蒺藜(炒,去刺)四钱,防风二钱。用法:为细末。用猪肝一块,竹刀薄剖,入末药在内,饭上蒸熟,去药食之。主治:视物不清。

【用法用量】煎服,9 ~ 15 g,大量可用至 30 g;或入丸、散;或泡茶饮。外用适量,研末调敷。

【使用注意】脾胃虚寒及便溏者慎服。

【现代研究】含大黄素,大黄酸,芦荟大黄素,决明子素,橙黄决明素,决明素,决明苷,决明酮,决明内酯,甾醇,脂肪酸,糖类,蛋白质等。有抗菌,降血压,降血脂等作用。

190 蓼实(蓼子)

【古籍原文】宣,温中

辛,温。温中明目,耐风寒,下水气。时珍曰:古人种蓼为蔬,收子入药,今惟酒曲用其汁耳。以香蓼、青蓼、紫蓼为良。

有香蓼、青蓼、紫蓼、赤蓼、木蓼、水蓼、马蓼。

【药物来源】本品为蓼科植物水蓼 *Polygonum hydropiper* L. 的干燥成熟果实。

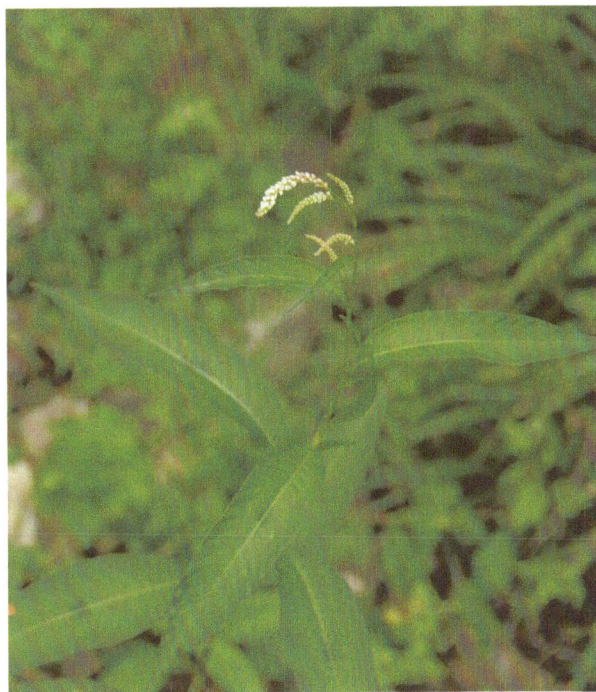

【形态特征】一年生草本。茎直立或斜升,基部节上有不定根。单叶互生;托叶鞘筒形,褐色,膜质;叶片披针形,两面有黑色腺点。总状花序穗状,苞片漏斗状,有褐色腺点;花被密被褐色腺点。瘦果卵形,侧扁,暗褐色,具粗点。花果期 6—10 月。

【性味功效】味辛,性温。化湿利水,破瘀散结,解毒。

【古方选录】《太平圣惠方》:蓼子一两,香豉二两。用法:每服二钱,水煎服。主治:霍乱烦渴。

【用法用量】煎服,6～15 g;或入丸、散。外用适量,煎汤浸洗,或研末调敷。

【使用注意】体虚气弱者及孕妇忌服。

【现代研究】含水蓼醇醛,水蓼二醛,异水蓼二醛、异十氢三甲基萘并呋喃醇和密叶辛木素等。有一定抗癌,抗菌,降血压等作用。

191 马 勃

【古籍原文】轻,泻热、外用傅疮

辛,平,轻虚。清肺解热,东垣普济消毒饮中用之。散血止嗽。治喉痹咽痛,吹喉中良,或加白矾,或硝,扫喉,取吐痰愈。鼻衄失音。外用傅诸疮良。

生湿地朽木上。状如肺肝,紫色虚软,弹之粉出,取粉用。

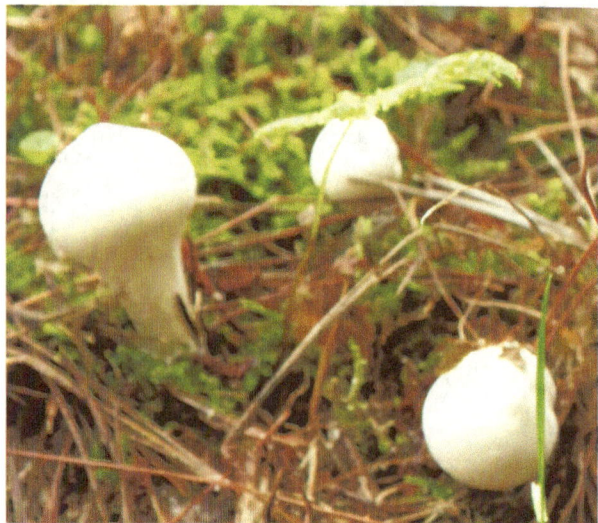

【药物来源】本品为灰包科真菌紫色马勃 *Calvatia li-lacina*（Mont. et Berk.）Lloyd、脱皮马勃 *Lasiosphaera fenzlii* Reichb.、大马勃 *Calvatia gigantea*（Batsch ex Pers.）Lloyd 等的干燥子实体。

【形态特征】①紫色马勃:子实体近扁球形,直径1.5～12 cm,基部绾缩,有根束与基质相连。外表淡紫堇色至污褐色,成熟后表面有网状裂纹。内部的造孢层初呈白色,后转黄色至浓紫色。基部为营养

菌丝所交织,海绵质。孢子淡紫色,一端具短柄。孢丝长而多分枝,有隔膜。

②脱皮马勃:子实体近球形。包被两层,薄而易于消失,外包被成熟后易与内包被分离。外包被初乳白色,后转灰褐色、污灰色;内包被纸质,浅烟色,成熟后与外包被逐渐剥落。孢子体灰褐色至烟褐色。孢子壁褐色。孢丝长,分枝相互交织,浅褐色。

③大马勃:子实体近圆球形。包被白色,渐转成淡黄色或淡青黄色,外包被膜质;内包被较厚,由疏松的菌线组成。成熟后包被裂开,成残片状剥落。造孢组织初白色,后青褐色。孢子壁光滑,淡青黄色。孢丝长。

【性味功效】味辛,性平。清肺利咽,止血。

【古方选录】《普济方》马勃丸:马勃不以多少,细末。用法:炼蜜为丸,如梧桐子大,每服二十丸,汤送下。主治:久嗽。

【用法用量】煎服,2～6 g,包煎。外用适量,敷患处。

【使用注意】风寒伏肺咳嗽失音者忌用。

【现代研究】紫色马勃子实体含马勃菌酸等;大马勃子实体含 α-淀粉酶及多种氢基酸等。有止血,抗菌等作用。

192 木鳖子

【古籍原文】泻热、外用治疮

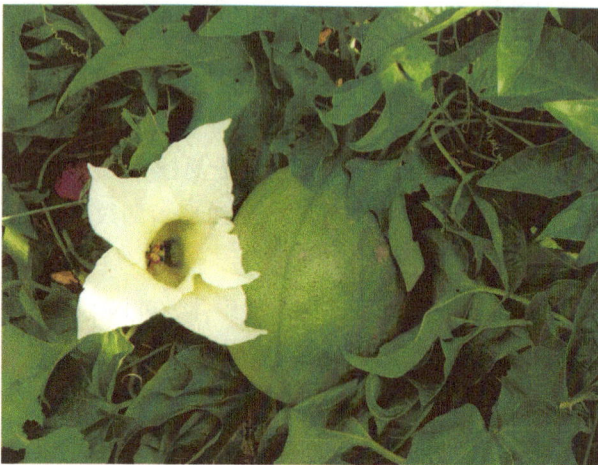

苦,温,微甘。有小毒,利大肠。治泻痢疳积,瘰疬疮痔,乳痈蚌毒,消肿追毒,生肌除黚,音哑,黑斑。专入外科。

核扁如鳖,绿色。拣去油者,能毒狗。

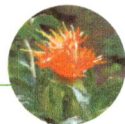

【药物来源】本品为葫芦科植物木鳖子 *Momordica cochinchinensis*（Lour.）Spreng. 的干燥成熟种子。

【形态特征】多年生粗壮大藤本。具板状根。卷须较粗壮,光滑无毛,不分枝。叶片质较硬,叶脉掌状。雌雄异株;花冠黄色,基部有墨斑。果实卵球形,先端有 1 枚短喙,成熟时红色,肉质,有刺状突起。种子多数,具雕纹。花期 6—8 月,果期 8—10 月。

【性味功效】味苦、微甘,性凉;有毒。散结消肿,攻毒疗疮。

【古方选录】《济生方》乌龙膏:木鳖子(去壳)、半夏各一两,小粉四两,草乌半两。用法:上于铁铫内,慢火炒令焦,为细末,出火毒,再碾细,以冷水调敷,一日一换。主治:一切痈疽肿毒,收赤晕。

【用法用量】煎服,0.9~1.2 g;多入丸、散。外用适量,研末,用油或醋调涂患处。

【使用注意】孕妇及体虚者慎服。

【现代研究】含木鳖子皂苷Ⅰ、Ⅱ,丝石竹皂苷元 3 - O - β - D - 葡萄糖醛酸甲酯,α - 菠菜甾醇,木鳖子酸,木鳖子糖蛋白等。有细胞毒性作用。

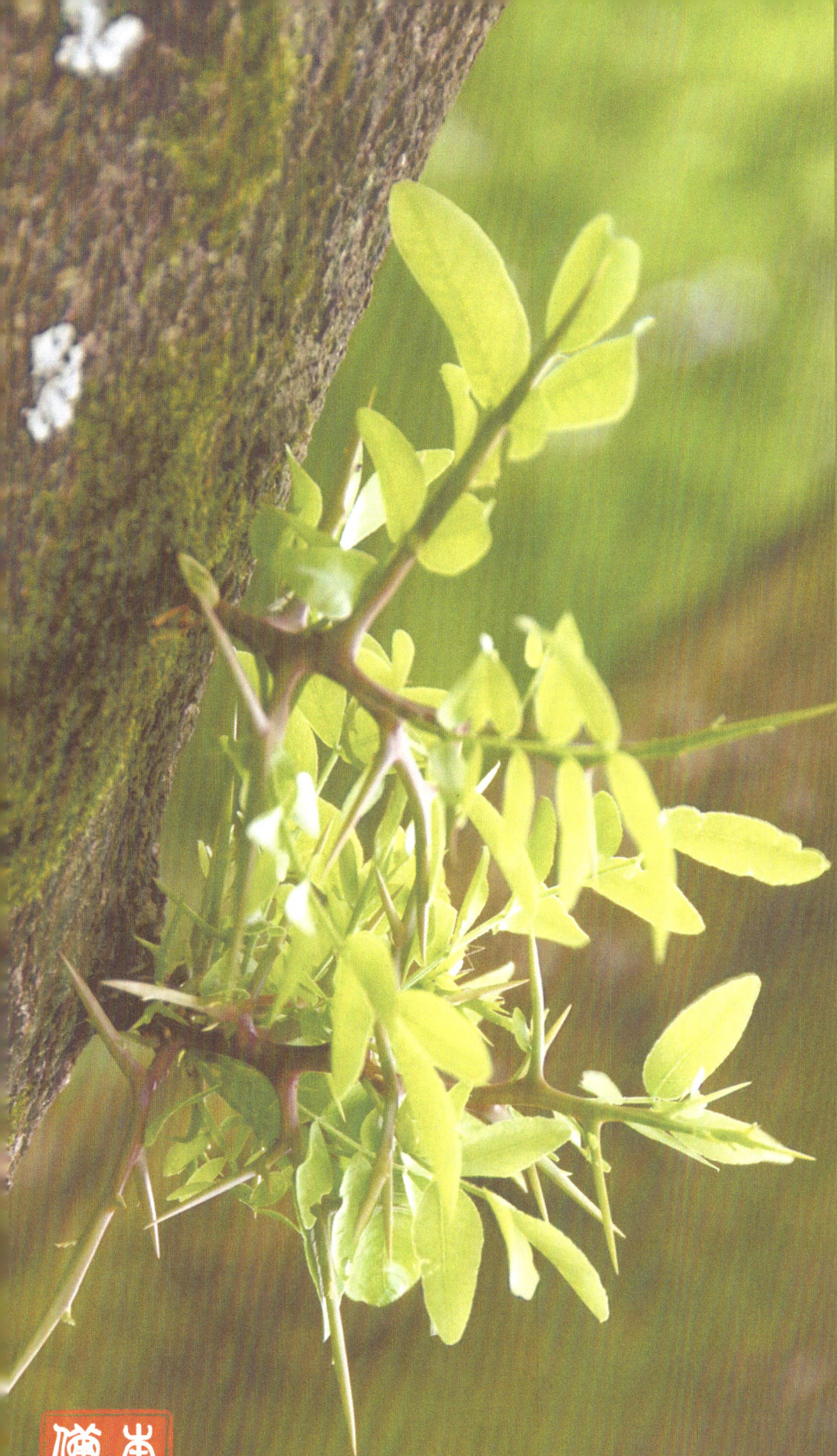

卷之三

木 部

193 茯苓

【古籍原文】补心脾,通,行水

甘、温益脾助阳,淡渗利窍除湿。色白入肺泻热而下通膀胱,能通心气于肾,使热从小便出,然必其上行入肺,能清化源,而后能下降利水也。宁心益气,调营理卫,定魄安魂。营主血,卫主气,肺藏魄,肝藏魂。治忧恚惊悸,心肝不足。心下结痛,寒热烦满,口焦舌干,口为脾窍,舌为心苗。火下降则热除。咳逆、肺火。呕哕,胃火。膈中痰水,脾虚。水肿淋沥,泄泻、渗湿。遗精。益心肾。若虚寒遗溺泄精者,又当用温热之剂峻补其下。忌用茯苓淡渗之药。小便结者能通,多者能止。湿除则便自止。生津止渴,湿热去则津生。退热安胎。

松根灵气结成,以大块坚白者良。去皮,乳拌蒸。【多拌良。】

白者入肺、膀胱气分。赤者入心、小肠气分。时珍曰:白入气,赤入血。补心脾白胜,利湿热赤胜。恶白敛,畏地榆、秦艽、龟甲、雄黄,忌醋。

皮:专能行水,治水肿肤胀。以皮行皮之义,五皮散用之。凡肿而烦渴,便秘溺赤,属阳水,宜五皮散、疏凿饮;不烦渴,大便溏,小便数,不赤涩,属阴水,宜实脾饮、流气饮。腰以上肿宜汗,腰以下肿宜利小便。

【药物来源】为多孔菌科真菌茯苓 *Poria cocos* (Schw.) Wolf. 的干燥菌核(茯苓)、干燥菌核近外皮部的淡红色部分(赤茯苓)及菌核的外皮(茯苓皮)。

【形态特征】菌核球形、卵形、椭圆形至不规则形。外面有厚而多皱褶的皮壳,深褐色,新鲜时软,干后变硬;内部白色或淡粉红色,粉粒状。子实体生于菌核表面,全平伏,白色,肉质,老后或干后变为浅褐色。多于7—9月采挖。

【性味功效】茯苓:味甘、淡,性平。利水渗湿,健脾,宁心。赤茯苓:味甘、淡,性平。行水,利湿热。茯苓

皮:味甘、淡,性平。利水消肿。

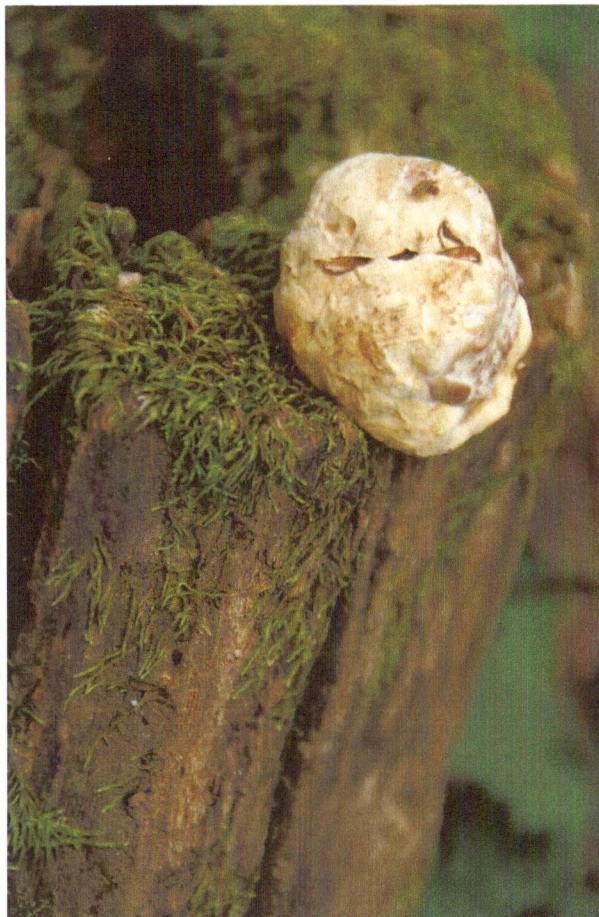

【古方选录】①《伤寒论》五苓散:猪苓十八铢(去皮),泽泻一两六铢,白术十八铢,茯苓十八铢,桂枝半两(去皮)。用法:上五味,捣为散。以白饮和服方寸匕,日三服。多饮暖水,汗出愈。主治:太阳病,发汗后,大汗出,胃中干,烦躁不得眠,脉浮,小便不利,微热消渴者。

②《医学发明》赤茯苓丸:葶苈四两,防己二两,赤茯苓一两,木香半两。用法:上件为细末,枣肉为丸,如桐子大。每三十丸,煎桑白皮汤送下,食前。主治:脾湿太过,四肢肿满,腹胀喘逆,气不宣通,小便赤涩。

③《温病条辨》茯苓皮汤:茯苓皮五钱,生薏仁

五钱,猪苓三钱,大腹皮三钱,白通草三钱,淡竹叶二钱。用法:水八杯,煮取三杯,分三次服。主治:湿温,吸受秽湿,三焦分布,热蒸头胀,身痛呕逆,小便不利,神识昏迷,舌白,渴不多饮,先宜芳香通神利窍,继用淡渗分消浊湿。

【用法用量】茯苓:煎服,10~15 g;或入丸、散。赤茯苓:煎服,6~12 g;或入丸、散。茯苓皮:煎服,15~30 g。

【使用注意】茯苓:阴虚而无湿热、虚寒滑精、气虚下陷者慎服。赤茯苓:虚寒滑精或气虚下陷者忌服。

【现代研究】茯苓含三萜类茯苓酸,3-氢化松苓酸,齿孔酸,茯苓新酸,β-香树醇乙酸,茯苓聚糖,麦角甾醇,月桂酸和无机元素等。有利尿,镇静,抗肿瘤,增加心肌收缩力,护肝,降血糖,延缓衰老和增强免疫力等作用。

194 茯　神

【古籍原文】补心

主治略同茯苓,但茯苓入脾、肾之用多,茯神入心之用多。开心益智,安魂养神。疗风眩心虚,健忘多恚。

即茯苓抱根生者。昂按:以其抱心,故能补心也。去皮及中木用。

茯神心木,名黄松节。疗诸筋挛缩,偏风喎斜,心掣健忘。心木一两,乳香一钱,石器炒研,名松节散。每服二钱,木瓜汤下,治一切筋挛疼痛。乳香能伸筋,木瓜能舒筋也。

【药物来源】本品为菌类植物多孔菌科真菌茯苓 *Poria cocos*(Schw.)Wolf. 菌核中间天然抱有松根的白色部分(茯神)及所抱之松根(茯神木)。

【形态特征】同"茯苓"。

【性味功效】茯神:味甘、淡,性平。宁心、安神、利水。茯神木:味甘,性平。平肝安神。

【古方选录】①《是斋百一选方》朱雀丸:茯神(去皮)二两,沉香半两。用法:并为细末,炼蜜丸,如小豆大。每服三十丸,食后人参汤下。主治:心神不定,恍惚不乐。

②《脚气治法总要》松节散:松节(取茯神中根心子用)一两(锉如米),乳香一钱(捶碎)。用法:上置银石器中,炒令焦,只留一二分性,出火毒,研细。

每服一钱至二钱,热木瓜酒调下。主治:脚气冷搏于筋,转筋挛痛。

【用法用量】茯神:煎服,9~15 g;或入丸、散。茯神木:煎服,6~9 g;或入丸、散。

【使用注意】茯神:肾虚小便不利或不禁、虚寒滑精者慎服。茯神木:血虚者忌服。

【现代研究】含β-茯苓糖,葡萄糖,茯苓素,麦角甾醇,卵磷脂,组氨酸等。有镇静,利水,增强免疫力,抗肿瘤,护肝,降血糖等作用。

195 琥　珀

【古籍原文】通,行水、散瘀、安神

甘,平。以脂入土而成宝,故能通塞以宁心。定魂魄,疗癫邪。从镇坠药则安心神。色赤入手少阴、足厥阴心、肝血分,故能消瘀血,破症瘕,生肌肉,合金疮。从辛温药则破血生肌。其味甘淡上行,能使肺气下降而通膀胱,《经》曰:饮食入胃,游溢精气,上输于脾,脾气散精,上归于肺,通调水道,下输膀胱。凡渗药皆上行而后下降。故能治五淋,利小便,燥脾土。从淡渗药则利窍行水。然石药终燥,若血少而小便不利者,反致燥急之苦。又能明目磨翳。

松脂入土,年久结成。或云枫脂结成。以摩热拾芥者真。市人多煮鸡子及青鱼枕伪之,摩呵亦能拾芥,宜辨。用柏子仁末,入瓦锅同煮半日,捣末用。

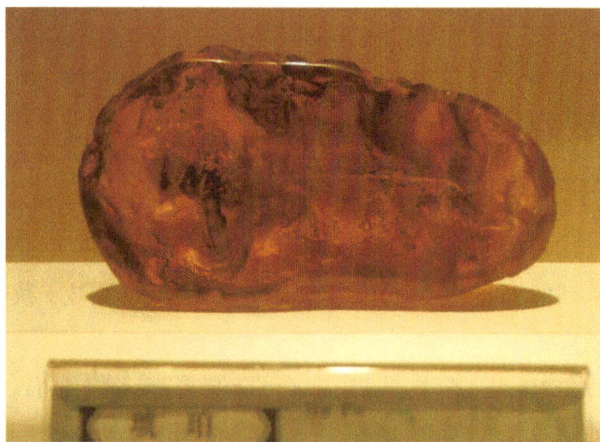

【药物来源】本品为古代松科植物的树脂埋藏地下经久凝结而成的碳氢化合物。

【形态特征】药材呈不规则的散粒状、团块状或钟乳状。颜色为黄色、棕黄色、橙黄色。透明至不透明,具松脂光泽。硬度2~2.5。相对密度1.05~1.09。

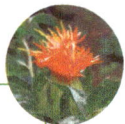

加热至 150 ℃ 开始变软。

【性味功效】味甘,性平。镇惊安神,散瘀止血,利水通淋,去翳明目。

【古方选录】《景岳全书》琥珀多寐丸:琥珀、羚羊角(镑细)、人参、白茯神、远志(制)、甘草等分。用法:上为细末,猪心血和,炼蜜丸芡实大,金箔为衣。每服一丸,灯心汤嚼下。主治:健忘恍惚,神虚不寐。

【用法用量】内服,研末,1～3 g;或入丸、散。外用适量,研末撒,或点眼。

【使用注意】阴虚内热及无瘀滞者慎服。

【现代研究】含树脂,挥发油,二松香醇酸,琥珀银松酸,琥珀树脂酸,琥珀松香醇,琥珀酸,龙脑等。有抗惊厥,镇静,降低体温,镇痛等作用。

196 松 节

【古籍原文】燥湿、去风

松之骨也,坚劲不凋,故取其苦温之性,以治骨节间之风湿。丹溪曰:能燥血中之湿。

杵碎浸酒良。史国公药酒中用之。

松脂:苦、甘,性燥。祛风去湿,化毒杀虫,生肌止痛。养生家炼之服食,今熬膏多用之。龋齿有孔,松脂纴塞,虫即从脂出。

松毛:酿酒,煮汁代水。亦治风痹脚气。

【药物来源】为松科植物油松 *Pinus tabuliformis* Carr. 、马尾松 *Pinus massoniana* Lamb. 的瘤状节或分枝节(松节)、渗出的油树脂经蒸馏或提取除去挥发油后所余固体树脂(松脂或松香)及针叶(松针或松毛)。

【形态特征】①油松:乔木,高达 25 m。树皮灰褐色,呈不规则鳞甲状裂。枝轮生,淡橙黄色或灰黄色。叶针形,2 针 1 束。球果卵形或圆卵形,中部种鳞近长圆状倒卵形。种子卵圆形或长卵圆形,淡褐色,有斑纹。花期 4—5 月,果期翌年 10 月。

②马尾松:乔木,高达 45 m。树皮红褐色,下部灰褐色,成不规则长块状裂。球果卵圆形或圆锥状卵形,中部种鳞近长圆状倒卵形。种子连翅长 2～2.7 cm。花期 4—5 月,果期翌年 10—12 月。

【性味功效】松节:味苦、辛,性温。祛风除湿,通络止痛。松脂:味苦、甘,性温。祛风燥湿,排脓拔毒,生肌止痛。松针:味苦,性温。祛风燥湿,杀虫止痒,活血安神。

【古方选录】①《太平圣惠方》松节散:黄松木节五两(细锉),童子小便五合,醋五合。用法:于砂盆内以慢火炒,旋滴小便并醋,以尽为度,炒令干,捣细罗为散。用法:每服,以童子热小便调下二钱,日三四服。主治:从高坠损,恶血攻心,胸膈烦闷。

②《疡医大全》黄龙散:枯矾七钱,松香三钱。用法:各为细末,和匀,掺伤处。主治:金疮初伤出血不止。

③《备急千金要方》松叶酒:松叶六十斤。用法:细切之,以水四石,煮取四斗九升,以酿五斗米,如常法;别煮松叶汁以渍米并馈饭,泥酿封头,七日发。澄饮之即醉。主治:脚弱十二风痹不能行。

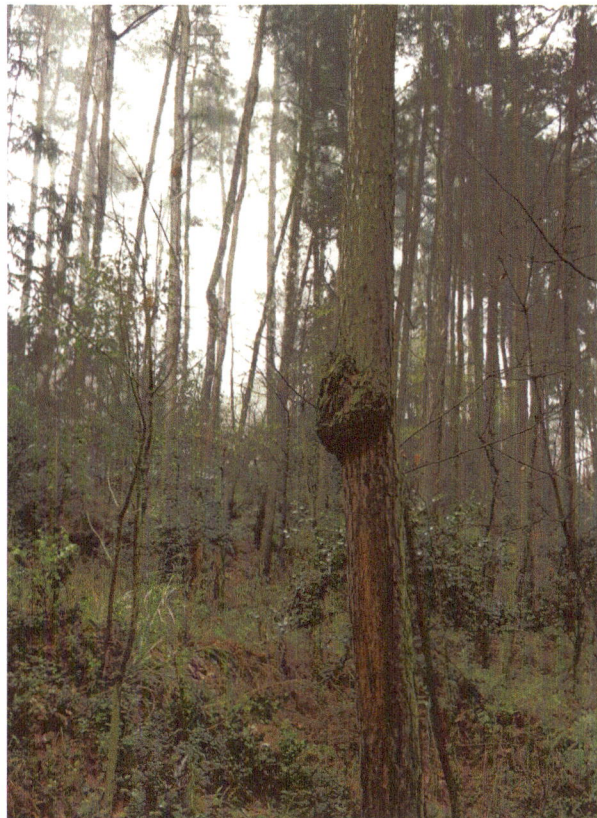

【用法用量】松节:煎服,9～15 g;或浸酒、醋等。外用适量,浸酒涂擦,或炒研末调敷。松脂:煎服,3～5 g;或入丸、散;或浸酒。外用适量,研末干掺。松针:煎服,6～15 g,鲜品 30～60 g;或浸酒。外用适量,鲜品捣敷,或煎水洗。

【使用注意】松节:阴虚血燥者慎用。松脂:血虚者、内热实火者忌服。不可久服。未经严格炮制不可服。松针：血虚、阴虚及内燥者慎服。

【现代研究】松节：含纤维素，木质素，少量挥发油（松节油）和树脂，少量的樟烯和二戊烯，油脂，熊果酸，异海松酸。有镇痛消炎等作用。

松脂：含松香酸酐，游离松香酸，树脂烃，挥发油，槲皮素，山柰酚等。有抑制大鼠胃肌痉挛、家兔肠痉挛，镇咳祛痰，增强免疫力，抗凝，降血压等作用。

松针：油松松针含叶绿素，维生素，蛋白质，脂类，α-蒎烯，β-蒎烯，乙酸龙脑酯等；马尾松松针含覆瓦南美杉醇酸，左旋马尾松树酯醇，α-蒎烯，β-蒎烯，柠檬烯，胡萝卜素，谷氨酸，丙氨酸等。有镇静，解热，镇痛，消炎，降血脂，抗病毒，延缓衰老等作用。

197 柏子仁

【古籍原文】补心脾、润肝肾

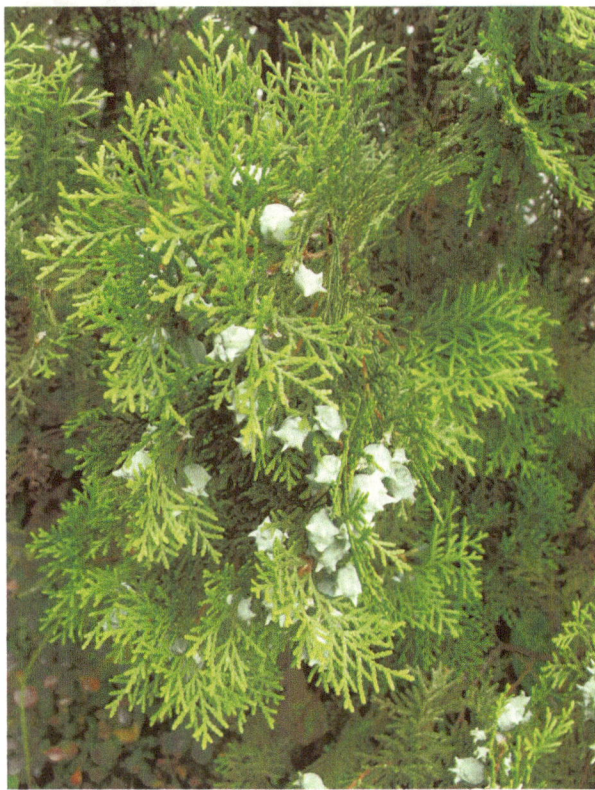

辛、甘而润。其气清香，能透心肾而悦脾。昂按：凡补脾药多燥，此润药而香能舒脾，燥脾药中兼用最良。养心气，润肾燥，助脾滋肝，好古曰：肝经气分药。益智宁神，养心。聪耳明目，甘益血，香通窍。益血止汗，心生血，汗为心液。除风湿，愈惊痫，泽皮肤，辟鬼魅。

炒研去油，油透者勿用。畏菊花。

【药物来源】本品为柏科植物侧柏 *Platycladus orientalis*（L.）Franco 的干燥成熟种仁。

【形态特征】常绿乔木，高达 20 m。树皮薄，浅灰褐色，纵裂成条片。叶鳞形，交互对生，叶背中部均有腺槽。雌雄同株，球花单生于短枝顶端。球果卵圆形。种子卵圆形或长卵形，灰褐色或紫褐色，无翅或有棱脊，种脐大而明显。花期 3—4 月，球果 9—10 月成熟。

【性味功效】味甘，性平。养心安神，润肠通便，止汗。

【古方选录】《体仁汇编》柏子养心丸：柏子仁（蒸晒去壳）四两，枸杞子（酒洗晒）三两，麦门冬（去心）、当归（酒浸）、石菖蒲（去毛洗净）、茯神（去皮心）各一两，玄参、熟地（酒蒸）各二两，甘草（去粗皮）五钱。用法：先将柏子仁、熟地蒸过，石器内捣如泥，余药研末和匀，炼蜜为丸，如梧桐子大。每服四五十丸，早晚灯心汤或圆眼汤送下。常服宁心定志，补肾滋阴。主治：劳欲过度，心血亏损，精神恍惚，夜多怪梦，怔忡惊悸，健忘遗泄。

【用法用量】煎服，3 ~ 10 g；便溏者制霜用；或入丸、散。外用适量，研末调敷，或鲜品捣敷。

【使用注意】便溏及痰多者慎服。

【现代研究】含脂肪油，挥发油，柏木醇，双萜类等。有镇静催眠，明显改善损伤造成的记忆再现障碍，增强体质等作用。

198 侧柏叶

【古籍原文】补阴、凉血

苦、涩，微寒。《本草》微温。养阴滋肺而燥土，最清血分，为补阴要药。止吐衄崩淋，肠风尿血痢血，一切血证。去冷风湿痹，历节风痛，肢节大痛，昼静夜剧，名白虎历节风。亦风寒湿所致。涂汤火伤，捣烂水调涂。生肌杀虫，炙罨冻疮。汁：乌髭发。

取侧者。丹溪曰：多得月令之气，随月建方取。或炒或生用。桂、牡蛎为使，恶菊花。宜酒。万木皆向阳，柏独西指，受金之正气，坚劲不凋，多寿之木，故元旦饮椒柏酒以辟邪。

【药物来源】本品为柏科植物侧柏 *Platycladus orientalis*（L.）Franco 的干燥枝梢和叶。

【形态特征】同"柏子仁"。

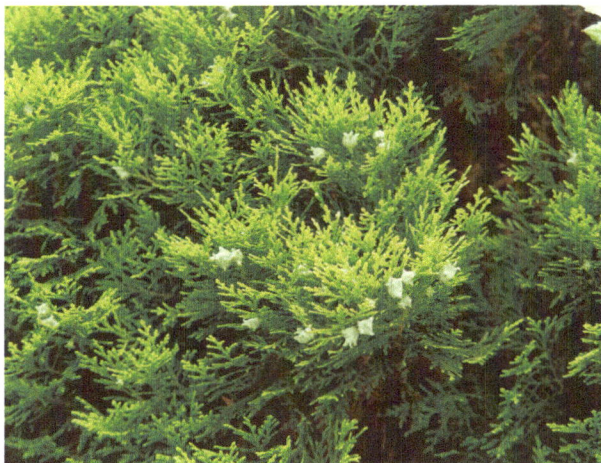

【性味功效】味苦、涩,性寒。凉血止血,生发乌发。

【古方选录】《妇人良方》四生丸:生柏叶、生荷叶、生地黄、生艾叶。用法:上药等分,烂研,丸如鸡子大。每服一丸,水三盏,煎至一盏,去滓温服,无时候。主治:血热妄行,吐咯不止。

【用法用量】煎服,6～12 g;或入丸、散。外用适量。

【使用注意】久服、多服易致肠胃不适或食欲减退。

【现代研究】含 α - 侧柏酮,侧柏烯,小茴香酮,棕榈酸,月豆蔻酸,柏木双黄酮,芹菜素,槲皮苷等。有止血,镇咳,祛痰,平喘,抗病原微生物等作用。

199 肉　桂

【古籍原文】大燥,补肾命火

　　辛、甘,大热,气厚纯阳。入肝肾血分,平肝、补肾。补命门相火之不足,两肾中间,先天祖气,乃真火也。人非此火,不能有生。无此真阳之火,则无以蒸糟粕而化精微,脾胃衰败,气尽而亡矣。益阳消阴。治痼冷沉寒,能发汗疏通血脉,宣导百药,辛则善散,热则通行。去营卫风寒,表虚自汗,阳虚,腹中冷痛,咳逆结气。咳逆亦由气不归元,桂能引火,归宿丹田。木得桂而枯。削桂钉木根,其木即死。又能抑肝风而扶脾土。肝木盛则克土,辛散肝风,甘益脾土。从治目赤肿痛,以热攻热,名曰从治。及脾虚恶食,命火不足。湿盛泄泻,土为木克,不能防水。古行水方中,亦多用桂,如五苓散、滋肾丸之类。补劳明目,通经堕胎。辛热能动血故也。

　　出岭南桂州者良。州因桂名。色紫肉厚,味辛甘者,为肉桂。入肝、肾、命门。去粗皮用。其毒在皮。去里外皮,当中心者,为桂心。入心。枝上嫩皮,为桂枝。

入肺、膀胱及手足。得人参、甘草、麦冬良,忌生葱、石脂。《本草》有菌桂、筒桂、牡桂、板桂之殊。今用者亦罕分别,惟以肉厚气香者良。

【药物来源】本品为樟科植物肉桂 Cinnamomum cassia Presl 的干燥树皮。

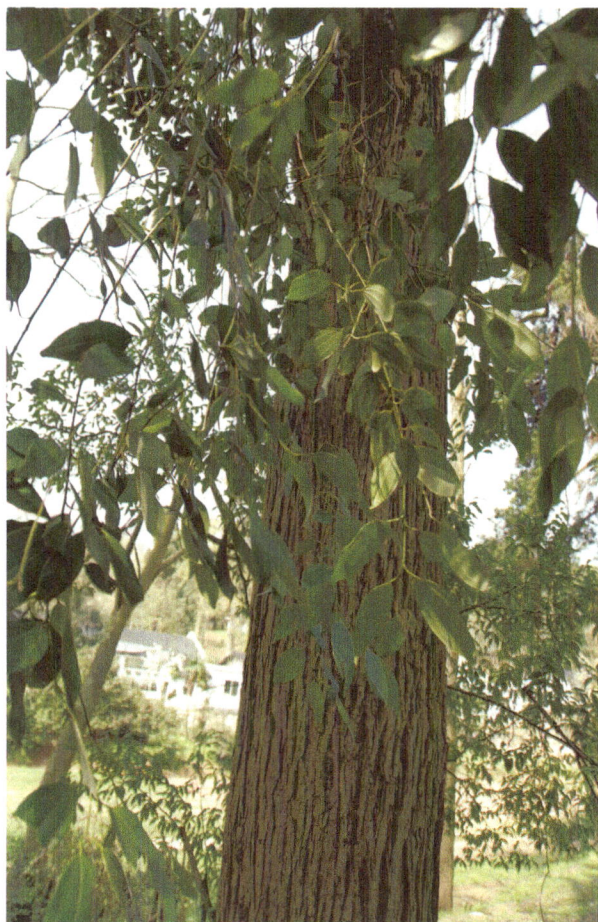

【形态特征】常绿乔木,高 12～17 m。树皮灰褐色,芳香,幼枝略呈四棱形。叶互生,革质,长椭圆形至近披针形,先端尖,基部钝,全缘;上面绿色,有光泽,下面灰绿色,被细柔毛。圆锥花序腋生或近顶生,花小,花柱与子房等长。浆果。种子长卵形,紫色。花期6—8 月,果期10—12 月。

【性味功效】味辛、甘,性大热。补火助阳,引火归元,散寒止痛,活血通经。

【古方选录】《太平惠民和剂局方》十全大补汤:肉桂(去粗皮,不见火)、人参、白术(焙)、白芍药、茯苓(焙)、黄芪、川芎、地黄(洗,酒蒸,焙)、川当归(洗,去芦)、甘草(炙)各等分。用法:上十一味,锉为粗末。每服二大钱,水一盏,生姜三片,枣子二个,同煎至七分,不拘时候温服。主治:气血两虚证。

【用法用量】煎服，1~5 g。外用适量，研末调敷，或浸酒涂擦。

【使用注意】有出血倾向者及孕妇慎用，不宜与赤石脂同用。

【现代研究】含桂皮醛，乙酸桂皮酯，桂皮酸乙酯，菖蒲烯，β-榄香烯，桂皮苷，桂皮多糖等。有缓解胃肠痉挛，抗溃疡，抑制血小板聚集，消炎，抗肿瘤等作用。

200 桂 心

【古籍原文】燥，补阳、活血

苦入心，辛走血。能引血化汗、化脓，内托痈疽、痘疮。同丁香，治痘疮灰塌。益精明目，消瘀生肌，补劳伤，暖腰膝，续筋骨。治风痹症瘕，噎膈腹满，腹内冷痛，九种心痛。一虫、二疰、三风、四悸、五食、六饮、七冷、八热、九去来痛，皆邪乘于手少阴之络，邪正相激，故令心痛。

【药物来源】为樟科植物肉桂 *Cinnamomum cassia* Presl 去掉外层粗皮的干燥干皮、枝皮。

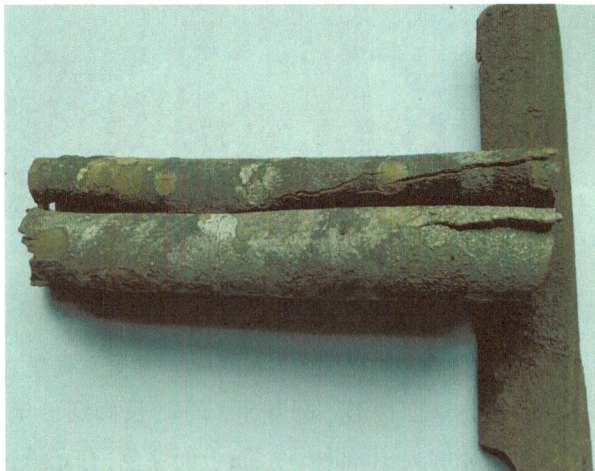

【形态特征】同"肉桂"。

【性味功效】味苦、辛，性温。益精明目，消瘀生肌，补劳伤，暖腰膝，续筋骨。

【古方选录】《集验方》桂心汤：桂心四两，生姜三两，吴茱萸三两。用法：上三味，切，以酒一大升，煎至三合，去滓，分温三服。如人行六七里一服。忌生葱。主治：寒疝，气来往冲心腹痛。

201 桂 枝

【古籍原文】轻，解肌、调荣卫

辛、甘而温，气薄升浮。入太阴肺、太阳膀胱经。温经通脉，发汗解肌。能利肺气。《经》曰：辛甘发散为阳。治伤风头痛，无汗能发。中风自汗，有汗能止。中，犹伤也，古文通用。自汗属阳虚。桂枝为君，芍药、甘草为佐，加姜、枣名桂枝汤，能和营实表。调和营卫，使邪从汗出，而汗自止。亦治手足痛风、胁风。痛风有风痰、风湿、湿痰、瘀血、气虚、血虚之异。桂枝用作引经。胁风属肝，桂能平肝。东垣曰：桂枝横行手臂，以其为枝也。又曰：气薄则发泄，桂枝上行而解表；气厚则发热，肉桂下行而补肾。王好古曰：或问桂枝止烦出汗，仲景治伤寒发汗，数处皆用桂枝汤，又曰无汗不得用桂枝，汗多者桂枝甘草汤，此又能闭汗也。二义相通否乎？曰：仲景云太阳病发热汗出者，此为营弱卫强，阴虚，阳必凑之，故以桂枝发其汗，此乃调其营气，则卫气自和，风邪无所容，遂自汗而解。非若麻黄能开腠理，发出其汗也。汗多用桂枝者，以之调和营卫，则邪从汗出，而汗自止，非桂枝能闭汗孔也。亦惟有汗者宜之。若伤寒无汗，则当以发汗为主，而不独调其营卫矣。故曰无汗不得服桂枝，有汗不得服麻黄也。《伤寒例》曰：桂枝下咽，阳盛则毙；承气入胃，阴盛则亡。

【药物来源】本品为樟科植物肉桂 *Cinnamomum cassia* Presl 的干燥嫩枝。

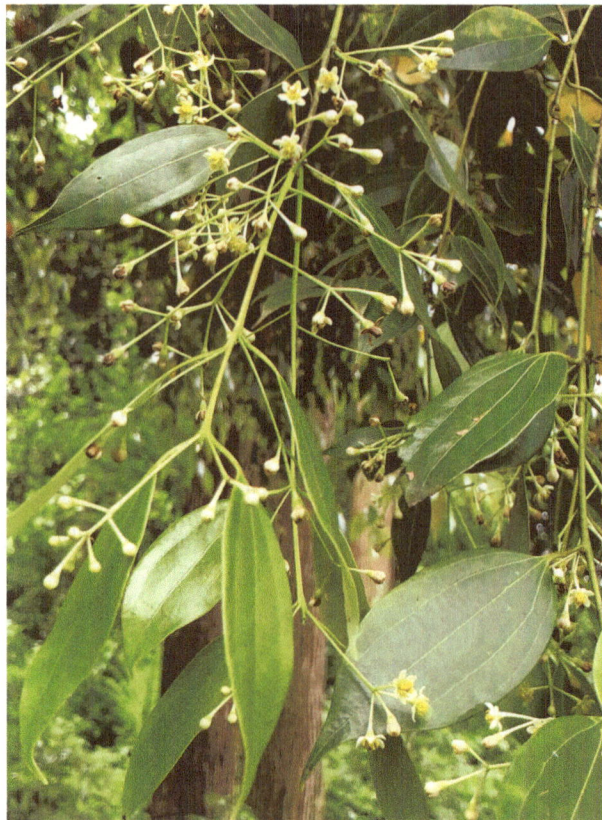

【形态特征】同"肉桂"。

【性味功效】味辛、甘，性温。发汗解肌，温通经脉，助阳化气，平冲降气。

【古方选录】《伤寒论》桂枝汤：桂枝三两（去皮），芍药三两,甘草二两(炙),生姜三两(切),大枣十二枚(擘)。用法:上五味,细切三味,以水七升,微火煮取三升。去滓。适寒温,服一升,服已须臾,啜热稀粥一升余,以助药力,温覆令一时许,遍身漐漐微似有汗者益佳。主治:太阳中风,阳浮而阴弱。阳浮者,热自发;阴弱者,汗自出。啬啬恶寒,淅淅恶风,翕翕发热,鼻鸣干呕者。

【用法用量】煎服,3～10 g;或入丸、散;或浸酒。

【使用注意】热病高热、阴虚火旺、血热妄行者忌服,孕妇慎用。不宜与赤石脂同用。

【现代研究】含桂皮醛,香豆精,有机酸等。有抗菌,抗病毒,解热,镇痛等作用。

202 枸杞子

【古籍原文】平补而润

甘,平。《本草》苦寒。润肺清肝,滋肾益气,生精助阳,补虚劳,强筋骨,肝主筋,肾主骨。去风明目,目为肝窍,瞳子属肾。利大小肠。治嗌干消渴。昂按:古谚有云:出家千里,勿食枸杞。其色赤属火,能补精壮阳。然气味甘寒而性润,仍是补水之药,所以能滋肾益肝明目而治消渴也。

南方树高数尺,北方并是大树。以甘州所产、红润少核者良。酒浸捣用。根名地骨皮。见下。叶名天精草,苦、甘而凉。清上焦心肺客热,代茶止消渴。时珍曰:皆三焦气分之药。

【药物来源】本品为茄科植物宁夏枸杞 *Lycium barbarum* L. 的干燥成熟果实(枸杞)及嫩茎叶(天精草或枸杞叶)。

【形态特征】灌木,高1～3 m。主茎数条,粗壮;小枝有纵棱纹,有短棘刺和生叶、花的长棘刺。叶互生或数片簇生于短枝上;叶柄短;叶片披针形或长圆状披针形,基部楔形或狭楔形而下延成叶柄,全缘。花腋生。浆果卵圆形、椭圆形或阔卵形,红色或橘红色,果皮肉质。种子多数,棕黄色。花期5—10月,果期6—11月。

【性味功效】枸杞:味甘,性平。滋补肝肾,益精明目。枸杞叶:味苦、甘,性凉。补虚益精,清热明目。

【古方选录】①《太平圣惠方》枸杞子散:枸杞子一两,黄芪(锉)一两半,人参(去芦头)一两,桂心三分,当归一两,白芍药一两。用法:捣筛为散。每服

三钱,以水一中盏,入生姜半分,枣三枚,饧半分,煎至六分,去滓,食前温服。主治:虚劳,下焦虚伤,微咳,小便数。

②《圣济总录》枸杞羊肾粥:枸杞叶一斤,羊肾一对(细切),米三合,葱白十四茎。用法:上四味细切,加五味煮粥,如常法,空腹食。主治:阳气衰,腰脚疼痛,五劳七伤。

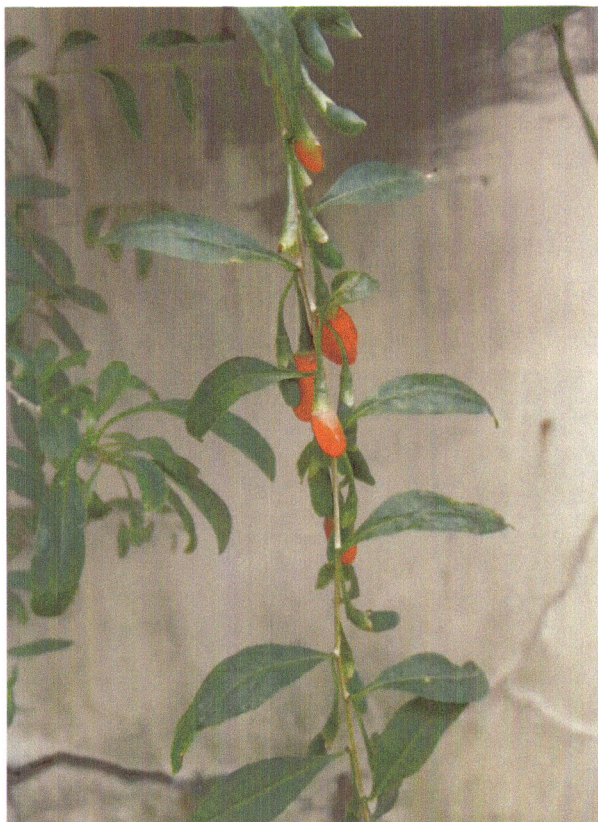

【用法用量】枸杞:煎服,6～12 g;或入丸、散、膏、酒剂。枸杞叶:煎服,或兼为食用,鲜品60～240 g,煮食或凉拌等。外用适量,煎水洗,或捣汁滴眼。

【使用注意】脾虚便溏者慎服枸杞。枸杞叶不宜与乳酪同食(《药性论》)。

【现代研究】果实含甜菜碱,阿托品,天仙子胺,胡萝卜素,硫胺素,核黄素,氨基酸,多糖等。有增强免疫力,抗衰老,抗肿瘤,降血脂,护肝,降血糖等作用。

203 地骨皮

【古籍原文】泻热凉血、补正气

甘淡而寒。降肺中伏火,泻肝肾虚热,能凉血而补正气。故内治五内邪热,热淫于内,治以甘寒。地骨一

斤,生地五斤,酒煮服,治带下。吐血尿血,捣鲜汁服。咳嗽消渴,清肺。外治肌热虚汗,上除头风痛,能除风者,肝肾同治也。肝有热则自生风,与外感之风不同,热退则风自息。中平胸胁痛,清肝。下利大小肠。疗在表无定之风邪,传尸有汗之骨蒸。李东垣曰:地为阴,骨为里,皮为表。地骨皮泻肾火,牡丹皮泻包络火,总治热在外,无汗而骨蒸;知母泻肾火,治热在内、有汗而骨蒸。四物汤加二皮,治妇人骨蒸。朱二允曰:能退内潮,人所知也;能退外潮,人实不知。病或风寒,散而未尽,作潮往来,非柴、葛所能治,用地骨皮走表又走里之药,消其浮游之邪,服之未有不愈者。特表明之。时珍曰:枸杞、地骨,甘寒平补,使精气充足,则邪火自退。世人多用苦寒,以芩、连降上焦,知、柏降下焦,致伤元气,惜哉! 予尝以青蒿佐地骨退热,累有殊功。

甘草水浸一宿用。肠滑者忌枸杞子,中寒者忌地骨皮。掘鲜者同鲜小蓟煎浓汁,浸下疳甚效。

【药物来源】为茄科植物枸杞 *Lycium chinense* Mill. 或宁夏枸杞 *Lycium barbarum* L. 的干燥根皮。

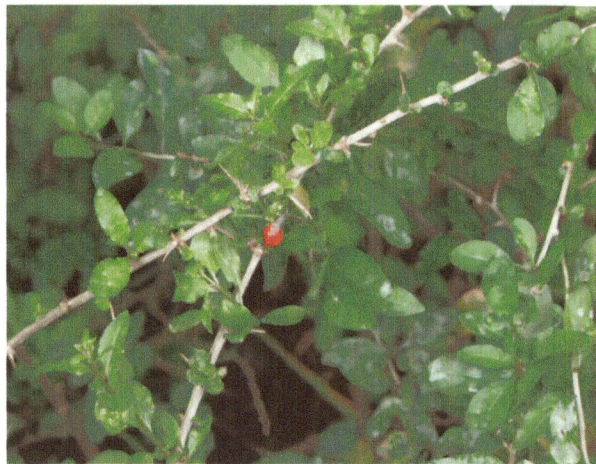

【形态特征】枸杞:落叶灌木,高 1 m 左右。蔓生,茎干较细,外皮灰色,具短棘,生于叶腋。叶片稍小,卵形、卵状菱形、长椭圆形或卵状披针形,全缘。花紫色,花萼钟状,花冠管部和裂片等长。浆果卵形或长圆形。种子黄色。花期 6—9 月,果期 7—10 月。

【性味功效】味甘,性寒。凉血除蒸,清肺降火。

【古方选录】《圣济总录纂要》地骨皮汤方:地骨皮、白茯苓、麦门冬、柴胡各一两半,赤芍药、甘草(炙令赤)各一两。用法:上六味,捣筛,每服五钱,水煎,食后分温二服。主治:五蒸。

【用法用量】煎服,9~15 g,大剂量可用 15~30 g;或入丸、散。

【使用注意】脾胃虚寒者慎服。

【现代研究】含生物碱,枸杞环八肽 A、B,有机酸,枸杞酰胺等。有解热,降血压,降血糖,降血脂,抗菌等作用。

204 山茱萸

【古籍原文】补肝肾、涩精气

辛,温,酸涩。补肾温肝。入二经气分。固精秘气,强阴助阳,安五脏,通九窍,《圣济》云:如何涩剂以通九窍?《经疏》云:精气充则九窍通利。昂按:山茱通九窍,古今疑之。得《经疏》一言,而意旨豁然。始叹前人识见深远,不易测识,多有如此类者。即《经疏》一语而扩充之,实可发医人之慧悟也。暖腰膝,缩小便。治风寒湿痹,温肝故能逐风。鼻塞目黄,肝虚邪客,则目黄。耳鸣耳聋。肾虚则耳鸣耳聋,皆固精通窍之功。王好古曰:滑则气脱,涩剂所以收之。仲景八味丸用之为君,其性味可知矣。昂按:《别录》、甄权皆云能发汗,恐属误文。酸剂敛涩,何以反发? 仲景亦安取发汗之药以为君乎? 李士材曰:酸属东方,而功多在北方者,乙癸同源也。**【肝为乙木,肾为癸水。】**

去核用,核能滑精。恶桔梗、防风、防己。

【药物来源】为山茱萸科植物山茱萸 *Cornus officinalis* Sieb. et Zucc. 的干燥成熟果肉。

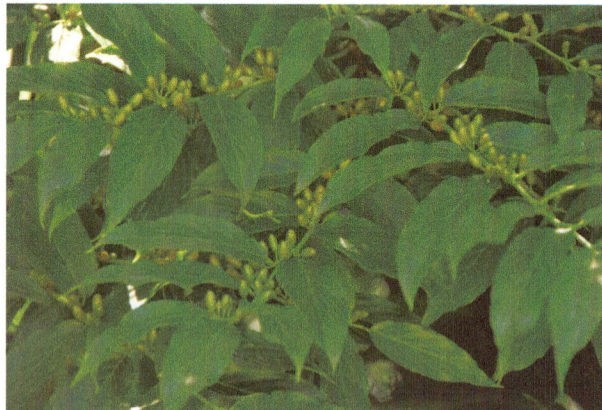

【形态特征】落叶灌木或乔木。枝黑褐色。叶对生;叶片纸质,卵形至椭圆形,稀卵状披针形,上面疏生平贴毛,下面毛较密;侧脉 6~8 对,脉腋具黄褐色髯毛。伞形花序先叶开花,腋生,苞片卵圆形,褐色;花黄色;花萼 4 裂,裂片宽三角形;花瓣 4 片,卵形。核果椭圆形,成熟时红色。花期 3—4 月,果期 9—10 月。

【性味功效】味酸、涩,性微温。补益肝肾,收涩固脱。

【古方选录】《圣济总录纂要》山茱萸丸:山萸、吴萸(炒)、食萸、楝实(麸炒)、马蔺花、怀香子、青橘皮、橘红(焙)、京三棱、干姜各三分,附子一枚(重半两者去皮脐)。用法:上十一味,捣罗为末,醋煮,面糊和丸如梧桐子大,每服二十丸,酒或盐汤下,空心服。主治:厥疝上抢,心腹冷痛。

【用法用量】煎服,6～12 g;或入丸、散。

【使用注意】命门火炽、素有湿热、小便淋涩者忌服。

【现代研究】含鞣质,糖及糖苷,挥发油,多种氨基酸及铁、铝、铜等。有抗菌,消炎,降血糖,抑制血小板聚集,增强非特异性免疫功能,抗肝损害等作用。

205 酸枣仁

【古籍原文】补而润、敛汗,宁心

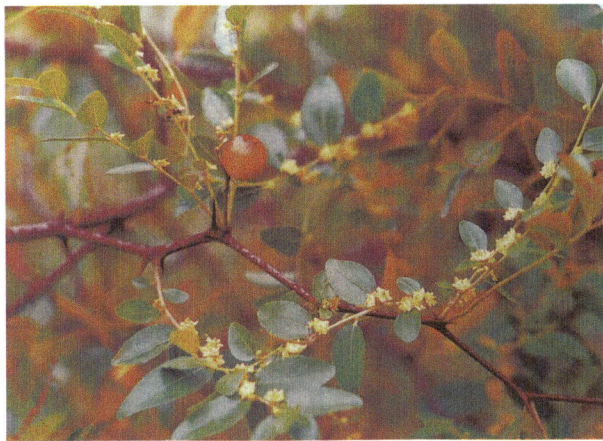

甘、酸而润。凡仁皆润。专补肝胆,炒熟酸温而香,亦能醒脾。故归脾汤用之。助阴气,坚筋骨,除烦止渴,敛阴生津。敛汗、《经疏》曰:凡服固表药而汗不止者,用枣仁炒研,同生地、白芍、五味、麦冬、竹叶、龙眼肉,煎服多效。汗为心液故也。宁心。心君易动,皆由胆怯所致。《经》曰:凡十一官皆取决于胆也。疗胆虚不眠,温胆汤中或加用之。肝虚则胆亦虚,肝不藏魂,故不寐;血不归脾,卧亦不安。《金匮》治虚劳虚烦不眠,用酸枣仁汤;枣仁二升,甘草一两炙,知母、茯苓、芎劳各二两。深师加生姜二两,此补肝之剂也。《经》曰:卧则血归于肝。苏颂曰:一方加桂一两,二方枣仁并生用,治不得眠。岂得以煮过便为熟乎?酸痹久泻。酸收涩,香舒脾。

生用酸平,疗胆热好眠。时珍曰:今人专以为心家药,殊味此理。昂按:胆热必有心烦口苦之证,何以反能好眠乎?温胆汤治不眠,用二陈加竹茹、枳实,二味皆凉药,乃以凉肺、胃之热,非以温胆经之寒也。其以温胆名汤者,以胆欲不寒不燥,当温为候耳。胆热好眠四字,不能无疑也。炒,研用。恶防己。

【药物来源】为鼠李科植物酸枣 *Ziziphus jujuba* Mill. var. *spinosa*(Bunge)Hu ex H. F. Chow 的干燥成熟种子。

【形态特征】落叶灌木,高 1～3 m。老枝灰褐色,幼枝绿色;于分枝基部处具刺 1 对。单叶互生;托叶针状;叶片长圆状卵形至卵状披针形,边缘具细锯齿。花小,2～3 朵簇生于叶腋;花萼 5 裂;花瓣 5 片,黄绿色。核果肉质,近球形,成熟时暗红褐色,有酸味。花期 6—7 月,果期 9—10 月。

【性味功效】味甘、酸,性平。养心补肝,宁心安神,敛汗,生津。

【古方选录】《金匮要略》酸枣仁汤:酸枣仁二升,甘草一两(炙),知母二两,茯苓二两,川芎二两。用法:上五味,㕮咀,以水八升,煮酸枣仁,得六升,内诸药,煮取三升,去滓,分温三服。主治:虚劳虚烦不得眠。

【用法用量】煎服,9～15 g;研末,每次 3～5 g;或入丸、散。

【使用注意】内有实邪及大便滑泻者慎服。

【现代研究】含酸枣仁皂苷,荷叶碱,欧鼠李叶碱,去甲异紫堇定碱,斯皮诺素,当药素,挥发油,糖类及有机酸等。有镇静,催眠,镇痛,降体温,抗心肌缺血,降血压,降血脂,抗肿瘤等作用。

206 杜 仲

【古籍原文】补腰膝

甘、温能补,微辛能润。色紫入肝经气分。润肝燥,补肝虚。子能令母实,故兼补肾。肝充则筋健,肾充则骨强,能使筋骨相著。皮中有丝,有筋骨相著之象。治腰膝酸痛,《经》曰:腰者肾之府,转移不能,肾将惫矣;膝者筋之府,屈伸不能,筋将惫矣。一少年新娶,得脚软病,且痛甚,作脚气治,不效。孙琳曰:此肾虚也。用杜仲一两,半酒半水煎服,六日全愈。按:腰痛不已者,属肾虚;痛有定处,属死血;往来走痛,属痰;腰冷身重,遇寒即发,属寒湿;或痛或止,属湿热,而其原多本于肾虚,以腰者肾之府也。阴下湿痒,小便余沥,胎漏、怀孕沥血。胎坠。惯坠胎者,受孕一两月,用杜仲八两,糯米煎汤浸透,炒断丝,续断二两,酒浸,山药六两,为糊丸,或枣肉为丸,米饮下。二药大补肾气,托住胎元,则胎不坠。

出汉中。厚润者良。去粗皮锉,或酥炙、酒炙、蜜炙,盐酒炒、姜汁炒,断丝用,恶黑参。

【药物来源】为杜仲科植物杜仲 *Eucommia ulmoides*

Oliv. 的干燥树皮。

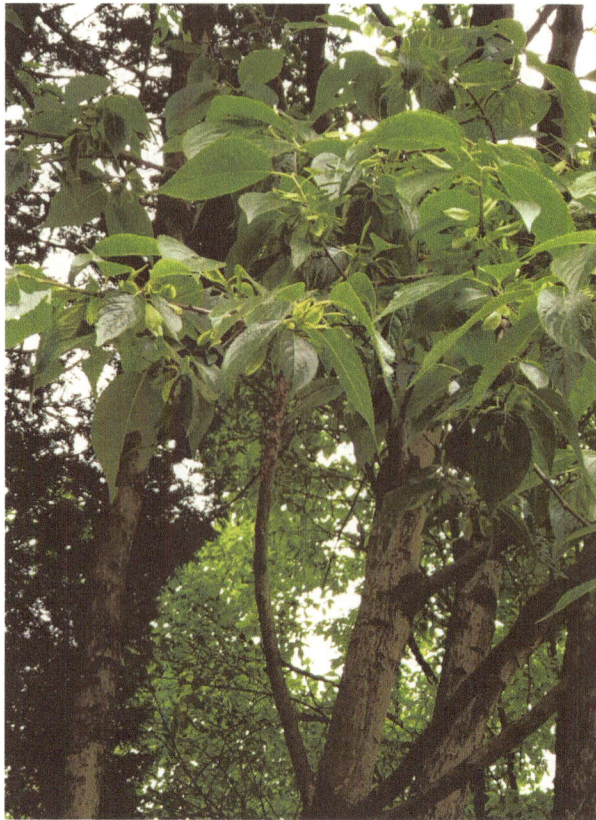

【形态特征】落叶乔木，高达 20 m。树皮灰褐色，粗糙，折断拉开有多数细丝。单叶互生；叶柄上面有槽，被散生长毛；叶片椭圆形、卵形或长圆形，先端渐尖，基部圆形或阔楔形。花单性，雌雄异株；雄花有雄蕊 10 枚；雌花有子房 1 室。翅果卵状长椭圆形且扁。种子 1 粒。花期 4—5 月，果期 9 月。

【性味功效】味甘，性温。补肝肾，强筋骨，安胎。

【古方选录】《太平惠民和剂局方》（宝庆新增方）青娥丸：胡桃肉（去皮、膜）二十个，大蒜（熬膏）四两，补骨脂（酒浸，炒）八两，杜仲（去皮，姜汁浸，炒）十六两。用法：上为细末，蒜膏为丸。每服三十丸，空心温酒下，妇人淡醋汤下。主治：肾气虚弱，风冷乘之，或血气相搏，腰痛如折，起坐艰难，俯仰不利，转侧不能，或因劳役过度，伤于肾经，或处卑湿，地气伤腰，或坠堕伤损，或风寒客搏，或气滞不散，皆令腰痛，或腰间似有物重坠，起坐艰辛者，悉能治之。

【用法用量】煎服，6 ~ 9 g；或浸酒，或入丸、散。

【使用注意】阴虚火旺者慎用。

【现代研究】含松脂醇二葡萄糖苷，杜仲树脂醇－双吡喃葡萄糖苷，京尼平，京尼平苷，桃叶珊瑚苷，筋骨

草苷等。有促进骨细胞增殖，降血压，降血脂，降血糖，镇痛，镇静，抗衰老，护肝，保护神经细胞等作用。

207 女贞子

【古籍原文】平、补肝肾

　　甘、苦而平。少阴之精，隆冬不凋。益肝肾，安五脏，强腰膝，明耳目，乌髭发，补风虚，除百病。女贞酒蒸，晒干，二十两，桑椹干十两，旱莲草十两，蜜丸，治虚损百病。如四月即捣桑椹汁，七月即捣旱莲汁和药，不必用蜜。时珍曰：女贞上品妙药，古方罕用，何哉？

　　女贞、冬青，《本草》作二种，实一物也。冬至采佳。酒蒸用。近人放蜡虫于此树。

【药物来源】为木犀科植物女贞 *Ligustrum lucidum* Ait. 的干燥成熟果实。

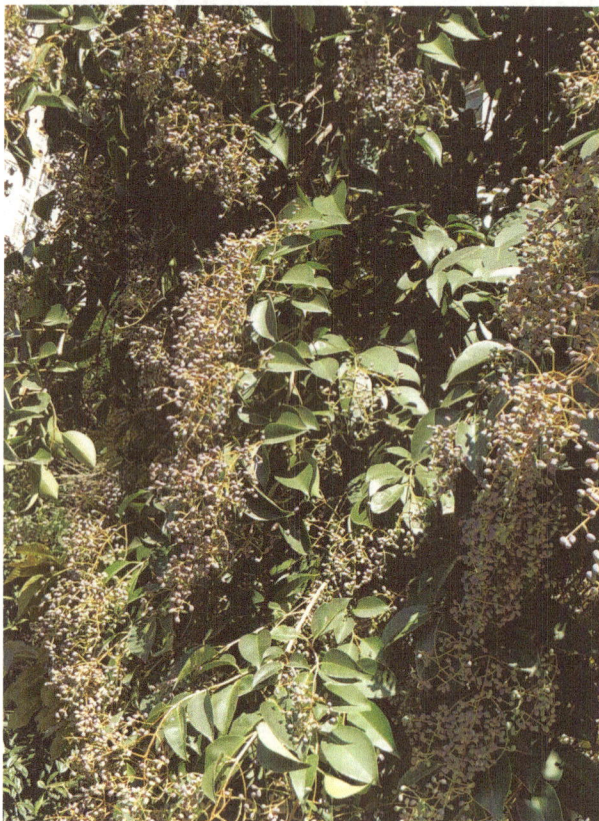

【形态特征】常绿灌木或乔木，高可达 25 m。树皮灰褐色。枝黄褐色、灰色或紫红色，圆柱形，疏生圆形或长圆形皮孔。单叶对生；叶片革质，卵形、长卵形或椭圆形至宽椭圆形。圆锥花序顶生；小苞片披针形或线形，凋落；花无梗或近无梗；花萼无毛。果肾形或近肾形，深蓝黑色，成熟时呈红黑色，被白粉。

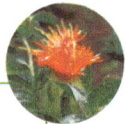

花期5—7月,果期7月至翌年5月。

【性味功效】味甘、苦,性凉。补益肝肾,清虚热,明目。

【古方选录】《先醒斋医学广笔记》乌须神方:女贞实一斗(如法去皮),每斗用马料黑豆一斗,拣净,淘洗晒干,同蒸透,九蒸九晒。用法:先将女贞实为末,加生姜自然汁三两,好川椒(去闭口者及蒂,为末)三两,同黑豆末和匀,蜜丸如梧子大。先食服四五钱,白汤或酒吞。主治:须发早白。

【用法用量】煎服,6～12 g;或入丸、散;或浸酒、熬膏。外用适量,敷膏点眼。

【使用注意】脾胃虚寒泄泻及阳虚者慎服。

【现代研究】果实含齐墩果酸,乙酰齐墩果酸,熊果酸,乙酰熊果酸,苷类,橄榄苦苷酸,多糖,磷脂类化合物,微量元素等;种子含女贞子酸。有消炎,调节机体免疫功能,抑制变态反应,降血脂,预防动脉粥样硬化,降血糖,护肝,抗诱变等作用。

208 楮 实

【古籍原文】平补、助阳

甘,寒。助阳气,起阴痿,补虚劳,壮筋骨,明目充肌。时珍曰:《别录》《大明》皆云楮实大补益,而《修真秘书》又云久服令人骨痿,《济生秘览》治骨鲠用楮实煎汤,岂非软骨之征乎?《本草发明》其言其功,而云今补药中罕用,惜未之察耳。

取子浸去浮者,酒蒸用。皮:善行水。治水肿气满。皮可为纸,楮汁和白及、飞面,调糊接纸,永不解脱。

【药物来源】为桑科植物构树 *Broussonetia papyrifera* (L.) Vent. 的干燥成熟果实(楮实子)及除去外皮的内皮(楮树白皮)。

【形态特征】落叶乔木,高14～16 m。小枝粗壮,密生茸毛。单叶互生;叶柄密被柔毛;叶片膜质或纸质,阔卵形至长圆状卵形,边缘有细锯齿或粗锯齿,上面深绿色,下面灰绿色。花单性,雌雄异株;雄花序为葇荑花序,腋生;雌花序为头状花序。聚花果肉质,呈球形,成熟时橙红色。花期4—7月,果期7—9月。

【性味功效】楮实子:味甘,性寒。补肾清肝,明目,利尿。楮树白皮:味甘,性平。利水,止血。

【古方选录】①《仁斋直指方》楮实散:楮实子。用法:研细,蜜汤调下,食后服。主治:肝热生翳,气翳细点,亦治小儿翳眼。

②《太平圣惠方》楮皮汤:楮树白皮(锉)一合,赤小豆一合,赤茯苓(锉)一两。用法:上件药和令匀,每取一分,以水一小盏,煎至五分,去滓,分为二服,日三四服,随儿大小,以意加减服之。主治:小儿水气肿满不消。

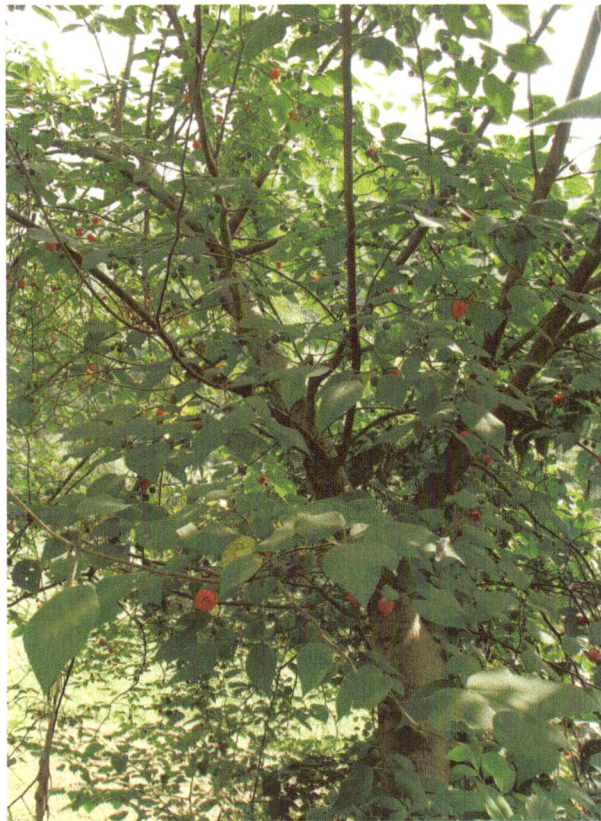

【用法用量】楮实子:煎服,6～12 g;或入丸、散。外用适量,捣敷。楮树白皮:煎服,6～9 g;酿酒或入丸、散。外用适量,煎水洗,或烧存性研末点眼。

【使用注意】脾胃虚寒、大便溏泻者慎服楮实子。

【现代研究】果实含皂苷,维生素,油脂等;种子含油脂类等;树皮含楮树黄酮醇,楮树查耳酮,小构树醇,三萜,甾体,链烷烃,链烷醇等。

209 桑白皮

【古籍原文】泻肺、行水。《十剂》作燥,以其行水也

甘、辛而寒。泻肺火,罗谦甫曰:是泻肺中火邪,非泻肺气也。火与元气不两立,火去则气得安矣,故《本经》又云益气。东

垣曰:甘固元气之不足而补虚;辛泻肺气之有余而止嗽。然性不纯良,不宜多用。钱乙泻白散:桑皮、地骨各一两,甘草五钱,每服二钱,入粳米百粒煎。时珍曰:桑皮、地骨,皆能泻火从小便出,甘草泻火缓中,粳米清肺养血,乃泻肺诸方之准绳也。一妇鼻久不闻香臭,后因他疾,缪仲醇为处方,每服桑皮至七八钱,服久而鼻塞忽通。利二便,散瘀血,下气行水,止嗽清痰。《发明》曰:肺中有水,则生痰而作嗽。除水气正所以泻火邪,实则泻其子也。火退气宁,则补益在其中矣。《十剂》曰:燥可去湿,桑白皮、赤小豆之类是也。治肺热喘满,唾血热渴,水肿胪胀。肺气虚及风寒作嗽者慎用。为线可缝金疮。

刮去外皮,取白用。如恐其泻气,用蜜炙之。续断、桂心为使,忌铁。

桑乃箕星之精。其木利关节,养津液,行水,《录验方》:枝皮细锉,酿酒服良。祛风。桑枝一升,细锉炒香,水三升,熬至二升,一日服尽,名桑枝煎。治风气脚气口渴。其火拔引毒气,祛风寒湿痹。凡痈疽不起,瘀肉不腐,瘰疬、流注、臁顽恶疮不愈,用桑木片扎成小把,燃火,吹息,灸患处。内服补托药良。煎补药,熬诸膏,宜用桑柴,内亦宜桑枝搅。

桑椹 甘,凉。色黑入肾而补水。利五脏关节,安魂镇神,聪耳明目,生津止渴,炼膏,治服金石药热渴。利水消肿,解酒乌髭。日干为末,蜜丸良。取极熟者,滤汁熬膏,入蜜炼稠,点汤和酒并妙。入烧酒经年愈佳。每日汤点服,亦治瘰疬,名文武膏。以椹名文武实也。

桑叶 甘,寒。手足阳明大肠、胃之药,凉血、刀斧伤者,为末干贴之妙。燥湿,去风明目。采经霜者,煎汤洗眼,去风泪。洗手足,去风痹。桑叶、黑芝麻等分,蜜丸,名扶桑丸。除湿去风,乌须明目。以五月五日、六月六日、立冬日采者佳。一老人年八十四,夜能细书,询之,云得一奇方,每年九月二十三日,桑叶洗目一次,永绝昏暗。末服止盗汗。严州有僧,每就枕,汗出遍身,比旦,衣被皆透,二十年不能疗。监寺教采带露桑叶,焙干为末,空心米饮下二钱,数日而愈。代茶止消渴。

【药物来源】为桑科植物桑 *Morus alba* L. 的根皮(桑白皮)、嫩枝(桑枝)、果穗(桑椹)、叶(桑叶)。

【形态特征】落叶灌木或小乔木,高 3～15 m。树皮灰白色,有条状浅裂;根皮黄棕色或红黄色,纤维性强。单叶互生;叶片卵形或宽卵形,边缘有粗锯齿或圆齿;托叶披针形。花单性,雌雄异株;雌雄花序均排列成穗状柔荑花序,腋生。瘦果密集成一卵圆形或长圆形的聚合果,成熟后黑紫色或红色。种子小。花期4—5月,果期5—6月。

【性味功效】桑白皮:味甘,性寒。泻肺平喘,利水消

肿。桑枝:味微苦,性平。祛风湿,利关节。桑椹:味甘、酸,性寒。滋阴养血,生津润燥。桑叶:味苦、甘,性寒。疏散风热,清肺润燥,清肝明目。

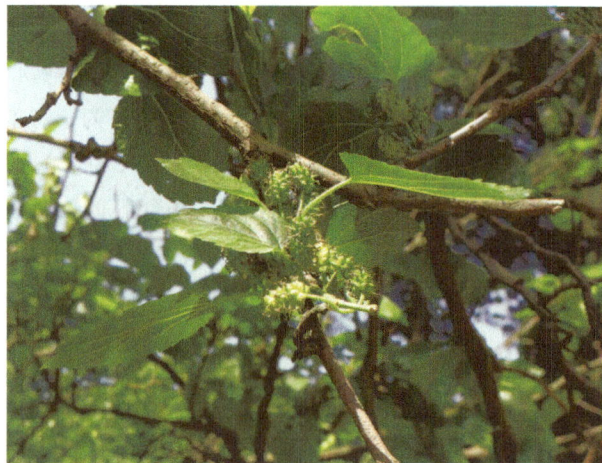

【古方选录】①《圣济总录纂要》桑白皮汤方:桑白皮一两半,茅根二两半,木通、干百合各二两。用法:四味捣筛,每服三钱,水煎温服,不拘时候。主治:气淋结涩,溲便不利。

②《外台秘要》桑煎:桑条(枝)二两。用法:右一味,细锉如豆,以水一大升煎取三大合,如欲得多,造准此增加,先熬令香,然后煎。每服,肚空喫或如茶汤或羹粥。每服半大升,亦无禁忌。主治:水气肺气痛肿兼风气。

③《普济方》桑椹方:用桑椹子并心皮二件。用法:先将心皮细切,以水二斗煮取一斗,去滓,入桑椹重煮五升,以好糯米五升酿为酒,每服一升。主治:水肿。水不下则满溢,若水下则虚竭还胀,十无一活。

④《普济方》引《太平圣惠方》桑叶汤:桑叶一握,扁竹一握。用法:用芦根,其花,名蓬蔂,水煮汁,服之。主治:霍乱,吐泻不定。

【用法用量】桑白皮:煎服,6～12 g;或入散剂。外用适量,捣汁涂,或煎水洗。桑枝:煎服,9～15 g。外用适量,煎水熏洗。桑椹:煎服,9～15 g;或入丸、散;或熬膏;或浸酒;或鲜果洗净,直接食用。外用适量,浸水洗。桑叶:煎服,5～10 g;或入丸散。外用适量,煎水洗或捣敷。

【使用注意】桑白皮:肺寒无火及风寒咳嗽者忌服。桑椹:脾胃虚寒便溏者忌服。桑叶:不宜于肝燥者。

【现代研究】桑白皮:含桑素,桑色烯,环桑素,桑色呋喃,伞形花内酯,东莨菪素,桑糖肮 A,乙酰胆碱类

似物等。有利尿,降血压,降血糖,镇静,安定,镇痛,轻度镇咳,抗菌等作用。

桑枝:含鞣质,单糖,黄酮类等。嫩桑枝煎剂可提高淋巴细胞转化率。

桑椹:含糖,鞣酸,脂类,精油,磷脂,矢车菊素和矢车菊苷等。有增强免疫力,降低 $Na^+/K^+ - ATP$ 酶的活性等作用。

桑叶:含牛膝甾酮,蜕皮甾酮,豆甾酮,芸香苷槲皮素,香柑内酯,伞形花内酯,东莨菪素,乙酸,丙酸,水杨酸甲酯,氨基酸,小肽,腺嘌呤,胆碱,绿原酸,延胡索酸等。有降血糖,抗菌,降血脂等作用。

210 桑寄生

【古籍原文】补筋骨、散风湿

苦坚肾,助筋骨而固齿、长发;齿者骨之余,发者血之余。甘益血,主崩漏而下乳、安胎。三证皆由血虚。外科散疮疡,追风湿。

他树多寄生,以桑上采者为真,杂树恐反有害。茎、叶并用,忌火。

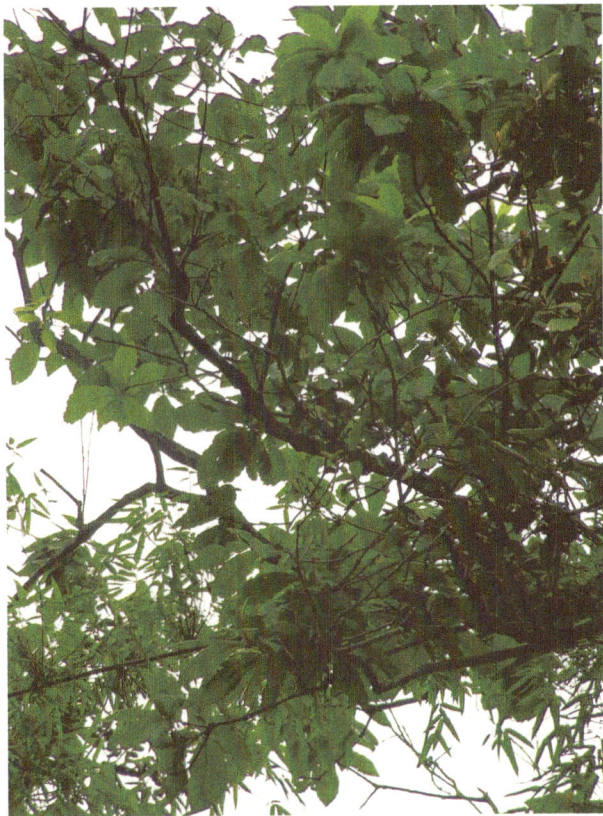

【药物来源】为桑寄生科植物桑寄生 Taxillus chinen-

sis(DC)Danser 的干燥带叶茎枝。

【形态特征】灌木,高 0.5~1 m。嫩枝、叶密被锈色星状毛;小枝灰褐色,具细小皮孔。叶对生或近对生;叶片厚纸质,卵形至长卵形。伞形花序,腋生或生于小枝已落叶腋部;花褐色。浆果椭圆状或近球形,成熟果浅黄色。花果期4月至翌年1月。

【性味功效】味苦、甘,性平。补肝肾,强筋骨,祛风湿,安胎。

【古方选录】《外台秘要方》必效寄生散:桑寄生、鹿茸(炙)、杜仲。用法:右三味,各一分作散,酒服方寸匕,日三服。主治:肾虚腰痛。

【用法用量】煎服,9~15 g;或入丸、散,浸酒;或鲜品捣汁服。外用适量,捣敷。

【现代研究】含槲皮素,槲皮苷,萹蓄苷等。有利尿,降血压,抗病毒,抑制伤寒杆菌和葡萄球菌生长等作用。

211 卮子(栀子)

【古籍原文】(栀子)泻心肺三焦之火

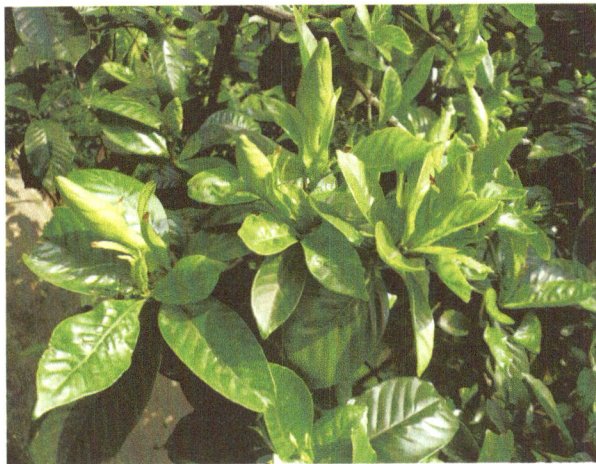

苦,寒。轻飘象肺,色赤入心,泻心肺之邪热,使之屈曲下行,从小便出,海藏曰:或用为利小便药,非利小便,乃肺清则化行,而膀胱津液之府,得此气化而出也。而三焦之郁火以解,热厥厥有寒热二证心痛以平,丹溪曰:治心痛当分新久。若初起因寒因食,宜当温散;久则郁而成热,若用温剂,不助痛添病乎?古方多用栀子为君,热药为之向导,则邪易伏。此病虽日久,不食不死,若痛止恣食,病必再作也。吐衄、血淋、血痢之病以息。最清胃脘之血。炒黑末服,吹鼻治衄。《本草汇》曰:治实火之血,顺气为先,气行则血自归经;治虚火之血,养正为先,气壮则自能摄血。丹溪曰:治血不可单行、单止,亦不可纯用寒药。【气逆为火,顺气即是降火。】治心烦懊恼不眠,仲景用栀子豉汤。王好古曰:烦者气也,懊者血也,故用栀子治肺烦,香豉治肾躁。亦用作吐药,以邪在上焦,吐之则邪散,《经》所谓其高者因而越之也。按:栀豉汤吐虚烦客热,瓜蒂散吐痰食宿寒。五黄、古方多用栀子、茵陈。五淋,亡血津枯,口渴目赤,紫癜白癞,疮疡疮疡。皮肤,肺所主故也。

生用泻火,炒黑止血,姜汁炒止烦呕。内热用仁,表热用皮。

【药物来源】为茜草科植物栀子 *Gardenia jasminoides* Ellis. 的成熟果实。

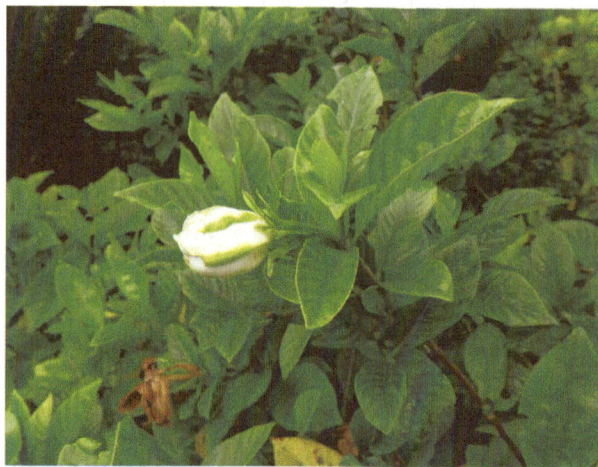

【形态特征】常绿灌木,高 1～2 m。小枝绿色。单叶对生,稀三叶轮生,叶柄短;托叶两片,生于叶柄内侧;叶片革质,椭圆形、阔倒披针形或倒卵形,侧脉羽状。花大,极芳香,顶生或腋生;花冠高脚杯状,白色,后变乳黄色。果实深黄色,倒卵形或长椭圆形。种子多数,鲜黄色,扁椭圆形。花期 5—7 月,果期 8—11 月。

【性味功效】味苦,性寒。泻火除烦,清热利湿,凉血解毒。

【古方选录】《伤寒论》栀子柏皮汤:肥栀子十五个(劈),甘草一两(炙),黄柏二两。用法:上三味,以水四升,煮取一升半。去滓,分温再服。主治:伤寒身黄发热。

【用法用量】煎服,6～10 g;或入丸、散。外用适量,生品研末调敷。清热泻火宜生用,止血宜炒焦或炒炭用。

【使用注意】脾虚便溏、胃寒作痛者慎服。

【现代研究】果实含环烯醚萜类,酸类,黄酮类等;果皮及种子含苷类等;花含三萜等。有降低血清胆红素含量,减轻肝损伤,利胆,促进胰腺分泌,泻下,降血压,抗菌,消炎,镇痛等作用。

212 猪苓

【古籍原文】通,行水

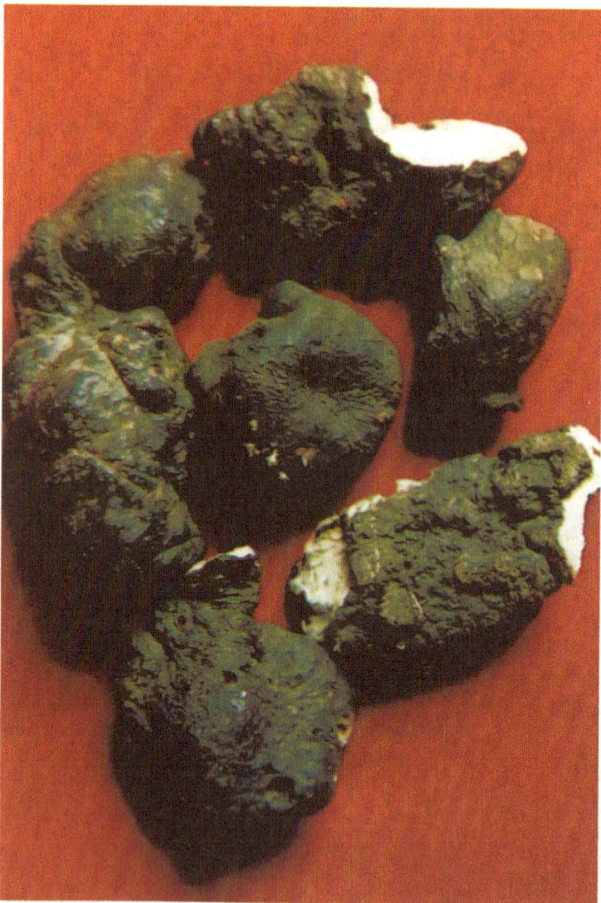

苦泄滞,淡利窍,甘助阳。入膀胱、肾经。升而能降,开腠发汗,利便行水,与茯苓同而不补。治伤寒温疫大热,《经疏》曰:大热利小便,亦分消之意。懊恼消渴,肿胀淋浊,泻痢痎疟。疟多由暑,暑必兼湿。《经》曰:夏伤于暑,秋必痎疟。然耗津液,多服损肾昏目。肾水不足则目昏。仲景五苓散:猪苓、茯苓、泽泻、白术、桂,为治水之总剂。昂按:《经》曰:膀胱者,州都之官,津液藏焉,气化则能出矣。用肉桂辛热引入膀胱,所以化其气也。除桂名四苓散。《资生经》曰:五苓散能生津液,亦通大便。曾世荣治惊风,亦用五苓散,曰茯苓安心神,泽泻导小便,小肠利而心气平;木得桂而枯,能抑肝而风自止。可谓善用五苓者矣。

多生枫树下,块如猪屎,故名。马屎曰通,猪屎曰苓。苓即屎也,古字通用。肉白而实者良。去皮用。

【药物来源】为多孔菌科真菌猪苓 *Polyporus umbel-*

latus（Pers.）Fries. 的干燥菌核。

【形态特征】菌核形状不规则，呈大小不一的团块状，坚实，表面紫黑色，内部白色。子实体生于地下的菌核，形成一丛菌盖。菌盖圆形，中部脐状，有淡黄色的纤维状鳞片，近白色至浅褐色。菌肉薄，白色。菌管与菌肉同色，下延。孢子无色，光滑，圆筒形。

【性味功效】味甘、淡，性平。利水渗湿。

【古方选录】《仲景全书》猪苓汤：猪苓（去皮）、茯苓、阿胶、滑石、泽泻各一两。用法：以水四升，先煮四味，取二升，去滓，纳胶烊消，温服七合，日三服。主治：脉浮，发热，渴欲饮水，小便不利者。

【用法用量】煎服，6～12 g；或入丸、散。

【使用注意】无水湿者忌用。

【现代研究】含猪苓多糖，甾类化合物等。有利尿，增强免疫力，抗癌，护肝，抗菌等作用。

213 黄蘗（黄柏）

【古籍原文】(黄柏)泻相火、补肾水

苦，寒，微辛，沉阴下降。泻膀胱相火，足太阳引经药。补肾水不足。坚肾润燥。《发明》曰：非真能补也，肾苦燥，急食辛以润之；肾欲坚，急食苦以坚之也。相火退而肾固，则无狂荡之患矣。按：肾本属水，虚则热矣；心本属火，虚则寒矣，除湿清热。疗下焦虚，骨蒸劳热，阴虚生内热。诸痿瘫痪，热胜则伤血。血不荣筋，则爽【爽，音软】短而为拘；湿胜则伤筋，筋不束骨，则弛长而为痿。合苍术名二妙散，清热利湿，为治痿要药。或兼气虚、血虚、脾虚、肾虚、湿痰、死血之不一，当随证加治。目赤耳鸣，肾火。消渴便闭，黄疸水肿，王善夫病便闭，腹坚如石，腿裂出水，饮食不下。治满、利小便药，遍服不效。东垣曰：此奉养太过，膏粱积热，损伤肾水，致膀胱干涸，小便不化，火又逆上，而为呕哕。《难经》所谓关则不得小便，格则吐逆者。《内经》所谓无阴则阳无以化也。遂处以北方大苦寒之剂，黄柏、知母各一两，酒洗焙研，桂一钱为引，名滋肾丸，每服二百丸。少焉，前阴如刀刺火烧，溺出床下成流，肿胀遂消。水泻热痢，痔血肠风，漏下赤白，皆湿热为病。诸疮痛痒，头疮、研末傅之。口疮，蜜炒，研，含。凡口疮用凉药不效者，乃中气不足，虚火上炎。宜用反治之法。参、术、甘草补上之虚，干姜散火之标，甚者加附子，或噙官桂，引火归元。杀虫安蛔。久服伤胃，尺脉弱者禁用。若虚火上炎，服此苦寒之剂，有寒中之变。时珍曰：知母佐黄柏，滋阴降火，有金水相生之义。古云黄柏无知母，犹水母之无虾也。【水母以虾为目】盖黄柏能制命门、膀胱阴中之火，知母能清肺金，滋肾水之化源。丹溪曰：

君火者，人火也，心火也，可以水灭，可以直折，黄连之属，可以制之。相火者，天火也，龙雷之火也，阴火也，不可以水湿制之，当从其性而伏之，惟黄柏之属，可以降之。按：火有虚火、实火、燥火、湿火、郁火、相火之异。虚火宜补，实火宜泻，燥火宜滋润，郁火宜升发。湿火由湿郁为热，多病胕肿，《经》所谓"诸腹胀大，皆属于热；诸病胕肿，皆属于火"是也。宜利湿清热而兼补脾。相火寄于肝肾，乃龙雷之火，非苦寒所能胜，宜滋阴养血，壮水之主，以制阳光。又按：诸病之中，火证为多。有本经自病者，如忿怒生肝火，焦思生心火之类是也；有子母相克者，如心火克肺金，肺火克肝木，肝火克脾土之类是也。有脏腑相移者，如肺火咳嗽，久则移热于大肠而泄泻；心火烦炽，久则移热于小肠，而为淋闭之类是也。又有别经相移者，有数经合病者，当从其重者而治之。

川产、肉厚、色深者良。生用降实火，蜜炙则不伤胃。炒黑能止崩带。酒制治上，蜜制治中，盐制治下。炙末乳调，能涂冻疮。

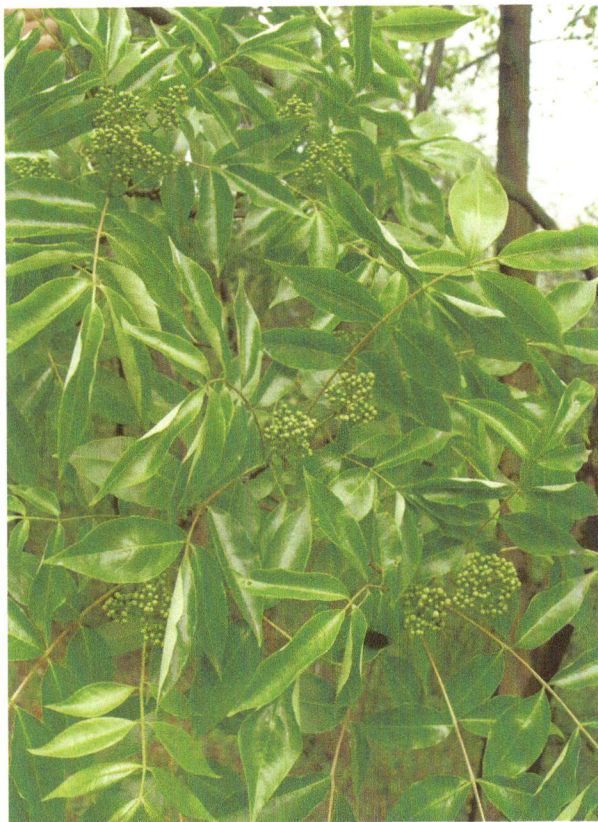

【药物来源】为芸香科植物川黄蘗 *Phellodendron chinense* Schneid. 的干燥树皮。

【形态特征】落叶乔木，高 10～12 m。树皮外观棕褐色，可见唇形皮孔。奇数羽状复叶对生；小叶长圆状披针形至长圆状卵形，不对称，近全缘。花单性，雌雄异株，排列成顶生圆锥花序，花序轴密被短毛；花紫色。果轴及果皮粗大，常密被短毛；浆果状核果近球形，熟后黑色。种子 5～6 粒。花期 5—6 月，果期

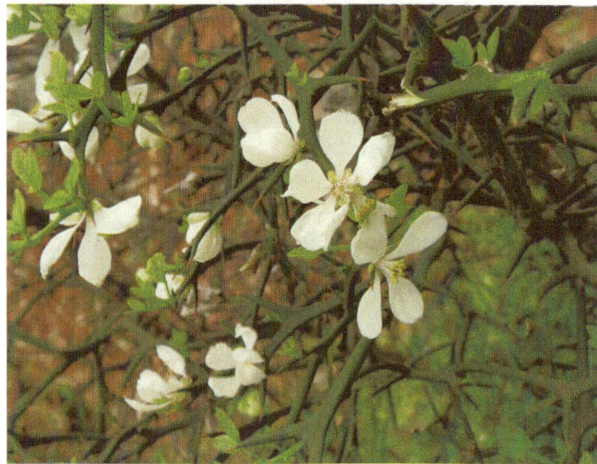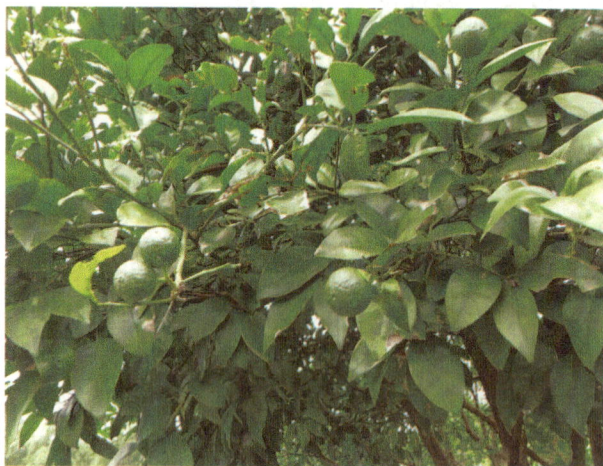

10—11 月。

【性味功效】味苦,性寒。清热燥湿,泻火除蒸,解毒疗疮。

【古方选录】《圣济总录纂要》川柏散:川柏两半,乱发灰一分,釜黑煤三分。用法:共研末,谇傅上良。主治:脐风,汁出不止。

【用法用量】煎服,3～12 g;或入丸、散。外用适量,研末调敷,或煎水浸洗。降实火,宜生用;清虚热,宜盐水炒用;止血,宜炒炭用。

【使用注意】脾虚泄泻、胃弱食少者忌服。

【现代研究】含生物碱,内酯,甾醇,儿茶精类,香豆精类化合物等。有消炎,抑制乙肝表面抗原,解热,降血压,降血糖,镇咳,祛痰,抗心律失常,抑制中枢神经,抗血小板聚集等作用。

214 枳实、枳壳

【古籍原文】泻,破气、行痰

苦、酸,微寒。其功皆能破气。气行则痰行喘止,痞胀消,脾无积血,心下不痞;浊气在上,则生膜胀。东垣曰:枳实治下而主血,枳壳治上而主气。痛刺息,后重除。治胸痹结胸,食积五膈,痰癖症结,呕逆咳嗽,水肿胁胀,肝郁。泻痢淋闭,痔肿肠风。除风去痹,辛散风。开胃健脾。所主略同,但枳实利胸膈,枳壳宽肠胃;枳实力猛,大小承气汤皆用之。丹溪曰:枳实泻痰,能冲墙倒壁。枳壳力缓为少异。孕妇及气虚人忌用。按:《本草》壳、实皆云明目,思之不得其解。然目疾方中多用之,岂以其破浊气即能升清气乎?《本经》又言实益气,想亦同此理也。故厚朴条中,亦有益气明目之文。王好古曰:枳实佐以参、术、干姜则益气,佐以硝、黄、牵牛则破气,此《本经》所以

言益气而复言消痞也。张元素曰:枳壳泄肺、走大肠,多用损胸中至高之气。昔湖阳公主难产,方士进瘦胎饮,用枳壳四两,甘草二两,五月后日服一钱。洁古改以枳、术,名束胎丸。寇宗奭明其不然。盖孕妇全赖血气以养胎,血气充实,胎乃易生。彼公主奉养太过,气实有余,故可服之。若概施则误矣。时珍曰:八九月胎,气盛壅滞,用枳壳、苏梗以顺气。胎前无滞,则产后无虚也。气弱者,大非所宜矣。

皮厚而小为枳实,壳薄虚大为枳壳。陈者良。麸炒用。时珍曰:壳、实上世未分,魏晋始分用。洁古、东垣,始分壳治上、实治下。海藏始分壳主气、实主血。然仲景治上焦胸痹、痞满用枳实,诸方治下血、痢、痔、肠秘后重用枳壳,则实不独治下,而壳不独治高也。盖自飞门至魄门,皆肺主之。三焦相通,一气而已。【飞门,口也。魄门,即肛门。】

【药物来源】为芸香科植物酸橙 Citrus aurantium L. 及其栽培变种或甜橙 Citrus sinensis (L.) Osbeck 的干燥幼果(枳实)或芸香科植物酸橙及其栽培变种的未成熟果实(枳壳)。

【形态特征】①酸橙:常绿小乔木。枝三棱形,有长刺。叶互生;叶柄有狭长形或狭长倒心形的叶翼;叶片革质,倒卵状椭圆形或卵状长圆形,具半透明油点。花单生或数朵生于叶腋及当年生枝条的顶端;花白色,芳香。柑果近球形,熟时橙黄色,味酸。花期 4—5 月,果期 6—11 月。

②甜橙:常绿小乔木。树冠圆形,分枝多。叶互生;叶片质较厚,椭圆形或卵圆形,波状全缘,有半透明油腺点。花 1 至数朵簇生于叶腋,白色,有柄。柑果扁圆形或近球形,橙黄色或红色。种子楔状卵形,表面平滑。花期 4 月,果期 11—12 月。

【性味功效】枳实:味苦、辛、酸,性寒。破气消积,化痰除痞。枳壳:味苦、辛、酸,性微寒。理气宽中,行滞消积。

【古方选录】①《普济方》引《圣济总录》枳实汤：枳实（陈者去瓤，麸炒）四枚，肉桂（去粗皮）、栝蒌（去皮）一枚，厚朴（去粗皮，生姜汁炙，令烟出）四两。用法：捣粗筛，每服五钱，水二盏，入薤白一握，同煎至一盏，去滓，温服。空心、日午临卧各一服。主治：风寒客肝经，著于胸上，膈脘痞闷。

②《圣济总录纂要》枳壳汤：枳壳（炒）、子芩、白芍、黄芪各一两，川芎、川归、槟榔（煨）、丹参各两半。用法：水煎，五钱，空心温服，日二。主治：肠痔，肿痛生核或发寒热。

【用法用量】枳实：煎服，3～10 g；或入丸、散。外用适量，研末调涂，或炒热熨。枳壳：煎服，3～9 g；或入丸、散。外用适量，煎水洗，或炒热熨。

【使用注意】枳实：脾胃虚弱者或孕妇慎服。枳壳：孕妇慎服。

【现代研究】酸橙和甜橙的果实均含辛弗林，N－甲基酪胺及多种苷类；酸橙种子含柠檬苦素类；甜橙果皮含福橘素，川陈皮素，柑属环肽Ⅱ、Ⅲ、Ⅳ及柚皮苷、松柏苷、丁香苷等苷类。枳实具有消炎，抗菌，抗病毒，抗氧化，抗变态反应等作用，水提物对动物子宫平滑肌或胃肠运动显示不同的抑制或兴奋作用；枳壳对实验动物的心血管系统、胃肠或子宫呈现抑制或兴奋作用。

215 厚 朴

【古籍原文】泻，下气散满

苦降能泻实满，辛温能散湿满。王好古曰：《别录》言厚朴温中益气，消痰下气。果泄气乎？益气乎？盖与枳实、大黄同用，则泻实满，所谓消痰下气是也；与橘皮、苍术同用，则除湿满，所谓温中益气是也。与解利药同用，则治伤寒头痛；与泻利药同用，则厚肠胃。大抵味苦性温，用苦则泄，用温则补也。同大黄、枳实，即承气汤。同橘皮、苍术，即平胃散。按：胀满证多不同，清、补贵得其宜。气虚宜补气，血虚宜补血，食积宜消导，瘀滞宜行痰，挟热宜清热，湿盛宜利湿，寒郁者散寒，怒郁者行气，蓄血者消瘀，不宜专用行散药。亦有服参、著而胀反甚者，以挟食、挟血、挟热、挟寒，不可概作脾虚气弱治也。入足太阴、阳明脾、胃。平胃调中，佐苍术为平胃散，平湿土之太过，以致于中和。消痰化食，厚肠胃，行结水，破宿血，杀脏虫。治反胃呕逆，喘咳泻痢，冷痛霍乱。误服脱人元气，孕妇忌之。

榛树皮也，肉厚紫润者良。去粗皮，姜汁炙，或醋炒用。干姜为使，恶泽泻、硝石。忌豆，犯之动气。

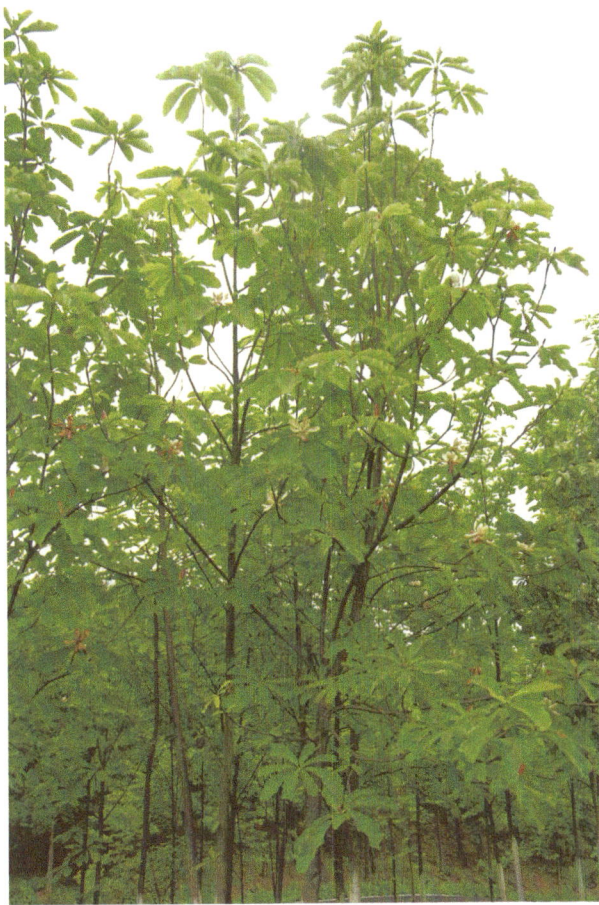

【药物来源】为木兰科植物厚朴 *Magnolia officinalis* Rehd. et Wils. 或凹叶厚朴 *Magnolia officinalis* Rehd. et Wils. var. *biloba* Rehd. et Wils. 的干皮、根皮及枝皮。

【形态特征】①厚朴：落叶乔木，高5～15 m。树皮紫褐色，小枝粗壮；冬芽粗大，圆锥形。叶近革质，大型；叶片7～9片集生枝顶，长圆状倒卵形。花单生，芳香，盛开时向外反卷，内两轮白色，倒卵状匙形。聚合果长圆形。种子三角状倒卵形。花期4—5月，果期9—10月。

②凹叶厚朴：与厚朴相似，叶先端凹缺成2个钝圆的浅裂片。聚合果基部较窄。花期4—5月，果期9—10月。

【性味功效】味苦、辛，性温。燥湿消痰，下气除满。

【古方选录】《圣济总录纂要》厚朴汤：紫朴（姜汁炒）、槟榔、白芍、柴胡、食茱萸、川归（酒炒）各一两，郁李仁三分。用法：水煎五钱，空心温服，日二。主治:九种心痛。

【用法用量】煎服,3～10 g;或入丸、散。

【使用注意】气虚、津伤血枯者及孕妇慎服。

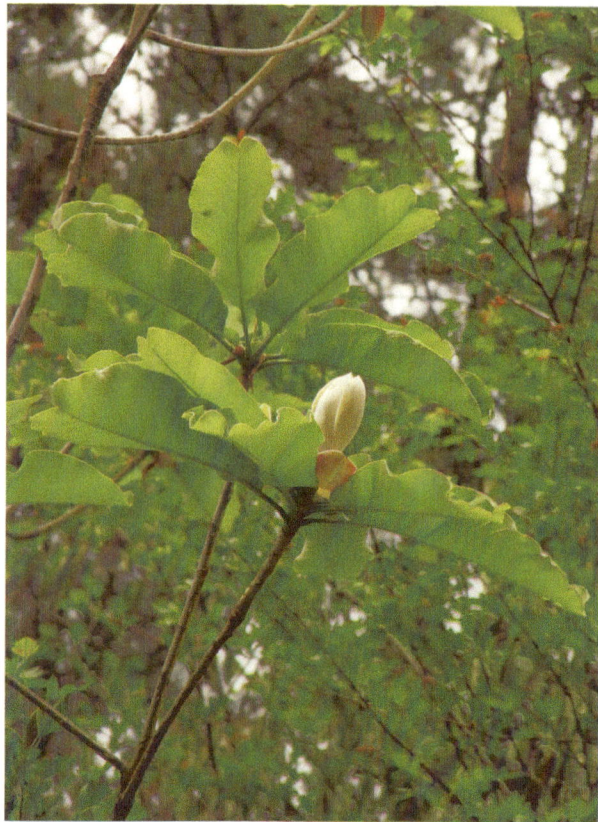

【现代研究】厚朴树皮含木脂体,生物碱,挥发油等;根皮含厚朴酚,和厚朴酚,松脂酚二甲醚,鹅掌楸树脂酚B二甲醚,望春花素等。凹叶厚朴树皮和根皮含α-桉叶醇,β-桉叶醇,厚朴酚,和厚朴酚等。有抗溃疡,中枢抑制,降血压,松弛横纹肌,抗病原微生物,抗肿瘤等作用。

216 槟榔

【古籍原文】泻气、行水、破胀、攻坚

　　苦温破滞,辛温散邪。泻胸中至高之气,使之下行。性如铁石,能坠诸药至于下极。攻坚去胀,消食行痰,下水除风,杀虫醒酒。治痰癖症结,瘰疬疟痢,水肿脚气。脚气冲心,尤须用之,童便、姜汁、温酒调服。大小便气秘,里急后重。同木香用。木香能利气。过服则损真气。岭南多瘴,以槟榔代茶,其功有四:醒能使醉,醉能使醒,饥能使饱,饱能使饥。然泄脏气,无瘴之地忌用。

　　鸡心尖长,破之作锦纹者良。程星海曰:阴毛生虱,世

鲜良方。以槟榔煎水洗即除。又方,以心红擦之亦好。

【药物来源】为棕榈科植物槟榔 *Areca catechu* L. 的干燥成熟种子。

【形态特征】乔木,高10～18 m。不分枝,叶脱落后形成明显的环纹。羽状复叶,丛生于茎顶端,光滑;小叶片针状线形或线形。花序着生于最下一叶的基部,有佛焰苞状大苞片,长倒卵形;花单生同株;雄花小,多数;雌花较大而少,着生于花序轴或分枝基部。坚果卵圆形或长圆形。花萼和花瓣宿存。每年开花2次,花期3—8月,果期12月至翌年6月。

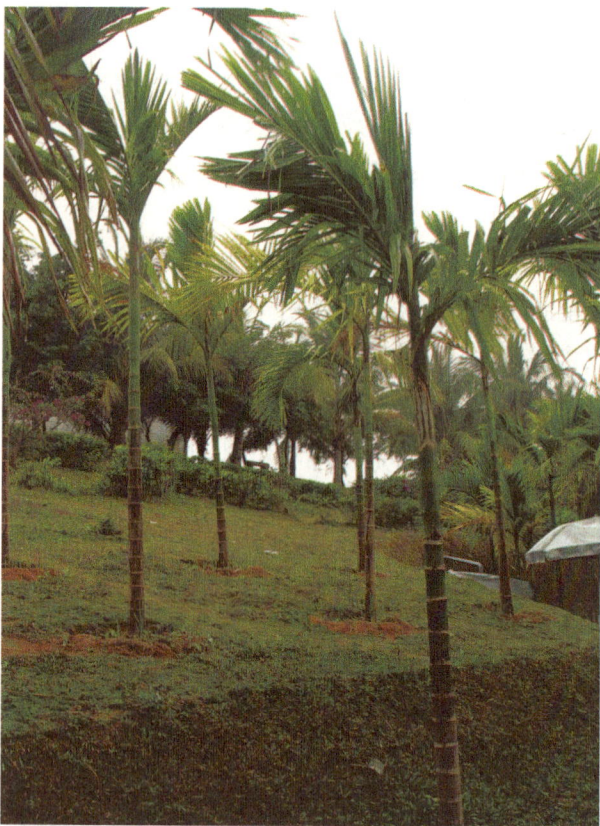

【性味功效】味苦、辛,性温。杀虫消积,降气,行水,截疟。

【古方选录】《证治准绳》槟榔丸:槟榔三钱,木香、人参各二钱,陈皮五钱,甘草一钱。用法:为末,蒸饼为丸。每服二三十丸,食前白汤下。主治:消宿食,破滞气。

【用法用量】煎服,6～10 g,驱绦虫、姜片虫30～60 g;或入丸、散。

【使用注意】气虚下陷者忌服。多食发热,多用大伤元气。

【现代研究】种子含总生物碱,鞣质,氨基酸,糖及皂苷,脂肪等。有驱虫,兴奋M胆碱受体,抗病原微生

物,抗高血压,抗癌等作用。

217 大腹皮

【古籍原文】泻,下气;通,行水

辛泄肺,温和脾。下气行水,通大小肠。治水肿脚气,痞胀痰膈,瘴疟霍乱。气虚者忌用。

子:似槟榔,腹大形扁。故与槟榔同功。取皮,酒洗,黑豆汤再洗,煨用。鸩鸟多栖其树,故宜洗净。

【药物来源】为棕榈科植物槟榔 *Areca catechu* L. 的果皮。

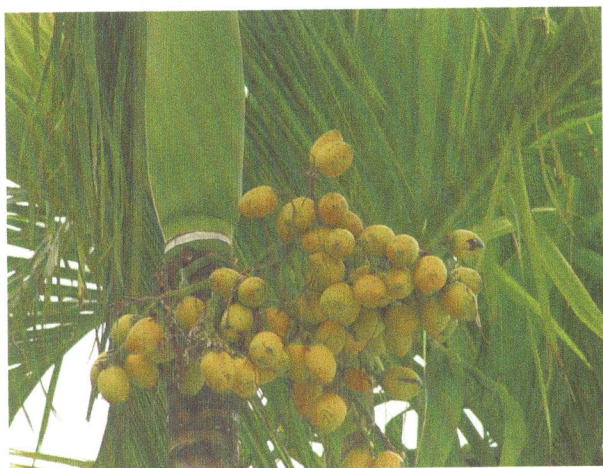

【形态特征】同"槟榔"。

【性味功效】味辛,性微温。下气宽中,行水消肿。

【古方选录】《普济方》大腹皮散:大腹皮(锉)半两,吴茱萸(汤浸一宿,焙干,炒)一钱,高良姜、芍药各一两。用法:右为散,每服二钱,温酒调下。不饮酒,生姜汤亦得。主治:心中寒发痛甚。

【用法用量】煎服,5～10 g;或入丸、散。外用适量,煎水洗,或研末调敷。

【使用注意】气虚体弱者慎服。

【现代研究】含儿茶精,槟榔碱等。有兴奋胃肠道平滑肌,促胃肠动力等作用。

218 槐 实

【古籍原文】即槐角,泻风热、凉大肠

苦,寒,纯阴。入肝经气分。疏风热,润肝燥,凉大肠。治烦闷风眩,痔血肠风,粪前有血名外痔,粪后有血名内痔,谷道努肉名举痔,头上有孔名痔瘘【瘘,音漏】,疮内有虫名

虫痔。大法用槐角、地榆、生地以凉血,芩、连、栀、柏以清热,防风、秦艽以祛风湿,芎、归、人参以和血生血,枳壳宽肠,升麻升提。治肠风略同,不宜专用寒凉,须兼补剂收功。阴疮湿痒。明目止泪,清肝,泪为肝热。固齿乌髭,十月上巳采,渍牛胆中,阴干百日。食后吞一枚,明目补脑,发白还黑,肠风痔血,尤宜服之。杀虫、根、皮皆能洗痔。堕胎。

去单子及五子者,铜槌槌碎,牛乳拌蒸。槐乃虚星之精。

槐花:苦,凉。入肝、大肠血分而凉血。血凉则阴自足。治风热目赤,赤白泄痢,五痔肠风,吐崩诸血。舌上无故出血如线者,名血蛊,炒研掺之。陈者良。

【药物来源】为豆科植物槐 *Sophora japonica* L. 的成熟果实(槐实或槐角)、根(槐根)、树皮或根皮的韧皮部(槐白皮)或花(槐花)及花蕾(槐米)。

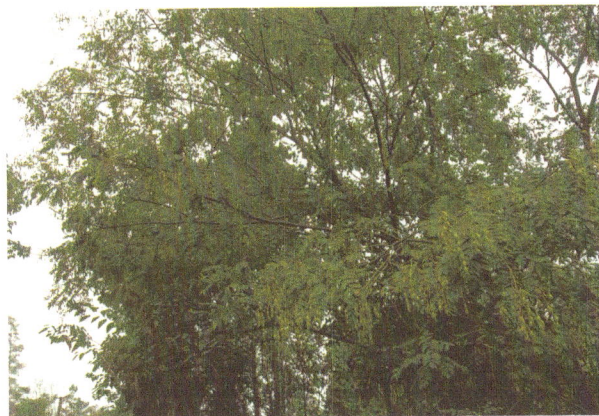

【形态特征】落叶乔木,高 8～20 m。树皮灰棕色,具不规则纵裂,内皮鲜黄色,具臭味;嫩枝暗绿褐色,近光滑或有短细毛,皮孔明显。奇数羽状复叶,互生;小叶片卵状长圆形,全缘。圆锥花序顶生;花冠蝶形,乳白色。荚果肉质,串珠状,黄绿色,无毛,不开裂,种子间极缢缩。种子肾形,深棕色。花期7—8月,果期10—11月。

【性味功效】槐实:味苦,性寒。清热泻火,凉血止血。槐根:味苦,性平。散瘀消肿,杀虫。槐白皮:味苦,性平。祛风除湿,敛疮生肌,消肿解毒。槐花、槐米:味苦,性微寒。凉血止血,清肝泻火。

【古方选录】①《圣济总录纂要》槐角子散:槐角子(炒)、防风、枳壳(炒)各五钱,黄芪(炙)一两。用法:共末,空心茶下一二钱。主治:肠风。

②《集验方》:槐根。用法:煮,洗之。主治:五痔。

③《圣济总录纂要》槐皮丸方:槐皮(干者)、桃仁(去皮尖双仁,生用)、楝实(去核,生用)各半两。用法:三味,捣罗为末,炼猪膏丸如人指大,以绵裹导下部中。主治:蛲虫在胃,人渐加羸弱。

④《圣济总录纂要》荆芥槐花散:荆芥穗、槐花(炒)、枳壳(炒)、黄芪(蜜炙)各二两。用法:共末,空心饮下二钱。主治:鼠乳牡痔,便血痛不可忍。

【用法用量】槐实:煎服,6～9 g;或入丸、散;或嫩角捣汁。外用适量,水煎洗,或研末掺,或油调敷。槐根:煎服,30～60 g。外用适量,煎水洗,或含漱。槐白皮:煎服,6～15 g。外用适量,煎水含漱或熏洗,或研末撒。槐花、槐米:煎服,5～10 g;或入丸、散。外用适量,煎水熏洗,或研末打撒。

【使用注意】槐实:脾胃虚寒、食少便溏者及孕妇慎服。槐白皮:血虚、气滞者忌服。槐花:脾胃虚寒及阴虚发热而无实火者慎用。

【现代研究】槐实:含黄酮,三萜,氨基酸等。种子含生物碱和油脂等。有抗氧化,提升血糖,降低胆固醇,消炎,降低血管通透性和正性肌力等作用,可增强心肌收缩力。

槐根:含右旋－山槐素葡萄糖苷,消旋－山槐素,槐根苷A,野葛醇A、B等。

槐花、槐米:含三萜皂苷,黄酮,白桦脂醇,花油,鞣质,脂肪酸等。有抗菌,凝血,止血等作用。

219 苦楝子

【古籍原文】一名金铃子。泻湿热、治疝、杀虫

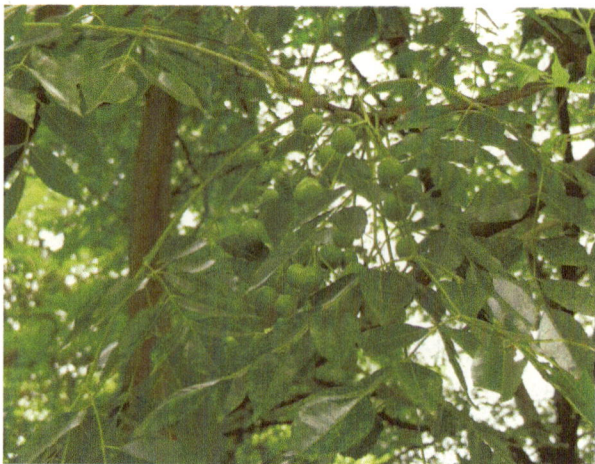

苦,寒,有小毒。能入肝舒筋,能导小肠、膀胱之热,因引心包相火下行,通利小便。为疝气要药。亦治伤寒热狂、热厥,腹痛心痛。杀三虫,疗疡疥。《夷坚志》:消渴证有虫耗其津液者,取根皮浓煎,加少麝服,下其虫而渴自止。脾胃虚寒忌之。

川产良。酒蒸,寒因热用。去皮取肉,去核用。用核则槌碎,浆水煮一伏时,去肉用。苘香为使。

【药物来源】为楝科植物楝 *Melia azedarach* L. 的干燥成熟果实。

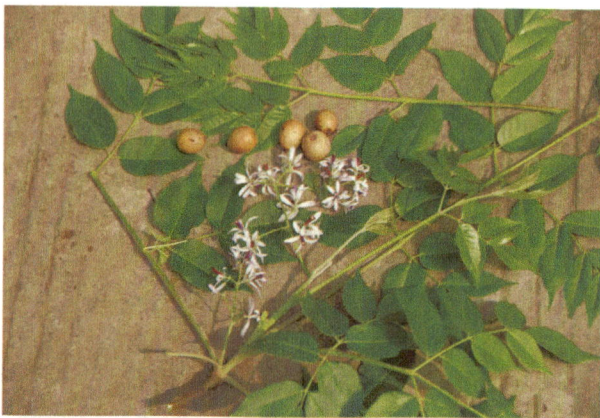

【形态特征】落叶乔木,高15～20 m。树皮暗褐色,纵裂;老枝紫色,有多数细小皮孔。二至三回奇数羽状复叶互生;小叶卵形至椭圆形,边缘有钝尖锯齿。圆锥花序腋生或顶生,花淡紫色。核果卵圆形或近球形,淡黄色,每室具1粒种子。花期4—5月,果熟期10—11月。

【性味功效】味苦,性寒;有小毒。行气止痛,杀虫。

【古方选录】《普济方》苦楝散:苦楝子十四枚,杏仁十枚。用法:烧,令烟尽,捣为末,入腻粉半钱,更研,令以生油调涂三五上瘥。主治:头疮。

【用法用量】煎服,3～10 g;或入丸、散。外用适量,研末调涂。

【使用注意】脾胃虚寒者忌服。过量及长期服用可有恶心、呕吐症状,甚至中毒死亡。

【现代研究】含苦楝子酮,苦楝子醇,苦楝子内酯,肉豆蔻酸,亚油酸,油酸,棕榈酸,棕榈油酸等。有抑菌,驱虫等作用。

220 蔓荆子

【古籍原文】轻、宣,散上部风热

辛、苦，微寒。轻浮升散。入足太阳、阳明、厥阴膀胱、胃、肝经。搜风凉血，通利九窍。治湿痹拘挛，头痛脑鸣，太阳脉络于脑。目赤齿痛，齿虽属肾，为骨之余，而上龈属足阳明，下龈属手阳明。阳明风热上攻，则动摇肿痛。头面风虚之证。明目固齿，长发泽肌。

去膜，打碎用。亦有酒蒸炒用者。恶石膏、乌头。

【药物来源】为马鞭草科植物单叶蔓荆 *Vitex trifolia* L. var. *simplicifolia* Cham. 或蔓荆 *Vitex trifolia* L. 的干燥成熟果实。

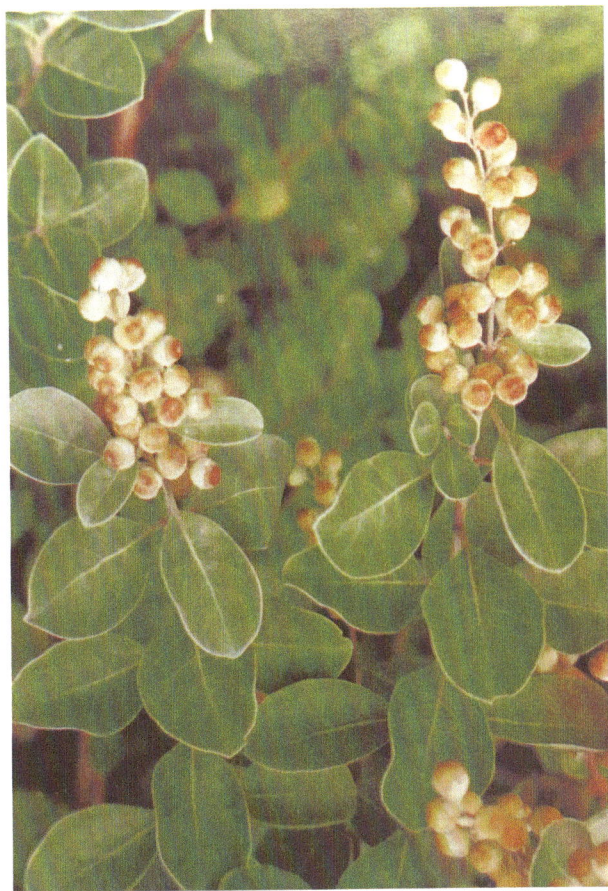

【形态特征】①单叶蔓荆：落叶小灌木，植株高约2 m。全株被灰白色柔毛。主茎匍匐地面，节上常生不定根；幼枝四棱形，老枝近圆形。单叶对生，具短柄；叶片倒卵形至椭圆形，全缘。圆锥花序顶生，花冠淡紫色。子房球形，密生腺点。核果球形，具宿萼。花期7—8月，果期8—10月。

②蔓荆：落叶灌木，植株高1.5～5 m，具香味。小枝四棱形，密生细柔毛。三出复叶，对生，有时偶有单叶；小叶片卵形、长倒卵形或倒卵状长圆形，全缘。圆锥花序顶生，花冠淡紫色或蓝紫色。核果近圆形，熟时黑色；萼宿存。花期7月，果期9—11月。

【性味功效】味辛、苦，性微寒。疏散风热，清利头目。

【古方选录】《普济方》蔓荆子散：蔓荆子、生地黄、地骨皮、角蒿各一两，郁李根皮二两。用法：为散，每用半两，以水二大盏煎至一盏，热含冷吐。主治：牙齿宣露挺出。

【用法用量】煎服，5～10 g；或浸酒；或入丸、散。外用适量，煎汤外洗。

【使用注意】胃虚者慎服。恶乌头，石膏。

【现代研究】单叶蔓荆果实和叶含挥发油，微量生物碱和维生素 A 等；果实中含牡荆子黄酮等。蔓荆果实含少量蔓荆子碱，脂肪油等；叶含挥发油等。有抗微生物，消炎，镇痛，抗凝，降血压，祛痰平喘等作用。

221 石南叶

【古籍原文】宣，去风、补肾

辛散风，苦坚肾。补内伤阴衰，利筋骨皮毛，为治肾虚脚弱、风痹之要药。妇人不可久服，令思男。

时珍曰：今人绝不知用，盖为《药性论》有令人阴痿之说也。不知此药能令肾强，人或借此纵欲，以致痿弱。归咎于药，良可慨也。昂按：石南补阴祛风则有之，然味辛不热，不助相火，亦未闻邪淫方中用石南者。《别录》思男之说，殆不可信。

关中者佳，炙用。

【药物来源】为蔷薇科植物石楠 *Photinia serrulata* Lindl. 的干燥叶或带叶嫩枝。

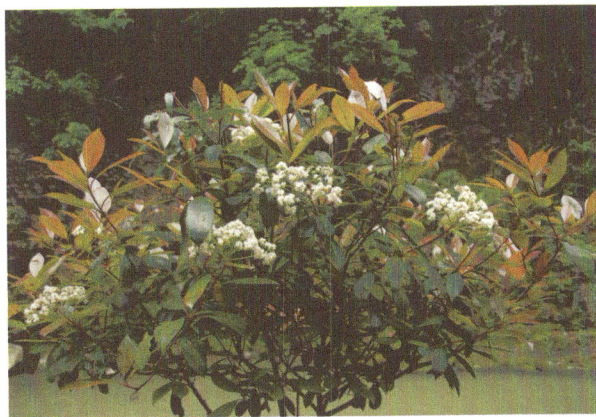

【形态特征】常绿灌木或小乔木。小枝褐灰色，无毛。叶互生；叶柄粗壮，老时无毛；叶片革质，长椭圆

形、长倒卵形或倒卵状椭圆形,边缘疏生具腺细锯齿。花两性;复伞房花序顶生,总花梗和花梗无毛;花瓣白色,近圆形。梨果球形,红色,鲜艳著目。种子卵形,棕色,平滑。花期4—5月,果期10月。

【性味功效】味辛、苦,性平;小毒。祛风湿,止痒,强筋骨,益肝肾。

【古方选录】《普济方》引《圣济总录》石南酒:用石南叶,去粗茎,生用,三两为末。用法:每服半钱至一钱,每用酒三合煎一沸,空心温服。主治:风急疹,经旬不解。

【用法用量】煎服,3~10 g;或入丸、散。外用适量,研末撒,或吹鼻。

【使用注意】阴虚火旺者忌服。

【现代研究】含叶绿素,类胡萝卜素,鞣质,樱花苷,山梨醇,正烷烃,氢氰酸,苯甲醛等。水煎剂对离体动物心脏有兴奋作用,乙醇浸出液有收缩血管、降低血压、杀虫等作用。

222 辛 夷

【古籍原文】即木笔花。宣,散上焦风热

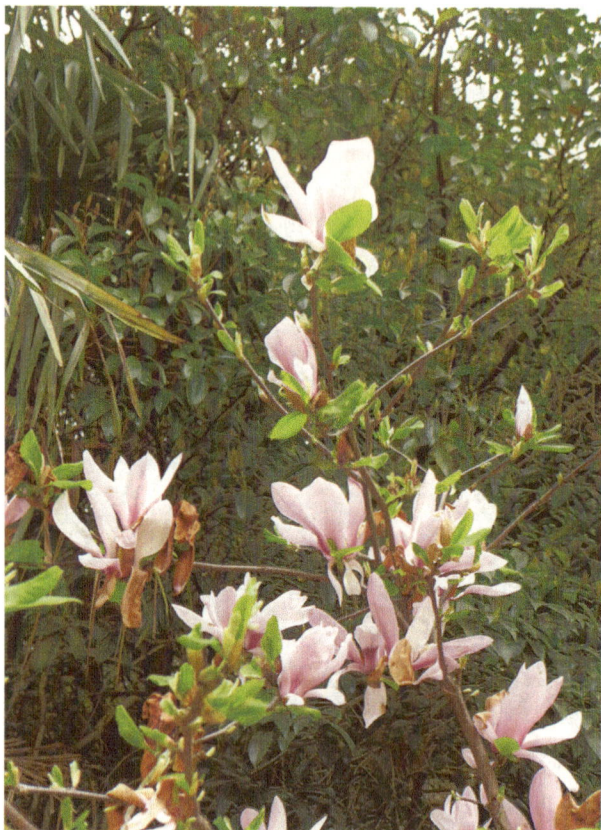

辛、温轻浮。入肺胃气分。能助胃中清阳上行,通于头脑。温中解肌,通九窍,利关节。主治鼻渊鼻塞,肺主鼻。胆移热于脑,则鼻多浊涕而渊;风寒客于脑则鼻塞。《经》曰:脑渗为涕。王冰曰:胆液不澄,则为浊涕。如泉不已,故曰鼻渊。及头痛面䵟,音旱,黑斑。可作面脂。目眩齿痛,九窍风热之病。然性走窜,气虚火盛者忌服。时珍曰:肺开窍于鼻,阳明胃脉环鼻上行。脑为元神之府,鼻为命门之窍。人之中气不足,清阳不升,则头为之倾,九窍为之不利。吾乡金正希先生尝语余曰:人之记性,皆在脑中。小儿善忘者,脑未满也;老人健忘者,脑渐空也。凡人外见一物,必有一形影留于脑中。昂按:今人每记忆往事,必闭目上瞪而思索之,此即凝神于脑之意也。不经先生道破,人皆习焉而不察矣。李时珍云:脑为元神之府,其于此义,殆有暗符欤?

去外皮毛,毛射肺,令人咳。微炒用。芎藭为使,恶石脂,畏黄耆、菖蒲、石膏。

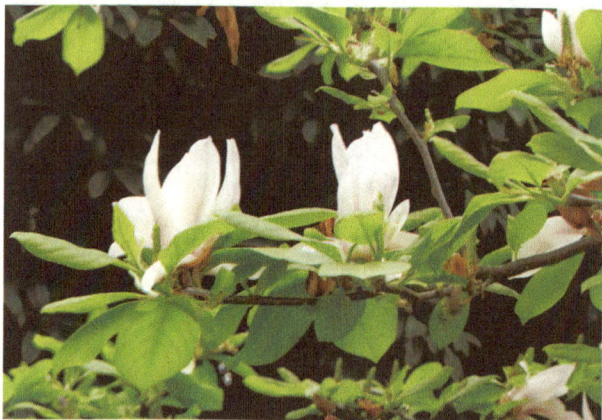

【药物来源】为木兰科植物望春玉兰 *Magnolia biondii* Pamp.、玉兰 *Magnolia denudata* Desr. 或武当木兰 *Magnolia sprengeri* Pamp. 的干燥花蕾。

【形态特征】①望春玉兰:落叶乔木,高6~12 m。小枝黄绿色或淡棕黄色,光滑或近梢处有毛。单叶互生;叶片长圆状披针形或卵状披针形,全缘,深绿色。花先叶开放,单生枝顶,稀腋生,呈钟状,白色,外面基部带紫红色,芳香。聚合果圆筒形,稍扭曲;蓇葖木质。种子倒卵形。花期2—3月,果期9月。

②玉兰:落叶乔木。小枝粗壮,被柔毛;叶片倒卵形、宽倒卵形,先端宽圆、平截或稍凹缺。花被白色,外面基部红色,倒卵状长圆形。花期2—3月,果期8—9月。

③武当玉兰:落叶乔木。叶先端急尖、急渐尖或具突起的小尖头。花被片12~14片,外面玫瑰红色,里面有深紫色纵纹。花期3月,果期6—7月。

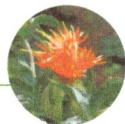

【性味功效】味辛,性温。散风寒,通鼻窍。

【古方选录】《普济方》辛夷膏:辛夷、鹰屎白、杜若、细辛各半两,白附子三分。用法:除鹰屎白外,并锉碎以酒两盏浸一宿,别入羊髓五两,银石器锅中,以文火煎得所去滓,将鹰屎白研如粉膏中搅匀,再以微火煖入盒中。每日三涂疮瘢上,避风。一方以蜜傅之。主治:面瘢痕及一切疮瘢后亦黑不灭,时复不止。

【用法用量】煎服,3～10 g,宜包煎;或入丸、散。外用适量,研末搐鼻或以其蒸馏水滴鼻。

【使用注意】阴虚火旺者慎服。

【现代研究】望春玉兰花蕾含挥发油,木质素;玉兰、武当玉兰花蕾和花含挥发油,树皮含挥发油及生物碱等。有抗过敏,消炎,抗凝血,降血压,抗菌,镇痛,使子宫兴奋,局部收敛、刺激和麻醉等作用。

223 郁李仁

【古籍原文】润燥、泻气、破血

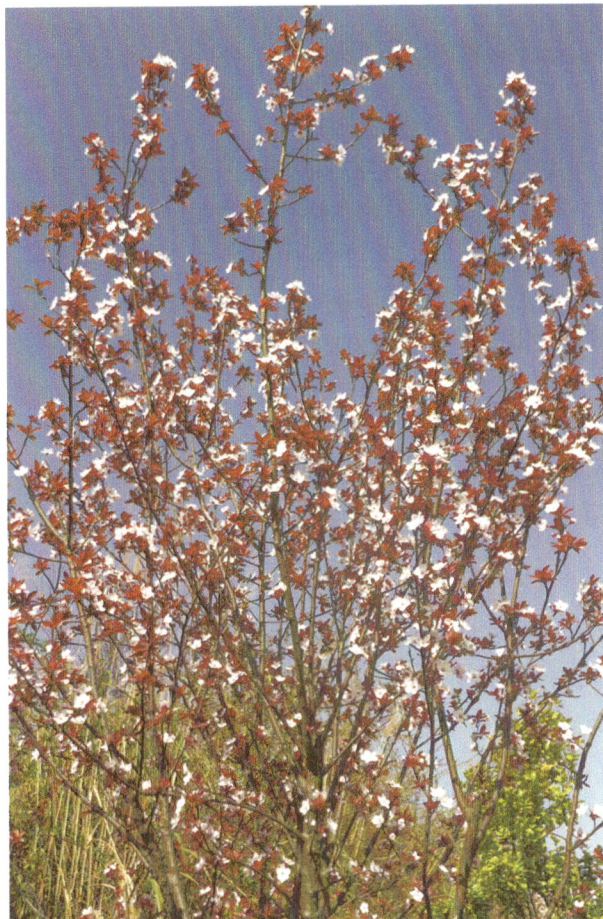

辛、苦而甘。入脾经气分。性降,下气行水,破血润燥。治水肿癃急,大肠气滞,关格不通。用酒能入胆,治悸、目张不眠。一妇因大恐而病,愈后目张不眠。钱乙曰:目系内连肝胆,恐则气结,胆横不下,郁李润能散结,随酒入胆,结去胆下,而目瞑矣。然治标之剂,多服渗人津液。

去皮、尖,蜜浸研。

【药物来源】为蔷薇科植物欧李 *Prunus humilis* Bge.、郁李 *Prunus japonica* Thunb. 或长柄扁桃 *Prunus pedunculata* Maxim. 的干燥成熟种仁。

【形态特征】①欧李:落叶灌木,高 0.4～1.5 m。小枝灰褐色或棕褐色,被短柔毛。叶互生;托叶线形,边缘有腺体;叶片倒卵状长椭圆形或倒卵状披针形,边缘有单锯齿或重锯齿。花与叶同时开放,单生或 2～3 朵簇生;花瓣白色或粉红色,长圆形或倒卵形。核果红色或紫红色。花期 4—5 月,果期 6—10 月。

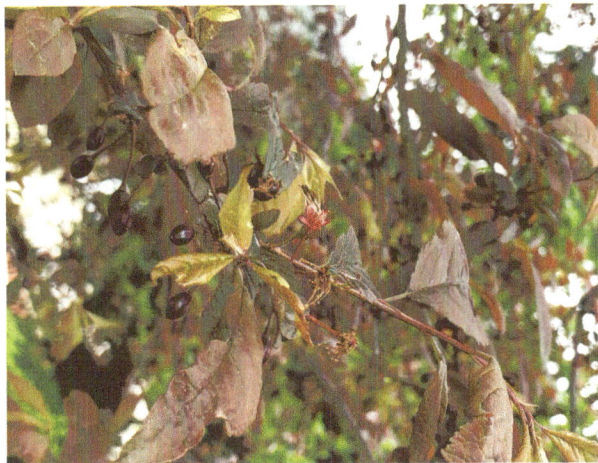

②郁李:落叶乔木。树皮灰褐色,有不规则纵条纹。叶互生;叶片为长卵形或卵圆形。花先叶开放或花叶同开,1～3 朵簇生;花瓣白色或粉红色,倒卵状椭圆形。核果近球形,深红色。花期 5 月,果期 7—8 月。

③长柄扁桃:灌木。叶片先端常不分裂。核宽卵形,先端具小突尖头,表面平滑或稍有皱纹。花期 5 月,果期 7—8 月。

【性味功效】味辛、苦、甘,性平。润燥滑肠,下气利水。

【古方选录】《圣济总录纂要》郁李仁粥:郁李仁一两,去皮细研,分二服用。煮薄粥一碗,临熟时下郁李仁煮三两沸,倾出。用法:空心吃,便通,再服一分以通利为度。主治:大便不通。

【用法用量】煎服,6～10 g;或入丸、散。

【使用注意】孕妇慎用。

【现代研究】种子含苦杏仁苷,郁李仁苷,脂肪油,挥发性有机酸,皂苷,植物甾醇等;新鲜果实含蔷薇苷等。有泻下,消炎,镇痛,降血压等作用。

224 金樱子

【古籍原文】涩精、固肠

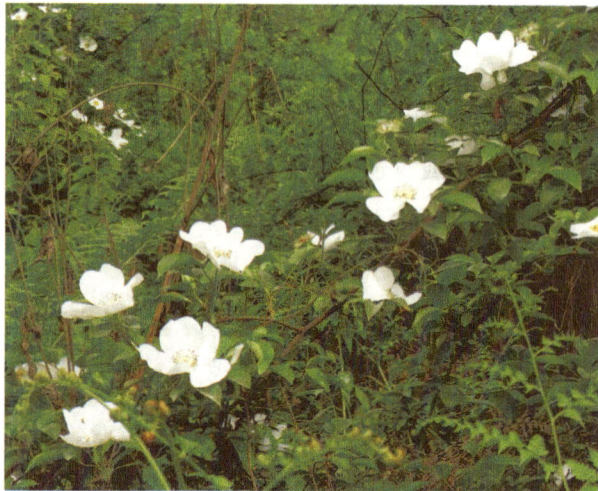

酸涩。入脾、肺、肾三经。固精秘气。治梦泄遗精,和芡实为丸,名水陆丹。泄痢便数。丹溪曰:经络隧道,以通畅为平和,而昧者取涩性为快,熬煎食之,自作不靖,咎将谁执? 时珍曰:无故而食以恣欲则不可,若精气不固者,服之何害?

似榴而小,黄赤有刺。取半黄,熟则纯甘。去刺核用。熬膏亦良。《笔谈》曰:熬膏则甘,全失涩味。

【药物来源】为蔷薇科植物金樱子 *Rosa laevigata* Michx. 的干燥成熟果实。

【形态特征】常绿攀援灌木,高约 5 m。茎无毛,有钩状皮刺和刺毛。羽状复叶,叶柄和叶轴具小皮刺和刺毛;托叶披针形,与叶柄分离,早落;小叶革质,叶片椭圆状卵形或披针状卵形,边缘具细齿状锯齿。花单生于侧枝顶端,花梗和萼筒外面均密被刺毛;花瓣白色。果实倒卵形,紫褐色,外面密被刺毛。花期4—6 月,果期7—11 月。

【性味功效】味酸、甘、涩,性平。固精缩尿,涩肠止泻。

【古方选录】《普济方》金樱子煎:金樱子一升,捶碎,用好酒二升银锅内熬干至一升,去滓再煎成膏。桑白皮、桑螵蛸(酒浸)、鸡头粉、龙骨、莲花蕊各半两。用法:为末,入膏子和丸,每服二十丸,用盐汤送下,

食前服之。主治:补肾秘精,治小便白浊。

【用法用量】煎服,6 ~ 12 g;或入丸、散;或熬膏。

【使用注意】实火内盛、外感邪热者慎用。

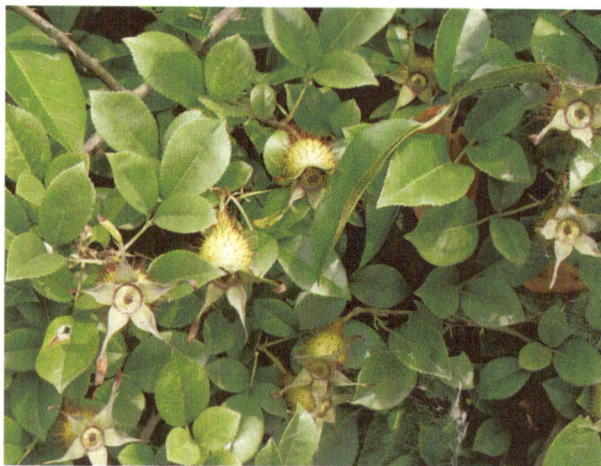

【现代研究】果实含枸橼酸,苹果酸等;果皮含水解型鞣质等。有增加排尿量,抑制实验动物离体空肠平滑肌自主收缩,抗实验性动脉粥样硬化,抗病原微生物等作用。

225 诃 子

【古籍原文】涩肠、敛肺、泻气

苦以泄气消痰,酸以敛肺降火,东垣曰:肺苦气上逆,急食苦以泄之,以酸补之。诃子苦重泄气,酸轻不能补肺,故嗽药中不用。涩以收脱止泻,温以开胃调中。治冷气腹胀、膈气呕逆,痰嗽喘急,肺挟痰水,或被火伤,故宜苦酸敛之。泻痢脱肛,肠风崩带,皆取其酸涩。开音止渴。肺敛则音开,火降则渴止。古方有诃子清音汤。然苦多酸少,虽涩肠而泄气,气虚及嗽痢初起者忌服。同乌梅、倍子则收敛,同陈皮、厚朴则下气。得人参,治肺虚寒嗽;得陈皮、砂仁,治冷气腹胀;佐白术、莲子,治虚寒久泻;佐樗皮,治肠癖便血。同蛇床、五味、山茱、续断、杜仲,治虚寒带下。

从番舶来,番名诃黎勒,岭南亦有。六棱黑色,肉厚者良。酒蒸一伏时,去核取肉用,用肉则去核。生用清金行气,煨熟温胃固肠。海鱼放涎凝滑,船不能行,投诃子汤,寻化为水,其化痰可知。

【药物来源】为使君子科植物诃子 *Terminalia chebula* Retz. 和绒毛诃子 *Terminalia chebula* Retz. var. *tomentella* Kurz. 的干燥成熟果实。

【形态特征】①诃子:乔木,高达 30 m。枝近无毛,皮孔细长,白色或淡黄色。叶互生或近对生;叶柄粗

壮;叶片卵形或椭圆形,全缘或微波状。穗状花序腋生或顶生;花两性;花萼管杯状,淡绿色带黄色;花瓣缺。核果卵形或椭圆形,青色,成熟时变黑褐色。花期5月,果期7—9月。

②绒毛诃子:特点是幼枝、幼叶全被铜色平伏长柔毛;苞片长过于花;花萼外无毛;果卵形。花期6—8月,果期8—10月。

【性味功效】味苦、酸、涩,性平。涩肠敛肺,降火利咽。

【古方选录】《仲景全书》诃梨勒散:诃梨勒十枚(煨)。用法:为散,粥饮和顿服。主治:气利。

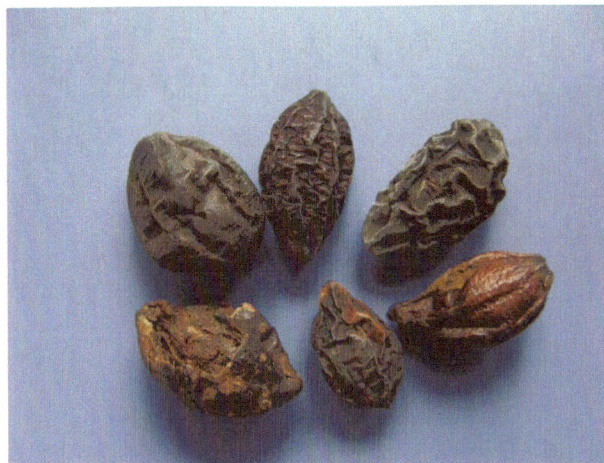

【用法用量】煎服,3～10 g;或入丸、散。涩肠止泻宜煨用,敛肺清热、利咽开音宜生用。

【使用注意】外邪未解,内有湿热积滞者慎用。

【现代研究】果实含鞣质,三萜类,糖和氨基酸,番泻苷 A,氧化酶等。有抗氧化,抗菌,解痉等作用。

226 乌 药

【古籍原文】宣,顺气

辛温香窜,上入脾肺,下通肾经,能疏胸腹邪逆之气,一切病之属气者皆可治。气顺则风散,故用以治中气、中风,厥逆、痰壅、口噤、脉伏,身温为中风,身冷为中气。又有痰为中风,无痰为中气。《局方》治此,亦用乌药顺气散。许学士曰:暴怒伤阴,暴喜伤阳。忧愁不已,气多厥逆,往往得中气之证,不可作中风治。及膀胱冷气,小便频数,反胃吐食,宿食不消,泻痢霍乱。女人血凝气滞,小儿蛔蛔,外如疮疖疥疬,皆成于血逆,理气亦可治之。疗猫、犬百病。气虚、气热者禁用。时珍曰:四磨汤治七情郁结上气喘急者,降中兼收,泻中兼补也。方用人参、乌药、沉香、槟榔,各浓磨汁七分合煎。缩

泉丸,用同益智,等分为丸,治虚寒便数者,取其通阳明少阴也。

根有车毂纹,形如连珠者良。酒浸一宿用。亦有煨研用者。

【药物来源】为樟科植物乌药 *Lindera aggregate* (Sims) Kosterm 的干燥块根。

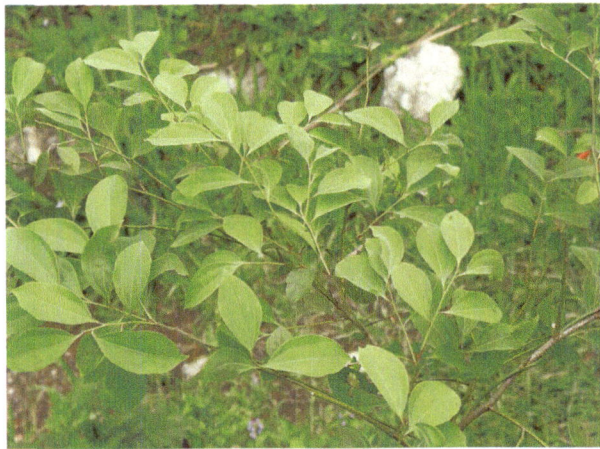

【形态特征】常绿灌木,高达 4～5 m。根木质,膨大粗壮,略成连珠状。树皮灰绿色;幼枝密生锈色毛,老时几无毛。叶互生,革质;叶柄有毛;叶片椭圆形或卵形,全缘。花单性,异株;伞形花序腋生,总花梗极短;花被黄绿色。核果椭圆形或圆形,熟时紫黑色。花期3—4月,果期9—10月。

【性味功效】味辛,性温。行气止痛,温肾散寒。

【古方选录】《普济方》乌药沉香丸:乌药(锉)、沉香(锉)各一两,葫芦巴(炒)、白芷各半两,木香、荜澄茄各一钱。用法:右为末,炼蜜丸梧桐子大,每服五十丸,食前温粟米饮下。主治:脾胀闷,呕逆恶心。顺三焦,化滞气,定腹痛,进饮食。

【用法用量】煎服,5～10 g;或入丸、散。外用适量,研末调敷。

【使用注意】气虚及内热者忌服,孕妇及体虚者慎服。

【现代研究】含乌药醇,内酯,乌药烯,乌药酸,木姜子碱,波尔定碱,网叶番荔枝碱等。有抗单纯疱疹病毒,抗组胺,止血,兴奋和抑制胃肠平滑肌的双重效应和增加消化液分泌等作用。

227 五加皮

【古籍原文】宣,去风湿;补,壮筋骨

辛顺气而化痰,苦坚骨而益精,温祛风而胜湿。

逐肌肤之瘀血,疗筋骨之拘挛。肾得其养,则妄水去而骨壮;肝得其养,则邪风去而筋强。治五缓虚羸,五脏筋脉缓纵。《千金方补》云:五月五日采茎,七月七日采叶,九月九日采根,合为末,治五劳。阴痿囊湿,女子阴痒,湿生虫。小儿脚弱,明目愈疮。酿酒尤良。王纶曰:风病饮酒,能生痰火,惟五加浸酒益人。

茎青,节白,花赤,皮黄,根黑,上应五车之精。芬香五叶者佳。远志为使,恶玄参。

【药物来源】为五加科植物五加 *Acanthopanax gracilistylus* W. W. Smith 的干燥根皮。

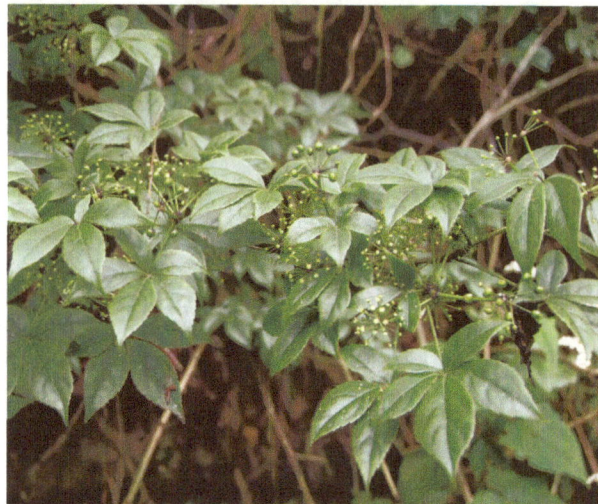

【形态特征】灌木,高 2～3 m。枝灰棕色,无刺或在叶柄基部单生扁平的刺。掌状复叶在长枝上互生,在短枝上簇生;叶柄常有细刺;小叶倒卵形至倒披针形,边缘有细锯齿。伞形花序腋生或单生于短枝顶端;花黄绿色,开放时反卷。核果浆果状,扁球形,成熟时黑色。种子细小,淡褐色。花期 4—7 月,果期 7—10 月。

【性味功效】味辛、苦,性温。祛风除湿,补益肝肾,强筋壮骨,利水消肿。

【古方选录】《圣济总录纂要》五加皮汤:五加皮、白芍、杜仲、芦根、萆薢各五钱。用法:水煎三钱。主治:腰痛,强直不可弯仰。

【用法用量】煎服,5～10 g,鲜品加倍;或浸酒;或入丸、散。外用适量,煎水熏洗或为末敷。

【使用注意】阴虚火旺者慎服。

【现代研究】含丁香苷,刺五加苷 B_1,甾醇,糖苷,棕榈酸,来麻酸,维生素等。有消炎,镇痛,抗应激,性激素样作用,增强非特异性免疫功能等作用。

228 椿樗白皮

【古籍原文】涩肠、燥湿

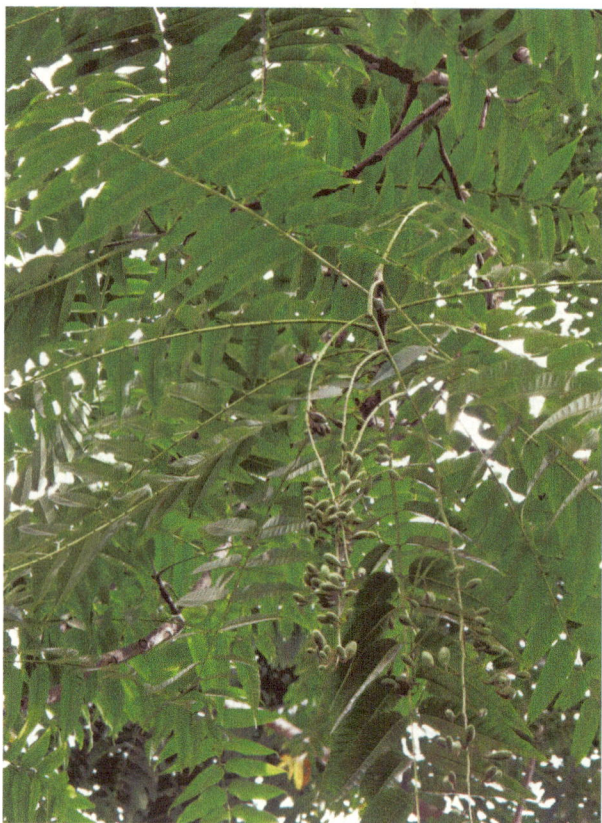

苦燥湿,寒胜热,涩收敛。入血分而涩血,去肺胃之陈痰。治湿热为病,泄泻久痢,崩带肠风,梦遗便数,有断下之功。痢疾滞气未尽者勿遽用,勉强固涩,必变他证。去疳䘌,樗皮尤良。时珍曰:椿皮入血分而性涩,樗皮入气分而性利。凡血分受病不足者宜椿皮,气分受病有郁者宜樗皮。《乾坤生意》治疮肿下药,用樗皮水研,服汁取利,是其验矣。【昂按:樗皮止泻痢,终是涩剂。】寇氏曰:一妇年四十余,耽饮无度,多食鱼蟹,积毒在脏,日夜二三十泻,便与脓血杂下,大肠连肛门甚痛。用止血痢药不效,用肠风药益甚,盖肠风有血无脓也。服热药,腹愈痛,血愈下;服冷药,注泻食减;服温平药,则若不知,年余待毙。或教服人参散,樗皮、人参各一两为末,空心温酒或米饮下二钱,遂愈。【昂按:此方仍是作痢疾治。】

香者为椿,肌实而赤嫩,其苗可茹;臭者为樗,肌虚而白,主治略同。根东引者良。去粗皮,或醋炙、蜜炙用。忌肉面。

【药物来源】椿白皮:为苦木科植物香椿 *Toona sinensis* (A. Juss.) Roem. 的树皮或根皮。樗白皮:为苦木科植物臭椿 *Ailanthus altissima* (Mill.) Swingle. 的

树皮或根皮。

【形态特征】①香椿：落叶乔木，高达 16 m。树皮赭褐色，成片状剥落；嫩枝被疏柔毛。双数羽状复叶互生，有特殊香味；小叶 10 ~ 22 片，对生，长圆形至披针状长圆形；叶柄红色，基部肥大。圆锥花序顶生；花萼 5 裂；花瓣 5 片，白色。蒴果椭圆形或卵圆形，顶端开裂 5 瓣。种子椭圆形，有翅。

②臭椿：落叶乔木，高可达 20 m。树皮平滑有直纹，嫩枝赤褐色。单数羽状复叶互生；小叶 13 ~ 25 片，披针状卵形，先端长渐尖，上面深绿色，下面灰绿色。圆锥花序顶生；花小，绿色，杂性；花萼短 5 裂；花瓣 5 片；雄花有雄蕊 10 枚；花柱联合，柱头 5 裂。翅果长椭圆形。

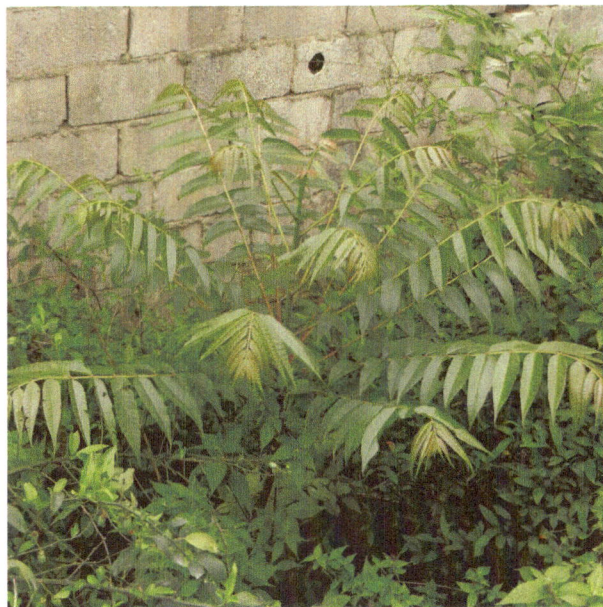

【性味功效】椿白皮：味苦、涩，性寒。清热燥湿，收涩止带，止泻，止血。樗白皮：味苦、涩，性寒。清热燥湿，涩肠，止血，止带，杀虫。

【古方选录】①《子母秘录》：椿根白皮（日干）二两。用法：为末，以粟米淘净研浓汁，和丸梧子大。十岁三四丸，米饮下，量大小加减。主治：小儿疳疾。

②《仁存堂经验方》：樗根白皮三钱。用法：水一盏，煎七分，入酒半盏服。主治：下血经年。

【用法用量】椿白皮：煎服，6 ~ 9 g；或入丸、散。外用适量，煎水洗，或熬膏涂，或研末调敷。樗白皮：煎服，6 ~ 12 g；或入丸、散。外用适量，煎水洗，或熬膏涂。

【使用注意】泻痢初起及脾胃虚寒者慎服椿白皮。

脾胃虚寒者慎服樗白皮。

【现代研究】椿白皮：含桦木酸甲酯，β – 谷甾醇，没食子酸乙酯，川楝素，甾醇，鞣质，川楝素等。有止血，杀虫等作用。

樗白皮：树皮含臭椿苦酮，臭椿苦内酯，11 – 乙酰臭椿苦内酯，苦木素，新苦木素等；根皮含臭椿苦内酯，臭椿双内酯，丁香酸，香草酸，β – 谷甾醇，壬二酸，D – 甘露醇，苦楝素，鞣质等；种子含臭椿苦酮，臭椿内酯，苦木素等；叶含异槲皮苷，维生素 C 等。有抗菌，抗肿瘤等作用。

229 榆白皮

【古籍原文】滑，利窍

甘滑下降。入大小肠、膀胱经。行经脉，利诸窍，通二便，渗湿热，滑胎产，或胎死腹中，服汁可下。下有形留着之物。治五淋肿满，《备急方》捣屑作粥食，小便利差。喘嗽不眠，嵇康《养生论》：榆令人眠。疗疥癣秃疮，消赤肿妒乳。乳痈汁不出，内结成肿，名妒乳。和陈醋滓调，日六七易，效。《十剂》曰：滑可去着，冬葵子、榆白皮之属是也。

有赤白二种，去粗皮，取白用。采皮为面，荒年当粮可食。香剂以之调和，粘滑胜于胶漆。

【药物来源】榆科植物榆树 *Ulmus pumila* L. 的树皮、根皮。

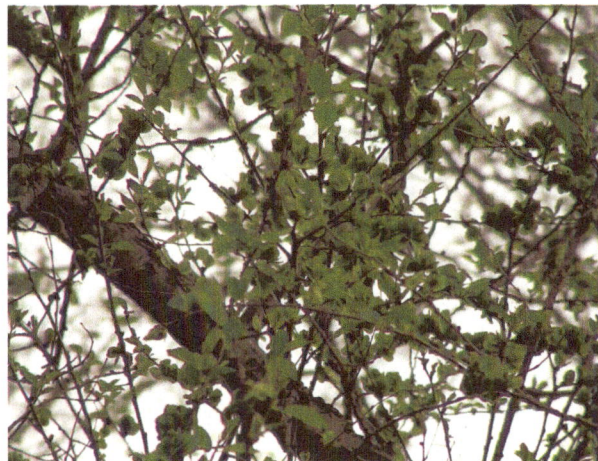

【形态特征】落叶乔木，高达 20 m。树皮暗灰褐色，粗糙，有纵沟裂；小枝柔软，有毛，浅灰黄色。叶互生，纸质；叶片倒卵形、椭圆状卵形或椭圆状披针形，先端锐尖或渐尖，基部圆形或楔形。花先叶开放，聚伞花序；花被钟形，4 ~ 5 裂；雄蕊与花被同数，花药紫色；子房扁平,1室,花柱2枚。翅果近圆形或倒卵形,种子位于翅果中央。花期3—4月,果期4—6月。

【性味功效】味甘,性微寒。利水通淋,祛痰,消肿,解毒。

【古方选录】《普济方》:榆白皮、当归各半两。用法:上细锉,水一大盏,煎六分,去滓,磨入石燕一枚,顿服。主治:气淋,寒淋,小腹满及手足冷。

【用法用量】煎服,9~15 g;或研末。外用适量,煎水洗,或捣敷,或研末调敷。

【使用注意】脾胃虚寒者慎服。

【现代研究】含β-甾醇、豆甾醇,鞣质,树胶,脂肪油等。有抗菌等作用。

230 秦 皮

【古籍原文】涩而补、明目

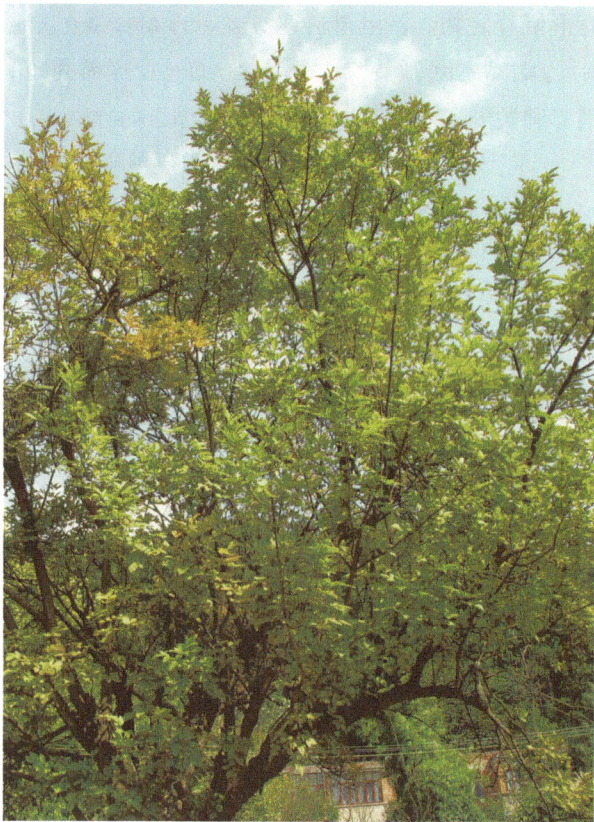

苦,寒。色青,性涩。补肝胆而益肾。以能平木,能除肝热,故治目疾、洗目赤,退翳膜。惊痫。以其收涩而寒,故治崩带下痢。仲景白头翁汤用之。以其涩而补下焦,故能益精有子。时珍曰:天道贵啬,惟收涩故能补。今人只知治目一节,几于废弃,良为可惋。

出西土。皮有白点、渍水碧色、书纸不脱者真。大戟为使,恶吴茱萸。

【药物来源】为木犀科植物大叶梣 *Fraxinus rhyncho-phylla* Hance.、尖叶梣 *Fraxinus szaboana* Lingelsh.、白蜡树 *Fraxinus chinensis* Roxb. 的干燥枝皮或干皮。

【形态特征】①大叶梣:落叶大乔木,高12~15 m。树皮灰褐色,光滑。叶轴上面具浅沟,小叶着生处具关节;小叶5~7片,革质,阔卵形、倒卵形或卵状披针形,基部钝圆。圆锥花序;苞片长披针形;花萼浅杯状,萼片三角形无毛;两性花具雄蕊2枚;雌蕊具短花柱,柱头二叉深裂;雄花花萼小,花丝细。翅果线形。坚果长约1 cm。花期4—5月,果期9—10月。

②尖叶梣:特点是小枝、叶轴和小叶下面被毛;小叶3~7片,小叶先端长渐尖至尾尖;花无花冠,与叶同时开放;花萼杯状,与坚果基部疏离。

③白蜡树:特点是小叶卵形、倒卵状长圆形至披针形,先端锐尖至渐尖;花萼筒状,紧贴坚果基部。

【性味功效】味苦、涩,性寒。清热燥湿,收涩止痢,止带,明目。

【古方选录】《太平圣惠方》秦皮散:秦皮三两,防风(去芦头)、黄连(去须)、甘草(炙微赤,锉)各一两半。用法:上件药,捣粗罗为散。每服三钱,以水一中盏,入淡竹叶二七片,煎至六分,去滓。每于食后温服之。主治:眼目肿痛有翳,胬肉,多泪难开。

【用法用量】煎服,6~12 g;或入丸、散。外用适量,煎洗患处。

【使用注意】脾胃虚寒者忌服。

【现代研究】大叶梣的树皮含马栗树皮苷,马栗树皮素等;尖叶梣的树皮含马栗树皮素,马栗树皮苷,秦皮苷,东莨菪素等;白蜡树的树皮含马栗树皮素,秦皮素等。有抗菌,消炎,镇痛等作用。

231 海桐皮

【古籍原文】宣,祛风湿

苦,温。《经疏》云:应兼辛。入血分。祛风,去湿,杀虫,能行经络达病所。治风蹶顽痹,腰膝疼痛,《传信方》海桐、薏苡各二两,牛膝、芎䓖、羌活、地骨皮、五加皮各一两,甘草五钱,生地十两,酒二斗浸。此方不得增减,早、中、晚饮,常令醺醮。疳䘌疥癣,目赤煎洗牙虫。煎服,或含漱。

出广南,皮白坚韧,作索不烂。

【药物来源】为豆科植物刺桐 Erythrina variegcata L. 的干燥树皮或根皮。

【形态特征】高大乔木,可达 20 m。树皮灰棕色,枝淡黄色至土黄色,密被灰色茸毛。三出复叶互生或簇生于枝顶;小叶片阔卵形至斜方状卵形,先端渐尖而钝,基部近截形。总状花序,萼佛焰状;花冠蝶形,大红色;雄蕊 10 枚;花柱 1 枚,浅绿色,柱头不分裂。荚果串珠状,微弯曲。种子球形,暗红色。花期 3 月。

【性味功效】味苦、辛,性平。祛风除湿,舒筋通络,杀虫止痒。

【古方选录】《小儿卫生总微论方》海桐皮散:海桐皮、当归(去芦,洗净,焙干)、牡丹皮(去心)、熟干地黄、牛膝(去芦,酒浸,焙干)各一两,山茱萸、补骨脂各半两。用法:上为细末。每服一钱,水八分,入葱白二寸,煎至五分,去滓,温服。主治:脚挛不能举。

【用法用量】煎服,6~12 g;或浸酒。外用适量,煎水洗,或研末调敷。

【使用注意】血虚者慎用。

【现代研究】树皮含刺桐灵碱、氨基酸、有机酸等;种子含油,油中含饱和有机酸,油酸,亚油酸,下筮刺桐碱等。有抑制皮肤真菌和金黄色葡萄球菌等作用。

232 蕤 仁

【古籍原文】亦名白桵,音同蕤。补,明目

甘,温。《别录》微寒。入心、肝、脾三经。消风散热,益水生光。三经皆血脏也。血得其养,则目疾平。凡目病在表,当疏风清热;在里属肾虚、血少、神劳,宜补肾养血安神。远视为肾水亏,近视为火不足。治目赤肿痛,眦烂泪出。亦治心腹邪热,结气痰痞。今人惟用疗眼。陈藏器曰:生治足睡,熟治不眠。

丛生有刺,实如五味,圆扁有纹,紫赤可食。取仁浸去皮尖,研用。

【药物来源】为蔷薇科植物单花扁核木 Prinsepia uniflora Batal. 的干燥成熟果核。

【形态特征】落叶灌木。茎多分枝,外皮棕褐色;叶腋有短刺。单叶互生或丛生;叶片线状长圆形、狭倒卵形或卵状披针形,先端钝,基部楔形,全缘或具疏锯齿。花 1~3 朵簇生叶腋;萼筒杯状,裂片 5 片;花瓣 5 片,白色;雄蕊 10 枚,花药卵圆形,花丝短;雌蕊子房卵圆形,柱头头状。核果球形,熟时黑色,表面微被蜡质白粉。花期 4—6 月,果期 7—8 月。

【性味功效】味甘,性微寒。养肝明目,疏风散热。

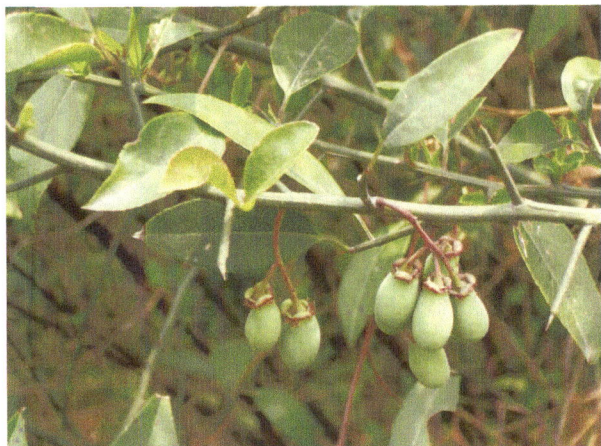

【古方选录】《兰室秘藏》百点膏:蕤仁(去皮、尖)三分,当归身、甘草各六分,防风八分,黄连(拣治)二钱(锉如麻豆大,水一大碗,煎至一半入药)。用法:上件锉如麻豆大,蕤仁别研如泥,同熬,滴在水中不散,入蜜少许,再熬少时为度,令病人心静点之,至目中微痛,日用五七次,临卧点尤疾效,但欲多点,使药力相继也。主治:眼病翳遮瞳人,视物不明,有云气之状。

【用法用量】煎服,5~9 g;或入丸、散;或煎膏。外用去油研成膏点眼,或煎水洗。

【使用注意】肝热目疾者不宜使用。

【现代研究】种子含水分,灰分,蛋白质,脂肪,纤维素等;种仁含油脂等。有降血压,镇静等作用。

233 密蒙花

【古籍原文】润肝、明目

甘而微寒。入肝经气血分。润肝燥。治目中赤脉,青盲肤翳,赤肿眵音鸥。眼脂泪,小儿疳气攻眼。

产蜀中。叶冬不凋。其花繁密蒙茸,故名。拣净,酒浸一宿,候干,蜜拌蒸,晒三次。

【药物来源】为马钱科植物密蒙花 Buddleja officinalis Maxim. 的干燥花蕾及花序。

【形态特征】落叶灌木,高 3~6 m。小枝灰褐色,微具棱状。枝及叶柄、叶背和花序均密被白色星状毛及茸毛。单叶对生,叶片宽而全缘或有小锯齿。花多而密集,花萼钟状,花冠紫堇色;雄蕊4枚;子房上位,2室。种子多数,细小。花期2—3月,果期7—8月。

【**性味功效**】味甘,性微寒。清热养肝,明目退翳。

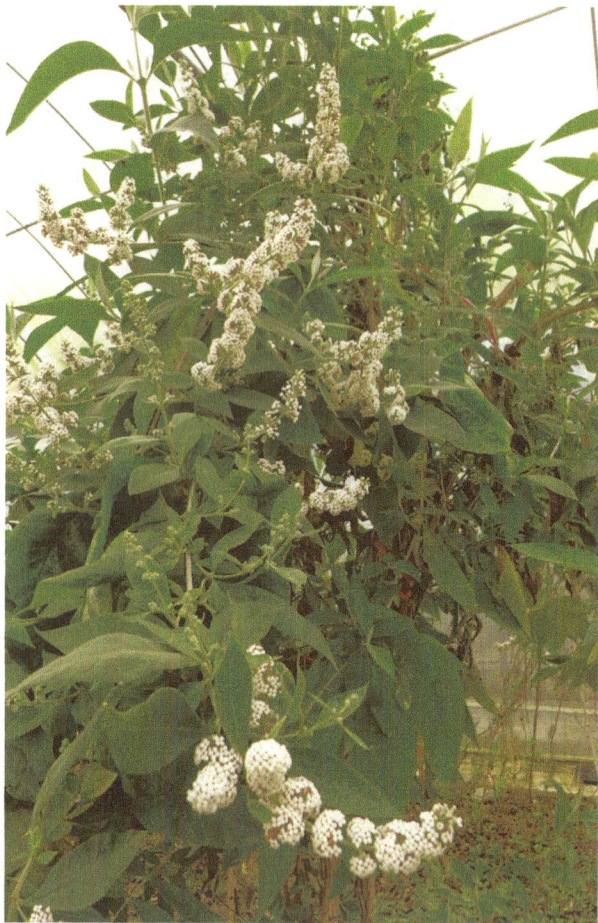

【**古方选录**】《太平惠民和剂局方》密蒙花散:密蒙花、羌活、白蒺藜(炒去刺)、木贼(去节)、石决明(煅)各一两,甘菊花(去蒂)二两。用法:上诸药研末,每服二三钱。主治:目赤肿痛,目生翳膜,羞明多泪,视物昏花。

【**用法用量**】煎服,3～9 g;或入丸、散。

【**使用注意**】虚寒内伤、劳伤目疾者忌服。

【**现代研究**】含蒙花苷,芹菜苷,刺槐苷,木犀草苷,密蒙花新苷,木犀草素－7－O－葡糖糖苷等。有抑菌,降血糖,利尿,调节体内性激素水平等作用。

234 芙蓉花(木芙蓉)

【**古籍原文**】泻,凉血、解毒

　　辛,平。性滑涎粘。清肺凉血,散热止痛,消肿排

脓。治一切痈疽肿毒有殊功。用芙蓉花,或叶、或皮、或根,生捣或干研末,蜜调涂四围,中间留头,干则频换。初起者即觉清凉,痛止肿消,已成者即脓出,已溃者则易敛。疡科秘其名为清凉膏、清露散、铁箍散,皆此物也。或加赤小豆末,或苍耳烧存性为末,加入亦妙。

【**药物来源**】为锦葵科植物木芙蓉 *Hibiscus mutabilis* L. 的花。

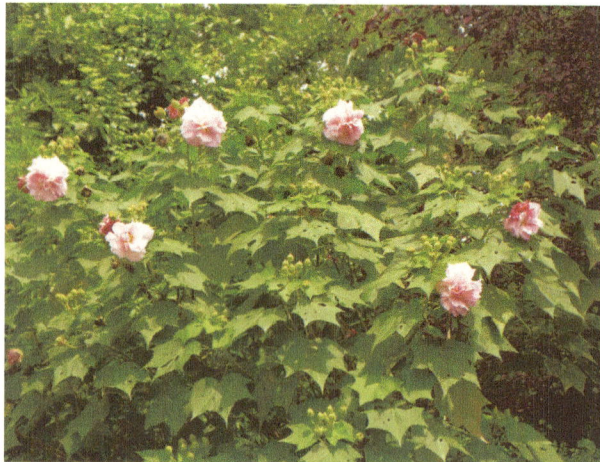

【**形态特征**】为落叶灌木或小乔木,高2～5 m,小枝、叶柄、花梗和花萼均密被星状与直形细绵毛。叶宽卵形或心形,具钝圆锯齿,上面疏被星状细毛和点,花萼钟形,初开白色或淡红色,后变深红色;花瓣近圆形。蒴果长2～3 cm,内具种子9粒。种子肾形,疏被短刚毛。

【**性味功效**】味微辛,性平。凉血解毒,消肿排脓。

【**古方选录**】《外科大成》芙蓉内托散:芙蓉花二钱,人参一钱,当归一钱,川芎一钱,白芷一钱,穿山甲一钱,杏仁一钱,连翘一钱,木鳖一钱。用法:加生姜三片,酒、水各一钟煎,空腹服。主治:便毒已成,元气弱者。

【**用法用量**】煎服,5～10 g;或入散剂。外用适量鲜品捣敷。

【**使用注意**】虚寒患者及孕妇忌服。

【**现代研究**】含异槲皮苷,金丝桃苷,芸香苷,槲皮素－4′－葡萄糖苷,矢车菊素3,5－二葡萄糖苷,棚皮素,山柰酚,二十九烷,β－谷甾醇,白桦脂酸,硬脂酸己酯,豆甾醇等。有消炎,抑制金黄色葡萄球菌、铜绿假单胞菌和溶血性链球菌等作用。

235 山茶花

【**古籍原文**】泻,凉血

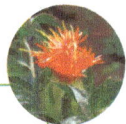

甘、微辛,寒。色赤,入血分。治吐衄肠风。麻油调末,涂汤火伤。

用红者为末,入童便、姜汁,酒调服,可代郁金。

【药物来源】为山茶科植物山茶 *Camellia japonica* L. 的花。

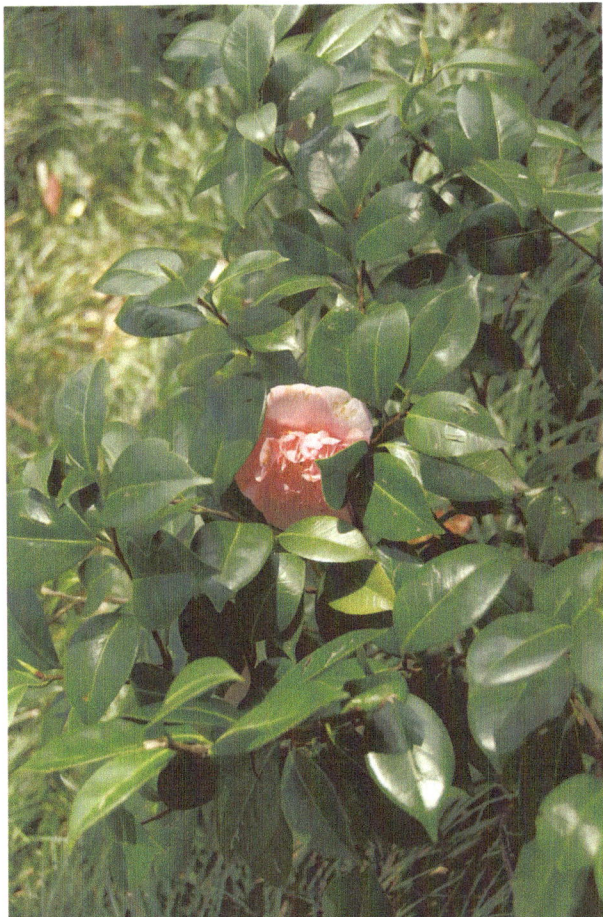

【形态特征】常绿灌木或小乔木,高可达 10 m。树皮灰褐色,幼枝棕色。单叶互生,叶片革质,倒卵形或椭圆形,基部楔形,边缘有细锯齿。花单生或对生于叶腋或枝顶;萼片 5 片,宽卵圆形;花瓣 5 ~ 7 片,近圆形,有白、淡红等色。蒴果木质化,扁圆三角形。花期 10—11 月。

【性味功效】味甘、苦、辛、涩,性凉。凉血止血,散瘀,消瘀肿。

【古方选录】《不药良方》:山茶花十朵,红花五钱,白及一两,红枣四两。用法:水煎一碗服之,渣再服,红枣不拘时亦取食之。主治:吐血咳嗽。

【用法用量】煎服,5 ~ 10 g;或入散剂;或开水泡服。外用适量,研末麻油调涂。

【使用注意】女性经期及脾胃虚寒者慎用。

【现代研究】含花色苷,花白苷,芸香苷,风信子苷,槲皮素,山柰酚等。有抑制肿瘤生长的作用。

236 木 槿

【古籍原文】泻热

苦,凉。活血润燥。治肠风泻血,痢后热渴。作饮服,令人得睡。

川产者治癣疮。癣疮有虫,用川槿皮、肥皂水浸,时时搽之,或浸汁磨雄黄尤妙。

用根皮。

【药物来源】属锦葵科木槿 *Hibiscus syriacus* L. 的根(木槿)及茎皮或根皮(木槿皮)。

【形态特征】落叶灌木,高 3 ~ 4 m。小枝密被黄色星状茸毛。叶互生;叶柄被星状柔毛;叶片菱形至三角状卵形,具深浅不同的 3 裂或不裂,边缘具不整齐齿缺。花单生于枝端叶腋间,花萼钟形;花淡紫色,花瓣 5 片,倒卵形;雄蕊多数,子房 5 室。蒴果长椭圆形。种子肾形,黑褐色。花期 7—10 月。

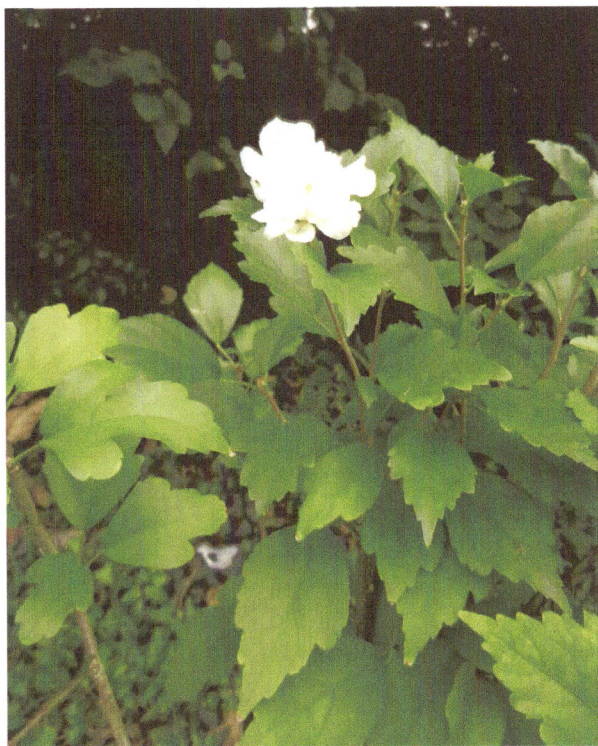

【性味功效】木槿:味甘,性凉。清热解毒,消痈肿。木槿皮:味甘、苦,性微寒。清热解毒,利湿。

【古方选录】《外科正宗》顽癣方:川槿皮二钱,轻粉五分,斑蝥七个,大枫子七个。用法:河水、井水共一钟,煎一半,露一宿,笔蘸涂之。主治:一切顽癣。

【用法用量】木槿:煎服,15～25 g,鲜品50～100 g。外用适量,煎水熏洗。木槿皮:煎服,3～9 g。外用适量,酒浸搽擦,或煎水熏洗。

【使用注意】脾胃虚弱者慎用,无湿热者不宜服。

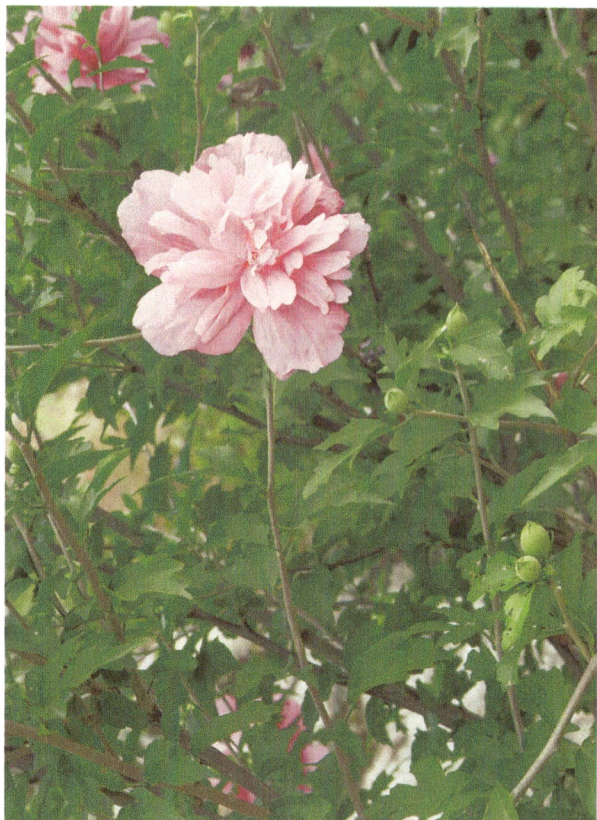

【现代研究】含辛二酸,β－谷甾醇,白桦脂醇,古柯三醇,肉豆蔻酸,月桂酸,棕榈酸,鞣质等。有抗病毒,降低胆固醇,抑制金黄色葡萄球菌、伤寒杆菌,抑制肿瘤生长等作用。

237 杉 木

【古籍原文】宣,散肿胀

辛,温。去恶气,散风毒。治脚气肿痛,心腹胀满,洗毒疮。柳子厚纂《救死方》云:得脚气,夜半痞绝,胁块如石,昏困且死。郑洵美传杉木汤,食顷大下,块散气通。用杉木节一升,橘叶一升,无叶以皮代,大腹槟榔七枚,连子槌碎,童便三升煮,分二服。若一服得快利,即停后服。

有赤白二种,赤油斑如野鸡者,作棺尤贵。性直,烧炭最发火药。

【药物来源】为杉科植物杉木 *Cunninghamia lanceo-*

late（Lamb.）Hook 的心材及树枝。

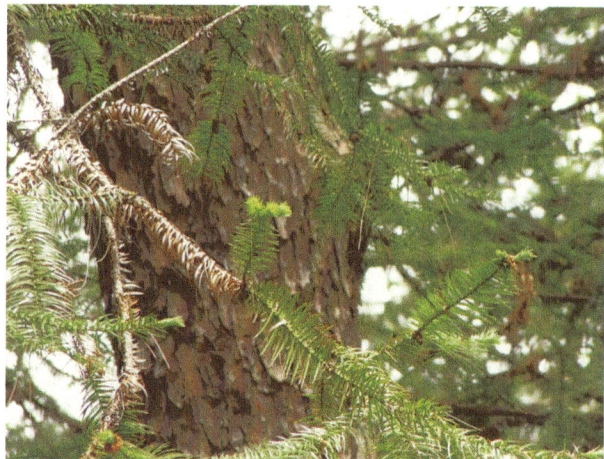

【形态特征】常绿乔木,高达30 m。大树树冠圆锥形。树皮灰褐色,裂成长条片脱落。叶在主枝上辐射伸展,条状披针形,革质,微弯,坚硬,边缘有细齿。雌雄同株;雄球花圆锥状,簇生枝顶;雌球花单生或2～4朵集生枝顶,卵圆形,苞鳞与珠鳞结合而生。球果近球形或卵圆形。种子长卵形,扁平。花期4月,球果10月下旬成熟。

【性味功效】味辛,性微温。辟恶除秽,除湿散毒,降逆气,活血止痛。

【古方选录】《普济方》引《圣济总录》蘸脚杉木节汤:杉木节八两(锉),柳蠹虫末八两,荆蓂枝五两(锉)。用法:右纳釜中,以水二斗煎至一斗,入盐四两,浆水一斗更煎三五沸后用净瓦瓮子一口可容五斗者,以板子横着瓮底,将煎得汁去滓,乘热倾入瓮中,候冷煖得。所入脚踏瓮中板,频以汤从骭面淋之,其汤只可离脚面三四寸,不可过脚踝,仍于密室中避风以得汗甚为度。汤冷即于釜中入滓更煎三五沸后,去滓依前法蘸脚。主治:专治脚气。

【用法用量】煎服,15～30 g。外用适量,煎水熏洗,或烧存性研末调敷。

【使用注意】不可久服和过量。虚人忌服。

【现代研究】含α－柏木烯,α－蒎烯,β－柏木烯,α－松油醇,柏木脑,油酸扁柏双黄酮等。有消炎,抑制组胺所致毛细血管通透性等作用。

238 乌臼木(乌桕木)

【古籍原文】泻热毒

苦,凉。性沉而降。利水通肠,功胜大戟。疗疔肿,解砒毒。极能泻下。凡患肿毒、中砒毒者,不拘根、皮、枝、叶,捣汁多饮,得大利即愈,虚人忌用。

子:可作烛。

【药物来源】为大戟科植物乌桕 *Sapium sebiferum* (L.) Roxb. 的干燥根皮或树皮。

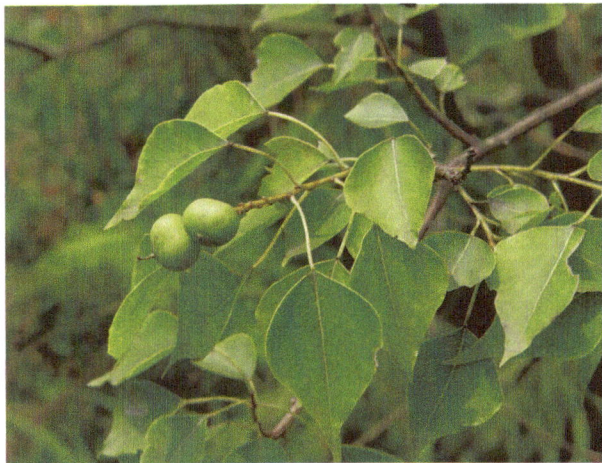

【形态特征】落叶乔木,高达 15 m,具乳汁。树皮暗灰色,有纵裂纹。叶互生;叶片纸质,菱形至宽菱状卵形。穗状花序顶生;花单性,雌雄同序,无花瓣及花盘;最初全为雄花,随后有 1～4 朵雌花生于花序基部。蒴果椭圆状球形,成熟时褐色,室背开裂为 3 瓣,每瓣有种子 1 粒。种子近球形,黑色,外被白蜡。花期 4—7 月,果期 10—12 月。

【性味功效】味苦,性微温;有毒。泻下逐水,消肿散结,解蛇虫毒。

【古方选录】《本草纲目》引《经验良方》:用水边乌臼树根,晒,研入雄黄末少许。用法:生油调搽。主治:婴儿胎疮满头。

【用法用量】煎服,9～12 g;或入丸、散。外用适量,煎水洗,或研末调敷。

【使用注意】体虚者、孕妇及溃疡病患者忌用。

【现代研究】根含白蒿香豆精,东莨菪素;根皮含花椒油素;茎皮、树皮含莫雷亭酮,莫雷亭醇等。有体外抑菌,消炎,杀虫等作用。

239 水杨柳(水杨枝叶)

【古籍原文】宣,行气血

苦,平。痘疮顶陷,浆滞不起者,用枝煎汤浴之。此因气凝血滞,或风寒外束而然,得此暖气透达,浆随暖而行,再用助气血药更效。

枝:煎汁,治黄疸。

【药物来源】为杨柳科植物红皮柳 *Salix sinopurpurea* C. Wang et Ch. Y. Yang 的枝叶。

【形态特征】灌木,小枝无毛。芽长卵形或长圆形,初有毛,后无毛。叶对生或斜对生,披针形,先端短渐尖,基部楔形,边缘有锯齿。花先叶开放,对生或互生;苞片卵形,黑色,两面具长柔毛;雄蕊 2 枚,花丝合生,花药 4 室;子房密被灰茸毛,柱头头状。花期 4 月,果期 5 月。

【性味功效】味苦,性平。清热解毒。

【古方选录】《博爱心鉴》:水杨枝叶(无叶用枝)五斤。用法:流水一大釜,煎汤温浴之。如冷添汤,良久照见累起有晕丝者,浆行也。如不满,再浴之。力弱者,只洗头、面、手、足。如屡浴不起者,气血败矣,不可再浴。始出及痒塌者皆不可浴。主治:痘疮数日,陷顶,浆滞不行,或风寒所阻者。

【用法用量】煎服,3～9 g;或捣汁饮服。外用适量,煎水熏洗。

240 皂角

【古籍原文】宣,通窍、搜风

辛、咸,性燥,气浮而散。入肺、大肠经。金胜木,燥胜风,故兼入肝。搜风泄热,吹之导之,则通上下关窍而涌吐痰涎,捺鼻立作喷嚏。治中风口噤,胸痹喉痹。凡中风不省人事,口噤不能进药,急提头发,手掐人中,用皂角末或半夏末吹入鼻中,有嚏者生,无嚏者肺气已绝,死。或用稀涎散吐之,皂角末一两、白矾五钱,每用一钱,温水调灌。或加藜芦、少麝,鹅翎探喉,令微吐稀涎,再用药治。年老气虚人忌用。服之则除湿去垢,最去油腻,刮人肠胃。消痰破坚,取中段,汤泡服,治老人风秘。杀虫下胎。治风湿风癞,痰喘肿满,坚症囊结,厥阴肝脉络阴器。寒客肝经,则为囊结。涂之则散肿消毒,煎膏贴一切痹痛。合苍术焚之,辟瘟疫湿气。

一种小如猪牙,一种长而枯燥,一种肥厚多脂。多脂者良。去粗皮、子弦,或蜜炙、酥炙,绞汁烧灰用。柏实为使,恶麦冬,畏人参、苦参。性能消铁,不结荚者,凿树一孔,入铁封之,则结荚矣。锤碾见之,久则成孔,故此木不能烧爨。

皂角刺 辛,温。搜风杀虫,功同皂荚。但其锋锐,能直达患处,溃散痈疽。治痈毒妒乳,风疠恶疮,

【疠,同癞。】疠乃营气热胕,风寒客于脉而不去。经曰:脉风成为疠。脉与营皆血也。蒸晒为末,大黄汤调下。胎衣不下。痈疽已溃者禁用,孕妇忌之。

皂角子　通大便燥结。煅存性用。汪机曰:其性得湿则滑。李时珍曰:亦辛以润之之义,非得湿则滑也。

【药物来源】为豆科植物皂荚 *Gledilsia sinensis* Lam. 的干燥果实(皂角或皂荚)、或不育果实(猪牙皂)、干燥棘刺(皂角刺)及种子(皂角子)。

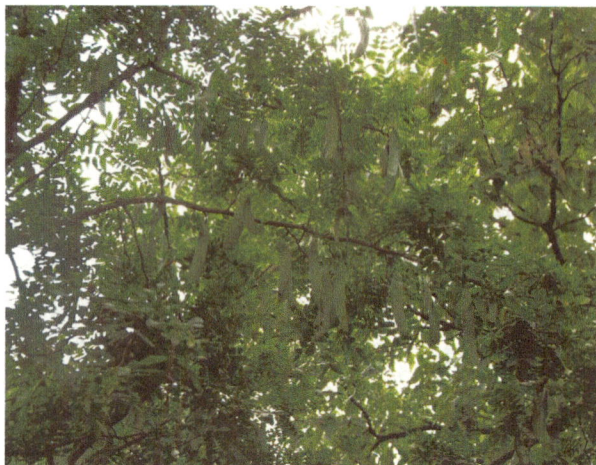

【形态特征】乔木,高达 15 m。树干常生棘刺,粗壮,通常分枝,圆柱形。小枝无毛。偶数羽状复叶,边缘有细锯齿,无毛。花杂性,腋生总状花序。果实呈扁长剑鞘状而略弯曲,种子所在处隆起,两侧有明显的纵棱线,质硬。花期 5 月,果期 10 月

【性味功效】皂角:味辛、咸,性温;有毒。祛痰止咳,开窍通闭,杀虫散结。皂角刺:味辛,性温。消肿托毒,排脓,杀虫。皂角子:味辛,性温;有毒。润肠通便,祛风散热,化痰散结。

【古方选录】①《金匮要略》皂荚丸:皂荚八两(刮去皮,用酥炙)末之。用法:蜜丸梧子大,以枣膏和汤服三丸,日三夜一服。主治:治咳逆上气,时时唾浊,但坐不得眠。

②《太平圣惠方》皂荚刺丸:皂荚刺二两(烧令烟尽),臭樗皮一两(微炙),防风一两(去芦头),赤芍药一两,枳壳一两(麸炒微黄,去瓤)。用法:上药捣罗为末,用酽醋一斤,熬一半成膏,次下余药,和丸,如小豆大。每于食前,煎防风汤下二十丸。主治:痔疾,肛边痒痛不止。

③《太平圣惠方》神效散:皂荚子、槐实各一两。用法:用粘谷糠炒香,去糠为末。陈粟米饮下一钱。主治:肠风下血。

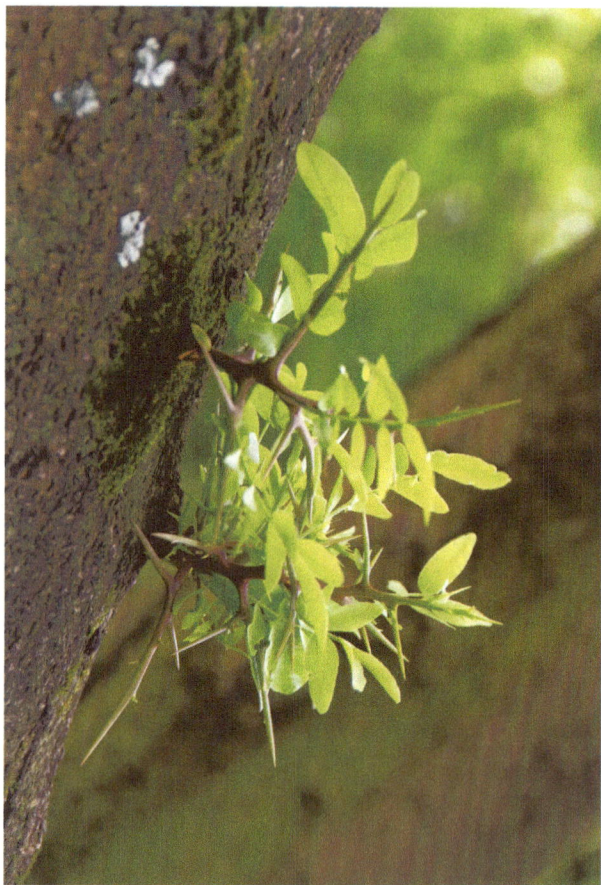

【用法用量】皂角:煎服,1～3 g;或研末入丸、散。外用适量,研末搐鼻,或研末调敷,或熬膏敷。皂角刺:煎服,3～10 g;或入丸、散。外用适量,醋蒸取汁涂患处,或研末调敷。皂角子:煎服,5～9 g;或入丸、散。外用适量,研末调敷。

【使用注意】皂角:体虚者、孕妇及咳血者忌服。皂角刺:痈疽已溃者忌用,孕妇忌用。皂角子:体虚者、孕妇忌服。

【现代研究】皂角:含多种皂苷等。有祛痰,抗菌,溶血等作用。

皂角刺:含黄酮苷,酚类,氨基酸等。有消炎,抗过敏,抗癌,抗凝血等作用。

皂角子:含树胶和多糖等。有消炎,抗菌等作用。

241　肥皂荚

【古籍原文】泻热毒

辛,温。除风湿,去垢腻。故澡身、盥面用之。疗无名肿毒有奇功。不拘奇疡恶毒,用生肥皂去子、弦及筋,捣烂,

醶醋和敷，立愈。不效再敷，奇验。此方方书未载，若贫人僻地，仓卒无药者，用之甚便，故特著之。《集成》云：生肥皂火煅存性，生油、腻粉调敷诸恶疮。

【药物来源】为豆科植物肥皂荚 *Gymnocladus chinensis* Baill. 的果实。

【形态特征】乔木，高 5 ~ 12 m。无刺。二回羽状复叶，具羽片 6 ~ 10 片；小叶 20 ~ 24 片，长圆形至长椭圆形。总状花序顶生，花杂性，白色或带紫色；花萼长 5 ~ 6 mm；花瓣 5 片，较萼略长；雄蕊 10 枚；子房长椭圆形，无毛。荚果长椭圆形。种子 2 ~ 4 粒。

【性味功效】味辛，性温。涤痰除垢，解毒杀虫。

【古方选录】《普济方》：肥皂荚（独牙者），烧灰存性。用法：以一片研末，糕糊丸，一片为末，饮汤调吞下。主治：肠风。

【用法用量】煎服，1.5 ~ 3 g；或入丸、散。外用适量，捣敷、研末撒或调涂。

【使用注意】胃虚食欲不振者慎服。

【现代研究】含肥皂荚皂苷 A、B、C、D、D_1、E、F_1、F_2、G，及两种单萜苷 (6S) – 2 – 反 – 6 – α – L – 吡喃阿拉伯糖酰基 – 2,6 – 二甲基 – 2,7 – 辛二烯酸、(6S) – 2 – 反 – 2,6 – 二甲基 – 6 – [3 – O – (β – D – 吡喃葡萄糖基) – 4 – O – (2 – 甲基丁酰基) – α – L 吡喃阿拉伯糖酰基] – 2,7 – 辛二烯酸等。

242 棕榈（棕榈皮）

【古籍原文】涩，止血

苦能泄热，涩可收脱，烧黑能止血。红见黑则止，不可烧过。棕榈、侧柏、卷柏烧存性，饭丸，止远年下血，亦可煎服。治吐衄下痢，崩带肠风。失血过多者，初起未可遽用。

年久败棕尤良。与发灰同用更良。

【药物来源】为棕榈科植物棕榈 *Trachycarpus fortunei* (Hook.) H. Wendl. 的干燥叶柄。

【形态特征】乔木，高达 10 m 以上。树干圆柱形。叶片近圆形，深裂成 30 ~ 50 片具皱褶的线状剑形。肉穗花序，从叶腋抽出，通常雌雄异株；雄花小，淡黄色，雄蕊 6 枚；雌花花被密被白柔毛，花柱 3 裂。核果球形或近肾形。

【性味功效】味苦、涩，性平。收敛止血。

【古方选录】《圣济总录》棕榈皮散：棕榈皮（烧灰）、

柏叶（焙）各一两。用法：上二味捣罗为散，酒调下二钱。主治：妇人经血不止。

【用法用量】煎服，3 ~ 9 g；或入丸、散。外用适量，研末外敷。

【使用注意】出血兼瘀者不宜。

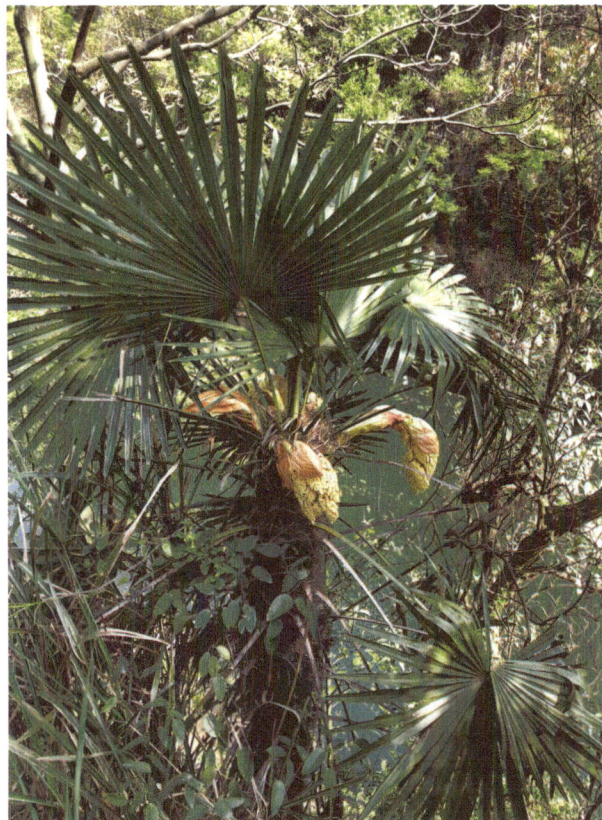

【现代研究】含对羟基苯甲酸，右旋儿茶粗，原儿茶酸，没食子酸等。有止血，缩短凝血时间等作用。

243 茶（茶叶）

【古籍原文】泻热、清神、消食

苦、甘、微寒。下气消食，去痰热，除烦渴，清头目，得春初生发之气，故多肃清上膈之功。《汤液》云：茶苦寒下行，如何是清头目？《蒙鉴》曰：热下降，则上自清矣。醒昏睡，清神。解酒食、油腻、烧炙之毒，利大小便。多饮消脂最能去油寒胃。故浓茶能引吐。《千金》疗卒头痛如破，非中冷、中风，由痰厥气上冲所致，名厥头痛。单煮茶恣饮取吐，直吐出胆汁乃已，渴而即瘥。酒后饮茶，引入膀胱、肾经，患瘕疝水肿，空心亦忌之。与姜等分浓煎，名姜茶饮。治赤白痢。茶助阴，姜助阳，使寒热平调。并能消暑、解酒食毒。

陈细者良，粗者损人。

【药物来源】为山茶科植物茶 *Camellia sinensis* （L.）O. Kuntze 的嫩叶或嫩芽。

【形态特征】常绿灌木，高 1 ~ 3 m；嫩枝、嫩叶具细柔毛。单叶互生，叶片薄革质，椭圆形或倒卵状椭圆形。花两性，白色，芳香。蒴果近球形或扁三角形。种子近球形或微有棱角。花期 10—11 月，果期翌年 10—11 月。

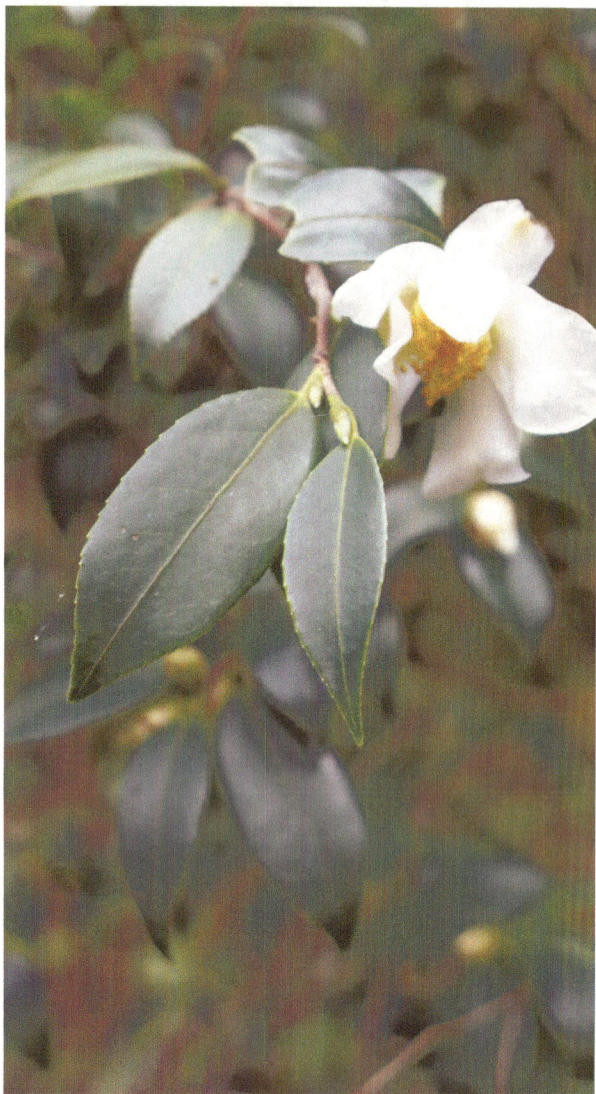

【性味功效】味苦、甘，性凉。清头目，除烦渴，消食，化痰，利尿，解毒。

【古方选录】《太平惠民和剂局方》川芎茶调散：薄荷叶（不见火）八两，川芎、荆芥（去梗）各四两，香附子（炒）八两（别本作细辛去芦一两），防风（去芦）一两半，白芷、羌活、甘草（熜）各二两。用法：上件为细末。每服二钱，食后，茶清调下。主治：丈夫、妇人诸风上攻头目昏重，偏正头疼，鼻塞声重，伤风壮热，肢体烦疼，肌肉

蠕动，膈热痰盛；妇人血风攻注，太阳穴疼。

【用法用量】煎服，3 ~ 10 g；或入丸、散；或开水沸泡。外用适量，研末调敷，或鲜品捣敷。

【使用注意】脾胃虚寒者慎服。失眠及习惯性便秘者忌服。服人参、土茯苓及含铁药物者忌服。

【现代研究】茶叶含咖啡碱，可可豆碱，茶碱，黄嘌呤碱，鞣质，精油等。有兴奋中枢，降血压，降血脂，抗氧化，抗血栓，利尿等作用。

244 吴茱萸

【古籍原文】燥，去风寒湿；宣，下气开郁

辛，苦，大热，有小毒。入足太阴脾血分，少阴、厥阴肾、肝气分。其气燥，故专入肝而旁及脾肾。润肝燥脾，温中下气，除湿解郁，去痰杀虫，开膝理，逐风寒。治厥阴头痛，仲景用吴茱萸汤。阴毒腹痛，痛在少腹。呕逆吞酸，俗名醋心。亦有吐酸者，宜降火清痰，用吴茱作向导。蔡中丞苦痰饮，率十日一发，头痛背寒，呕酸不食。得一方，茯苓、吴萸汤泡七次，等分，蜜丸，名吴仙丹。前后痰方无及此者。痞满噎膈，胃冷。食积泻痢，血痹阴疝，痔疾肠风，脚气水肿，口舌生疮，为末，醋调贴足心，移夜便愈，能引热下行。冲脉为病，气逆里急。宜此主之。性虽热，而能引热下行，段成式言椒性善下，吴茱性上，似不尽然。寇宗奭曰：此物下气甚速。东垣曰：浊阴不降，厥阴上逆，膈塞胀满，非吴茱不可治也。昂按：吴茱辛热，故性上；气味俱厚，故善降。利大肠壅气，故治肠风痔痢。下产后余血。故产后必用之。然走气动火，昏目发疮，血虚有火者禁用。

陈者良。泡去苦烈汁用。须泡数次。止呕黄连水炒，治疝盐水炒，治血醋炒。恶丹参、硝石。

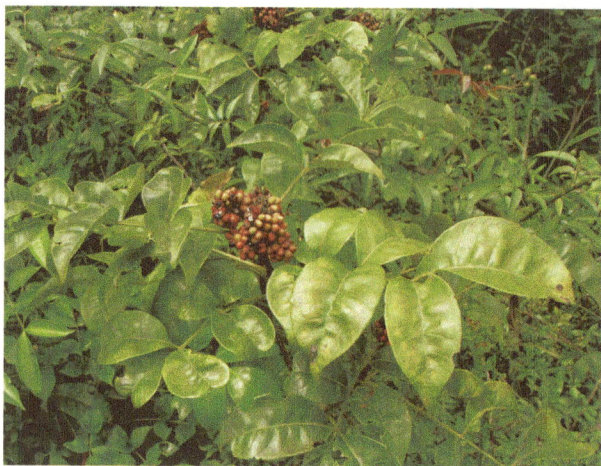

【药物来源】为芸香科植物吴茱萸 Evodia rutaecarpa（Juss.）Benth.、石虎 Evodia rutaecarpa（Juss.）Benth. var. officinalis（Dode）Huang 或疏毛吴茱萸 Evodia rutaecarpa（Juss.）Benth. var. bodinieri（Dode）Huang 的干燥近成熟果实。

【形态特征】①吴茱萸：常绿灌木或小乔木，高 3～10 m。奇数羽状复叶对生，小叶椭圆形至卵形。雌雄异株，聚伞圆锥花序，顶生；花瓣白色。果实扁球形，成蓇葖果状，紫红色。种子黑色，有光泽。花期 6—8 月，果期 9—10 月。

②石虎：特点是具有特殊刺激性气味，小叶长圆形至披针形，种子带蓝黑色。花期 7—8 月，果期 9—10 月。

③疏毛吴茱萸：特点是小枝被黄锈色或丝光质的疏长毛；叶轴被长柔毛；叶片长圆形、披针形或卵状披针形，上表面中脉略被疏短毛，下面脉上被短柔毛，侧脉清晰，油腺点小。花期 7—8 月，果期 9—10 月。

【性味功效】味辛、苦，性热；有小毒。散寒止痛，降逆止呕，助阳止泻。

【古方选录】《伤寒论》吴茱萸汤：吴茱萸一升（洗），人参三两，生姜六两（切），大枣十二枚（擘）。用法：上四味，以水七升，煮取二升，去滓，温服七合，日三服。主治：肝胃虚寒，浊阴上逆证。

【用法用量】煎服，2～5 g；或入丸、散。外用适量，水煎浸洗，或研末外敷。

【使用注意】有小毒，不宜多服久服，无寒湿滞气及阴虚有热者忌用。孕妇慎用。

【现代研究】含柠檬苦素，吲哚喹唑啉类生物碱，黄酮二葡萄糖苷，挥发油，有机酸等。有抗胃溃疡，止呕，止泻等作用。

245 川 椒

【古籍原文】宣，散寒湿；燥，补火

辛，热，纯阳。入肺，发汗散寒，治风寒咳嗽；入脾，暖胃燥湿，消食除胀，治心腹冷痛，吐泻澼痢，痰饮水肿；《千金方》：有人冷气入阴囊肿满，生椒择净，帛裹着丸囊，厚半寸，须臾热气大通，日再易，取消瘦。梅师用桂末涂亦良。入右肾命门补火，治肾气上逆，能下行导火归元。每日吞二十

粒，大能温补下焦。阳衰溲数，阴汗泄精。下焦虚寒。坚齿明目，破血通经，除症安蛔。虫见椒则伏。仲景蛔厥乌梅丸用之。凡虫啮腹痛者，面白唇红，时发时止。杀鬼疰、虫鱼毒。最杀劳虫。危氏神授丸：川椒炒出汗，为末，米饮下三钱。有人病传尸劳，遇异人传此方，服至二斤，吐出虫如蛇而安。肺、胃素热者忌服。丹溪曰：食椒既久，则火自水中生，多被其毒也。

秦产名秦椒，俗名花椒，实稍大；蜀产肉厚皮皱为川椒。闭口者杀人。微炒去汗，捣，去里面黄壳，取红用。名椒红。得盐良，入肾。使杏仁，畏款冬、防风、附子、雄黄、麻仁、凉水。椒乃玉衡星之精，辟疫伏邪，故岁旦饮椒柏酒。

子名椒目，苦、辛。专行水道，不行谷道。能治水臌，除胀定喘，及肾虚耳鸣。

【药物来源】为芸香科植物花椒 Zanthoxylum bungeanum Maxim. 或青花椒 Zanthoxylum schinifolium Sieb. et Zucc. 的成熟果皮（花椒）或种子（椒目）。

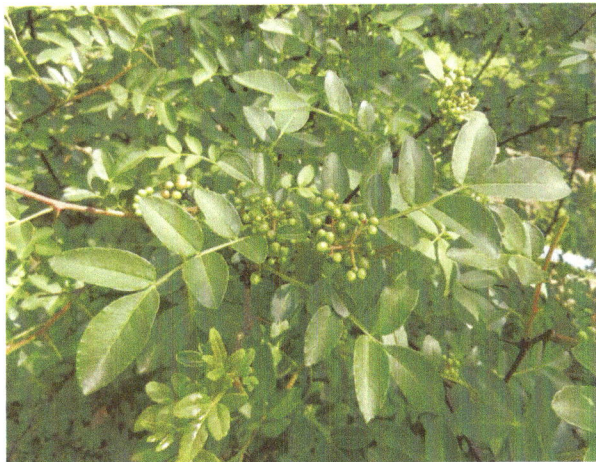

【形态特征】①花椒：落叶灌木或小乔木，高 3～7 m。具香气。奇数羽状复叶互生，小叶卵形或卵状长圆形。聚伞圆锥花序顶生，花单性；花被片 5 基数；雄蕊 5 枚，心皮细小。蓇葖果绿色或褐色，腺点色深呈点状下陷。种子卵圆形，直径约 3.5 mm，有光泽。花期 4—6 月，果期 9—10 月。

②青椒：小叶对生或近对生，呈不对称的卵形至椭圆状披针形。伞房状圆锥花序顶生；花单性；花被片 5 基数；雄蕊 5 枚，退化心皮细小；雌花中雄蕊退化为鳞片状，心皮 1～3 枚。蓇葖果绿色或褐色，腺点色深呈点状下陷。种子黑色，有光泽。花期 8—9 月，果期 10—11 月。

【性味功效】花椒：味辛，性温；有小毒。温中止痛，

杀虫止痒。椒目:味苦、辛,性温;有小毒。利水消肿,祛痰平喘。

【古方选录】①《太平圣惠方》川椒散:川椒三十粒(去目及闭口者,微炒去汗)、莽草、细辛、菖蒲、牛膝(去苗)、枳壳根皮各半两。用法:每用半两,以水两大盏,煎至一盏,去滓,热含冷吐。主治:齿龈肿痛。

②《金匮要略》己椒苈黄丸:防己、椒目、葶苈(熬)、大黄各一两。用法:上四味,末之,蜜丸如梧子大,先食饮服一丸,日三服,稍增,口中有津液。渴者加芒硝半两。主治:水饮积聚脘腹,肠间有声,腹满便秘,小便不利,口干舌燥,脉沉弦。

【用法用量】花椒:煎服,3~6 g。外用适量,煎汤熏洗。椒目:煎服,2~5 g;研末,1.5 g;或制成丸、片、胶囊剂。外用适量,研末,醋调敷。

【使用注意】花椒:阴虚火旺者忌服,孕妇慎服。椒目:阴虚火旺者忌服。

【现代研究】果皮含挥发油,香草木宁碱等。有抗胃溃疡,抗腹泻,护肝,镇痛消炎,局部麻醉等作用。

246 胡 椒

【古籍原文】燥

辛,热,纯阳。暖胃快膈,下气消痰。治寒痰食积,肠滑冷痢,阴毒腹痛,胃寒吐水,牙齿浮热作痛,合荜茇散之。杀一切鱼肉鳖蕈音寻,上声毒。食料宜之,嗜者众。多食损肺,走气动火,发疮痔脏毒,齿痛目昏。

毕澄茄一类二种,主治略同。

【药物来源】为胡椒科植物胡椒 *Piper nigrum* L. 的干燥近成熟或成熟果实(胡椒);胡椒科植物荜澄茄 *Piper cubeba* L. 的果实(荜澄茄或毕澄茄)。

【形态特征】①胡椒:攀援藤本,长达 5 m。叶互生,叶片厚革质,阔卵形或卵状长圆形。花通常单性,雌雄同株,少有杂性,无花被。浆果球形,直径 3~6 mm,成熟时红色,未成熟时干后变黑色。花期6—10月,果期10月至翌年4月。

②荜澄茄:常绿攀援藤本,长约 6 m。叶互生,椭圆状卵形或长卵形,先端渐尖,基部圆形或斜心形,全缘,两面均光滑无毛。花单性,雌雄异株,成单生的穗状花序,长约 10 cm;花小,白色。核果球形,

黑褐色。果期8—9月。

【性味功效】胡椒:味辛,性热。温中散寒,下气,消痰。荜澄茄:味辛,性温。温中散寒,行气止痛,暖肾。

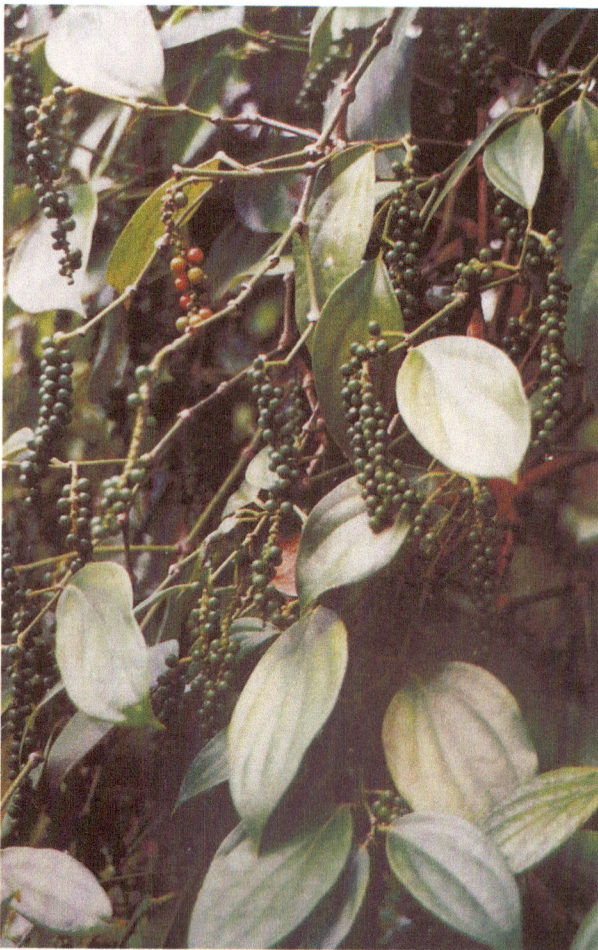

【古方选录】①《圣济总录》胡椒丸:胡椒一两,高良姜一两,乌头(炮裂,去皮脐)一两。用法:上三味捣罗为细末,米醋三盏,熬令硬软得所,丸如皂子大,每服一丸,盐汤嚼下,妇人醋汤下。主治:心痛,精神闷乱。

②《圣济总录》荜澄茄汤:荜澄茄、高良姜各三分。用法:上二味,粗捣筛。每服二钱匕,水一盏,煎十余沸,入醋少许,搅匀去滓,热服,不拘时。主治:伤寒呕哕,日夜不止。

【用法用量】胡椒:煎服,1~3 g;研粉吞服,0.6~1.5 g;或入丸、散。外用适量,研末调敷,或置膏药内外贴。荜澄茄:煎服,1~5 g;或入丸、散。外用适量,研末擦牙或搐鼻。

【使用注意】胡椒:热病及阴虚有火者忌服,孕妇慎服。荜澄茄:阴虚火旺及实热火盛者忌服。

【现代研究】胡椒:含挥发油,胡椒碱,胡椒酰胺,次

胡椒酰胺,胡椒亭碱,胡椒油碱 B,几内亚胡椒酰胺等。有抗惊厥,杀虫,利胆,升压,消炎等作用。

荜澄茄:含挥发油和多种木脂体,如荜澄茄脂素、荜澄茄酸、荜澄茄内酯、荜澄茄脑、荜澄茄烯等,双环倍半水芹烯,左旋的荜澄茄脂酮,胡椒环艺烯醇等。有抑制日本血吸虫的作用。

247 苏 木

【古籍原文】泻,行血、解表

甘、咸、辛,凉。入三阴血分。行血去瘀,发散表里风气。宜与防风同用。治产后血晕,《肘后方》煮汁服。海藏方加乳香,酒服。胀满欲死,血痛血瘕,经闭气壅,痈肿扑伤,排脓止痛。多破血,少和血。

出苏方国,交、爱亦有。忌铁。

【药物来源】为豆科植物苏木 *Caesalpinia sappan* L. 的干燥心材。

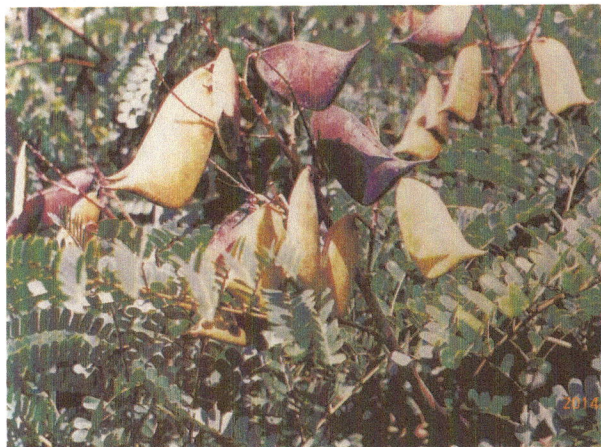

【形态特征】灌木或小乔木,高 5～10 m。二回羽状复叶;小叶对生,长圆形至长圆状菱形。圆锥状花序顶生或腋生。荚果近长圆形至长圆状倒卵形,红棕色,不开裂。种子长圆形,稍扁,褐黄色。花期 5—10 月,果期 7 月至翌年 3 月。

【性味功效】味甘、咸,性平。活血祛瘀,消肿止痛。

【古方选录】《妇科玉尺》苏木汤:苏木、人参、麦门冬。用法:水煎服。主治:产后气滞作喘。

【用法用量】煎服,3～9 g。外用适量,研末撒。

【使用注意】血虚无瘀者、月经过多者及孕妇慎用。

【现代研究】含色原烷类,巴西苏木素,巴西苏木素衍生物,黄酮类,二苯并环氧庚烷类等。有改善微循

环,抑制血小板聚集,抗肿瘤,抗氧化,抑菌等作用。

248 沉 香

【古籍原文】重,宣,调气、补阳

辛、苦,性温。诸木皆浮,而沉香独沉,故能下气而坠痰涎。怒则气上,能平肝下气。能降亦能升,气香入脾,故能理诸气而调中。东垣曰:上至天,下至泉。用为使,最相宜。色黑、体阳,故入右肾命门,暖精助阳。行气不伤气,温中不助火。治心腹疼痛,噤口毒痢,症癖邪恶,冷风麻痹,气痢气淋。

色黑沉水者良。香甜者性平,辛辣者热。入汤剂,磨汁用;入丸散,纸裹置怀中,待燥碾之。忌火。鹧鸪斑者名黄沉,如牛角黑者名黑沉,咀之软,削之卷者名黄腊沉,难得。浮者名栈香,半沉者名煎香。鸡骨香虽沉而心空,并不堪用。

【药物来源】为瑞香科植物沉香 *Aquilaria agallocha*（Lour.）Roxb.、白木香 *Aquilaria sinensis*（Lour.）Gilg. 含有树脂的木材。

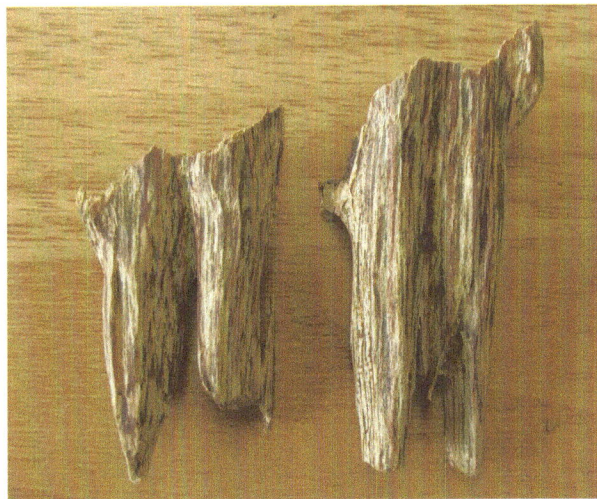

【形态特征】①沉香:常绿乔木,高达 30 m。叶互生,稍带革质,叶片椭圆状披针形、披针形或倒披针形。伞形花序,花白色。蒴果倒卵形,木质,扁压状。种子卵圆形。花期 3—4 月,果期 5—6 月。

②白木香:常绿乔木,植株高达 15 m。叶互生,叶片革质,长卵形、倒卵形或椭圆形。伞形花序顶生和腋生,花黄绿色。蒴果倒卵形,木质,扁压状。种子黑棕色,卵形。花期 3—5 月,果期 5—6 月。

【性味功效】味辛、苦,性微温。行气止痛,温中止呕,纳气平喘。

【古方选录】《太平圣惠方》沉香散:沉香半两,人参(去芦头)半两,陈橘皮(汤浸,去白瓤,焙)半两,红豆蔻(去皮)三分,白术半两,桂心半两。用法:捣粗罗为散,每服三钱,以水一中盏,入生姜半分,枣三枚,煎至六分,去滓,不计时候稍热服。主治:脾胃气虚弱,不能饮食,食饮即吐,心腹时痛。

【用法用量】煎服,1～5 g,入汤剂宜后下;研末,0.5～1 g;或磨汁服;或入丸、散。

【使用注意】阴亏火旺、气虚下陷者慎服。

【现代研究】沉香含沉香螺醇,沉香醇,石梓呋喃,苄基丙酮,对甲氧基苄基丙酮等;白木香含沉香螺醇,白木香酸,白木香醛,白木香醇等。有抑菌,麻醉,止痛,松弛肌肉,镇静,止喘等作用。

249　檀　香

【古籍原文】宣,理气

辛,温。调脾肺,利胸膈,去邪恶,能引胃气上升,进饮食,为理气要药。《内典》曰:旃檀涂身,能除热恼。昂按:《内典》欲念,亦称热恼。盖诸香多助淫火,惟檀香不然,故释氏焚之。道书又以檀为浴香,不可以供上真。

【药物来源】为檀香科植物檀香 *Santalum album* L. 树干的干燥心材。

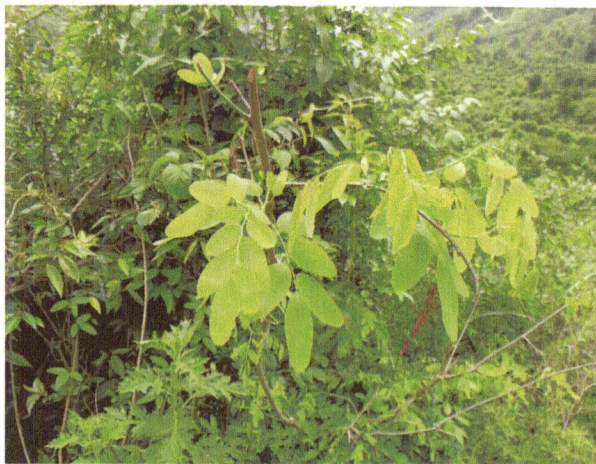

【形态特征】常绿小乔木,高约 10 m。叶片椭圆状卵形。三歧聚伞式圆锥花序腋生或顶生;花被管钟状,淡绿色。核果长 1～1.2 cm,直径约 1 cm;外果皮肉质多汁,成熟时深紫红色至紫黑色。花期 5—6 月,果期 7—9 月。

【性味功效】味辛,性温。行气温中,开胃止痛。

【古方选录】《圣济总录》檀香饮:白檀香、沉香各一块,重一分,槟榔一枚。用法:上三味各于砂盆中,以水三盏细磨取尽,滤去滓,银石铫内煎沸候温,分作三服。主治:解恶毒风肿。

【用法用量】煎服,2～5 g;或入丸、散。外用适量,磨汁涂。

【使用注意】阴虚火盛、有动血致嗽者忌服。

【现代研究】含α－檀香萜醇,β－檀香萜醇,二氢－α－沉香呋喃,二氢－β－沉香呋喃,朱栾萜烯等。有镇静中枢,增强胃肠蠕动,抑菌,利尿等作用。

250　紫　檀

【古籍原文】重,和血

咸,寒。血分之药。和荣气,消肿毒,敷金疮,止血定痛。

【药物来源】为豆科植物紫檀 *Pterocarpus indicus* Willd. 的心材。

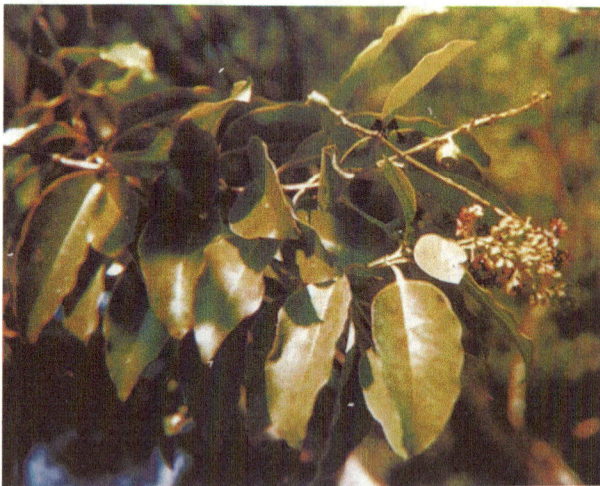

【形态特征】乔木,高 15～25 m。奇数羽状复叶,叶片长圆形,托叶早落。圆锥花序腋生或顶生,花冠黄色,雄蕊单体。荚果圆形,偏斜,扁平。种子 1～2 粒。花期 5—7 月,果期 7—10 月。

【性味功效】味咸,性平。祛瘀和营,止血定痛,解毒消肿。

【古方选录】《圣济总录》紫檀香敷方:紫檀香(锉)、山芋、铅丹(研)各二两,马齿苋(细切,曝干)十两。用法:上四味,除铅丹外,捣罗为末,再和研匀,每用随疮大小,干敷之。主治:伤折肉破,疮口不合。

【用法用量】煎服,3~6 g;或入丸、散。外用适量,研末敷,或磨汁涂。

【使用注意】痈肿溃后,诸疮脓多及阴虚火盛,俱不宜用。

【现代研究】含安哥拉紫檀素,紫檀素,高紫檀素等。有抑制肿瘤,减少腹水生成等作用。

251 降真香(降香)

【古籍原文】焚之能降诸真,故名。宣、辟恶、止血、生肌

辛,温。辟恶气怪异,疗伤折金疮,止血定痛,消肿生肌。周崇逐寇被伤,血出不止,敷花蕊石散不效。军士李高,用紫金藤散敷之,血止痛定,明日结痂无瘢。曾救万人。紫金藤,即降真香之最佳者也。

【药物来源】为豆科植物降香 *Dalbergia odorifera* T. Chen、印度黄檀 *Dalbergia sissoo* Roxb 的树干或根部心材。

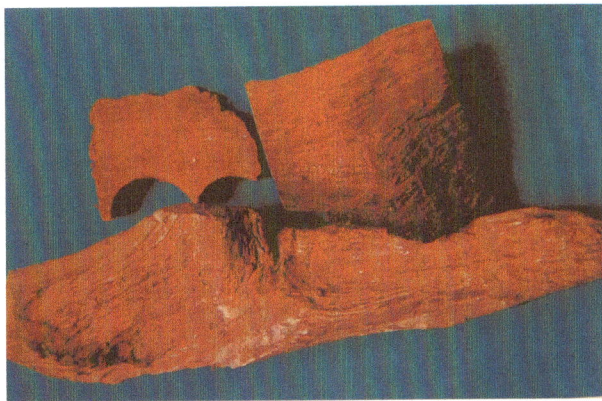

【形态特征】①降香:乔木,高 10~15 m。奇数羽状复叶,小叶卵形或椭圆形。圆锥花序腋生,花冠淡黄色或乳白色。荚果舌状长椭圆形,有种子 1 粒,稀 2 粒。花期 3—4 月,果期 10—11 月。

②印度黄檀:落叶大乔木。树皮灰色,心材褐色有暗纹。总叶柄屈曲,互生;小叶广椭圆形或卵形。腋生长圆锥花序丛,花黄白色。荚果线状披针形,有种子 1~3 粒。花期 3—4 月,果期 11 月。

【性味功效】味辛,性温。化瘀止血,理气止痛。

【古方选录】《丁甘仁先生家传珍方》啄合散:五倍子,紫降香。用法:二味同炒,等分研末。主治:金疮血出不止。

【用法用量】煎服,9~15 g,后下;研末吞服,1~2 g;

或入丸、散。外用适量,研细末敷患处。

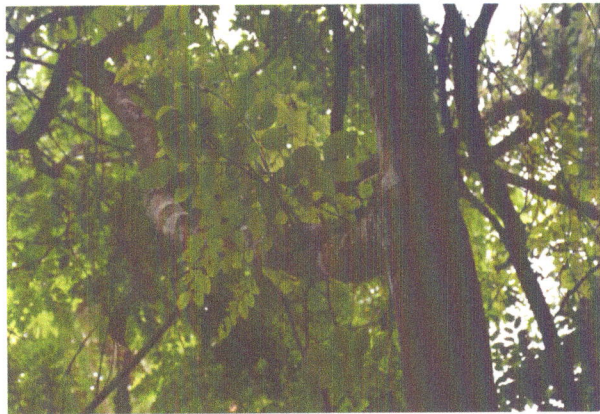

【使用注意】阴虚火旺、血热妄行、脉实便秘者忌用。

【现代研究】含挥发油,黄酮类,双异黄烷类,紫檀烷类,肉桂基苯酚类等。有抗血栓,抗凝血,抗惊厥,抗氧化,抗癌,消炎,镇痛,松弛血管等作用。

252 丁 香

【古籍原文】燥,暖胃、补肾

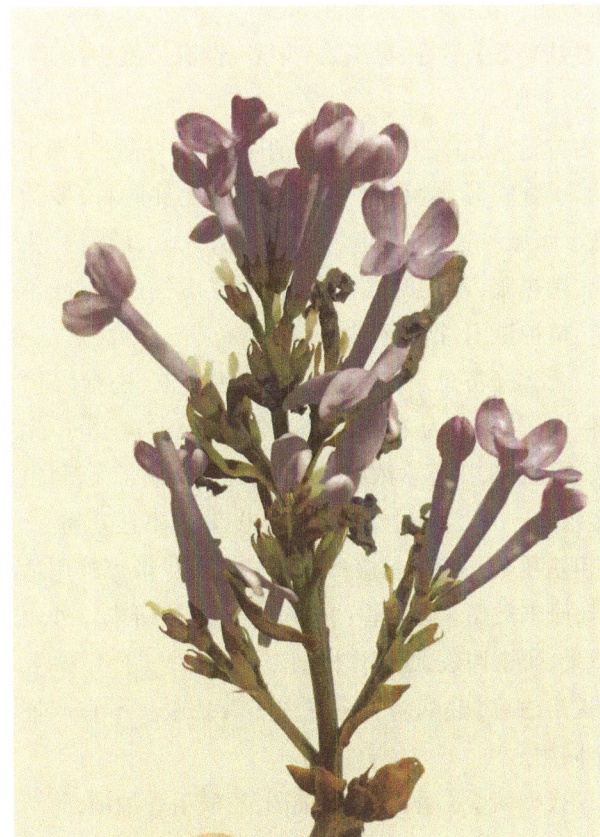

辛,温,纯阳。泄肺温胃,大能疗肾,壮阳事,暖阴户。治胃冷壅胀,呕哕呃忒,【按:方书无呃字,或作欬

逆,或作哕气】丹溪曰:人之阴气,依胃为养。土伤则木挟相火,直冲清道而上作咳逆。古人以为胃寒,用丁香、柿蒂,不能清痰利气,惟助火而已。按:呃逆有痰阻、气滞、食塞,不得升降者;有火郁下焦者;有伤寒汗吐下后,中气大虚者;有阳明内热失下者;有痢疾大下,胃虚而阴火上冲者。时珍曰:当视虚实阴阳,或泄热,或降火,或温或补,或吐或下可也。古方单用柿蒂,取其苦温降气,《济生》加丁香、生姜,取其开郁散痰。盖从治之法,亦尝有收效者矣。朱氏但执以寒治热,矫枉之过矣。痃癖奔豚,腹痛口臭,丹溪曰:脾有郁火,溢入肺中,浊气上行,发为口气。治以丁香,是扬汤止沸耳。惟香蕈其捷。脑疳齿䘌,痘疮胃虚、灰白不发。热证忌用。

有雌雄二种。雌即鸡舌香,力大。若用雄,去丁盖乳子。畏郁金、火。

【药物来源】为桃金娘科植物丁香 *Eugenia caryophyllata* Thunb. 的干燥花蕾(丁香或公丁香)及干燥近成熟果实(母丁香或鸡舌香)。

【形态特征】常绿乔木,高 10 ~ 20 m。单叶对生,叶片革质,长方卵形或长方倒卵形。聚伞圆锥花序顶生,花芳香;花蕾初起白色,后转为绿色,长到 1.5 ~ 2 cm 时转为红色。浆果红棕色,长方椭圆形。种子长方形。花期 9 月至翌年 3 月。

【性味功效】丁香、母丁香:味辛,性温。温中降逆,补肾助阳。

【古方选录】①《太平惠民和剂局方》丁香散:人参半两,丁香一分,藿香叶一分。用法:上件同杵,罗为散。每服一钱,水半盏,煎五七沸,入乳汁少许,去滓,稍热服,不拘时候。主治:治胃虚气逆,呕吐不定,精神羸困,霍乱不安。

②《圣济总录》鸡舌香丸:鸡舌香末、松脂(研)各一分,胡椒(为末)三七粒,细辛(为末)三分。用法:上四味,用苏木浓煎汁和药,丸如梧桐子大,每以暖水研一丸,涂疮上。主治:久患口疮,不任食物。

【用法用量】丁香:煎服,1 ~ 3 g;或入丸、散。外用适量,研末敷贴。母丁香:煎服,1 ~ 3 g;或研末。外用适量,研末调敷,或制作栓剂。

【使用注意】热病者及阴虚内热者忌服。不宜与郁金同用。

【现代研究】丁香:含丁香油酚,乙酰丁香油酚,葎草烯,β-丁香烯,2α-羟基齐墩果酸甲酯,谷甾醇,丁香鞣质等。有促进胃液分泌,增强消化力,减轻恶心呕吐,缓解腹部气胀,镇痛消炎,抗惊厥,抑菌,杀螨,抗血小板聚集,止泻,抗诱导,抗癌,利胆,抗缺氧等作用。

母丁香:含丁子香酚,1-(3,4,5-三甲氧基苯)-桥亚乙基酮,丁子香基乙酸酯,α-石竹烯,没食子鞣酸,槲皮素等。有抗菌,消炎,杀螨,防腐,促进透皮吸收等作用。

253 乳 香

【古籍原文】一名熏陆香。宣,活血、伸筋

香窜入心,苦温补肾,辛温通十二经。能去风伸筋,筋不伸者,敷药加用。活血调气。托里护心,香彻疮孔,能使毒气外出,不致内攻。生肌止痛。治心腹诸痛,口噤耳聋,痈疽疮肿,产难折伤。皆取其活血止痛。亦治癫狂。以能去风散瘀。《灵苑》辰砂散:辰砂一两,乳香、枣仁各五钱,酒下,恣饮沉醉,听睡一二日勿动,惊醒则不可治。《本事》加人参一两,名宁志膏。

出诸番,如乳头明透者良。市人多以枫香伪之。性粘难研,水飞过,用钵坐热水中研之,或用灯心同研则易细。

【药物来源】为橄榄科植物乳香树 *Boswellia carterii* Birdw.、鲍达乳香树 *Boswellia bhaw-dajiana* Birdw.、野乳香树 *Boswellia neglecta* M. Moore 等树皮渗出的干燥树脂。

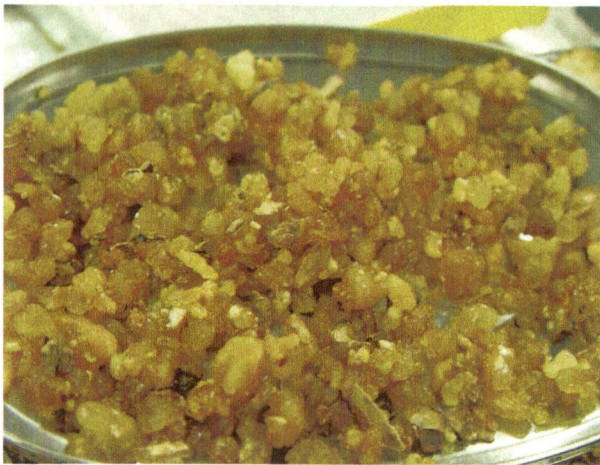

【形态特征】①乳香树:矮小灌木,高 4 ~ 5 m,稀达 6 m。奇数羽状复叶互生,小叶长卵形。花小,排列成稀疏的总状花序;花瓣 5 片,淡黄色,卵形。核果倒卵形,每室具种子 1 粒。花期 4 月。

②鲍达乳香树:小乔木。小叶长方状披针形至长方形。总状花序,花白色或绿色。果实未成熟时

近锤形,基部变成窄柄状。

③野乳香树:小乔木,高5~6m。小叶革质,长方形。圆锥花序;花甚小,淡血色;花丝下半部突然变宽,呈鳞片状。

【性味功效】味辛、苦,性温。活血定痛,消肿生肌。

【古方选录】《外科发挥》乳香定痛散:乳香二钱,没药二钱,寒水石(煅)四钱,滑石四钱,冰片一分。用法:为细末,搽患处。主治:疮疡疼痛不可忍。

【用法用量】煎服,3~5g;或入丸、散。外用适量,研末调敷。

【使用注意】孕妇及胃弱者慎用。

【现代研究】含游离α-乳香脂酸、β-乳香脂酸,结合乳香脂酸,乳香树脂烃,树胶,挥发油等。有镇痛,消炎,抗溃疡,抗肿瘤,抗血小板黏附,促进伤口愈合等作用。

254 没 药

【古籍原文】宜,散瘀、定痛

苦,平。《经疏》云:应兼辛。入十二经。散结气,通滞血,消肿定痛生肌,寇宗奭曰:血滞则气壅,气壅则经络满急,故肿且痛。补心胆虚,肝血不足。推陈致新,能生好血。治金疮杖疮血肉受伤,故瘀而发热作痛。恶疮痔漏,翳晕目赤,肝经血热。产后血气痛,破症堕胎。乳香活血,没药散血,皆能消肿止痛生肌,故每兼用。疮疽已溃者忌用,脓多者勿敷。

出诸南番。色赤、类于琥珀者良。治同乳香。

【药物来源】为橄榄科植物没药 Commiphora myrrha Engl. 及同属植物树干皮部渗出的干燥油胶树脂。

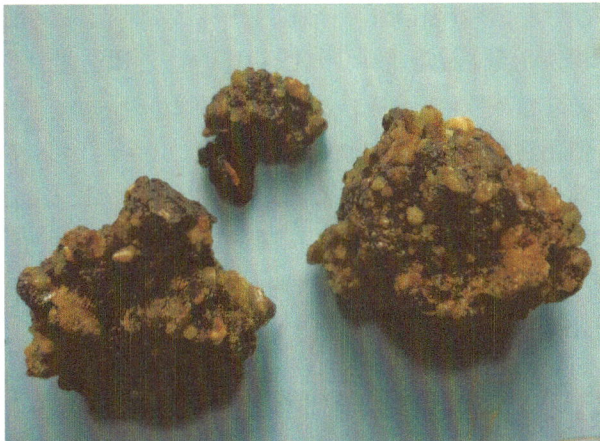

【形态特征】低矮灌木或乔木,高3m。叶散生或丛生,小叶倒长卵形或倒披针形。花小,花冠白色,长圆形或线状长圆形。核果卵形,棕色。花期夏季。

【性味功效】味辛、苦,性平。散瘀定痛,消肿生肌。

【古方选录】《医学衷中参西录》活络效灵丹:当归五钱,丹参五钱,生明乳香五钱,生明没药五钱。用法:上药四味作汤服;若为散,一剂分作四次服,温酒送下。主治:气血凝滞,痃癖症瘕,心腹疼痛,腿疼臂疼,内外疮疡,一切脏腑积聚,经络湮淤。

【用法用量】煎服,3~5g;或入丸、散。外用适量,配入散剂或膏剂敷贴患处。

【使用注意】孕妇及胃弱者慎用。痈疽已溃、目赤肤翳非血热甚者不宜用。

【现代研究】含α-罕没药酸,β-罕没药酸,α-没药酸,β-没药酸,γ-没药酸,没药尼酸,挥发油,树胶等。有抗肿瘤,降血脂,收敛,抗菌,消炎,镇痛,退热等作用。

255 枫脂香(白胶香)

【古籍原文】即白胶香。宜,调气血

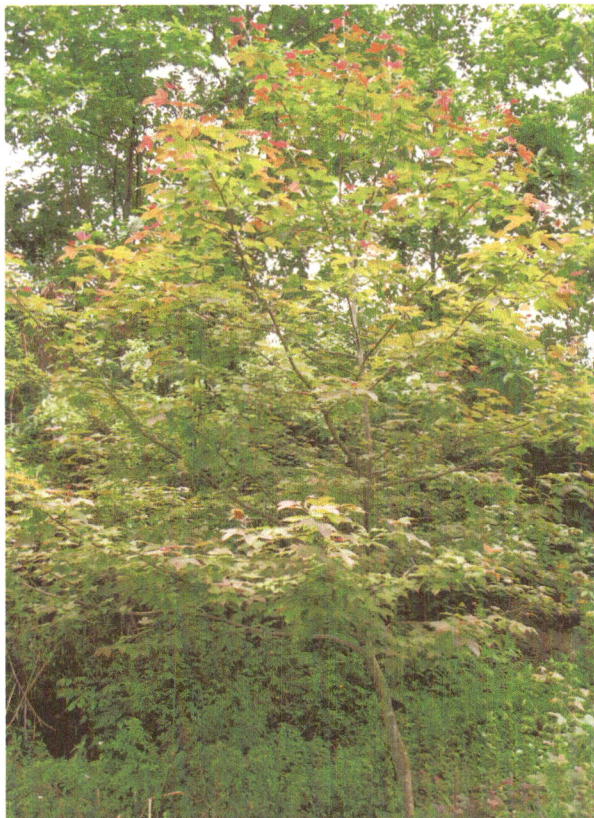

苦,平。活血解毒,止痛生肌。治血蚘咯血,齿

痛风疹,痛疽金疮。外科要药。

色白微黄,能乱乳香,功颇相近。

【药物来源】为金缕梅科植物枫香树 *Liquidambar formosana* Hance 的干燥树脂。

【形态特征】落叶乔木,高 20～40 m。叶互生,叶片心形。花单性,雌雄同株;雄花淡黄绿色,成葇荑花序再排列成总状;雌花排列成圆球形的头状花序。头状果序圆球形,蒴果有宿存花萼和花柱。种子多数,细小,扁平。花期 3—4 月,果期 9—10 月。

【性味功效】味辛、微苦,性平。活血止痛,解毒生肌,凉血止血。

【古方选录】《鸡峰普济方》白胶香膏:乳香、白胶香、沥青各等分(研)。用法:以脂麻油和如面剂,重汤煮成膏贴。主治:折伤。

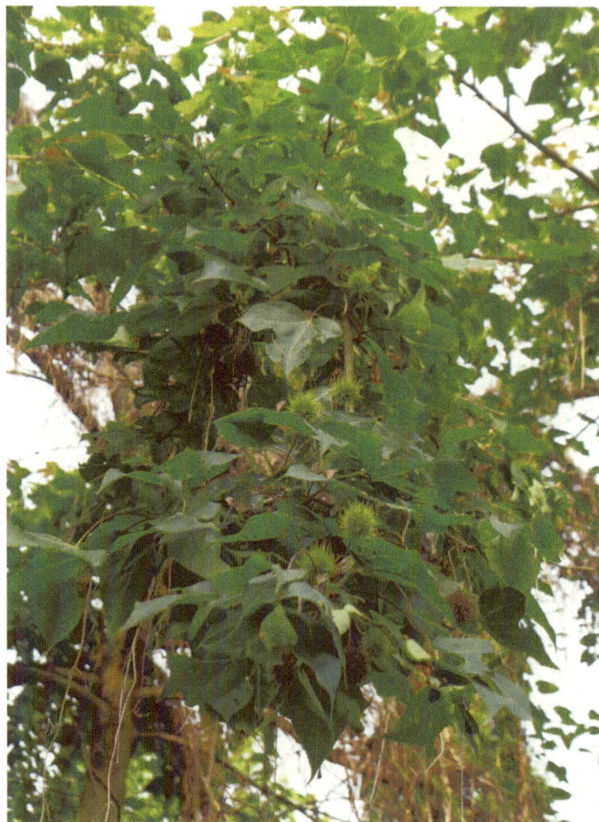

【用法用量】煎服,1～3 g;或入丸、散剂。外用适量,研末撒或调敷,或制膏摊贴,亦可制成熏烟药。

【使用注意】孕妇忌服。

【现代研究】含阿姆布酮酸,阿姆布醇酸,阿姆布二醇酸,路路通酮酸,路路通二醇酸,枫香脂熊果酸,枫香脂诺维酸等。有抗血栓,促进纤溶活性,止血等作用。

256 冰 片

【古籍原文】一名龙脑香。宣,通窍、散火

辛温香窜,善走能散。先入肺,传于心脾而透骨,通诸窍,散郁火。治惊痫痰迷,东垣曰:风病在骨髓者宜之。若在血脉肌肉,反能引风入骨,如油入面。目赤肤翳,乳调,日点数次。王节斋曰:冰片大辛热,用之点眼,取其拔出火邪。盖火郁发之,从治法也。世人误以为寒,而常用之,遂致积热害目,故云眼不点不瞎者,此也。耳聋鼻瘜,鼻中瘜肉,点之自入,皆通窍之功。喉痹舌出,散火。骨痛齿痛,治骨。痘陷、猪心血作引,酒或紫草汤服,引入心经能发之。产难,三虫五痔。王纶曰:世人误以为寒,不知辛散性走,似乎凉耳。诸香皆属阳,岂有香之至者而反寒乎?昂幼时曾问家叔建侯公曰:姜性何如? 叔曰:体热而用凉。盖味辛者多热,然辛散必借辛以散之,风热散则凉矣。此即本草所云冰片性寒之义,向未有发明之者,附记于此。

出南番,云是老杉脂。以白如冰、作梅花片者良。以杉木炭养之则不耗。今人多以樟脑升打乱之。

【药物来源】为龙脑香科植物龙脑香树 *Dryobalanops aromatica* Gwaertn. f. 的树脂中析出的天然结晶性化合物。

【形态特征】常绿乔木,高达 5 m。树皮裂缝处带有溢出的龙脑结晶。叶互生,革质,叶片卵状椭圆形。圆锥花序生于上部枝腋;花两性;花瓣 5 片,白色。干果卵圆形,果皮革质。种子 1～2 粒,具胚乳。

【性味功效】味辛、苦,性微寒。开窍醒神,清热止痛。

【古方选录】《外科正宗》冰硼散:冰片五分,朱砂六分,玄明粉、硼砂各五钱。用法:共研极细末,吹搽患上,甚者日搽五六次。主治:咽喉口齿新久肿痛,及久嗽痰火,咽哑作痛。

【用法用量】入丸、散用,0.15～0.3 g。外用适量,研末外撒,或吹喉、涂搽,或点眼,或调敷患处。

【使用注意】孕妇及气血虚者慎服。

【现代研究】含右旋龙脑,葎草烯,β－榄香烯,石竹烯,齐墩果酸等。有消炎,抗菌,镇静,镇痛,防腐,促进药物透过血脑屏障,抗脑缺血再灌注损伤,抗生育等作用。

257 樟 脑

【古籍原文】宣,通窍、除湿

辛热香窜，能于水中发火。置水中，焰益炽。通关利滞，除湿杀虫。置鞋中去脚气。《集要》云：和乌头为末，醋丸弹子大，置足心，微火烘之，汗出为效。熏衣箧，辟蛀虫。

以樟木切片，浸水煎成。升打得法，能乱冰片。

【药物来源】为樟科植物樟 *Cinnamomum camphora* (L.) Presl. 的根、干、枝、叶经蒸馏精制而成的颗粒状物。

【形态特征】常绿大乔木，高可达 30 m。枝、叶及木材均有樟脑气味。叶互生，叶片薄革质，卵形或卵状椭圆形。圆锥花序腋生；花两性，绿白色或黄绿色。果实近球形或卵球形，紫黑色。花期 4—5 月，果期 8—11 月。

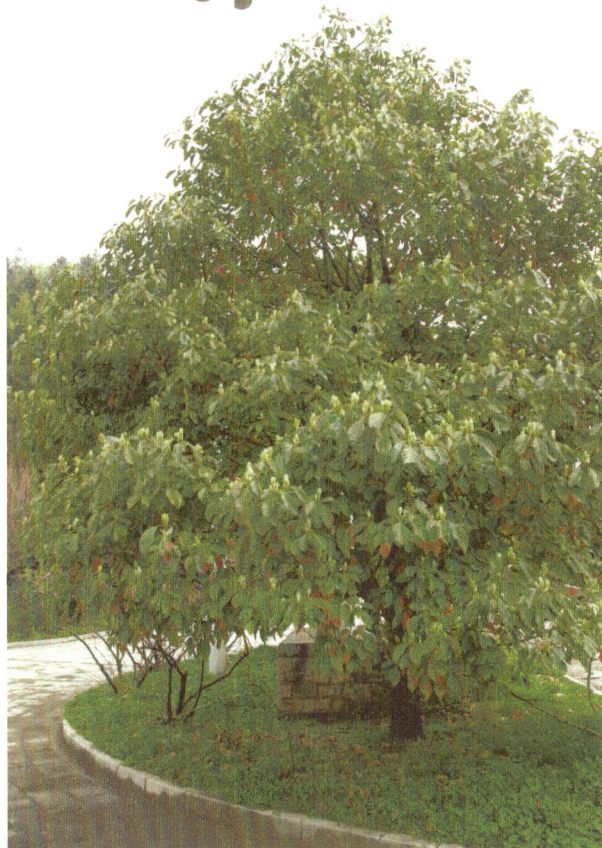

【性味功效】味辛，性热；有小毒。通关窍，利滞气，辟秽浊，杀虫止痒，消肿止痛。

【古方选录】《洞天奥旨》樟脑丹：樟脑三钱，雄黄三钱。用法：为末，先用荆芥根下一段剪碎，煎沸汤，温洗良久，看烂被处紫黑，以针一刺去血，再洗三四次，然后用樟脑、雄黄末，麻油调，扫上，出水，次日再洗扫，以愈为度。主治：疠疮溃烂，牵至胸前、两腋，块如茄子大，或牵至两肩上，四五年不能疗者。

【用法用量】入丸、散服，0.06～0.15 g。外用适量，研末涂敷，或溶于乙醇制作酊剂，或入软膏外用。

【使用注意】内服不宜过量，误服可致中毒气虚阴亏。有热者及孕妇忌服。皮肤过敏者慎用。

【现代研究】含 1,7,7-三甲基二环[2,2,1]庚烷-2-酮，挥发油等。内服有祛风，祛痰，强心，升压，兴奋呼吸，兴奋中枢神经系统等作用；外用有局部麻醉，防腐，止痒，止痛等作用。

258 苏合香

【古籍原文】宣，通窍、辟恶

甘温走窜。通窍开郁，辟一切不正之气，杀精鬼。

出诸番。合众香之汁煎成。以箸挑起，悬丝不断者真。

【药物来源】为金缕梅科植物苏合香树 *Liquidambar orientalis* Mill. 的树干渗出的香树脂经加工精制而成。

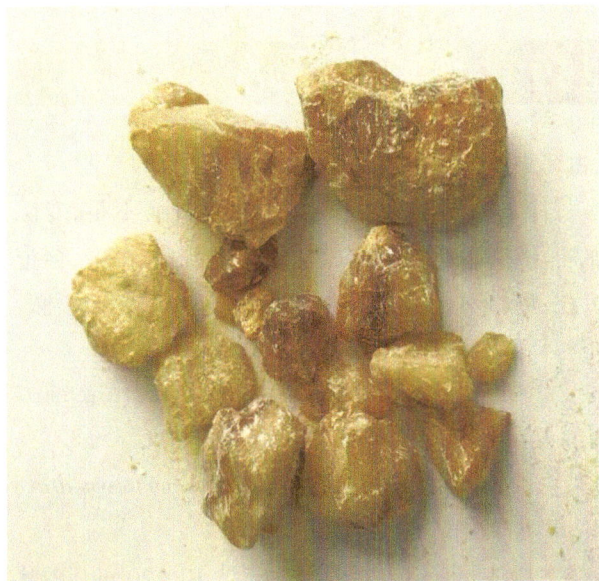

【形态特征】乔木，高 10～15 m。叶互生，叶片掌状。花小，单性，雌雄同株，多数成圆头状花序，花白色或黄绿色。果序圆球状，聚生多数蒴果；蒴果先端喙状，成熟时顶端开裂。种子 1 粒或 2 粒，狭长圆形。花期 5 月，果期 10—11 月。

【性味功效】味辛，性温。开窍，辟秽，止痛。

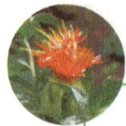

【古方选录】《太平惠民和剂局方》苏合香丸:白术、青木香、乌犀屑、香附子(炒去毛)、朱砂(研,水飞)、诃黎勒(煨,去皮)、白檀香、安息香(别研为末,用无灰酒一升熬膏)、沉香、麝香(研)、丁香、荜拨各二两、龙脑(研)、苏合香油(入安息香膏内)各一两,熏陆香(别研)一两。用法:上为细末,入研药匀,用安息香膏并炼白蜜和剂。每服旋丸如梧桐子大,早朝取井华水,温冷任意,化服四丸,老人小儿可服一丸;温酒化服亦得,并空心服之。主治:传尸骨蒸,殗殜肺痿,痃忤鬼气,卒心痛,霍乱吐利,时气鬼魅,瘴疟,赤白暴利,瘀血月闭,痃癖,丁肿,惊痫,鬼忤中人,小儿吐乳等。

【用法用量】宜入丸、散内服,0.3～1 g。外用适量,溶于乙醇或制成软膏、搽剂涂敷。

【使用注意】脱证忌服。阴虚有热、血燥津伤、气虚者及孕妇慎服。

【现代研究】含α-蒎烯,β-蒎烯,月桂烯,桂皮醛,齐墩果酮酸,3-表齐墩果酸等。有抗血栓,抗血小板聚集,抗心肌缺氧,穿透血脑屏障,抗惊厥,祛痰,抑菌,消炎等作用。

259 血 竭

【古籍原文】补,和血、敛疮

甘、咸。色赤入血分。补心包、肝血不足,专除血痛,散瘀生新,为和血之圣药。治内伤血聚,金疮折跌,疮口不合,止痛生肌。性急,不可多使。引脓。血竭单入血分,乳香、没药兼入气分,皆木脂也。

出南番。色赤,以染透指甲者为真。假者是海母血,味大咸,有腥气。单碾用。同众药捣,则作尘飞。

【药物来源】为棕榈科植物麒麟竭 Daemonorops draco Bl. 果实渗出的树脂经加工制成。

【形态特征】多年生常绿藤本,长达 10～20 m。羽状复叶在枝梢上互生,小叶线状披针形。肉穗花序,开淡黄色冠状花,单性,雌雄异株。果实核果状,卵状球形,赤褐色,具黄色鳞片,果实内含深赤色的液状树脂,常由鳞片下渗出,干后如血块样。种子1粒。

【性味功效】味甘、咸,性平。活血定痛,化瘀止血,生肌敛疮。

【古方选录】《太平圣惠方》止痛骐驎竭散:骐驎竭(血竭)一两,没药一两,当归一两(锉,微炒),白芷二两,赤芍药一两,桂心一两。用法:捣细罗为散,每服以温酒调下二钱,日三四服。主治:伤损筋骨,疼痛不可忍。

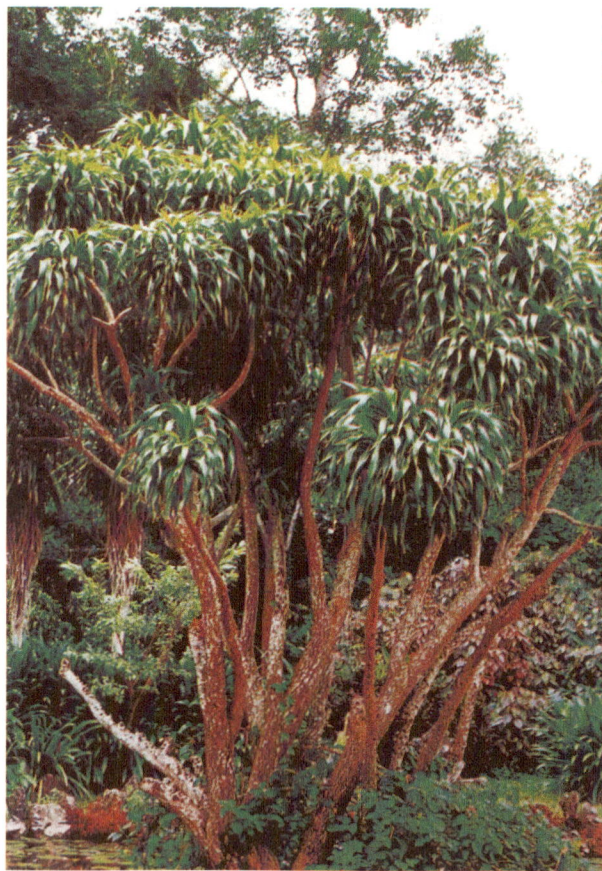

【用法用量】研末内服,1～2 g;或入丸、散剂。外用适量,研末调敷,或入膏药用。

【使用注意】凡无瘀血者及孕妇慎用。月经期不宜使用。

【现代研究】含血竭红素,血竭素,去甲基血竭红素,去甲基血竭素,血竭黄烷A,海松酸,异海松酸,松香酸等。有抑制血小板聚集,抗血栓,降血脂,降血糖,消炎,抑菌,止血,镇痛,促进组织愈合等作用。

260 阿 魏

【古籍原文】泻,消积、杀虫

辛,平。一云温。入脾胃。消肉积,杀细虫,去臭气。谚云:黄芩无假,阿魏无真。刘纯云:阿魏无真却有真,臭而止臭是为珍。解蕈菜、自死牛马肉毒。治心腹冷痛、疟

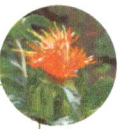

痢,疟痢多由积滞而起。传尸疳劳痫虫。

出西番。木脂熬成,极臭。试取少许,安铜器一宿,沾处白如银、汞者真。人多以胡蒜白赝之。用钵研细,热酒器上熘过入药。

【药物来源】为伞形科植物阿魏 *Ferula assafoetida* L.、新疆阿魏 *Ferula sinkiangensis* K. M. Shen、阜康阿魏 *Ferula fukanensis* K. M. Shen 等分泌的树脂。

【形态特征】①阿魏:多年生草本,具强烈蒜臭味。初时仅有根生叶,至第五年始抽花茎。花茎粗壮,花单性或两性,复伞形花序顶生,两性花黄色,雄花与两性花相似,雌花白色。双悬果卵形、长卵形或近方形,油管多数。花期3—4月,果期4—5月。

②新疆阿魏:多年生一次结果草本,高0.5~1.5 m。全株有强烈的蒜样特殊臭味。根大,纺锤形或圆锥形。叶片三角状广椭圆形。复伞形花序生于茎枝顶端;花瓣椭圆形,黄色。分生果椭圆形。花期4—5月,果期5—6月。

③阜康阿魏:多年生一次结果草本,高0.5~1 m。全株有强烈的葱蒜样臭味。根圆锥形,粗壮。叶片轮廓广卵形。复伞形花序生于茎枝顶端;花瓣黄色,长圆状披针形。分生果椭圆形。花期4—5月,果期5—6月。

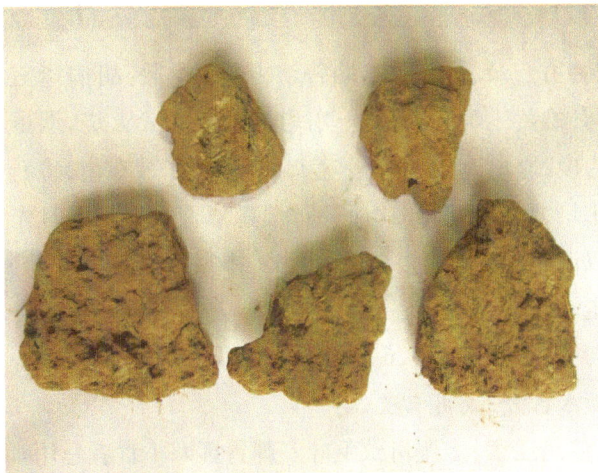

【性味功效】味苦、辛,性温。化症,消积,散痞,杀虫。

【古方选录】《圣济总录》阿魏散:阿魏半钱匕,地龙十五条(白色少泥者良,微炒),乳香(研)一钱匕,好茶末一钱匕。用法:捣研细为散,分两服,空心夜食后,并用热酒调下。服药后,更吃热豆淋酒投,及吃热姜稀粥,以衣被覆取微汗通体,当瘥。主治:白虎风,身体疼痛,不可忍,转动不得。

【用法用量】内服入丸、散,1~1.5 g。外用适量,熬制药膏或研末入膏药内敷贴。

【使用注意】脾胃虚弱者及孕妇忌用。

【现代研究】含挥发油如(R)-仲丁基1-丙烯基二硫醚、1(1-甲硫基丙基)1-丙烯基二硫醚、仲丁基3-甲硫基烯丙基二硫醚、α-蒎烯、水芹烯等,以及树脂,树胶等。有抗过敏,消炎,免疫抑制,抑菌杀虫,终止妊娠等作用。

261 芦荟

【古籍原文】泻热、杀虫

大苦,大寒。功专清热杀虫,凉肝明目,镇心除烦。治小儿惊痫五疳,敷齿䘌湿癣,甘草末和敷。吹鼻杀脑疳,除鼻痒。小儿脾胃虚寒作泻者勿服。

出波斯国。木脂也,如黑饧味苦、色绿者真。

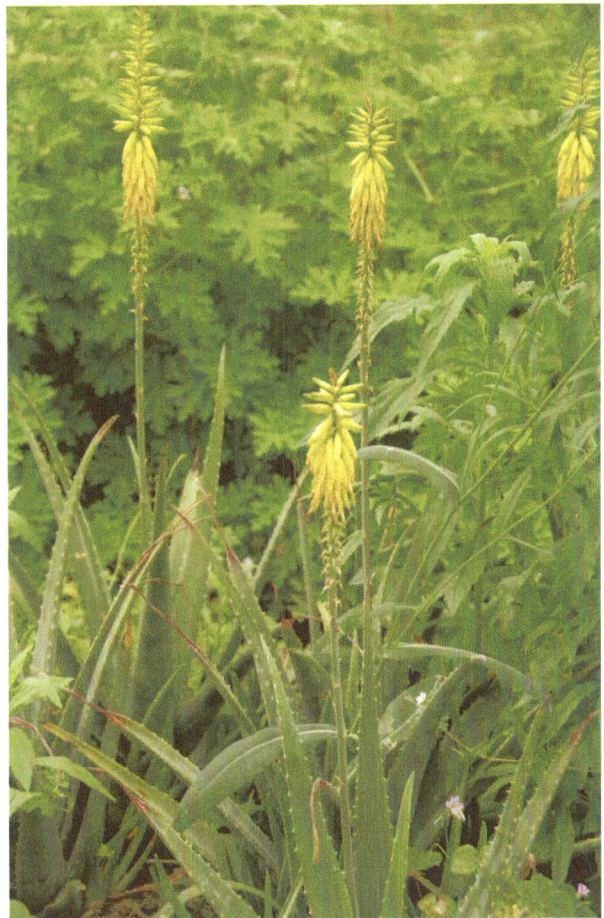

【药物来源】为百合科植物库拉索芦荟 *Aloe barbadensis* Miller、好望角芦荟 *Aloe ferox* Miller 或其他同

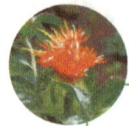

属近缘植物叶的汁液浓缩干燥物。

【形态特征】①库拉索芦荟：多年生草本。茎极短。叶簇生于茎顶，直立或近于直立，肥厚多汁；叶片狭披针形，粉绿色，边缘有刺状小齿。花黄色，或有赤色斑点。蒴果，三角形，室背开裂。花期2—3月。

②好望角芦荟：多年生草本。茎直立，高3～6 m。叶簇生于茎顶；叶片披针形，具刺，深绿色，被白粉。圆锥状花序；花被管状，6裂，淡红色至黄绿色，带绿色条纹；雄蕊6枚。蒴果。

【性味功效】味苦，性寒。泻下通便，清肝泻火，杀虫疗疳。

【古方选录】《先醒斋医学广笔记》更衣丸：朱砂（研如飞面）五钱，真芦荟（研细）七钱。用法：滴好酒少许和丸。每服一钱二分，好酒吞。朝服暮通，暮服朝通。须天晴时修合为妙。主治：大便不通。

【用法用量】内服入丸、散，2～5 g；或研末入胶囊，0.6～1.5 g。外用适量，研末涂敷患处。

【使用注意】脾胃虚寒者及孕妇忌用。

【现代研究】库拉索芦荟含芦荟大黄素苷，异芦荟大黄素苷，7-羟基芦荟大黄素苷，树脂，有机酸，无机元素，多糖混合物等；好望角芦荟含芦荟树脂A、B、C、D，好望角芦荟苷元，好望角芦荟苷A、B，好望角芦荟酯等。有泻下，护肝，抗胃损伤，抗肿瘤，抑菌，抗氧化，延缓衰老，增强免疫力，抗辐射等作用。

262 胡桐泪（胡桐律）

【古籍原文】泻热、杀虫

苦能杀虫，咸能入胃软坚，大寒能除热。治咽喉热痛，磨扫取涎。齿䘌风疳，瘰疬结核。苏颂曰：古方稀用，今口齿家多用为要药。

出凉、肃。乃胡桐脂入土，得斥卤之气结成，如小石片。木泪状如膏油。

【药物来源】为杨柳科植物胡杨 *Populus euphratica* Oliv. 的树脂流入土中，多年后形成的产物。

【形态特征】落叶乔木，高10～15 m。苗期枝叶和萌枝叶披针形或线状披针形，成年树小枝泥黄色，枝内富含盐分。叶形多变。雄花序长2～3 cm，雄蕊15～25枚，花药紫红色；雌花序长约2.5 cm，在果期长达9 cm，鲜红色或淡黄绿色。蒴果长卵圆形。花期5月，果期7—8月。

【性味功效】味苦、咸，性寒。清热解毒，化痰软坚。

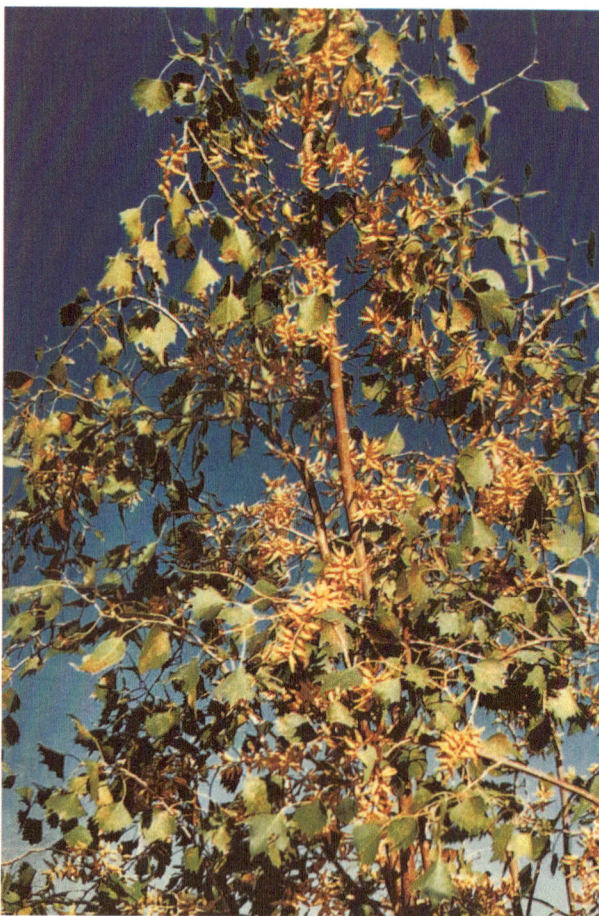

【古方选录】《宋本鸡峰普济方》神龙散：胡桐律三两，雄黄三两。用法：上用坩锅子内文武火烧，烟尽为度；取出火，以小瓦子盖口，掘地坑子放在内，将新土培，留口出烟；经宿研细，入真麝香少许。用时先以温浆水漱口，用一剜耳子多，掺贴原患处。主治：走马牙疳。

【用法用量】煎服，6～10 g；或入丸、散。外用适量，煎水含漱，或研末撒。

【使用注意】多服可致呕吐。脾胃虚寒不食者忌用。

263 芜荑

【古籍原文】宣，散风湿；泻，消积、杀虫

辛散满，苦杀虫，温燥湿，化食。诸虫皆因湿而生，气食皆因寒而滞。祛五脏、皮肤、肢节风湿，心腹积冷，症痛鳖瘕，《直指方》云：嗜酒人，血入于酒为酒鳖；多气人，血入于气为气鳖;虚劳人,败血杂痰为血鳖。如虫之行,上侵人咽,下蚀人肛,或附胁背,或隐胸腹。惟用芜荑炒,兼暖胃理气益血之药,乃可杀之。痔瘘疮癣,小儿惊痫冷痢,得诃子、豆蔻良。胃中有虫,食即作痛。和面炒黄为末,米饮下。

形类榆荚。陈久气膻者良。

【药物来源】为榆科植物大果榆 *Ulmus macrocarpa* Hance 果实的加工品。

【形态特征】落叶小乔木或灌木,高 15～30 m。叶互生,叶片宽倒卵形或椭圆状倒卵形。花先叶开放,数朵簇生于去年生枝的叶腋或散生于当年生枝的基部;花大,两性。翅果被毛,花被宿存。种子位于翅果中部。花期 4—5 月,果期 5—6 月。

【性味功效】味苦、辛,性温。杀虫消积,除湿止痢。

【古方选录】《圣济总录》化虫丸:芜荑一分,槟榔(锉)二钱,鹤虱(炒)半两。用法:上三味为末,獖猪胆为丸,如麻子大。每服五丸,量儿大小加减。主治:小儿疳虫,疞刺腹痛。

【用法用量】煎服,3～10 g;或入丸、散。外用适量,研末调敷。

【使用注意】脾胃虚弱者慎服。不宜多服。

【现代研究】含鞣质,糖类等。有驱虫,抗疟,抗真菌等作用。

264 没石子(没食子)

【古籍原文】涩精,外用染须

苦,温,入肾。涩精固气,收阴汗,乌髭发。

出大食诸番。颗小纹细者佳。炒研用,虫食成孔者拣去。忌铜铁器。

【药物来源】为没食子蜂科昆虫没食子蜂 *Cynips gallae-tinctoriae* Oliv. 的幼虫寄生于壳斗科植物没食子树 *Quercus infectoria* Oliv. 幼枝上所产生的虫瘿。

【形态特征】没食子蜂:寄生动物,体小,长约 6 mm,色黑。头部有复眼 1 对,单眼 3 个;触角 1 对,正直而细长。翅 2 对,膜质,透明。足 3 对,发达。雌虫的腹下有直沟,中藏产卵器。幼虫形如蛆,体极微小。

【性味功效】味苦,性温。涩肠,固精,止咳,止血,敛疮。

【古方选录】《太平圣惠方》没石子散:没石子半两,

黄连一两(去须,微炒),干姜一两(炮裂,锉),白茯苓半两,厚朴一两(去粗皮,涂生姜汁炙令香熟),当归一两(锉,微炒)。用法:上件药捣细罗为散,每服不计时候,用粥饮调下二钱。主治:赤白痢,白多赤少。

【用法用量】煎服,5～10 g;或入丸、散。外用适量,研末外撒或调敷。

【使用注意】湿热泻痢初起或内有积滞者忌服。

【现代研究】含土耳其没食子鞣质,没食子酸,树脂,β-谷甾醇,白桦脂酸甲酯,齐墩果酸甲酯等。有止痛,抗震颤,局部麻醉,抑制中枢神经系统等作用。

265 卫矛(鬼箭羽)

【古籍原文】一名鬼箭羽。泻,破血

苦,寒。时珍:酸涩。破陈血,通经落胎,杀虫祛祟。

干有三羽,叶似野茶。酥炙用。

【药物来源】为卫矛科植物卫矛 *Euonymus alatus* (Thunb.) Sieb. 的具翅状物的枝条或翅状附属物。

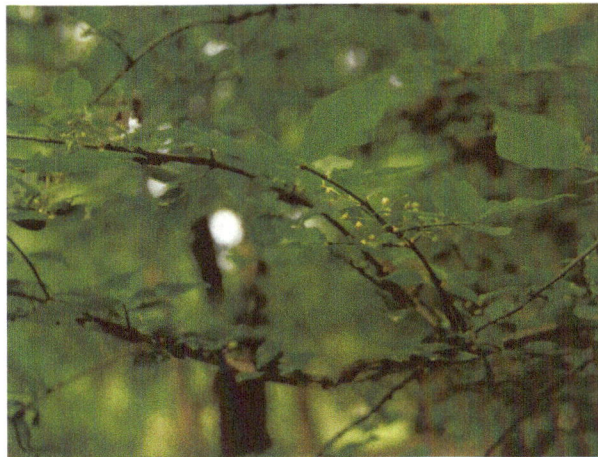

【形态特征】落叶灌木,高 2～3 m。多分枝,小枝通常四棱形,棱上常具木栓质扁条状翅,翅宽约 1 cm 或更宽。单叶对生;叶片薄,倒卵形、椭圆形至宽披针形。聚伞花序腋生,花小,两性,淡黄绿色。蒴果椭圆形,绿色或紫色。种子椭圆形或卵形,淡褐色。花期 5—6 月,果期 9—10 月。

【性味功效】味苦、辛,性寒。破血通经,解毒消肿,杀虫。

【古方选录】《太平圣惠方》鬼箭羽散:鬼箭羽一两半,

当归一两(锉,微炒),益母草一两。用法:上件药捣细罗为散,每服不计时候,以童子小便半盏、酒半盏相和,暖过调下二钱。主治:产后血晕,闷绝欲死。

【用法用量】煎服,4~9 g;或浸酒;或入丸、散。外用适量,捣敷,或煎汤洗,或研末调敷。

【使用注意】孕妇、气虚崩漏者忌服。

【现代研究】含4-豆甾烯-3-酮、4-豆甾烯-3,6-二酮及β-谷甾醇、香橙素、d-儿茶精、鬼箭羽碱、雷公藤碱、卫矛羰碱、新卫矛羰碱、卫矛碱等。有降血糖,降血压,调节脂质代谢,减轻动脉粥样硬化病变等作用。

266 漆(干漆)

【古籍原文】泻,破血、消积、杀虫

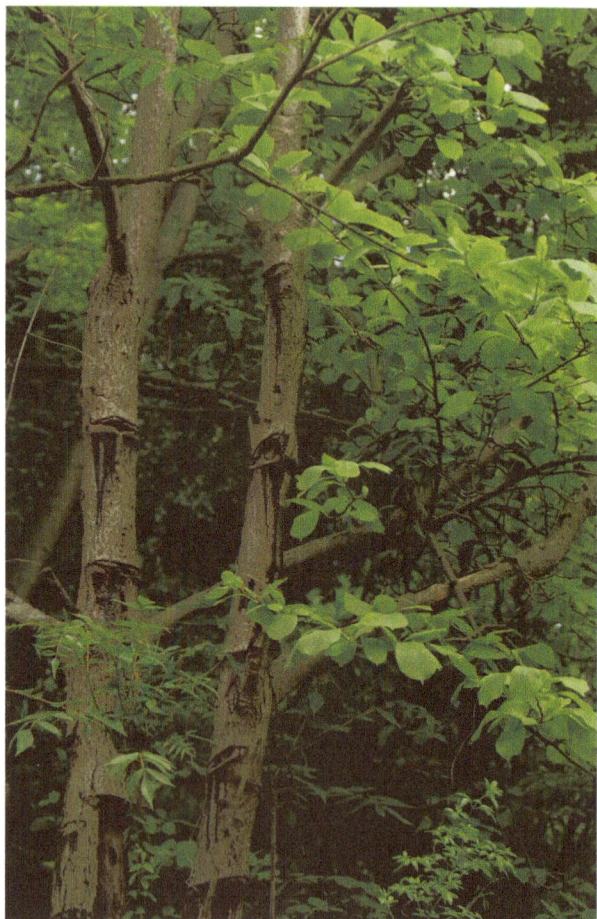

辛,温,有毒。功专行血杀虫,削年深坚结之积滞,丹溪曰:漆性急而飞补,用之中节,积滞去后,补性内行,人不知也。破日久凝结之瘀血,能化瘀血为水。续筋骨绝伤,损伤必有瘀血停滞。治传尸劳瘵,痃疝蛔虫。

炒令烟尽入药,或烧存性用。半夏为使,畏川椒、紫苏、鸡子、蟹。漆得蟹而成水。

【药物来源】为漆树科植物漆树 Toxicodendron vernicifluum (Stokes) F. A. Barkl. 的树脂经加工后的干燥品。

【形态特征】落叶乔木,高达20 m。奇数羽状复叶螺旋状,互生;小叶卵形、卵状椭圆形或长圆形。圆锥花序,花杂性或雌雄异株,花黄绿色。核果肾形或椭圆形,外果皮黄色。花期5—6月,果期7—10月。

【性味功效】味辛,性温;有小毒。破瘀,消积,杀虫。

【古方选录】《圣济总录》干漆丸:干漆(炒烟出)二两。用法:捣罗为末,醋面糊丸,如梧桐子大。每服五丸至七丸,温酒下,醋汤亦得,不拘时候。主治:九种心痛及腹胁积聚滞气。

【用法用量】内服入丸、散,2~5 g。炒或煅后外用,烧烟熏。

【使用注意】孕妇、体虚无瘀及对漆过敏者忌用。

【现代研究】含粗漆酚,氢化漆酚,虫胶酶,甘露醇等。有解痉,强心,升高血压,延长凝血时间,抗凝血酶等作用。

267 巴 豆

【古籍原文】大燥、大泻

辛,热,有大毒。生猛而熟少缓。可升可降,能止能行,开窍宣滞,去脏腑沉寒,为斩关夺门之将。破痰癖血瘕,气痞食积,生冷硬物所伤,大腹水肿,泻痢惊痫,口喝耳聋,牙痛喉痹。缠喉急痹,缓治则死。用解毒丸:雄黄一两,郁金一钱,巴豆十四粒,去皮油为丸,每服五分,津咽下。雄黄破结气,郁金散恶血,巴豆下稠涎,然系厉剂,不可轻用。或用纸捻蘸巴豆油,燃火刺喉;或捣巴豆、绵裹,随左右纳鼻中,吐出恶涎紫血即宽。鼻虽少生疮,无碍。其毒性又能解毒、杀虫,疗疮疡蛇蝎诸毒。峻用大可劫病,微用亦可和中。通经烂胎。巴豆禀火烈之气,烂人肌肉。试以少许擦皮肤,即发一泡,况肠胃耶? 不可轻用。王好古曰:去心、皮膜、油,生用,为急治水谷道路之剂;炒去烟令紫黑用,为缓治消坚磨积之剂。可以通肠,可以止泻,世所不知也。时珍曰:一妇年六十余,溏泻五载,犯生冷油腻肉食即作痛,服升、涩药,泻反甚,脉沉而滑。此乃脾胃久伤,积冷凝滞,法当以热下之。用蜡匮巴豆丸五十粒,服二日,不利而愈。自是每用治泻痢,愈者近百人。

一名刚子。雷敩曰:紧小色黄者为巴,三棱色黑者为豆,小而两头尖者为刚子。刚子杀人。时珍曰:此说殊乖。盖紧小者为雌,有棱及两头尖者是雄,雄者更峻耳。用之得宜,皆有功力。不去膜则伤胃,不去心则作呕。【藏器法:连白膜服】或用壳、用仁、用油,生用、炒用,醋煮烧存性用。研去油,名巴豆霜。芫花为使,畏大黄、黄连、凉水。中其毒者,以此解之。或黑豆、绿豆汁亦佳。得火良。

油:作纸捻燃火,吹息,或熏鼻,或刺喉,能出恶涎恶血。治中风中恶,痰厥气厥,喉痹不通,一切急病。大黄、巴豆,同为峻下之剂。但大黄性寒,腑病多热者宜之;巴豆性热,脏病多寒者宜之。故仲景治伤寒传里多热者,多用大黄;东垣治五积属脏者,多用巴豆。与大黄同服,反不泻人。

【药物来源】为大戟科植物巴豆 Croton tiglium L. 的干燥成熟果实(巴豆),或干燥净仁的炮制加工品(巴豆霜),或种仁的脂肪油(巴豆油),或种皮(巴豆壳)。

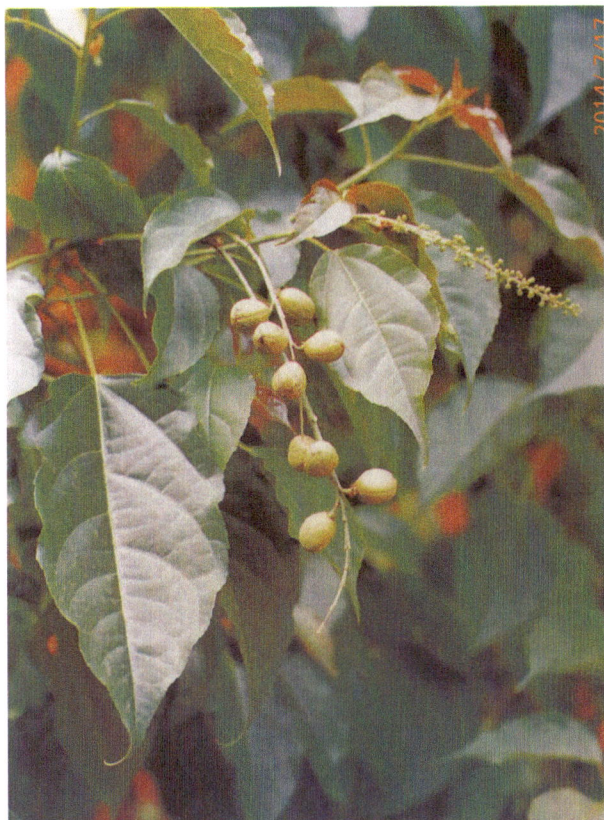

【形态特征】灌木或小乔木,高 2～10 m。单叶互生,叶膜质,卵形至长圆状卵形。总状花序顶生。蒴果倒卵形至长圆形,有 3 钝角,长约 2 cm,近无毛或被稀疏星状毛。种子长卵形,淡黄褐色。花期 3—10月,果期 7—11 月。

【性味功效】巴豆:味辛,性热;有大毒。外用蚀疮。

巴豆霜:味辛,性热;有大毒。峻下冷积,逐水退肿,豁痰利咽。外用蚀疮。巴豆油:味辛,性热;有毒。通关开窍,峻下寒积。巴豆壳:味辛,性温。温中消积,解毒杀虫。

【古方选录】①《金匮要略》三物备急丸:大黄一两,干姜一两,巴豆一两(去皮、心,熬,外研如脂)。用法:上药各须精新,先捣大黄、干姜为末,研巴豆纳中,合治一千杵,用为散,蜜和丸亦佳,密器中贮之,莫令歇。以暖水若酒,服大豆许三四丸,或不下,捧头起,灌令下咽,须臾当瘥;如未瘥,更与三丸,当腹中鸣,即吐下,便瘥;若口噤,亦须折齿灌之。主治:心腹诸卒暴百病,若中恶客忤,心腹胀满,卒痛如锥刺,气急口噤,停尸卒死者。

②《黄帝素问宣明论方》朱砂丸:朱砂、天南星、巴豆霜各一钱。用法:上为末,面糊和丸,如黍粒大,看病虚实大小,每服二丸;或天吊戴上眼,每服四五丸,薄荷水下。主治:小儿急慢惊风及风热生涎,咽喉不利,取惊积。

③《医方考》火刺缠喉风法:巴豆油。用法:用巴豆油涂纸上,捻成条子,以火点着,才烟起即吹灭之,令患人张口,带火刺于喉间。俄倾吐出紫血半合,即时气宽能言,及啜粥饮。主治:缠喉风。

④《黄帝素问宣明论方》胜金膏:巴豆皮、楮实叶(同烧存性)等分。用法:上为末,熔蜡丸,如绿豆大,每服五丸,煎甘草汤下。主治:一切泻痢不已,胃脉浮洪者,反多日不已者。

【用法用量】巴豆:外用适量,研末涂患处,或捣烂以纱布包擦患处。巴豆霜:多入丸、散用,0.1～0.3 g。外用适量。巴豆油:外用纸包巴豆压取油作纸捻搐鼻;或点燃巴豆油纸后吹灭,以油烟熏。巴豆壳:内服适量,烧灰存性,入丸、散。外用适量,捣敷。

【使用注意】巴豆:孕妇及体弱者忌用,不宜与牵牛子同用,专供外用不作内服。巴豆霜:孕妇及体弱者忌用,不宜与牵牛子同用。巴豆油:本品药性峻猛,且有毒,内服宜慎,体弱者及孕妇忌服。

【现代研究】种子含巴豆油酸,巴豆酸,棕榈酸,巴豆醇等;种仁含巴豆毒素Ⅰ、Ⅱ,巴豆苷,巴豆生物碱异鸟嘌呤等。有泻下,镇痛,促血小板凝集,抗病原生物,消炎,抗肿瘤等作用,对皮肤有强烈刺激作用。

268 大风子（大枫子）

【古籍原文】燥痰，外用治疮

辛，热，有毒。取油治疮癣疥癞，有杀虫劫毒之功。丹溪曰：粗工治大风病，佐以大风油，殊不知此物性热，有燥痰之功而伤血，至有病将愈而先失明者。

出南番。子中有仁，白色，久则油黄不可用。入丸药，压去油。

【药物来源】为大风子科植物大风子 *Hydnocarpus anthelmintica* Pierre、海南大风子 *Hydnocarpus hainanensis*（Merr.）Sleum 的干燥成熟种子。

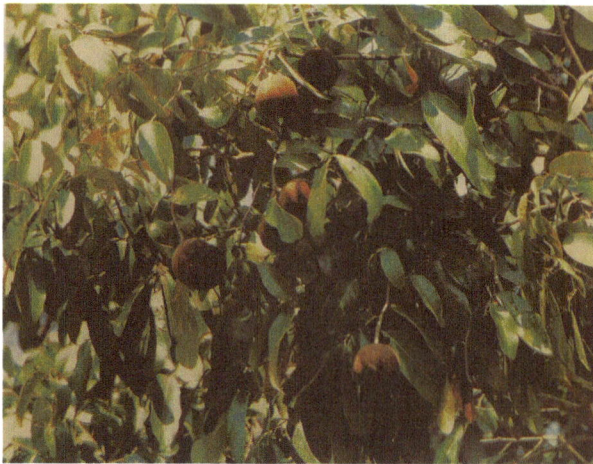

【形态特征】①大风子：常绿乔木。叶革质，互生，叶片长椭圆形或椭圆状披针形。花杂性或单性簇生，花瓣黄绿色。浆果球形，果皮坚硬。种子卵形，略呈多角体状。花期1—3月。

②海南大风子：乔木，高6~9 m。叶互生，纸质或薄革质，长椭圆形。总状花序腋生。浆果球形，果皮革质。种子略呈三角状卵形。花期4—9月，果期5—10月。

【性味功效】味辛，性热；有毒。祛风燥湿，攻毒杀虫。

【古方选录】《血证论》大枫丹：大枫子肉三钱，土硫黄二钱，枯矾一钱，明雄黄二钱。用法：共为末，过灯油，调搽。主治：癣痒各疮。

【用法用量】内服入丸、散，每次0.3~1 g。外用适量，捣敷，或煅存性研末调敷。

【使用注意】本品性毒烈，一般只作外用，内服宜慎。阴虚血热者忌服。

【现代研究】含D－果糖，D－葡萄糖，D－蔗糖，乙基－β－D－呋喃果糖苷，异叶大风子腈苷等。有降血脂，消炎，抗肿瘤等作用。

269 荆 沥

【古籍原文】宣，通经络、滑痰、泻热

甘，平。除风热，化痰涎，开经络，行血气。治中风失音，惊痫痰迷，眩运烦闷，消渴热痢，为去风化痰妙药。气虚食少者忌之。《延年秘录》云：热多用竹沥，寒多用荆沥。丹溪云：虚痰用竹沥，实痰用荆沥，并宜姜汁助送，则不凝滞。

牡荆俗名黄荆。截取尺余，架砖上，中间火炙，两头承取汁用。

【药物来源】为马鞭草科植物牡荆 *Vitex negundo* L. var. *cannabifolia*（Sieb. et Zucc.）Hand. -Mazz. 的茎用火烤灼而流出的汁液。

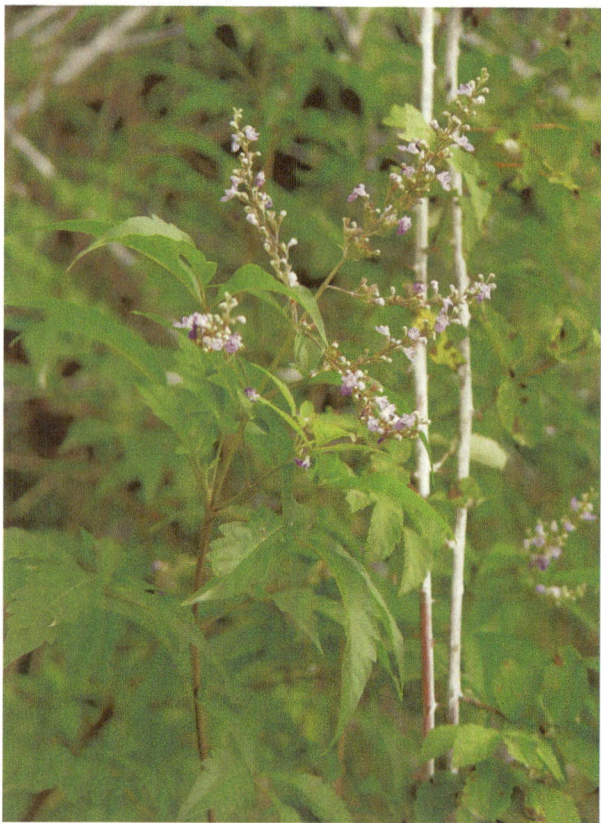

【形态特征】落叶灌木或小乔木，植株高1~5 m。掌状复叶，对生，叶片披针形或椭圆状披针形。圆锥花序顶生，花冠淡紫色。果实球形，黑色。花果期7—10月。

【性味功效】味甘，性凉。除风热，化痰涎，通经络，行气血。

【古方选录】《备急千金要方》荆沥汤：荆沥二升，茯神三两,白鲜皮三两,人参二两,白银十两(以水一斗,煮取三升)。用法:上五味,㕮咀,以荆沥银汁中煮取一升四合,分三服,相去如人缓行十里,更进一服。主治:心虚惊悸不定,赢瘦病。

【用法用量】沸水冲服,30~60 mL。外用适量,涂敷,或点眼。

270 竹 沥

【古籍原文】泻火、滑痰、润燥

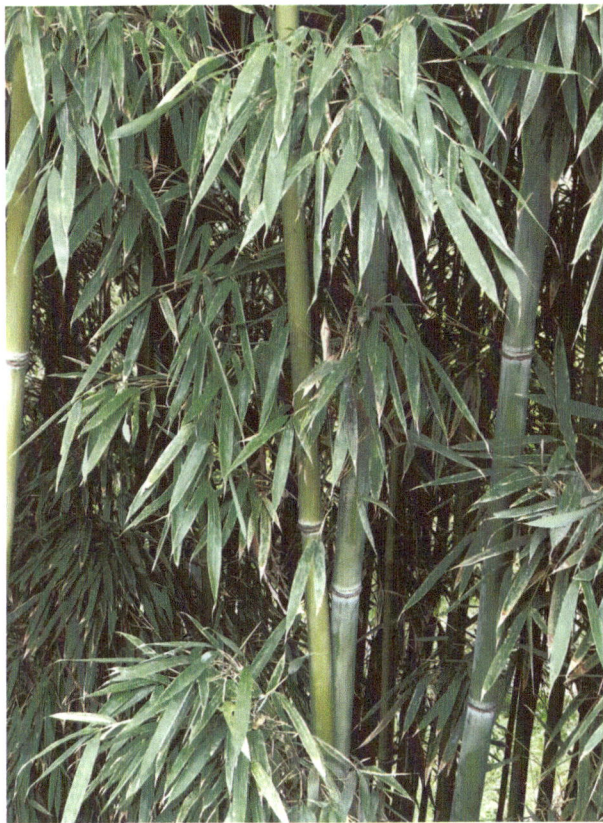

甘寒而滑。消风降火,润燥行痰,养血益阴,竹之有沥,犹人之有血也。故能补阴清火。利窍明目。治中风口噤,痰迷大热,风痉癫狂,烦闷,《产乳方》,妊娠苦烦名子烦,竹沥不限多少,细服。《梅师》加茯苓煎。消渴,血虚自汗。然寒胃滑肠,有寒湿者勿服。《经疏》云:中风要药。凡中风未有不因阴虚火旺、痰热壅结所致。如果外来风邪,安得复用此寒滑之药治之哉!丹溪曰:痰在经络四肢、皮里膜外者,非此不能行。又曰:味甘性缓,能除阴虚之有大热者。寒而能补,胎后不碍虚,胎前不损子。世人因《本草》大寒二字,弃而不用。然人食笋至老,未有因寒而病者。沥,即笋之液也,又假火而成,何寒如此之甚耶?《治法》云:竹沥和米煮粥,能治反胃。

竹类甚多:淡竹肉薄,节间有粉,多汁而甘,最

良;篁竹坚而节促,皮白如霜;苦竹本粗叶大,笋味苦。入药惟此三种,功用略同。竹茹即刮取青皮。竹沥如取荆沥法。姜汁为使。姜能除痰,且济其寒。

笋尖发痘疮。《本草》未载。昂按:笋、蕨多食,皆能燥血,故笋有刮肠篦之名。惟同肉煮食,则无害也。

【药物来源】为禾本科植物淡竹 *Phyllostachys nigra*(Lodd.)Munro var. *henonis*(Mitf.)Stapf ex Rendle、青竿竹 *Bambusa tuldoides* Munro、大头典竹 *Sinocalamus beecheyanus*(Munro)McClure var. *pubescens* P. F. Li 等的茎经火烤后所流出的汁液。

【形态特征】①淡竹:植株木质化,呈乔木状。箨鞘背面无毛或上部具微毛,黄绿色至淡黄色而具有灰黑色斑点和条纹;箨叶长披针形。穗状花序小枝排列成覆瓦状的圆锥花序。笋期4—5月。

②青竿竹:植株木质化,呈乔木状。秆直立或近直立,顶端不弯垂,节间圆柱形。秆的节间和箨光滑无毛。

③大头典竹:植株木质化,呈乔木状,多少有些作“之”字形折曲。箨鞘背部疏被黑褐色、贴生前向刺毛。叶鞘通常被毛。花期3—5月,笋期6—7月。

【性味功效】味甘、苦,性寒。清热降火,滑痰利窍。

【古方选录】《备急千金要方》竹沥汤:竹沥二升,生葛汁一升,生姜汁三合。用法:上三味相和,温暖,分三服,平旦、日晡、夜各一服。主治:风痱,四肢不收,心神恍惚,不知人,不能言。

【用法用量】冲服,30~60 g;或入丸剂;或熬膏。外用适量,调敷或点眼。

【使用注意】寒饮湿痰及脾虚便溏者忌服。

【现代研究】含天冬氨酸、蛋氨酸、丝氨酸、脯氨酸、葡萄糖、果糖、蔗糖等。有镇咳,祛痰等作用。

271 竹 茹

【古籍原文】泻上焦烦热、凉血

甘而微寒。开胃土之郁,清肺金之燥,凉血除热。治上焦烦热,皮入肺,主上焦。○温胆汤用之。温气寒热,膈噎呕哕,胃热。吐血衄血,清肺凉胃。齿血不止,浸醋含之。肺痿惊痫,散肝火。崩中胎动。凉胎气。

【药物来源】为禾本科植物青竿竹 *Bambusa tuldoides*

Munro、大头典竹 *Sinocalamus beecheyanus*（Munro）McClure var. *pubescens* P. F. Li 或淡竹 *Phyllostachys nigra*（Lodd.）Munro var. *henonis*（Mitf.）Stapf ex Rendle 的茎秆的干燥中间层。

【形态特征】同"竹沥"。

【性味功效】味甘,性微寒。清热化痰,除烦止呕。

【古方选录】《太平惠民和剂局方》竹茹汤:橘红(净去白)、人参、白术、麦门冬子(去心)各一两,白茯苓、厚朴(姜汁制)各半两,甘草一分。用法:每服三钱,水一盏,生姜五片,入竹茹一块,如弹子大,同煎至七分,去渣服之。主治:妊娠择食,呕吐头疼,眩运颠倒,痰逆烦闷,四肢不和。

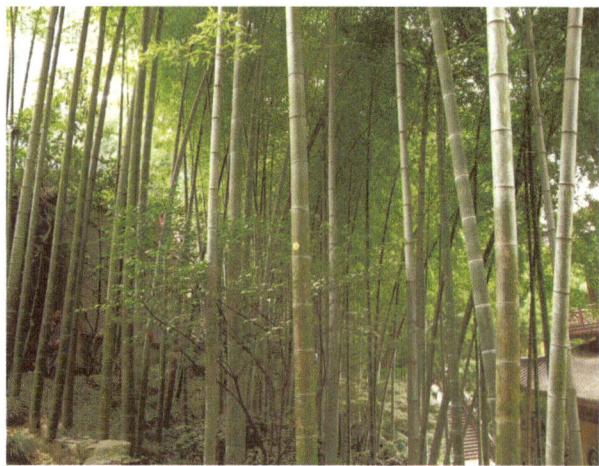

【用法用量】煎服,4.5～9 g。外用适量,熬膏贴。

【使用注意】寒痰咳喘、胃寒呕逆及脾虚泄泻者忌服。

【现代研究】含2,5 - 二甲氧基 - 对羟基苯甲醛,丁香醛,松柏醛等。有增加尿中氯化物量,增高血糖,抗菌等作用。

272　淡竹叶

【古籍原文】泻上焦烦热

　　辛淡甘寒。凉心暖脾,消痰止渴。除上焦风邪烦热,叶生竹上,故治上焦。仲景治伤寒发热大渴,有竹叶石膏汤,乃假其辛寒,以散阳明之邪热也。咳逆喘促,呕哕吐血,中风失音,小儿惊痫。

　　竹生一年以上者,嫩而有力。

【药物来源】为禾本科植物淡竹叶 *Lophatherum gracile* Brongn. 的干燥茎叶。

【形态特征】多年生草本。根状茎粗短,坚硬。须根稀疏,其近顶端或中部常变肥厚成纺锤状的块根。叶互生,广披针形,先端渐尖或短尖,全缘。圆锥花序顶生;小穗线状披针形;颖长圆形,边缘薄膜质,第1颖短于第2颖;内稃较外稃为短,膜质透明。颖果纺锤形,深褐色。花期6—9月,果期8—10月。

【性味功效】味甘、淡,性寒。清热除烦,除烦止渴,利尿通淋。

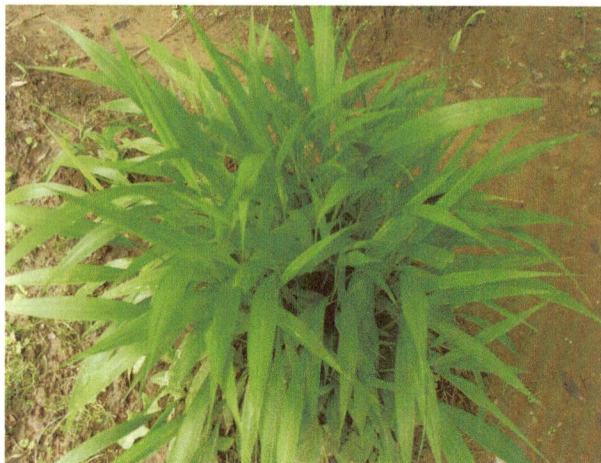

【古方选录】《本草汇言》:淡竹叶、甘草、黑豆各三钱,灯心二十根。用法:水一碗,浓煎三四分,频频少进。令乳母亦服。主治:小儿胎热,母孕时多食炙煿之物,生下面赤眼闭,口中气热,焦啼,躁热。

【用法用量】煎服,6～10 g。

【使用注意】无实火、湿热者慎服,体虚有寒者忌服。

【现代研究】含芦竹素,印白茅素,蒲公英赛醇,无羁萜等。有解热,升高血糖,抗肿瘤,抗金黄色葡萄球菌、铜绿假单胞菌,利尿等作用。

273　天竹黄(天竺黄)

【古籍原文】泻热、豁痰、凉心

　　甘而微寒。凉心经,去风热,利窍豁痰,镇肝明目。功同竹沥,而性和缓,无寒滑之患。治大人中风不语,小儿客忤惊痫为尤宜。

　　出南海,大竹之津气结成。即竹内黄粉,片片如竹节者真。

【药物来源】为禾本科植物青皮竹 *Bambusa textilis* McClure、薄竹 *Leptocanna chinensis*（Rendle）Chia et H. L. Fung 等竹节间贮积的伤流液,经干涸凝结而

成的块状物质。

【形态特征】①青皮竹：秆高 8~10 m，尾梢弯垂，下部挺直。箨鞘早落，箨耳较小。叶鞘无毛，背部具脊，纵肋隆起；叶耳通常呈镰刀形，边缘具弯曲而呈放射状的缝毛；叶舌边缘啮蚀状；叶片线状披针形至狭披针形。假小穗单生或簇生于花枝各节，小穗含小花 5~8 朵；颖仅 1 片，具 21 条脉；花丝细长，花药黄色。

②薄竹：秆高 5~8 m。箨鞘近梯形；箨耳呈极狭的线形；箨舌近全缘；箨片窄三角形，先端长渐尖，边缘在近先端部分内卷。叶片披针形至长圆状披针形，先端长渐尖，基部近圆形或宽楔形。假小穗先端渐尖，苞片卵状披针形；颖 2 片，呈卵状披针形；花药基部具不等长的 2 裂；子房近棒状，花柱狭长，柱头羽毛状。

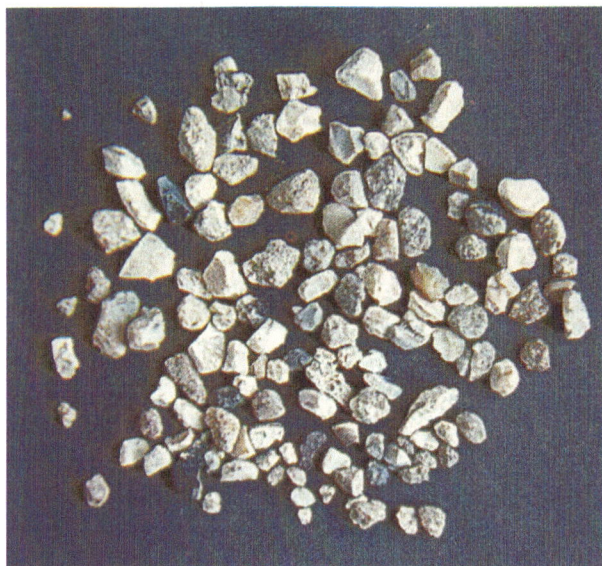

【性味功效】味甘，性寒。清热豁痰，凉心定惊。

【古方选录】《小儿药证直诀》抱龙丸：天竺黄一两，雄黄（水飞）一钱，辰砂、麝香（各别研）各半两，天南星四两（腊月酿牛胆中，阴干百日，如无，只将生者去皮脐，锉，炒干用）。用法：上为细末，煮甘草水和丸，皂子大，温水化下服之。百日小儿，每丸分作三四服。五岁一二丸，大人三五丸。伏暑用盐少许，嚼一二丸，新水送下；腊月中，雪水煮甘草和药尤佳。主治：伤风瘟疫，身热昏睡气粗，风热痰塞壅嗽，惊风潮搐，及蛊毒、中暑。

【用法用量】煎服，3~9 g；或入丸、散。

【使用注意】无湿热痰火者慎服，脾虚胃寒便溏者忌服。

【现代研究】含甘露醇，硬脂酸，竹红菌甲素，竹红菌乙素，氯化钾等。有镇痛，消炎，减慢心率，扩张微血管和抗凝血等作用。

274 雷 丸

【古籍原文】泻、消积、杀虫

苦，寒，有小毒。入胃、大肠经。功专消积杀虫。杨勔得异疾，每发语，腹中有小声应之，久渐声大。有道士曰：此应声虫也。但读本草，取不应者治之。读至雷丸，不应，服之而愈。

竹之余气，得霹雳而生，故名。大小如栗，竹刀刮去黑皮，甘草水浸一宿，酒拌蒸，或炮用。厚朴、芫花为使，恶葛根。

【药物来源】为白蘑科真菌雷丸 *Omphalia lapidescens* Schroet. 的干燥菌核。

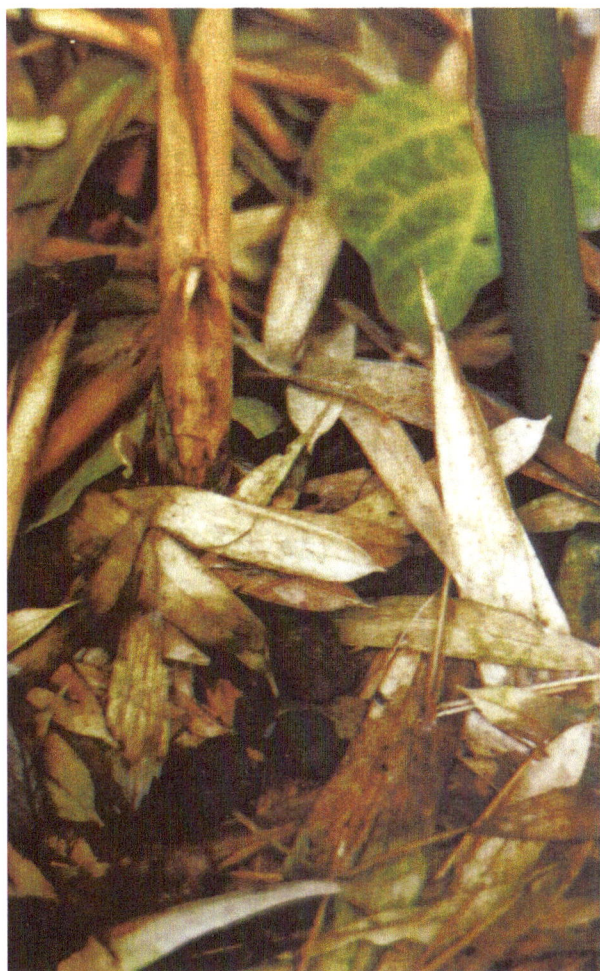

【形态特征】腐生菌类，菌核通常为不规则球形、卵状或块状，直径 0.8~3.5 cm，罕达 4 cm；表面褐色、黑褐色以至黑色，具细密皱纹；内部白色至蜡白色，

略带黏性。子实体不易见到。多生于竹林下,生长在竹根上或老竹兜下。

【性味功效】味微苦,性寒。杀虫消积。

【古方选录】《圣济总录》雷丸散:雷丸(炮)一两,芎劳一两。用法:上二味捣罗为细散。每服一钱匕,空腹煎粟米饮调下,日午、近晚各一服。主治:三虫。

【用法用量】研末服,15~21 g;或入丸、散。

【使用注意】不宜煎服。有虫积而脾胃虚寒者慎服。无虫积者忌服。

【现代研究】含蛋白酶及雷丸多糖等。有驱绦虫,抑制蛔虫、钩虫,抗滴虫,增强免疫力等作用。

275 赤柽柳叶(柽叶)

【古籍原文】一名西河柳。能使疹毒外出。末服四钱,治瘰疬不出,喘嗽闷乱。沙糖调服,治疹后痢。

【药物来源】为柽柳科植柽柳 Tamarix chinensis Lour. 的嫩枝叶。

【形态特征】灌木或小乔木,高3~6 m。幼枝柔弱,开展而下垂,红紫色或暗紫色。叶鳞片状,钻形或卵状披针形。侧生总状花序,花稍大而稀疏;花粉红色;萼片卵形;花瓣椭圆状倒卵形;雄蕊着生于花盘裂片之间;子房圆锥状瓶形,花柱3枚,棍棒状。蒴果。花期4—9月,果期6—10月。

【性味功效】味甘、辛,性平。疏风解表,透疹解毒。

【古方选录】《普济方》柽叶煎:柽叶半斤(细锉如无叶枝亦得),荆芥半斤(细锉)。用法:以水五升,煮取二升,滤去滓,澄清。白蜜五合,竹沥五合,上相和,以新瓷瓶盛,用油单子盖紧系,以重汤煮,勿令入水,从初五更煮至日出即佳。每服一小盏,日三服。主治:一切风,不问远近。

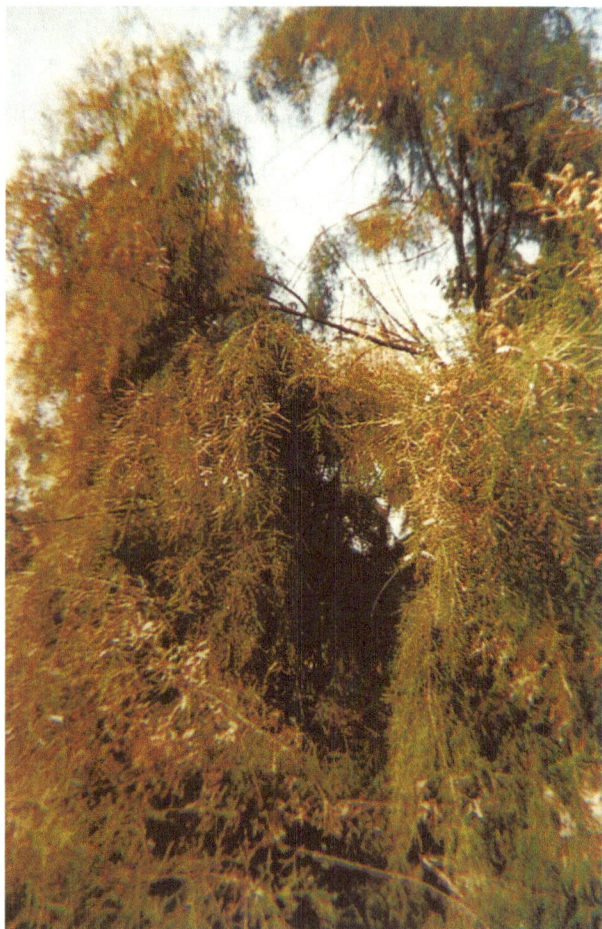

【用法用量】煎服,3~6 g;或入散剂。外用适量,煎汤擦洗。

【使用注意】麻疹已透及体虚多汗者忌服。

【现代研究】含柽柳酚,柽柳酮,柽柳醇,β-甾醇,胡萝卜苷,槲皮素二甲醚,硬脂酸,正三十一烷,12-正三十一烷醇,三十二烷醇已酸酯等。有止咳,平喘,抗菌,解热,抗肝炎等作用。

果　部

276　大　枣

【古籍原文】补脾胃、润心肺、和百药

甘，温。脾经血分药。补中益气，滋脾土，润心肺，调营卫，缓阴血，生津液，悦颜色，通九窍，助十二经，和百药。伤寒及补剂加用之，以发脾胃升腾之气。多食损齿，齿属肾，土克水。中满证忌之。甘令人满。大建中汤心下痞者，减饧、枣，与甘草同例。成无己曰：仲景治奔豚用大枣者，滋脾土以平肾气也。治水饮胁痛，有十枣汤，益脾土以胜妄水也。

北产肥润者良。昂按：今华南枣，更胜于北。徽宁所产，亦有佳者。杀乌、附毒，忌葱、鱼同食。

【药物来源】为鼠李科枣属植物枣 *Ziziphus jujuba* Mill. var. *inermis*（Bunge）Rehd. 的干燥成熟果实。

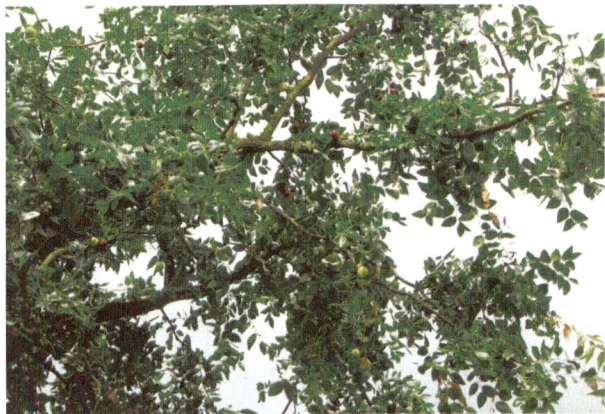

【形态特征】落叶灌木或小乔木，高达 10 m。单叶互生，纸质；叶片卵形、卵状椭圆形，先端钝圆或圆形，基部稍偏斜，边缘具细锯齿。花黄绿色，两性，常 2～8 朵着生于叶腋成聚伞花序；萼 5 裂；花瓣 5 片，倒卵圆形；雄蕊 5 枚；子房 2 室，与花盘合生，花柱 2 半裂。核果长圆形或长卵圆形，成熟时红色，后变红紫色，核两端锐尖。种子扁椭圆形。花期 5—7 月，果期 8—9 月。

【性味功效】味甘，性温。补中益气，养血安神。

【古方选录】《伤寒论》十枣汤：芫花（熬）、甘遂、大

戟各等分。用法：三味等分，各别捣为散。以水一升半，先煮大枣肥者十枚，取八合，去滓，内药末。强人服一钱匕，羸人服半钱，温服之，平旦服。若下后病不除者，明日更服，加半钱，得快下利后，糜粥自养。主治：悬饮。

【用法用量】煎服，6～15 g；或入丸、散。鲜果洗净直接食用，干果可炖汤、切片开水泡服等。

【使用注意】凡有湿痰、积滞、齿病、虫病者，均不宜用。

【现代研究】含光千金藤碱，N－去甲基荷叶碱，巴婆碱，白桦脂酮酸，齐墩果酸，马斯里酸等。有增加肌力，增加体重，增加耐力抗疲劳，促进骨髓造血，增强免疫力，促进钙吸收，抗氧化，护肝，抗突变，抗肿瘤，降血压，消炎，降血脂，抗 I 型变态反应，抑制中枢神经等作用。

277　桃　仁

【古籍原文】泻、破血、润燥

苦重于甘。思邈：辛，孟诜：温。【孙思邈，著《千金方》。孟诜，著《食疗本草》。】厥阴心包、肝血分药。苦以泄血滞，甘以缓肝气而生新血。成无己曰：肝者血之源，血聚则肝气燥。肝苦急，宜急食甘以缓之。通大肠血秘。治热入血室冲脉，血燥血痞，损伤积血，血痢经闭，咳逆上气，血和则气降。皮肤血热，燥痒蓄血，发热如狂。仲景治膀胱蓄血，有桃仁承气汤，即调胃承气汤加桃仁、桂枝。又抵当汤，用桃仁、大黄、虻虫、水蛭。水蛭，即马蟥蚑，食血之虫，能通肝经聚血，性最难死，虽炙为末，得水即活。若入腹中，生子为患，田泥和水饮下之。虻虫即蚊虫。因其食血，故用以治血。血不足者禁用。

行血连皮、尖生用，润燥去皮、尖炒用，俱研碎，或烧存性用。双仁者有毒，不可食。香附为使。

桃花：苦，平。下宿水，除痰饮，消积聚，利二便，疗风狂。范纯佑女，丧夫发狂，夜断窗棂，登桃树食花几尽，自是遂愈。以能泻痰饮滞血也。

桃叶:能发汗。凡伤寒风痹,发汗不出,以火煅地,用水洒之,干桃叶厚二三寸席卧,温覆取大汗,敷粉极燥,即瘥。麦麸、蚕沙,皆可如此法用。○桃为五木之精,其枝叶花仁,并能辟邪。《食医心镜》桃仁煮粥,治鬼疰咳嗽。生桃食多生痈疖。

【药物来源】为蔷薇科植物桃 *Prunus persica*（L.）Batsch 或山桃 *Prunus davidiana*（Carr.）Franch 的花（桃花）、叶（桃叶）或干燥成熟种子（桃仁）。

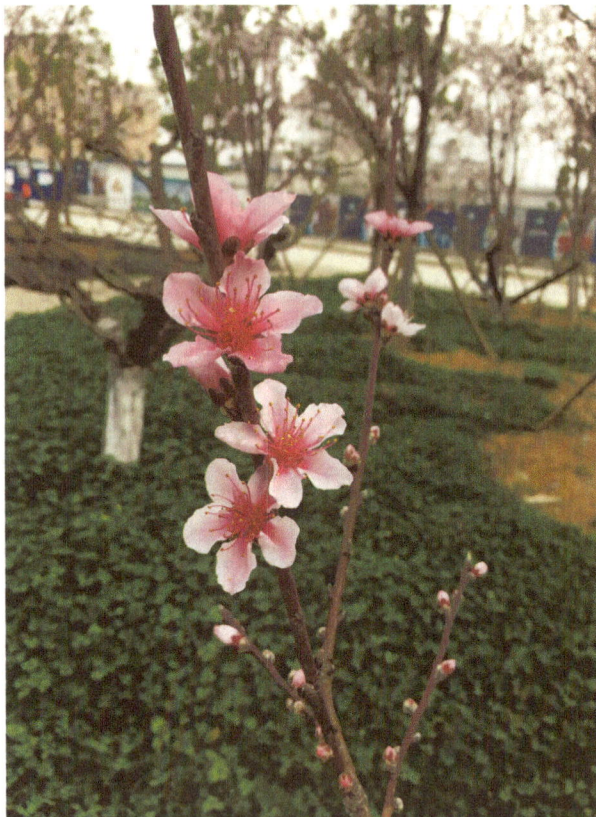

【形态特征】①桃:落叶小乔木,高 3～8 m。小枝绿色或半边红褐色,无毛。叶互生,在短枝上呈簇生状;叶片椭圆状披针形至倒卵状披针形,边缘具细锯齿。花单生,先于叶开放;萼片 5 片,外被茸毛;花瓣 5 片,倒卵形,粉红色;雄蕊多数;子房 1 室,花柱细长。核果近球形,表面有短茸毛。种子 1 粒,扁卵状心形。花期 3—4 月,果期 6—7 月。

②山桃:落叶小乔木,高 5～9 m。叶互生,叶片卵状披针形。花单生;萼片 5 片;花瓣 5 片,阔倒卵形,粉红色至白色。核果近圆形,黄绿色,表面被黄褐色柔毛。种子 1 粒,棕红色。花期 3—4 月,果期6—7 月。

【性味功效】桃仁:味苦、甘,性平。活血祛瘀,润肠通便。桃花:味苦,性平。利水,活血化瘀。桃叶:味

苦、辛,性平。祛风清热,杀虫。

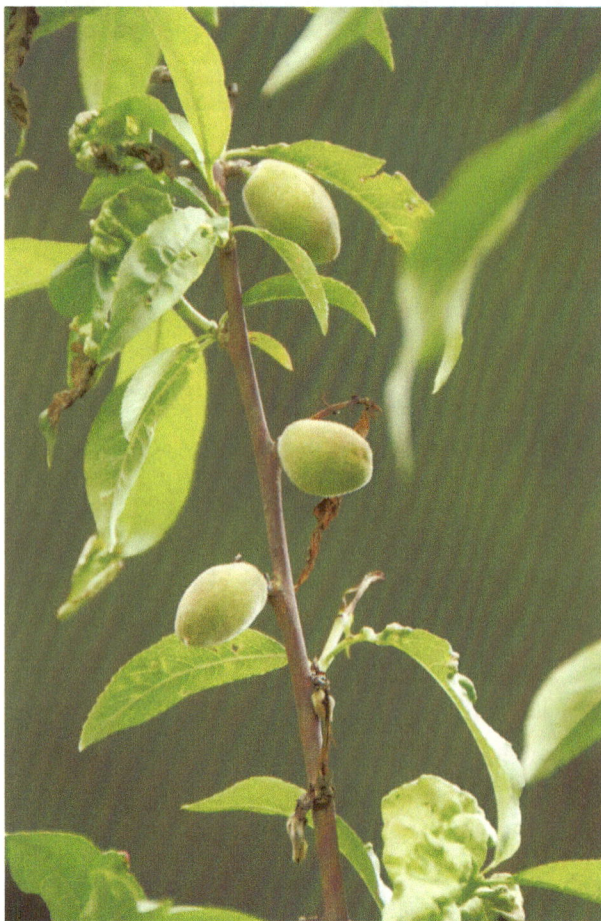

【古方选录】①《杨氏家藏方》桃仁散:桃仁（焙）、红花、当归（洗焙）、杜牛膝等分为末。用法:每服三钱,温酒调下,空心食前。主治:妇人室女,血闭不通,五心烦热。

②《外台秘要》桃花散:桃花。用法:阴干,量取一大升,捣为散。温清酒和,一服令尽,通利为度。空腹服之,须臾当转可六七行,但宿食不消化等物,总泻尽,若中间觉饥虚,进少许软饭及糜粥。主治:脚气、腰肾膀胱宿水及痰饮。

【现代用方】《广西民间常用草药》:生桃叶适量。用法:生桃叶适量,盐少许,共捣烂,敷太阳穴。主治:风热头痛。

【用法用量】桃仁:煎服,5～10 g;或入丸、散。外用捣敷。桃花:煎服,3～6 g;或研末,1.5 g。外用适量,捣敷,或研末调敷。桃叶:煎服,3～6 g。外用煎水洗,或捣敷。

【使用注意】孕妇忌服桃仁、桃花。

【现代研究】桃仁:含苦杏仁苷,柠檬甾二烯醇野樱

苷,β－谷甾醇,菜油甾醇等。有祛瘀血,抗过敏,消炎等作用。

桃花:含山柰素－3－鼠李糖苷,槲皮苷,野蔷薇苷 A,绿原酸,紫云英苷,桃皮素等。

桃叶:含三十一烷,β－谷甾醇及其葡萄糖苷,熊果酸,消旋扁桃酸,槲皮素,紫云英苷,蜡梅苷,桃皮素等。有抗疟疾,杀灭阴道滴虫等作用。

278 杏 仁

【古籍原文】泻肺、解肌、润燥、下气

辛苦甘温而利。泻肺解肌,能发汗。除风散寒,降气行痰,润燥消积,索面、豆粉,近之则烂。通大肠气秘。治时行头痛,上焦风燥,咳逆上气,杏仁炒研,蜜和为膏,含咽。烦热喘促。有小毒,能杀虫治疮,制狗毒、可毒狗,消狗肉积。锡毒。肺虚而咳者禁用。东垣曰:杏仁下喘治气,桃仁疗狂治血,俱治大便秘,当分气血。昼便难属阳气,夜便难属阴血。虚人便闭,不可主泄。脉浮属气,用杏仁、陈皮;脉沉属血,用桃仁、陈皮。肺与大肠相表里,贲门上主往来,魄门下主收闭,为气之通道,故并用陈皮佐之。【贲门,胃之上口。魄门,即肛门。】杏仁、紫菀,并能解肺郁,利小便。

去皮、尖炒研,发散连皮、尖研。双仁者杀人。得火良。恶黄耆、黄芩、葛根。

【药物来源】为蔷薇科植物杏 Prunus armeniaca L.、野杏 Prunus armeniaca L. var. ansu Maxim.、山杏 Prunus sibirica L. 的种子。

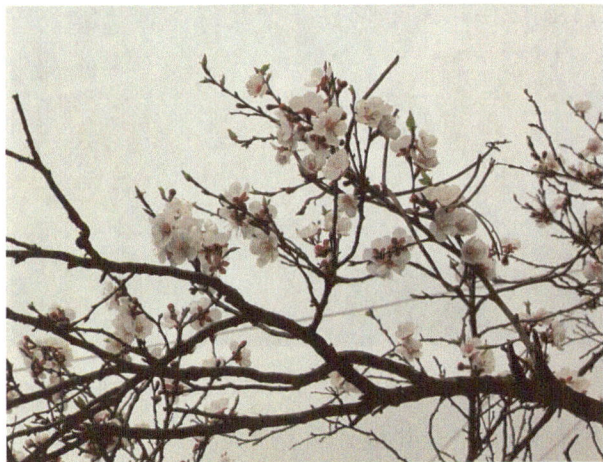

【形态特征】①杏:落叶小乔木,高 4～10 cm;树皮暗红棕色,纵裂。单叶互生,叶片圆卵形或宽卵形。春季先叶开花,花单生枝端,着生较密;花萼基部成筒状,上部 5 裂;花瓣 5 片,白色或浅粉红色,圆形至宽倒卵形;雄蕊多数,着生萼筒边缘;雌蕊单心皮。核果圆形,稀倒卵形。种子 1 粒,心状卵形,浅红色。花期 3—4 月,果期 6—7 月。

②野杏:特点是叶片基部楔形或宽楔形;花常 2 朵簇生,淡红色;果实近球形,红色;核卵球形,表面粗糙有网纹。

③山杏:特点是叶卵形或近圆形;花单生,萼片长圆状椭圆形,先端尖,花瓣近圆形或倒卵形;果实扁球形,两侧扁,果肉薄而干燥,核易与果肉分离。

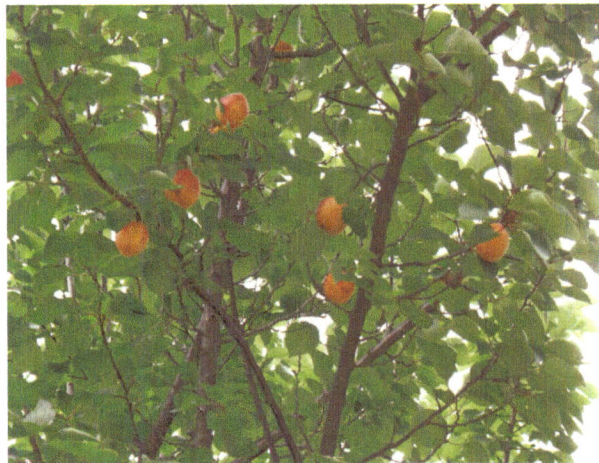

【性味功效】味苦,性微温;有小毒。降气止咳平喘,润肠通便。

【古方选录】《圣济总录》山杏煎:山杏仁(炒令香熟,去皮、尖、双仁)二两,吴茱萸(汤洗,焙干,炒为末)十二钱。用法:上二味,一处研匀,丸如弹子大。每服一丸,温酒化下,如不饮酒,即用热汤,发时服。主治:心气痛闷乱。

【用法用量】煎服,5～10 g;或入丸、散;或煎膏。外用捣敷。

【使用注意】内服不宜过量,以防中毒。

【现代研究】杏仁含苦味氰苷,脂肪油,绿原酸等;野杏仁含苦杏仁苷,挥发油等;山杏仁含苦杏仁苷等。有镇咳,平喘,加深呼吸,消炎,镇痛,增强免疫力,抗消化性溃疡,抗脑缺血等作用。

279 乌 梅

【古籍原文】涩肠、敛肺

酸涩而温。脾肺血分之果,敛肺、肺欲收,急食酸以收之。涩肠,涌痰消肿,清热解毒,生津止渴,醒酒杀虫。治久咳泻痢,梁庄肃公血痢,陈应之用乌梅、胡黄连、灶下土,等分为末,茶调服而愈。曾鲁公血痢百余日,国医不能疗,应之用盐梅肉研烂,合腊茶入醋服,一啜而安,瘴疟,诸证初起者,皆忌用。霍乱,吐逆反胃,劳热骨蒸,皆取其酸收。安蛔厥,蛔虫上攻而眩仆。虫得酸则伏,仲景有蛔厥乌梅丸。去黑痣,蚀恶肉。痈疮后生恶肉,烧梅存性,研末敷之。多食损齿伤筋。《经》曰:酸走筋,筋病无多食酸。

　　白梅功用略同。治痰厥僵仆,牙关紧闭,取肉搽擦牙龈,涎出即开。盖酸先入筋,齿软则易开。若用铁器搅开,恐伤其齿。惊痫喉痹,敷乳痈肿毒,刺入肉中。嚼烂罨之即出。疮中努肉,捣饼贴之即收。

　　青梅熏黑为乌梅,稻灰汁淋蒸则不蠹。孟诜曰:乌梅十颗,汤煮去核,纳肛中,通大便。盐渍为白梅。时珍曰:梅,花于冬而实于夏,得木之全气,故最酸。胆为甲木,肝为乙木。人舌下有四窍,两通胆液,故食酸则津生。食梅齿齼者,嚼胡桃即解。衣生黴(霉)点者【黴,音梅】。梅叶煎汤洗之。捣洗葛衣亦佳。

【药物来源】为蔷薇科植物梅 *Prunus mume*（Sieb.）Sieb. et Zucc. 的干燥近成熟果实。

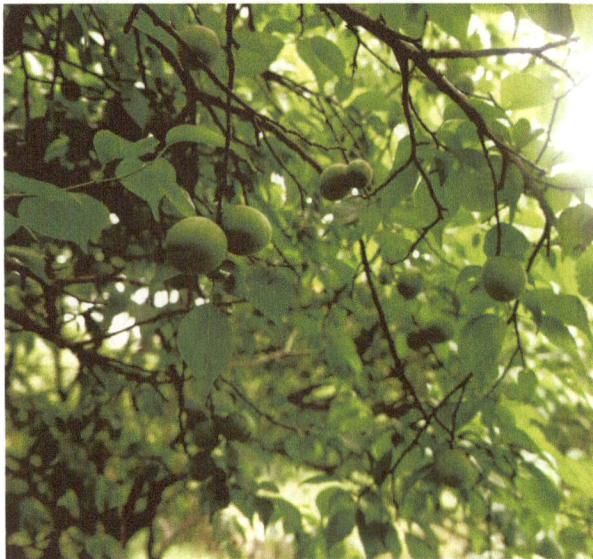

【形态特征】落叶小乔木,高可达 10 m。单叶互生,叶片椭圆状宽卵形。春季先叶开花,有香气;花梗短;花萼通常红褐色;花瓣 5 片,白色或淡红色,宽倒卵形;雄蕊多数。果实近球形。核椭圆形,先端有小突尖,腹面和背棱上具沟槽。花期春季,果期 5—6 月。

【性味功效】味酸、涩,性平。敛肺,涩肠,生津,

安蛔。

【古方选录】《伤寒论》乌梅丸:乌梅三百枚,蜀椒(出汗)四两,黄连十六两,黄柏六两,附子(炮,去皮)六两,干姜十两,桂枝六两,细辛六两,人参六两,当归四两。用法:乌梅用醋浸一宿,去核捣烂,和余药捣匀,烘干或晒干,研末,加蜜制丸,每服 9 g,日 2～3 次,空腹温开水送下;亦可作汤剂,水煎服。主治:蛔厥证。

【用法用量】煎服,6～12 g;或入丸、散。外用煅研干撒或调敷。

【使用注意】有实邪者忌服,胃酸过多者慎服。

【现代研究】含枸橼酸,苹果酸,草酸,琥珀酸,延胡索酸,5－羟甲基－2－糠醛等。有抑制蛔虫活动,抑制皮肤真菌,抗过敏性休克,增强免疫力,促进胆汁分泌等作用。

280　栗

【古籍原文】补肾

　　咸,温。厚肠胃,补肾气。寇宗奭曰:小儿不可多食,生则难化,熟则滞气。能解羊膻。

【药物来源】为壳斗科植物栗 *Castanea mollissima* Bl. 的种仁。

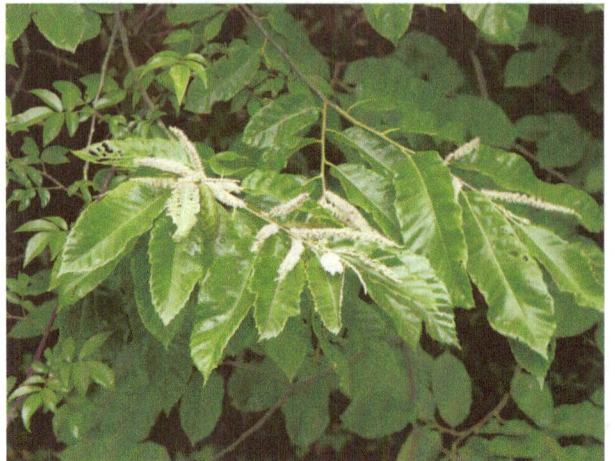

【形态特征】落叶乔木,高 15～20 m。树皮暗灰色,不规则深裂。单叶互生,叶柄长 0.5～2 cm,被细茸毛;叶片长椭圆形或长椭圆状披针形,先端渐尖或短尖,基部圆形或宽楔形,叶缘有锯齿。花单性,雌雄同株;雄花序穗状,淡黄褐色,雄蕊 8～10 枚;雌花无梗,子房下位,花柱 5～9 枚。壳斗密被紧贴星状柔

毛,刺密生,每个壳斗有 2～3 颗坚果,成熟时裂为 4 瓣。坚果深褐色,顶端被茸毛。花期 4—6 月,果期 9—10 月。

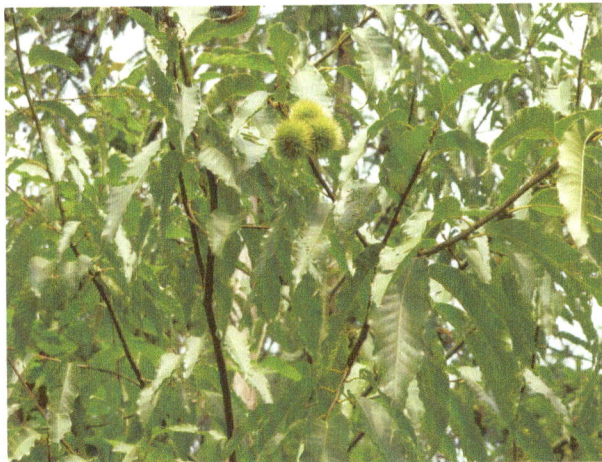

【性味功效】味甘、微咸,性平。益气健脾,补肾强筋,活血消肿,止血。

【古方选录】《圣济总录》栗灰散:生栗七枚。用法:微刮破皮,连皮烧存性,碗盖稍候,入麝香少许同研。每服二钱匕,温水调下。主治:鼻衄不止。

【用法用量】可食用,生食、煮食或炒存性研末服。外用捣敷。

【使用注意】风湿病者忌用;外感未去、痞满疳积、疟痢者,妇人产后,小儿,不饥、便秘者慎用。

【现代研究】含淀粉,可溶性糖,维生素 C,蛋白质,脂肪,棕榈酸,亚油酸,铁、镁、磷、铜等。有抗凝血,升高白细胞等作用。

281 陈 皮

【古籍原文】能燥能宣、有补有泻、可升可降

辛能散,苦能燥能泻,温能补能和。同补药则补,泻药则泻,升药则升,降药则降。为脾肺气分之药。脾为气母,肺为气籥。凡补药涩药,必佐陈皮以利气。调中快膈,导滞消痰,大法治痰,以健脾顺气为主。洁古曰:陈皮、枳壳,利其气而痰自下。利水破证,宣通五脏,统治百病,皆取其理气燥湿之功。人身以气为主,气顺湿除,则百病散。《金匮》云:能解鱼毒食毒。多服久服,损人元气。入补养药则留白,入下气消痰药则去白。《圣济》云:不去白,反生痰。

去白名橘红,兼能除寒发表。皮能发散皮肤。核治疝痛,叶散乳痈。皆能入厥阴,行肝气,消肿散毒。腰肾冷痛,橘核炒,酒服良。《十剂》曰:宣可去壅,生姜、橘皮之属是也。《泊宅篇》曰:莫强中食已辄胸满不下,百治不效。偶家人合橘皮汤,尝之似有味,连日饮之。一日坐厅事,觉胸中有物坠下,目瞪汗濡,大惊扶归,腹疼痛,下数块如铁弹,臭不可闻,自此胸次廓然。盖脾之冷积也。半年服药不知,功乃在橘皮。方用橘红一斤,甘草、盐各四两,煮干点服,名二贤散。蒸饼丸,名润下丸。治痰特有验。世医惟知半夏、南星、枳壳、茯苓之属,何足语此哉!丹溪曰:治痰,利药过多则脾虚,痰易生而反多。又曰:胃气亦赖痰以养,不可攻尽,攻尽则虚而愈剧。

广中陈久者良,故名陈皮。陈则烈气消,无燥散之患。半夏亦然,故同用名二陈汤。治痰咳,童便浸晒;治痰积,姜汁炒;治下焦,盐水炒。核去皮炒用。

【药物来源】为芸香科植物柑橘 *Citrus reticulata* Blanco 及其栽培变种的干燥成熟果皮(陈皮)、果皮去白者(橘红)、干燥种子(橘核)及叶(橘叶)。

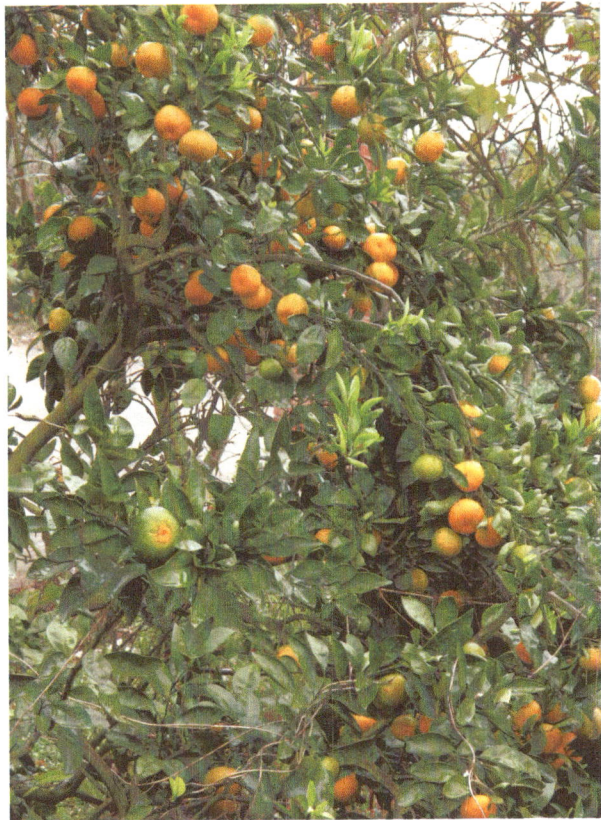

【形态特征】常绿小乔木或灌木,高 3～4 m。枝细,有刺。叶互生;叶柄有窄翼;叶片披针形或椭圆形,先端渐尖微凹,基部楔形,全缘或为波状,有半透明油点。花单生或数朵丛生于枝端或叶腋;花萼杯状,5 裂;花瓣 5 片,白色或带淡红色;雄蕊 15～30 枚;雌蕊 1 枚,子房圆形,柱头头状。柑果近圆形或扁圆形,果皮薄而容易剥离。种子卵圆形,白色,一端尖。

花期3—4月，果期10—12月。

【性味功效】陈皮：味苦、辛，性温。理气健脾，燥湿化痰。橘红：味辛、苦，性温。散寒燥湿，理气化痰，宽中健胃。橘核：味苦，性平。理气，散结，止痛。橘叶：味苦、辛，性平。疏肝行气，化痰散结。

【古方选录】①《兰室秘藏》橘皮枳术丸：橘皮、枳实（麸炒黄色）各一两，白术二两。用法：上为极细末，荷叶裹烧饭为丸，如绿豆一倍大。每服五十丸，白汤下，量所伤加减服之。主治：元气虚弱，饮食不消，或脏腑不调，心下痞闷。

②《丹台玉案》逐痰汤：广橘红二钱，半夏、甘草各一钱二分，大附子、川贝母各一钱。用法：水二钟（盅），加竹沥、姜汁煎服。主治：寒痰发厥。

③《奇效良方》立安散：杜仲（炒）、橘核（炒）。用法：等分为细末。每服二钱，不拘时，用盐酒调服。主治：腰痛。

④《仁斋直指方》槟榔散：橘叶、杉木节各一握。用法：上童子尿一盏，醇酒半盏，煎六分，滤清，乘热调槟榔末二钱，食前服。主治：风毒脚气肿痛。

【用法用量】陈皮：煎服，3～10 g；或入丸、散。橘红：煎服，3～9 g；或入丸、散。橘核：煎服，3～9 g；或入丸、散。橘叶：煎服，6～15 g，鲜品可用60～120 g；或捣汁服。外用适量，捣烂外敷。

【使用注意】陈皮：气虚证、阴虚燥咳、内有实热、舌赤少津者慎用。橘红：阴虚燥咳及久嗽气虚者忌服。橘核：体虚患者慎服。

【现代研究】陈皮：含挥发油，黄酮类，有机酸和微量元素等。有促进淀粉酶活性，缓解支气管平滑肌痉挛，祛痰，平喘，升高血压，抗氧化，抗衰老，强心，抗过敏，抗紫外线，杀虫等作用。

橘叶：含维生素，挥发油，葡萄糖，果糖，淀粉，纤维素等。

282 青 皮

【古籍原文】泻肝、破气、散积

辛苦而温，色青气烈。入肝胆气分。疏肝泻肺，柴胡疏上焦肝气，青皮平下焦肝气。凡泻气药，皆云泻肺。破滞削坚，除痰消痞。治肝气郁积，胁痛多怒，久疟结癖，

入肝散邪，入脾除痰，疟家必用之品，故清脾饮以之为君。疝痛乳肿。丹溪曰：乳房属阳明，乳头属厥阴。乳母或因忿怒郁闷，厚味酿积，致厥阴之气不行，故窍不得出；阳明之血腾沸，故热甚而化脓。亦因其子有滞痰膈热，含乳而睡，嘘气致生结核者。初起便须忍痛揉软，吮令汁透，自可消散。治法以青皮疏肝滞，石膏清胃热，甘草节行浊血，瓜蒌消肿导毒，或加没药、橘叶、金银花、蒲公英、皂角刺、当归，佐以少酒。若于肿处灸三五壮尤捷。久则凹陷，名乳癌，不可治矣。最能发汗，皮能达皮，辛善发散。有汗及气虚人禁用。陈皮升浮，入脾肺治高；青皮沉降，入肝胆治低。炒之以醋，所谓肝欲散，急食辛以散之，以酸泄之，以苦降之也。

橘之青而未黄者。醋炒用。古方无用者，宋以后始与陈皮分用。

【药物来源】为芸香科植物柑橘 *Citrus reticulata* Blanco 及其栽培变种的干燥幼果或未成熟果实的果皮。

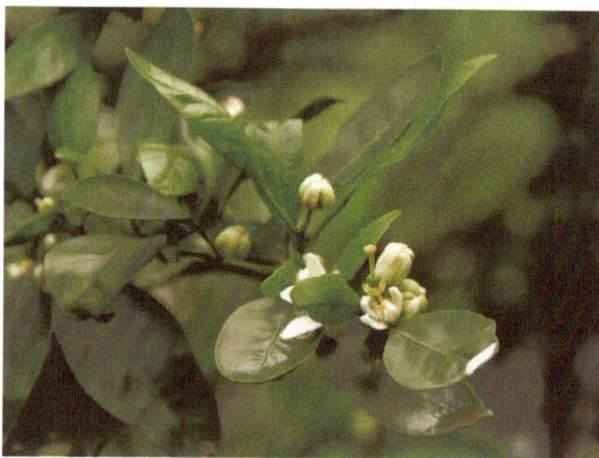

【形态特征】同"陈皮"。

【性味功效】味苦、辛，性温。疏肝破气，消积化滞。

【古方选录】《疡科选粹》青皮散：青皮（去瓤）、穿山甲（炒）、白芷、甘草、贝母各八分。用法：上为细末，温酒调服。主治：乳痈初发。

【用法用量】煎服，3～10 g；或入丸、散。

【使用注意】气虚者慎服。

【现代研究】含左旋辛弗林乙酸盐，以及天冬氨酸、谷氨酸、脯氨酸、甘氨酸、丙氨酸、胱氨酸、缬氨酸、亮氨酸、异亮氨酸、苯丙氨酸、组氨酸等。有促进消化液分泌，利胆，扩张支气管，祛痰，平喘，升高血压，兴奋心肌，抗休克等作用。

283 柿 干

【古籍原文】润肺、涩肠、宁嗽

甘,平,性涩。生柿性寒。脾肺血分之果。健脾涩肠,润肺宁嗽而消宿血。治肺痿热咳,咯血反胃,有人三世病反胃,得一方,柿干同干饭日日食,不饮水,遂愈。肠风痔漏。肺与大肠相表里,脏清则腑热亦除。《泊宅编》:柿干烧灰饮,服二钱,治下血。柿霜乃其精液,生津化痰,清上焦心肺之热为尤佳。治咽喉口舌疮痛。忌蟹。

柿蒂止呃逆。古方单用,取其苦温降气。《济生》加丁香、生姜,取其开郁散痰,亦从治之法。《产宝》云:产后呃逆烦乱,柿饼一个,煮汁热饮。

【药物来源】为柿树科植物柿 *Diospyros kaki* Thunb. 的果实经加工后的柿饼(柿干)或果实制成柿饼时外表所生的白色粉霜(柿霜)及其干燥宿萼(柿蒂)。

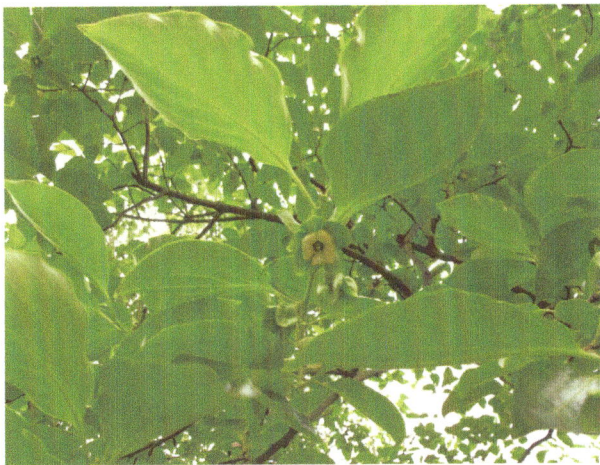

【形态特征】落叶大乔木,高达 14 m。树皮深灰色至灰黑色,长方块状开裂。单叶互生;叶片卵状椭圆形至倒卵形或近圆形,先端渐尖或钝,基部阔楔形,全缘。花杂性,雄花成聚伞花序,雌花单生叶腋;花萼4 裂,内面有毛;花冠黄白色,钟形,4 裂;雄花中有雄蕊 16 枚,两性花中有雄蕊 8 ~ 16 枚,雌花中有 8 枚退化雄蕊;子房上位,8 室。浆果多为卵圆球形,橙黄色或鲜黄色,基部有宿存萼片。种子褐色,椭圆形。花期 5 月,果期 9—10 月。

【性味功效】柿饼:味甘,性平、微温。润肺,止血,健脾,涩肠。柿霜:味甘,性凉。润肺止咳,生津利咽,止血。柿蒂:味苦、涩,性平。降逆下气。

【古方选录】①《世医得效方》柿焚散:柿干。用法:烧灰存性,为末,米饮调服。主治:小便血淋。

②《杂病源流犀烛》柿霜丸:柿霜、硼砂、天冬、麦冬各二钱,元参一钱,乌梅肉五分。用法:蜜丸含化。主治:咽喉嗽痛。

③《济生方》柿蒂汤:柿蒂、丁香各一两。用法:上细切,每服四钱,水一盏半,姜五片,煎至七分,去滓热服,不拘时候。主治:脑满咳逆不止。

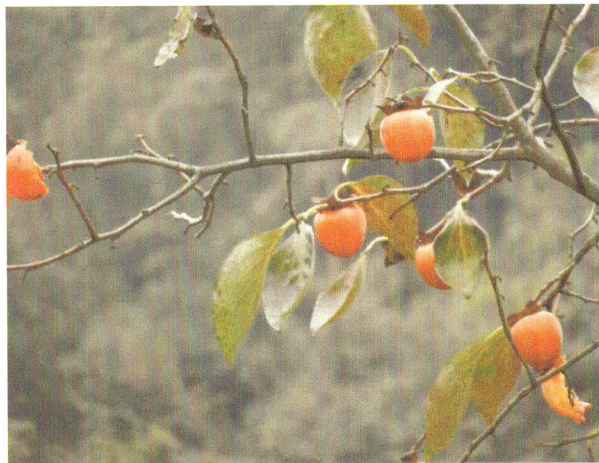

【用法用量】柿饼:适量,嚼食,或煎汤,或烧存性入散剂。柿霜:冲服,3 ~ 9 g;或入丸剂噙化。外用适量,撒敷。柿蒂:煎服,5 ~ 10 g;或入散剂。外用适量,研末撒。

【使用注意】柿饼:脾胃虚寒、痰湿内盛者慎服。柿霜:风寒咳嗽者忌服。

【现代研究】柿蒂:含羟基三萜酸,硬脂酸,棕榈酸,琥珀酸,丁香酸,香草酸,没食子酸等。有抗心律失常,镇静,抗生育等作用。

柿霜:含熊果酸,齐墩果酸,白桦脂酸,三萜酸和糖类等。有抗氧化,抑菌等作用。

284 木 瓜

【古籍原文】补,和脾、舒筋;涩,敛肺

酸涩而温。入脾肺血分。敛肺和胃,理脾伐肝,化食、酸能敛,敛则化,与山查同。止渴,酸能生津。气脱能收,气滞能和,调营卫,利筋骨,去湿热,消水胀。治霍乱转筋,夏月暑湿,邪伤脾胃。阳不升,阴不降,则挥霍撩乱,上吐下泻,甚则肝木乘脾,而筋为之转也。《食疗》云:煮汁饮良。时珍曰:肝虽主筋,而转筋则因风寒湿热,袭伤脾胃所致。转筋必起于足腓【腓,音肥,足肚也】,腓及宗筋,皆属阳明。木瓜治转筋,取其理筋

以伐肝也。土病则金衰而木盛,故用酸温以收脾肺之耗散,而借其走筋以平肝邪,乃土中泻木以助金也。陶弘景曰:凡转筋呼木瓜名,写木瓜字,皆愈。**泻痢脚气**,脾主四肢,或寒湿伤于足络,或胃受湿热之物,上输于脾,下流至足,则成脚气。恶寒发热,状类伤寒,第胫肿掣痛为异耳。宜利湿清热,忌用补剂及淋洗。昔有患足痹者趁舟,见舟中一袋,以足倚之,比及登岸,足已善步矣,询袋中何物,乃木瓜也。**腰足无力**。多食损齿、骨,病癃闭。酸收太甚。郑奠一曰:木瓜乃酸涩之品,世用治水肿、腹胀,误矣。有大僚舟过金陵,爱其芬馥,购数百颗置之舟中,举舟人皆病溺不得出,医以通利药罔效。迎予视之,闻四面皆木瓜香,笑谓诸人曰:撤去此物,溺即出矣,不必用药也。于是尽投江中,顷之,溺皆如旧。

陈者良。香薷饮用之,取其和脾去湿,补肺生金。**忌铁**。

【**药物来源**】为蔷薇科植物皱皮木瓜 *Chaenomeles speciosa*(Sweet)Nakai 的果实。

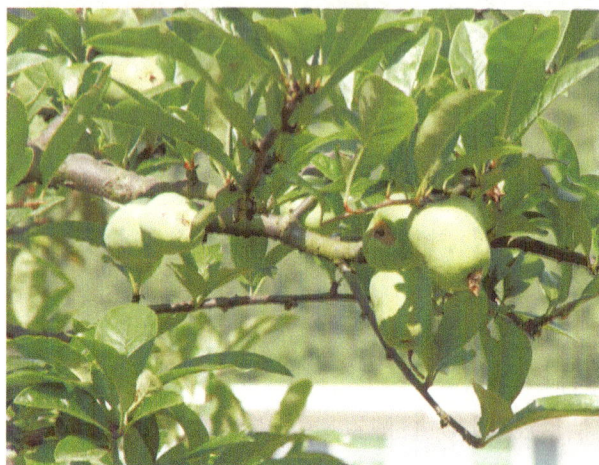

【**形态特征**】落叶灌木,高约 2 m。枝条直立开展,有刺。叶片卵形至椭圆形,基部楔形至宽楔形,边缘有尖锐锯齿。花先叶开放,3～5 朵簇生于二年生老枝上;花萼筒钟状;花瓣倒卵形或近圆形,猩红色;雄蕊45～50 枚;花柱 5 枚,基部合生。果实球形或卵球形,萼片脱落。花期 3—5 月,果期 9—10 月。

【**性味功效**】味酸,性温。舒筋活络,和胃化湿。

【**古方选录**】《三因方》木瓜汤:木瓜干一两,吴茱萸(汤七次)半两,茴香一分,甘草(炙)一钱。用法:上锉为散。每服四钱,水一盏半,姜三片,紫苏十叶,煎七分,去滓食前服。主治:吐泻转筋。

【**用法用量**】煎汤,6～9 g;或入丸、散。外用煎水熏洗。

【**使用注意**】不可多食,易损齿及骨,胃酸过多者不宜服用。

【**现代研究**】含苹果酸,酒石酸,枸橼酸,皂苷,齐墩果酸等。有护肝,抗菌,消炎,镇痛,祛风湿等作用。

285 山查(山楂)

【**古籍原文**】(山楂)古字作樝。泻、破气、消积、散瘀、化痰

酸、甘、咸,温。健脾行气,散瘀化痰,消食磨积。消油腻腥膻之积,与麦芽消谷积者不同。凡煮老鸡硬肉,投数枚则易烂,其消肉积可知。**发小儿痘疹,止儿枕作痛**。恶露积于太阴,少腹作痛,名儿枕痛。砂糖调服。**多食令人嘈烦易饥,反伐脾胃生发之气**。破泄太过,中气受伤。凡服人参不相宜者,服山查即解。一补气,一破气也。

有大小二种,小者入药,一名棠梂子。去皮、核用。一云核亦有力,化食磨积。

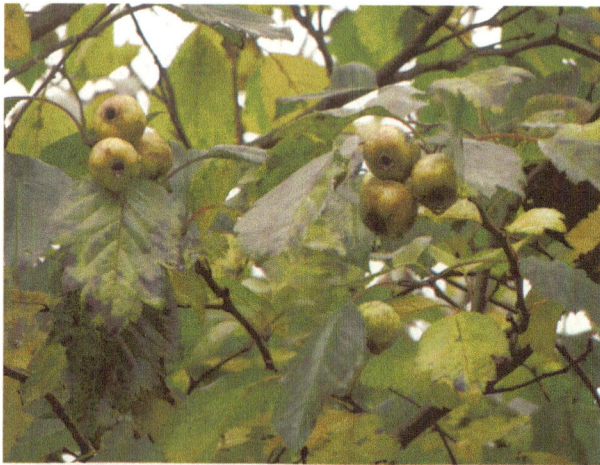

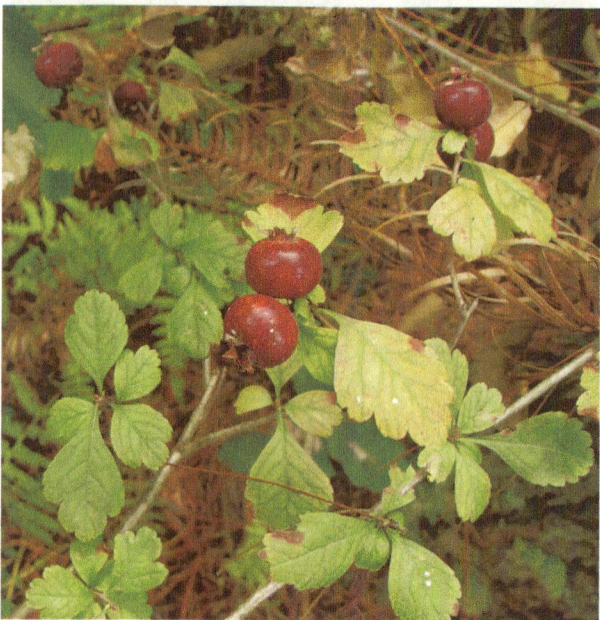

【**药物来源**】为蔷薇科植物山里红 *Crataegus pinnatifida* Bge. var. *major* N. E. Br. 或山楂 *Crataegus pin-*

natifida Bge. 的干燥成熟果实。

【形态特征】①山里红：落叶乔木，高达 6 m。单叶互生；叶片阔卵形或三角卵形，稀菱状卵形，有 2～4 对羽状裂片，先端渐尖，基部宽楔形。伞房花序；萼筒钟状，5 齿裂；花冠白色，花瓣 5 片；雄蕊 20 枚，花药粉红色；雌蕊 1 枚，子房下位，花柱 5 枚。梨果近球形，深红色，具黄白色小斑点。花期 5—6 月，果期 8—10 月。

②山楂：特点是果形较小；叶片较小，分裂较深。

【性味功效】味酸、甘，性微温。消食健胃，行气散瘀，化浊降脂。

【古方选录】《丹溪心法》保和丸：山楂六两，神曲二两，半夏、茯苓各三两，陈皮、连翘、莱菔子（炒）各一两。用法：上为末，炊饼丸如梧子大，每服七八十丸，食远，白汤下。主治：食积证。

【用法用量】煎服，9～12 g；或入丸、散。外用适量，煎水洗或捣敷。

【使用注意】脾胃虚弱者慎服。

【现代研究】含左旋儿表茶精，槲皮素，金丝桃苷，绿原酸，枸橼酸，枸橼酸单甲酯，枸橼酸二甲酯，枸橼酸三甲酯，黄烷聚合物等。有促消化，降血压，降血脂，抗氧化等作用。

286 梨

【古籍原文】润肠、泻火清热

甘、微酸，寒。润肺凉心，消痰降火，止渴解酒，利大小肠。治伤寒发热，热嗽痰喘，中风失音。捣汁频服。《圣惠方》梨汁煮粥，治小儿心脏风热昏躁。切片贴汤火伤。多食冷利，脾虚泄泻及乳妇血虚人忌之。生者清六腑之热，熟者滋五脏之阴。实火宜生，虚火宜熟。《泊宅编》：有仕宦病消渴，医谓不过三十日死，亟弃官归。途遇一医，令致北梨二担，食尽则瘥。宦如其言，食及五六十枚而病愈。杨吉老介医术甚著，一士有疾，厌厌不聊，往谒之。杨曰：汝证热已极，气血全消，三年当以疽死，不可为也。士不乐而退。闻茅山一道士，医术通神，但不肯以技自名。乃衣僮仆之服，诣山拜之，愿执役席下。道士喜留，只事左右。历两月久，觉其与常隶别，扣所从来，再拜谢过，始以实告。道士笑曰：世间那有医不得的病？试诊脉，又笑曰：吾亦无药与汝，便可下山买好梨，日食一颗。梨尽，取干者泡汤，和滓食之，疾自当平。士人如戒。经一岁，复见吉老，颜貌腴泽，脉息和平。惊曰：君必遇异人！士人以告。杨衣冠焚香，望茅山设拜。盖自咎其学之未至也。

捣汁用，熬膏亦良。加姜汁、蜂蜜佳，清痰止嗽。与莱菔相间收藏则不烂，或削梨蒂扦莱菔上。

【药物来源】为蔷薇科植物白梨 *Pyrus bretschneideri* Rehd.、沙梨 *Pyrus pyrifolia*（Burm. f.）Nakai、秋子梨 *Pyrus ussuriensis* Maxim. 等的果实。

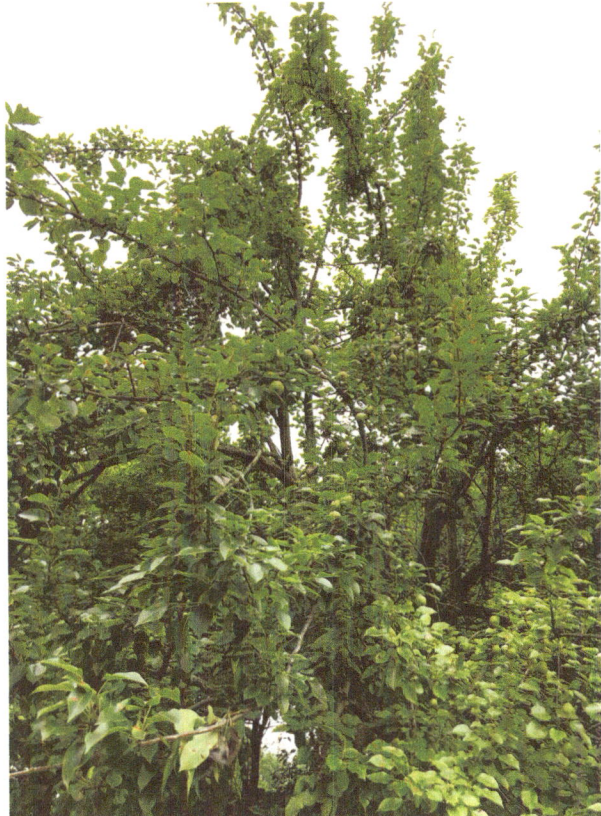

【形态特征】①白梨：乔木，高达 5～8 m。树冠开展。叶片卵形或椭圆形，先端渐尖或急尖，基部宽楔形，边缘有带刺芒尖锐齿。伞形总状花序，有花 7～10 朵；花瓣卵形，白色；雄蕊 20 枚；花柱 5 枚或 4 枚，离生，无毛。果实卵形或近球形，微扁，褐色。花期 4 月，果期 8—9 月。

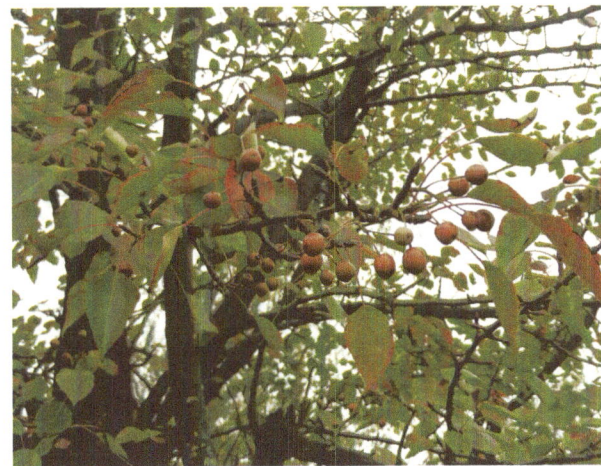

②沙梨:特点是叶片基部圆形或近心形;果实褐色。花期4月,果期8月。

③秋子梨:特点是叶形大,叶边刺芒长;花柱5枚;果实黄色。花期5月,果期8—10月。

【性味功效】味甘、微酸,性凉。清肺化痰,生津止渴。

【古方选录】《温病条辨》雪梨浆:甜水梨大者一枚。用法:薄切,新汲凉水内浸半日,(捣取汁)时时频饮。主治:太阴温病,口渴甚者。

【用法用量】煎服,15～30 g;或鲜果削皮生食,1～2枚;或捣汁饮服;或鲜果蒸服、熬膏。外用适量,捣敷,或捣汁点眼。

【使用注意】脾虚便溏及寒嗽者忌服。产妇慎服。

【现代研究】含熊果苷,绿原酸,儿茶素,香豆酸,胡萝卜苷,羽扇豆醇等。有抗氧化,抗溃疡,消炎,镇咳,祛痰,平喘,抑菌,抗癌等作用。

287 枇杷叶

【古籍原文】泻肺、降火

苦,平。清肺和胃而降气,气下则火降痰消。气有余便是火,火则生痰。治热咳,呕逆,口渴。时珍曰:火降痰顺,则逆者不逆,呕者不呕,咳者不咳,渴者不渴矣。一妇肺热久嗽,身如火炙,肌瘦将成劳。以枇杷叶、款冬花、紫菀、杏仁、桑皮、木通等分,大黄减半,蜜丸樱桃大,食后、夜卧各含化一丸,未终剂而愈。

叶湿重一两、干重三钱为气足。拭净毛。毛射肺,令人咳。治胃病,姜汁炙;治肺病,蜜炙。

【药物来源】为蔷薇科植物枇杷 *Eriobotrya japonica* (Thunb.) Lindl. 的干燥叶。

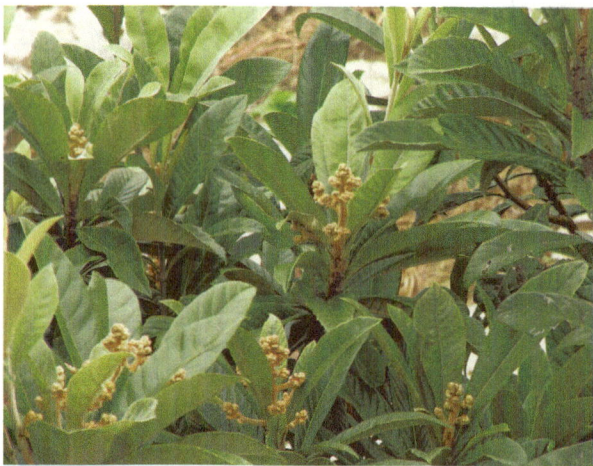

【形态特征】常绿小乔木,高约10 m。叶片革质;叶片披针形、倒卵形或长椭圆形,先端急尖或渐尖,基部楔形,上部边缘有疏锯齿,下面及叶脉密生灰棕色茸毛。圆锥花序顶生,总花梗和花梗密生锈色茸毛;花萼筒浅杯状,萼片三角卵形;花瓣白色,长圆形或卵形;雄蕊20枚,花柱5枚。果实球形或长圆形,黄色或橘黄色。种子1～5粒,球形或扁球形。花期10—12月,果期翌年5—6月。

【性味功效】味苦,性微寒。清肺止咳,降逆止呕。

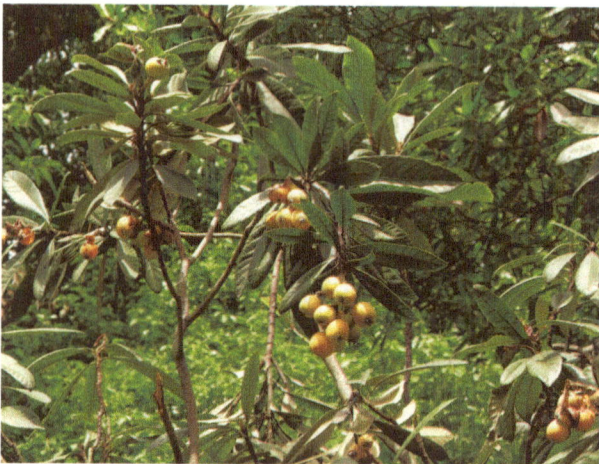

【古方选录】《奇效良方》枇杷叶散:枇杷叶(去毛,炙)、厚朴(姜制)、陈皮、丁香各半两,白茅根、麦门冬(去心)、干木瓜、甘草(炙)各一两,香薷七钱半。用法:每服二钱,生姜汤或冷水调下,不拘时服。主治:中暑伏热,烦渴引饮,呕哕恶心,头目昏眩。

【用法用量】煎服,6～10 g;或入丸、散;或为煎膏。

【使用注意】胃寒呕吐及肺感风寒咳嗽者忌用。

【现代研究】含苦杏仁苷,酒石酸,枸橼酸,苹果酸,齐墩果酸,熊果酸等。有消炎,平喘,镇咳,降血糖,抗氧化,抗癌,抗病毒,护肝等作用。

288 橄榄

【古籍原文】宣,清肺

甘涩而温。肺胃之果,清咽生津,除烦醒酒,解河豚毒,投入煮佳。及鱼骨鲠。如无橄榄,以核磨水服。橄榄木作舟楫,鱼拨着即浮出。物之相畏有如此者。

核烧灰,傅蛀疳良。

【药物来源】为橄榄科植物橄榄 *Canarium album* (Lour.) Raeusch. 的果实。

【形态特征】常绿乔木,高 10～20 m。奇数羽状复叶互生;小叶 11～15 片,长圆状披针形,先端渐尖,基部偏斜。圆锥花序顶生或腋生;萼杯状,3 浅裂;花瓣白色,芳香;雄蕊 6 枚;雌蕊 1 枚,子房上位。核果卵形,初时黄绿色。花期 5—7 月,果期 8—10 月。

【性味功效】味甘、酸、涩,性平。清肺利咽,生津止渴,解毒。

【古方选录】《王氏医案》青龙白虎汤:鲜橄榄、鲜莱菔等量。用法:水煎服。主治:时行风火喉病,喉间红肿。

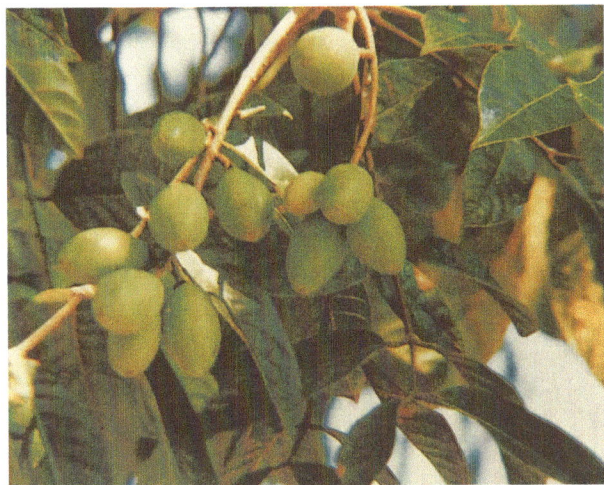

【用法用量】煎服,6～12 g;或熬膏;或入丸剂。外用适量,研末撒,或油调敷。

【使用注意】表证初起者慎用。

【现代研究】含蛋白质,脂肪,抗坏血酸等。有解酒,护肝,保护胃肠道黏膜,抗乙肝病毒,利咽止咳,消炎镇痛,抑菌等作用。

289 白 果

【古籍原文】一名银杏。涩,敛肺、去痰

　　甘、苦而温。性涩而收。熟食温肺益气,色白属金,故入肺。定痰哮,敛喘嗽,缩小便,止带浊。生食降痰解酒,消毒杀虫。花夜开,人不得见。性阴,有小毒,故能消毒杀虫。多食则收令太过,令人壅气胪胀,小儿发惊动疳。食千枚者死。

　　浆:泽手面,浣油腻。时珍曰:去痰浊之功,可以类推。

【药物来源】为银杏科植物银杏 *Ginkgo biloba* L. 的干燥成熟种子。

【形态特征】落叶乔木,高可达 40 m。叶在长枝上螺旋状散生;柄长 3～10 cm;叶片扇形,淡绿色,有时中央浅裂或深裂。雌雄异株,花单性;球花生于短枝;雄球花成柔荑花序状,下垂。种子核果状,椭圆形至近球形;外种皮肉质;中种皮骨质,白色,胚乳丰富。花期 3—4 月,种子成熟期 9—10 月。

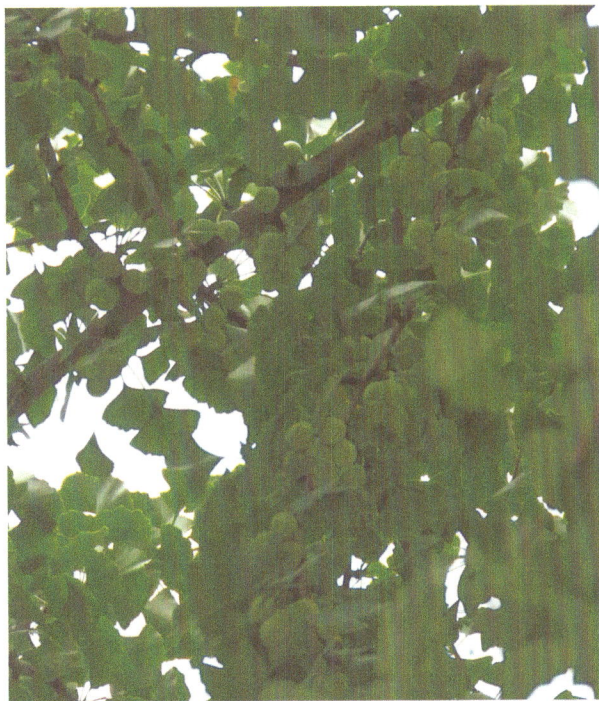

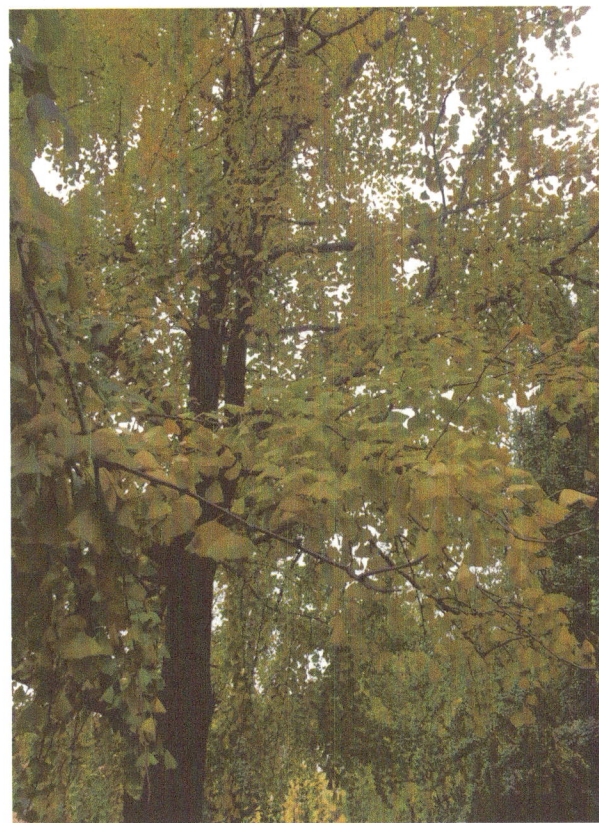

【性味功效】味甘、苦、涩,性平;有毒。敛肺定喘,止带浊,缩小便。

【古方选录】《证治汇补》白果汤:半夏、麻黄、款冬花、桑皮、甘草各三钱,白果二十一个,黄芩、杏仁各一钱五分,苏子二钱,御米壳一钱。用法:水煎,分两次服。主治:哮喘痰盛。

【用法用量】煎服,4.5~9 g;或入丸、散。

【使用注意】生食有毒,不可过量食用。

【现代研究】含山奈黄素,槲皮素,芦丁,白果素,银杏素,银杏内脂A、B,以及有毒成分银杏毒素、白果酸等。有平喘,祛痰,抗过敏,抗衰老,抗脑缺血,抗寄生虫,消炎,抗自由基等作用及一定程度的抑菌作用。

290 石榴皮

【古籍原文】涩肠、外用染须

　　酸涩而温。能涩肠,止泻痢下血,煅末服。崩带脱肛。泻痢至于脱肛者,以石榴皮、陈壁土加明矾少许,浓煎熏洗。再用五倍子炒研,敷托而止之。浸水,汁黑如墨。乌须方绿云油中用之。

　　勿犯铁器。《客座新闻》云:一人患腹胀,夏成诊之曰:饮食如常,非水肿蛊胀,乃湿热生虫之象也。以石榴、椿树东引根皮、槟榔各五钱,空心服,腹大痛,泻虫长丈余,遂愈。

【药物来源】为石榴科植物石榴 *Punica granatum* L. 的干燥果皮。

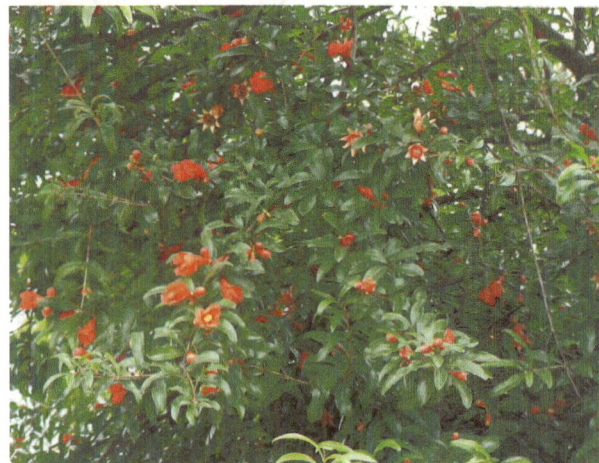

【形态特征】落叶灌木或乔木,高3~5 m。叶对生或簇生;叶柄短;叶片长圆状披针形,纸质,先端尖或微凹,基部渐狭,全缘。花1~5朵生于枝顶;萼筒钟状,红色或淡黄色;花瓣6片,红色、黄色或白色;雄蕊多数,花药球形;雌蕊1枚,子房下位。浆果近球形,果皮肥厚。种子钝角形。花期5—6月,果期7—8月。

【性味功效】味酸、涩,性温;有小毒。涩肠止泻,止血,驱虫。

【古方选录】《朱氏集验方》榴附散:酸石榴皮(米醋炒)、香附子。用法:上二味,为末,每服二钱,米饮下。主治:产后泻。

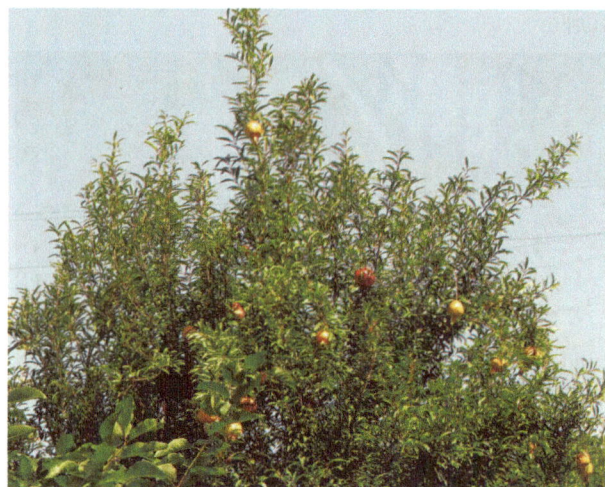

【用法用量】煎服,3~9 g;或入丸、散。外用适量,研末撒,或调敷。

【使用注意】有一定毒性,用量不宜过大,以防中毒。

【现代研究】含鞣质,石榴皮碱,伪石榴皮碱,异石榴皮碱,甘露醇,黏液质,没食子酸,苹果酸,树胶等。有收敛,驱虫,抗菌,抗病毒等作用。

291 枳椇子

【古籍原文】一名木蜜。润,解酒

　　甘平。止渴除烦,润五脏,解酒毒。葛根解酒毒而发散不如枳椇。屋外有枳椇树,屋内酿酒多不佳。赵以德治酒毒房劳热者,加葛根于补气血药中,一贴微汗,反懈怠,热如故,知气血虚,不禁葛根之散也,必得枳椇方可。偶得干者加入即愈。《东坡集》云:揭颖臣病消渴,日饮水数斗,饭亦倍进,小便频数,服消渴药日甚。延张肱诊之,笑曰:君儿误死!取麝香当门子,以酒濡作十许丸,棘枸子煎汤吞之,遂愈。问其故,肱曰:消渴消中,皆脾弱肾败,土不制水而成。今颖臣脾脉极热,肾脉不衰,当由酒果过度,积热在脾,所以多食多饮。饮多,溲不得不多,非消非渴也。麝香坏酒果,棘枸能胜酒,故假二物以去其酒果之毒也。雷敩曰:凡使麝香,用当门子尤妙。

俗名鸡距，以实拳曲如鸡距。蜀呼为棘枸。经霜黄赤，甚甘。其叶入酒，酒化为水。

【药物来源】为鼠李科枳椇属植物北枳椇 *Hovenia dulcis* Thunb.、枳椇 *Hovenia acerba* Lindl. 和毛果枳椇 *Hovenia trichocarpa* Chun et Tsiang 的成熟种子。

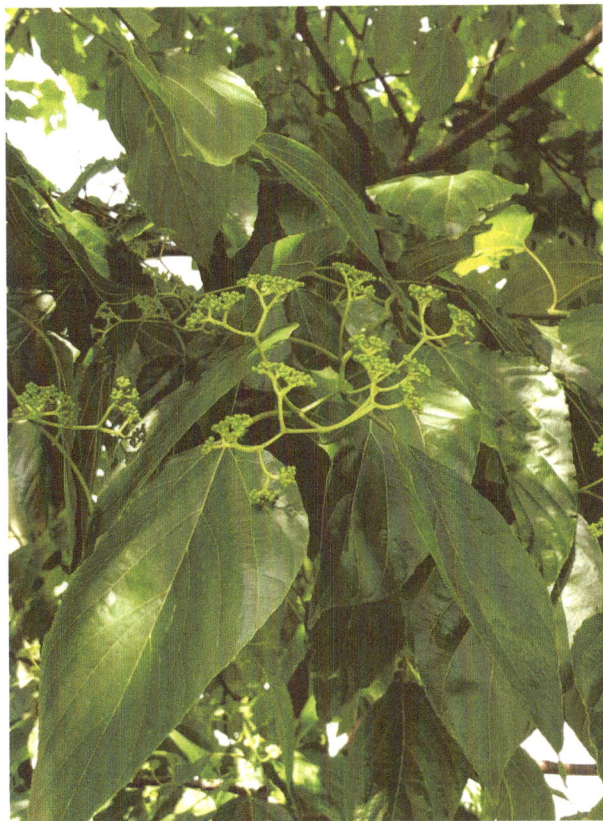

【形态特征】①北枳椇：落叶灌木，高约 10 m。叶互生，具长柄；叶片广卵形，先端尖或长尖，基部圆形或心形。聚伞花序腋生或顶生，不对称；花杂性，绿色；花瓣 5 片；雄花具雄蕊 5 枚；两性花具雄蕊 5 枚；雌蕊 1 枚，子房 3 室，花柱 3 浅裂。果实近球形，灰褐色。种子扁圆形，红褐色，有光泽。花期 5—7 月，果期 8—10 月。

②枳椇：落叶乔木，高达 10 m。叶互生；叶片卵形或卵圆形，先端渐尖，基部圆形或心形，边缘具细尖锯齿，背面脉上及脉腋有细毛。二歧式聚伞花序顶生或腋生；花杂性；萼片 5 片；花瓣 5 片，黄绿色；雄花具雄蕊 5 枚；两性花具雄蕊 5 枚；子房上位，3 室。果实近球形，灰褐色；果柄肉质，肥大，扭曲，成熟后味甜可食。种子扁圆形，暗褐色。花期 5—6 月，果期 9—10 月。

③毛果枳椇：高大落叶乔木，高达 18 m。叶片

纸质，长圆状卵形或宽椭圆形。二歧式聚伞花序顶生或腋生，花黄绿色；花萼密被锈色柔毛；花瓣卵圆状匙形。浆果状核果球形，果序轴膨大，被锈色或棕色茸毛。种子黑色、黑紫色或棕色。花期 5—6 月，果期 8—10 月。

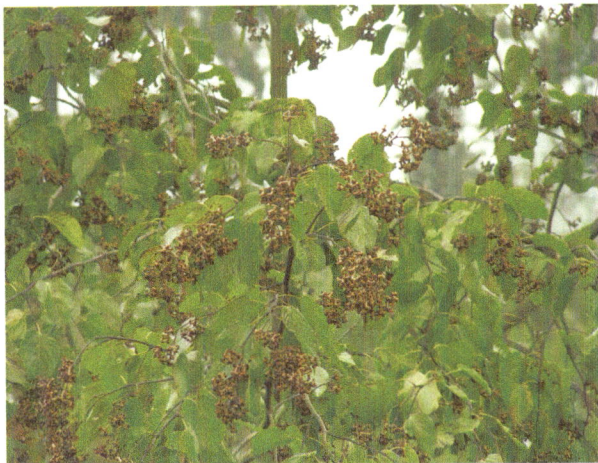

【性味功效】味甘，性平。解酒毒，止渴除烦，止呕，利大小便。

【古方选录】《世医得效方》枳椇子丸：枳椇子二两，麝香一钱。用法：上为末，面糊丸，如梧子大。每服三十丸，空心盐汤吞下。主治：饮酒多，发积为酷热，蒸熏五脏，津液枯燥，血泣，小便并多，肌肉消烁，专嗜冷物寒浆。

【用法用量】煎服，6～15 g；或入丸、散；或浸酒服。

【使用注意】脾胃虚寒者忌用。

【现代研究】北枳椇种子含黑麦草碱，β-咔啉，枳椇苷等。有中枢抑制，降血压，抗脂质过氧化等作用。

292 胡 桃

【古籍原文】补命门。肉润、皮涩

味甘，气热。皮涩，皮敛肺定喘，固肾涩精。今药中罕用，昂谓若用之，当胜金樱、莲须也。肉润。皮汁青黑，属水入肾。通命门，利三焦，温肺润肠，补气养血。佐补骨脂，一木一火，大补下焦。胡桃属木，破故纸属火，有木火相生之妙。古云：黄柏无知母，破故纸无胡桃，犹水母之无虾也。时珍曰：三焦者，元气之别使；命门者，三焦之本原。命门指所居之府而言，为藏精系胞之物；三焦指分治之部而名，为出纳腐熟之司。一为体，一为用也。其体非脂非肉，白膜裹之，在脊骨第七节两肾中央，系著于脊，下通二肾，上通心肺、贯脑，为生命之原。相火之主，精气之

府,人物皆有之。生人生物,皆由此出。《内经》所谓七节之旁,中有小心是也。《难经》误以右肾为命门。高阳生承谬撰《脉诀》,至朱肱、陈言、戴起宗始辟之。夫肾、命相通,藏精而恶燥。胡桃颇类其状。汁青黑,故入北方,佐破故纸润燥而调血,使精气内充,血脉通利,诸疾自除矣。【男女交媾,皆禀此命火而结胎,人之穷通寿夭,皆根于此。】三焦通利,故上而虚寒喘嗽,能温肺化痰。洪迈有痰疾,晚对,上谕以胡桃三枚,姜三片,卧时嚼服,即饮汤,复嚼桃、姜如前数,静卧必愈。迈如旨服,且而痰消嗽止。洪辑幼子病痰喘,梦观音令服人参胡桃汤,服之而愈。明日剥去皮,喘复作,仍连皮用,信宿而瘳。盖皮能敛肺也,胡桃、葱白、姜、茶等分捣煎,能散寒发汗。下而腰脚虚痛,能补肾。内而心腹诸痛,外而疮肿之毒,能调中和营。皆可除也。然动风痰,助肾火。连皮同烧酒细嚼三枚,能久战。有痰火积热者少服。油者有毒,故杀虫治疮。壳外青皮,压油乌髭发。

润燥养血去皮用,敛涩连皮用。

【药物来源】为胡桃科植物胡桃 *Juglans regia* L. 的种仁(胡桃仁),或未成熟果实的外果皮(胡桃青皮),或种仁的脂肪油(胡桃油)。

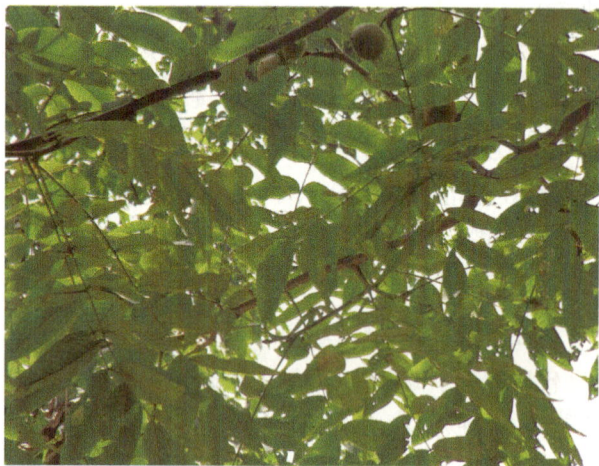

【形态特征】落叶乔木,高 20～25 m。树皮灰白色。奇数羽状复叶互生,小叶 5～9 片,椭圆状卵形至长椭圆形,先端钝圆或锐尖,基部偏斜。花单性,雌雄同株;雄荑荑花序腋生,花小而密集,雄花苞片 1 片,长圆形,雄蕊 6～30 枚;雌花序穗状,具雌花 1～3 朵,总苞片 3 片;花被 4 裂;子房下位,柱头 2 裂。核果近球形,内果皮壁内具空隙,有皱褶,隔膜较薄。花期 5～6 月,果期 9～10 月。

【性味功效】胡桃仁:味甘、涩,性温。补肾固精,温肺定喘,润肠通便。胡桃青皮:味苦、涩,性平。止痛,止咳,止泻,解毒,杀虫。胡桃油:味辛、甘,性温。温补肾阳,润肠,驱虫,止痒,敛疮。

【古方选录】①《杨氏家藏方》胡桃散:胡桃肉(汤浸,去皮)、破故纸(炒)、大枣(煮去皮、核)各等分。用法:上药各为细末和匀,每服六克,空腹时用温酒调下。主治:小肠气。

②《本草汇言》引《方脉正宗》:青胡桃皮一两。用法:捣碎,铁锅内微炒,再捣细。每早服三钱,白汤下立止。主治:水痢不止。

③《医宗金鉴》滴耳油:核桃仁。用法:研烂,拧油去渣,得油一钱,兑冰片二分。每用少许,滴于耳内。主治:耳疳。

【用法用量】胡桃仁:煎服,9～15 g;单味嚼服,10～30 g;或入丸、散。外用研末捣敷,胡桃青皮:煎服,9～15 g;或入丸、散。外用鲜品拭擦或捣敷,或煎水洗。胡桃油:温炖,9～15 g。外用适量,涂搽。

【使用注意】有痰火积热或阴虚火旺者忌服。

【现代研究】种仁含碳水化合物,脂肪油,粗蛋白,多种游离的必需氨基酸,胡桃叶醌和钾、钙、铁等,水杨酸,香草酸,丁香酸等。有降低血胆固醇,抗氧化,抗衰老,镇咳等作用。

293 龙眼肉

【古籍原文】补心脾

甘,温,归脾。益脾长智,一名益智。养心葆血,心为脾母。故归脾汤用之。治思虑劳伤心脾,及肠风下血。心生血,脾统血。思虑过多,则心脾伤而血耗,致有健忘、怔忡、惊悸诸病。归脾汤能引血归脾而生补之。肠风亦由血不归脾而妄行。

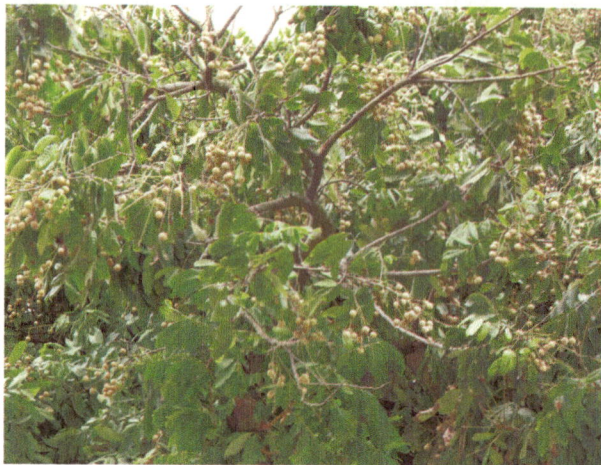

【药物来源】为无患子科植物龙眼 *Dimocarpus longan* Lour. 的假种皮。

【形态特征】常绿乔木,高通常10 m左右。偶数羽状复叶,互生;小叶薄革质,长圆状椭圆形至长圆状披针形,两侧常不对称,先端渐尖。花序大型,多分枝;花梗短;萼片近革质,三角状卵形;萼片、花瓣各5片,花瓣乳白色;雄蕊8枚,花丝被短硬毛。果近球形,核果状。花期3—4月,果期7—9月。

【性味功效】味甘,性温。补益心脾,养血安神。

【古方选录】《正体类要》归脾汤:人参一钱,龙眼肉一钱,黄芪(炒)一钱,白术一钱,当归一钱,白茯苓一钱,远志一钱,酸枣仁(炒)一钱,木香五分,甘草(炙)三分。用法:加姜、枣(原方用量)水煎服。主治:心脾气血两虚证,脾不统血证。

【用法用量】煎服,9～15 g,大剂量30～60 g;或浸酒;或熬膏;或入丸、散,鲜果剥皮可直接食用。

【使用注意】内有痰火及湿滞停饮者忌服。

【现代研究】含葡萄糖、蔗糖、酸类、腺嘌呤、胆碱、蛋白质,维生素 B_1、B_2、C 等。有抗应激,抗焦虑,耐缺氧,抗衰老,镇静,健胃等作用。

294 荔枝核

【古籍原文】宣,散寒湿

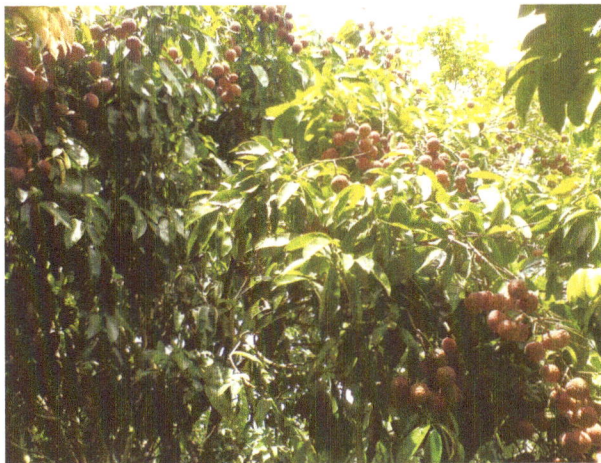

甘涩而温。入肝肾。散滞气,辟寒邪。治胃脘痛,妇人血气痛。煅存性五钱,香附一两,为末,每服二钱,盐汤或米饮下,名蠲痛散。单服醋汤下亦效。其实双结,核似睾丸,睾音皋,肾子也。故治㿗疝卵肿,有述类象形之义。煅存性,酒调服,加茴香、青皮,各炒为末,酒服亦良。壳:发痘疮。

烧存性用。荔枝连壳煅研,止呃逆。生荔枝多食则醉,以壳浸水解之。此即食物不消,还以本物解之之义。

【药物来源】为无患子科植物荔枝 *Litchi chinensis* Sonn. 的干燥成熟种子(荔枝核)、假种皮(荔枝)及果皮(荔枝壳)。

【形态特征】常绿乔木,高10～15 m。偶数羽状复叶,互生;小叶2对或3对,叶片披针形或卵状披针形,全缘。圆锥花序顶生,阔大,多分枝;花单性,雌雄同株;萼深5裂;花瓣5片;雄蕊6～7枚;子房密被小瘤体和硬毛。果卵圆形至近球形,成熟时通常暗红色至鲜红色。种子全部被肉质假种皮包裹。花期春季,果期夏季。

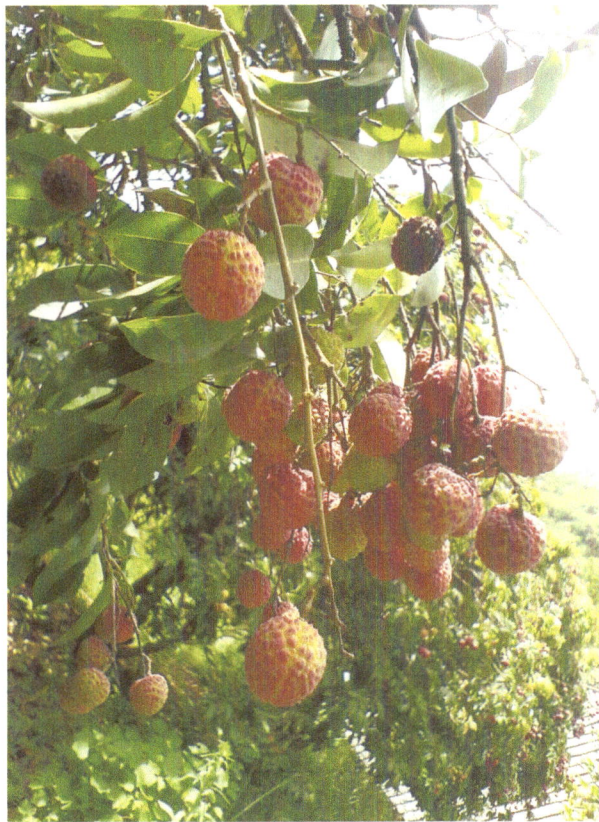

【性味功效】荔枝核:味甘、微苦,性温。行气散结,祛寒止痛。荔枝:味甘、酸,性温。养血健脾,行气消肿。荔枝壳:味苦,性凉。除湿止痢,止血。

【古方选录】①《景岳全书》荔香散:荔枝核一钱,木香八分。用法:为末。每服一钱,清汤调服。主治:心腹胃脘久痛,屡触屡发者(唯妇人多有之)。

②《医方摘要》:荔枝七个。用法:连皮核烧存性,为末,白汤调下。主治:呃逆不止。

③《普济方》橡实散:橡实壳、甘草、荔枝壳、石榴皮。用法:上药等分,细锉。每服半两,水一盏半,煎至八分。去滓温服。主治:赤白痢。

【用法用量】荔枝核：煎服，4.5～9 g；研末，1.5～3 g；或入丸、散。外用适量，研末调敷。荔枝：煎服，5～10 枚；或烧存性研末；或浸酒；或鲜果剥皮直接食用。外用适量，捣烂敷，或烧存性研末撒。荔枝壳：煎服，4.5～9 g；或入散剂。外用适量，煎水洗。

【使用注意】无寒湿滞气者勿服荔枝核。阴虚火旺者慎服荔枝。

【现代研究】荔枝核：含皂苷，鞣质，α－亚甲基环丙基甘氨酸，挥发油等。有降血糖，调血脂，抗氧化，抑制 HBsAg 和 HBV－DNA，护肝等作用。

荔枝：含葡萄糖，蔗糖，蛋白质，脂肪，维生素 C、A、B，叶酸，枸橼酸，苹果酸，精氨酸，色氨酸等。有增强机体免疫力，降血糖等作用。

荔枝壳：含黄酮类化合物，酚酸类化合物等。有保护心血管，抗氧化，消炎，抗病毒，调节免疫力等作用。

295 榧实（榧子）

【古籍原文】润肺

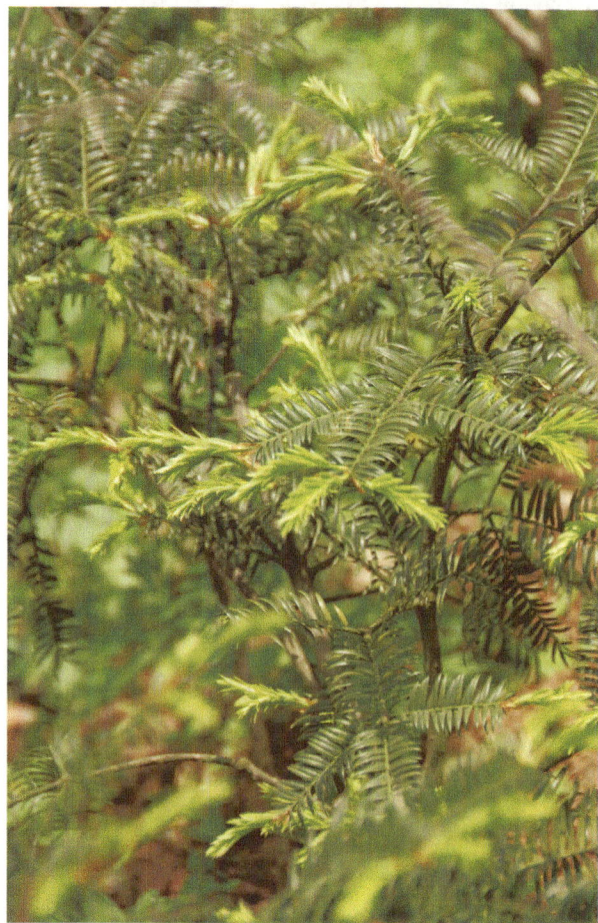

甘涩。润肺，《本草》未尝言润，然润剂也，故寇氏云：多食润肠。杀虫。有虫积者，宜上旬日日食之。食一斤，虫乃绝。

【药物来源】为红豆杉科植物榧树 *Torreya grandis* Fort. 的干燥成熟种子。

【形态特征】常绿乔木，高达 25 m。小枝近对生或轮生。叶条形，通常直，先端凸尖或具刺状短尖头，基部圆。雌雄异株，雄球花单生叶腋，雌球花成对生于叶腋。种子椭圆形、卵圆形、倒卵形或长椭圆形。花期 4 月，种子翌年 10 月成熟。

【性味功效】味甘，性平。杀虫消积，润燥通便。

【古方选录】《景岳全书》榧子煎：细榧子四十九枚（去壳）。用法：上一味，以砂糖水半盏，砂锅内煮干，熟食之，每月上旬平旦空腹服七枚。治法：虫积腹痛。

【用法用量】煎服，9～15 g；或 10～40 枚，炒熟去壳，取种仁嚼服；或入丸、散。

【使用注意】脾虚泄泻及肠滑大便不实者慎服。

【现代研究】种子含脂肪油，不饱和脂肪酸，草酸，葡萄糖，多糖，挥发油，肉质等。有驱多种寄生虫、人体钩虫等作用。

296 海松子

【古籍原文】润燥

甘，温。润肺温胃，散水除风。治咳嗽，松子一两，胡桃二两，炼蜜和服，治肺燥咳嗽。虚秘。同柏子仁、麻仁，溶蜡为丸，名三仁丸。

出辽东、云南。松须五鬣。

【药物来源】为松科植物红松 *Pinus koraiensis* Sieb. et Zucc. 的种子。

【形态特征】乔木，高 50 m。针叶 5 针 1 束，粗硬，直，边缘有锯齿，叶鞘早落。雄球花椭圆状圆柱形，红黄色；雌球花绿褐色，圆柱状卵圆形，直立。球果圆锥状卵圆形，熟后种鳞张开。种子大，暗紫褐色或褐色，倒卵状三角形。花期 6 月，果熟期翌年 9—10 月。

【性味功效】味甘，性微温。润燥，养血，祛风。

【古方选录】《玄感传尸方》风髓汤：松子仁一两，胡桃仁二两。用法：研膏，和熟蜜半两收之，每服二钱，食后沸汤点服。主治:肺燥咳嗽。

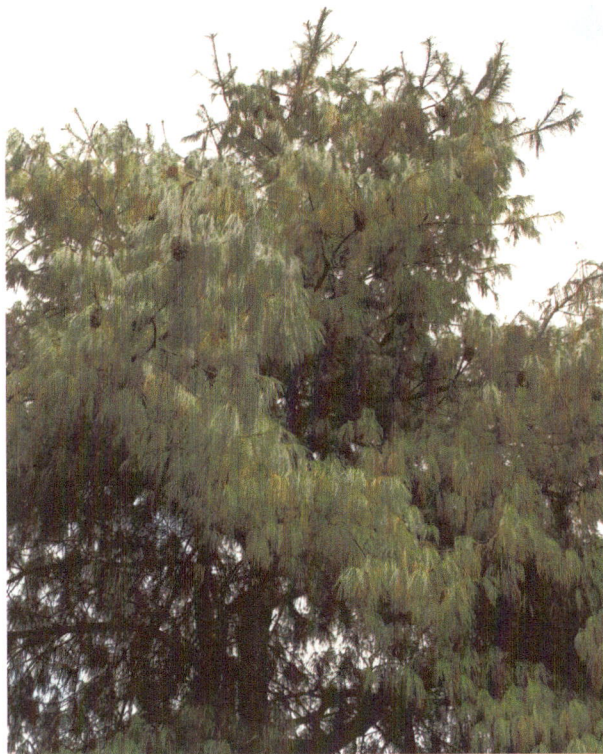

【用法用量】煎服,10～15 g;或入丸;或煎膏中;干燥种子炒熟可剥皮食用。

【使用注意】便溏精滑、湿痰者忌用。

【现代研究】种子含止杈酸,挥发油;种子油含亚油酸及顺-5,9-十八碳二烯酸等。有抑制主动脉粥样硬化的作用。

297 落花生

【古籍原文】新增。补脾、润肺

辛能润肺,香能舒脾。果中佳品。

出闽广。藤生,花落地而结实,故名。按:落花生《本草》未收,本无当于医药之用,然能益脾润肺,实佳果也。因世人谤之者多,附见于此,明其有益无害也。炒食同绿豆食,能杀人。

【药物来源】为豆科植物落花生 *Arachis hypogaea* L. 的种子。

【形态特征】一年生草本。茎高30～70 cm。偶数羽状复叶,互生。小叶4片,椭圆形至倒卵形,先端圆或钝。花黄色,单生或簇生于叶腋;花冠蝶形;雄蕊9枚,合生;花柱细长,子房内有1至数粒胚珠。荚

果长椭圆形,种子间常缢缩。花期6—7月,果期9—10月。

【性味功效】味甘,性平。健脾养胃,润肺化痰。

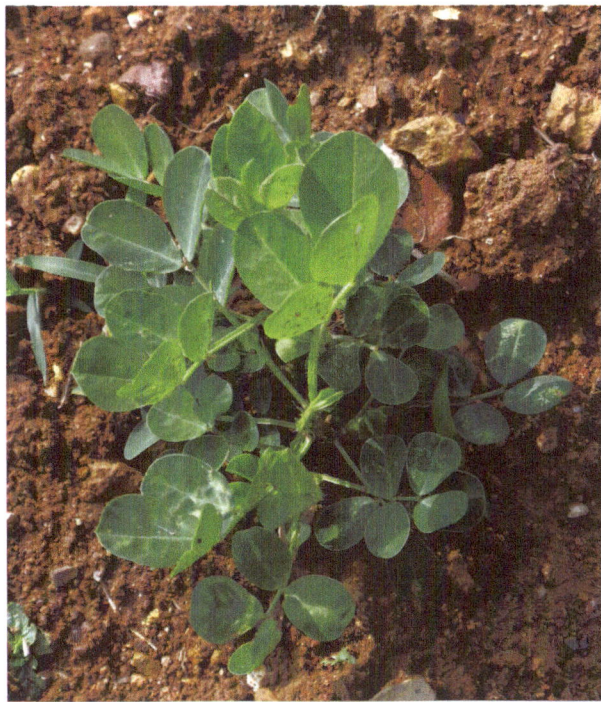

【现代用方】《粥谱》落花生粥:花生仁30 g,粳米100 g。用法:将花生仁与粳米共煮粥,每日早晚空腹食用。功效:润肺止咳。

【用法用量】煎服,30～100 g;生研冲汤,每次10～15 g;炒熟或煮熟食,30～60 g。

【使用注意】体寒湿滞及肠滑便泄者不宜。

【现代研究】含卵磷脂,氨基酸,γ-亚甲基谷氨酸,γ-氨基-α-亚甲基丁酸,嘌呤,生物碱,维生素B₁,泛酸,生物素,维生素C,甾醇,木聚糖,微量元素等。有促血凝,增强红细胞凝集等作用。

298 莲 子

【古籍原文】补脾、涩肠、固精

甘温而涩,脾之果也。脾者黄宫,故能交水火而媾心肾,安靖上下君、相火邪。古方治心肾不交,劳伤白浊,有莲子清心饮,补心肾有瑞莲丸。益十二经脉血气,涩精气,厚肠胃,除寒热。治脾泄久痢,白浊梦遗,女人崩带及诸血病。大便燥者勿服。

去心、皮,蒸熟,焙干用。得茯苓、山药、白术、枸杞良。黑而沉水者为石莲,清心除烦,开胃进食,专

治噤口痢、淋浊诸证。石莲入水则沉,入卤则浮。煎盐人以之试卤,莲浮至顶,卤乃可煎。落田野中者,百年不坏。人得食之,发黑不老。肆中石莲,产广中树上,其味大苦,不宜入药。

莲心为末,米饮下,疗产后血渴。

【药物来源】为睡莲科植物莲 Nelumbo nucifera Gaertn. 的干燥成熟种子(莲子),或成熟种子中的幼叶及胚(莲子心),或老熟的果实(石莲子)。

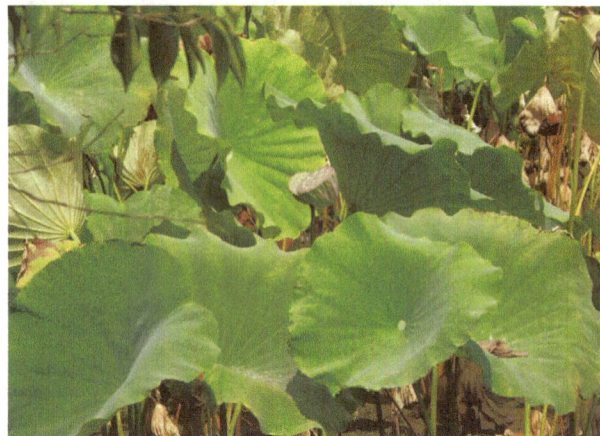

【形态特征】多年生水生草本。根茎横生,肥厚,节间膨大,内有多数纵行通气孔洞。节上生叶,露出水面;叶柄着生于叶背中央;叶片圆形,全缘或稍呈波状,上面粉绿色。花单生于花梗顶端;花直径 10～20 cm,芳香,红色、粉红色或白色;花瓣椭圆形或倒卵形;雄蕊多数,花丝细长;子房椭圆形,花柱极短。坚果椭圆形或卵形,果皮革质,坚硬。种子卵形或椭圆形。花期 6—8 月,果期 8—10 月。

【性味功效】莲子:味甘、涩,性平。补脾止泻,益肾涩精,养心安神。石莲子:味甘、涩、微苦,性寒。清湿热,开胃进食,清心宁神,涩精止泄。莲子心:味苦,性寒。清心火,平肝火,止血,固精。

【古方选录】①《仁斋直指方》莲子六一汤:石莲肉(连心)六两,炙甘草一两。用法:细末。每服二钱,灯心煎汤调下。主治:心经虚热,小便赤浊。

②《妇科心镜》石莲子散:石莲子半两,石菖蒲、人参各二钱。用法:上为细末,分作三服,不拘时,陈米饮调下。主治:噤口痢。

③《温病条辨》清宫汤:元参心三钱,莲子心五分,竹叶卷心二钱,连翘心二钱,犀角尖二钱(磨,冲),连心麦冬三钱。用法:水煎服。主治:太阴温病,发汗过多,神昏谵语。

【用法用量】莲子:煎服,6～15 g;或入丸、散。石莲子:煎服,9～12 g,清湿热生用,清心宁神连心用。外用适量,捣敷。莲子心:煎服,1.5～3 g;或入散剂。

【使用注意】中满痞胀及大便燥结者忌服莲子。虚寒久痢者忌服石莲子。脾胃虚寒者忌服莲子心。

【现代研究】莲子含碳水化合物,蛋白质,脂肪,钙、磷、铁等;果皮含荷叶碱,原荷叶碱,氧黄心树宁碱和 N－去甲亚美罂粟碱等。有调节免疫功能,抗氧化,延缓衰老,保护肾缺血再灌注损伤,抗肿瘤,改善消化系统等作用。

石莲子含黄菲素,异黄菲灵,D－葡萄糖,鼠李糖,D－木糖,果糖,L－阿拉伯糖等。

莲子心含莲心碱,异莲心碱,甲基莲心碱,荷叶碱等。有镇静,降血压,抗心律失常等作用。

299 莲蕊须(莲须)

【古籍原文】涩精

甘温而涩。清心通肾,益血固精,乌须黑发,止梦泄遗精,吐崩诸血。略与莲子同功。

【药物来源】为睡莲科植物莲 Nelumbo nucifera Gaertn. 的干燥雄蕊。

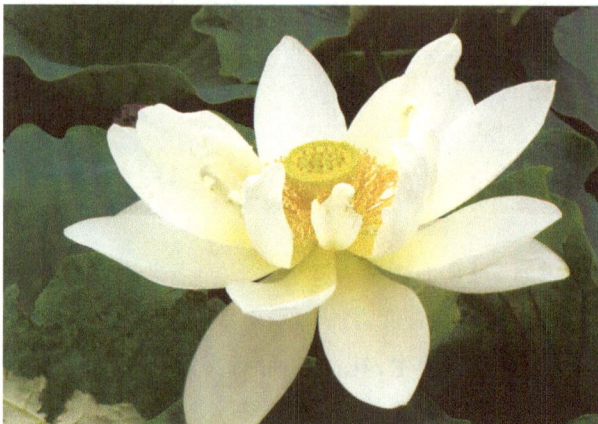

【形态特征】同"莲子"。

【性味功效】味甘、涩,性平。清心益肾,涩精止血。

【古方选录】《杨氏家藏方》玉锁丹:鸡头肉末、莲花蕊末、龙骨(别研)、乌梅肉(焙干,取末)各一两。用法:上件用山药糊为圆,如鸡头大。每服一粒,温酒、盐汤任下,空心。主治:梦遗漏精。

【用法用量】煎服,3~9 g;或入丸、散。

【使用注意】小便不利者忌服。

【现代研究】含木犀草素,槲皮素,异槲皮苷,木犀草素葡萄糖苷等。有增强子宫收缩,镇痛,抗溃疡,抗血栓等作用。

300 藕 节

【古籍原文】补心、散瘀

涩,平。解热毒,消瘀血,止吐衄淋痢,一切血证。和生地汁、童便服良。藕:生,甘寒,凉血散瘀,宋大官作血鲐,误落藕皮,血遂涣散不凝。一人病血淋,痛胀欲死,李时珍以发灰二钱,藕汁调服,三日而愈。《梅师方》:产后余血上冲,煮汁饮。止渴除烦,《圣惠方》:藕汁、蜜和服,治时气烦渴。解酒毒、蟹毒。捣烂,热酒调服。煮熟,甘温,益胃补心,多孔象心。止泻、能实大肠。止怒,久服令人欢。益心之效。生捣罨金疮伤折,熟捣涂坼裂冻疮。《肘后方》:卒中毒箭,煮藕汁饮,多多益善。孟诜曰:产后忌生冷,独藕不忌,为能散瘀血也。澄粉亦佳,安神益胃。

【药物来源】为睡莲科植物莲 *Nelumbo nucifera* Gaertn. 的根茎节部(藕节)及肥大根茎(藕)。

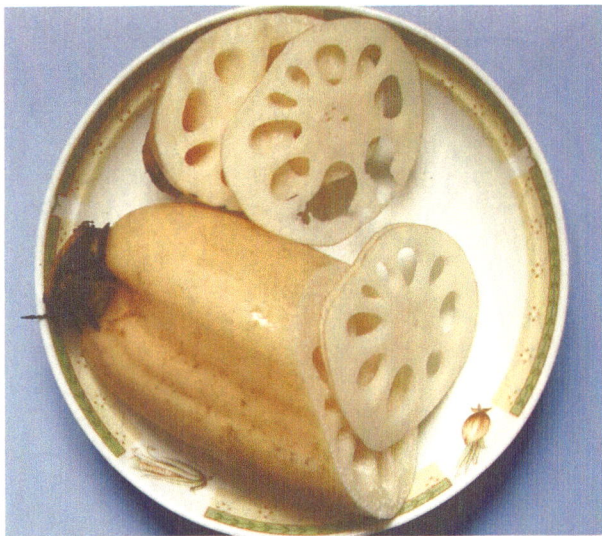

【形态特征】同"莲子"。

【性味功效】藕节:味甘、涩,性平。收敛止血,化瘀。藕:味甘,性寒。清热生津,凉血,散瘀,止血。

【古方选录】①《太平圣惠方》双荷散:藕节七个,荷叶顶七个。用法:上同蜜擂细,水二盏,煎八分,去渣温服;或研末蜜调下。主治:卒暴吐血。

②《圣济总录》姜藕饮:生藕一两(洗,切),生姜一分(洗,切)。用法:上二味,研绞取汁,分三服,不拘时。主治:霍乱吐不止,兼渴。

【用法用量】藕节:煎服,9~15 g;鲜用捣汁,60 g取汁冲服;或入散剂。藕:内服适量,鲜品生食、捣汁或煮食。外用适量,捣敷患处。

【使用注意】忌铁器。

【现代研究】藕节含天冬酰胺及鞣质;藕含儿茶酚,右旋没食子儿茶精,新氯原酸,过氧化物酶,天冬酰胺,维生素C,淀粉,蛋白质等。有收缩血管,凝血,抗氧化,增强免疫力,降血糖等作用。

301 荷 叶

【古籍原文】轻、宣、升阳、散瘀

苦,平。其色青,其形仰,其中空,其象震,震,仰盂。感少阳甲胆之气。烧饭合药,裨助脾胃而升发阳气。洁古枳术丸,用荷叶烧饭为丸。痘疮倒靥者,用此发之。僵蚕等分为末,胡荽汤下。闻人规曰:胜于人牙、龙脑。能散瘀血,留好血。治吐衄崩淋,损伤产瘀,煅香,末服。一切血证,洗肾囊风。东垣曰:雷头风证,头面疙瘩肿痛,憎寒壮热,状如伤寒。病在三阳,不可过用寒药重剂,诛罚无过,处清震汤治之。荷叶一枚,升麻、苍术各五钱,煎服。郑奠一曰:荷叶研末,酒服三钱,治遗精极验。

【药物来源】为睡莲科植物莲 *Nelumbo nucifera* Gaertn. 的叶。

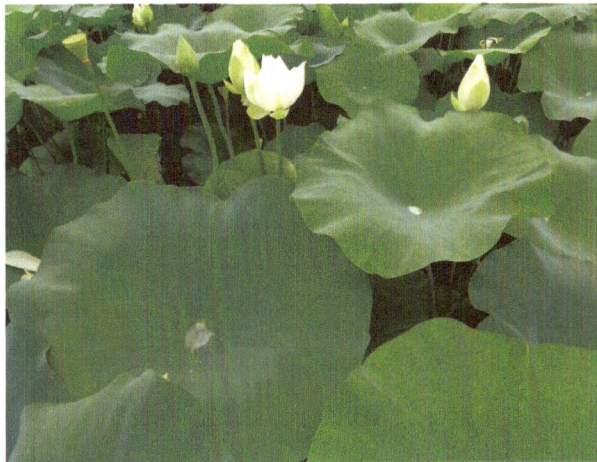

【形态特征】同"莲子"。

【性味功效】味苦,性平。清暑化湿,升发清阳,凉血止血。

【古方选录】《内经类编试效方》清震汤:荷叶一枚,升麻五钱,苍术五钱。用法:水煎温服。主治:雷头风证,头面疙瘩肿痛,憎寒发热,状如伤寒。

【用法用量】煎服,3～10 g,鲜品15～30 g;荷叶炭3～6 g;或入丸、散。外用适量,捣敷或煎水洗。

【使用注意】气血虚者慎服。

【现代研究】含斑点亚洲罂粟碱,荷叶碱,原荷叶碱,消旋亚美罂粟碱,前荷叶碱,N－去甲基荷叶碱,番荔枝碱,鹅掌楸碱,巴婆碱,荷叶苷,草酸,琥珀酸,苹果酸,柠檬酸,酒石酸,葡萄酸等。有抗氧化,抗衰老,抑菌,降血脂,抑制脂肪肝,抗病毒,消炎,抗过敏等作用。

302 芡 实

【古籍原文】一名鸡头子。补脾、涩精

甘、涩。固肾益精,补脾去湿。治泄泻带浊,小便不禁,梦遗滑精,同金樱膏为丸,名水陆二仙丹。腰膝痹痛。吴子野曰:人之食芡,必枚啮而细嚼之,使华液流通,转相灌溉,其功胜于乳石也。《经验后方》:煮熟研膏,合粳米煮粥食,益精气。

蒸熟捣粉用,涩精药或连壳用。李惟熙云:菱寒而芡暖,菱花背日,芡花向日。

【药物来源】为睡莲科植物芡实 *Euryale ferox* Salisb. 的干燥成熟种仁。

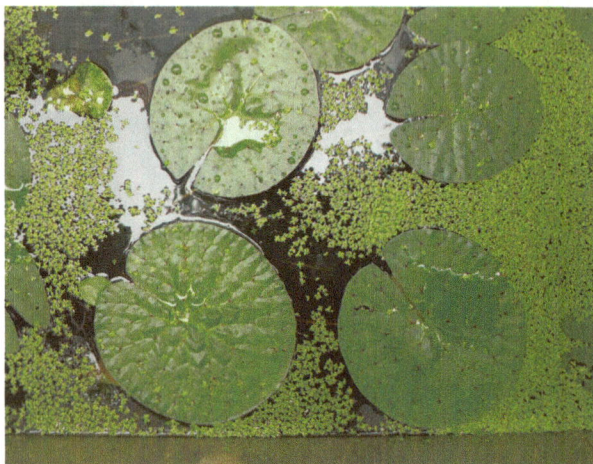

【形态特征】一年生大型水生草本。根茎粗壮而短,具白色须根及不明显的茎。初生叶沉水,箭形或椭圆状肾形;后生叶浮于水面,革质,椭圆状肾形至圆形。花单生,昼开夜合;萼片4片;披针形;花瓣多数,长圆状披针形,紫红色;雄蕊多数;子房下位,心

皮8枚。浆果球形,暗紫红色。种子球形,黑色。花期7—8月,果期8—9月。

【性味功效】味甘、涩,性平。益肾固精,补脾止泻,祛湿止带。

【古方选录】《张氏医通》金锁玉关丸:芡实、莲肉(去心)、藕节粉、白茯苓、干山药各等分,石菖蒲、五味子减半。用法:上为末。金樱子熬蜜代蜜,捣二千下,丸如梧桐子大,生地汤送下。主治:心肾不交,遗精白浊。

【用法用量】煎服,9～15 g;或入丸、散;或炖汤、煮粥食用。

【使用注意】大小便不利者忌服,食滞不化者慎服。

【现代研究】含淀粉,蛋白质,脂肪,胡萝卜素,维生素 B_1、B_2、C,烟酸,钙、磷、铁等。有抗氧化,清除自由基,降血糖,抗心肌缺血等作用。

303 甘 蔗

【古籍原文】补脾、润燥

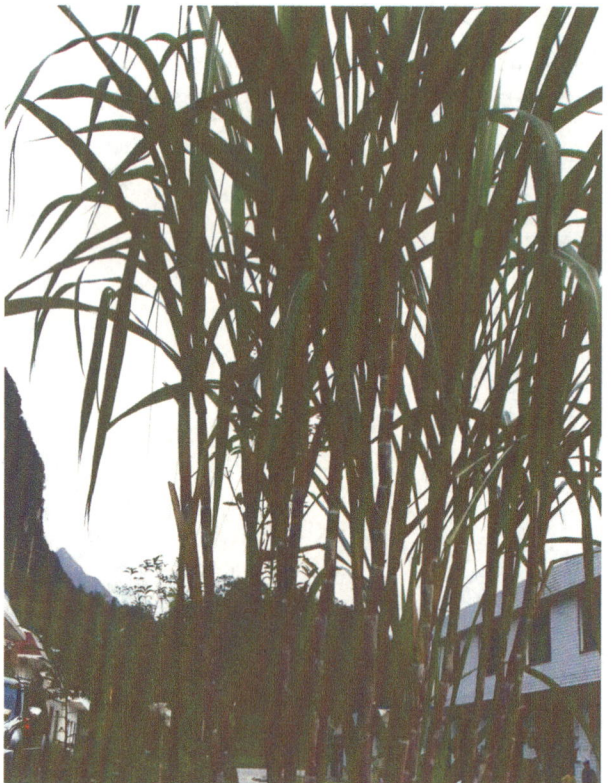

甘,寒。和中助脾,除热润燥,止渴、治消渴。消痰,解酒毒,利二便。《外台方》:嚼咽或捣汁,治发热口干便涩。治呕哕反胃,《梅师方》:蔗汁、姜汁和服。大便燥结,

蔗汁熬之,名石蜜,即白霜糖。唐大历间,有邹和尚始传造法。性味甘温,补脾缓肝,润肺和中,消痰治嗽,多食助热,损齿生虫。紫砂糖功用略同。

【药物来源】为禾本科植物甘蔗 *Saccharum sinensis* Roxb. 的茎秆。

【形态特征】多年生草本。秆高约 3 m,绿色或棕红色。叶鞘长于节间;叶片扁平,两面无毛。花序大型,长达 60 cm;穗轴节间边缘疏生长纤毛;无柄小穗披针形;颖上部膜质,边缘有小毛。花果期秋季。

【性味功效】味甘,性寒。清热生津,润燥和中,解毒。

【现代用方】《民间方》甘蔗生姜汁:甘蔗汁 100 g,生姜汁 10 g。用法:将甘蔗汁、生姜汁混合,隔水烫温,每次服 30 g,每日 3 次。主治:妊娠胃虚呕吐。

【用法用量】鲜品榨汁饮,30～90 g。外用适量,鲜品捣敷。

【使用注意】脾胃虚寒者慎服。

【现代研究】含天冬氨酸、谷氨酸、丝氨酸、γ－氨基丁酸、甲基延胡索酸、琥珀酸、苹果酸、维生素 B_1、B_2、B_6、C,蔗糖、果糖、葡萄糖等。有抗氧化,抑制血栓形成等作用。

304 荸脐(荸荠)

【古籍原文】一名乌芋,一名地栗。补中、泻热、消食

甘,微寒,滑。益气安中,开胃消食,饭后宜食之。除胸中实热。治五种噎膈,忧膈、恚膈、气膈、热膈、寒膈。噎亦五种:气噎、食噎、劳噎、忧噎、思噎。消渴黄疸,血证蛊毒。末服,辟蛊。能毁铜。汪机曰:合铜钱食之,则钱化。可见为消坚削积之物,故能开五膈,消宿食,治误吞铜也。

【药物来源】为莎草科植物荸荠 *Eleocharis dulcis* (Burm. f.) Trin. ex Henschel. 的球茎。

【形态特征】多年生水生草本,高 30～100 cm。匍匐根茎细长,顶端膨大成球茎。秆丛生,圆柱状。无叶片,秆基部有叶鞘 2～3 枚。小穗圆柱状,淡绿色有多数花;柱头 3 枚。小坚果宽倒卵形,双凸状,棕色,光滑。花果期 5—9 月。

【性味功效】味甘,性寒。清热生津,化痰,消积。

【古方选录】《温病条辨》五汁饮:荸荠汁、梨汁、鲜苇根汁、麦冬汁、藕汁(或用蔗浆)。用法:临时斟酌多

少,和匀凉服,不甚喜凉者,重汤炖温服。主治:太阴温病,口渴甚,吐白沫黏滞不快者。

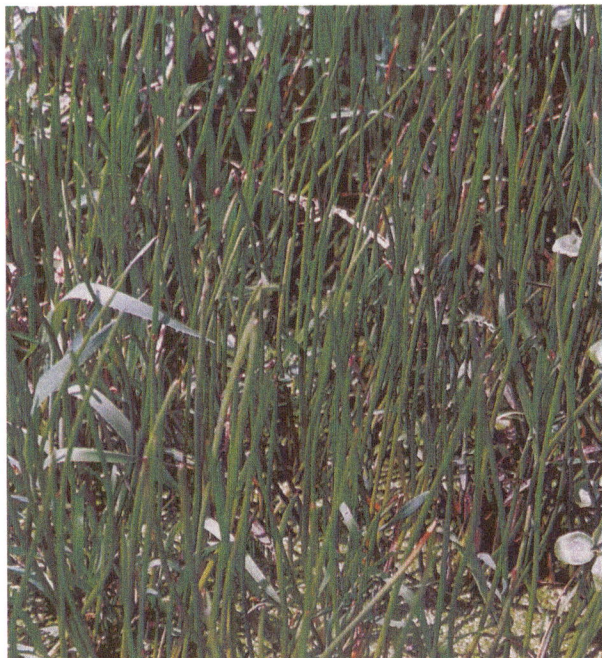

【用法用量】煎服,60～120 g;或新鲜洗净、去皮嚼食;或捣汁;或浸酒;或澄粉。外用适量,煅存性研末撒,或澄粉点目,或生用涂擦。

【使用注意】虚寒及血虚者慎服。

【现代研究】含荸荠素,细胞分裂素,淀粉,蛋白质,脂肪等。有抑菌,抗癌,抗氧化,降血脂,降血糖,降血压,改善肠道菌群等作用。

305 菱

【古籍原文】一名芰,音妓,俗名菱角。泻、解暑、止渴

甘,寒。安中消暑,止渴解酒。

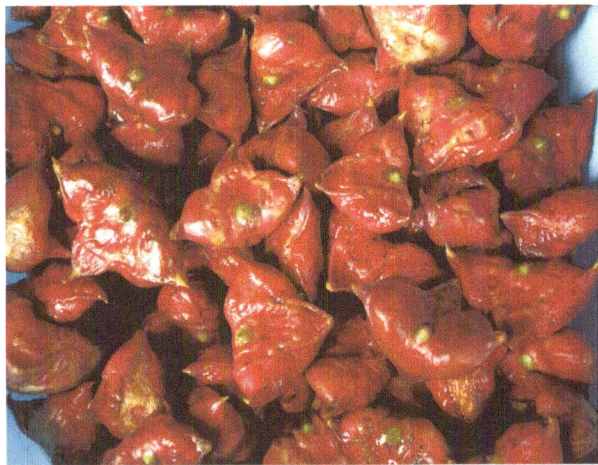

有两角、三角、四角、老嫩之殊。《武陵记》以三角、四角者为芰,两角者为菱。菱花随月而转,犹葵花之随日。

【药物来源】 为菱科植物菱 *Trapa bispinosa* Roxb.、乌菱 *Trapa bicornis* Osbeck 的果肉。

【形态特征】 ①菱:一年生水生草本。根二型,即吸收根,同化根;同化根含叶绿素。茎细长。叶集生茎顶,成莲座状,叶片菱状三角形,边缘上半部有粗锯齿,绿色。花两性,单生叶腋;萼管短,裂片 4 片;花瓣 4 片;雄蕊 4 枚;子房半下位,2 室,每室有胚珠 1 粒,花柱钻状。果实为稍扁的倒三角形,两端有刺。种子 1 粒。花期 6—7 月,果期 9—10 月。

②乌菱:特点是果实具两角,平展,先端向下弯曲,连角宽 4～6 cm。花期 7—8 月,果期 9—10 月。

【性味功效】 味甘,性凉。健脾益胃,除烦目渴,解毒。

【现代用方】《常见抗癌中草药》:菱角 60 g,薏苡仁 30 g。用法:水煎当茶饮。主治:消化性溃疡,胃癌初起。

【用法用量】 煎服,9～15 g,大剂量可用至 60 g;或生品洗净,去果皮,直接食用;或煮熟、炖汤食用。

【使用注意】 疟疾、下痢患者勿食。

【现代研究】 菱含 4,6,8(14),22 - 麦角甾四甾四烯 - 3 - 酮,β - 谷甾醇等;乌菱含乌菱鞣质,玫瑰鞣质 D,桕木鞣质 A,鞣质等。二者均有抗癌,抗衰老,降血脂等作用。

306 西 瓜

【古籍原文】 泻暑热

甘、寒。解暑除烦,利便醒酒,名天生白虎汤。

西瓜、甜瓜,皆属生冷,多食伤脾助湿。《卫生歌》云:瓜桃生冷宜少食,免致秋来成疟痢。瓜性寒,曝之尤寒。稽含赋云:瓜曝则寒,油煎则冷。物性之异也。

【药物来源】 为葫芦科植物西瓜 *Citrullus lanatus* (Thunb.) Matsum. et Nakai 的果瓤。

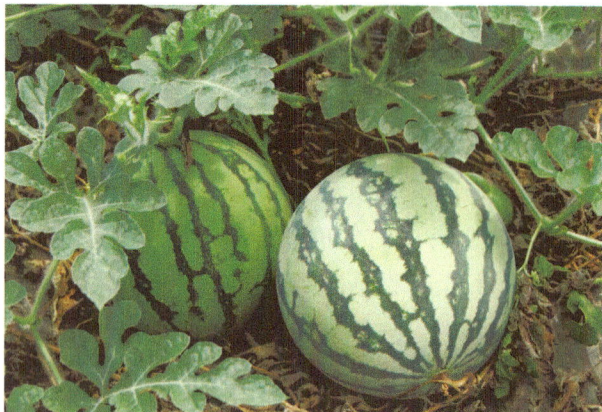

【形态特征】 一年生蔓性草本。茎细弱,匍匐,有明显的棱沟。叶片三角状卵形、广卵形,中间裂片较长,两侧裂片较短,两面均为淡绿色。雌雄同株,雄花和雌花均单生于叶腋,被长柔毛;花萼合生,先端 5 裂;花冠合生;雄蕊 5 枚,花丝粗短;雌花较雄花大;子房下位,卵形。瓠果近圆形或长椭圆形,绿色,多具深浅相间的条纹。种子多数,扁形。花果期夏季。

【性味功效】 味甘,性寒。清热除烦,解暑生津,利尿。

【古方选录】《本草汇言》:好红瓤西瓜。用法:剖开,用汁一碗,徐徐饮之。主治:阳明热甚,舌燥烦渴者,或神情昏冒、不寐、语言懒出者。

【用法用量】 内服适量,鲜果捣汁饮,或鲜果肉直接食用。

【使用注意】 脾胃虚寒、湿盛中焦者忌服。

【现代研究】 含瓜氨酸,丙氨酸,α - 氨基丁酸,γ - 氨基丁酸,谷氨酸,精氨酸,腺嘌呤,果糖,葡萄糖,蔗糖,盐类,维生素 C,β - 胡萝卜素,γ - 胡萝卜素,西红柿烃,六氢西红柿烃等。有利尿等作用。

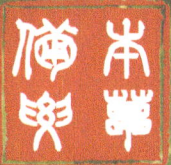

卷之四

谷菜部

307 粳米

【古籍原文】粳，硬也；糯，懦也。补脾、清肺

　　甘，凉。得天地中和之气，和胃补中，色白入肺，除烦清热，煮汁止渴。仲景白虎汤、桃花汤、竹叶石膏汤，并用之以清热，补不足。张文潜《粥记》：粥能畅胃气，生津液。每晨空腹食之，所补不细。昂按：今人终日食粥，不知其妙，追病中食之，觉与脏腑相宜，迥非他物之所能及也。粳乃稻之总名，有早中晚三收。晚者得金气多，性凉，尤能清热。北粳凉，南粳温。白粳凉，红粳温。新米食之动气。

　　陈廪米冲淡，可以养胃。煮汁煎药，亦取其调肠胃，利小便，去湿热，除烦渴之功。《集成》云：陈米饭，紧作团，火煅存性，麻油、腻粉调，敷一切恶疮、百药不效者。

【药物来源】为禾本科植物稻（粳稻）*Oryza sativa* L. 去壳的种仁。

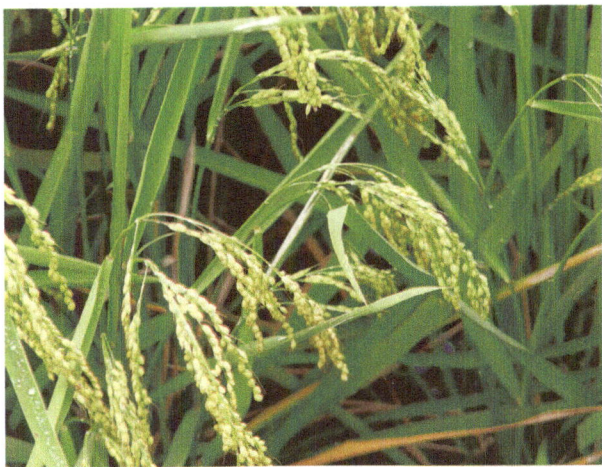

【形态特征】一年生草本。秆直立，丛生。叶鞘无毛，下部者长于节间；叶舌膜质而较硬，披针形；叶片扁平，披针形至条状披针形。圆锥花序疏松；小穗长圆形，两侧压扁；颖极退化；雄蕊 6 枚；花柱 2 枚，自小花两侧伸出。颖果平滑。花果期 6—10 月。

【性味功效】味甘，性平。补气健脾，除烦渴，止泻痢。

【古方选录】《太平圣惠方》粳米桃仁粥：粳米二合，桃仁一两（汤浸去皮尖、双仁，研）。用法：桃仁和米煮粥，空腹食之。主治：上气咳嗽，胸膈伤痛，气喘。

【用法用量】煎服，9～30 g；或水研取汁。

【现代研究】含淀粉，左右蛋白质，脂肪，维生素 B_1、B_2、B_6，有机酸，葡萄糖，果糖，麦芽糖，胆甾醇，谷甾醇等。

308 糯米

【古籍原文】补，温脾肺

　　《本草》名稻米，按《诗》黍、稷、稻、粱，禾、麻、菽、麦，名八谷。此稻与禾所以有异乎？甘，温。补脾肺虚寒，坚大便，缩小便，收自汗，同龙骨、牡蛎为粉，能扑汗。发痘疮。解毒化脓。然性粘滞，病人及小儿忌之。糯米酿酒则热，熬饧尤甚。饧即饴糖，润肺和脾，化痰止嗽。仲景建中汤用之，取其甘以补脾缓中。多食发湿热、动痰火、损齿。

【药物来源】为禾本科植物稻（糯稻）*Oryza sativa* L. var. *glutinosa* Matsum. 的去壳种仁。

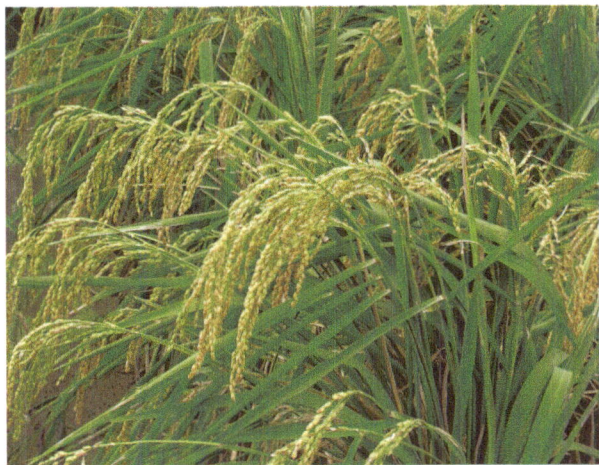

【形态特征】一年生草本。秆直立，圆柱状。叶鞘与节间等长；叶舌膜质而较硬，狭长披针形；叶片扁平披针形。圆锥花序疏松；小穗长圆形；雄蕊 6 枚；花柱 2 枚，自小花两侧伸出。颖果平滑。花果期 7—8 月。

【性味功效】味甘，性温。补中益气，健脾止泻，缩尿，敛汗，解毒。

【古方选录】《三因极一病证方论》梅花汤:糯谷(旋炒作爆蓬),桑根白皮(厚者,切细)等分。用法:上每用秤一两许,水一大碗,煮取半碗,渴则饮,不拘时。主治:三消渴利。

【用法用量】煎服,30~60 g;或入丸、散;或煮粥。外用适量,研末调敷。

【使用注意】湿热痰火、脾虚便溏者慎用。小儿不宜多食。

【现代研究】含蛋白质,脂肪,糖类、钙、磷、铁,维生素 B_1、B_2,烟酸,淀粉等。有镇静,增强免疫力等作用。

309　谷　芽

【古籍原文】宣,健脾、消食

甘,温。开胃快脾,下气和中,消食化积。炒用。

【药物来源】为禾本科植物粟 *Setaria italica* (L.) Beauv. var. *germanica* (Mill.) Schrad. 的成熟果实发芽干燥而得。

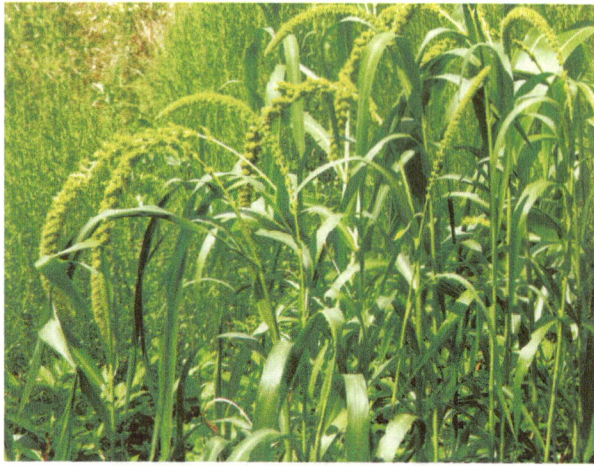

【形态特征】一年生栽培植物。全株细弱矮小。圆锥花序;小穗卵形或卵状披针形,黄色。

【性味功效】味甘,性温。消食和中,健脾开胃。

【古方选录】《古今医统大全》谷芽枳实小柴胡汤:谷芽一钱,枳实一钱,厚朴一钱,山栀六分,大黄六分,柴胡六分,黄芩六分,陈皮五分,半夏五分,人参五分,炙甘草五分。用法:上加水二盏,生姜三片,大枣一个,煎八分,不拘时候服。主治:谷疸,食已即肌,头痛,心中郁怫不安,饥饱所致蒸变而黄。

【用法用量】煎服,10~15 g,大剂量可用至30 g;或研末。

【现代研究】含蛋白质,脂肪,α-粟素,β-粟素,甘油单葡萄酯,葡萄糖,果糖,半乳糖,钼等。有助消化等作用。

310　大麦芽

【古籍原文】宣,开胃健脾;泻,行气消积

咸,温。能助胃气上行,而资健运,补脾宽肠,和中下气,消食除胀,散结祛痰,咸能软坚。化一切米面果食积,通乳下胎。《外台方》:麦芽一升,蜜一升,服,下胎神验。薛立斋治一妇人,丧子乳胀,几欲成痈,单用麦芽一二两炒,煎服立消。其破血散气如此。《良方》云:神曲亦善下胎,皆不可轻用。久服消肾气。王好古曰:麦芽、神曲,胃虚人宜服之,以代戊己,腐熟水谷。【胃为戊土,脾为己土。】李时珍曰:无积而服之,消人元气。与白术诸药,消补兼施,则无害也。

炒用。豆蔻、砂仁、乌梅、木瓜、芍药、五味为使。

【药物来源】为禾本科植物大麦 *Hordeum vulgare* L. 的成熟果实经发芽干燥而得。

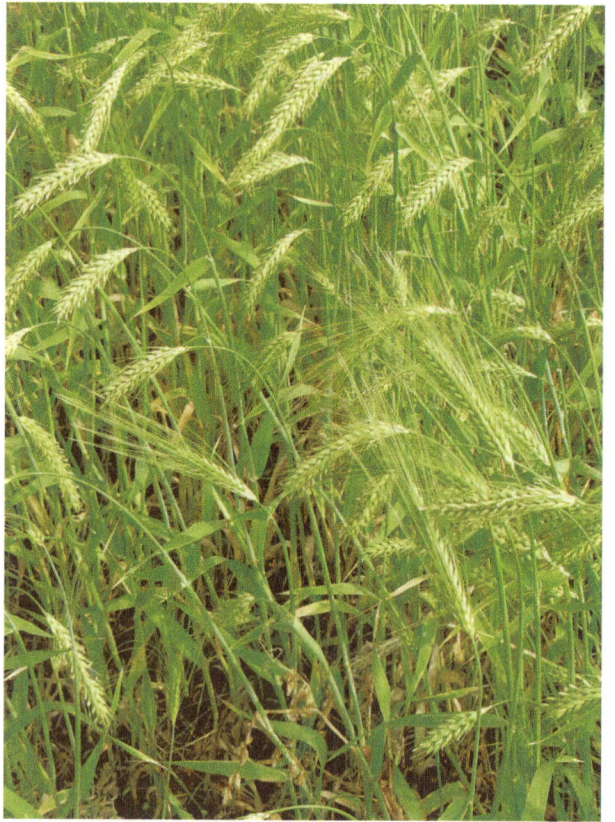

【形态特征】越年生草本。秆粗壮,直立,高50~100 cm。叶片扁平。穗状花序,小穗稠密,每节着生3枚发育的小穗,边棱具细刺;内稃与外稃等长。颖果腹面有纵沟或内陷,先端有短柔毛。花期3—4

月,果期4—5月。

【性味功效】味甘,性平。行气消食,健脾开胃,退乳消胀。

【古方选录】《叶氏录验方》消疳丸:大麦芽(炒)、神曲(炒)、芜荑(炒)、黄连(去须)。用法:上等分为末,以猪胆汁蒸熟取汁,和宿蒸饼研如薄糊,然后入药拌匀,丸如麻子大,量儿大小加减,空心米饮下二十粒,临时增减,小儿无时,日三五服。主治:小儿疳,百药不疗。

【用法用量】煎服,9~15 g,回乳炒用60 g;或入丸、散。

【使用注意】妇女哺乳期忌服,孕妇、无积滞者慎服。

【现代研究】含 α - 淀粉酶及 β - 淀粉酶,催化酶,过氧化异构酶,大麦芽碱,大麦芽胍碱A、B等。有助消化,降血糖,抗真菌,降血脂等作用。

311 小 麦

【古籍原文】补

　　味甘,微寒。养心除烦,利溲止血。时珍曰:《素问》麦属火,心之谷也。郑玄属木,许慎属金。《别录》云养肝,与郑说合;思邈云养心,与《素问》合。当以《素问》为准。按:麦,秋种夏熟,备受四时之气。南方地暖下湿,不如北产之良。仲景治妇人脏躁证,悲伤欲哭,状若神灵,用大枣汤:大枣十枚,小麦一升,甘草一两,每服一两,亦补脾气。《圣惠方》:小麦饭治烦热,少睡多渴。

　　面　甘,温。补虚养气,助五脏,厚肠胃,然能壅气作渴,助湿发热。陈者良。寒食日,纸袋盛,悬风处,名寒食面。年久不热,入药尤良。

　　浮小麦　即水淘浮起者　咸,凉。止虚汗盗汗,劳热骨蒸。汗为心液,麦为心谷。浮者无肉,故能凉心。麦麸同功。

　　麦麸　醋拌蒸,能散血止痛,熨腰脚折伤,风湿痹痛,寒湿脚气,互易至汗出良。麦之凉,全在皮,故面去皮即热。凡疮疡痘疮溃烂、不能着席者,用麦麸装褥卧,性凉而软,诚妙法也。

【药物来源】为禾本科植物小麦 *Triticum aestivum* L. 的种子或其面粉(小麦)、干瘪轻浮的颖果(浮小麦)。

【形态特征】一年生或越年生草本,高60~100 cm。秆直立,通常6~9节。叶鞘光滑,常较节间为短;叶舌膜质,短小;叶片扁平,长披针形,先端渐尖,基部方圆形。穗状花序直立,小穗两侧扁平,雄蕊3枚,子房卵形。颖果长圆形或近卵形,浅褐色。花期4—5月,果期5—6月。

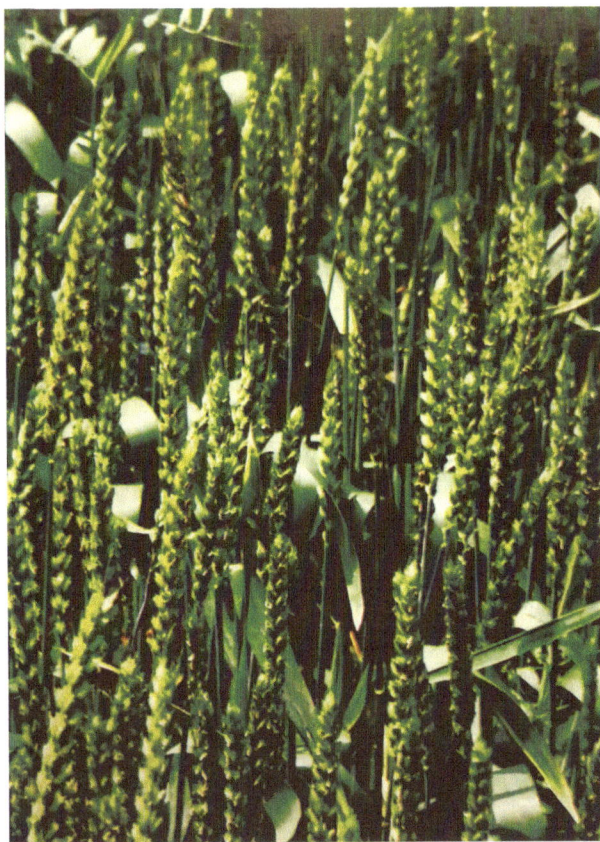

【性味功效】小麦:味甘,性凉。养心,益肾,除热,止渴。浮小麦:味甘,性凉。除虚热,止汗。

【古方选录】①《金匮要略》甘麦大枣汤:甘草三两,小麦一升,大枣十枚。用法:上三味,以水六升,煮取三升,温分三服。主治:治妇人脏躁,喜悲伤欲哭,数欠伸。亦补脾气。

②《卫生宝鉴》独圣散:浮小麦不以多少。用法:文武火炒令焦,为末。每服二钱,米汤调下,频服为佳。主治:盗汗及虚汗不止。

③《本草纲目》:麦麸。用法:炒黑,研末,酒调敷之。主治:小儿眉疮。

【用法用量】小麦:煎服,50~100 g;或煮粥;或小麦面炒黄温水调服。外用适量,小麦炒黑研末调敷。浮小麦:煎服,15~30 g,止汗宜微炒用;或研末服。

【使用注意】小麦助湿热,感冒、疟疾、痢疾、疳积、黄疸、水肿脚气、胃脘痛患者均忌服。无汗而烦躁或虚脱汗出者忌用浮小麦。

【现代研究】小麦含淀粉,蛋白质,糖类,糊精,脂肪,粗纤维,谷甾醇,卵磷脂,尿囊素等;麦胚含植物凝集素等。有镇痛,抗病毒等作用。

312 稷（黍米）

【古籍原文】补,和中

甘,平。益气和中,宜脾利胃。陶弘景曰:稷米人亦不识。书记多云黍与稷相似,又注黍米云:穄米与黍米相似而粒殊大,食之不宜人,发宿病。《诗》云:黍稷稻粱,禾麻菽麦,此八谷也。俗犹不能辨证,况芝英乎? 按:黍、稷辨者颇多,皆无确义。时珍曰:稷、黍一类二种,粘者为黍,不粘者为稷。昂谓诗人既云八谷,何必取一类者强分二种? 是仍为七谷矣。盖穄、稷同音,故世妄谓穄为稷,不知穄乃黍类,似粟而粒大疏散,乃北方下谷,南土全无,北人亦不之重,安能度越粳、糯,而高踞八谷之上也乎? 陶氏所说,因是穄黍,所以疑也。若稷当属高大如芦,世之所谓芦稷者。实既香美,性复中和,干又高大,所以能为五谷之长,而先王以之名官也。【稷为五谷之长,故以为官名,又配社而祀之。】况穄黍所生不遍,而芦稷薄海蕃滋,《本草》乃指芦稷为蜀黍,其名义亦不伦矣。此实从来之误,敢为正之,以质明者。又芦稷最能和中,煎服温服,治霍乱吐泻如神。昂尝病腹中啾唧,经两月,有友人见招,饮以芦稷烧酒,一醉而积痾畅然,性之中和,又可见矣。

【药物来源】为禾本科植物黍 *Panicum miliaceum* L. 的种子之不粘者。

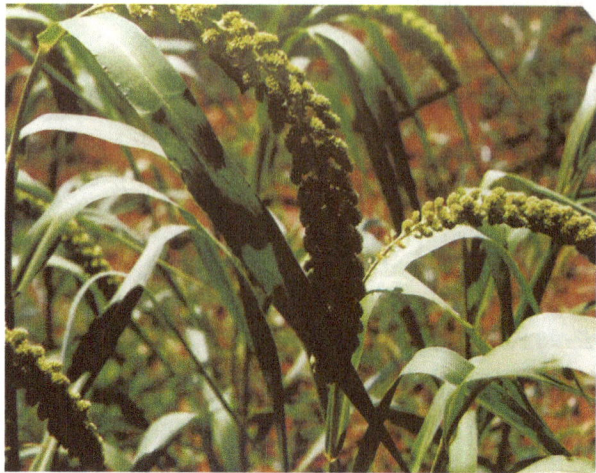

【形态特征】一年生草本。秆直立,单生或少数丛生,节上密生髭毛。叶片线状披针形,边缘常粗糙。圆锥花序,成熟则下垂;小穗卵状椭圆形。颖果圆形或椭圆形,平滑而有光泽,淡黄色或红色。种子白色、黄色或褐色。花果期7—10月。

【性味功效】味甘,性微温。益气补中,除烦止渴,解毒。

【古方选录】《食医心镜》黍米粥:黍米一合,鸡子一枚,蜡一分(细切)。用法:煮黍米粥,临熟下鸡子及蜡,搅匀令熟,食之。主治:小儿下痢,日夜数十度,渐困无力。

【用法用量】煎服,30～90 g;煮粥或淘取泔汁。外用适量,研末调敷。

【使用注意】脾胃虚弱者不宜多食。

【现代研究】含灰分,精纤维,粗蛋白,淀粉,棕榈酸,二十四烷酸,十七烷酸,油酸,亚油酸,异亚油酸,白蛋白,球蛋白,谷蛋白,醇溶谷蛋白,黍素,鞣质及肌醇六磷酸等。有抑制人胰淀粉酶活性,升高血浆总胆固醇及高密度脂蛋白水平等作用。

313 粟

【古籍原文】补肾

甘、咸,微寒。养肾益气。治胃热消渴,止霍乱,利小便。《千金方》粟米粉水丸,梧子大,煮七枚,内醋中,细吞之,治反胃吐食。

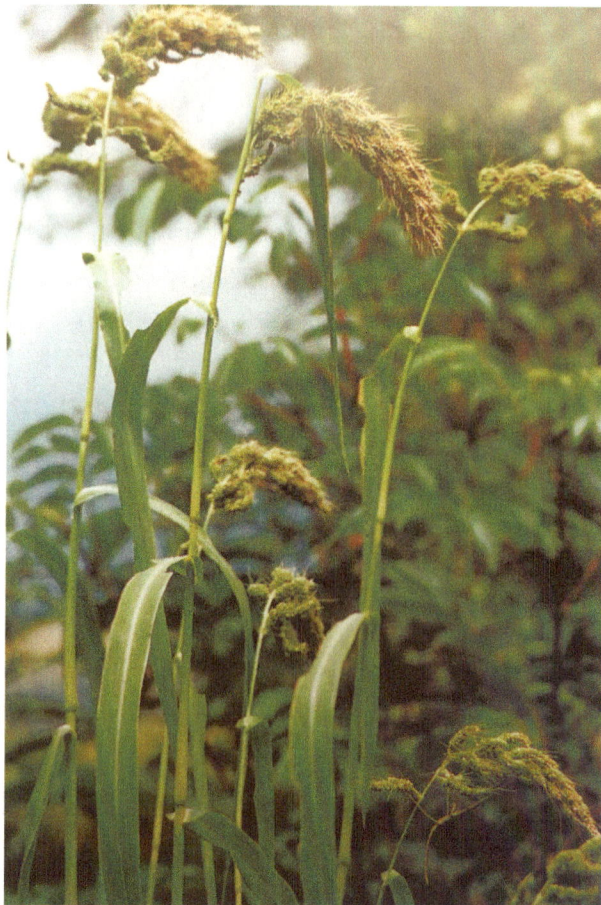

即粱米,有青、黄、赤、白、黑诸色。陈者良。

【药物来源】为禾本科植物粱 Setaria italica（L.）Beauv. 或粟 Setaria italica（L.）Beauv. var. germanica（Mill.）Schrad. 的种仁。

【形态特征】①粱:一年生栽培作物。须根粗大。秆粗壮,直立。叶片长披针形或线状披针形,先端尖,基部钝圆,上面粗糙,下面稍光滑。圆锥花序呈圆柱状或近纺锤状,通常下垂。主轴密被柔毛;小穗椭圆形或近圆球形,黄色、橘红色或紫色。花果期夏秋季。

②粟:同"谷芽"。

【性味功效】味甘、咸,性凉。和中,益肾,除热,解毒。

【古方选录】《圣济总录》通神散:粟米(炒)一合,故笔头(烧灰)二枚,马蔺花(烧灰)七枝。用法:上三味,捣罗为散,温酒调下二钱匕,痛不可忍者,并三服。主治:砂石淋。

【用法用量】煎服,15～30 g;或煮粥。外用适量,研末撒,或熬汁涂。

【使用注意】忌与杏仁同食(《日用本草》)。

【现代研究】含脂肪,总氮,蛋白氮,灰分,淀粉,还原糖,脂肪,谷蛋白,醇溶蛋白,球蛋白,多量谷氨酸、脯氨酸,α-粟素和β-粟素,甘油单葡萄糖酯,甘油二葡萄糖酯等。有抗金黄色葡萄球菌、大肠杆菌、铜绿假单胞菌等作用。

314 荞麦面

【古籍原文】泻,利肠、下气

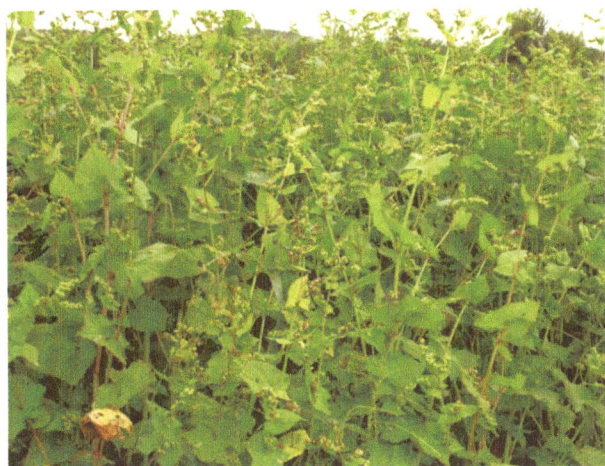

甘,寒。降气,宽肠。治肠胃沉积,孟诜曰:能炼五脏垢秽。昂按:亦解酒积。泄痢带浊,敷痘疮溃烂,汤火灼伤。脾胃虚寒人勿服。

【药物来源】为蓼科植物荞麦 Fagopyrum esculentum Moench 的成熟种子。

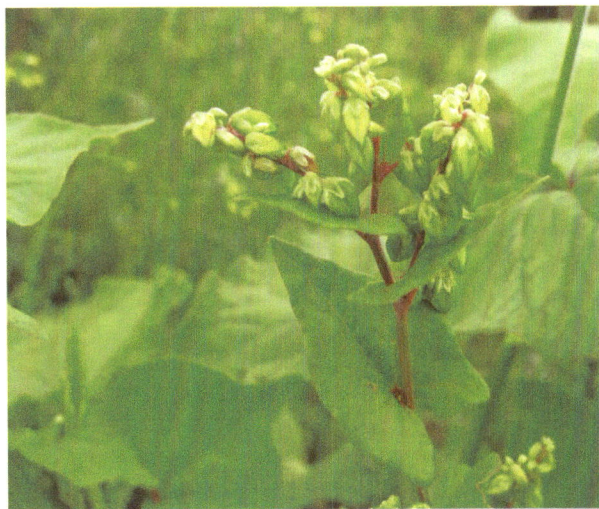

【形态特征】一年生草本,高 40～100 cm。茎直立,多分枝,淡绿色或红褐色。叶互生,下部叶有长柄,上部叶近无柄;叶片三角形或卵状三角形,先端渐尖,基部心形或戟形,全缘。总状或圆锥状花序,顶生或腋生;花淡红色或白色,密集;花被 5 深裂,裂片长圆形;雄蕊 8 枚;花柱 3 枚,柱头头状。瘦果卵形,黄褐色,光滑。花果期 7—10 月。

【性味功效】味甘、微酸,性寒。开胃宽肠,下气消积。

【古方选录】《本草纲目》引《多能鄙事》通仙散:荞麦面三钱,大黄二钱半。用法:为末。卧时酒调服之。主治:男子败积,女人败血,不动真气。

【用法用量】入丸、散,或制面食服。外用适量,研末掺或调敷。

【使用注意】不宜久服。脾胃虚寒者忌用。

【现代研究】种子含槲皮素,槲皮苷,金丝桃苷,芸香苷,油酸,亚麻酸,类胡萝卜素,叶绿素,三种胰蛋白酶抑制剂 TI_1、TI_2 和 TI_4 等。有降血压,降血脂,降血糖,抑制胰蛋白酶及糜蛋白酶,抗缺铁性贫血等作用。

315 黑大豆

【古籍原文】补肾、解毒

甘，寒，色黑。属水似肾，肾之谷也，豆有五色，各入五脏，故能补肾、镇心肾水足，则心火宁。明目，肾水足则目明。利水下气，古方治水肿，每单用，或加他药。散热祛风，炒热酒沃，饮其汁，治产后中风危笃，及妊娠腰痛，兼能发表。《千金》云：一以去风，一以消血结。活血、《产书》云：熬令烟绝，酒淋服，下产后余血。解毒，苏颂曰：古称大豆解百药毒，试之不然。又加甘草，其验乃奇。消肿止痛，捣涂一切肿毒。煮食稀痘疮。

紧小者良。小者名马料豆。每晨盐水吞，或盐水煮食，补肾。畏五参、龙胆、猪肉。忌厚朴犯之动气，得前胡、杏仁、牡蛎、石蜜、诸胆汁良。

【药物来源】为豆科植物大豆 Glycine max（L.）Merr. 的黑色种子。

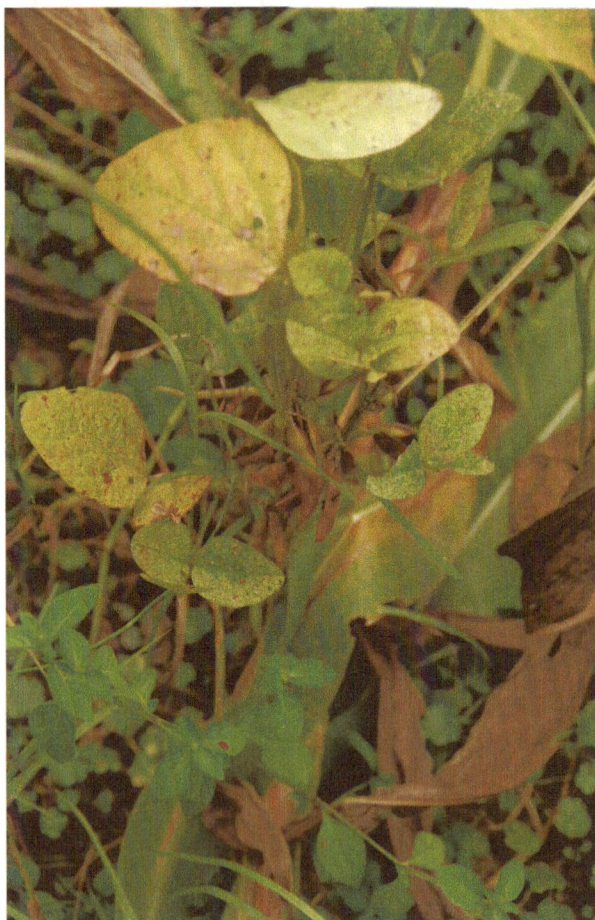

【形态特征】一年生直立草本，高 60～180 cm。茎粗壮，密生褐色长硬毛。三出复叶，顶生小叶菱状卵形，先端渐尖，基部宽楔形或圆形；侧生小叶较小，斜卵形。总状花序腋生；苞片披针形；花萼钏状，萼齿5枚；花冠小，白色或淡紫色；雄蕊10枚，二体；子房线形，被毛。荚果带状长圆形，黄绿色，密生黄色长硬毛。种子2～5粒，黄绿色或黑色。花期6—7月，果期8—10月。

【性味功效】味甘，性平。活血利水，祛风解毒，健脾益肾。

【古方选录】《普济方》救活丸：天花粉、大黑豆（炒）。用法：上等分为末，面糊丸，如梧桐子大。黑豆百粒（煎）汤下。主治：肾虚消渴难治者。

【用法用量】煎服，9～30 g；或入丸、散。外用适量，研末掺，或煮汁涂。

【使用注意】脾虚腹胀、肠滑泄泻者慎服。

【现代研究】含丰富的蛋白质，脂肪，碳水化合物，胡萝卜素，维生素 B_1、B_2，烟酸，异黄酮类大豆皂醇 A、B、C、D、E，半乳糖，阿拉伯糖，胆碱，叶酸，亚叶酸，泛酸等。有降血脂，抗动脉粥样硬化，减肥，护肝及抗脂肪肝，抗心律失常，抗凝血，抗氧化，抗衰老，抗病毒，降血糖等作用。

316 赤小豆

【古籍原文】通，行水、散血，十剂作燥

甘、酸。思邈：咸，冷。色赤，心之谷也。性下行，通小肠，利小便，心与小肠相表里。行水散血，消肿排脓，清热解毒。治泻痢脚气。昔有患脚气者，用赤小豆袋盛，朝夕践踏之，遂愈。同鲤鱼煮，食汁，能消水肿，煮粥亦佳。敷一切疮疽。鸡子白调末籤之，性极粘，干则难揭。入苎根末则不粘。宋仁宗患痄腮，道士赞宁，取赤小豆四十九粒呪之，杂他药敷之而愈。中贵任承亮亲见，后任自患恶疮，傅永投以药立愈。问之：赤小豆也。承亮始悟道士之呪伪也。后过象章，见医治胁疽甚捷，任曰：莫非赤小豆耶？医惊拜曰：用此活三十余口，愿勿复宣。止渴解酒，通乳下胎。然渗津液，久服令人枯瘦。《十剂》曰：燥可去湿，桑白皮、赤小豆之属是也。按：二药未可言燥，盖取其行水之功。然以木通、防己为通剂，通、燥二义似重，故本集改热药为燥剂，而以行水为通剂。

【药物来源】为豆科植物赤小豆 Vigna umbellata Ohwi et Ohashi 或赤豆 Vigna angularis（Willd.）Ohwi et Ohashi 的成熟种子。

【形态特征】①赤小豆：一年生半攀援草本。茎长可达 1.8 m，密被倒毛。三出复叶；小叶 3 片，披针形或长圆状披针形，先端渐尖，全缘或具 3 浅裂。总状花序腋生，小花多枚；小苞片 2 片，具毛；萼短钟状，萼齿 5 枚；花冠蝶形，黄色；雄蕊 10 枚，二体；子房上位，花柱线形。荚果线状扁圆柱形。种子 6～10 粒，暗紫色，长圆形，两端圆，有直而凹陷的种脐。花期 5～8 月，果期 8—9 月。

②赤豆：一年生直立草本。三出复叶；顶生小叶卵形，侧生小叶斜方状卵形，先端短尖或渐尖，全缘。花 2～6 朵，着生于腋生的总花梗顶部，黄色；小苞片线形；萼钟状，5 齿裂；雄蕊 10 枚；子房线形。荚果圆柱形稍扁，成熟时含种子 6～10 粒，椭圆形，两端截形或圆形，暗红色。花期 7—8 月，果期 8—9 月。

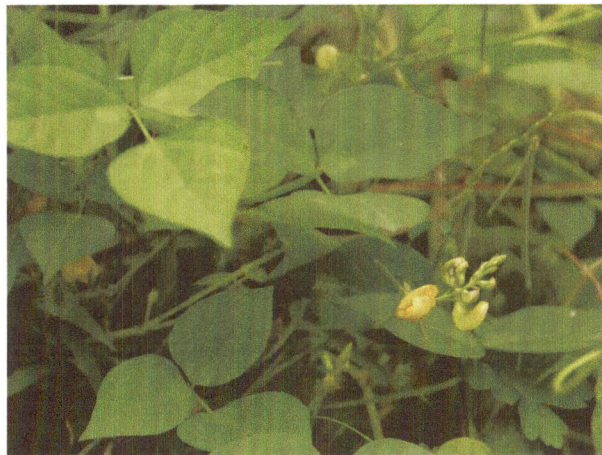

【性味功效】味甘、酸，性微寒。利水消肿退黄，清热解毒消痈。

【古方选录】《伤寒杂病论》麻黄连翘赤小豆汤：麻黄二两（去节），连翘二两，赤小豆一升，杏仁四十个（去皮、尖），大枣十二枚（擘），生梓白皮（切）一升，生姜二两（切），甘草二两（炙）。用法：上八味，以水一斗，先煮麻黄再沸，去上沫，纳诸药，煮取三升，去滓，分温三服，半日服尽。主治：伤寒瘀热在里，身必黄。

【用法用量】煎服，10～30 g；或入散剂。外用适量，生研调敷，或煎水洗。

【使用注意】阴虚津伤者慎用。

【现代研究】含糖类，三萜皂苷，蛋白质，脂肪，碳水化合物，粗纤维，灰分，钙、磷、铁、硫胺素，核黄素，烟酸等。有抑菌，利尿等作用。

317 绿豆

【古籍原文】泻热、解毒

甘，寒。行十二经，清热解毒，一切草木、金石、砒霜毒皆治之。利小便，止消渴，治泻痢。

连皮用。其凉在皮。粉：扑痘疮溃烂良。一市民诵观音经甚诚，出行折一足，哀叫菩萨，梦僧授一方：绿豆粉新铫炒紫色，井水调，厚敷纸贴，杉木扎定，其效如神。

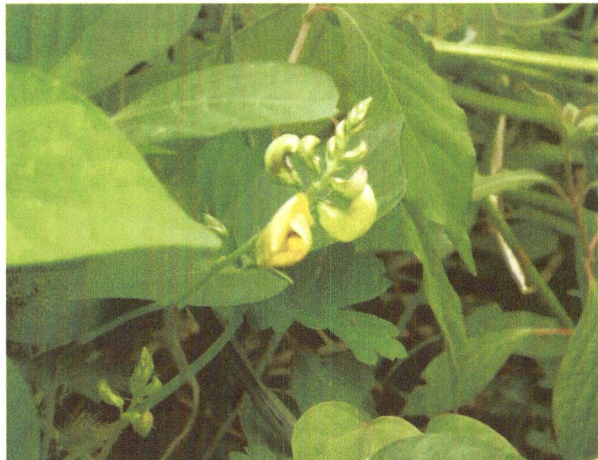

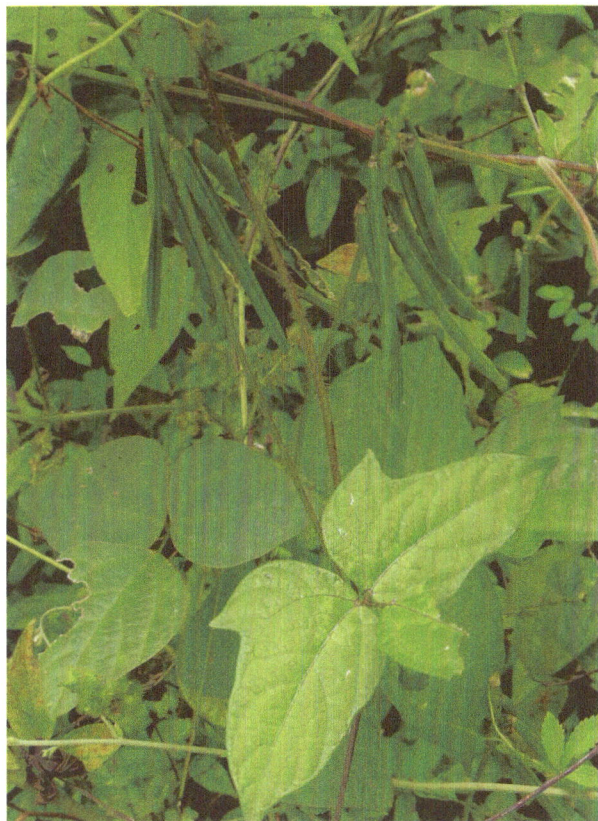

【药物来源】为豆科植物绿豆 *Phaseolus radiatus* L. 的种子（绿豆）及种子经水磨加工而得的淀粉（绿

豆粉）。

【形态特征】一年生直立或顶端微缠绕草本。高约60 cm，被短褐色硬毛。三出复叶，互生；小叶 3 片，叶片阔卵形至菱状卵形，两面疏被长硬毛。总状花序腋生；苞片卵形；花绿黄色；萼齿 4 枚；雄蕊 10 枚，二体；子房密被长硬毛。荚果圆柱形，成熟时黑色。种子绿色或暗绿色，长圆形。花期 6—7 月，果期 8 月。

【性味功效】绿豆：味甘，性寒。清热、消暑、利水、解毒。绿豆粉：味甘，性寒。清热消暑，凉血解毒。

【古方选录】①《遵生八笺》绿豆汤：绿豆。用法：绿豆淘净，下锅加水，大火一滚，取汤停冷色碧。食之。如多滚则色浊，不堪食矣。主治：解暑热烦渴。

②《圣济总录》定痛膏：绿豆粉不拘多少。用法：炒令微焦，研细，以生油涂疮上。主治：火烧烫伤。

【用法用量】绿豆：煎服，15 ～ 30 g，大剂量可用至 120 g；或研末；或生研绞汁。外用适量，研末调敷。绿豆粉：水调服，9 ～ 30 g。外用适量，调敷，或粉扑。

【使用注意】绿豆药用不可去皮。脾胃虚寒滑泄者慎服。

【现代研究】含胡萝卜素，核黄素，球蛋白，果糖，葡萄糖，麦芽糖，磷脂酸胆碱，磷脂酸乙醇胺，磷脂酸肌胺，磷脂酰苷，磷脂酸丝氨酸，磷脂酸等。有降血脂，抗动脉粥样硬化，抑制胰蛋白酶，改善肾功能，抑制血尿素氮升高，促进肌酐排泄等作用。

318 白扁豆

【古籍原文】补脾、除湿、消暑

甘，温，腥香。色白微黄，脾之谷也。调脾暖胃，通利三焦，降浊升清，消暑除湿，能消脾胃之暑。止渴止泻，专治中宫之病。土强湿去，正气自旺。解酒毒、河豚毒。《备急方》：新汲水调末服，能解砒毒。多食壅气。

子　粗圆、色白者入药，连皮炒研用。亦有浸去皮及生用者。

【药物来源】为豆科植物扁豆 *Dolichos lablab* L. 的白色成熟种子。

【形态特征】一年生缠绕草质藤本，长达 6 m。茎淡

紫色或淡绿色。三出复叶；顶生小叶宽三角状卵形，先端尖；侧生小叶斜卵形，两边不均等。总状花序腋生，直立；花萼宽钟状，先端 5 齿；花冠蝶形，白色或淡紫色；雄蕊 10 枚；子房线形，柱头头状。荚果镰形或倒卵状长椭圆形，扁平，先端较宽。种子 2 ～ 5 粒，扁椭圆形，白色、红褐色或近黑色。花期 6—8 月，果期 9 月。

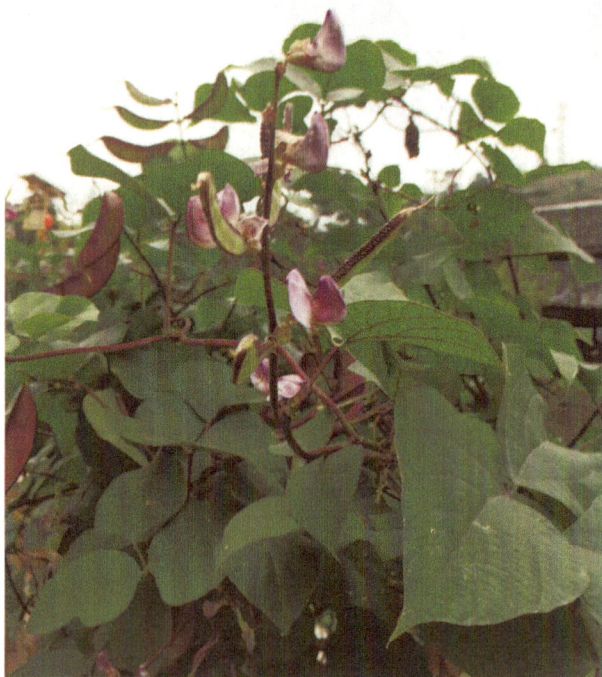

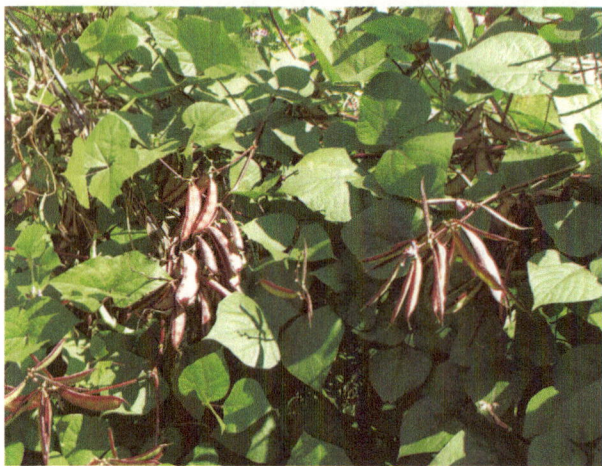

【性味功效】味甘，性微温。健脾，化湿，消暑。

【古方选录】《圣济总录》扁豆汤：扁豆（炒）、蒺藜子（炒）各二两。用法：上二味，粗捣筛。每服五钱匕，

水一盏半,煎至一盏,去滓,日三服,不拘时。主治:心脾肠热,口舌干燥生疮。

【用法用量】煎服,9～15 g;或生品捣研水绞汁;或入丸、散;或炖汤、炒、煮熟食用。外用适量,捣敷。

【使用注意】不宜多食,以免壅气伤脾。

【现代研究】含棕榈酸,亚油酸,反油酸,油酸,硬脂酸,花生酸,山萮酸,葫芦巴碱,蛋氨酸、亮氨酸、苏氨酸,维生素 B_1、C,胡萝卜素,蔗糖,葡萄糖,水苏糖,麦芽糖,甾体等。有抗菌,抗病毒,增强 T 淋巴细胞活性等作用。

319 淡豆豉

【古籍原文】宣,解表、除烦

苦泄肺,寒胜热。陈藏器曰:豆性生平,炒熟热,煮食寒,作豉冷。发汗解肌,调中下气。治伤寒头痛,烦躁满闷,懊侬不眠,发斑呕逆,凡伤寒呕逆烦闷,宜引吐,不宜用下药以逆之。淡豉合栀子,名栀子豉汤,能吐虚烦。血痢温疟。时珍曰:黑豆性平,作豉则温,既经蒸罯【罯,遏合切,音菴,入声】,故能升能散。得葱则发汗,得盐则能吐,得酒能治风,得薤则治痢,得蒜则止血,炒熟又能止汗。孟诜治盗汗,炒香渍酒服,《肘后》合葱白煎,名葱豉汤,用代麻黄汤,通治伤寒,发表,亦治酒病。

造淡豉法:用黑大豆水浸一宿,淘净蒸熟,摊匀,蒿覆,候上黄衣,取晒,簸净,水拌,干湿得所,安瓮中,筑实。桑叶厚盖,泥封。晒七日取出,曝一时,又水拌入瓮。如此七次,再蒸,去火气,瓮收用。

【药物来源】为豆科植物大豆 *Glycine max*（L.）Merr. 的黑色的成熟种子经蒸腌发酵等加工而成。

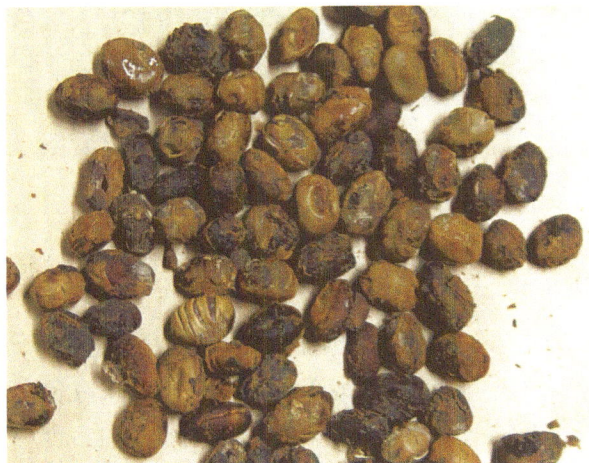

【形态特征】同"黑大豆"。

【性味功效】味苦、辛,性平。解肌发表,宣郁除烦。

【古方选录】《伤寒杂病论》栀子豉汤:栀子十四个(擘),香豉四合(绵裹)。用法:上二味,以水四升,先煎栀子,得二升半,纳豉,煮取一升半,去滓。分为二服,温进一服,得吐者止后服。主治:发汗吐下后,虚烦不得眠,心中懊侬。

【用法用量】煎服,5～15 g;或入丸剂。外用适量,捣敷,或炒焦研末调敷。

【使用注意】胃虚反胃者慎服。

【现代研究】含蛋白质,脂肪,碳水化合物,维生素B,钙、铁、磷,氨基酸酶等。有降血脂,降血糖,抗动脉硬化,抗骨质疏松,抗氧化等作用。

320 刀豆

【古籍原文】宣,下气

甘,平。温中止呃,煅存性服。胜于柿蒂。

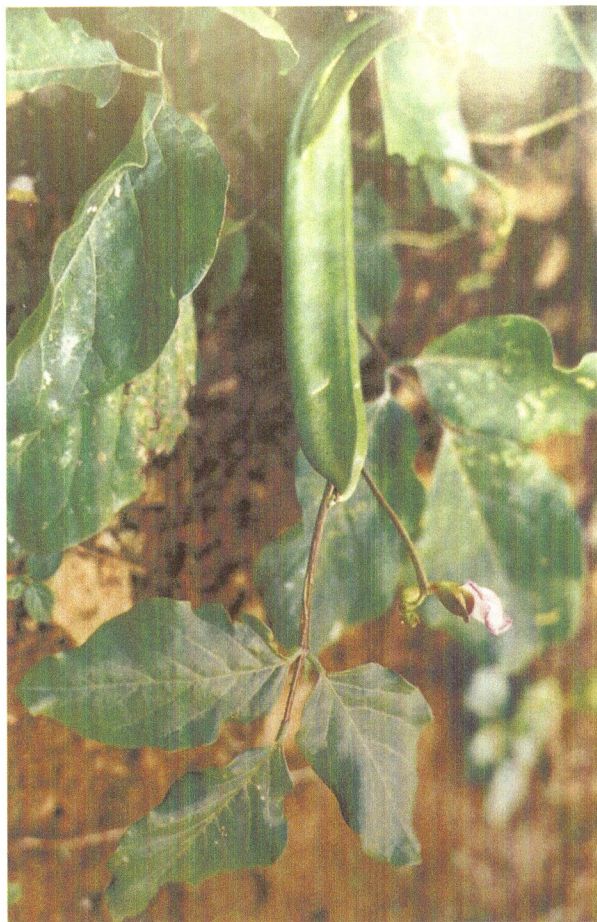

【药物来源】为豆科植物刀豆 *Canavalia gladiata*（Jacq.）DC. 的种子。

【形态特征】一年生缠绕草质藤本，长达 3 m。茎无毛。三出复叶；顶生小叶宽卵形，先端渐尖或急尖，基部阔楔形；侧生小叶偏斜，基部圆形。总状花序腋生；苞片卵形；花萼钟状；花冠蝶形，淡红色或淡紫色；雄蕊 10 枚，连合为单体。种子 10 ～ 14 粒，种皮粉红色或红色。花期 6—7 月，果期 8—10 月。

【性味功效】味甘，性温。温中下气，益肾补元。

【古方选录】《医级宝鉴》刀豆散：刀豆。用法：刀豆（取老而绽者）。用法：切，炒，研用。每服二三钱，开水下。主治：气滞呃逆，膈闷不舒。

【用法用量】煎服，9 ～ 15 g；或烧存性研末。

【使用注意】胃热盛者慎服。

【现代研究】含蛋白质，淀粉，可溶性糖，类脂物，纤维及灰分，刀豆氨酸，刀豆四胺，γ - 胍氧基丙胺，刀豆球蛋白 A 和植物凝集素等。有激活脂氧酶，促淋巴细胞转化反应，调节机体免疫反应等作用。

321 胡 麻

【古籍原文】补肝肾、润五脏，清肠

即脂麻，一名巨胜子。种出大宛，故曰胡麻。甘，平。补肺气，益肝肾，润五脏，填精髓，坚筋骨，明耳目，耐饥渴，可以辟谷，但滑肠，与白术并用为胜。乌髭发，利大小肠，逐风湿气，刘河间曰：麻，木谷而治风。又云：治风先治血，血活则风散。胡麻入肝益血，故风药中不可阙也。郑奠一用鳖虱胡麻，佐苦参、蒺藜，治大疯疥癞，屡有愈者。凉血解毒。生嚼敷小儿头疮。

麻油　滑胎疗疮，熬膏多用之。凉血解毒，止痛生肌。

皮肉俱黑者良。入肾。栗色者名鳖虱胡麻，更佳。九蒸九晒，可以服食。陶弘景曰：八谷之中，惟此为良。昂按：若云自大宛来，则非八谷之麻明矣。又按：《月令》仲秋之月，天子以犬尝麻，则其为八谷之麻又可见矣。大宛之说，何以称焉？岂白者产中原，黑者产大宛乎？

【药物来源】为脂麻科脂麻属植物脂麻 *Sesamum indicum* L. 的干燥成熟种子（胡麻或黑芝麻）；亚麻科植物亚麻 *Linum usitatissimum* L. 的种子（鳖虱胡麻或亚麻）。

【形态特征】①脂麻：一年生草本，高 80 ～ 180 cm。茎直立，四棱形。叶对生；叶片卵形、长圆形或披针形，先端尖，基部楔形。花单生，或 2 ～ 3 朵生于叶腋；花萼 5 裂；花冠筒状，唇形，白色，有紫色或黄色彩晕；雄蕊 4 枚，着生于花冠筒基部；雌蕊 1 枚，柱头 2 裂。蒴果椭圆形。种子多数，卵形，两侧扁平，黑色、白色或淡黄色。花期 5—9 月，果期 7—9 月。

②亚麻：一年生直立草本，高 30 ～ 100 cm。全株无毛。茎圆柱形，表面具纵条纹。叶互生；叶片披针形或线状披针形，先端渐尖，基部渐狭，全缘，叶脉通常三出。花多数，生于枝顶或上部叶腋；花萼 5 枚，绿色，分离；花瓣 5 片，蓝色或白色；雄蕊 5 枚，花药线形；子房上位，5 室。蒴果近球形或稍扁。种子卵形，表面黄褐色而有光泽。花期 6—7 月，果期 7—9 月。

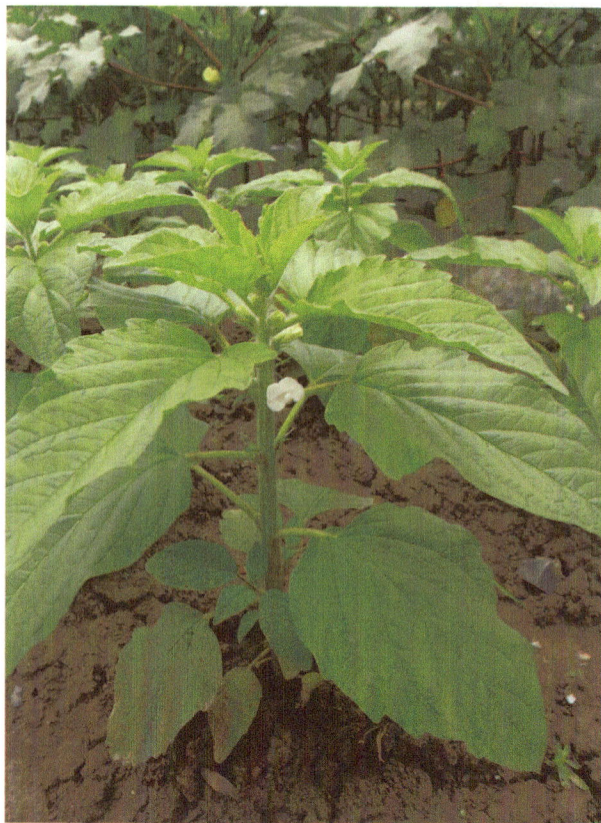

【性味功效】胡麻：味甘，性平。补益肝肾，养血益精，润肠通便。亚麻：味甘，性平。养血祛风，润燥通便。

【古方选录】①《圣济总录》胡麻散：胡麻子、白茯苓（去黑皮）、生干地黄（焙）、天门冬（去心，焙）各八两。用法：上四味，捣罗为细散。每服方寸匕，食后温水调下。主治：益寿延年，去客热。

②《博济方》醉仙散：胡麻子（亚麻）、牛蒡子、枸

杞子、蔓荆子各半两(同炒,令烟出为度),苦参半两、瓜蒌根、防风(去芦)各半两,白蒺藜半两。用法:上八味,同杵为末,每十五钱药末,入轻粉二钱,一处拌匀。每服一钱生末,调茶下,空心、日午、临卧各一服,服药后五七日间,先于齿牙缝肉出臭黄涎,浑身疼痛,次后,便利下脓血,此是病根。主治:大风疾,遍身瘾疹瘙痒。

【用法用量】 胡麻:煎服,9~15 g;或入丸、散。外用适量,煎水洗浴,或捣敷。亚麻:煎服,5~10 g;或入丸、散。外用适量,榨油涂。

【使用注意】 胡麻:便溏者忌服。亚麻:大便溏泻者忌服,孕妇慎服。

【现代研究】 胡麻:含亚油酸,棕榈酸,硬脂酸,花生油酸,芝麻素,芝麻林素,芝麻酚,维生素 E,植物甾醇,卵磷脂,胡麻苷,蛋白质,寡糖类,车前糖,芝麻糖,少量磷、钾及细胞色素 C,叶酸,烟酸,蔗糖等。有降血糖,促肾上腺,消炎,致泻,延缓衰老等作用。

亚麻:含亚油酸,亚麻酸,肉豆蔻酸,牻牛儿基牻牛儿醇,胆甾醇,菜油甾醇,豆甾醇,环木菠萝烯醇,亚麻苦苷及黏液质等。有润滑,缓和刺激,轻泻,预防高脂血症或动脉粥样硬化等作用。

322 大麻仁(火麻仁)

【古籍原文】 即作布之麻,俗作火麻。润燥滑肠

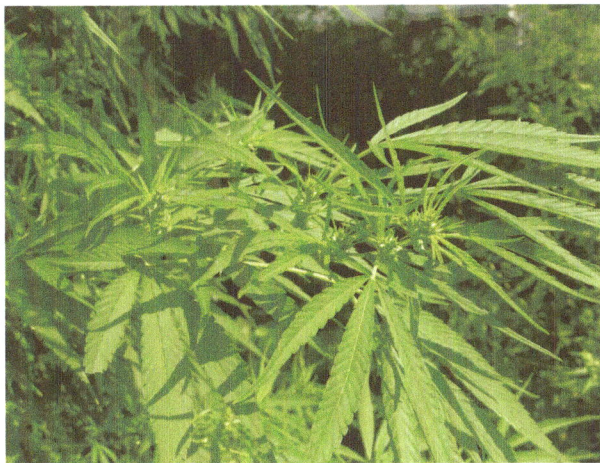

甘,平,滑利。脾胃大肠之药,缓脾润燥。治阳明病,胃热、汗多而便难。三者皆燥也。汗出愈多,则津枯而大便愈燥。仲景治脾约有麻仁丸。成无己曰:脾欲缓,急食甘以缓之。麻仁之甘,以缓脾润燥。张子和曰:诸燥皆三阳病。破积血,

利小便,通乳催生。又木谷也,亦能治风。

极难去壳,帛裹置沸汤,待冷,悬井中一夜,晒干,就新瓦上挼去壳,捣用。畏茯苓、白微、牡蛎。

【药物来源】 为桑科植物大麻 Cannabis sativa L. 的干燥成熟种仁。

【形态特征】 一年生草本,高 1~3 m。茎直立,表面有纵沟,密被短柔毛。掌状叶互生或下部对生,全裂,裂片 3~11 片,披针形至条状披针形,边缘具粗锯齿。花单性,雌雄异株;雄花序为疏散的圆锥花序,顶生或腋生;雄花具花被片 5 片,雄蕊 5 枚,花丝细长,花药大;雌花簇生于叶腋,绿黄色,雌蕊 1 枚,子房圆球形,花柱二歧。瘦果卵圆形,质硬。花期 5—6 月,果期 7—8 月。

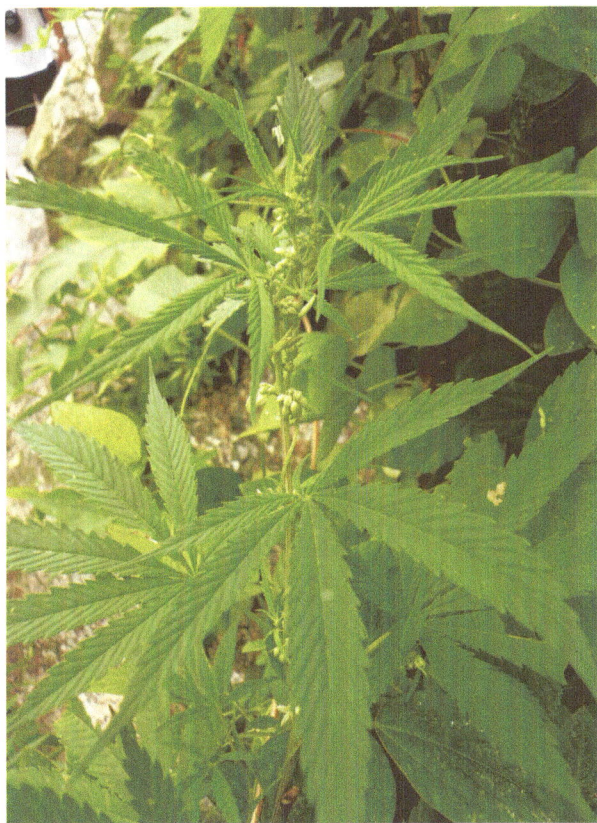

【性味功效】 味甘,性平。润燥滑肠,利水通淋,活血。

【古方选录】 《济阴纲目》麻仁丸:火麻仁(研如泥)、枳壳(面炒)、人参各一两,大黄半两。用法:上为末,炼蜜丸,如桐子大。每服二十丸,空心温酒、米饮任下。未通,渐加丸数,不可太过。主治:产后去血过多,津液枯竭,不能转送,大便闭涩。

【用法用量】 煎服,10~15 g;或入丸、散。外用适量,

捣敷,或煎水洗。

【使用注意】脾肾不足之便溏、阳痿、遗精、带下者慎服。

【现代研究】含胡芦巴碱,L-右旋异亮氨酸三甲铵乙内酯,脂肪油,玉蜀黍嘌呤等。有降血压,降血脂,致泻等作用。

323 薏苡仁

【古籍原文】补脾胃,通,行水

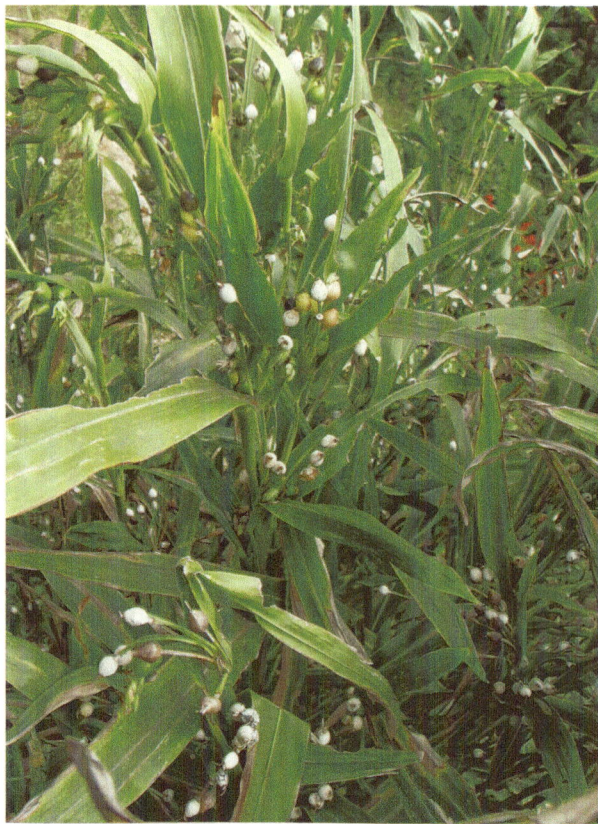

甘淡、微寒而属土,阳明胃药也。甘益胃,土胜水,淡渗湿。泻水所以益土,故健脾。治水肿湿痹,脚气疝气,泄痢热淋。益土所以生金,故补肺清热,色白入肺,微寒清热。治肺痿肺痈,咳吐脓血。以猪肺蘸薏苡仁末服。扶土所以抑木,故治风热筋急拘挛。厥阴风木主筋。然治筋骨之病,以阳明为本。阳明主润宗筋,宗筋主束骨而利机关者也。阳明虚则宗筋纵弛,故《经》曰:治痿独取阳明。又曰:肺热叶焦,发为痿躄。盖肺者相傅之官,治节出焉。阳明湿热上蒸于肺,则肺热叶焦,气无所主而失其治节,故痿躄。薏苡理脾,而兼清热补肺。筋寒则急,热则缩,湿则纵。然寒湿久留,亦变为热。又有热气熏蒸,水液不行,久而成湿者。薏苡去湿要药,因寒因热,皆可用也。《衍义》云因寒筋急者不可用,恐不然。但其力和缓,用之

须倍于他药。杀蛔堕胎。

炒熟,微研。

【药物来源】为禾本科植物薏苡 *Coix lacryma-jobi* L. var. *ma-yuen*(Roman.)Stapf 的成熟种仁。

【形态特征】一年生或多年生草本,高1~1.5 m。须根较粗。秆直立,约具10节。叶片线状披针形,边缘粗糙,中脉粗厚。总状花序腋生成束;雌小穗位于花序之下部,外面包以骨质念珠状的总苞;能育小穗第1颖下部膜质,上部厚纸质;雄蕊3枚,退化;不育小穗退化成筒状的颖,雄小穗常2~3枚生于第1节;雄蕊3枚。颖果外包坚硬的总苞,卵形或卵状球形。花期7—9月,果期9—10月。

【性味功效】味甘、淡,性微寒。利湿健脾,舒筋除痹,清热排脓。

【古方选录】《本草纲目》薏苡仁酒:薏苡仁粉、曲米,用法:薏苡仁粉,同曲米酿酒,或袋盛煮酒饮之。主治:去风湿,强筋骨,健脾胃。

【用法用量】煎服,10~30 g;或入丸、散;或浸酒;或煮粥作羹食用。

【使用注意】脾虚无湿、大便燥结者及孕妇慎服。

【现代研究】含薏苡仁酯,粗蛋白,脂类,薏苡多糖A、B、C,己醛,己酸,壬酸,辛酸,棕榈酸乙酯,亚油酸甲酯,香草醛及亚油酸乙酯等。有抗肿瘤,抑制骨骼肌收缩,解热镇痛,消炎,降血糖,增强体液免疫,诱发排卵等作用。

324 御米壳(罂粟壳)

【古籍原文】即罂粟壳。涩肠、敛肺、固肾

酸涩,微寒。敛肺涩肠而固肾。治久嗽泻痢,遗精脱肛,心腹筋骨诸痛,东垣曰:收涩固气,能入肾,故治骨病尤宜。嗽痢初起者忌用。丹溪曰:此是收后药,要先除病根。

一名丽春花,红黄紫白,艳丽可爱。凡使壳,洗去蒂及筋膜,取薄皮,醋炒或蜜炒用。性紧涩,不制多令人吐逆。得醋、乌梅、陈皮良。罂中有米极细,甘寒润燥,煮粥食,治反胃。加参尤佳。

【药物来源】为罂粟科植物罂粟 *Papaver somniferum* L. 的干燥果壳(御米壳或罂粟壳)及种子(罂粟米或罂粟)。

【形态特征】一年生或二年生草本,高30～60 cm,栽培者可达1.5 m。根垂直。茎直立,不分枝。叶互生;叶片先端渐尖或钝,基部心形,叶脉明显。花单一,顶生;萼片2片,绿色,边缘膜质,早落;花瓣4片;雄蕊多数,花丝纤细,白色,花药黄色,2室纵裂;雌蕊1枚,柱头5～18枚。蒴果球形或长圆状椭圆形。种子多数,细小,肾形。花期4—6月,果期6—8月。

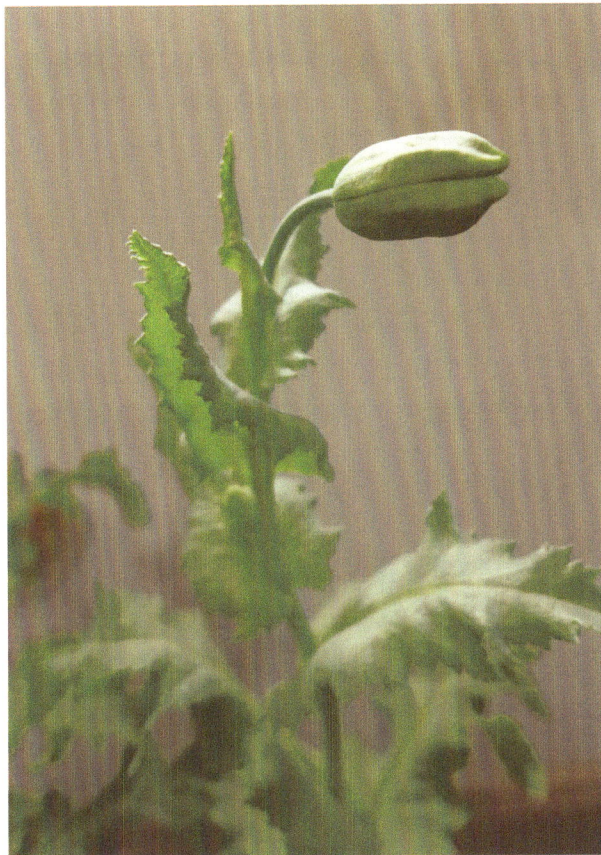

【性味功效】御米壳:味酸、涩,性寒;有小毒。敛肺,涩肠,固肾,止痛。罂粟米:味甘,性平;有小毒。健脾开胃,清热利水。

【古方选录】①《普济方》金粟丸:粟壳(去筋,蜜炒)一两,五味子半两,杏仁(炒)半两,胡桃肉半两。用法:上为末,同蜜丸如弹子大,水一盏煎服。主治:一切嗽。

②《本草图经》引《南唐食医方》罂粟粥:白罂粟米二合,人参末三大钱,生山芋五寸长。用法:细切,研。三物以水一升二合,煮取六合,入生姜汁及盐花少许搅匀,分二服,不计早晚食之,亦不妨别服汤丸。主治:反胃,不下饮食。

【用法用量】御米壳:煎服,3～10 g;或入丸、散。罂粟米:煎服,3～6 g;或入丸、散。

【使用注意】初起痢疾或咳嗽慎服。有毒,不宜过量服,婴儿尤易中毒。易成瘾,不宜久服。

【现代研究】含吗啡,那可汀,那碎因,罂粟碱,可待因,原阿片碱,景天庚酮糖,D－甘露庚酮糖,D－甘油基－D－甘露辛酮糖,内消旋肌醇,多花罂粟碱,罂粟壳碱和多糖。有镇痛,催眠,呼吸抑制与镇咳,收缩外周小血管,止泻等作用。

325 神 曲

【古籍原文】宣,行气、化痰、消食

辛散气,甘调中,温开胃。化水谷,消积滞。《医馀》云:有伤粽子成积,用曲末少加木香,盐汤下,数日口中闻酒香,积遂散。治痰逆症结,泻痢胀满。回乳,炒研,酒服二钱,日二。下胎,产后血晕,末服亦良。亦治目病。《启微集》云:生用能发其生气,熟用能敛其暴气。

造曲法:以五月五日,六月六日,用白面百斤,赤豆末、杏仁泥、青蒿、苍耳、红蓼汁各三升,以配青龙、白虎、朱雀、玄武、螣蛇、勾陈六神,通和作饼,置生黄衣,晒收。陈者良。炒用。

【药物来源】为辣蓼、青蒿、杏仁等药加入面粉或麸皮混合后,经发酵而成的曲剂。

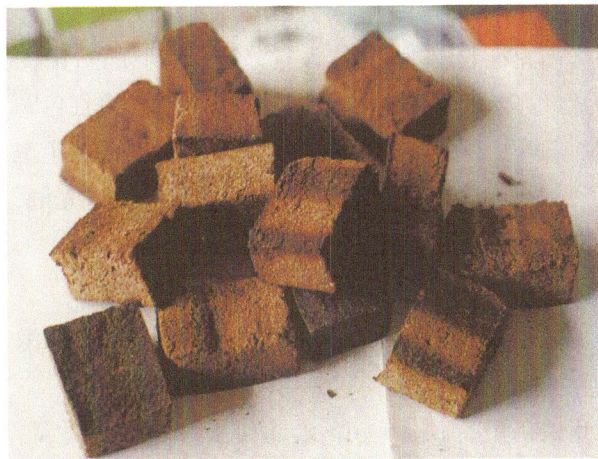

【形态特征】药物为扁平方形,表面土黄色,粗糙。有灰黄色至灰棕色菌落的斑纹。质硬脆易断,断面不平,类白色。气特异,味淡。

【性味功效】味甘、辛,性温。健脾和胃,消食化积。

【古方选录】《太平惠民和剂局方》消食丸:乌梅(去

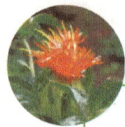

核焙干)、干姜(炮)各四两,小麦糵(炒黄)三两,神曲(捣末炒)六两二钱。用法:上件为末,炼蜜和搜为丸如梧桐子大,每服十五丸加至二十丸,米饮下,日二服,不计时候。主治:脾胃俱虚,不能消化水谷,胸膈痞闷,腹胁时胀,连年累月,食减嗜卧,口苦无味,虚羸少气。

【用法用量】煎服,10～15 g;或入丸、散。

【使用注意】脾阴不足、胃火盛者及孕妇慎服。

【现代研究】含酵母菌,淀粉酶,维生素 B 复合体,麦角甾醇,蛋白质及脂肪,挥发油,多量酵母菌和 B 族维生素等。有 B 族维生素样作用,还可增进食欲,维持正常消化机能等。

326 红曲

【古籍原文】宣,破血,燥,消食

甘,温,色赤。入营而破血,燥胃消食,活血和伤。治赤白下痢,跌打损伤,产后恶露不尽。李时珍曰:人之水谷入胃,中焦湿热熏蒸,游溢精气,化为营血,此造化自然之妙也。红曲以白米饭杂曲面母,湿热蒸罯,即变为真红,此人窥造化之巧者也。故治脾胃营血,得同气相求之理。

红入米心,陈久者良。昂按:红曲温燥,能腐生物使熟。故鱼肉鲊用之,不特取其色也。

【药物来源】为曲霉科真菌红曲霉 *Monascus purpure-rus* Went. 的菌丝体寄生在粳米上而成的红曲米。

【形态特征】植物菌丝体大量分枝,初期无色,渐变为红色,老后紫红色;菌丝有横隔,多核,含橙红色颗粒。成熟时在分枝的顶端产生单个或成串的分生孢子。分生孢子褐色。子囊孢子卵形或近球形,光滑,透明,无色或淡红色。

【性味功效】味甘,性微温。健脾消食,活血化瘀。

【古方选录】《本草纲目》红曲酒:红曲米。用法:酿酒。主治:打扑伤损。

【用法用量】煎服,6～15 g;或入丸、散。外用适量,捣敷。

【使用注意】脾阴不足者及无食积、瘀滞者慎用。

【现代研究】红曲发酵后可分离得到辅酶 Q10,辅酶Q10 是细胞代谢及细胞呼吸的激活剂,能改善线粒体呼吸功能,促进氧化磷酸化反应,对免疫有非特异的增强作用,有提高吞噬细胞的吞噬率,增加抗体的产生,改善 T 细胞功能等作用。

327 醋

【古籍原文】一名苦酒。涩、敛气血、消痈肿

酸,温。散瘀解毒,下气消食,食敛缩则消矣。开胃气,令人嗜食,《本草》未载。散水气。治心腹血气痛,磨木香服。产后血晕,以火淬醋,使闻其气。症结痰癖,疸黄痈肿,外科敷药多用之,取其敛壅热、散瘀解毒。昂按:贝母性散而敛疮口,盖能散所以能敛;醋性酸收而散痈肿,盖消则内散,溃则外散,收处即是散处,两者一义也。口舌生疮,含漱。损伤积血,面和涂能散之。杀鱼、肉、菜、蕈、诸虫毒。多食伤筋。收缩太过。酒、醋无所不入,故制药多用之。

米造、陈久者良。寇宗奭曰:食酸则齿软者,齿属肾,酸属肝,木气强、水气弱故也。

【药物来源】为用高粱、米、大麦、小米、玉米或低度白酒为原料酿制而成的含有乙酸的液体。亦有用食用冰醋酸加水和着色料配成,不加着色料即成白醋。

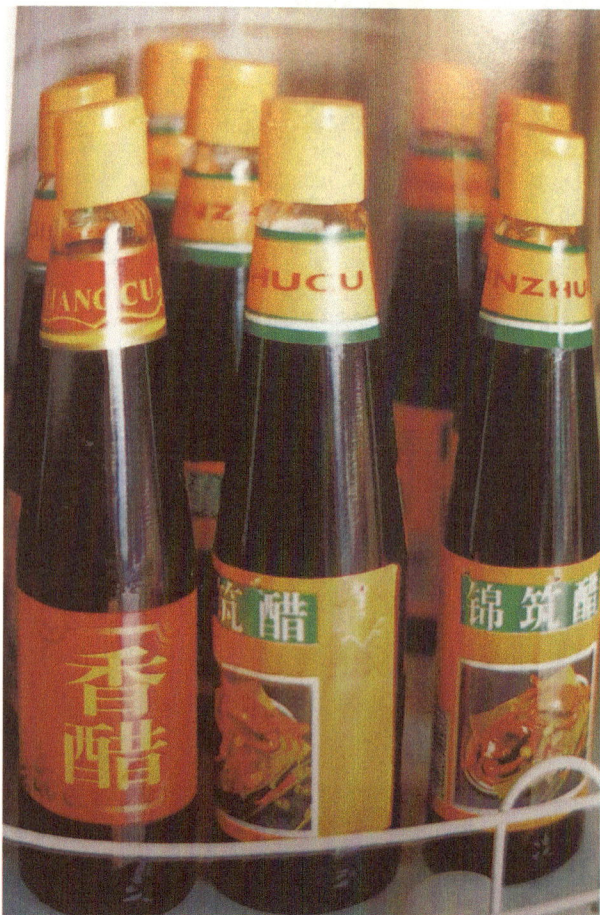

【形态特征】醋是一种发酵的酸味液态调味品,有红、

白两种颜色。优质红醋要求为琥珀色或红棕色。优质白醋应无色透明。优质醋酸味芳香，酸度虽高但无刺激感，酸味柔和，稍有甜味，不涩，无其他异味。

【性味功效】味酸、甘，性温。散瘀消积，止血，安蛔，解毒。

【古方选录】《医学入门》醋鳖丸：鳖甲、诃子皮、干姜各等分。用法：为末，醋糊丸，梧子大。每三十丸，空心白汤下。主治：痃症。

【用法用量】煎服，10～30 mL；或浸渍；或拌制药材。外用适量，含漱，或调药敷，或熏蒸，或浸洗。

【使用注意】脾胃湿重、痿痹、筋挛者慎服。

【现代研究】含有乙酸，高级醇类，3－羟基丁酮，二羟基丙酮，酪醇，乙醛，甲醛，乙缩醛，琥珀酸，草酸及山梨糖等。有杀虫，抗菌，抗病毒作用等。

328 酒

【古籍原文】宣，行药势

辛者能散，苦者能降，甘者居中而缓，厚者热而毒，淡者利小便。用为向导，可以通行一身之表，引药至极高之分。热饮伤肺，温饮和中。少饮则和血行气，壮神御寒，遣兴消愁，辟邪逐秽，暖水脏，行药势。过饮则伤神耗血，亦能乱血，故饮之身面俱赤。损胃烁精，动火生痰，发怒助欲，酒是色媒人。致生湿热诸病。过饮则相火昌炎，肺金受烁，致生痰嗽。脾因火而困惫，胃因火而呕吐，心因火而昏狂，肝因火而善怒，胆因火而忘惧，肾因火而精枯，以致吐血、消渴、劳伤、蛊膈、痈疽、失明，为害无穷。汪颖曰：人知戒早饮，而不知夜饮更甚。醉饱就床，热壅三焦，伤心损目。夜气收敛，酒以发之，乱其清明，劳其脾胃，停湿动火，因而致病者多矣。朱子曰：以醉为节可也。

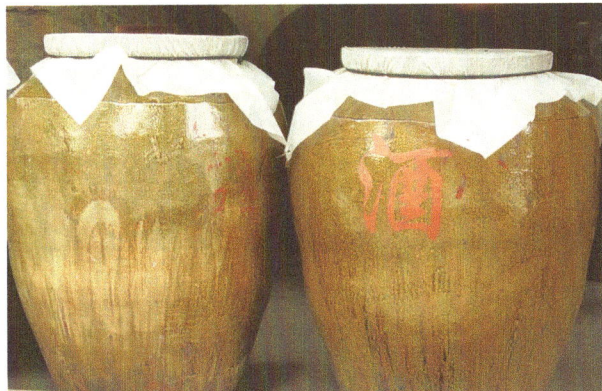

醇而无灰、陈久者良。畏枳椇、葛花、赤豆花、绿

豆粉、咸卤。得咸则解，水制火也。

【药物来源】为高粱、大麦、米、甘薯、玉米、葡萄等为原料酿成的一种饮料。

【性味功效】味苦、辛，性温；有毒。通血脉，御寒气，行药势。

【古方选录】《金匮要略》栝楼薤白白酒汤：栝楼实一枚（捣），薤白半升，白酒七升。用法：上三味同煮取二升，分温再服。主治：胸痹，喘息咳唾，胸背痛，短气，寸口脉沉而迟，关上小紧数。

【用法用量】适量温饮，或和药同煎，或作为辅料炮制药材，或浸药为酒剂。外用适量，单用或制成酒剂涂搽，或湿敷，或漱口。

【使用注意】阴虚、失血及湿热甚者忌服。

【现代研究】因原料、酿造、加工、贮藏等条件的不同，酒的成分差异甚大。在制法上，酒可分为蒸馏酒（例如高粱酒、烧酒）与非蒸馏酒（例如绍兴酒、葡萄酒）两大类，凡酒类都含乙醇。蒸馏酒除乙醇的含量高于非蒸馏酒外，尚含高级醇类，脂肪酸类，酯类，醛类，少量挥发酸和不挥发酸等。有抑制中枢神经系统作用。中等量乙醇可扩张血管，适度饮酒可减少冠心病发病率；但急性重症酒精中毒时，会导致血管运动中枢和呼吸抑制，长期过量饮用对心脏可引起不可逆损害，并引起肝损害。

329 韭

【古籍原文】补阳、散瘀

辛，温，微酸。肝之菜也，入血分而行气。归心益胃，助肾补阳，一名土钟乳，言温补也。除胃热，充肺气，散瘀血，逐停痰。治吐衄损伤，一切血病。捣汁，童便和服。噎膈反胃。能消瘀血停痰在胃口，致反胃及胃脘痛。丹溪曰：有食热物及郁怒，致死血留胃口作痛者，宜加韭汁、桔梗入药，开提气血；有肾气上攻，致心痛者，宜韭汁和五苓散为丸，空心茴香汤下。治反胃宜用牛乳加韭汁、姜汁，细细温服。盖韭汁散瘀，姜汁下气消痰和胃，牛乳解热润燥补虚也。《单方总录》曰：食不得入，是有火也；食久反出，是无火也。治法虽有寒热虚实之别，要以安其胃气为本，使阴阳升降平均，呕逆自顺而愈矣。解药毒、食毒，狂犬、蛇、虫毒。多食昏神，

忌蜜、牛肉。昂按：今人多以韭炒牛肉，其味甚佳，未见作害。○《经》曰：毒药攻邪，五谷为养，五畜为益，五菜为充，五果为

助。气味合而服之,以补精益气。五菜:韭、薤、葱、葵、藿也。五果:桃、李、枣、杏、栗也。【药医病,食养人。】

韭子 辛甘而温。补肝肾,助命门,暖腰膝。治筋痿遗尿【尿、溺并去声,俱音吾弔切】,泄精溺血,白带白淫。《经》曰:足厥阴病则遗尿。思想无穷,入房太甚,发为筋痿及为白淫。韭子同龙骨、桑螵蛸,能治诸病,以其入厥阴补肝、肾、命门。命门者,藏精之府也。

蒸、暴、炒、研用。烧烟熏牙虫。

【药物来源】为百合科植物韭 Allium tuberosum Rottl. ex Spreng. 的叶(韭或韭菜)、种子(韭子)。

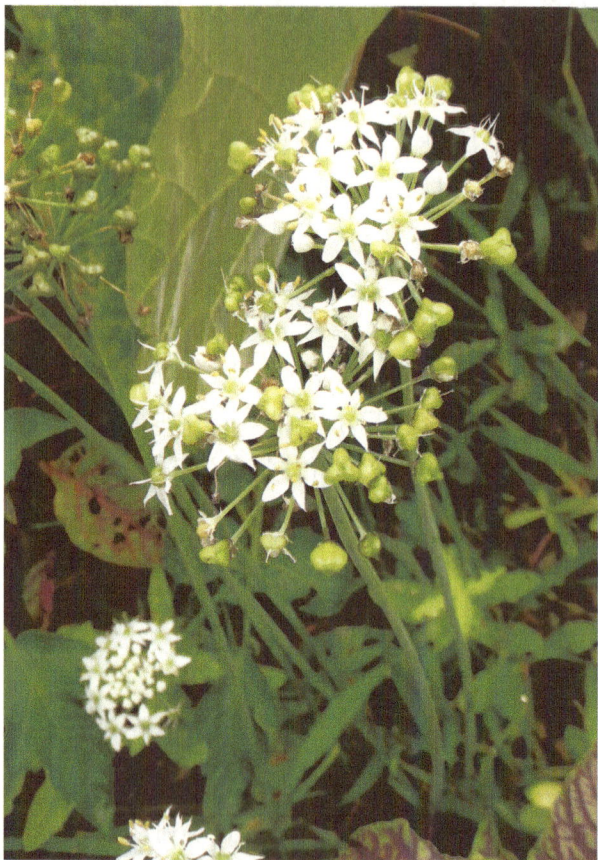

【形态特征】多年生草本,高 20～45 cm。具特殊气味。根茎横卧,鳞茎狭圆锥形,簇生。叶基生,条形,扁平。伞形花序簇生状或球状,多花;具苞片;花白色或微带红色;花被片 6 片;花丝基部合生并与花被贴生;子房外壁具细的疣状突起。蒴果具倒心形的果瓣。花果期 7—9 月。

【性味功效】韭:味辛,性温。补肾,温中行气,散瘀,解毒。韭子:味辛、甘,性温。补益肝肾,壮阳固精。

【古方选录】①《丹溪心法》:韭菜汁二两,牛乳一盏。用法:上用生姜汁半两,和匀。温服。主治:翻胃。
②《小品方》韭子汤:韭子一升,龙骨三两,赤石

脂三两。用法:上三物以水七升,煮取二升半,分三服。主治:失精。

【用法用量】韭:捣汁饮,60～120 g;或煮粥、炒熟、作羹。外用适量,捣敷,或煎水熏洗,或热熨。韭子:煎服,6～12 g;或入丸、散。

【使用注意】韭:阴虚内热及疮疡、目疾患者慎食。韭子:阴虚火旺者忌服。

【现代研究】韭:含甲基烯丙基二硫化物,二甲基二硫化物,山奈酚葡萄糖苷,槲皮素葡萄糖苷,β-胡萝卜素,抗坏血酸,大蒜辣素,蒜氨酸,丙氨酸,谷氨酸等。有抗突变,抗滴虫,轻度降血压,扩张血管等作用。

韭子:含硫化物,苷类,维生素 C 等。

330 葱

【古籍原文】轻,发表、和里;宣,通阳、活血

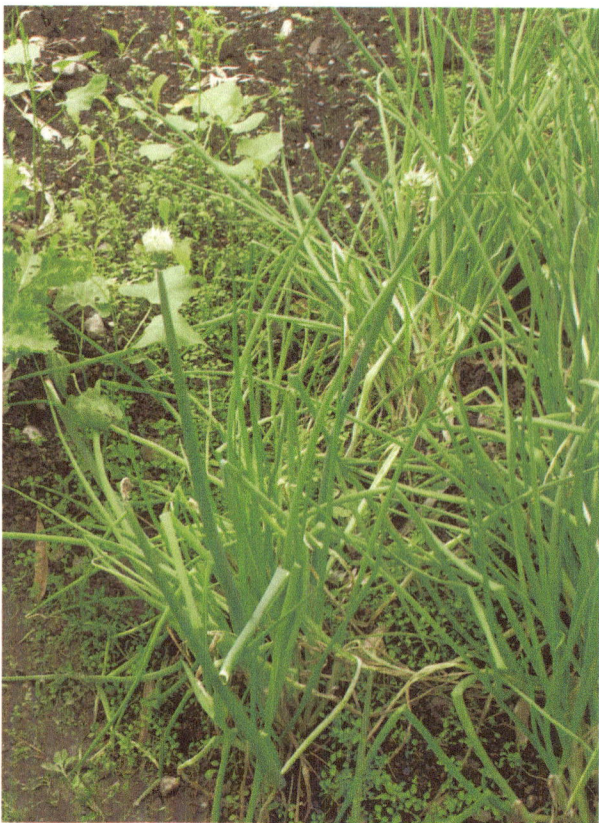

生辛散,熟甘温。陶弘景曰:白冷青热,伤寒汤中不得用青。外实中空,肺之菜也。肺主皮毛,其合阳明,大肠。故发汗解肌,以通上下阳气,仲景白通汤、通脉四逆汤,并加之,以通脉回阳。益目睛,白睛属肺。利耳鸣,通二便。

时珍曰：葱管吹盐入玉茎中，治小便不通及转脬危急者，极效。治伤寒头痛，时疾热狂，阴毒腹痛。阴证厥逆，用葱白安脐上熨之。气通则血活，气为血帅。故治吐血衄血，便血痢血，《食医心镜》：葱煮粥食，治赤白痢，薤粥亦良。折伤血出，火煨研封，止痛无瘢。乳痈风痹，通乳安胎。妇人妊娠伤寒，葱白一物汤，发汗而安胎，加生姜亦佳。《删繁方》合香豉、阿胶，治胎动。通气故能解毒，杀药毒、鱼肉毒、蚯蚓毒、蜊犬毒。

　　诸物皆宜，故曰菜伯，又曰和事草。取白连须用。亦有用青者。同蜜食杀人，同枣食令人病。《百一方》：患外痔者，先用木鳖煎汤熏洗，以青葱涎对蜜调敷，其凉如冰。《独行方》：水病足肿，煮汤渍之，日三五度佳。

【药物来源】为百合科植物葱 *Allium fistulosum* L. 的鳞茎。

【形态特征】多年生草本，高可达 50 cm。全体具辛味，折断后有带辛味之黏液。须根丛生，白色。鳞茎圆柱形，先端稍肥大。叶基生，圆柱形，中空，先端尖，绿色。花茎自叶丛抽出，绿色；伞形花序圆球状；花被片 6 片，披针形，白色；雄蕊 6 枚，花丝伸出，花药黄色；子房 3 室。蒴果三棱形。种子黑色，三角状半圆形，花期 7—9 月，果期 8—10 月。

【性味功效】味辛，性温。发表，通阳，解毒，杀虫。

【古方选录】《补缺肘后方》葱豉汤：葱白一虎口，豉一升。用法：以水三升，煮取一升，顿服取汗。主治：伤寒初觉头痛，肉热，脉洪起一二日。

【用法用量】煎服，9～15 g；或酒煎；或煮粥食；或为蔬菜中食品调料，每次可用鲜品 15～30 g。外用适量，捣敷，或炒熨，或煎水洗，或蜂蜜或醋调敷。

【使用注意】表虚多汗者忌服。

【现代研究】含黏液质，粗脂肪，粗蛋白质，粗纤维，戊聚糖，多糖类，维生素 C，胡萝卜素，维生素类，草酸，脂类，亚油酸，棕榈酸，油酸，花生酸，挥发油等。有抑制皮肤真菌和结核杆菌、白喉杆菌、痢疾杆菌，发汗，解热，健胃，祛痰，利尿等作用。

331 大 蒜

【古籍原文】宣，通窍、辟恶

　　【张骞使西域，始得种入中国，故一名葫。】辛，温。开胃健脾，通五脏，达诸窍，凡极臭极香之物，皆能通窍。去寒湿，解暑气，辟瘟疫，消痈肿，捣烂麻油调敷。破症积，化肉食，杀蛇虫蛊毒。治中暑不醒，捣和地浆，温服。鼻衄不止，捣贴心下，能引热下行。关格不通，捣纳肛中，能通幽门。敷脐能达下焦，消水利大小便，切片烁艾，灸音九一切痈疽，恶疮肿核。独头者尤良。李迅曰：痈疽着灸，胜于用药。缘热毒中膈，上下不通，必得毒气发泄，然后解散。初起便用独头大蒜，切片灸之，三壮一易，百壮为率。但头项以上，切不可灸，恐引气上，更生大祸也。史源曰：有灸至八百壮者，约艾一筛。初坏肉不痛，直灸到好肉方痛，至夜火燃，满背高阜，头孔百数，则毒外出，否则内逼五脏而危矣。《纲目》曰：《精要》谓头上毒不得灸，此言过矣。头为诸阳所聚，艾宜小如椒粒，炷宜三五壮而已。又按：东垣灸元好问脑疽，艾大如两核许。灸至百壮，始觉痛而痊。由是推之，头毒若不痛者，艾大壮多，亦无妨也。然其气薰臭，多食生痰动火，散气耗血，损目昏神。五荤皆然，而蒜尤甚。《楞严经》云：五荤熟食发淫，生啖增恚，故释氏戒之。释家以大蒜、小蒜、兴渠、慈葱、茖葱为五荤。慈葱，冬葱也；茖葱，山葱也；兴渠，西域菜，云即中国之荽。道家以韭、薤、蒜、胡荽、芸薹为五荤。芸薹，油菜也。

　　忌蜜。

【药物来源】为百合科植物大蒜 *Allium sativum* L. 的鳞茎。

【形态特征】多年生草本，具强烈蒜臭气。鳞茎大型，球状至扁球状，由多数肉质、瓣状的小鳞茎紧密排列而成，外面被数层白色至带紫色的膜质外皮。叶片宽条形至条状披针形，扁平，先端长渐尖。伞形花序密具珠芽，间有数花；小苞片大，具短尖；花淡红色；子房球状；花柱不伸出花被外。花期 7 月。

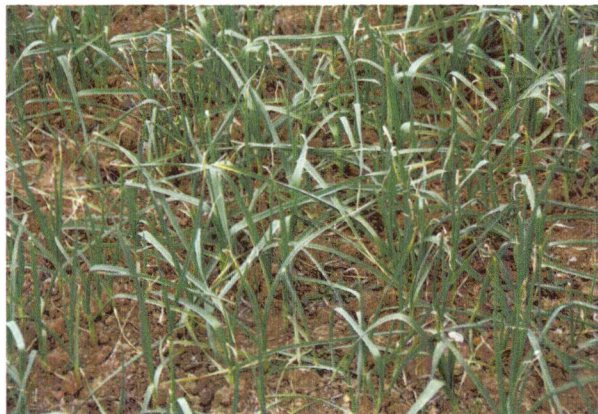

【性味功效】味辛，性温。温中行滞，解毒，杀虫。

【古方选录】《圣济总录》大蒜汤：大蒜二瓣。用法：拍碎，水一盏半，煎至七分，去滓，灌之。主治：产后中风，角弓反张，口不能言。

【用法用量】煎服，5～10 g；或生食、煨食；或捣泥为

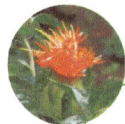

丸;或为食品调料。外用适量,捣敷,或作栓剂,或取汁涂,或切片炙。

【使用注意】阴虚火旺及目疾、口齿、喉、舌诸患和时行病后均忌食生品,慎服熟品。敷脐、作栓剂或灌肠不宜于孕妇。外用对局部有强烈的刺激性,能引起灼热、疼痛、发泡,故不可久敷。

【现代研究】含大蒜素,二烯丙基硫醚,甲基烯丙基二硫醚,二烯丙基二硫醚,蒜氨酸,环蒜氨酸,大蒜吡喃酮,腺苷等。有广谱抗菌,杀灭滴虫,降低胆固醇,消炎,增强免疫力,护肝,降血糖等作用。

332 薤

【古籍原文】一名藠子,音叫。滑,利窍、助阳

辛、苦,温,滑。调中助阳,散血生肌,泄下焦大肠气滞。治泄痢下重,王好古曰:下重者,气滞也。四逆散加此以泄滞。按:后重亦有气虚、血虚、火热、风燥之不同。胸痹刺痛,仲景用栝蒌薤白白酒汤。肺气喘急。安胎利产,涂汤火伤。和蜜捣用。《肘后方》中恶卒死者,用薤汁灌鼻中,韭汁亦可。

叶似韭而中空,根如蒜。取白用。忌牛肉。其叶光滑,露亦难伫,故云薤露。

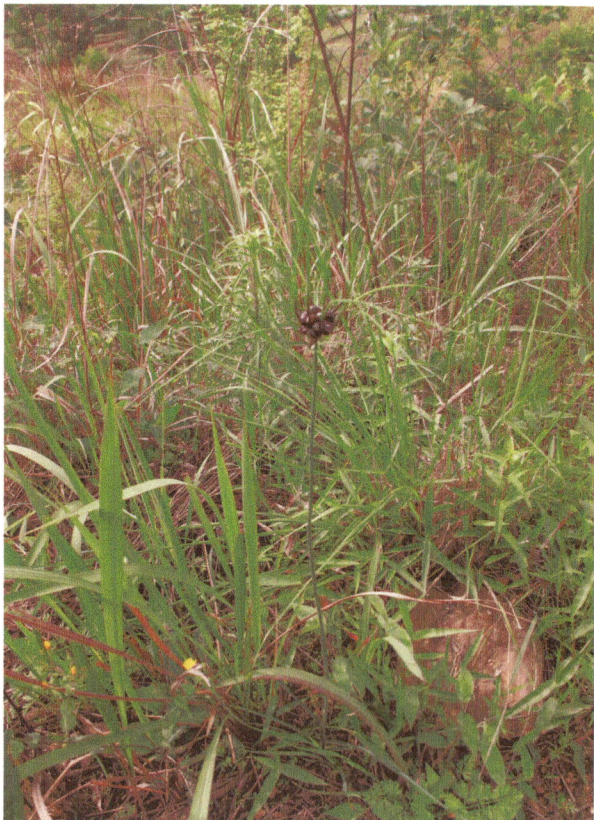

【药物来源】为百合植物小根蒜 *Allium macrostemon* Bge. 、薤 *Allium chinense* G. Don 的鳞茎。

【形态特征】①小根蒜:多年生草本,高 30 ~ 60 cm。鳞茎近球形,外有白色膜质鳞被。叶互生;叶苍绿色,半圆柱状狭线形,中空,先端渐尖,基部鞘状抱茎。花茎单一,直立,伞形花序顶生,球状;花被片 6 片,粉红色或玫瑰色;雄蕊 6 枚,花丝细长;子房上位,球形。蒴果倒卵形,先端凹入。花期 5—6 月,果期 8—9 月。

②薤:特点是鳞茎数枚聚生,狭卵状。叶基中空。伞形花序半球形,松散;花淡紫色至蓝紫色,花被片 6 片;花丝长为花被片的 2 倍;子房宽倒卵形;花柱伸出花被。花果期 10—11 月。

【性味功效】味辛、苦,性温。理气宽胸,通阳散结。

【古方选录】《金匮要略》栝楼薤白半夏汤:栝楼实一枚(捣),薤白三两,半夏半升,白酒一斗。用法:上四味,同煮,取四升。温服一升,日三服。主治:胸痹,不得卧,心痛彻背者。

【用法用量】煎服,5 ~ 10 g,鲜品 30 ~ 60 g;或入丸、散;亦可煮粥食,或作为食品调料。外用适量,捣敷,或捣汁涂。

【使用注意】气虚、阴虚及发热者慎服。

【现代研究】含有薤白苷 A、D、E、F,胡萝卜苷,腺苷,β-谷甾醇,琥珀酸,二甲基三硫化物,甲基丙基三硫化物,烯丙基异丙基硫醚等。有抑菌,降血脂,抗动脉粥样硬化,抗血小板聚集,干扰花生四烯酸代谢,抗氧化,镇痛,消炎等作用。

333 胡荽(香菜)

【古籍原文】宣,发痘疹、辟恶气

辛温香窜。内通心脾,外达四肢。辟一切不正之气,沙疹、痘疮不出,煎酒喷之。心脾之气,得芳香而运行。含喷遍身,勿喷头面。痘疹家悬挂,辟邪恶。故荽久食,令人多忘。病人不宜食胡荽、黄花菜。

【药物来源】为伞形科植物芫荽 *Coriandrum sativum* L. 的带根全草。

【形态特征】一年生或二年生草本,高 30 ~ 100 cm。全株有强烈香气。根细长。茎直立,多分枝。基生

叶一至二回羽状全列;羽片广卵形或扇形半裂,边缘有钝锯齿、缺刻或深裂。伞形花序顶生或与叶对生;小总苞片 2~5 片;花白色或带淡紫色;花瓣倒卵形,先端有内凹的小舌片;药柱于果成熟时向外反曲。果实近球形。花果期 4—11 月。

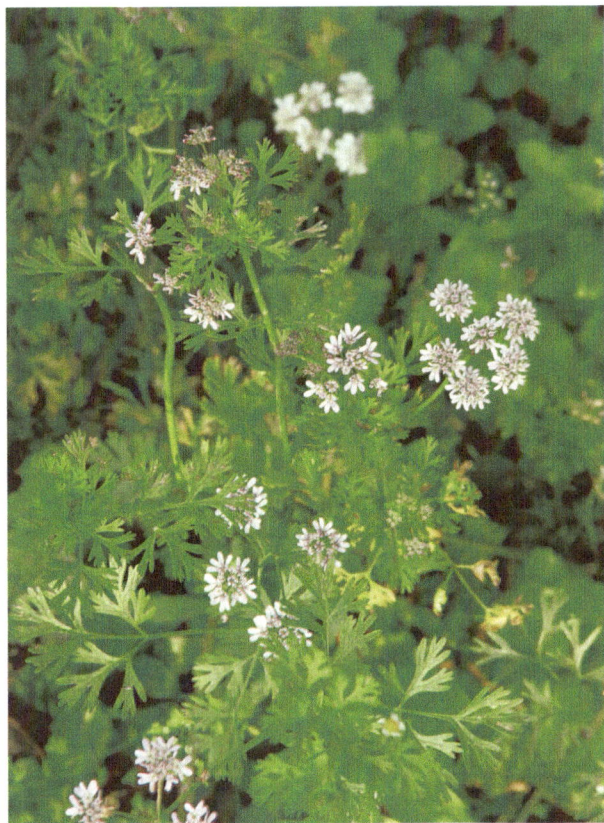

【性味功效】味辛,性温。发表透疹,消食开胃,止痛解毒。

【古方选录】《太平圣惠方》胡荽酒:胡荽三两。用法:细切。以酒两大盏,煎令沸,沃胡荽,便以物合定,不令气出,候冷去滓,微微从项以下,喷背脊及两脚胸腹令遍,勿喷于面。主治:小儿疹痘,欲令速出。

【用法用量】煎服,9~15 g,鲜品 15~30 g;或捣汁;或作为食品调料。外用适量,煎洗,或捣敷,或绞汁服。

【使用注意】痧疹已透,或虽未透出而热毒壅滞,非风寒外束者忌服。

【现代研究】含维生素类,正癸醛,芳樟醇,芫荽异香豆精,二氢芫菜异香豆精,芫荽异香豆酮,香柑内酯,欧前胡内酯,伞形花内酯,花椒毒酚,东莨菪素,槲皮素-3-葡萄糖醛酸苷,异槲皮苷,芸香苷,维生素 C 和铝、钡、铜、铁、锂、锰、硅、钛等。有利尿,降血压,促进胃和胆的腺体分泌,抗真菌,促进外周血液循环等作用。

334 生 姜

【古籍原文】宣,散寒发表、止呕开痰

辛,温。行阳分而祛寒发表,宣肺气而解郁调中,畅胃口而开痰下食。治伤寒头痛,伤风鼻塞,辛能入肺,通气散寒。咳逆呕哕,有声有物为呕,有声无物为哕,有物无声为吐。其症或因寒、因热、因食、因痰,气逆上冲而然。生姜能散逆气,呕家圣药。东垣曰:辛药生姜之类治呕吐,但治上焦气壅表实之病;若胃虚谷气不行,胸中闭塞而呕者,惟宜益胃、推扬谷气而已,勿作表实用辛药泻之。丹溪:阴分咳嗽者,多属阴虚,宜用贝母,勿用生姜,以其辛散也。昂按:人特知陈皮、生姜能止呕,不知亦有发呕之时。以其性上升,如胃热者非所宜也。藿香亦然。胸壅痰膈,寒痛湿泻。消水气,行血痹,产后血上冲心,及污秽不尽,煎服亦良。通神明,去秽恶,救暴卒,凡中风、中气、中暑、中恶、暴卒等症,姜汁和童便饮效。姜汁开痰,童便降火也。疗狐臭,姜汁频涂。搽冻耳。熬膏塗。杀半夏、南星、菌蕈、野禽毒,野禽多食半夏,故有毒,生姜能解之。辟雾露山岚瘴气。早行含之。捣汁和黄明胶熬,贴风湿痹痛。久食兼酒,则患目发痔积热使然,疮痈人食之则生恶肉。

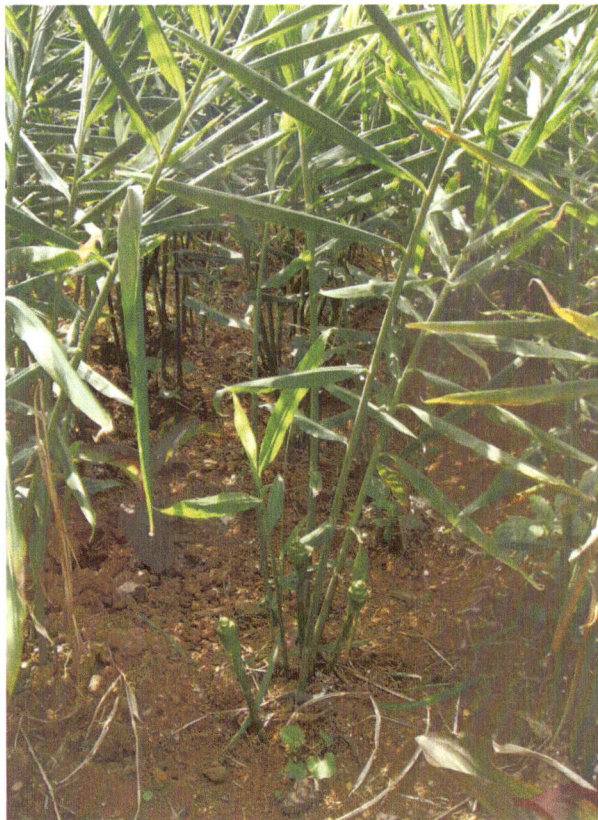

姜皮 辛,凉,和脾行水。治浮肿胀满。以皮行皮,五皮散用之。成无己曰:姜、枣辛甘,能行脾胃之津液而和营卫,不专于发散也。东垣曰:夜不食姜者,夜主阖而姜主辟也。秋不食姜者,秋主收而姜主散也。妊妇多食姜,令儿歧指,象形也。

秦椒为使,恶黄连、黄芩、夜明砂。糟姜内入蝉蜕,虽老无筋。

【药物来源】为姜科植物姜 *Zingiber officinale* Rosc. 的新鲜根茎(生姜)及根茎外皮(生姜皮)。

【形态特征】多年生草本,高 50~80 cm。根茎肥厚,断面黄白色,有浓厚的辛辣气味。叶互生,排成 2 列;叶片披针形至线状披针形,先端渐尖,基部狭。花葶自根茎中抽出;穗状花序椭圆形;苞片淡绿色;花萼具 3 枚短尖齿;花冠黄绿色,裂片 3 片;雄蕊 1 枚,暗紫色;子房 3 室,花柱 1 枚。蒴果。种子多数,黑色。花期 8 月。

【性味功效】姜:味辛,性温。散寒解表,降逆止呕,化痰止咳。姜皮:味辛,性凉。行水消肿。

【古方选录】①《金匮要略》生姜半夏汤:半夏半升,生姜汁一升。用法:上二味,以水三升,煮半夏取二升,内生姜汁,煮取一升半,小冷。分四服,日三,夜一服,止,停后服。主治:病人胸中似喘不喘,似呕不呕,似哕不哕,彻心中愦愦然无奈者。

②《太平惠民和剂局方》五皮散:五加皮、地骨皮、生姜皮、大腹皮、茯苓皮各等分。用法:上为粗末。每服三钱,水一盏半,煎至八分,去滓,稍热服之,不拘时候。切忌生冷油腻坚硬等物。主治:头面浮肿,四肢肿满,心腹膨胀,上气促急,腹胁如鼓,绕脐胀闷,有妨饮食,上攻下注,来去不定,举动喘乏。

【用法用量】姜:煎服,3~10 g;或捣汁冲服;或作为食品调料。外用适量,捣敷,或炒热熨,或绞汁调搽。姜皮:煎服,2~6 g。

【使用注意】阴虚内热及实热证者忌服。

【现代研究】含姜烯、β-檀香萜醇、β-水芹烯、β-甜没药烯,6-姜辣二酮,10-姜辣二酮,呋喃大牻牛儿酮,天冬氨酸、谷氨酸、丝氨酸等。有镇静和抗惊厥,解热,镇痛,消炎,抗菌,抗原虫,止呕吐,保护胃黏膜,保肝利胆,抗血小板聚集,抗过敏,止咳,降血脂等作用。

335 干姜、黑姜

【古籍原文】燥,回阳;宣,通脉

生用辛温,逐寒邪而发表;炮则辛苦大热,除胃冷而守中。辛则散,炮则稍苦,故止而不移,非若附子走而不守。温经止血,炮黑止吐衄诸血,红见黑则止也。定呕消痰,去脏腑沉寒痼冷。能去恶生新,使阳生阴长,故吐衄下血、有阴无阳者宜之。亦能引血药入气分而生血,故血虚发热、产后大热者宜之。此非有余之热,乃阴虚生内热也,忌用表药寒药。干姜能入肺利气,能入肝引血药生血,故与补阴药同用。【合血药亦能补阴。】乃热因热用,从治之法,故亦治目睛久赤。引以黑附,能入肾而祛寒湿,能回脉绝无阳。仲景四逆、白通、姜附汤,皆用之。同五味利肺气而治寒嗽。肺恶寒。燥脾湿而补脾,脾恶湿。通心助阳而补心气,苦入心。开五脏六腑,通四肢关节,宣诸脉络。治冷痹寒痞,反胃下痢。多用损阴耗气,孕妇忌之。辛热能动血。王好古曰:服干姜以治中者必僭上,宜大枣辅之。东垣曰:宜甘草以缓之。

母姜晒干者为干姜,炮黑为黑姜。

【药物来源】为姜科植物姜 *Zingiber officinale* Rosc. 的干燥根茎(干姜)及炮制加工品(黑姜或炮姜)。

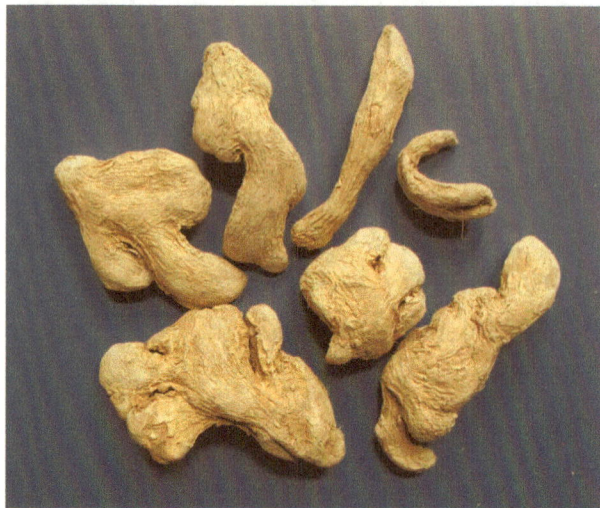

【形态特征】同"生姜"。

【性味功效】干姜:味辛,性热。温中散寒,回阳通脉,温肺化饮。黑姜:味苦、辛,性温。温中散寒,温经止血。

【古方选录】①《伤寒杂病论》干姜附子汤:干姜一两,附子一枚(生用,去皮,切八片)。用法:二味以水三升,煮取一升,去滓,顿服。主治:伤寒下之后,复发汗,昼日烦躁不得眠,夜而安静,不呕不渴,无表证,脉沉微,身无大热。

②《太平惠民和剂局方》二姜丸:干姜(炮)、良姜(去芦头)。用法:上件等分为细末,面糊为丸,如梧桐子大。每服十五丸至二十丸,食后,橘皮汤下。妊娠妇人不宜服。主治:心脾疼痛,一切冷物所伤。养脾温胃,去冷消痰,胸宽下气,进美饮食。

【用法用量】干姜:煎服,3~10 g;或入丸、散。外用适量,煎汤洗,或研末调敷。黑姜:煎服,3~6 g;或入丸、散。外用适量,研末调敷。

【使用注意】干姜:阴虚内热、血热妄行者忌服。黑姜:孕妇及阴虚有热者忌服。

【现代研究】干姜:含牻牛儿醇,β-甜没药烯,橙花醇,6-姜辣醇、6-姜辣酮、8-姜辣烯酮,异姜烯酮,六氢姜黄素等。有镇静,镇痛,消炎,抗凝血,抗缺氧,短暂升高血压,抑制血栓形成,增加胆汁分泌等作用。

黑姜:有抗消化道溃疡,缩短出血和凝血时间等作用。

336 山 药

【古籍原文】古名薯蓣。补脾肺、涩精气

色白入肺,味甘归脾。入脾肺二经,补其不足,清其虚热。阴不足则内热,补阴故能清热。固肠胃,润皮毛,化痰涎,止泻痢。渗湿,故化痰止泻。《百一方》:山药半生半炒,米饮下,治噤口痢。肺为肾母,故又益肾强阴,治虚损劳伤;王履云:八味丸用之以强阴。脾为心子,故又益心气,子能令母实。治健忘遗精。昂按:山药性涩,故治遗精泄泻,而诸家俱未言涩。生捣,敷痈疮,消肿硬。山药能消热肿,盖补其气,则邪滞自行。丹溪云:补阳气,生者能消肿硬是也。

色白而坚者入药。

【药物来源】为薯蓣科植物薯蓣 *Dioscorea opposita* Thunb. 的根茎。

【形态特征】多年生缠绕草质藤本。块茎长圆形,垂直生长,长可达 1 m,新鲜时断面白色,富黏性,干后白色粉质。茎紫红色,右旋。单叶在茎下部互生,在茎部以上对生;叶片卵状三角形至宽卵状戟形,先端渐尖,基部深心形。叶腋内常有珠芽(零余子)。雄花序为穗状花序,近直立;雄花的外轮花被片宽卵形,内轮卵形;雄蕊 6 枚。雌花序为穗状花序。蒴果三棱状扁圆形或三棱状圆形。种子着生于每室中轴中部。花期 6—9 月,果期 7—11 月。

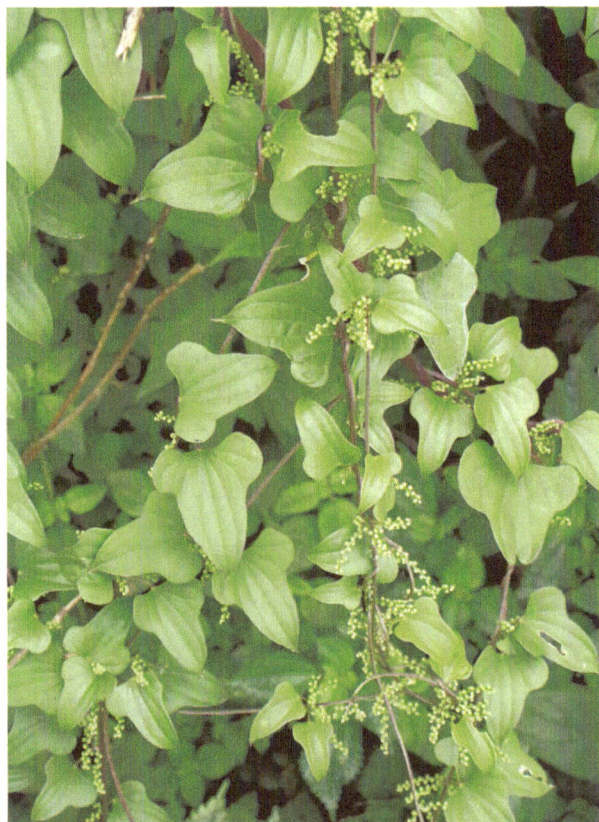

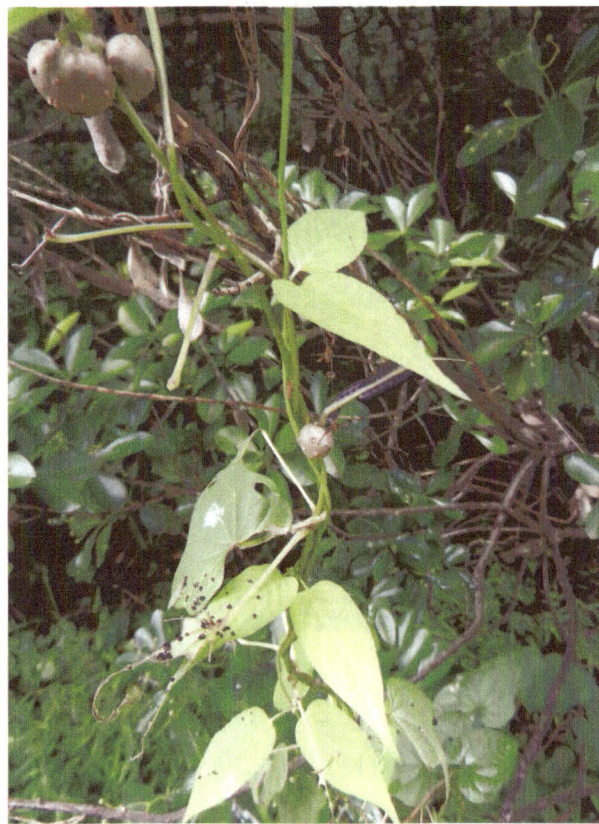

【性味功效】味甘,性平。补脾,养肺,固肾,益精。

【古方选录】《医学衷中参西录》珠玉二宝粥:生山药二两,生薏米二两,柿霜饼八钱。用法:上三味,先将山药、薏米捣成粗渣,煮至烂熟,再将柿霜饼切碎,调入融化,随意服之。主治:脾肺阴分亏损,饮食懒进,虚热劳嗽,并治一切阴虚之证。

【用法用量】煎服,15～30 g,大剂量60～250 g;或入丸、散。外用适量,捣敷。

【使用注意】湿盛中满或有实邪、积滞者慎服。

【现代研究】含薯蓣皂苷元,多巴胺,盐酸山药碱,多酚氧化酶,尿囊素糖蛋白,山药多糖,儿茶酚胺,胆甾醇,麦角甾醇,菜油甾醇等;黏液中含植酸,甘露多糖等;珠芽(零余子)含止杈素,多巴胺和多种甾醇等。有降血糖,助消化,止泻,增强免疫力等作用。

337 百 合

【古籍原文】润肺、止嗽

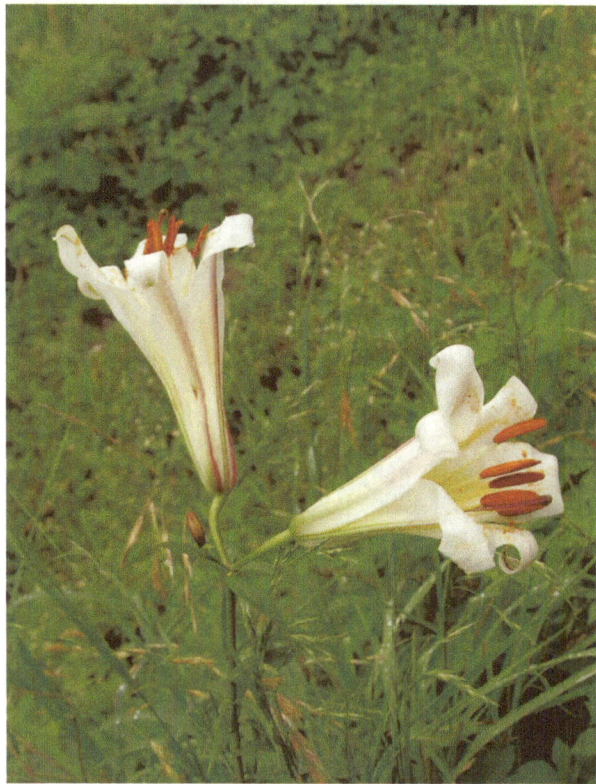

甘,平。润肺宁心,清热止嗽,益气调中,止涕泪,涕泪,肺肝热也。《经》曰:肺为涕,肝为泪,心为汗,脾为涎,肾为唾。利二便。治浮肿胪胀,痞满寒热,疮肿乳痈,伤寒百合病。行住坐卧不安,如有鬼神状。苏颂曰:病名百合,而用

百合治之,不识其义。李士材曰:亦清心安神之效耳。朱二允曰:久嗽之人,肺气必虚,虚则宜敛。百合之甘敛,胜于五味之酸收。

花白者入药。

【药物来源】为百合科植物百合 *Lilium brownii* F. E. var. *viridulum* Baker、卷丹 *Lilium lancifolium* Thunb.、细叶百合 *Lilium pumilum* DC. 等的肉质鳞叶。

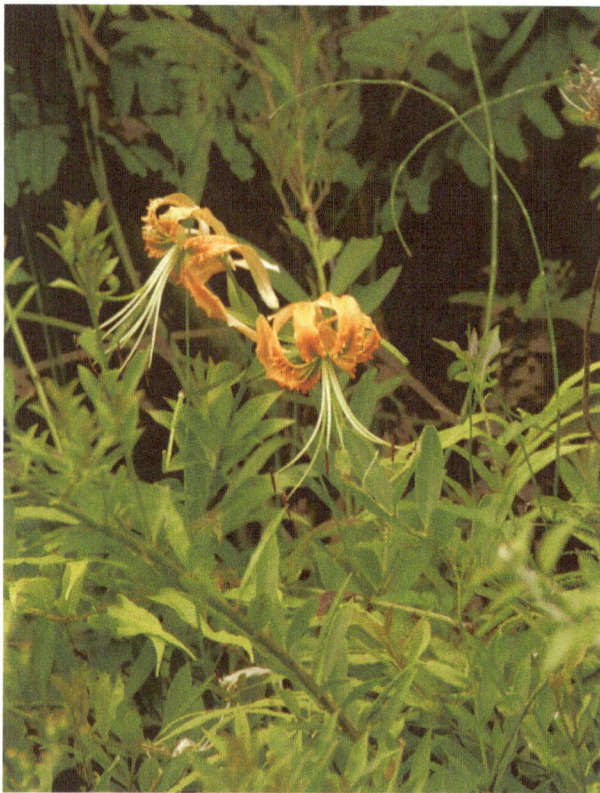

【形态特征】①百合:多年生草本,高 70～150 cm。茎上有紫色条纹;鳞茎球形,白色。叶散生,具短柄;叶片倒披针形至倒卵形,先端急尖。花 1～4 朵,喇叭形;花被片 6 片,多为白色;雄蕊 6 枚,前弯,花药椭圆形,"丁"形着生,花粉粒褐红色;子房长柱形。蒴果长圆形,有棱。种子多数。花果期 6—9 月。

②卷丹:多年生草本。鳞茎卵圆状扁球形。茎直立。叶互生,叶片披针形或长圆状披针形。花3～6 朵或更多;花被片披针形,向外反卷;雄蕊 6 枚;子房柱头 3 裂。蒴果长圆形至倒卵形。种子多数。花期6—7 月,果期8—10 月。

③细叶百合:多年生草本。鳞茎圆锥形或长卵形,白色。叶散生于茎中部,无柄;叶片条形。花一至数朵,鲜红色或紫红色;花被片 6 片;雄蕊 6 枚,花药长椭圆形,黄色,具红色花粉粒;子房圆柱形。蒴果长圆形。花期7—8 月,果期8—10 月。

【性味功效】味甘、微苦,性微寒。养阴润肺,清心安神。

【古方选录】《济生续方》百花膏:款冬花、百合(焙,蒸)等分。用法:上为细末,炼蜜为丸,如龙眼大。每服一丸,食后临卧细嚼,姜汤咽下,噙化尤佳。主治:咳嗽不已,或痰中有血。

【用法用量】煎服,6~12 g;或入丸、散;兼为食用,可蒸食、煮粥。外用适量,捣敷。

【使用注意】风寒咳嗽及中寒便溏者忌服。

【现代研究】百合鳞茎含岷江百合苷 A、D,以及3,6'-O-二阿魏酰蔗糖,百合皂苷,去酰百合皂苷等;卷丹茎、叶含百合苷 C 等。有止血,镇咳,平喘,祛痰,抗应激性损伤,镇静催眠,增强免疫力等作用。

338 莱菔(萝卜)

【古籍原文】俗作萝卜。宣、行气、化痰、消食

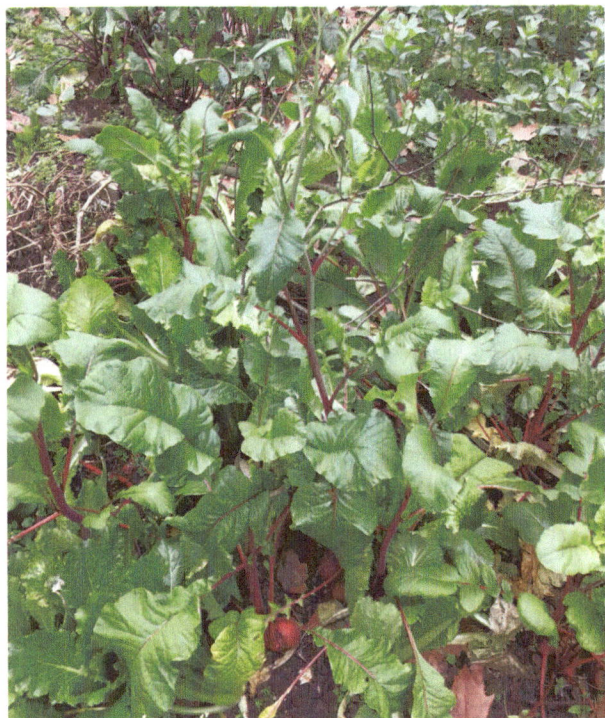

辛、甘属土。生食升气,熟食降气。宽中化痰,散瘀消食。丹溪曰:气升则食自降。治吐血衄血,咳嗽吞酸,利二便,解酒毒,制面毒、豆腐积。昔有人病,梦红裳女子引入宫殿,小姑歌云:五灵楼阁晓玲珑,天府由来是此中。惆怅闷怀言不尽,一丸莱菔火吾宫。一道士云:此犯大麦毒也。女子,心神;小姑,脾神。医经莱菔制面毒,遂以药并莱菔治之,果愈。腐浆见莱菔则难收。生捣治噤口痢,止消渴。涂跌打、汤火

伤。多食渗血,故白人髭发。服何首乌、地黄者忌之。生姜能制其毒。夏月食其菜数斤,秋不患痢。冬月以菜叶摊屋瓦上,任霜雪打压,至春收之,煎汤饮,治痢。得效方:人避难入石洞中,贼烧烟熏之,口含莱菔一块,烟不能毒。嚼汁揾水饮之亦可。王荆公患偏头痛,捣莱菔汁,仰卧,左痛注右鼻,右痛注左鼻,或两鼻齐注,数十年之患,二注而愈。

莱菔子 辛入肺,甘走脾。长于利气。生能升,熟能降。升则吐风痰,散风寒,宽胸膈,发疮疹;降则定痰喘咳嗽,调下痢后重,止内痛。皆利气之功。丹溪曰:莱菔子治痰,有冲墙倒壁之功。《食医心境》:研汤煎服,治气嗽痰喘,吐脓血。炒用。

【药物来源】为十字花科植物莱菔 *Raphanus sativus* L. 的根茎(莱菔)及其干燥成熟的种子(莱菔子)。

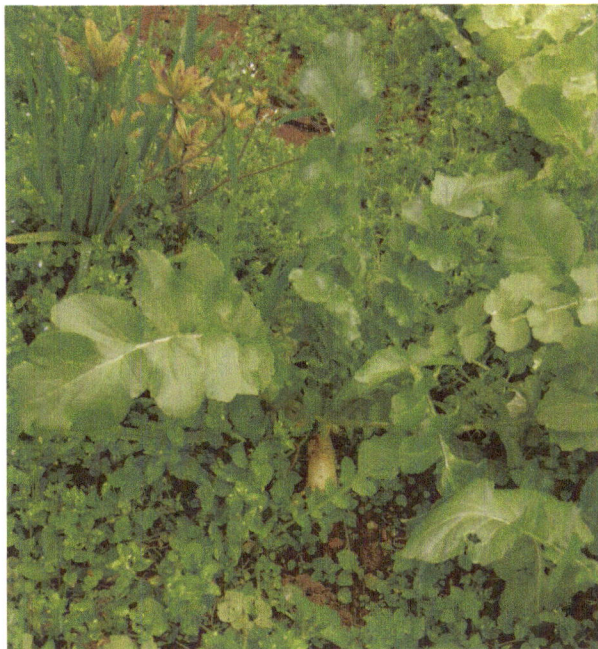

【形态特征】一年生或二年生草本,高 30~100 cm。直根,肉质,长圆形、球形或圆锥形,外皮绿色、白色或红色。茎分枝,无毛,稍具粉霜。基生叶和下部茎生叶大头羽状半裂,顶裂片卵形;上部茎生叶长圆形。总状花序顶生或腋生;萼片长圆形;花瓣 4 片,白色、紫色或粉红色;雄蕊 6 枚;雌蕊 1 枚。长角果圆柱形。种子 1~6 粒,卵形,微扁。花期 4—5 月,果期 5—6 月。

【性味功效】莱菔:生者,味辛、甘,性凉。熟者,味甘,性平。消食,下气,化痰,止血,解渴,利尿。莱菔子:味辛、甘,性平。消食导滞,降气化痰。

【古方选录】①《寿亲养老新书》萝卜菜:生萝卜二十

枚。用法:留上青叶寸余及下根,用瓷瓶取井水煮令十分烂熟,姜米、淡醋,空心任意食之。主治:酒痰下血,旬日不止。

②《丹溪心法》保和丸:山楂六两,神曲二两,半夏、茯苓各三两,陈皮、连翘、萝卜子各一两。用法:上为末,炊饼丸如梧子大。每服七八十丸,食远,白汤下。主治:一切食积。

【用法用量】莱菔:作为蔬菜类,可生食、捣汁饮,30～100 g;或煎服、煮食。外用适量,捣敷,或捣汁涂,或滴鼻,或煎水洗。莱菔子:煎服,5～10 g;或入丸、散。外用适量,研末调敷。

【使用注意】莱菔:脾胃虚寒者不宜生食。莱菔子:气虚者慎服。

【现代研究】莱菔:含芥子油苷,葡萄糖莱菔素,莱菔苷,葡萄糖、蔗糖、果糖、亮氨酸、蛋氨酸、天冬氨酸、天冬素,谷酰胺等。有抗菌,抗病毒等作用。

莱菔子:含芥子碱,芥酸,亚油酸,亚麻酸,菜子甾醇,22－去氢菜油甾醇,莱菔素等。有抗菌,降血压,镇咳祛痰,抗病原微生物,降胆固醇,抗冠状动脉粥样硬化等作用。

339 白芥子

【古籍原文】宣,利气、豁痰

辛,温,入肺。通行经络,温中开胃,发汗散寒,利气豁痰,消肿止痛。痰行则肿消,气行则痛止。为末醋调敷,消痈肿。治咳嗽反胃,痹木脚气,筋骨诸病。痰阻气滞。久嗽肺虚人禁用。丹溪曰:痰在胁下及皮里膜外,非此不能达行。古方控涎丹用之,正此义。韩悉三子养亲汤,白芥子主痰,下气宽中;紫苏子主气,定喘止嗽;莱菔子主食,开痞降气。各微炒研,看病所主为君。治老人痰嗽、喘满、懒食。

北产者良。煎汤不可过熟,熟则力减。芥菜子豁痰利气,主治略同。

【药物来源】为十字花科植物白芥 *Sinapis alba* L. 的干燥成熟种子。

【形态特征】一年生或二年生粗壮草本,高 40～120 cm。茎直立,具纵棱,上部多分枝。叶互生;茎基部叶片近全裂,宽椭圆形或卵圆形;茎生叶较小,具短柄。总状花序顶生;萼片小,绿色;雄蕊 6 枚;雌蕊 1 枚。长角果圆柱形。种子近球形,淡黄色。花

期4—6月,果期5—7月。

【性味功效】味辛,性温。化痰逐饮;散结消肿。

【古方选录】《圣济总录》芥子膏:白芥子、芸薹子、蓖麻子、木鳖子(去壳)、白胶香各一两,胡桃五枚(去壳)。用法:上六味,一处捣三千杵,成膏。每用皂子大,摩疼处。主治:风湿脚气肿疼无力。

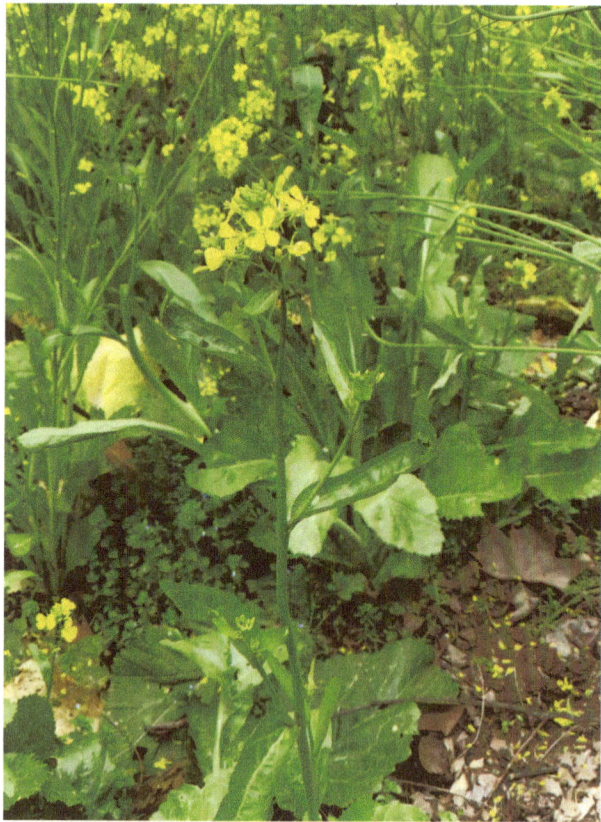

【用法用量】煎服,3～10 g;或入丸、散。外用适量,研末调敷。治喘咳宜敷贴背部肺腧、心腧、膈腧等穴位。

【使用注意】肺虚咳嗽、阴虚火旺者忌服。

【现代研究】含芥子油苷,脂肪油,芥子酶,芥子碱,赖氨酸、精氨酸、组氨酸,4－羟基苯甲酰胆碱,4－羟基苯甲胺等。有抗菌,抗病毒等作用。

340 蔓菁子(芜菁子)

【古籍原文】即芜菁。泻热、利水、明目

苦,辛。泻热解毒,利水明目。古方治目,用之最多。治黄疸,捣服。腹胀,捣研滤汁饮,或吐或利,腹中自宽,得汗愈。症瘕积聚,小儿血痢,蜜和汁服。一切疮疽。凡痈疽捣敷皆良。醋调敷秃疮,盐捣敷乳痈,冬取根用。敷蜘蛛咬毒。

陈藏器曰:蔓菁园中无蜘蛛。李时珍曰:蔓菁子可升可降,能汗能吐能下,能利小便,明目解毒,其功甚伟,世罕知用,何哉?

　　根:捣敷阴囊肿大如斗。末服解酒毒。和芸薹根油菜也捣汁,鸡子清调,涂诸热毒。单盐捣,不用芸薹亦可。

【药物来源】为十字花科植物芜菁 *Brassica rapa* L. 的干燥种子(蔓菁子)及根(蔓菁根)。

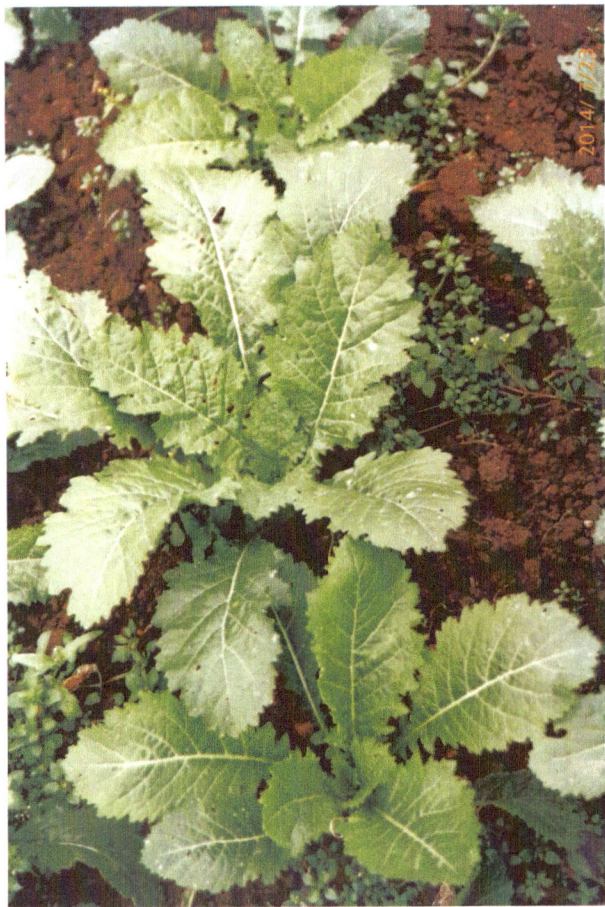

【形态特征】二年生草本,高达 100 cm。块根肉质,球形、扁圆形或长圆形。茎直立,有分枝。基生叶大头羽裂为复叶;中部及上部的茎生叶长圆状披针形,基部宽心形至少半抱茎。总状花序顶生;萼片 4 片;花瓣 4 片,黄色;雄蕊 4 枚长 2 枚短;雌蕊 1 枚,柱头头状。长角果细圆柱形,具喙。种子球形,褐色或浅棕黄色。花期 3—4 月,果期 5—6 月。

【性味功效】蔓菁子:味辛、苦,性寒。养肝明目,行气利水,清热解毒。蔓菁根:味辛、甘、苦,性温。消食下气,解毒消肿。

【古方选录】《外台秘要》引《必效方》蔓菁子散:蔓菁子六升。用法:蒸之,看气遍合甑下,以釜中热汤淋之,即暴干,如是三度讫,捣筛,清酒服二方寸匕,渐至加三匕。主治:青盲瞳子不坏者。

【用法用量】蔓菁子:煎服,3 ~ 9 g;或研末。外用适量,研末调敷。蔓菁根:煮食或捣汁饮。外用适量,捣敷。

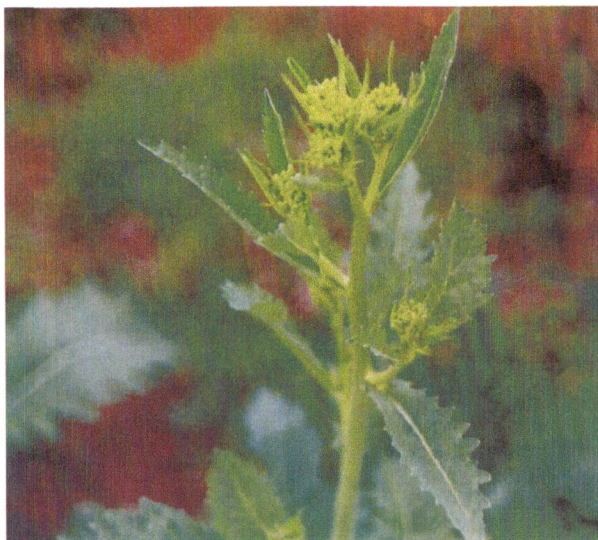

【使用注意】蔓菁根不宜多食。

【现代研究】蔓菁子:含挥发性异硫代氰酸盐等。有抗菌,抗寄生虫等作用。

　　蔓菁根:含蛋白质,脂肪,糖类,粗纤维,钙、磷、铁、核黄素、烟酸、维生素 C,缬氨酸、亮氨酸、精氨酸、蛋氨酸等,咖啡酸、阿魏酸、龙胆酸、苯丙酮酸,对羟基苯甲酸等。有抗菌,抗寄生虫,抑制甲状腺素合成等作用。

341 芸薹

【古籍原文】宣,散血、消肿

　　辛,温。散血消肿,捣贴乳痈丹毒。孙思邈曰:捣贴丹毒,随手即消,其效如神。动疾发疮。

　　即油菜。道家五荤之一。子与叶同功,治产难。

【药物来源】为十字花科植物油菜 *Brassica campestris* L. 的根、茎、叶(芸薹)及种子(芸薹子)。

【形态特征】二年生草本,高 30 ~ 90 cm。茎直立。基生叶长 10 ~ 20 cm,大头羽状分裂;下部茎生叶羽状半裂,基部扩展且抱茎;上部茎生叶提琴形或长圆状披针形。总状花序生枝顶;萼片 4 片;花瓣 4 片,鲜黄色;雄蕊 6 枚,4 枚长 2 枚短;子房圆柱形。长角果条形。种子球形,红褐色或黑色。花期3—5月,果期4—6月。

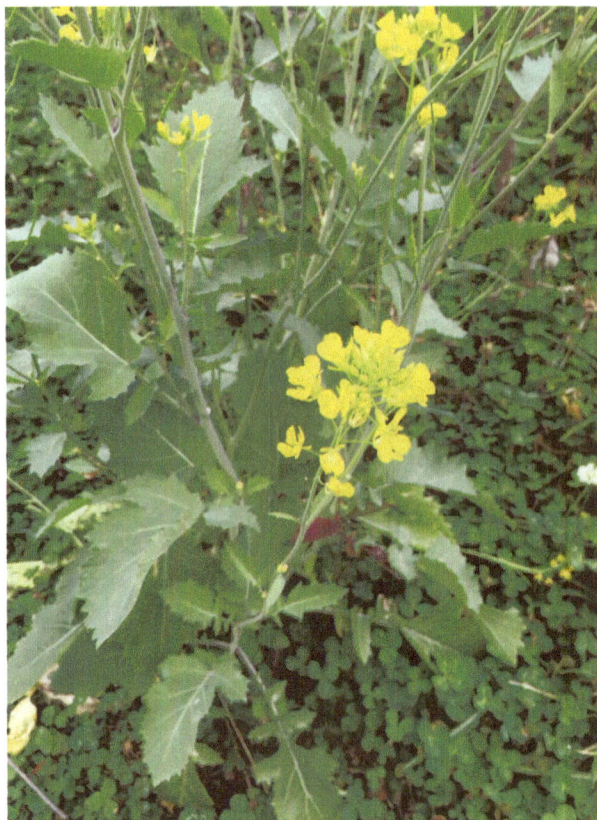

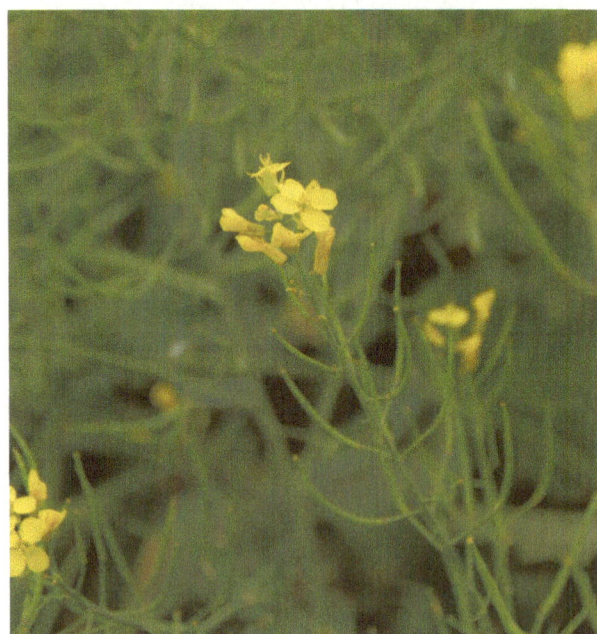

【性味功效】芸薹:味辛、甘,性平。凉血散血,解毒消肿。芸薹子:味辛、甘,性平。活血化瘀,消肿散结,润肠通便。

【古方选录】①《太平圣惠方》:芸薹。用法:捣,绞取汁二合,蜜一合。同暖令温服之。主治:血痢不止,

腹中疗痛,心神烦闷。

②《普济方》芸薹散:甘遂(炒黄色)、木鳖子(去壳)、芸薹子(炒)各半两。用法:上件为细末,每服二钱,热汤调下,不拘时候,忌甘草一日,虚人、老人不宜服。主治:风湿毒气攻注腰脚,及遍身疼痛。

【用法用量】芸薹:煮食,30～300 g;捣汁服,20～100 mL。外用适量,煎水洗或捣敷。芸薹子:煎服,5～10 g;或入丸、散。外用适量,研末调敷。

【使用注意】芸薹:麻疹后、疮疖、目疾患者不宜食。芸薹子:阴血虚、大便溏者忌服。

【现代研究】芸薹:含葡萄糖异硫氰酸酯类成分,葡萄糖芜菁芥素,葡萄糖屈曲花素,葡萄糖莱菔素,槲皮苷,维生素K,卡巴呋喃等。有降眼压等作用。

芸薹子:含葡萄糖异硫氰酸酯成分,脂肪油,蛋白质,芸香苷,菜子甾醇,丙氨酸、缬氨酸、天冬氨酸、赖氨酸、蛋氨酸,磷脂酰肌醇,磷脂酰胆碱,磷脂酰乙醇胺,芥酸等。

342 马齿苋

【古籍原文】一名九头狮草。泻热、散血

酸,寒。散血解毒,祛风杀虫。治诸淋疳痢,《海上方》捣汁和鸡子白服,治赤白痢。血癖恶疮,多年恶疮,敷两三遍即瘥。烧灰煎膏,涂秃疮湿癣。小儿丹毒,捣汁饮,以滓敷之。利肠滑产。

叶如马齿,有大小二种,小者入药。性至难燥,去茎用。亦忌与鳖同食。

【药物来源】为马齿苋科植物马齿苋 *Portulaca oleracea* L. 的干燥地上部分。

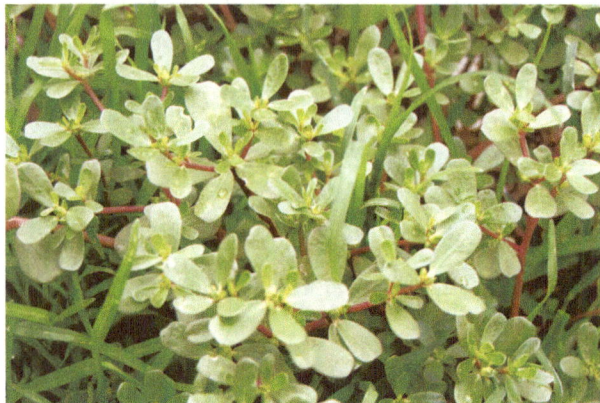

【形态特征】一年生草本,肥厚多汁。茎圆柱形,下

部平卧,上部斜生或直立。叶互生或近对生;叶片倒卵形、长圆形或匙形,先端圆钝。花常 3 ~ 5 朵簇生于枝端;总苞片 4 ~ 5 片;萼片 2 片,对生;花瓣 5 片,淡黄色;雄蕊 8 ~ 12 枚,花药黄色;雌蕊 1 枚,子房半下位。蒴果短圆锥形,棕色,盖裂。种子黑色,表面具细点。花期 5—8 月,果期 7—10 月。

【性味功效】味酸,性寒。清热解毒,凉血止痢,除湿通淋。

【古方选录】《太平圣惠方》马齿粥:马齿苋二大握(切),粳米三合。用法:上以水和马齿苋煮粥,不着盐醋,空腹淡食。主治:血痢。

【用法用量】煎服,10 ~ 15 g,鲜品 30 ~ 60 g,可作为蔬菜类食用;或绞汁。外用适量,捣敷,或烧灰研末调敷,或煎水洗。

【使用注意】脾虚便溏者及孕妇慎服。

【现代研究】含去甲肾上腺素,钾盐,多巴胺,甜菜素,异甜菜素,甜菜苷,异甜菜苷,草酸,苹果酸,柠檬酸,谷氨酸、天冬氨酸,脂肪酸等。有兴奋子宫,抗菌等作用。

343 甜瓜蒂

【古籍原文】宣,涌吐。与淡豆豉、赤小豆,并为吐药

苦,寒。阳明胃吐药,能吐风热痰涎,上隔宿食。吐去上焦之邪,《经》所谓其高者因而越之,在上者涌之,木郁达之是也。越以瓜蒂、淡豉之苦,涌以赤小豆之酸,吐去上焦有形之物,则木得舒畅,天地交而万物通矣。当吐而胃弱者,代以参芦。朱丹溪曰:吐中就有发散之义。张子和曰:诸汗法古方多有之,惟以吐发汗,世罕知之。故予尝曰:吐法兼汗以此夫。昂按:汗吐下和,乃治疗之四法。仲景瓜蒂散、栀豉汤,并是吐药。子和治病,用吐尤多。丹溪治许白云大吐二十余日,治小便不通,亦用吐法,甚至用四物、四君以引吐。成法具在。今人惟知汗下和,而吐法绝置不用。遇邪在上焦及当吐者,不行涌越,致结塞而成坏证,轻病致重,重病致死者多矣。时医背弃古法,枉人性命,可痛也夫!治风眩头痛,懊憹不眠,癫痫喉痹,头目湿气,水肿黄疸,或合赤小豆煎,或吹鼻中,取出黄水。湿热诸病。上部无实邪者禁用。能损胃耗气,语曰:大吐亡阳,大下亡阴。凡取吐者,须天气清明,巳午以前,令病人隔夜勿食,卒病者不拘。《类编》云:一女子病齁喘不止,遇道人教取瓜蒂七枚为末,调服其汁,即吐痰如胶粘,三进而病如扫。

【药物来源】为葫芦科植物甜瓜 *Cucumis melo* L. 的干燥果柄。

【形态特征】一年生匍匐或攀援草本。茎、枝有棱。卷须单一,被微柔毛。叶互生;叶片厚纸质,近圆形或肾形。花单性,雌雄同株;雄花数朵,簇生于叶腋,花萼筒狭钟形,花冠黄色,雄蕊 3 枚;雌花单生,花梗被柔毛,子房长椭圆形。果实球形或长椭圆形,果皮平滑,有斑纹。种子卵形或长圆形。花果期夏季。

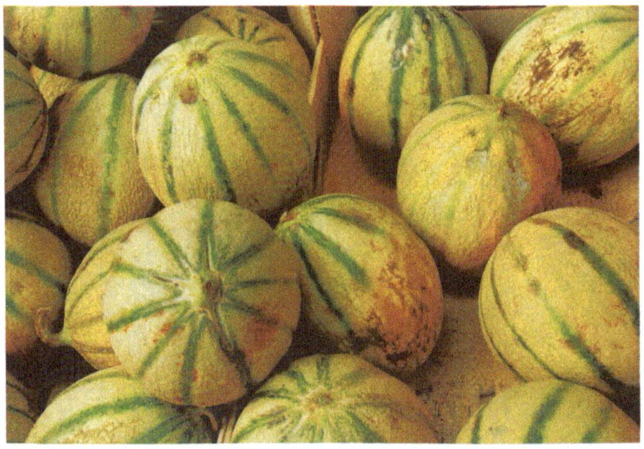

【性味功效】味苦,性寒;有毒。涌吐痰食,除湿退黄。

【古方选录】《金匮要略》一物瓜蒂汤:瓜蒂二至七个(一本云二十个)。用法:锉,以水一升,煮取五合,去滓顿服。主治:太阳中暍,身热疼重,而脉微弱,此以夏月伤冷水,水行皮中所致。又治诸黄。

【用法用量】煎服,3 ~ 6 g;或入丸、散,0.3 ~ 1.5 g。外用适量,研末吹鼻。

【使用注意】体虚、失血及上部无实邪者忌服。

【现代研究】含甾醇,皂苷,氨基酸,葫芦苦素,异葫芦苦素,α - 菠菜甾醇等。有护肝,抗病毒,抗癌等作用。

344 冬　瓜

【古籍原文】一名白瓜,泻热、补脾

寒泻热,甘益脾。利二便,消水肿,冬瓜任吃,效。止消渴,苗叶皆治消渴。散热毒痈肿。切片敷之。丹溪曰:冬瓜性急而走,久病阴虚者忌之。昂按:冬瓜日食常物,于诸瓜中尤觉宜人,且味甘而不辛,何以见其性急而走乎?

子:补肝明目。凡药中所用瓜子,皆冬瓜子也。

【药物来源】为葫芦科植物冬瓜 *Benincasa hispida* (Thunb.) Cogn. 的果实(冬瓜)、叶(冬瓜叶)及种子(冬瓜子)。

【形态特征】一年生蔓生或架生草本。茎被黄褐色硬毛及长柔毛,有棱沟。单叶互生;叶片肾状近圆形,裂片宽卵形,先端急尖。卷须生于叶腋,2~3歧。花单性,雌雄同株;花单生于叶腋;花萼管状;花冠黄色;雄花有雄蕊3枚;雌花子房长圆筒形或长卵形。瓠果大型,肉质,长圆柱状或近球形,表面有硬毛和蜡质白粉。种子多数,白色或淡黄色,压扁。花期5—6月,果期6—8月。

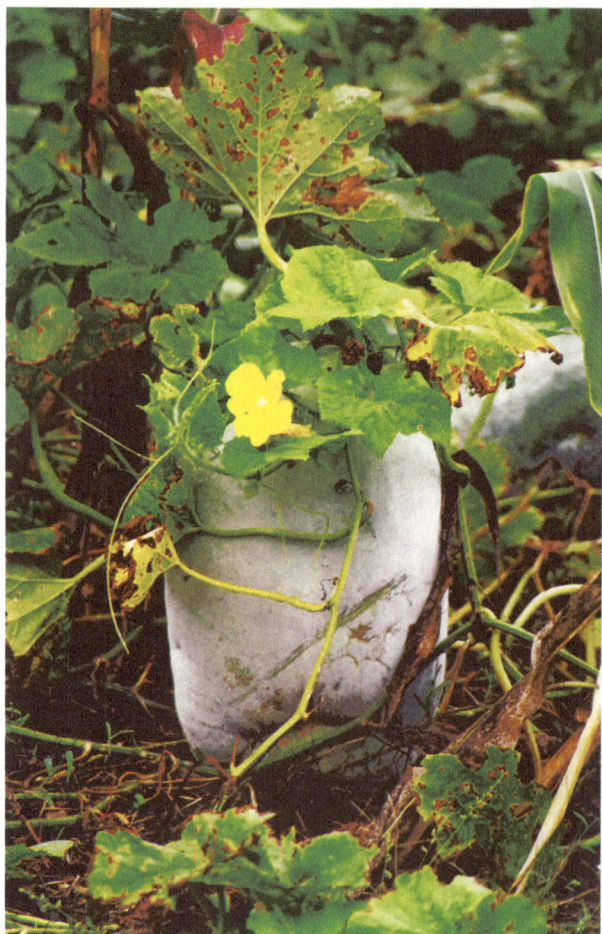

【性味功效】冬瓜:味甘、淡,性微寒。利尿,清热,化痰,生津,解毒。冬瓜叶:味苦,性凉。清热,利湿,解毒。冬瓜子:味甘,性微寒。清肺化痰,消痈排脓,利湿。

【古方选录】①《太平圣惠方》冬瓜羹:冬瓜一斤,葱白一握,去须细切,冬麻子半升。用法:上捣麻子,以水二大盏绞取汁,煮冬瓜、葱白作羹,空腹食之。主治:热淋,小便涩痛,状热,腹内气壅。

②《泉州本草》:冬瓜苗嫩叶。用法:水煎代茶饮。主治:消渴不止。

③《金匮要略》大黄牡丹汤:大黄四两,牡丹皮一两,桃仁五十个,瓜子半斤,芒硝三合。用法:上五味,以水六升,煮取一升,去滓,内芒硝;再煎沸,顿服之。有脓当下,如无脓当下血。主治:肠痈脓未成,少腹肿痞,按之即痛,如淋,小便自调,时时发热,自汗出,复恶寒,其脉迟紧者。

【用法用量】冬瓜:煎服,60~120 g;或煨熟;或捣汁。外用适量,捣敷,或煎水洗。冬瓜叶:煎服,9~15 g。外用适量,研敷。冬瓜子:煎服,10~15 g;或研末服。外用适量,研膏涂敷。

【使用注意】脾胃虚寒者不宜过食冬瓜。

【现代研究】冬瓜:含蛋白质,糖,粗纤维,钙、磷、铁,胡萝卜素,硫胺素,核黄素,烟酸,维生素等。

冬瓜子:含脂肪酸,脂类,甾醇类,三萜类。去脂肪后的种子中含蛋白醋活力的组分以及硒、铬等无机元素。有免疫促进,抑制胰蛋白酶等作用。

345 丝 瓜

【古籍原文】泻热凉血、宣通经络

甘,平。苏颂曰冷。凉血解毒,除风化痰,通经络,行血脉,老者筋络贯串,象人经脉,故可借其气以引之。消浮肿,稀痘疮。出不快者,烧存性,入朱砂、蜜水调服。治肠风崩漏,疝痔痈疽,滑肠下乳。

【药物来源】为葫芦科植物丝瓜 *Luffa cylindrica* (L.) Roem. 或粤丝瓜 *Luffa acutangula* (L.) Roxb. 的鲜嫩果实(丝瓜)及霜后干枯的老熟果实(天骷髅)。

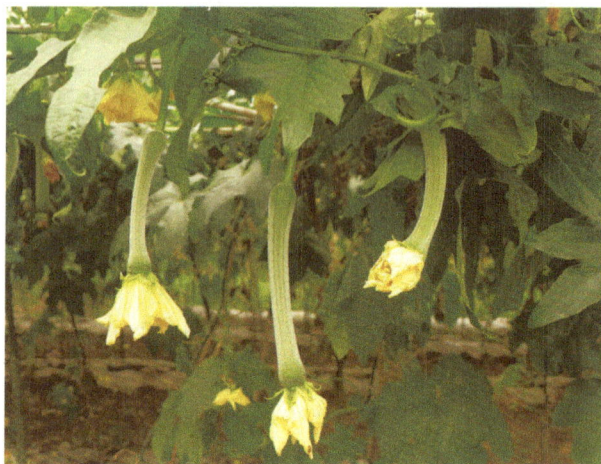

【形态特征】①丝瓜:一年生攀援草本。茎枝粗糙,有棱沟,有微柔毛。茎须粗壮,通常2~4枝。叶互生;叶片三角形或近圆形,先端尖,边缘有锯齿。花单性;雄花通常10~20朵生于总状花序的顶端;花萼筒钟形;花冠黄色,雄蕊5枚;雌花单生,退化雄蕊3枚。果实圆柱状,直或稍弯,成熟后干燥,里面有网状纤维。种子多数,黑色。花果期夏秋季。

②粤丝瓜:特点是茎有明显的棱角;雄花的雄蕊为3枚;子房有棱角;果实外面具有8~10条纵向的棱;种子无狭翼边缘。

【性味功效】味甘,性凉。清热化痰,凉血解毒。

【古方选录】①《普济方》丝瓜散:丝瓜(一个,烧灰存性)、槐花各等分(如气弱减分)。用法:为末。每服二钱,饭饮调服。主治:下血甚,不可救者。

②《方脉正宗》:老丝瓜一个,甘草二钱,木通三钱。用法:煎汤,频频饮之。主治:大小二便热结不通。

【用法用量】煎服,9~15 g,鲜品可作为蔬菜类食用,60~120 g;或烧存性为散,每次3~9 g。外用适量,捣汁涂,或捣敷,或研末调敷。

【使用注意】脾胃虚寒或肾阳虚弱者不宜多服。

【现代研究】含三萜皂苷,脂肪酸,甲氨酸萘酯,瓜氨酸等。有抗病毒,抗过敏等作用。

346 茄根

【古籍原文】泻,散血、消肿

散血消肿。煮汁渍冻疮。史国公药酒,用白茄根为君。茄科以马尿浸三日,晒炒为末,点牙即落。

茄子 甘,寒。散血宽肠,动风发病。

【药物来源】为茄科植物茄 Solanum melongena L. 的干燥根(茄根)及果实(茄子)。

【形态特征】一年生草本至亚灌木,高60~100 cm。茎直立、粗壮,绿色或紫色。单叶互生;叶片卵状椭圆形,先端钝尖,叶缘常波状浅裂。能孕花单生,不孕花蝎尾状与能孕花并出;花萼钟形,顶端5裂,裂片披针形;花冠紫蓝色,裂片三角形;雄蕊5枚,花丝短,花药黄色;雌蕊1枚,子房2室。浆果长椭圆形、球形或长柱形,深紫色、淡绿色或黄白色。花期6—8月。

【性味功效】茄根:味甘、辛,性寒。祛风利湿,清热止血。茄子:味甘,性凉。清热,活血,消肿。

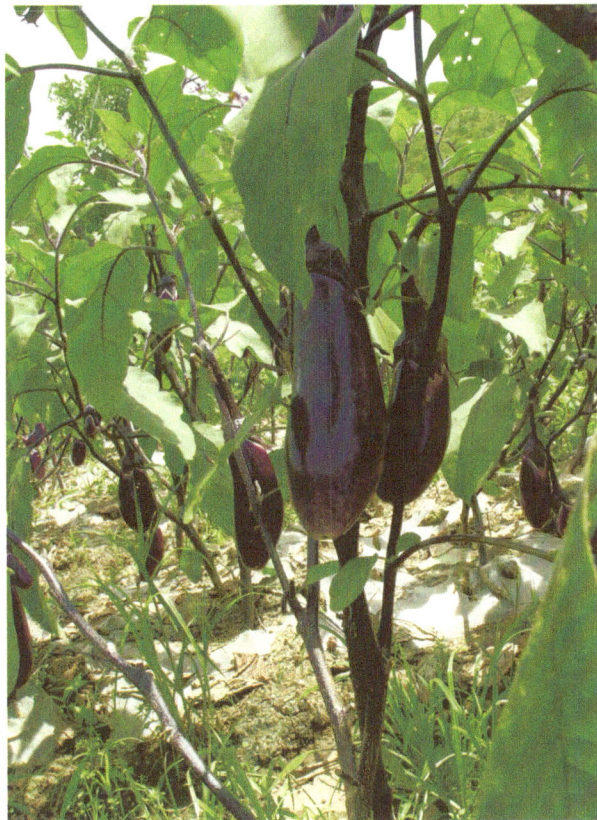

【古方选录】①《本草纲目》引《简便单方》:茄根(烧灰)、石榴皮等分。用法:为末。以砂糖水服之。主治:久痢不止。

②《圣济总录》茄子角方:生茄子一枚,割去二分,令口小,去瓤三分,似一罐子,将合于肿上角。如已出脓,再用,取瘥为主。主治:热疮。

【用法用量】茄根:煎服,9~18 g;或入散剂。外用适量,煎水洗,或捣汁,或烧存性研末调敷。茄子:煎服,15~30 g。外用适量,捣敷。

【使用注意】茄子不可多食(《食疗本草》)。

【现代研究】茄根皮中含薯蓣皂苷元;根含香草醛,异东莨菪素,对氨基苯甲醛,咖啡酸乙酯等。有抗菌等作用。

金石水土部

347 金

【古籍原文】重，镇心肝，定惊悸

辛，平，有毒。生金屑，服之杀人。昂按：金性至刚重坠，与血肉之体不相宜，故服之致死，非其性有毒也。人被金银灼者，并不溃烂，无毒可知矣。精金粹玉，世之宝器，岂有毒气哉？金制木，重镇怯，故镇心肝，安魂魄。虽云重坠，亦借其宝气也。古方有红雪、紫雪，皆取金银煮汁，亦假其气耳。治惊痫风热，肝胆之病。肝经风热，则为惊痫失志，魂魄飞扬。肝属木而畏金，与心为子母之脏，故其病同源一治。

丸散用箔为衣，煎剂加入药煮。畏锡、水银。遇铅则碎。五金皆畏水银。银功用略同。

【药物来源】为自然元素类铜族矿物自然金经加工锤成的纸状薄片。

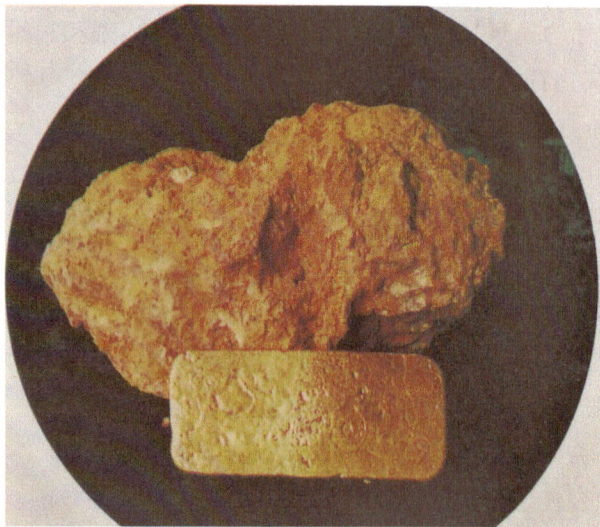

【形态特征】矿物属等轴晶系。晶体呈八面体，或菱形十二面体（但很少见），常为分散颗粒状或树枝状的集合体，偶呈较大的块体。金黄色。条痕与颜色相同。强金属光泽。硬度 2.5～3。断口锯齿状。相对密度 15.6～18.3（纯金为 19.3）。具强延展性。有高度的传热及导电性。

【性味功效】味辛、苦，性平。镇心，平肝，安神，

解毒。

【古方选录】《太平圣惠方》金箔丸：金箔五片（细研），腻粉三钱，甘遂一分（煨微黄，捣为末）。用法：上药相和研令匀，以枣瓤和作剂子，以五片金箔裹上，更著湿纸裹，煻灰火煨匀热，候冷，取研，丸如绿豆大。每服以人参汤下二丸，量儿大小，以意加减。主治：小儿食痫，坠痰涎。

【用法用量】入丸、散，一般多作丸药挂衣。外用研末撒。

【使用注意】阳虚气陷者忌服。生用有毒。

【现代研究】金主要为自然金，常含有少量银、铜等其他金属元素。

348 铜绿

【古籍原文】即铜青。宣，去风痰

酸，平，微毒。治风烂泪眼，恶疮疳疮，妇人血气心痛，吐风痰，合金疮，止血杀虫。治皆肝胆之病，亦金胜木之义。

用醋制铜，刮用。

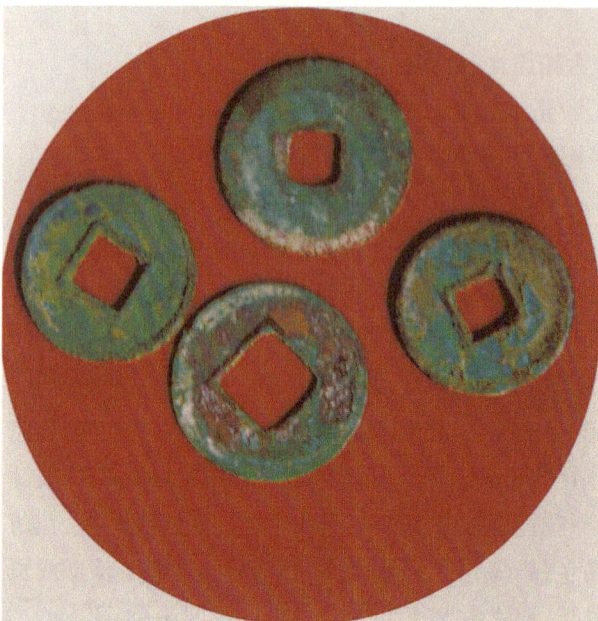

【药物来源】为铜器表面经二氧化碳或醋酸作用后生成的绿色锈衣(碱式碳酸铜)。

【形态特征】自然生成的铜绿为粉粒状或不规则块片状,呈青绿色。质松,味微涩,火烧现绿色火焰。另一种加工品呈长方形小块,质坚易断,断面显分明的三层,上层为薄的蓝色层,中层白色,底层灰黄色。无臭,味淡,嚼之有砂石感。

【性味功效】味酸、涩,性微寒;有小毒。明目退翳,涌吐风痰,解毒祛腐,杀虫止痒。

【古方选录】《圣济总录》胜金丸:铜绿、白矾各等分。用法:上二味,以炭火烧令烟尽为度,细研如粉,用沙糖和为丸,如豌豆大,于南粉末内滚过。每用二丸,热汤半盏,浸化,洗眼。如冷更暖,洗三五次。主治:风毒眼痛痒,连脸赤烂,并暴赤眼。

【用法用量】入丸、散服,0.5～1 g。外用适量,研末点涂或调敷。

【使用注意】本品有强烈的刺激性,无论内服外用应严格控制剂量。

【现代研究】含碱式碳酸铜和碱式醋酸铜。有催吐,去腐等作用。

349 自然铜

【古籍原文】重,续筋骨

辛,平。主折伤,续筋骨,散瘀止痛。折伤必有死血瘀滞经络,然须审虚实,佐以养血补气温经之药。铜非煅不可用。火毒、金毒相煽,复挟香药,热毒内攻,虽有接骨之功,然多燥散之祸,用者慎之。

产铜坑中,火煅、醋淬七次,细研,甘草水飞用。昔有饲折翅雁者,雁飞去,故治折伤。

【药物来源】为硫化物类黄铁矿族矿物黄铁矿。

【形态特征】矿物属等轴晶系。晶体呈立方体、五角十二面体以及其八面体的晶形,相邻两个晶面的条纹互相垂直。集合体呈致密块状、浸染状和球状结核体,药用多为立方体者。浅黄铜色,表面常带黄褐色锈色。条痕绿黑色。强金属光泽。硬度6～6.5,性脆。相对密度4.9～5.2。断口参差状。

【性味功效】味辛,性平。散瘀止痛,续筋接骨。

【古方选录】《圣济总录》自然铜散:自然铜、密陀僧各一两(并煅研),甘草、黄柏各二两(并为末)。用

法:上四味,一处研细,收密器中,水调涂或干敷。主治:一切恶疮及火烧汤烫。

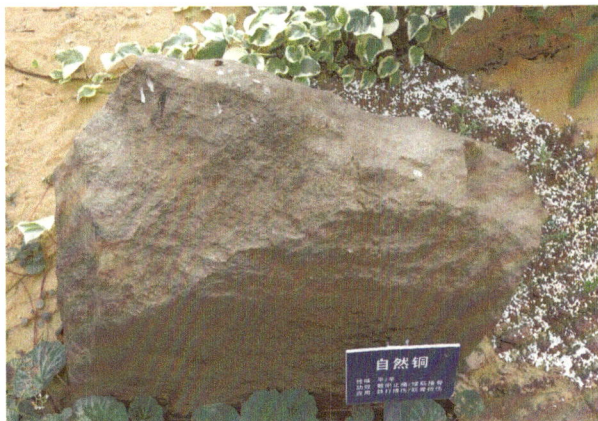

自然铜

【用法用量】煎服,10～15 g,入汤剂宜先煎;或入散剂,每次0.3 g。外用适量,研末调敷。

【使用注意】阴虚火旺、血虚无瘀者忌服。

【现代研究】含二硫化铁及铜、镍、砷、锑、硅、钡、铅等。有促进骨骼愈合,抗真菌等作用。

350 铅

【古籍原文】重,坠痰、解毒

甘寒属肾。禀壬癸之气,水中之金,金丹之母,八石之祖。丹灶家必用之。安神解毒,坠痰杀虫,乌须、制为梳,以梳须。明目。

铅丹　即黄丹。用黑铅加硝、黄、盐、矾炼成。咸、寒,沉重,味兼盐、矾。内用坠痰去怯,消积杀虫,治惊痫疟痢;外用解热拔毒,去瘀长肉。熬膏必用之药。用水漂去盐硝砂石,微火炒紫色,摊地上,去火毒用。

铅粉　主治略同。亦名胡粉、锡粉。李时珍曰:铅粉亦可代铅丹熬膏。然未经盐矾火煅。又有豆粉、蛤粉杂之,只入气分,不能入血分也。

【药物来源】为硫化类方铅矿族方铅矿炼制成的灰白色金属铅(铅),或用纯铅加工制成的四氧化三铅(铅丹),或用铅加工制成的碱式碳酸铅(铅粉)。

【形态特征】矿物属等轴晶系。常呈立方体晶形,有时以八面体与立方体聚形出现。通常成粒状致密块状集合体。铅灰色,条痕淡黑灰色,具金属光泽。硬度2～3。相对密度7.4～7.6。具弱导电性和良检波性。

【性味功效】铅:味甘,性寒;有毒。解毒,杀虫,镇逆

坠痰。铅丹:味辛,性微寒;有毒。解毒祛腐,收湿敛疮,坠痰镇惊。铅粉:味甘、辛,性寒;有毒。消积,杀虫,解毒,燥湿,收敛,生肌。

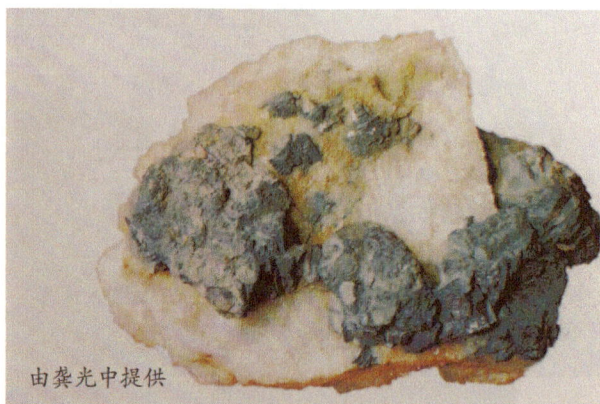

由龚光中提供

【古方选录】①《圣济总录》铅酒方:黑铅一斤,甘草(炙,锉)三两。用法:上二味,用酒一斗,置一空瓶在旁,先以甘草入酒中,然后镕铅投之,却滤出酒在空瓶内,取铅依前镕投,如此九度,并甘草去之,留酒,恣饮醉寝。主治:发背。

②《痈疽神验秘方》生肌散:木香二钱,黄丹、枯矾各五钱,轻粉二钱。用法:上件另为细末,用猪胆汁拌匀晒干,再研细。掺患处。主治:疮口不合。

③《太平圣惠方》胡粉散:胡粉(铅粉)、黄连(去须)、蛇床子、白蔹各半两。用法:捣罗为末,面脂调涂。湿即干贴之。主治:干癣痒不止。

【用法用量】铅:煎服,1.5～3 g;或煅透研末,入丸、散,每日少于2 mg。用药时间不宜超过两周。一般不作内服。外用适量,煅末调敷。铅丹:入丸、散服,每日0.15～0.3 g,时间不能超过两周。外用适量,研末撒或调敷,或熬膏敷贴,每次不得超过20 g,用药范围应小于30 cm^2。铅粉:研末服,0.9～1.5 g;或入丸、散,不入煎剂。外用适量,研末干撒或调敷;或熬膏贴。

【使用注意】铅:孕妇、儿童、铅作业工人、有铅吸收或铅中毒倾向者、肝肾功能不全者禁服。不可多服、久服,应严格控制用量,注意防止铅中毒。铅丹:有毒,且有蓄积作用。外敷不宜大面积、长时间使用,以防引起中毒。一般不作内服,必要时应控制剂量,只可暂用。孕妇、哺乳妇女及儿童禁用。铅粉:内服宜慎,脏腑虚寒者及孕妇忌服。外用不宜过久,过久经吸收蓄积,可引起腹泻或便秘、贫血等慢性中毒。

【现代研究】铅:主要为金属铅,又含少量银、金、锡、锑、铁等。

铅丹:主要成分为四氧化三铅(Pb_3O_4)。

铅粉:主要成分为碱式碳酸铅。有使蛋白质沉淀而收敛的作用。

351　铁

【古籍原文】重,坠痰、镇惊

辛,平,重坠。镇心平肝,定惊疗狂,消痈解毒。诸药多忌之。李时珍曰:补肾药尤忌之。

畏磁石、皂荚。皂荚木作薪,则釜裂。煅时砧上打落者名铁落,《素问》用治怒狂。如尘飞起者名铁精,器物生衣者名铁锈,盐、醋浸出者名铁华。时珍曰:大抵借金气以平木,坠下解毒,无他义也。

针砂　消水肿、黄疸,散瘿瘤,乌髭发。乌须方多用之。

【药物来源】主要为赤铁矿、褐铁矿、磁铁矿等冶炼而成的灰黑色金属(铁)及制钢针时磨下的细屑(针砂)。

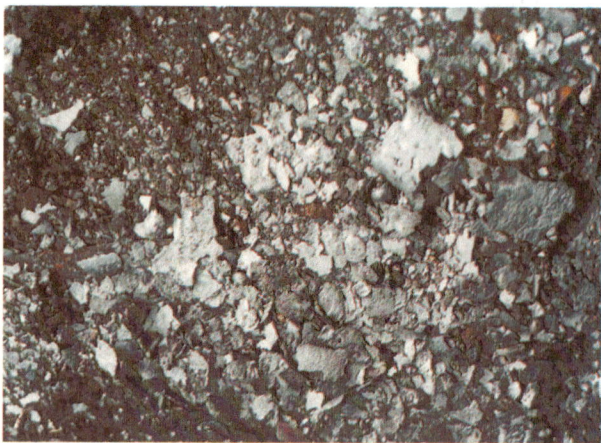

【形态特征】①赤铁矿:矿物属三方晶系。晶体常呈薄片状、菱面体状。结晶质赤铁矿呈钢灰色至铁黑色,常带浅蓝色或锖色。隐晶质的鲕状、豆状、肾状赤铁矿集合体则呈暗红色至鲜红色。条痕樱红色。金属光泽至半金属光泽或黯淡无光泽。硬度5.5～6,性脆。相对密度5～5.3。

②褐铁矿:矿物属斜方晶系,纯净处黄色、褐黄色至褐色。条痕淡黄色至黄褐色。呈半金属光泽或土状光泽。不透明,无解理。断口不平坦,或见甲壳

层、纹层等结构,显示出不同色调及断面形态。硬度2～5或1～4。相对密度3.3～4.3。无臭、无味,嚼之无砂粒感者为好。

③磁铁矿:矿物属等轴晶系。晶体为八面体、菱形十二面体等。铁黑色,表面或氧化、水化为红黑、褐黑色调。无解理,断口不平坦。硬度5.5～6。性脆,相对密度4.9～5.2。具强磁性,碎块可被磁铁吸着。

【性味功效】铁:味辛,性凉。镇心平肝,消痈解毒。针砂:味辛、酸、咸,性微寒。镇心平肝,健脾消积,补血,利湿,消肿。

【古方选录】①《六科证治准绳》铁粉散:多年生铁三钱(炒过),松脂一钱,黄丹、轻粉各五分,麝香少许。用法:上为细末。用清油调搽疮口,立效。主治:冷疗疮经久不效。

②《丹溪心法》大温中丸:针砂二两(醋炒红),陈皮、苍术、厚朴、三棱、蓬术、青皮各五两,香附一斤,甘草一两。用法:上为末,醋糊丸,空心姜、盐汤下;午后饭食,可酒下。忌犬肉果菜。主治:食积与黄肿,又可借为制肝燥脾之用。

【用法用量】铁:煎服或烧赤淬酒、水饮。外用适量,煎水或烧赤淬水洗。针砂:煎服,9～15 g;或入丸、散。外用适量,和药敷熨。

【使用注意】脾胃气虚及肝肾两亏者慎服。

【现代研究】铁主含金属元素铁,或煅制而成氧化铁。针砂主要成分为铁,并含碳、磷、硅、硫等。

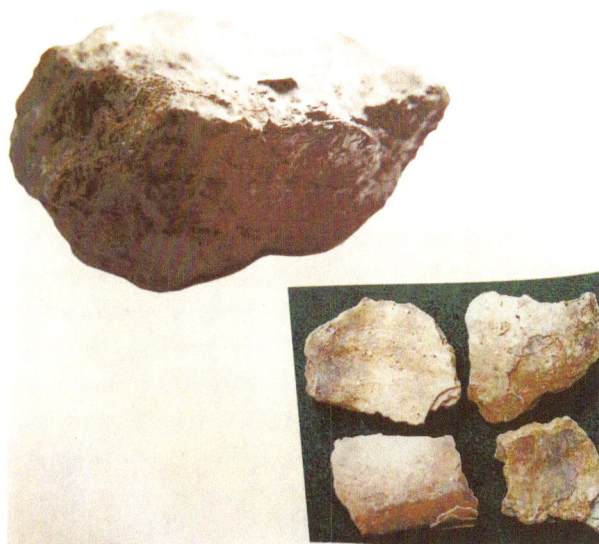

---

352 密陀僧

【古籍原文】重,镇惊、劫痰、消积

辛咸小毒。感银、铅之气而结。坠痰镇惊,止血散肿,消积杀虫,疗肿毒,愈冻疮,熟桐油调敷。解狐臭,油调搽腋。以馒头蒸熟劈开,掺末夹腋下亦佳。染髭须。

出银坑难得。今用者乃倾银炉底。入药煮一伏时。

【药物来源】为硫化物类方铅矿族矿物方铅矿提炼银、铅时沉积的炉底,或为铅熔融后的加工制成品。

【形态特征】同"铅"。

【性味功效】味咸、辛,性平;有毒。燥湿,杀虫,解毒,收敛,防腐。

【古方选录】《太平圣惠方》密陀僧丸:密陀僧一两,藜芦半两为末。用法:上药以生续随子捣绞取汁和丸,如梧桐子大,以腻粉滚过,每服以温酒研下一丸。主治:妇人中风,痰涎壅滞,吐涎。

【用法用量】研末服,0.2～0.5 g;或入丸、散。外用适量,研末撒或调涂,或制成膏药、软膏、油剂等。

【使用注意】本品以外用为主,长期大量使用易引起铅中毒。内服宜慎,不可过量,不能超过一周,体虚者及孕妇、儿童忌服。不宜与狼毒同用。

【现代研究】主要含氧化铅,少量砂石、金属铅、二氧化铅及微量铅、锑、铁、钙、镁等。有抑菌,收敛等作用。

---

353 丹砂(朱砂、辰砂)

【古籍原文】重,镇心、定惊、泻热

体阳性阴,内含阴汞。味甘而凉。色赤属火。性反凉者,离中虚、有阴也。味不苦而甘者,火中有土也。泻心经邪热,心经血分主药。镇心清肝,明目发汗,汗为心液。定惊祛风,辟邪,钱乙少卿多恶梦,遇推官胡曰用之,胡曰:昔常患此,有道士教戴灵砂而验。遂解髻中绛囊授之,即夕无梦。解毒,胎毒、痘毒宜之。止渴安胎。《博救方》:水煮一两,研,酒服,能下死胎。李时珍曰:同远志、龙骨之类养心气,同人参、当归之类养心血,同地黄、枸杞之类养肾,同厚朴、川椒之类养脾,同南星、川乌之类祛风。○多服反令人痴呆。

辰产,明如箭镞者良。名箭头砂。细研,水飞三次

用。生用无毒，火炼则有毒，服饵常杀人。恶磁石，畏盐水，忌一切血。郑康成注《周礼》，以丹砂、雄黄、石胆、矾石、磁石为五毒，古人用以攻疡。

【药物来源】为硫化物类辰砂矿族矿物辰砂。

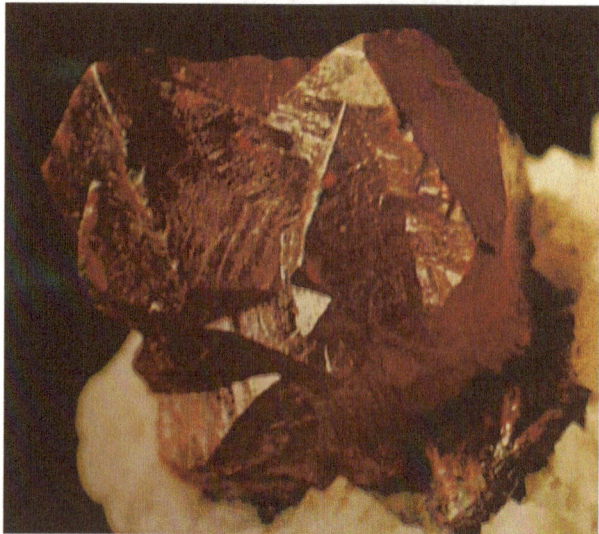

【形态特征】矿物属三方晶系。晶体为厚板状或菱面体，有时呈极不规则的粒状集合体或致密状块体出现。为朱红色至褐红色，有时带铅灰色。条痕红色。具金刚光泽。硬度 2～2.5，易碎裂成片，断口呈半贝壳状或参差状。相对密度 8.09～8.2。

【性味功效】味甘，性凉；有毒。安神、定惊、明目，解毒。

【古方选录】《圣济总录》丹砂丸：辰砂（光明砂，研）、酸枣仁（微炒，研）、乳香（光莹者，研）各半两。用法：上三味合研令匀。先令病人尽量饮酒沉醉，次取药五钱匕，酒一盏，调下，于静室中安睡，勿令惊动。主治：风邪诸痫，狂言妄走，精神恍惚，思虑迷乱，乍歌乍哭，饮食失常，疾发扑地，口吐白沫，口噤戴眼，年岁深远者。

【用法用量】内服，研末，0.3～1 g；或入丸剂；或伴染他药同煎；或为丸剂包衣。外用适量。

【使用注意】本品有毒，内服不宜过量和持续服用，孕妇忌服。入药忌用火煅。

【现代研究】主要成分为硫化汞，常混有雄黄、磷灰石、沥青等。有镇静、催眠、抗惊厥、抑制生育等作用。

354 水 银

【古籍原文】重，外用杀虫

辛，寒，阴毒。功专杀虫。治疮疥虮虱。性滑重，直入肉。头疮切不可用，恐入经络，令人筋骨拘挛。解金银铜锡毒，能杀五金。堕胎绝孕。

从丹砂烧煅而出。畏磁石、砒霜。得铅则凝，得硫则结，并枣肉入唾研则碎。散失在地者，以花椒、茶末收之。

【药物来源】为自然元素类液态矿物自然汞；主要由辰砂矿经加工提炼制成。

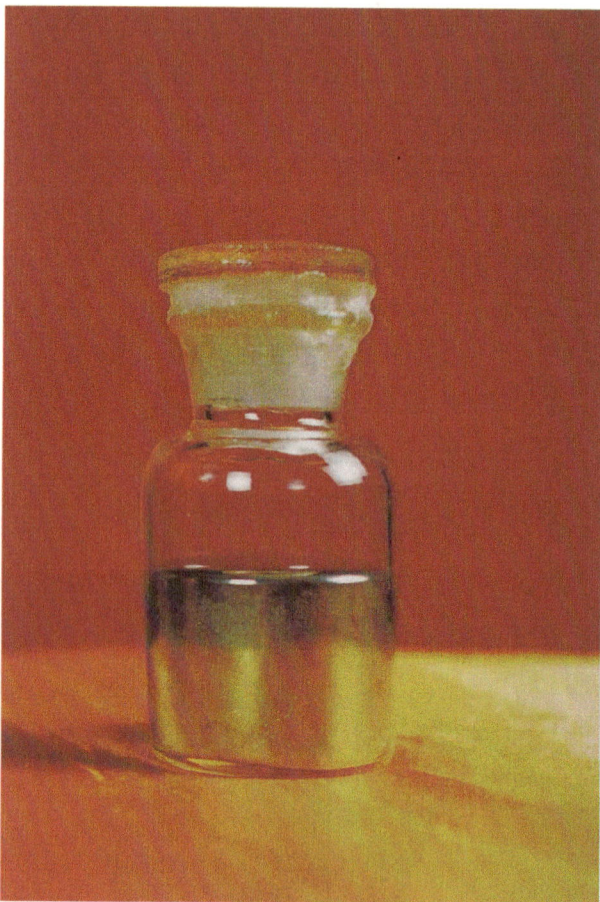

【形态特征】①辰砂：同"丹砂"。

②自然汞：常温下为液体，-38.87 ℃以下为三方晶系晶体。晶体汞为菱面体状。液体呈小珠分散，或呈薄膜依附于辰砂等共存矿物表面及裂隙中，亦呈小水滴状集中于岩石裂隙。银白色或锡白色，金属光泽，不透明。晶体汞相对密度 14.26～14.4，液体汞相对密度 13.546（20 ℃）。气化点

356.58 ℃,蒸气有剧毒。

【性味功效】味辛,性寒;有毒。杀虫,攻毒。

【古方选录】《太平圣惠方》水银膏:水银一两,白矾一两,蛇床子一两,雄黄一两,闾茹末一两。用法:上药入炼猪脂半斤,都研令水银星尽,便用敷之,日三两上。主治:疥癣疮,经年不瘥。

【用法用量】外用适量,涂擦。

【使用注意】本品大毒,不宜内服,孕妇忌用。外用亦不可过量或久用,用于溃疡创面时,尤需注意,以免吸收中毒。

【现代研究】含金属元素汞和微量的银等。有消毒,泻下,利尿等作用。

355 轻 粉

【古籍原文】燥,劫痰涎、外用杀虫

辛,冷。时珍曰:燥有毒。杀虫治疮,劫痰消积。能消涎积。十枣汤加大黄、牵牛、轻粉,名三花神佑散。善入经络,瘰疬药多用之。不可过服常用。时珍曰:水银阴毒,用火煅丹砂而出,再加盐、矾,炼为轻粉。轻扬燥烈,走而不守。今人用治杨梅毒疮,虽能劫风痰湿热,从牙龈出,邪郁暂解。然毒气窜入经络,筋骨血液耗亡,筋失所养,变为筋挛骨痛,痈肿疳漏,遂成废痼,贻害无穷。○上下齿龈,属手足阳明肠胃经。毒气循经上行,至齿龈薄嫩之处而出。

土茯苓、黄连、黑铅、铁浆、陈酱,能制其毒。

【药物来源】为用升华法炼制而成的氯化亚汞结晶。

【形态特征】矿物呈鳞片状结晶,形似雪花,银白色,半透明或微透明。具银样光泽。体轻,质脆,用手捻之,易碎成细粉。气无,味淡。遇光颜色缓缓变暗。以片大、色洁白、体轻、具银样光泽者为佳。

【性味功效】味辛,性寒;有毒。外用攻毒,祛腐,杀虫,止痒;内服祛痰,逐水,通便。

【古方选录】《普济方》银粉散:轻粉、黄丹、白胶香、沥青各等分。用法:上为细末,麻油调。拭净或抓破,竹篦挑搽。主治:一切顽癣,牛皮癣。

【用法用量】研末吞服,0.06～0.15 g;入丸、散用,不入汤剂。外用适量,研末调敷,或干撒。

【使用注意】以外用为主,但外用亦不可过量或久用。内服宜慎,服后及时漱口,以免口腔糜烂及损伤牙齿。孕妇、小儿及体弱者忌服。

【现代研究】主要含氯化亚汞。外用有杀菌作用,内服适量能制止肠内异常发酵,并能通利大便。

356 空 青

【古籍原文】重,明目

甘酸而寒。益肝明目,通窍利水。

产铜坑中,大块中空有水者良。

【药物来源】为碳酸盐类孔雀石族矿物蓝铜矿的矿石成球形或中空者。

【形态特征】矿物属单斜晶系。集合体呈扁平块状、粒状、钟乳状、皮壳状或土状。均匀或不均匀蓝色或浅蓝色,与孔雀石共生于一体时呈蓝绿混色。表面风化为黄色,条痕浅蓝色,玻璃光泽。质较硬,性脆。断口不平,多呈粒状或贝壳状,色泽更鲜艳。相对密度3.77～3.9。

【性味功效】味甘、酸,性寒;有小毒。凉肝清热,明目去翳,活血利窍。

【古方选录】《圣济总录》空青散:杨梅青(好者,水浴过,控干、研)、胡黄连(水浴过,为细末)各一分,槐芽(初出如雀舌时,不计多少,候干为末)一钱半。用法:三味同研匀细如粉,入龙脑一字许,更研匀,密收。每夜卧时,先温水净漱口,仰面卧,用苇筒子吹药一字入两鼻中,但令如常喘息,便自睡着,眼中觉凉冷为妙,隔夜一次。主治:雀目及内外障眼、风毒青盲、暴赤眼等。

【用法用量】研末服,每次0.3～1 g;或入丸、散。外用适量,研细,水飞,点眼。

【使用注意】内服宜慎。不宜多服、久服。

【现代研究】含碱式碳酸铜,氧化铜,二氧化碳,水分等。有退翳作用。

357 云 母

【古籍原文】补中

甘,平,属金,色白入肺。下气补中,坚肌续绝。治劳伤疟痢,疮肿痈疽。同黄丹熬膏贴之。《千金翼》用敷金疮。青城山人康道丰有云母粉方,能治百病。

有五色,以色白光莹者为上。古人亦有炼服者。

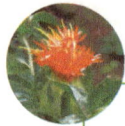

云母入火，经时不焦，入土不腐，故云服之长生。使泽泻，恶羊肉。

【药物来源】为硅酸盐类矿物白云母。

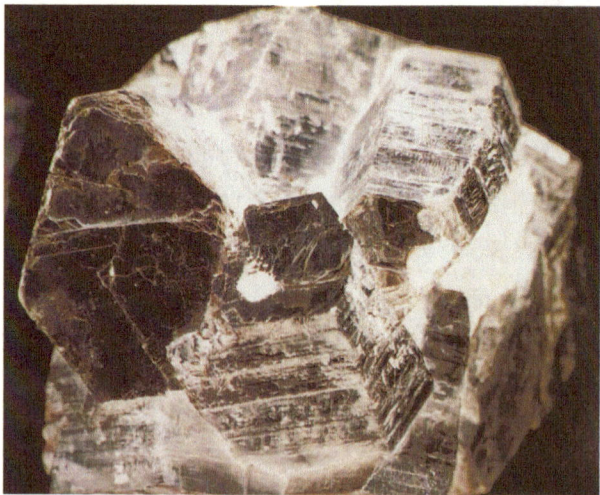

【形态特征】矿物属单斜晶系。晶体通常呈板状或块状，外观上作六方形或菱形，柱面有明显的横条纹。一般为无色，或带轻微的浅黄、浅绿、浅灰等色彩，条痕白色。玻璃光泽，解理面呈珍珠光泽。透明至微透明。解理平行底面极完全。硬度2～3。相对密度2.76～3.10。薄片具弹性及绝缘性能。

【性味功效】味甘，性温。安神镇惊，止血敛疮。

【古方选录】《圣济总录》云母散：云母粉、白茯苓（去黑皮）、附子（炮裂，去皮脐）各三分，龙骨、赤石脂各半两。用法：上为细散，每服一钱匕，温酒或米饮调服，日三夜一。主治：久痢，经年不愈。

【用法用量】煎服，10～15 g；或入丸，散。外用研末撒，或调敷。

【使用注意】阴虚火旺者及大便秘结者忌用。

【现代研究】含铝、钾的硅酸盐及钠、镁、铁、锂、氟等。有镇静，止血等作用。

358 石膏

【古籍原文】体重，泻火；气轻，解肌

甘辛而淡，体重而降。足阳明经胃大寒之药。色白入肺，兼入三焦。诸经气分之药。寒能清热降火，辛能发汗解肌，甘能缓脾益气，生津止渴。治伤寒郁结无汗，阳明头痛，发热恶寒，日晡潮热，肌肉壮热，《经》云：阳盛生外热。小便赤浊，大渴引饮，中暑自汗，能发汗，又能止自汗。舌焦、胎厚无津。牙痛。阳明经热，为末擦牙固齿。又胃主肌肉，肺主皮毛，为发斑、发疹之要品。色赤如锦纹者为斑，隐隐见红点者为疹，斑重而疹轻。率由胃热，然亦有阴阳二证，阳证宜用石膏。又有内伤阴证见斑疹者，微红而稀少，此胃气极虚，逼其无根之火游行于外，当补益气血，使中有主，则气不外游，血不外散。若作热治，死生反掌，医者宜审。但用之鲜少，则难见功。白虎汤以之为君，或自一两加至四两。竹叶、麦冬、知母、粳米，亦加四倍。甚者加芩、连、柏，名三黄石膏汤。虚者加人参，名人参白虎汤。然能寒胃，胃弱血虚及病邪未入阳明者禁用。成无己解大青龙汤曰：风，阳邪伤卫；寒，阴邪伤营。营卫阴阳俱伤，则非轻剂所能独散，必须重轻之剂同散之，乃得阴阳之邪俱去，营卫俱和。石膏乃重剂，而又丁达肌表也。[质重气轻。又成氏以桂麻为轻剂，石膏为重剂也。]东垣曰：石膏足阳明药，仲景用治伤寒阳明证，身热、目痛、鼻干、不得卧，邪在阳明，肺受火制，故用辛寒以清肺气。所以有白虎之名，肺主西方也。按：阳明主肌肉，故身热；脉交颊中，故目痛；脉起于鼻，循鼻外，金燥，故鼻干；胃不和，则卧不安，故不得卧。然亦有阴虚发热，及脾胃虚劳，伤寒阴盛格阳，内寒外热，类白虎汤证，误投之不可救也。按：阴盛格阳，阳盛格阴二证，至为难辨。盖阴盛极而格阳于外，外热而内寒；阳盛极而格阴于外，外冷而内热。《经》所谓重阴必阳，重阳必阴，重寒则热，重热则寒是也。当于小便分之：便清者，外虽燥热，而中实寒；便赤者，外虽厥冷，而内实热也。再看口中之燥润，及舌苔之浅深。胎黄黑者为热，宜白虎汤。然亦有胎黑属寒者，舌无芒刺，口有津液也，急宜温之。误投寒剂则殆矣。

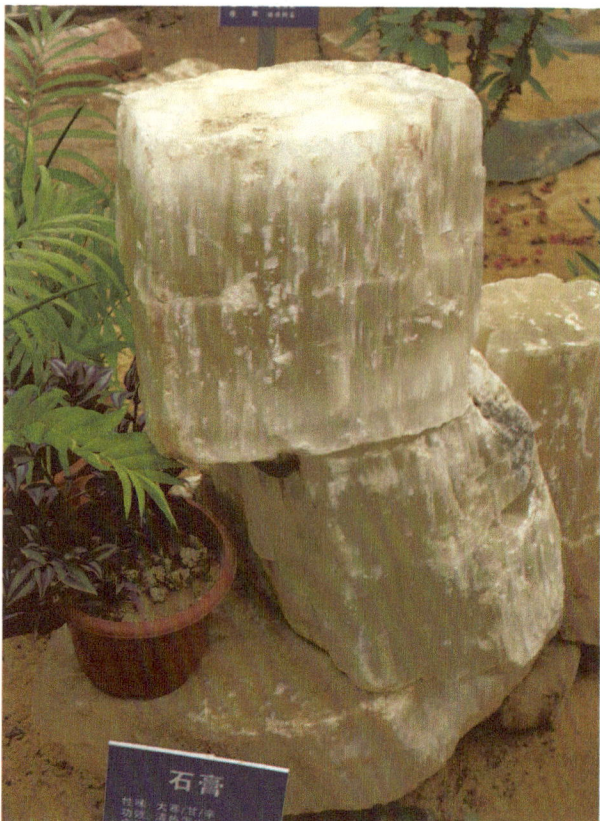

石膏

亦名寒水石。时珍曰：古方所用寒水石是凝水石，唐宋诸方用寒水石即石膏。凝水石乃盐精渗入土中，年久结成，清莹有棱，入水即化。辛咸大寒，治时气热盛，口渴水肿。莹白者良。研细，甘草水飞用。近人因其寒，或用火煅，则不伤胃。味淡难出，若入煎剂，须先煮数十沸。鸡子为使，忌巴豆、铁。

【药物来源】为硫酸盐类石膏族矿物石膏。

【形态特征】矿物属单斜晶系。晶体常作板状，集合体常呈致密粒状、纤维状或叶片状，颜色通常为白色。结晶体无色透明，成分不纯时可呈现灰色、肉红色、蜜黄色或黑色等。条痕白色。透明至半透明。解理面呈玻璃光泽或珍珠光泽，纤维状者呈绢丝光泽。断口贝状至多片状。硬度 1.5～2。相对密度 2.3。具柔性和挠性。

【性味功效】味辛、甘，性寒。解肌清热，除烦止渴。

【古方选录】《普济方》石膏散：石膏二两，甘草半两（炙）。用法：上为末。每服三钱，新汲水调下，残生姜汁、蜜调下。主治：热嗽喘甚者，久不愈。

【用法用量】煎服，15～60 g；或入丸、散。外用煅研撒，或调敷。

【使用注意】脾胃虚寒及血虚、阴虚发热者忌服。

【现代研究】含含水硫酸钙，煅石膏为无水硫酸钙。有解热，消炎，解渴，抗病毒，增强免疫力等作用。

359 滑石

【古籍原文】滑，利窍；通，行水；体重，泻火气；轻，解肌

滑利窍，淡渗湿，甘益气、补脾胃，寒泻热，降心火。色白入肺，上开腠理而发表，肺主皮毛。下走膀胱而行水，通六腑九窍津液，为足太阳经膀胱本药。治中暑积热，呕吐烦渴，黄疸水肿，脚气淋闭，偏主石淋。水泻热痢，六一散加红曲治赤痢，加干姜治白痢。吐血衄血，诸疮肿毒，为荡热除湿之要剂。消暑散结，通乳滑胎。时珍曰：滑石利窍，不独小便也。上开腠理而发表，是除上之湿热；下利便溺而行水，是除中下之湿热。热去则三焦宁而表里和，湿去则阑门通而阴阳利矣。【阑门分别清浊，乃小肠之下口。】河间益元散，通治上下表里诸病，盖是此意。益元散，一名天水散，一名六一散，取天一生水，地六成之之义。滑石六钱，甘草一钱，或加辰砂。○滑石治渴，非实止渴，资其利窍，渗去湿热，则脾胃中和而渴自止耳。若无湿，小便利而渴者，内有燥热，宜滋润。或误服此，则愈亡其津液而渴转甚矣。故王好古以为至燥之剂。

白而润者良。石韦为使，宜甘草。走泄之性，宜甘草以和之。

【药物来源】为硅酸盐类矿物滑石的块状体。

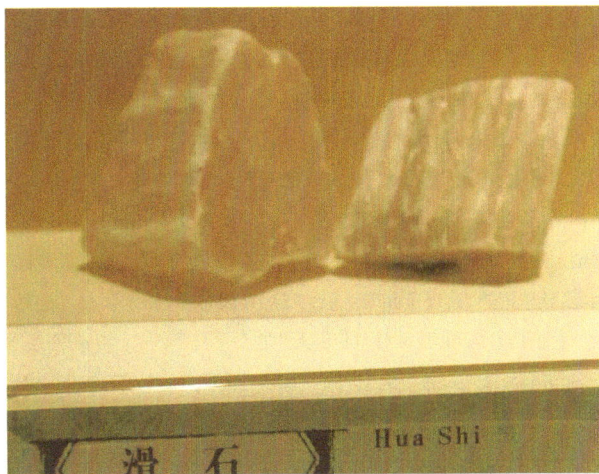

形态特征】矿物属单斜晶系。晶体呈六方形或菱形板状，为粒状和鳞片状的致密块体。淡绿色、白色或灰色。条痕白色或淡绿色。光泽脂肪状，解理面显珍珠状。半透明至不透明。解理沿底面极完全。硬度 1。相对密度 2.7～2.8。性柔，有滑腻感。块滑石能被锯成任何形状，薄片能弯曲，但无弹性。

【性味功效】味甘、淡，性寒。利尿通淋，清热解毒；外用祛湿敛疮。

【古方选录】《圣济总录》滑石散：滑石四两。用法：捣罗为散。每服二钱匕，煎木通汤调下，不拘时候。主治：热淋，小便赤涩热痛。

【用法用量】煎服（布包），10～20 g；或入丸、散。外用适量，研末掺，或调敷。

【使用注意】脾虚气弱，精滑及热病津伤者忌服。孕妇慎服。

【现代研究】含硅酸镁。有保护皮肤和黏膜，抗菌等作用。

360 朴硝、芒硝

【古籍原文】朴硝，即皮硝。大泻，润燥，软坚

辛能润燥，咸能软坚，苦能下泄，大寒能除热。朴硝酷涩性急，芒硝经炼稍缓。能荡涤三焦、肠胃实热，推陈致新。按：致新则泻亦有补，与大黄同。盖邪气不除，则正气不能复也。治阳强之病，伤寒，《经》曰：人之伤于寒也必

病热,盖寒郁而为热也。疫痢,积聚结癖,留血停痰,黄疸淋闭,瘰疬疮肿,目赤障翳。通经堕胎。丰城尉家有猫,子死腹中,啼叫欲绝。医以硝灌之,死子即下。后有一牛,亦用此法得活。本用治人,治畜亦验。《经疏》曰:硝者,消也。五金八石皆能消之,况脏腑之积聚乎? 其直往无前之性,所谓无坚不破,无热不荡者也。病非热邪深固,闭结不通,不可轻投,恐误伐下焦真阴故也。成无己曰:热淫于内,治以咸寒。气坚者以咸软之,热盛者以寒消之。故仲景大陷胸汤、大承气汤、调胃承气汤,皆用芒硝以软坚,去实热。结不至坚者,不可用也。佐之以苦,故用大黄相须为使。许誉卿曰:芒硝消散,破结软坚。大黄推荡,走而不守。故二药相须,同为峻下之剂。王好古曰:本草言芒硝堕胎,然妊娠伤寒可下者,兼用大黄以润燥,软坚泻热,而母子相安。《经》曰:有故无殒,亦无殒也。此之谓软! 谓药自病当之,故母与胎俱无患也。

硝能柔五金,化七十二种石为水。生于卤地,刮取煎炼,在底者为朴硝,在上有芒者为芒硝,有牙者为马牙硝,置风日中,消尽水气,轻白如粉,为风化硝。大黄为使。《本经》《别录》,朴硝、硝石虽分二种,而气味主治略同。后人辨论纷然,究无定指。李时珍曰:朴硝下降,属水性寒;硝石为造炮焰硝,上升属火性温。昂按:世人用硝,从未有取其上升而温者。李氏之说,恐非确论。

【药物来源】朴硝为硫酸盐类矿物芒硝族芒硝经加工而成的粗制品,芒硝为芒硝经加工精制而成的结晶体。

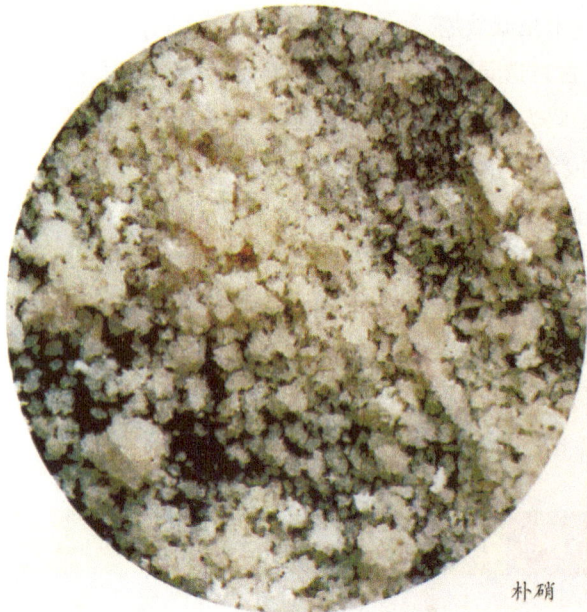

朴硝

【形态特征】矿物属单斜晶系。晶体为短柱状,通常成致密粒状、被膜状。无色透明,但常带浊白、浅黄、淡蓝、淡绿等色。条痕为白色。玻璃样光泽。断口贝壳状,硬度1.5~2。相对密度1.5。性脆。形成

于含钠离子和硫酸根离子饱和溶液的内陆盐湖中。

【性味功效】朴硝:味苦、咸,性寒。泻下软坚,泻热解毒,消肿散结。芒硝:味咸、苦,性寒。泻下通便,润燥软坚,清火消肿。

【古方选录】①《圣济总录》朴硝汤:朴硝、大黄(锉,炒)、芍药各一两,当归(切,焙)、木香各半两。用法:上五味粗捣筛,每服五钱匕,水一盏半,生姜五片,煎至八分,去滓,空心温服。主治:伤寒食毒,腹胀气急,大小便不通。

②《伤寒论》大陷胸汤:大黄六两(去皮),芒硝一升,甘遂一钱匕。用法:上三味,以水六升,先煮大黄,取二升,去滓,纳芒硝,煮一两沸,纳甘遂末,温服一升,得快利,止后服。主治:伤寒六七日,结胸热实,脉沉而紧,心下痛,按之石鞭者。

【用法用量】朴硝:外用适量,研末吹喉,或水化调敷、点眼、调搽、熏洗。一般不供内服。芒硝:研末溶入汤剂,6~12 g;或入丸、散。外用研细点眼,或水化涂洗。

【使用注意】脾胃虚寒者及孕妇忌服。不宜与硫黄、三棱同用。

【现代研究】含硫酸钠,食盐,硫酸钙,硫酸镁等。有泻下,消肿,止痛等作用。

361 玄明粉

【古籍原文】泻热、润燥、软坚

辛甘而冷。去胃中之实热,荡肠中之宿垢。润燥破结,消肿明目。血热去,则肿消而目明。昂按:泻痢不止,用大黄、玄明粉以推荡之,而泻痢反止。盖宿垢不净,疾终不除,《经》所谓通因通用也。

朴硝煎化,用莱菔煮,再同甘草煎,入罐火煅,以去其咸寒之性。阴中有阳,性稍和缓。大抵用代朴硝,若胃虚无实热者禁用。俱忌苦参。

【药物来源】为硫酸盐类矿物芒硝族芒硝经风化制得的干燥品。

【形态特征】同"朴硝、芒硝"。

【性味功效】味咸、苦,性寒。泻下通便,润燥软坚,清火消肿。

【古方选录】《易简方论》玄明粉散:玄明粉三钱,当

归尾五钱。用法:煎汤调服。主治:血热便秘等症。

【用法用量】研末溶入汤剂,3～9 g。外用化水涂洗,或研细吹喉。

【使用注意】脾胃虚寒者及孕妇忌服。

【现代研究】含无水硫酸钠,硫酸钙,硫酸铁,硫酸钾等。有消炎,致泻等作用。

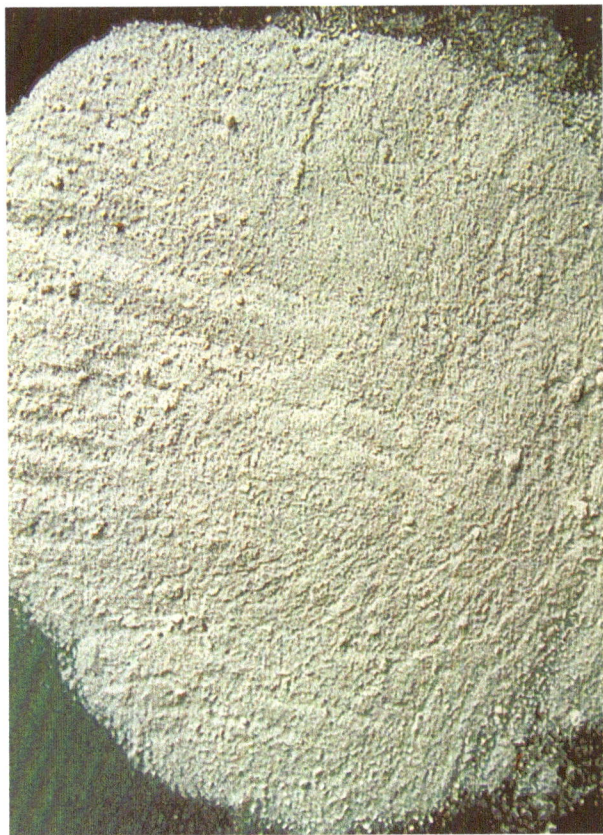

362 太阴玄精石

【古籍原文】泻热、补阴

太阴之精,咸寒而降。治上盛下虚,救阴助阳,有扶危拯逆之功。正阳丹,用治伤寒壮热。来复丹,用治伏暑热泻。

出解池、通、泰积盐处。咸卤所结,青白莹彻,片皆六棱者良。今世用者,多是绛石。

【药物来源】为硫酸盐类石膏族矿物石膏的晶体。

【形态特征】同"石膏"。

【性味功效】味咸,性寒。滋阴,降火,软坚,消痰。

【古方选录】《太平圣惠方》玄精丸:太阴玄精二两,白矾半斤,黄丹二两,青盐半两。用法:上药细研,入生铁铫子内,烧白矾汁尽为度,后以不蚛皂荚三梃,

存性烧热,都研为末,用糯米饭和丸,如梧桐子大。每于食前,以粥饮下十丸。主治:休息痢久不愈,面色青黄,四肢逆冷,不思饮食。

【用法用量】煎服,10～15 g;或入丸,散。外用研末撒,或调敷。

【使用注意】脾胃虚寒者慎服。

【现代研究】含含水硫酸钙。有镇静,退热,消炎等作用。

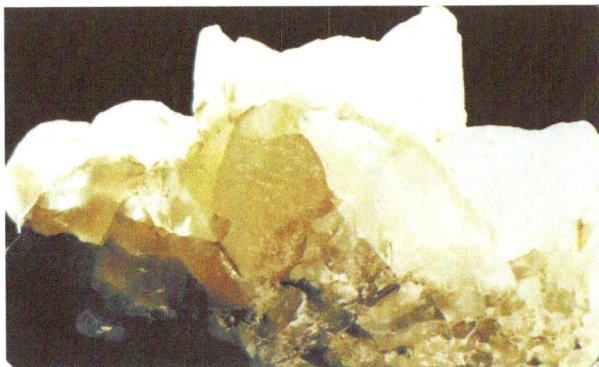

363 赤石脂

【古籍原文】重,涩,固大小肠

甘而温,故益气生肌而调中。酸而涩,故收湿、《独行方》煅末,敷小儿脐中汁出赤肿。止血而固下。《经疏》云:大小肠下后虚脱,非涩剂无以固之。其他涩药轻浮,不能达下,惟赤石脂体重而涩,直入下焦阴分,故为久痢泄癖要药。仲景桃花汤用之,加干姜、粳米。疗肠癖泄痢,崩带遗精,痈痔溃疡,收口长肉,催生下胞。《经疏》云:能去恶血,恶血化,则胞胎无阻。东垣:胞胎不出,涩剂可以下之。又云:固肠胃有收敛之能,下胎衣无推荡之峻。

细腻粘舌者良。赤入血分,白入气分。五色石脂入五脏。研粉,水飞用。恶芫花,畏大黄。

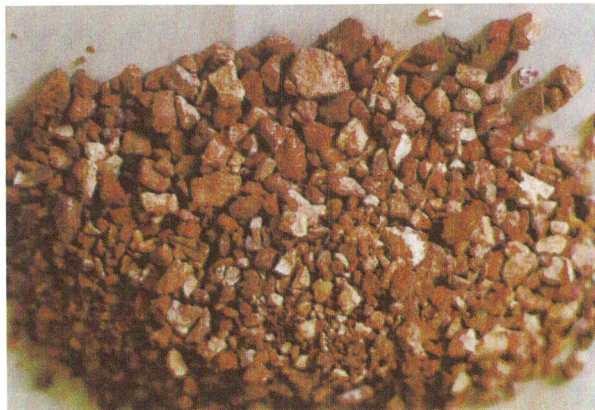

【药物来源】为硅酸盐类矿物多水高岭石的红色块状体。

【形态特征】矿物属单斜晶系。多数为胶凝体。白色通常染有浅红、浅褐、浅黄、浅蓝、浅绿等色。新鲜断面具蜡样光泽,疏松多孔的则呈土状光泽。有平坦的贝壳状断口。硬度1~2。相对密度2.0~2.2,随水分子的含量而有变化。性脆。可塑性强。有土样气味,致密块状者在干燥时可裂成碎块。

【性味功效】味甘、涩,性温。涩肠,止血,收湿,生肌。

【古方选录】《伤寒论》桃花汤:赤石脂一斤(一半全用,一半筛末),干姜一两,粳米一升。用法:上三味,以水七升,煮米令热,去滓,温服七合,内赤石脂末方寸匕,日三服,若一服愈,余勿服。主治:少阴病下利脓血者。

【用法用量】煎服,9~12 g;或入丸、散。外用研末撒,或调敷。

【使用注意】有湿热积滞者忌服。孕妇慎服。

【现代研究】含水化硅酸铝,氧化铁等。有保护胃肠黏膜,止血,降低血磷,促进尿磷排泄等作用。

364 禹馀粮(禹余粮)

【古籍原文】重,涩,固下

甘,平,性涩。手足阳明大肠、胃血分重剂。治欬逆下痢,血闭症瘕血崩,能固下,李知先曰:下焦有病人难会,须用馀粮、赤石脂。又能催生。

石中黄粉,生于池泽。无砂者良。牡丹为使。

【药物来源】为氧化物类矿物褐铁矿的矿石。

【形态特征】矿物常成葡萄状、肾状、乳房状、块状、土状等集合体。颜色为褐色到黑色,若为土状则为黄褐色或黄色。条痕为黄褐色。半金属光泽或土状光泽,有时为丝绢光泽。不透明。断面为介壳状或土状。硬度1~5.5。相对密度3.6~4.0。

【性味功效】味甘、涩,性平。涩肠,止血,止带。

【古方选录】《伤寒论》赤石脂禹余粮汤:赤石脂一斤(碎),禹余粮一斤(碎)。用法:上二味,以水六升,煮取二升,去滓,分温三服。主治:伤寒服汤药,下利不止,心下痞鞕。服泻心汤已,复以他药下之,利不

止。医以理中与之,利益甚。理中者,理中焦,此利在下焦。

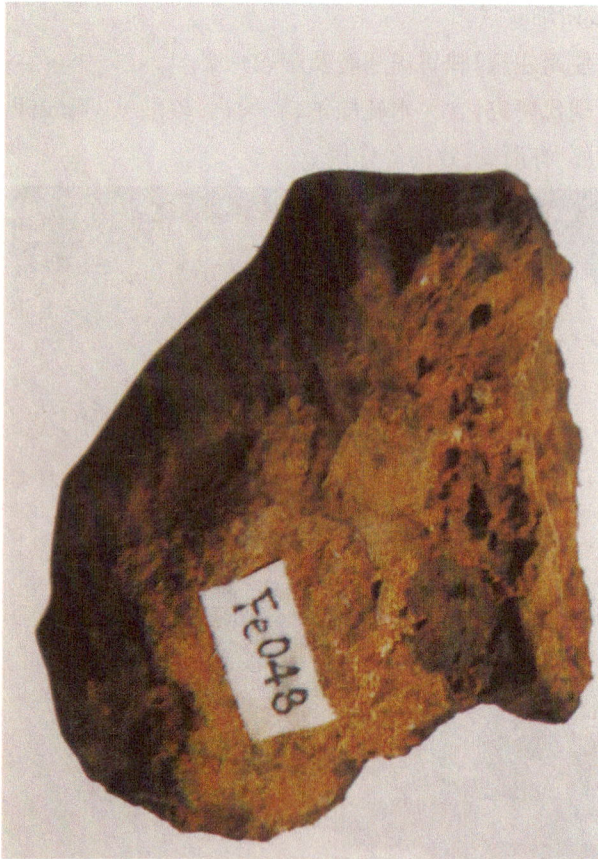

【用法用量】煎服,9~15 g;或入丸、散。外用研末撒,或调敷。

【使用注意】实证者忌服,孕妇慎服。

【现代研究】含碱式氧化铁,碱式含水氧化铁,磷酸盐及铝、镁、钾、钠等。有抗衰老等作用。

365 浮　石

【古籍原文】一名海石。泻火、软坚

咸润下,寒降火。色白体轻,入肺清其上源。肺为水之上源。止渴止嗽,通淋软坚,除上焦痰热,消瘿瘤结核。顽痰所结,咸能软坚。俞琰《席上腐谈》云:肝属木,当浮而反沉;肺属金,当沉而反浮,何也?肝实而肺虚也。故石入水则沉,而南海有浮水之石;木入水则浮,而南海有沉水之香。虚实之反如此。

水沫日久结成。海中者味咸更良。

【药物来源】为火山喷出的岩浆凝固形成的多孔状石块。

【形态特征】矿物组分90%以上为非晶质火山玻璃,

或含少量晶质矿物。晶质矿物主要是长石,其次有石英、辉石及角闪石,还有沸石等。非晶质玻璃构成多孔骨架。晶质矿物长石呈条柱状、板柱状的白色至灰白色小晶体或碎粒嵌生在玻璃质中。

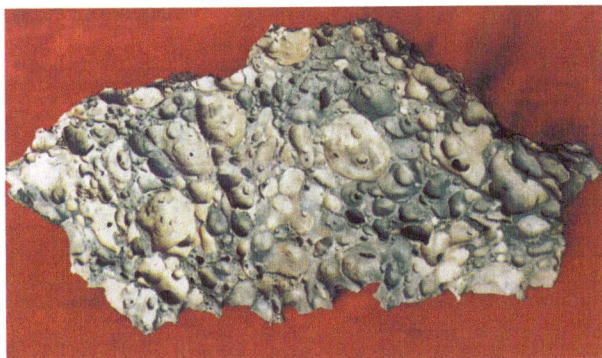

【性味功效】味咸,性寒。清肺火,化老痰,利水通淋,软坚散结。

【古方选录】《名家方选》浮石丸:莪术、三棱、桃仁、大黄、浮石各等分。用法:上为末,糊为丸。主治:经闭及血块。

【用法用量】煎服,9~15 g;或入丸、散。外用适量,水飞后吹耳或点眼。

【使用注意】虚寒咳嗽者忌服。

【现代研究】含二氧化硅,钙、钠、铁等。

366 蓬砂(硼砂)

【古籍原文】润,生津、去痰热

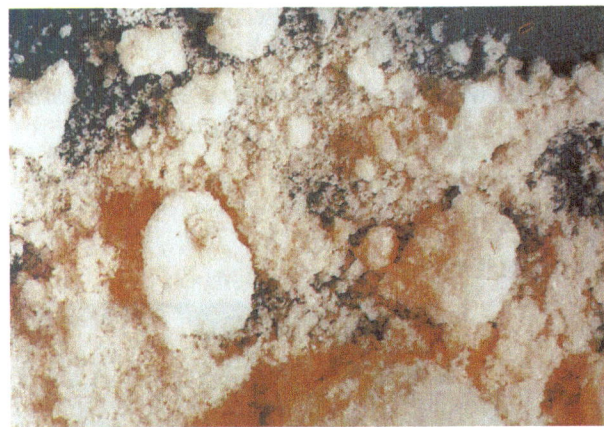

甘、微咸,凉。色白质轻,故除上焦胸膈之痰热,生津止嗽。治喉痹、口齿诸病。初觉喉中肿痛,含化咽津,则不成痹。能柔五金而去垢腻,故治噎膈积块,结核努肉,目翳骨鲠。咸能软坚,含之咽汁。

出西番者,白如明矾。出南番者,黄如桃胶。能制汞、哑铜。蓬砂、硇砂,并可作金银焊。

【药物来源】为硼酸盐类硼砂族矿物硼砂。

【形态特征】矿物属单斜晶系。单晶体常呈粒柱状或原板状。集合体有晶簇状、粒状、块状、散粒状、升华状、豆状、皮壳状等。无色或白色,有时微带浅灰、浅黄、浅蓝、浅绿等色调,玻璃或油脂样光泽。硬度2~2.5,性脆。相对密度1.69~1.72。久置空气中易变成白色粉状。

【性味功效】味甘、咸,性凉。清热消痰,解毒防腐。

【古方选录】《景岳全书》蓬砂散:蓬砂、青黛、龙脑、薄荷、石膏(煅)各等分。用法:上为极细末,每用少许临卧敷口中。主治:口疮。

【用法用量】研末吞服;或入丸、散,1.5~3 g。外用适量,沸水溶化冲洗,或研末撒。防腐生用,收敛煅用。

【使用注意】体弱者慎服。

【现代研究】含碳酸钠,硫酸钠,氯化物,铁等。有防腐,抗惊厥等作用。

367 硇砂

【古籍原文】硇,音铙。泻,消肉积

咸、苦、辛,热,有毒。消食破瘀。治噎膈症瘕,去目翳努肉,暖子宫,助阳道。性大热,能烂五金。《本草》称其能化人心为血,亦甚言不可多服耳。凡煮硬肉,投少许即易烂,故治噎膈、症瘕、肉积有殊功。《鸡峰方》云:人之脏腑,多因触冒成病,而脾胃最易受触。饮食过多,则停滞难化。冷热不调,则呕吐泻痢,而膏粱者为尤甚。口腹不节,须用消化药。或言饮食既伤于前,难以毒药反攻其后,不使硇砂、巴豆等,只用曲糵之类。不知古今立方用药,各有主对。曲糵只能消化米谷,如伤肉食,则非硇砂、阿魏不能治也;如伤鱼蟹,须用橘叶、紫苏、生姜;伤菜果,须用丁香、桂心;伤水饮,须用牵牛、芫花。必审所伤之因,对用其药,则无不愈。其间多少,则随患人气血以增损之而已。又有虚人沉积,不可直取,当以蜡匮其药。盖蜡能久留肠胃,又不伤气,能消磨至尽也。又有脾虚饮食迟化者,止宜助养脾胃,自能消磨,更不须克化药耳。病久积而成症瘕者,须用三棱、鳖甲之类。寒冷成积者,轻则附子、厚朴,重则礜石、硫黄。瘀血结块者,则用大黄、桃仁之类,用者详之。

出西戎。乃卤液结成,状如盐块,置冷湿处即化。白净者良。水飞过,醋煮干如霜用。畏酸。忌羊血。

【药物来源】为氯化物类卤砂族矿物卤砂（硇砂）的晶体或人工制成品。

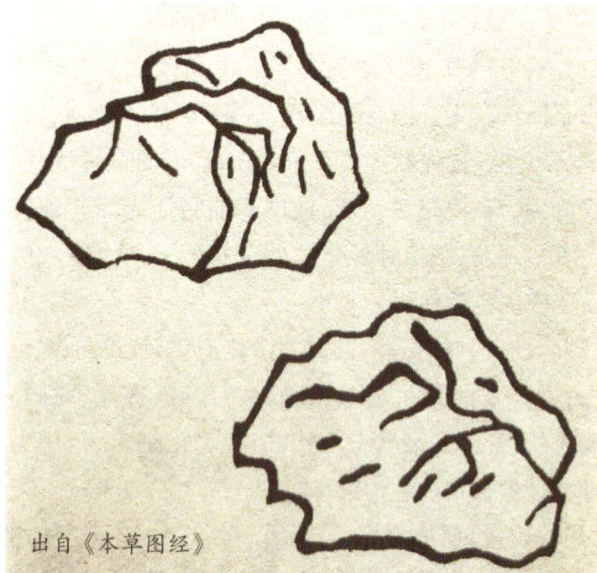

出自《本草图经》

【形态特征】矿物属等轴晶系。晶体呈粒状、不规则块状或纤维状集合体。多数呈皮壳状、被膜状产出。无色、白色、淡灰色、黄白色或灰褐色。透明玻璃光泽或半透明乳状光泽。解理不完全。断口贝壳状。硬度1.5～2。相对密度1.53。味咸而苦。

【性味功效】味咸、苦、辛，性温；有毒。消积软坚，化腐生肌，祛痰，利尿。

【古方选录】《魏氏家藏方》硇附丸：附子半两（炮），硇砂一钱（汤飞），丁香一钱（不见火），干姜一钱半。用法：上为细末，旋入硇砂研和，用稀面糊为丸，如梧桐子大。每服十粒，加至二十粒，生姜汤下，不拘时候。主治：虚中有积，心腹胁肋胀痛。

【用法用量】研末吞服，0.3～1 g；或入丸、散。外用适量，研细撒，或调敷，或入膏贴，或化水点涂。

【使用注意】不入煎剂。内服不宜过量，孕妇及溃疡病、肝肾功能不全患者忌服。生品有腐蚀性，只作外用。

【现代研究】含氯化钠，铁离子，亚铁离子，镁离子，硫离子，硫酸根离子等。有抗肿瘤作用。

368 磁 石

【古籍原文】重，补肾

辛，咸。色黑属水，能引肺金之气入肾。补肾益精，除烦祛热，通耳明目。耳为肾窍，肾水足则目明。治羸弱周痹，骨节酸痛，肾主骨。惊痫，重镇怯。肿核，咸软坚。误吞针铁，末服。止金疮血。《十剂》曰：重可去怯，磁石、铁粉之属是也。《经疏》云：石药皆有毒，独磁石冲和，无悍猛之气，又能补肾益精。然体重，渍酒优于丸散。时珍曰：一士病目渐生翳，珍以羌活胜湿汤加减，而以磁朱丸佐之，两月而愈。盖磁石入肾，镇养真阴，使神水不外移；朱砂入心，镇养心血，使邪火不上侵；佐以神曲，消化滞气，温养脾胃生发之气，乃道家黄婆媒合婴、姹之理。方见孙真人《千金方》，但云明目，而未发出用药微义也。【黄婆，脾也；姹女，心也；婴儿，肾也。】

色黑能吸铁者真。火煅醋淬，碾末水飞，或醋煮三日夜用。柴胡为使，杀铁、消金，恶牡丹。

【药物来源】为氧化物类尖晶石族矿物磁铁矿的矿石。

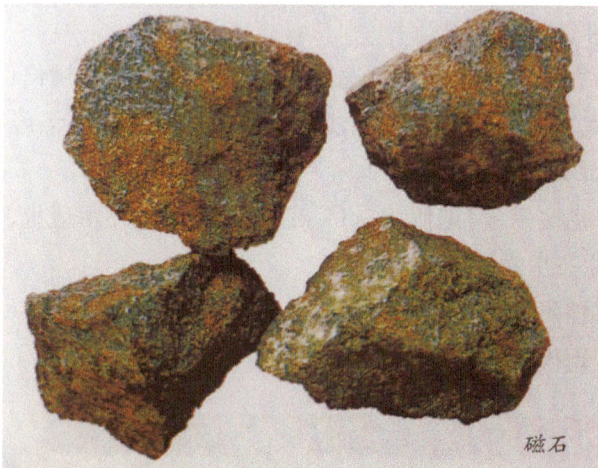

磁石

【形态特征】矿物属等轴晶系。晶体为八面体、菱形十二面体等。铁黑色，表面或氧化、水化为红黑、褐黑色调；风化严重者，附有水赤铁矿、褐铁矿被膜。条痕黑色。不透明。硬度5.5～6，性脆。相对密度4.9～5.2。具强磁性。

【性味功效】味咸，性寒。镇惊安神，平肝潜阳，聪耳明目，纳气平喘。

【古方选录】《圣济总录》磁石酒：磁石（捣碎，绵裹）半两、木通、菖蒲（米泔浸一二日，切，焙）各半斤。用法：以绢囊盛，用酒一斗浸，寒七日，暑三日，每饮三合，日再。主治：耳聋耳鸣，常如风水声。

【用法用量】煎服，9～30 g；或入丸、散。外用适量，研末敷。

【使用注意】脾胃虚者不宜多服、久服。

【现代研究】含四氧化三铁，氧化亚铁，氧化铁等。

有镇静,抗惊厥等作用。

369 礞石

【古籍原文】重,泻痰

　　甘、咸,有毒,体重沉坠。色青入肝,制以硝石,能平肝下气,为治惊利痰之圣药。吐痰水上,以石末掺之,痰即随下。王隐君有礞石化痰丸,能治百病。礞石、焰硝各二两,煅研,水飞净一两,大黄酒蒸八两,黄芩酒洗八两,沉香五钱,为末,水丸,量虚实服。时珍曰:风木太过,来制脾土。气不运化,积滞生痰,壅塞上中二焦,变生诸证。礞石重坠,硝性疏快,使痰积通利,诸证自除。气弱脾虚者禁服。

　　坚细青黑,中有白星点。硝石、礞石等分,打碎拌匀,入坩埚煅至硝尽,石色如金为度。如无金星者不入药。研末水飞,去硝毒用。

【药物来源】为变质岩类岩石绿泥石化云母碳酸盐片岩或黑云母片岩。

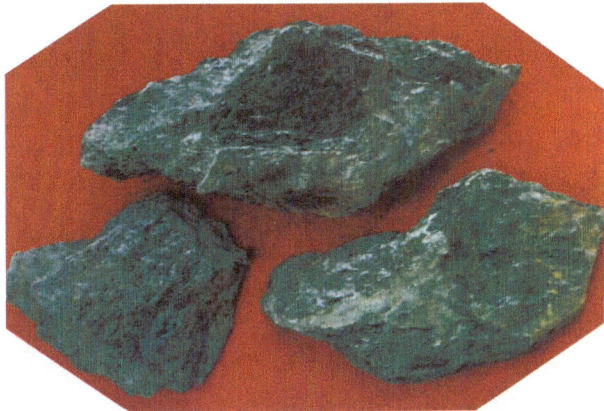

【形态特征】①绿泥石化云母碳酸盐片岩:为鳞片状或粒状集合体。呈灰色或绿灰色,夹有银色或淡黄色鳞片,具光泽。质松,易碎,粉末为灰绿色鳞片(绿泥石化云母片)和颗粒(碳酸盐为主),片状者具星点样闪光。遇稀盐酸产生气泡,加热后泡沸激烈。气微,味淡。

　　②黑云母片岩:为鳞片状或片状几何体。呈不规则扁块状或长斜块状,无明显棱角。褐黑色或绿黑色,具玻璃样光泽。质软,易碎,断面呈较明显的层片状。碎粉主要为绿黑色鳞片(黑云母),有似星点样的闪光。气微,味淡。

【性味功效】味甘、咸,性平。坠痰下气,平肝镇惊。

【古方选录】《养生主论》滚痰丸:礞石、焰硝各二两(煅过,研飞,晒干),大黄(酒蒸)八两,黄芩(酒洗)八两,沉香五钱。用法:为末,水丸梧子大。常服一二十丸,欲利大便则服一二百丸,温水下。主治:通治痰为百病。

【用法用量】煎服,入汤剂宜布包,10～15 g;或入丸、散,每次3～6 g。

【使用注意】非痰热内结不化之实证,或脾胃虚弱、阴虚燥痰者不宜。孕妇忌服。

【现代研究】含硅酸盐,镁、铝、铁、钛、钙、锰等。

370 代赭石

【古籍原文】重,镇虚逆、养阴血

　　苦,寒。养血气,平血热,入肝与心包,专治二经血分之病,吐衄崩带,胎动难产,小儿慢惊,赭石半钱,冬瓜仁汤调服。金疮长肉。仲景治伤寒,汗吐下后,心下痞鞕噫气【鞕,音硬;噫,音嗳】,用代赭旋覆汤。取其重以镇虚逆,赤以养阴血也。今人用治膈噎甚效。

　　煅红醋淬,水飞用。干姜为使,畏雄、附。

【药物来源】为氧化物类刚玉族矿物赤铁矿的矿石。

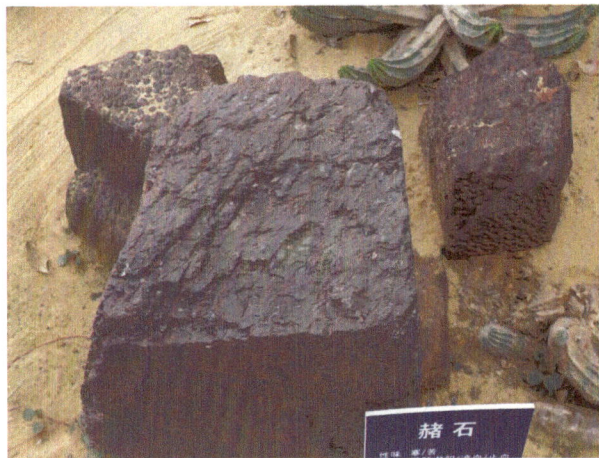

【形态特征】矿物属三方晶系。晶体常呈薄片状、板状。结晶者呈铁黑色或钢灰色,土状或粉末状者呈鲜红色。条痕呈樱桃红色。结晶者呈金属光泽,土状者呈土状光泽。硬度5.5～6,但土状及粉末状者硬度很小。相对密度5～5.3。在还原焰中烧后有磁性。

【性味功效】味苦,性寒。平肝潜阳,重镇降逆,凉血止血。

【古方选录】《医学衷中参西录》荡痰汤:生赭石二两

（轧细），大黄一两，朴硝六钱，清半夏三钱，郁金三钱。用法：煎服。主治：癫狂失心，脉滑实者。

【用法用量】煎服，9～30 g；研末，每次 3 g；或入丸、散。

【使用注意】下部虚寒者不宜，阳虚阴萎者忌用。外用适量，研末撒，或调敷。

【现代研究】含三氧化二铁，硅、铝等。可代替硫酸钡作为 X 线胃肠造影剂。

371 花乳石（花蕊石）

【古籍原文】涩，止血

　　酸涩，气平。专入肝经血分。能化瘀血为水，止金疮出血，刮末敷之即合，仍不作脓。《局方》治损伤诸血，胎产恶血血运，有花乳石散。下死胎胞衣。恶血化则胞胎无阻。

　　出陕华、代地。体坚色黄。煅研，水飞用。

【药物来源】为变质岩类岩石蛇纹石大理岩。蛇纹石大理岩主要由矿物方解石形成的大理岩与蛇纹石组成。

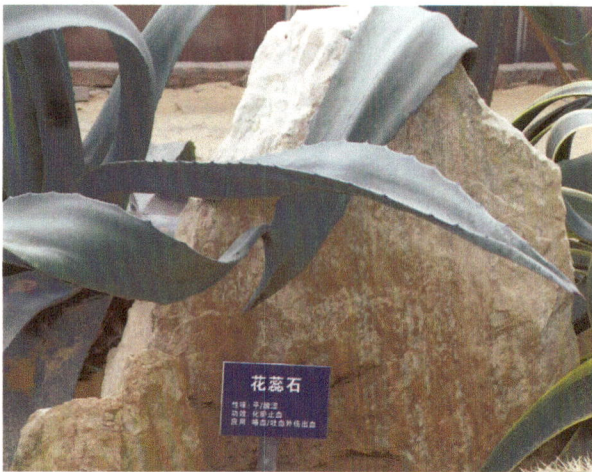

【形态特征】①大理岩：矿物呈三方晶系。集合体常呈钟乳状或致密粒状体。颜色为无色或乳白色，如含有混入物，则染成灰、黄、玫瑰、红、褐等色。具玻璃样光泽。透明至不透明。断面贝壳状。硬度3。相对密度2.6～2.8。

　　②蛇纹石：为硅酸盐类蛇纹石族矿物。矿物属单斜晶系。单个晶体呈片状、针状，或呈板状、鳞片状的显微粒状集合体。以纤维状纹理或斑点状团块分散于方解石晶粒中。一般呈绿色，深浅不等，也有白色、浅黄色、灰色、蓝绿色或褐黑色。硬度 2.5 ～

3.5。相对密度 2.5～3.6。抚摸之有滑感。

【性味功效】味酸、涩，性平。化瘀，止血。

【古方选录】《十药神书》花蕊石散：花蕊石。用法：火煅存性，研为末，用童便一盏，炖温，调末三钱，甚者五钱，食后服下，男子用酒一半，女人用醋一半，与童便和药服，使瘀血化为黄水，后以独参汤补之。主治：五脏崩损，涌喷血成升斗。

【用法用量】研末吞服，入散剂，4.5～9 g。外用研末撒。

【使用注意】无瘀血停留者不宜内服。

【现代研究】含钙、镁的碳酸盐、铁盐、铝盐、锌、铜、钴，以及少量的酸不溶物等。有抗惊厥，凝血等作用。

372 炉甘石

【古籍原文】燥湿、治目疾

　　甘，温。阳明胃经药。受金银之气，金胜木，燥胜湿，故止血消肿，收湿除烂，退赤去翳，为目疾要药。

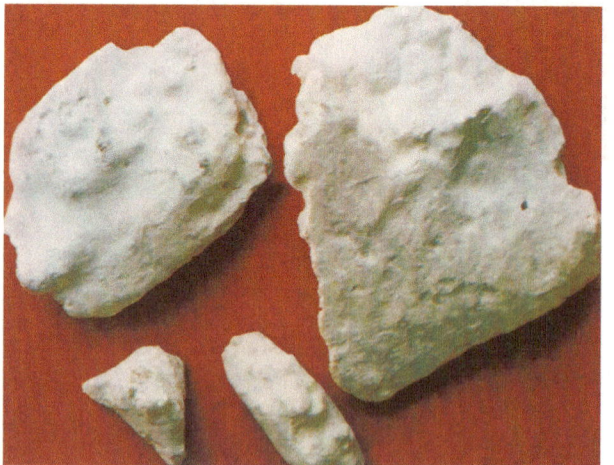

　　产金银坑中，金银之苗也。状如羊脑，松似石脂。能点赤铜为黄。今之黄铜，皆其所点也。煅红，童便淬七次，研粉，水飞用。

【药物来源】为碳酸盐类矿物方解石族菱锌矿的矿石。

【形态特征】矿物呈三方晶系。常呈钟乳状、块状、土状、皮壳状集合体。纯者白色，常被染成灰白、淡黄、浅绿或浅褐等色。透明至半透明，玻璃光泽或暗淡土状光泽。硬度4.5～5，性脆，断口参差状。相对密度4～4.5。

【性味功效】味甘,性平。解毒,明目,去翳,收湿,止痒,敛疮。

【古方选录】《医方大成论》红绵散:炉甘石(研)二钱,枯矾二钱,胭脂半钱,麝香少许。用法:上为细末。用绵子缠缴耳中脓汁尽,别用绵子蘸药,或干吹少许入耳亦可。如积热上壅,耳出脓水,神芎丸百粒,泻三五行。主治:聤耳出脓及黄汁。

【用法用量】外用适量,水飞点眼;或研末撒;或调敷。

【使用注意】忌内服。

【现代研究】含碳酸锌,氧化钙,氧化镁,氧化铁,氧化锰等。有收敛,保护皮肤黏膜等作用。

373 阳起石

【古籍原文】重,补肾命

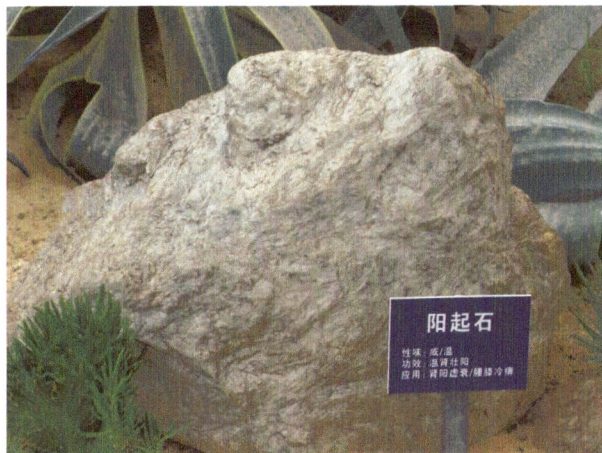

咸,温。补右肾命门。治阴痿精乏,子宫虚冷,腰膝冷痹,水肿症瘕。寇宗奭曰:凡石药冷热皆有毒,宜酌用。按:《经》曰,石药发癫,芳草发狂。芳草之气美,石药之气悍。二者相遇,恐内伤脾。

出齐州阳起山,云母根也。虽大雪遍境,此山独无。以云头雨脚、鹭鸶毛、色白滋润者良。真者难得。火煅醋淬七次,研粉,水飞用。亦有用烧酒、樟脑升炼取粉者。桑螵蛸为使,恶泽泻、菌桂,畏菟丝子。忌羊血。

【药物来源】为硅酸盐类角闪石族矿物透闪石及其异种透闪石石棉。

【形态特征】透闪石属单斜晶系。晶体呈简单的长

柱状、针状,有时呈毛发状。常呈细放射状、纤维状的集合体。白色或浅灰色。玻璃光泽,纤维状集合体具丝绢光泽。硬度5.5～6。性脆,针状,毛发状晶体易折断。相对密度2.9～3.0。透闪石石棉为透闪石的纤维状异种。

【性味功效】味咸,性温。温肾壮阳。

【古方选录】《圣济总录》阳起石丸:阳起石、太阴玄精石、消石、附子(炮裂,去皮脐)各等分。用法:上为细末,汤浸蒸饼为丸,如梧桐子大。每服五丸至十丸,新汲水送下。汗出解。主治:伤寒四逆。

【用法用量】研末吞服;或入丸、散,3～4.5 g。

【使用注意】不入煎剂。阴虚火旺者忌服。

【现代研究】含碱式硅酸镁钙及锰、铝、钛、铬、镍等。

374 钟 乳

【古籍原文】补阳

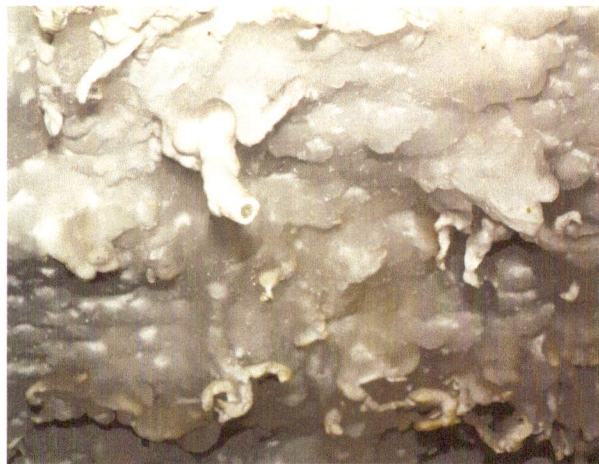

甘温。阳明胃气分药。木石之精。强阴益阳,通百节,利九窍,补虚劳,下乳汁。服之令人阳气暴充,饮食倍进,形体壮盛。然其性慓悍,须命门真火衰者可偶用之。若借以恣欲,多服久服,不免淋浊痈疽之患。

出洞穴中,石液凝成,下垂如冰柱。通中轻薄,如鹅翎管,碎之如爪甲光明者真。炼合各如本方。蛇床为使,恶牡丹,畏紫石英,忌参、术、羊肉、葱、蒜、胡荽。

【药物来源】为碳酸盐类方解石矿物方解石的钟乳状结合体。

【形态特征】矿物属三方晶系。呈扁圆锥形、圆锥形

及圆柱形。表面粗糙,凹凸不平。类白色,有的因含杂质而染成灰白色或浅棕黄白色等。玻璃光泽或暗淡。硬度3,性脆。断面较平整,可见同心层状构造成放射状构造,中心有的有空心。相对密度2.6~2.8。

【性味功效】味甘,性温。温肺,助阳,利窍通乳。

【古方选录】《圣济总录》钟乳丸:生钟乳五两(细研如粉),黄蜡三两(锉)。用法:上二味,先取黄蜡盛于细瓷器,用慢火化开,投入钟乳粉末,搅和令匀,取出,用物封盖定,于饭甑内蒸熟,研如膏,旋丸如梧桐子大。每服一二丸,温水下。主治:肺虚壅热喘急,连绵不息。

【用法用量】煎服,3~9 g;或入丸、散。

【使用注意】阴虚火旺肺热咳嗽者忌服。

【现代研究】含碳酸钙,氧化钙,铁、铜等。有中和胃酸,增加血液中钙离子,促进血液凝固等作用。

375 白石英

【古籍原文】重,润肺

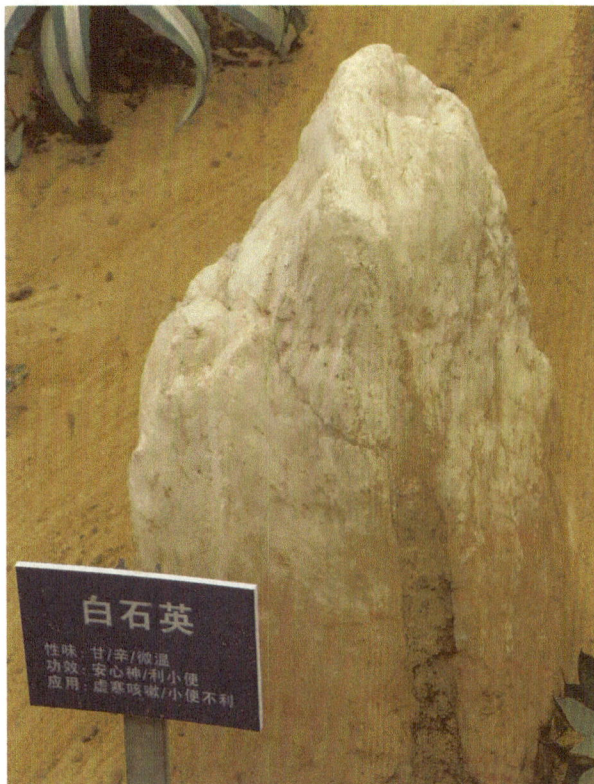

白石英

性味:甘/辛/微温
功效:安心神/利小便
应用:虚寒咳嗽/小便不利

甘、辛,微温。肺、大肠经气分之药。润以去燥,利小便,实大肠。治肺痿吐脓,欬逆上气。但系石

类,只可暂用。《十剂》曰:湿可去枯,白石英、紫石英之属是也。【湿,即润也】按:润药颇多,石药终燥,而徐之才取二石英为润剂,存其意可也。

白若水晶,如紫石英而差大。

【药物来源】为氧化物类矿物石英的矿石。

【形态特征】矿物属三方晶系。晶体呈六方柱状,柱体晶面上有水平的条纹。颜色为无色或白色,由于杂质关系,晶体常呈浅红色、烟色、紫色。条痕白色。结晶体显玻璃光泽,块状体呈油状光泽,光泽强度不一。透明至半透明。断口贝壳状,或不平坦参差状。硬度7。相对密度2.65。性脆。

【性味功效】味甘、辛,性微温。温肺肾,安心神,利小便。

【古方选录】《鸡峰普济方》白石英汤:白石英一分(杵细者,绵裹),五味子、白茯苓、附子、人参各半钱,甘草一字。用法:上为粗末,用水五大盏,银石器中煮石英至三盏,投药再煎至一盏半,去滓。分二服,空心晚食前或鸡鸣拂旦服。主治:肺虚少气,补虚羸,益肺,止嗽,进饮食。

【用法用量】煎服,10~15 g;或入丸、散。

【使用注意】不宜久服、多服。脾胃虚弱者不宜使用。

【现代研究】含二氧化硅,铝、铁、钠、钾等。

376 紫石英

【古籍原文】重,镇心,润、补肝

甘,平。性温而补,重以去怯,湿以去枯。入心肝血分,故心神不安,肝血不足,女子血海虚寒不孕者宜之。冲为血海,任主胞胎。《经疏》云:女子系胞于肾及心包络,虚则风寒乘之,故不孕。紫石英辛温走二经,散风寒,镇下焦,为暖子宫之要药。

色深紫莹彻,五棱。火煅醋淬七次,研末水飞用。二英俱畏附子,恶黄连。五色石英,各入五脏。

【药物来源】为卤化物类矿物萤石的矿石。

【形态特征】属等轴晶系。为块状或粒状集合体。呈不规则块状,具棱角。紫色或绿色,深浅不匀,条痕白色。半透明至透明,有玻璃样光泽。硬度4。相对密度3.18。质坚脆,易击碎。气微,味淡。

【性味功效】味甘,性温。温肾暖宫,镇心安神,温肺平喘。

【古方选录】《太平圣惠方》紫石英丸:紫石英二两（细研,水飞过）,朱砂一两（细研,水飞过）,柏子仁二两,龙骨二两,人参二两（去芦头）,桑螵蛸二两（微炒）,麝香半两（细研）,肉苁蓉一两（酒浸一宿,刮去皱皮,炙干）。用法:上件药,捣罗为末,研入朱砂、石英、麝香令匀,炼蜜和捣三二百杵,丸如梧桐子大。每服食前以温酒下二十丸。主治:虚劳梦与鬼交,虚竭至甚。

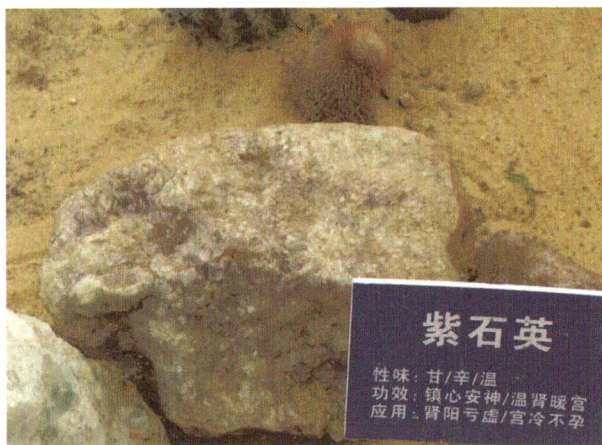

紫石英
性味: 甘/辛/温
功效: 镇心安神/温肾暖宫
应用: 肾阳亏虚/宫冷不孕

【用法用量】煎服,9～15 g;或入丸、散。

【使用注意】不可久服。阴虚火旺者及血分有热者慎服。

【现代研究】含氟化钙,氧化铁,镉、铬、铜、锰等。有兴奋中枢神经,促进卵巢分泌等作用。

377 雄 黄

【古籍原文】重,解毒、杀虫

辛,温,有毒。得正阳之气,入肝经气分。搜肝强脾,散百节大风,杀百毒,辟鬼魅。治惊痫痰涎,头痛眩运,暑疟泻痢,泄泻积聚。虞雍公道中冒暑,泄痢连月,梦至仙居,延之坐。壁中有词云:暑毒在脾,湿气连脚。不泄则痢,不痢则疟。独炼雄黄,蒸饼和药。甘草作汤,食之安乐。别作治疗,医家大错。如方服之遂愈。又能化血为水,燥湿杀虫,治劳疳疮疥蛇伤。

赤似鸡冠,明彻不臭,重三五两者良。孕妇佩之,转女成男。醋浸,入莱菔汁煮干用。生山阴者名雌黄,功用略同。劣者名熏黄,烧之则臭,只堪熏疮疥,杀虫虱。

【药物来源】为硫化物类硫黄族矿物雄黄。

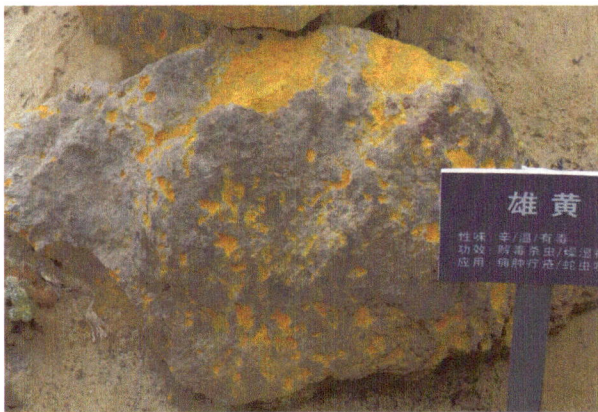

雄黄
性味: 辛/温/有毒
功效: 解毒杀虫/燥湿祛痰
应用: 痈肿疔疮/蛇虫咬伤

【形态特征】矿物属单斜晶系。为块状或粒状集合体,呈不规则块状。深红色或橙红色,条痕淡橘红色,晶面有金刚石样光泽。质脆,易碎,断面具树脂样光泽。微有特异的臭气,味淡。精矿粉为粉末状或粉末集合体,质松脆,手捏即成粉,橙黄色,无光泽。

【性味功效】味辛,性温;有毒。解毒杀虫,燥湿祛痰,截疟。

【古方选录】《世医得效方》生肉神异膏:雄黄五钱,滑石倍用。用法:上为末,洗后掺疮上,外用绵子覆盖相护。凡洗后破烂者,用此贴之。主治:痈疽坏烂及诸疮发毒。

【用法用量】研末吞服,每次0.15～0.3 g;或入丸、散,0.05～0.1 g。外用研末撒,或调敷,或烧烟熏。

【使用注意】不可多服久服,阴亏血虚者及孕妇忌服。外用亦不可大面积涂搽或长期持续使用,以防皮肤吸收蓄积中毒。

【现代研究】含二硫化二砷,硅、铅、铁、钙、镁等。有抗菌,抗血吸虫等作用。

378 石硫黄（硫黄）

【古籍原文】燥,补阳、杀虫

味酸有毒。大热纯阳。硫黄阳精极热,与大黄极寒,并号将军。补命门真火不足。性虽热而疏利大肠,与燥涩者不同。热药多秘,惟硫黄暖而能通;寒药多泄,惟黄连肥肠而止泻。若阳气暴绝,阴毒伤寒,久患寒泻,脾胃虚寒,命欲垂尽者用之,亦救危妙药也。治寒痹冷癖,足寒无力,老人虚秘,《局方》用半硫丸。妇人阴蚀,小儿慢惊。暖精壮阳,杀虫疗疮。辟鬼魅,化五金,能干汞。王好古曰:太白丹、来复丹皆用硫黄，佐以硝石。至阳佐以至阴，与仲景白通汤佐以人尿、猪胆汁意同。所以治内伤生冷，外冒暑湿，霍乱诸病，能除扞格之寒，兼有伏阳，不得不尔。如无伏阳，只是阴虚，更不必以阴药佐之。《夷坚志》云：唐与正亦知医，能以意治病。吴巡检病不得溲，卧则微通，立则不能涓滴，遍用通药不效。唐问其平日自制黑锡丹常服，因悟曰：此必结砂时，硫飞去，铅不死，铅砂入膀胱，卧则偏重犹可溲，立则正塞水道，故不通。取金液丹三百粒，分十服，瞿麦汤下。铅得硫则化，水道遂通。家母舅童时亦病溺涩，服通淋药罔效。老医黄五聚视之曰：此乃外皮窍小，故溺时艰难，非淋证也。以牛骨作楔，塞于皮端，窍渐展开，勿药而愈。使重服通利药，得不更变他证乎？乃知医理非一端也。○硫能化铅为水，修炼家尊之为金液丹。

　　番舶者良。难得。取色黄坚如石者，以莱菔剜空，入硫合定，糠火煨熟，去其臭气；以紫背浮萍煮过，消其火毒；以皂荚汤淘其黑浆。一法绢袋盛，酒煮三日夜。一法入猪大肠烂煮三时用。畏细辛、诸血、醋。

　　土硫黄　辛热、腥臭，只可入疮药，不可服饵。

【药物来源】为硫化物类硫黄族矿物自然硫，主要用含硫物质或含硫矿物经炼制升华而成的结晶体。

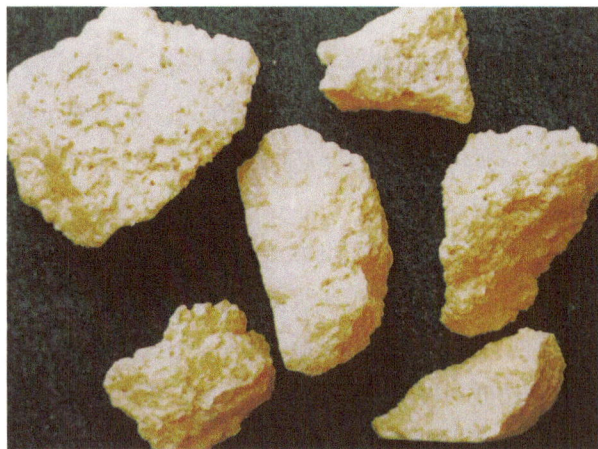

【形态特征】矿物属斜方晶系。晶体为锥柱状、板柱状、板状或针柱状，集合体呈致密或疏松块状。黄色、蜜黄色或褐黄色；因含杂质可带灰、黑或绿、红等色。条痕白色至淡黄色。晶面金刚光泽，断口松脂或油脂状光泽。近透明至半透明。贝壳状至不平坦状断口。硬度1～2。相对密度2.05～2.08。性脆、易碎。有硫黄臭味。热至270℃则燃烧，火焰蓝色，并放出刺鼻臭气味。

【性味功效】味酸，性热；有毒。补火壮阳，温脾通便，杀虫止痒。

【古方选录】《圣济总录》如圣散：石硫黄半钱，风化石灰半两，铅丹二钱，腻粉一钱。用法：同研如粉，用生油调，先以布揩破癣涂之。未涂药间，煎葱白、甘草汤淋洗，如换时亦依此。主治：一切干湿癣。

【用法用量】炮制后入丸、散服，1.5～3 g。外用适量，研末撒，或油调涂敷，或磨汁涂。

【使用注意】阴虚火旺者及孕妇忌服。不宜与朴硝、芒硝、玄明粉等同用。

【现代研究】含硫、砷、硒、碲等。有溶解角质，杀疥虫，杀菌，缓泻，消炎，镇咳，祛痰，增强氯丙嗪及硫喷妥钠的中枢抑制等作用。

379　石　蟹

【古籍原文】重，泻，明目

　　咸，寒。治青盲目翳，天行热疾，解一切金石药毒。醋磨，敷痈肿。出南海。身全是蟹，而质石也。细研，水飞用。

【原动物】为节肢动物弓蟹科石蟹 *Macreophtalmus latreilli* Edw.；*Telphusa* sp. 及其他近缘动物的化石。

【形态特征】全形似蟹，但多残缺不全，通常为扁椭圆形，或留有脚数只而呈不规则形。背面土棕色至深棕色，光滑或有点状小突起，有时尚留有蟹背上之纹理，凹陷处多留有泥土。质坚硬如石，不易碎，互击之，声如击瓷器。断面灰棕色，石质。气微，味微咸。

【性味功效】味咸，性寒。清肝明目，消肿解毒。

【古方选录】《普济方》引《卫生家宝方》石蟹丸：石蟹三两，地骨皮一两，枳壳一两（麸炒），牛藤三两（酒浸），防风一两，破故纸半两（炒），甘草半两，木贼半两，枸杞子半两，甘菊花半两，生地黄半两。用法：上为细末，炼蜜为丸如梧桐子大。每服二十丸，热汤送下。主治：治目翳，去肝热。

【用法用量】用水磨汁服，6～9 g；或入丸、散。外用适量，研细点眼，或以醋磨涂。

【使用注意】体虚无热者及孕妇慎用。

【现代研究】含碳酸钙，锰、铝、钛等。

380　无名异

【古籍原文】重，和血、行伤

　　咸入血，甘补血。治金疮折伤，痈疽肿毒，醋磨涂。止痛生肌。人受杖时，须服三五钱，不甚痛伤。

生川广。小黑石子也，一包数百枚。

【药物来源】 为氧化物类金红石族矿物软锰矿。

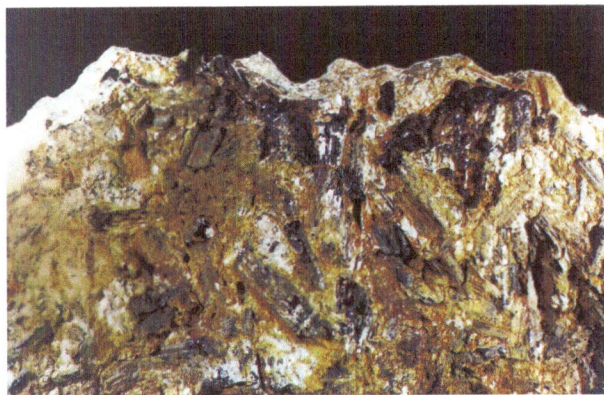

【形态特征】 矿物属四方晶系。为结核状、块状集合体。呈类圆球形，或不规则块状。棕黑色或黑色，条痕黑色。表面不平坦，常覆有黄棕色细粉，除去细粉后，呈半金属光泽或暗淡。不透明。体较轻，质脆，断面棕黑色或紫棕色，易污手。微有土腥气，味淡。

【性味功效】 味甘，性平。祛瘀止血，消肿止痛，生肌敛疮。

【古方选录】《太平圣惠方》无名异散：无名异半两，没药三分，麒麟竭三分，木香半两，人参半两（去芦头），赤茯苓半两，白芷半两，当归半两（锉，微炒），虎杖三分，黄芩半两，黄耆一两（锉），牡丹半两，桂心半两，生干地黄半两。用法：上为细散，每服二钱，空腹及晚食前以温酒调下。主治：妇人乳结颗块，脓水缩滞，血脉壅闭，恶血疼痛，久不瘥者。

【用法用量】 研末服，2.5～4.5 g；或入丸、散。外用适量，研末调敷。

【使用注意】 不可久服，无瘀滞者慎服。

【现代研究】 含二氧化锰，铁、钴、镍等。

381 礜 石

【古籍原文】 重，燥，祛寒积

辛，热，有大毒。治坚癖痼冷，寒湿风痹。苏恭曰：攻积冷之病最良。《别录》曰：不炼服杀人。此石生于山，无雪，入水不冰。时珍曰：性气与砒石相近。《博物志》言鹳伏卵时，取此石暖足。谬也！有苍、白数种。火烧但解散，不能脱其坚。置水不冻者真。恶羊血。

【药物来源】 为硫化物类毒砂族矿物毒砂。

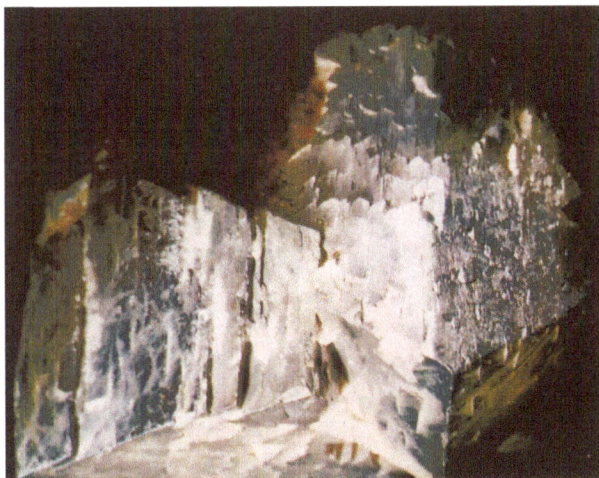

【形态特征】 矿物属单斜或三斜晶系。为不规则的致密块状。锡白色，常带浅黄锈色斑，条痕灰黑色。不透明，金属光泽。体重，质硬而脆，可砸碎，断面不平坦，具强金属光泽。以锤击之，发砷之蒜臭气，有毒，不可口尝。

【性味功效】 味辛，性大热；有大毒。祛寒湿，消冷积，蚀恶肉，杀虫。

【古方选录】《普济方》礜石散：礜石一分，石决明一分，甘菊花一分，甘泉水一分，夜明砂一分（微炙），黄连一分（去须）。用法：上为细末，每服二钱，以米泔同煮猪肝一具，令烂熟，量儿大小，加减服之。主治：小儿眼疳，生翳膜遮睛，欲失明。

【用法用量】 研末服，0.3～0.9 g；或入丸、散；或制备成溶液。外用适量，研末调敷。

【使用注意】 本品有剧毒，无论外用、煎服，都应当严格遵守用量标准。

【现代研究】 含砷硫化铁和少量的钴、锑、铜等。有麻痹血管平滑肌，扩张毛细血管，增加血管渗透性等作用。

382 砒 石

【古籍原文】 大燥，祛痰

辛、苦而咸。大热大毒，砒霜尤烈。专能燥痰，可作吐药。疗风痰在胸膈，截疟除哮。外用蚀败肉，杀虫枯痔。

出信州，故名信石，衡州次之。锡之苗也。故锡壶亦云有毒。生者名砒黄,炼者名砒霜。畏绿豆、冷水、羊血。

【药物来源】为氧化物类矿物砷华经加工而制成的三氧化二砷。

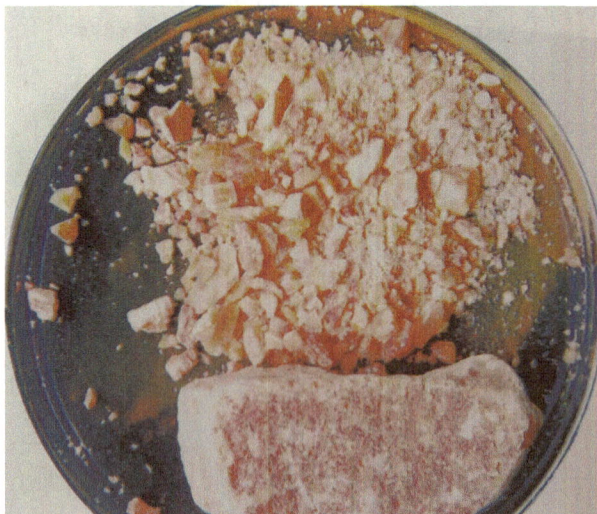

【形态特征】矿物属等轴晶系。晶形为八面体,偶尔也有菱形十二面体。歪晶为粒状、板柱状、微晶呈星状、毛发状,集合体呈钟乳状、皮壳状和土状。无色至灰白色,多数带灰蓝、黄或红等色调。条痕白色或带有黄色。有玻璃至金刚样光泽,无晶面可见时则为油脂、丝绢样光泽。解理多组完全,交呈棱角。极脆。硬度1.5。相对密度3.7~3.9。能缓慢溶解于水。有剧毒。

【性味功效】味辛、酸,性热;有毒。蚀疮去腐,杀虫,祛痰定喘,截疟。

【古方选录】《世医得效方》神应丹:砒石一两,绿豆六钱。用法:上为细末,无灰好酒打糊为丸,如弹子大,朱砂为衣。主治:肺气喘急,晨夕不得睡,不问新久。

【用法用量】入丸、散服,每次1~3 mg。外用适量,研末撒,或调敷。

【使用注意】用时宜慎,体虚及孕妇、哺乳妇女禁服,肝肾功能损害者禁服。不宜与水银同用。

【现代研究】主要成分为三氧化二砷。三氧化二砷加高热可以升华,升华物名砒霜,成分仍为三氧化二砷。呈红黄色的砒石,含硫、铁等。有抑制含硫基酶的活性,影响细胞正常代谢,阻碍细胞有丝分裂,直接损害小动脉和毛细血管壁,抑制血管舒缩中枢,使肝脏脂变、肝小叶中心坏死,心、肝、肾、肠充血,上皮

细胞坏死等作用。

383 石 灰

【古籍原文】重,燥湿、止血、生肌

辛,温,性烈。能坚物散血,定痛生肌,止金疮血,腊月用黄牛胆汁和,纳胆中,阴干用。杀疮虫,有人脚肚生一疮,久遂成漏,百药不效,自度必死。一村人见之曰:此鳝漏也,以石灰温泡熏洗,觉痒即是也。洗不数次,遂愈。蚀恶肉,灭瘢疵,和药点痣。解酒酸。酒家多用之,然有灰之酒伤人。内用止泻痢崩带,收阴挺、阴肉挺出,亦名阴菌。或产后玉门不闭,熬黄,水泡,澄清暖洗。脱肛,消积聚结核。

风化者良。圹灰,火毒已出,主顽疮脓水淋漓,敛口尤妙。

【药物来源】为石灰岩加热煅烧而成的生石灰,及其水化产物熟石灰,或两者的混合物。

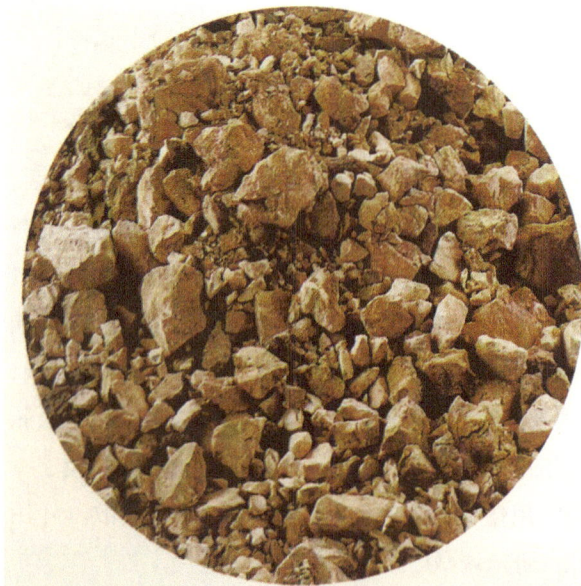

【形态特征】主要由方解石组成,为致密块状体。白色或灰白色,由于所含杂质成分差异,颜色变化甚大,如含铁质则呈褐色,含有机质时呈灰色至黑色。土状光泽,透明度较差。非常致密时多呈贝状断口。

【性味功效】味辛、苦、涩,性温;有毒。解毒蚀腐,敛疮止血,杀虫止痒。

【古方选录】《圣济总录》神应丸:石灰风化者一钱,干姜一钱。用法:上二味,捣罗为末,滴水成丸,如豌豆大。每服七丸,取葱白一寸刺开,入开口椒七颗,湿纸裹煨熟,细嚼,醋汤下。主治:治暴心痛危笃者。

【用法用量】入丸、散服,1～3 g;或加水溶解取澄清液服。外用适量,研末调敷,或取水溶液涂擦。

【使用注意】不入煎剂,疮口红肿者忌用,孕妇慎用,外用腐蚀,只用于局部病变部位,不得波及周围健康皮肤。

【现代研究】生石灰为氧化钙,熟石灰为氢氧化钙。生石灰或熟石灰露于大气中,不断吸收大气中的二氧化碳而成碳酸钙等。有抑菌,消毒,杀虫等作用。

384 白 矾

【古籍原文】涩、燥湿、坠痰

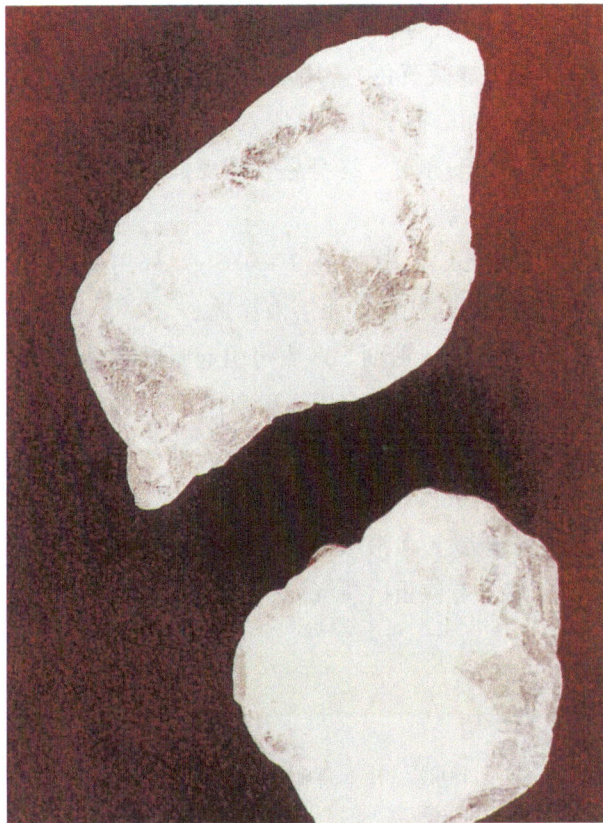

酸、咸而寒,性涩而收。燥湿追涎,化痰坠浊,解毒生津,除风杀虫,止血定痛,通大小便,蚀恶肉,生好肉,除痼热在骨髓。髓为热所劫则空,故骨痿而齿浮。治惊痫黄疸,血痛喉痹,齿痛风眼,鼻中瘜肉,崩带脱肛,阴蚀阴挺,阴肉挺出,肝经之火。疔肿痈疽,瘰疬疥癣,虎犬蛇虫咬伤。时珍曰:能吐风热痰涎,取其酸苦涌泄也。治诸血痛、阴挺、脱肛、疮疡,取其酸涩而收也。治风眼、痰饮、泄痢、崩带,取其收而燥湿也。治喉痹、痈蛊、蛇伤,取其解毒也。多服损心肺,伤骨。寇宗奭曰:却水故也。书纸上,水不能濡,故知其性却水

也。李迅曰:凡发背,当服蜡矾丸以护膜,防毒气内攻。矾一两,黄蜡七钱,溶化和丸。每服十丸,渐加至二十丸,日服百丸则有力。此药护膜托里、解毒化脓之功甚大。以白矾、茶芽捣末冷水服,解一切毒。

取洁白光莹者,煅用。又法,以火煅地,洒水于上、取矾布地,以盘覆之,四面灰拥一日夜,矾飞盘上,扫收之,为矾精。未尽者更如前法。再以陈苦酒醋也化之,名矾华。七日可用,百日弥佳。甘草为使,畏麻黄,恶牡蛎。生用解毒,煅用生肌。

【药物来源】为硫酸盐类明矾石族矿物明矾石经加工提炼而成的结晶。

【形态特征】药材呈不规则结晶形块状。无色或白色。透明或半透明,玻璃样光泽。表面略平滑或凹凸不平,具细密纵棱,并附有白色细粉。质硬而脆,易砸碎。气微,味微甘而极涩。

【性味功效】味酸、涩,性寒;有小毒。祛痰燥湿,解毒杀虫,止泻止血。

【古方选录】《圣济总录》救生散:白矾、半夏(汤洗去滑,焙)、天南星,上三味等分生用。用法:上三味,研为细散。每服以好酒一盏,药末二钱匕,生姜三片煎通温灌之。主治:卒中风。

【用法用量】研末吞服,1～3 g;或入丸、散。外用适量,研末撒,或吹喉,或调敷,或化水洗漱。

【使用注意】内服不宜过量,易致呕吐,体虚胃弱者慎服。

【现代研究】明矾石为碱性硫酸铝钾,白矾为含水硫酸铝钾。有抗菌,抗阴道滴虫,收敛等作用。

385 胆 矾

【古籍原文】一名石胆。宣、吐风痰;涩、敛咳逆

酸涩、辛,寒。入少阳胆经。性敛而能上行,涌吐风热痰涎,发散风木相火。治喉痹、醋调咽,吐痰涎立效。咳逆,痉痫崩淋。能杀虫,治牙虫、疮毒、阴蚀。

产铜坑中,乃铜之精液。故能入肝胆治风木。磨铁作铜色者真。形似空青,鸭嘴色为上。市人多以醋揉青矾伪之。畏桂、芫花、辛夷、白微。

【药物来源】为硫酸盐类胆矾族矿物胆矾的晶体,或为硫酸作用于铜而制成的含水硫酸铜结晶。

【形态特征】矿物属三斜晶系。为不规则的块状结晶体,大小不一。深蓝色或附有风化物——白色粉霜。

半透明。硬度2.5。质脆,易碎,断口贝壳状。相对密度2.1～2.3。极易溶于水,使水呈均匀的天蓝色。

【性味功效】味酸、辛,性寒;有毒。涌吐,解毒,去腐。

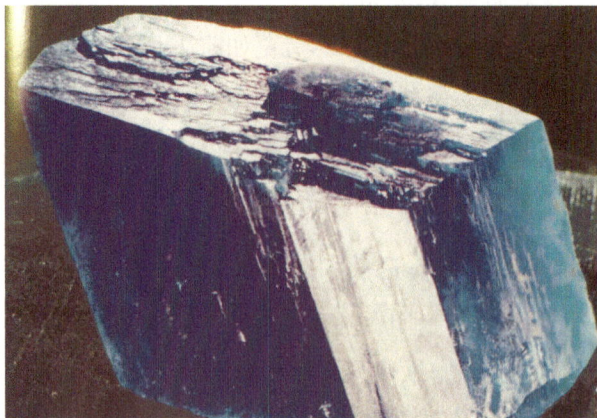

【古方选录】《济生方》二圣散:鸭嘴胆矾二钱半,白僵蚕(炒、去丝嘴)半两。用法:上为细末。每服少许,以竹管吹入喉中。主治:缠喉风、急喉痹。

【用法用量】温汤化服,0.3～0.6 g;或入丸、散。外用适量,研末撒,或调敷,或水溶化洗,或以0.5%水溶化点眼。

【使用注意】不宜过量或久服,体虚者忌服。

【现代研究】主要成分为硫酸铜,通常是带5分子结晶水的蓝色结晶。有利胆,催吐,腐蚀等作用。

386 皂矾(绿矾)

【古籍原文】一名绿矾。涩、燥湿、化痰

酸涌、涩收。燥湿化痰、解毒杀虫之功,与白矾同,而力差缓。主治略同白矾。利小便,消食积,同健脾消食药为丸。散喉痹。醋调咽汁。时珍曰:胀满、黄肿、疟痢、疳疾方,往往用之。其源则自仲景用矾石、硝石治女劳黄疸方中变化而来。

深青莹净者良。煅赤用。煅赤名绛矾,能入血分,伐肝木,燥脾湿。张三丰治肿满,有伐木丸:苍术二斤,米泔浸,黄酒、面曲四两炒,绛矾一斤,醋拌晒干,入瓶,火煅为末,醋糊丸,酒下。或云皂矾乃铜之精液,用醋制可平肝,胜于针铁。不必忌盐,后亦不发。多服令人泻。

【药物来源】为硫酸盐类水绿矾族矿物水绿矾的矿石或其人工制品(绛矾)。

【形态特征】①绿矾:为柱状或粒状集合体,呈不规则块状。蓝绿色、绿色,条痕白色。透明至微透明。

表面不平坦,粗糙,露置空气中日久,则变为淡黄色。质硬脆,用指甲可刻画出痕。易砸碎,断面具玻璃样光泽。无臭,味先涩后甜。

②绛矾:为细粒集合体,呈不规则块状。表面不平坦,有的一面较平整,一面具大小不一的小孔洞。绛红色、褐红色或砖红色,条痕绛红色或黄红色。不透明,具土样光泽。体较轻,质硬脆,但用指甲至小刀可以刻画出痕。砸碎后,断面有时可见夹有白色小斑点。气微,味极涩,后微甜。

【性味功效】味酸、涩,性寒。除湿,解毒,收敛,止血。

【古方选录】《医学正传》绿矾丸:五倍子半斤(炒黑),绿矾四两(姜汁炒白),针砂四两(醋炒红色),神曲半斤(炒微黄色)。用法:上为细末,生姜汁煮枣肉为丸,如梧桐子大。每服六七十丸,温酒下,不能饮酒米饮汤亦可。终身忌食荞麦面,犯了再发难治。主治:黄肿病。

【用法用量】入丸、散服,0.2～0.6 g。外用适量,研末撒,或调敷,或用2%水溶液涂洗。

【使用注意】不入煎剂。多服可引起呕吐腹痛,胃弱者及孕妇慎服。内服多用绛矾,对肠胃刺激作用轻,服药期间禁饮茶水。

【现代研究】天然绿矾主要含硫酸亚铁。绿矾煎服,部分可溶性铁被血液吸收,刺激造血机能使红细胞新生旺盛。有使蛋白质沉淀,收敛等作用。

387 青盐

【古籍原文】即戎盐。补肾、泻血热

甘、咸而寒。入肾经,助水脏,平血热。治目痛赤涩,吐血溺血,齿舌出血,坚骨固齿擦牙良,明目乌须。余同食盐。

出西羌。不假煎炼,方棱、明莹、色青者良。

【药物来源】为氯化物类石盐族矿物石盐的结晶体。

【形态特征】矿物属等轴晶系。晶体多为立方体,集合体成疏松或致密的晶粒体和块状。无色透明或呈灰色、黄色、红色、褐色或黑色等,或有蓝色斑点。条痕为白色。具玻璃样光泽。断口贝壳状。硬度2～2.5。相对密度2.1～2.2。

【性味功效】味咸,性寒。泻热,凉血,明目,润燥。

【古方选录】《太平圣惠方》戎盐散:戎盐三分,甘草半两(炙微赤,锉),蒲黄一两,白矾三分(烧令汁尽),龙骨一两,鹿角胶二两(捣碎,炒令黄燥)。用法:上药捣细罗为散。每于食前,煎枣汤调下二钱。主治:遗尿。

【用法用量】煎服,0.9～1.5 g;或入丸、散。外用适量,研末揩牙,或水化漱口、洗目。

【使用注意】水肿者忌服。

【现代研究】含氯化钠,夹杂有氯化钾、氯化镁、氯化钙、硫酸镁、硫酸钙和铁等。与麦麸熬制,外敷可治婴幼儿腹泻。

388 食盐(盐)

【古籍原文】泻热、润燥、补心、通二便;宣、引吐

咸、甘、辛,寒。咸润下,故通大小便;咸走血而寒胜热,故治目赤痈肿,血热热疾;咸补心,故治心虚;以水制火,取既济之义,故补心药用盐炒。一人病笑不休,用盐煅赤煎沸,饮之而瘳。《经》曰:神有余则笑不休。神,心火也。用盐,水制火也。一妇病此半年,张子和亦用此法而愈。咸入肾而主骨,故补肾药用盐汤下。故坚肌骨,治骨病齿痛;擦牙亦佳,清火固齿。齿缝出血,夜以盐厚敷龈上,沥涎尽乃卧。或问咸能软坚,何以坚肌骨?不知骨消筋缓,皆因湿热。热淫于内,治以咸寒。譬如生肉易溃,得盐性咸寒,则能坚久不坏也。咸润燥而辛泄肺,煎盐用皂角收,故味微辛。故治痰饮喘逆;《本经》治喘逆,惟哮证忌之。咸软坚,故治结核积聚。又能涌吐、醒酒,水胜火。解毒,火热即毒也,能散火凉血。杀虫,浙西将军中蜻毒,每夕蜻鸣于体。一僧教以盐汤浸身,数次而愈。定痛止痒。体有虫行,风热也,盐汤浴三四次佳。亦治一切风气。凡汤火伤,急以盐末掺之,护肉不坏,再用药敷。多食伤肺走血,渗津发渴。《经》曰:咸走血,血病毋多食咸。食咸则口干者,为能渗胃中津液也。凡血病哮喘、水肿、消渴人为大忌。盐品颇多:江淮南北盐生于海,山西解州盐生于池,四川、云南盐生于井,戎盐生于土,光明盐或生于阶或山崖,或产于五原盐池。状若水晶,不假煎炼,一名水晶盐。石盐生于石,木盐生于树,蓬盐生于草。造化之妙,诚难穷矣。

【药物来源】为海水或盐井、盐池、盐泉中的盐水经煎、晒而成的结晶体。

【形态特征】为立方体形、长方形或不规则多棱形晶体。纯净者,无色透明,通常呈白色或灰白色,半透明。具玻璃样光泽。体较重,质硬,易砸碎。气微,味咸。

【性味功效】味咸,性寒。涌吐,清火,凉血。

【古方选录】《仁斋直指方》姜盐饮:盐一分,生姜一两(切)。用法:上同炒,令色变。以童尿二盏,煎一盏,分为二,温服。主治:干霍乱,欲吐不吐,欲泻不泻,痰壅腹胀。

【用法用量】沸汤溶化,0.9～3 g;内用催吐,9～18 g,宜炒黄。外用适量,炒热熨敷,或水化点眼、漱口、洗疮。

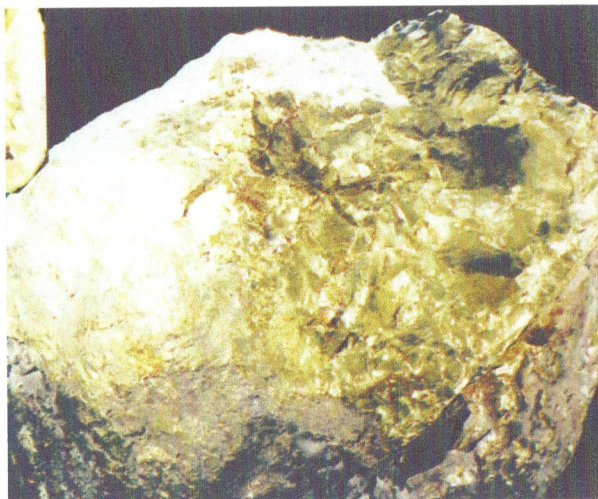

【使用注意】咳嗽、口渴者慎服,水肿者忌服。

【现代研究】主要成分为氯化钠,杂质有氯化镁、硫酸镁、硫酸钠、硫酸钙及不溶物质等。可治疗尿潴留和嗜盐菌性食物中毒。

389 急流水

【古籍原文】通

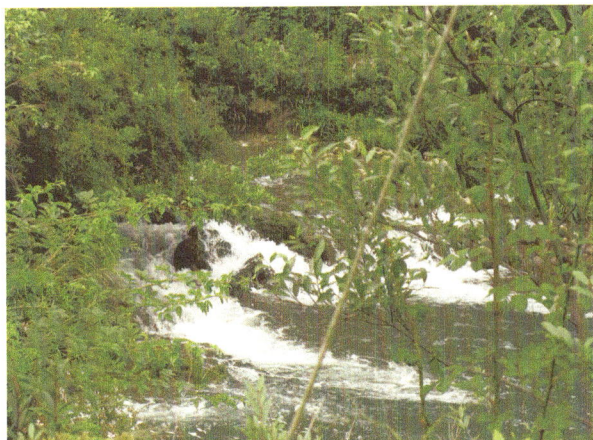

性速而趋下,通二便,风痹药宜之。昔有病小便闷者,众不能瘳。张子和易以急流之水煎前药,一饮而溲。时珍曰:天

下之水，灭火濡枯则同。至于性从地变，质与物迁，未尝同也。

390 逆流回澜水

【古籍原文】宣

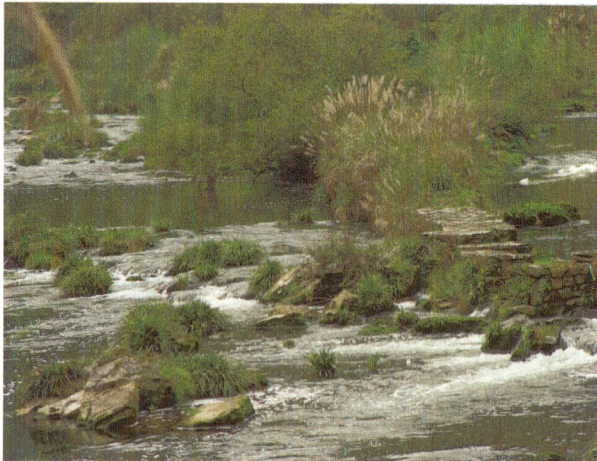

性逆而倒上，中风卒厥，宣吐痰饮之药宜之。

391 甘烂水（甘澜水）

【古籍原文】补

用流水以瓢扬万遍，亦曰劳水。水性咸而重，劳之则甘而轻。仲景用煎伤寒劳伤等药，取其不助肾气而益脾胃也。

392 井泉水

【古籍原文】补

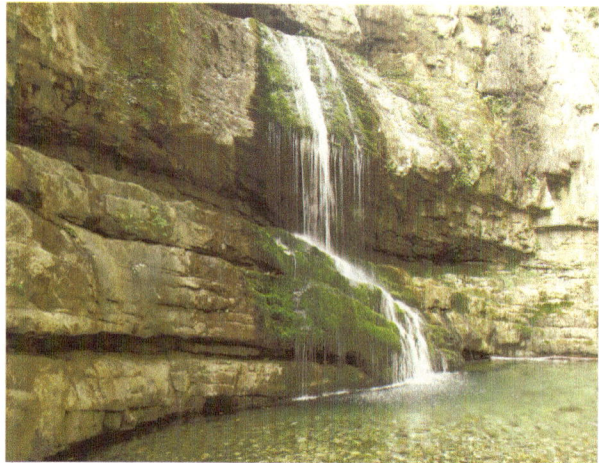

将旦首汲，曰井华水。出瓮未放，曰无根水。无时初出，曰新汲水。解热闷烦渴。凡热病不可解者，新汲水浸青衣互熨之，妙。心闷汗出，新汲水蜜和饮，妙。煎补阴之药宜之。井以有地脉山泉者为上，从江湖渗来者次之。其城市近沟渠污秽者，咸而有碱，煮粥煎茶，味各有异，以之入药，其可无择乎？

【药物来源】为未受污染的天然井泉中新汲水或矿泉水。

【形态特征】为无色透明的澄清液体，无色，有时具有极少量矿物盐沉淀。无异臭，无异味，具有矿泉水的特征性口味。

【性味功效】味甘，性凉。益五脏，清肺胃，生津止渴，养阴利尿。

【现代研究】天然井泉水均含微量元素和盐类等。

393 百沸汤

【古籍原文】宜，助阳气

助阳气，行经络。汪颖曰：汤须百沸者佳。寇宗奭曰：患风冷气痹人，以汤淋脚至膝，厚覆取汗，然别有药，特假阳气而行耳。四时暴泻痢，四肢脐腹冷，坐深汤中，浸至膝上。生阳之药，无速于此。张从正曰：凡伤风寒、酒食、初起无药，便饮太和汤。或酸齑水，揉肚探吐，汗出即已。昂按：感冒风寒，而以热汤澡浴，亦发散之一法。故《内经》亦有可汤熨、可浴，及摩之浴之之文。《备急方》治心腹卒胀痛欲死，煮热汤以渍手足，冷即易之。

394 阴阳水

【古籍原文】一名生熟水。宜，和阴阳

治霍乱吐泻有神功。阴阳不和而交争，故上吐下泻而霍乱。饮此辄定者，分其阴阳，使和平也。按：霍乱有寒热二证，药中能治此者甚多，然未尝分别言之。仓卒患此，脉候未审，慎勿轻投偏热寒之剂。曾见有霍乱服姜汤而立毙者，惟饮阴阳水为最稳。霍乱邪在上焦则吐，邪在下焦则泻，邪在中焦则吐泻兼作，此湿霍乱，证轻易治。又有心腹绞痛，不得吐泻者，名干霍乱，俗名绞肠沙，其死甚速。古方用盐熬热，童便调饮，极为得治。勿与谷食，即米汤下咽亦死。

以沸汤半钟，井水半钟，和服。

395 黄齑水

【古籍原文】宣，涌吐

酸、咸。吐痰饮、宿食。酸苦涌泄为阴也。

396 露水

【古籍原文】润肺

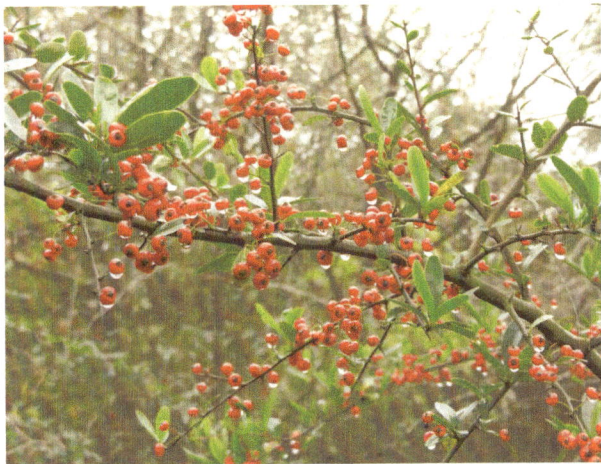

甘，平。止消渴。宜煎润肺之药。秋露造酒最清洌。百花上露，令人好颜色。霜杀物，露滋物，性随时异也。露能解暑，故白露降则处暑矣。疟必由于暑，故治疟药，露一宿服。

397 腊雪水

【古籍原文】泻热

甘，寒。治时行瘟疫。宜煎伤寒、火暍音竭，伤暑之药。抹痱良。

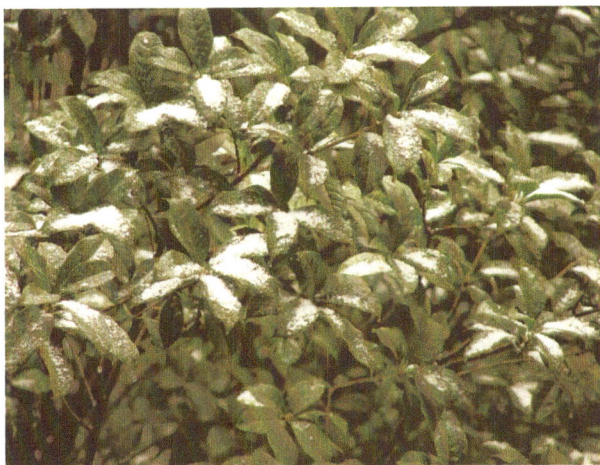

398 冰

【古籍原文】泻热

甘，寒。太阴之精，水极似土。伤寒阳毒、热甚昏迷者，以一块置膻中两乳中间良。解烧酒毒。陈藏器

曰：盛夏食冰，与气候相反，冷热相激，却致诸疾。宋徽宗食冰太过，病脾疾，国医不效。杨介进大理中丸。上曰：服之屡矣。介曰：病因食冰，臣请以冰煎此药，治病之源也。果愈。

【药物来源】为氧化物大类简单氧化物类冰族矿物。

【形态特征】属六方晶系。常为细粒致密块体，或为具六方对称的雏晶、树枝状连晶等（见于雪花、霜华、冰花），或具同心状结构（如冰雹）、钟乳状结构（岩洞中钟乳冰、石笋冰），很少见片状、板状的规则集合体。无色透明，含气泡，裂隙处呈乳白色或混浊的白色，大块纯净的冰，散射光略带淡蓝色调。无解理，断口贝壳状、次贝壳状。

【性味功效】味甘，性大寒。退热消暑，解渴除烦。

【古方选录】《本草纲目》：冰。用法：以冰一块置于膻中，良。亦解烧酒毒。主治：伤寒阳毒、热甚昏迷者。

【用法用量】适量，含化。外用罨敷。

【使用注意】不可过食。

399 地浆

【古籍原文】泻热、解毒

甘，寒。治泻痢冷热、赤白，腹内热毒绞痛，解一切鱼肉菜果、药物、诸菌毒菌，音郡。生朽木湿地上。亦名蕈，音寻，上声及虫蜞入腹，如误食马蟥蜞入腹，生子为患，用地浆下之。中暍暑热卒死者。取道上热土围脐，令人尿脐中，以热土、大蒜等分，捣水去渣，灌之即活。

以新水沃黄土搅浊，再澄清用。凡跌打损伤，取净土蒸热，以布裹，更互熨之。勿大热，恐破肉。虽瘀血凝积，气绝欲死者亦活。宋神宗皇子病瘈疭，国医不能治。钱乙进黄土汤而愈。帝问其故，对曰：以土伏水，水得其平，风自止矣。

【药物来源】为新掘黄土加水搅浑或煎煮后澄取的上层清液。

【形态特征】液体，淡黄色，微有土腥气，无味。

【性味功效】味甘，性寒。清热，解毒，和中。

【古方选录】《太平圣惠方》：地浆一盏。用法：煎服。主治：热渴心闷。

【用法用量】煎服，煮沸饮，或代水煎药。

400 孩儿茶

【古籍原文】泻热、生津、涩，收湿苦涩。清上膈热，化痰生津，止血收湿，定痛生肌。涂金疮口疮，蓬砂等分。阴疳痔肿。

出南番。云是细茶末，纳竹筒，理土中，日久取出，捣汁熬成。块小润泽者上，大而枯者次之。

【药物来源】为豆科植物儿茶 Acacia catechu（L. f.）Willd. 心材或去皮枝干煎制而成的干燥浸膏。

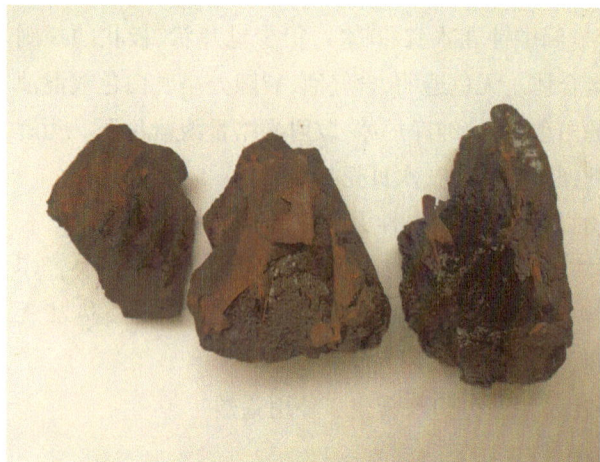

【形态特征】落叶小乔木，高 6～13 m。树皮棕色，常成条状薄片开裂。二回羽状复叶，互生，羽片 10～30 对；小叶 20～50 对，线形，叶缘被疏毛。总状花序腋生；萼上部 5 裂，有疏毛；花瓣 5 片，黄色或白色；雄蕊多数，花丝分离；雌蕊 1 枚，子房上位。荚果带状。种子 3～10 粒。

【性味功效】味苦、涩，性凉。收湿敛疮，止血定痛，清热化痰。

【古方选录】《东医宝鉴》孩儿散：熊胆五分，孩儿茶两分，片脑一分。用法：上为末，人乳调。涂肛上。主治：肛脱热肿。

【使用注意】脾胃虚寒者不宜。

【用法用量】煎服，0.9～3 g；或入丸、散。外用适量，研末撒，或调敷。

【现代研究】含儿茶鞣酸，左旋及消旋儿茶精，左旋及消旋表儿茶精，鞣质，槲皮素，二氢山柰酚，花旗松素，黄曲霉毒素。有保肝利胆，促进免疫反应，抗菌，抗腹泻，降血糖，抗血栓作用。

401 百草霜

【古籍原文】轻，止血、消积

辛，温。止血、鼻衄者，水调涂之。红见黑则止，水克火

也。消积。治诸血病，伤寒阳毒发斑，疸膈疟痢，咽喉、口舌、白秃诸疮。时珍曰：皆兼取火化从治之义。

灶突上烟煤。

【药物来源】为稻草、麦秸、杂草燃烧后附于锅底或烟囱内的黑色烟灰。

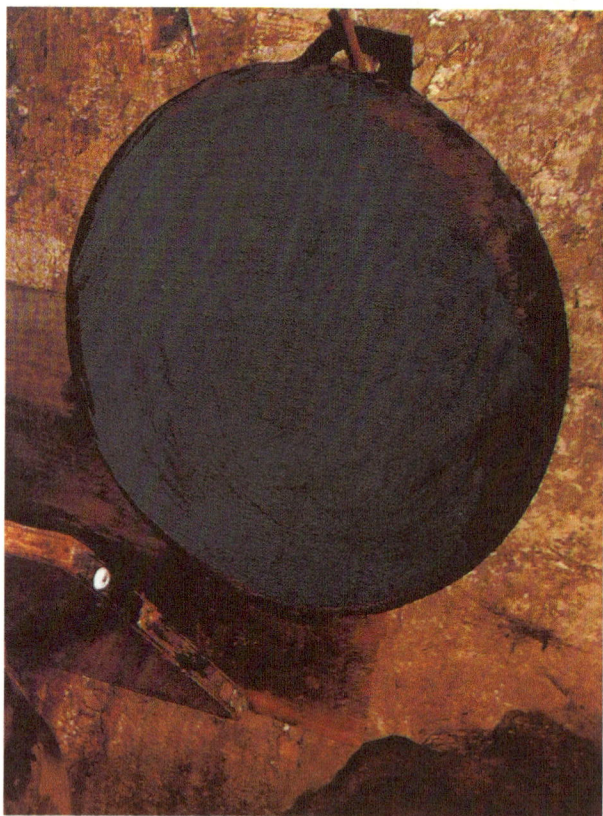

【形态特征】药材为粉末状，或粘结成小颗粒状，手捻之即成粉末。黑色。体轻，质细似霜，入水则漂浮而分散。触之沾手，无油腻感。气微，味淡微辛。

【性味功效】味苦、辛，性温。止血，消积，清毒散火。

【古方选录】《瀶江切要》铁刷丸：百草霜三钱，金墨一钱，半夏七分，巴豆（煮）十四粒（研匀），黄蜡三钱。用法：同香油化开，和成剂，量大小，每服三五丸，或四五十丸，姜汤下。主治：一切痢下初起。

【用法用量】煎服，3～9 g；或入丸、散，1～3 g。外用适量，研末撒，或调敷。

【使用注意】阴虚内热者慎服。

【现代研究】主含炭粒。

402 墨

【古籍原文】轻

辛，温。止血生肌。飞丝、尘芒入目，浓磨点之。点鼻止衄。猪胆汁磨，涂诸痛肿。醋磨亦可。酒磨服，治胞胎不下。

【药物来源】为松烟和入胶汁、香料等加工制成之墨。

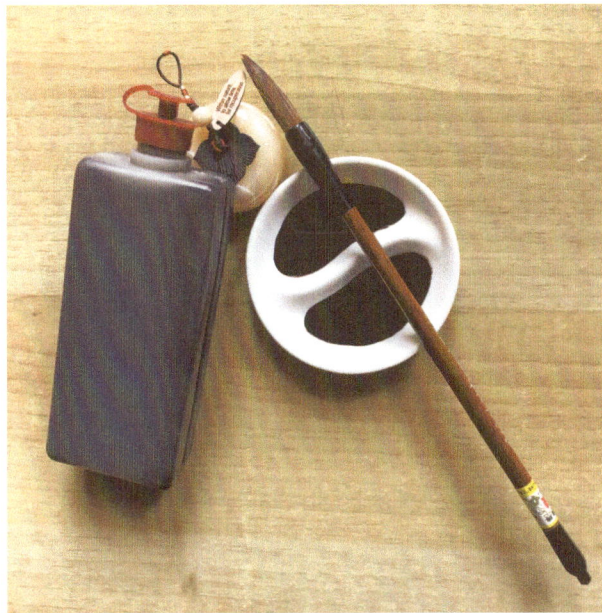

【形态特征】药材通常为长方形或圆柱形块状。黑色，具胶质样光泽。质坚脆，易砸断，断面不平坦，有光泽。气清香而凉。

【性味功效】味辛，性平。止血，消肿。

【古方选录】《肘后方》姜墨丸：干姜、好墨各五两。用法：筛，以醋浆和丸，桐子大。服三十丸，加至四五十丸，米饮下。日夜可六七服。如无醋浆，以醋入水解之，令其味如醋浆。主治：赤白痢。

【用法用量】磨汁内服，3～9 g；或入丸、散。外用适量，磨汁涂。

【使用注意】热病初起衄血者慎服。

403 伏龙肝

【古籍原文】重，调中、止血、燥湿、消肿

辛，温。调中止血，去湿消肿。治欬逆反胃，吐衄崩带，尿血遗精，肠风痈肿，醋调涂。脐疮、研敷。丹毒，腊月猪脂或鸡子白调敷。催生下胞。《博救方》：子死腹中，水调三钱服，其土当儿头上戴出。

釜心多年黄土，一云灶额内火气，积久结成如石，外赤中黄。研细，水飞用。

【药材来源】为久经柴草熏烧的灶底中心的土块。

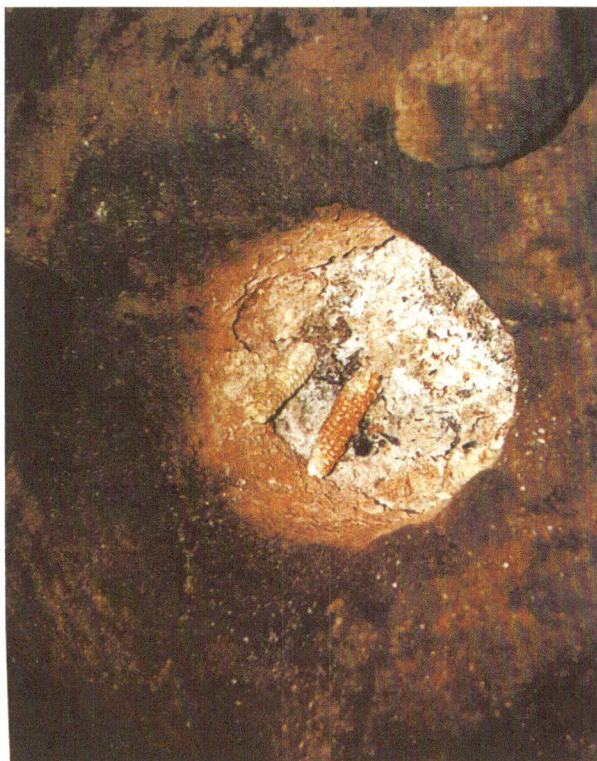

【形态特征】药材为不规则块状。橙黄色或红褐色。表面有刀削痕。体轻，质较硬，用指甲可刻画成痕。断面细软，色稍深，显颗粒状，并有蜂窝状小孔。具烟熏气，味淡。有吸湿性。以块大整齐、色红褐、断面具蜂窝状小孔、质细软者为佳。

【性味功效】味辛，性温。温中止血，止呕，止泻。

【古方选录】《金匮要略》黄土汤：灶心黄土（伏龙肝）半斤，附子（炮）三两，白术三两，干地黄三两，阿胶三两，黄芩三两，甘草三两。用法：上七味，以水八升，煮取三升，分温二服。主治：脾阳不足，脾不统血证。

【用法用量】煎服，15～30 g；布包煎汤，澄清代水用，60～120 g；或入散剂。外用适量，研末调敷。

【使用注意】阴虚失血及热证呕吐反胃者忌服。

【现代研究】含硅酸，氧化铝，三氧化二铁，氧化钠，氧化钾，氧化镁，氧化钙，磷酸钙等。有止呕，收敛止血等作用。

404 碱

【古籍原文】一作硷。泻，磨积、去垢

辛、苦涩,温。消食磨积,去垢除痰。治反胃噎膈,点痣黡疣赘。与矿灰等分,用小麦秆灰汁,煎干为末。挑破痣,三点即瘥。发面、浣衣用之。

取蒿蓼之属,浸晒烧灰,以原水淋汁,每百斤入粉面二三斤,则凝淀如石。

【药物来源】为从蒿、蓼等草灰中提取之碱汁,和以面粉,经加工而成的固体。

【性味功效】味辛、涩、苦,性温。软坚消积,化痰祛湿,去翳。

【古方选录】《本草纲目》引《摘玄方》:石碱二钱,山楂三两,阿魏五钱,半夏(皂荚水制过)一两。用法:为末,以阿魏化醋煮糊丸服。主治:食积气滞。

【用法用量】适量入丸、散服。外用适量,研末点,或水醋调点涂。

【使用注意】脾胃虚弱者慎服。

【现代研究】含碳酸钾,碳酸钠,淀粉及蛋白质等。

禽兽部

405 鸡

【古籍原文】补

属巽属木。故动风。其肉甘温,补虚温中。日华曰:黑雌鸡补产后虚劳。马益卿曰:妊娠宜食牡鸡,取阳精之全于天也。崔行功曰:妇人产死,多是富贵扰攘,致产妇惊乱故耳。屏人静产,更烂煮牡鸡汁,作粳米粥与食,自然无恙。鸡汁性滑利濡,不食其肉,恐难化也。俗家每产后即食鸡啖卵,壮者幸无事,弱者因而致疾矣。龚云林曰:四五年老母鸡,取汤煮粥食,能固胎。

鸡冠居清高之分,其血乃精华所聚,雄而丹者属阳,故治中恶惊忤。以热血沥口、涂面、吹鼻,良。本乎天者亲上,故涂口眼喎邪。用老者,取其阳气充足也。能食百虫,故治蜈蚣、蚯蚓、蜘蛛咬毒。

鸡子 甘平。镇心,安五脏,益气补血,清咽开音,散热定惊,止嗽止痢,醋煮食,治赤白久痢。利产安胎。胞衣不下者,吞卵黄二三枚,解发刺喉,令吐,即下。多食令人滞闷。

哺雏蛋壳细研,麻油调,搽痘毒神效。

鸡肫皮一名鸡内金,一名脏腔,音皮鸱 甘,平,性涩。鸡之脾也。能消水谷,除热止烦,通小肠、膀胱。治泻痢便数,遗溺溺血,崩带肠风,膈消反胃,小儿食疟。男用雌,女用雄。

鸡矢醴 微寒。下气消积,利大小便,《内经》用治蛊胀。腊月取雄鸡屎白收之。醋和,涂蚯蚓、蜈蚣咬毒。合米炒,治米证。

【药物来源】为雉科动物家鸡 *Gallus gallus domesticus* Brisson 的肉(鸡肉)、鸡头部背侧的肉质隆起(鸡冠)、蛋(鸡子)、蛋清(鸡子白)、蛋黄(鸡子黄)及干燥沙囊内壁(鸡肫皮或鸡内金)。

【形态特征】中型禽类。嘴短而坚,略呈圆锥状,上嘴稍弯曲。鼻孔裂状,被有鳞状瓣。眼有瞬膜。头上有肉冠,喉部两侧有肉垂,褐红色;肉冠以雄者为高大,雌者低小。翼短;羽色雌、雄不同,雄者羽色较美,有长而鲜丽的尾羽;雌者尾羽甚短。足健壮,跗、跖及趾均被有鳞板;具 4 趾,前 3 趾,后 1 趾,后趾短小,位略高,雄者跗跖部后方有距。

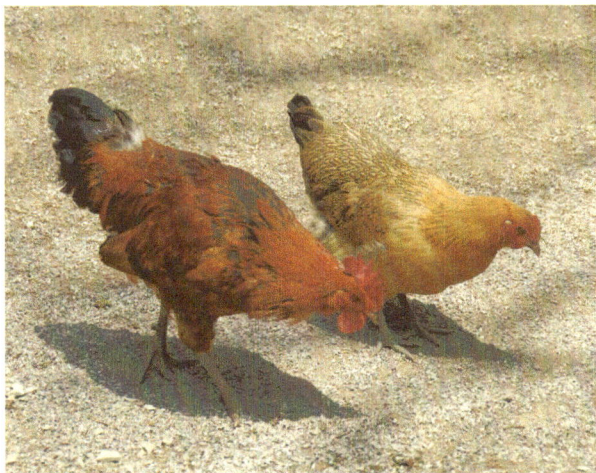

【性味功效】鸡肉:味甘,性温。温中益气,补精,填髓。鸡冠:味甘,性温。补肝肾,宣阳通络。鸡子:味甘,性平。滋阴润燥,养血安胎。鸡子壳:味淡,性平。收敛,制酸,壮骨,止血,明目。鸡子白:味甘,性凉。润肺利咽,清热解毒。鸡子黄:味甘,性平。滋阴润燥,养血息风。鸡肫皮:味甘,性平。健脾消食,涩精止遗,消症化石。

【古方选录】①《太平圣惠方》乌雌鸡羹:乌雌鸡一只煮熟,以豉汁、姜、椒、葱、酱调称作羹。用法:空心食之。主治:中风湿痹,五缓六急,骨中疼痛,不能踏地。

②《圣济总录》鸡子饼:鸡子三枚。用法:打去壳,醋炒熟,入面少许,和作饼子炙熟,空心食之。主治:水痢,脐腹疼痛。

③《太平圣惠方》鸡子壳散:鸡子壳(抱子者,去膜,取白壳皮研)一分,贝齿三枚(烧灰)。用法:上药同研令细,入瓷盒子盛,每取少许,日三五度点之。主治:眼卒生翳膜

④《伤寒论》苦酒汤:半夏(洗,破如枣核)十四枚,鸡子一枚(开孔去黄)。用法:纳半夏著苦酒中,以鸡子壳安火上,令三沸,去滓。少少含咽之,不瘥,

更作三剂。主治:少阴病,咽中伤生疮,不能言语,声不出者。

⑤《圣济总录》鸡子方:鸡子三颗。用法:上以米下蒸半日,取出用黄,炒令黑色。先拭疮汁令干,以药纳疮孔中,即愈。主治:诸瘘下血不止,肌体黄瘦,四肢无力。

⑥《圣济总录》鸡内金丸:鸡内金(洗,晒干)五两,栝楼根(炒)五两。用法:上为末,炼蜜为丸,如梧桐子大。主治:膈消,膀胱有热,消渴饮水。

【用法用量】鸡肉:食用肉类,适量,煮食或炖汁。鸡冠:烧灰酒服,适量。鸡子:煮、炒,1～3枚;或生服;或沸水冲;或入丸剂。外用适量,取黄、白调敷。鸡子壳:内服,焙研,1～9 g。外用适量,煅研,撒敷,或油调敷。鸡子白:煮食,1～3枚;或生服。外用适量,涂敷。鸡子黄:煮食,1～3枚;或生服。外用适量,涂敷。鸡肫皮:煎服,3～10 g;研末,每次1.5～3 g;或入丸、散。外用适量,研末调敷,或生贴。

【使用注意】鸡肉:凡实证、邪毒未清者慎用。鸡子:有痰饮、积滞及宿食内停者慎用。鸡子白:不宜多食。鸡子黄:冠心病、高血压及动脉血管粥样硬化者慎用。鸡肫皮:脾虚无积者慎服。

【现代研究】鸡肉:含水分,蛋白质,脂肪,灰分,钙、磷、铁,硫胺素,核黄素,烟酸,维生素A、C及E,胆甾醇,3-甲基组氨酸等。

鸡冠:含透明质酸。有保护眼角膜,促进角膜上皮细胞再生,促进皮肤代谢,营养润泽皮肤,润滑关节,减轻和防止关节软骨退行性改变,调解细胞外液和电解质,促进创伤愈合等作用。

鸡子:有滋补强壮,抗高血压,延缓衰老等作用。

鸡子壳:含碳酸钙,碳酸镁,有机物及胶质等。有降血压,有效补充钙质等作用。

鸡子白:含蛋白质,脂肪,碳水化合物,钙、磷、铁,核黄素,烟酸,硫胺素,对氨基苯甲酸等。有抑制胰蛋白酶、枯草杆菌蛋白酶,抗菌,抗病毒,抗血纤维蛋白溶解等作用。

鸡子黄:含蛋白质,脂肪,碳水化合物,钙、磷、铁,维生素A,核黄素,烟酸,硫胺素,胆甾醇,葡萄糖等。有调节血脂,强身健脑,抗高血压,改善皮肤营养,促进皮肤生长与再生等作用。

鸡肫皮:含胃激素,角蛋白,微量胃蛋白酶,淀粉酶,多种维生素,多种氨基酸,铝、钙等。有促进消化,加速放射性锶的排泄,抗癌等作用。

406 乌骨鸡

【古籍原文】补虚劳

甘,平。鸡属木,而骨黑者属水,得水木之精气,故能益肝肾,退热补虚。治虚劳消渴,下痢噤口,煮汁益胃。带下崩中,肝肾血分之病。鬼卒击死者,用其血涂心下效。《睽车志》:夏侯弘捉得一小鬼,问所持何物,曰:杀人以此矛戟,中心腹者,无不辄死。弘曰:治此有方否?鬼曰:以乌鸡薄之即瘥。

骨肉俱黑者良。舌黑者骨肉俱黑。男用雌,女用雄。女科有乌鸡丸,治百病。

【药物来源】为雉科动物乌骨鸡 *Gallus gallus domesticus* Brisson 去羽毛及内脏的全体。

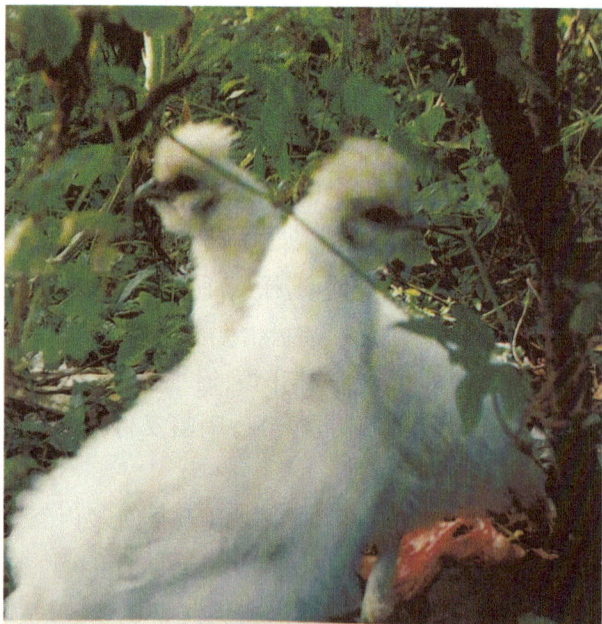

【形态特征】中型禽类。体躯短矮而小。头小,颈短,具肉冠。遍体羽毛色白,除两翅羽毛外,全呈绒丝状;头上有一撮细毛突起,下颌上连两颊面生有较多的细短毛。翅较短,主翼羽的羽毛呈分裂状。毛脚,5趾。跖毛多而密。皮、肉、骨均黑色。

【性味功效】味甘,性平。补肝肾,益气血,退虚热。

【古方选录】《普济方》乌鸡煎:乌骨鸡一只。用法:将鸡去毛、肠,用茴香、良姜、红豆、陈皮、白姜、花椒、盐,同煮熟烂。以鸡令患者嗅之,使闻香气,如欲食,令饮食汁肉,使胃气开。主治:噤口痢因涩药太过伤胃,闻食口闭,四肢逆冷,及久痢。

【用法用量】煮食,适量;或入丸、散。

【使用注意】凡实证、邪毒未清者不宜服。

【现代研究】含铜、锌、锰,另含胡萝卜素,乌鸡黑素等。有滋补强壮,延缓衰老,抗诱变,增强免疫力,抗辐射等作用。

407 鸭

【古籍原文】补阴

甘,冷。入肺肾血分,滋阴补虚,除蒸止嗽,利水道,治热痢。

白毛乌骨者,为虚劳圣药,取金肃水寒之象也。葛可久有白凤膏。老者良。酒或童便煮。

热血 解金银、丹石、砒霜百毒,及中恶、溺死者。

卵 甘、咸,微寒。能滋阴,除心腹膈热。盐藏食,良。

【药物来源】鸭科动物家鸭 *Anas domestica* Linnaeus 的肉(白鸭肉)、血液(鸭血)及卵(鸭蛋)。

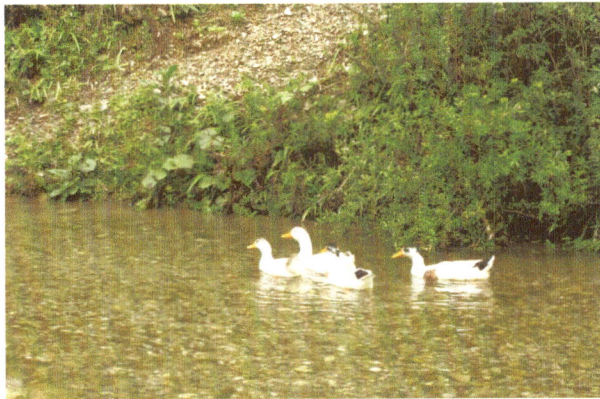

【形态特征】中型禽类。嘴长而扁平,颈长。体扁。翅小,覆翼羽大。面如舟底。尾短,公鸭尾有卷羽4枚。羽毛甚密,色有全白、栗壳、黑褐等不同。公鸭颈部多黑色而有金绿色光泽,且叫声嘶哑。脚矮,前3趾有蹼,后1趾略小。

【性味功效】白鸭肉:味甘、微咸,性平。补益气阴,利水消肿。鸭血:味咸,性凉。补血,解毒。鸭卵:味甘,性凉。滋阴,清肺,平肝,止泻。

【古方选录】①《饮膳正要》青鸭羹:青头鸭一只(退净),草果五个。上件,用赤小豆半升,入鸭腹内煮熟,五味调,空心食。主治:十种水病。

②《秘传内府经验女科》鸭血酒:白鸭血。用法:头上取之,酒调饮。主治:经来潮热,胃气不开,不思饮食。

③《医钞类编》鸭蛋汤:生姜(取自然汁)适量,鸭子一个(打碎,入姜汁内搅匀)。用法:共煎至八分,入蒲黄三钱,煎五七沸,空心温服。主治:妇人胎前产后赤白痢。

【用法用量】白鸭肉:食用肉类,内服适量,煨烂熟,吃肉喝汤。鸭血:乘热生饮或隔水蒸熟,100~200 mL。外用适量,涂敷。鸭卵:煎服,煮食或开水冲服,1~2个。宜盐腌煮食。

【使用注意】白鸭肉:外感未清、脾虚便溏、肠风下血者忌食。鸭卵:不宜多食,脾阳不足、寒湿泻痢以及食后气滞痞闷者禁食。

【现代研究】白鸭肉:含水分,蛋白质,脂肪,碳水化合物,灰分,钙、磷、铁,硫胺素,核黄素,烟酸等。

鸭卵:含蛋白质,脂肪,碳水化合物,维生素,核黄素,烟酸,钙、磷、铁、镁、钾、钠、氯等。

408 五灵脂

【古籍原文】宣,行血、止痛

甘温纯阴,气味俱厚。入肝经血分。通利血脉,散血和血,血闭能通,生用。经多能止。炒用。治血痹血积,血眼血痢,肠风崩中,一切血病,《图经》云:血晕者,半炒半生,水服一钱。心腹血气,一切诸痛。又能除风化痰,杀虫消积。诸痛皆属于木,诸虫皆生于风。治惊疳疟疾,蛇蝎蜈蚣伤。血虚无瘀者忌用。五灵脂一两,雄黄五钱,酒调服,淬敷患处,治毒蛇咬伤。李仲南曰:五灵脂治崩中,非正治之药,乃去风之剂。冲任经虚,被风袭伤营血,以致崩中暴下。与荆芥、防风治崩义同。方悟古人识见深远如此。时珍曰:此亦一说,但未及肝虚血滞,亦自生风之意。按:冲为血海,任主胞胎。任脉通,冲脉盛,则月事以时下,无崩漏之患,且易有子。

北地鸟,名寒号虫矢也。即曷旦鸟。夜鸣求旦,夏月毛采五色,鸣曰"凤凰不如我"。冬月毛落,忍寒而号,曰"得过且过"。高士奇曰:《月令》仲冬之月,鹖鸥不鸣。似与寒号之名未协。黑色,气甚臊恶,糖心润泽者真。研末酒飞,去砂石用。

行血宜生，止血宜炒。恶人参。

【动物来源】为鼯鼠科动物复齿鼯鼠 *Trogopterus xanthipes* Milne-Edwards 的干燥粪便。

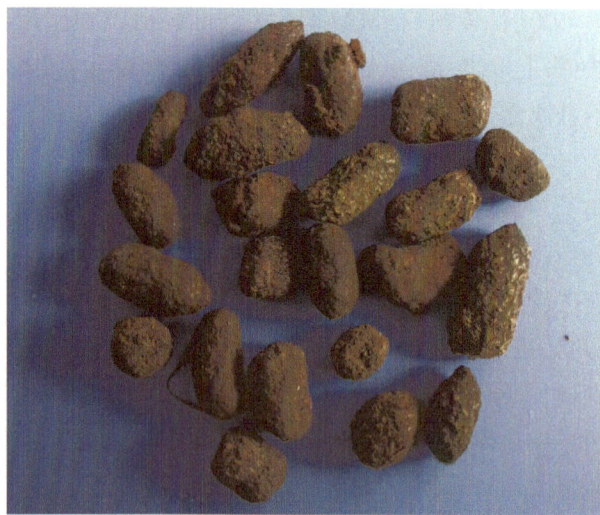

【形态特征】动物体长 20～30 cm，体重 250～400 g。头宽，吻较短。眼圆而大。耳壳显著，耳基部前后方生有黑色细长的簇毛。前后肢间有皮膜相连。尾呈扁平状，略短于体长，尾毛长而蓬松。全身背毛为灰黄褐色。颜脸部较淡，为灰色，耳同身色。腹部毛色较浅。皮膜上下与背腹面色相同，唯侧缘呈鲜橙黄色。四足色较深，为棕黄色。尾为灰黄色，尾尖有黑褐色长毛。

【性味功效】味苦、甘，性温。活血止痛，化瘀止血，消积解毒。

【古方选录】《太平惠民和剂局方》失笑散：蒲黄（炒香）、五灵脂（酒研，淘去砂土）等分。用法：上为末，先用酽醋调二钱，熬成膏，入水一盏，煎七分，食前热服。主治：产后心腹痛欲死。

【用法用量】煎服，5～10 g，入汤剂宜醋制，布包；或入丸、散。外用适量，研末撒，或调敷。

【使用注意】孕妇慎服。

【现代研究】含焦性儿茶酚，苯甲酸，五灵脂酸等。有抗凝血，抗结核，缓解平滑肌痉挛，抗应激性损伤，降低血管阻力，增强免疫力，抗菌，消炎等作用。

409 夜明砂

【古籍原文】一名天鼠矢。泻、散血、明目

辛，寒。肝经血分药。活血消积。治目盲障翳，

加石决明、猪肝煎，名决明夜灵散，治鸡盲眼。疟魃音奇，小儿鬼惊痫，蝙蝠及矢，并治惊痫疟痫、厥阴之病。血气腹痛。《经疏》曰：辛能散内外滞气，寒能除血热气壅。明目之外，余皆可略。吴鹤皋曰：古人每用虻虫、水蛭治血积，以其善吮血耳。若天鼠矢，乃食蚊而化者也，当亦可以攻血积。《本草》称其下死胎，则其能攻血块也何疑？同鳖甲烧烟辟蚊。

蝙蝠矢也，食蚊，砂皆蚊眼，故治目疾。淘净焙用。恶白微、白敛。

【药物来源】为蝙蝠科动物蝙蝠 *Vespertilio superans* Thomas、大管鼻蝠 *Murina leucogaster* Milne-Edwards 等的粪便。

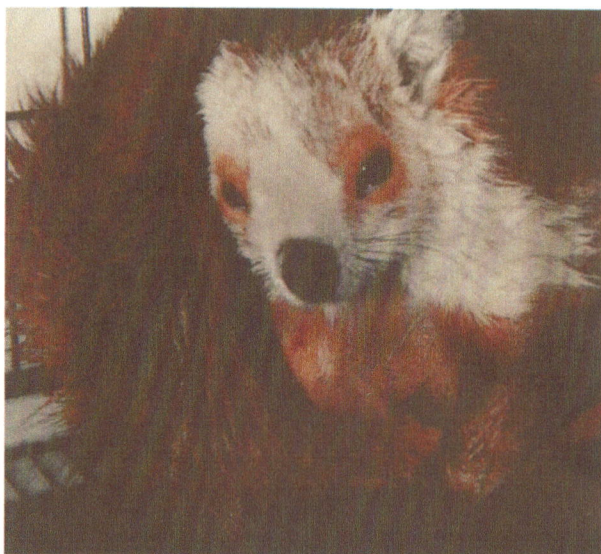

【形态特征】①蝙蝠：营飞翔生活的小型兽类。较小，体长 4.5～8.0 cm。眼小，鼻部无鼻叶或其他衍生物。耳短而宽。由指骨末端向上至上膊骨，向后至躯体两侧后肢及尾间有一层薄的翼膜，其上无毛。尾发达。全身呈黑褐色。

②大管鼻蝠：动物体形小。鼻孔呈长管状。耳尖钝圆，耳屏尖长呈直形。翼膜宽从趾基起。第5掌骨较第4掌骨稍长。全身毛细长而柔软，毛基深褐色。体背毛灰棕色，并有灰白色细软长毛。翼膜为浅灰褐色。

【性味功效】味辛，性寒。清肝明目，散瘀消积。

【古方选录】《太平圣惠方》明目柏叶丸：柏叶一两（微炙），夜明砂一两（以糯米炒令黄）。用法：上药，捣罗为末，用牛胆汁拌和，丸如梧桐子大。每夜临卧时，以竹叶汤下二十丸，至五更初，以粥饮下二十丸。主治：青盲。

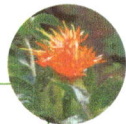

【用法用量】煎服,入汤剂宜布包,3～10 g;或研末,每次1～3 g。外用适量,研末调涂。

【使用注意】目疾无瘀滞者及孕妇慎服。

【现代研究】含尿素,尿酸,胆甾醇及少量维生素A等。

410 猪

【古籍原文】脏腑引经

水畜,咸,寒。心血:用作补心药之向导,盖取以心归心、以血导血之意。《延寿丹书》曰:猪临杀,惊气入心,绝气归肝,皆不可多食。

尾血　和龙脑冰片,治痘疮倒黡。能发之,时珍曰:取其动而不息。亦有用心血者。

肝　主藏血,补血药用之。入肝明目。雄者良。同夜明砂作丸,治雀目。雀目者,夜不能睹,湿痰及肝火盛也。

肺　补肺。治肺虚咳嗽。咳血者,蘸薏仁末食。

肚　入胃健脾。仲景治消渴,有黄连猪肚丸:用雄猪肚一枚,入黄连末五两,栝蒌根、白粱米各四两,知母三两,麦冬二两,缝定蒸熟,丸如梧子大,每服三十丸,米饮下。《直指方》:治小儿疳热,黄连五两,入猪肚蒸烂,饭丸,米饮下,仍服调血清心药佐之。且曰:小儿之病,非疳即热,尝须识此。

肾　咸冷而通肾。治腰痛耳聋。日华曰:补水脏,暖腰膝。又曰:久食令人少子。孟诜曰:久食令人肾虚。李时珍辟之,谓其咸冷能泻肾气也。昂按:枸杞、玄参、知母、黄柏,性皆寒而能补肾。猪肾乃肉食,何独泻肾若斯之酷也?古今补腰肾药,用猪肾者颇多,未见作疾。大抵诸家食忌,不可尽信。《琐碎录》:猪肾一对,童便二分,酒一分,瓦罐煨,五更食之,治劳瘵,一月愈。《经验后方》:猪肾、枸杞叶、豉汁,入葱、椒、盐作羹,治阴痿羸瘦。

肠　入大肠,治肠风血痢。《奇效方》:治脏毒,有脏连丸。

胆汁　苦入心,寒胜热,滑润燥。泻肝胆之火,明目杀疳,沐发光泽。醋和,灌谷道,治大便不通。仲景治阳明证内无热者,便虽秘,勿攻。故用胆汁外导之法,不欲以苦寒伤胃腑也。成无己曰:仲景治厥逆无脉,用白通汤加猪胆汁。盖阳气大虚,阴气内胜,纯与阳药,恐阴气格拒不得入,故加猪胆汁,苦入心而通脉,寒补肝而和阴,不致格拒也。昂按:此即热因寒用之义。浴初生小儿,永无疮疥。

猪脬(亦作胞)　治遗溺疝气,用作引经。

猪脂　甘,寒。凉血润燥,行水散风,解毒,《千金方》:凡中恶及牛肉毒,百兽肝毒,服猪脂一斤佳。杀虫,故疮药多用之。利肠,能通大便,退诸黄。滑产。煎膏药,主诸疮。腊月者佳。古方用之最多,治咳嗽亦用之。

猪蹄　煮汤,通乳汁,加通草二两佳。洗败疮。

悬蹄甲　治寒热痰喘,痘疮入目,五痔肠痈。古人有用左甲者,有用后甲者。

猪肉　反黄连、乌梅、桔梗,犯之泻痢。时珍曰:方有脏连丸,黄连猪肚丸,岂忌肉而不忌脏腑乎?昂按:《别录》云:猪肉闭血脉,弱筋骨,虚人肌,不可久食。陶弘景曰:猪为用最多,唯肉不可食。孙思邈曰:久食令人少子,发宿病,筋骨碎痛之气。孟诜曰:久食杀药,动风发疾。韩㣿曰:凡肉皆补,惟猪肉无补。李时珍曰:南猪味厚汁浓,其毒尤甚。若将为大禁者然。然今人终日食肉,内滋外腴,子孙蕃衍,未见为害若斯之甚也。又曰:合黄豆、荞麦、葵菜、生姜、胡荽、吴茱、牛肉、羊肝、龟、鳖、鲫鱼、鸡子食之,皆有忌。然肴馔中合食者多,未见丝毫作害也。大抵肉能补肉,其味隽永,食之润肠胃,生精液,丰肌体,泽皮肤,固其所也。惟多食则助热生痰,动风作湿,伤风寒及病初起人为大忌耳。先王教民畜牧,养豕为先,岂故为是以厉民欤?明太祖释家字之义,亦曰无豕不成家。诸家之说,稽之于古则无征,试之于人则不验,徒令食忌不足取信于后世而已。伤寒忌之者,以其补肌固表,油腻缠粘,风邪不能解散也。病初愈忌之者,以肠胃久枯,难受肥浓厚味也。又按:猪肉生痰,惟风痰、湿痰、寒痰忌之。如老人燥痰干咳,更须肥浓以滋润之,不可执泥于猪肉生痰之说也。

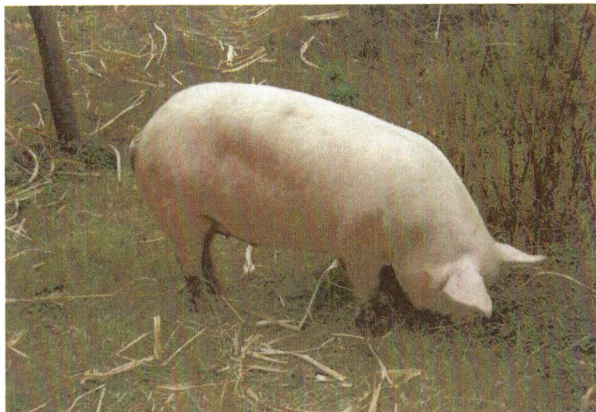

【药物来源】为猪科动物猪 *Sus scrofa domestica* Brisson 的血液(猪血)、肝(猪肝)、肺(猪肺)、肚(猪肚)、肾(猪肾)、肠(猪肠)、胆汁(猪胆汁)、脬(猪脬)、脂肪(猪膏)、蹄(猪蹄)、蹄甲(猪蹄甲)、肉(猪肉)。

【形态特征】动物躯体肥胖,头大。鼻与口吻皆长,略向上屈。眼小。耳壳有的大而下垂,有的较小而前挺。四肢短小,具4趾,前2趾有蹄,后2趾有悬蹄。颈粗,项背疏生鬃毛。尾短小,末端有毛丛。毛色有纯黑、纯白或黑白混杂等。

【性味功效】猪血:味咸,性平。补血养心,息风镇惊,下气,止血。肝:味甘、苦,性温。养肝明目,补气健脾。肺:味甘,性平。补肺止咳,止血。肚:味甘,性温。补虚损,健脾胃。肾:味咸,性平。补肾益阴,利水。肠:味甘,性微寒。清热,祛风,止血。胆汁:味苦,性寒。清热,润燥,解毒。猪脬:味甘、咸,性平。止渴,缩尿,除湿。猪脂:味甘,性微寒。滋液润燥,清热解毒。猪蹄:味甘、咸,性平。补气血,润肌肤,通乳汁,托疮毒。猪蹄甲:味咸,性微寒。化痰定喘,解毒生肌。猪肉:味甘、咸,性微寒。补肾滋阴,养血润燥,益气,消肿。

【古方选录】①《解围元薮》败猪血散:猪血(腊月内取杀猪流血尽时滴出者,贮阴自干)。用法:上为末,以猪脑调为丸,如梧桐子大。每服三钱,飞盐酒送下。则阳茎一月不举。主治:风疮肿斑黑顿消后,用以戒色。

②《本草纲目》引《奇效良方》蕊珠丸:猪心血一个,淀花末一匙,朱砂末一两。用法:同研,丸梧子大。每酒服二十丸。主治:心病邪热。

③《太平圣惠方》猪肝羹:猪肝一具(细切,去筋膜),葱白一握(去须,切),鸡子三枚。用法:上以豉汁中煮作羹,临熟打破鸡子,投在内食之。主治:肝脏虚弱,远视无力。

④《喉科心法》白及肺:白叶猪肺一具,白及片一两。用法:猪肺挑去血筋血膜,洗净,同白及入瓦罐,加酒淡煮熟,食肺饮汤;或稍用盐亦可,或将肺蘸白及末食更好。主治:肺痿肺烂。

⑤《仙拈集》健猪肚:猪肚一具(洗净),黄连。用法:入黄连一钱,煮极烂,食。主治:消渴。

⑥《胎产心法》补中益肾汤:人参一钱,黄芪(蜜炙)一钱,淡豆豉一钱,当归二钱(酒浸),韭白五分,生姜三片,猪肾一副。用法:先将猪肾煎熟,取汁二盏,煎药八分,温服。主治:产后虚劳,指节疼痛,头疼汗出。

⑦《本草蒙荃》连壳丸:黄连(酒煮)十两,枳壳(麸炒)四两。用法:以大肠脏头七寸,入水浸糯米于内,煮烂捣为丸。主治:内痔。

⑧《备急千金要方》猪胆汤:猪胆、苦酒各三合,鸡子一枚。用法:三味合煎三沸,强人尽服之,羸人须煎六七沸,分为二服,汗出即愈。主治:伤寒五六日,斑出。

⑨《活幼全书》缩泉方:猪脬、猪肚各一个,糯米半升。用法:将米入脬内,又将脬入肚内,烂煮。入盐、椒匀,如饮食日常服。主治:小儿尿床及产后损脬遗尿。

⑩《备急千金要方》猪膏煎:猪膏一升,清酒五合,生姜汁一升,白蜜一升。用法:上四味煎令调和,五上五下,膏成,随意以酒服方寸匕,当炭火上熬。主治:产后体虚,寒热自汗出。

⑪《太平惠民和剂局方》猪蹄汤:猪蹄一只,通草五两。用法:上将猪蹄净洗,依食法事治,次用水一斗,同通草浸煮,得四五升,取汁饮。如乳不下,再服之为妙。主治:奶妇气少血衰,脉涩不行,绝无乳汁。

⑫《奇效良方》定喘化涎方:猪蹄甲四十九个(净洗,控干)。用法:每个指甲纳半夏、白矾各一字,入罐子内封闭,勿令烟出,火煅赤,去火,细研,加麝香一钱。主治:喘急咳嗽。

⑬《温热经纬》鲜猪肉数斤。用法:切大块,急火煮清汤,吹净浮油,恣意凉饮。主治:疫证邪火已衰,津不能回者。

【用法用量】猪血:煮食,适量;或干燥研末,每次3~9 g。外用适量,生血涂敷,或干燥研末撒。猪肝:煮食或煎汤,60~150 g;或入丸、散。外用适量,敷贴。猪肺:煮食、煎汤适量,或入丸剂。猪肚:煮食适量,或入丸剂。猪肾:煎汤或煮食,15~150 g。猪肠:煮食适量,或入丸剂。猪胆汁:煎服,6~9 g;或取汁冲,每次3~6 g;或入丸、散。外用适量,涂敷、点眼,或灌肠。猪脬:煮食、炙食适量;或入丸、散。猪膏:煎服,适量,或熬膏,或入丸剂。外用适量,涂敷。猪蹄:煎汤或煮食,适量。外用适量,煎汤洗。猪蹄甲:煎服烧灰研末,每次3~9 g;或入丸、散。外用适量,研末调敷。猪肉:食用肉类,煮食,适量。外用适量,捣烂贴敷。

【使用注意】猪肚:外感未清,胸腹痞胀者忌食。猪肾:不可久食。猪肠:外感未清和脾虚滑泄者忌用。猪膏:大便滑泄者慎服。猪肉:湿热、痰滞内蕴者慎服。

【现代研究】猪肉:含水分,蛋白质,脂肪及多种微量元素。

猪血：含水分、蛋白质、脂肪、碳水化合物、钙、磷、铁。血豆腐（煮过的猪血凝块）含水分、蛋白质、脂肪、碳水化合物、多肽、超氧化物歧化酶、血卟啉等。有提供营养、促进创伤愈合、清除超氧自由基、保护生物分子、保护肝脏、心脏和细胞膜、消炎、抗高血压、增强免疫力等作用。

猪肝：有刺激肝细胞生长和促进肝细胞 DNA 合成、调节肝细胞代谢、促进肝细胞形态和功能的恢复等作用。

猪肺：对呼吸窘迫综合征（RDS）有显著疗效，有扩张周身血管、降血压、提高胆碱乙酰转移酶等作用。

猪肚：含胃泌素、胃蛋白酶、胃膜素及胃蛋白酶稳定因子。有促进消化、促进胃酸分泌、促进胃肠运动、促进胰岛素、胰高血糖素和降钙素的释放、抗溃疡等作用。

猪肠：含肝素，胰泌素，胆囊收缩素，抑胃肽等。有抗凝血、抗血栓、调血脂、抗动脉粥样硬化、消炎等作用。

猪胆汁：含胆汁酸类，胆色素，黏蛋白，脂类，无机物，猪胆酸，猪去氧胆酸等。有抗惊厥、利胆和溶胆石、降血脂、促进胃肠运动、促进胆汁和胰液分泌、镇咳平喘、杀精、消炎、抗过敏、抑菌、抗滴虫等作用。

猪蹄甲：有止血、强心、消炎、抗感染等作用。

猪肉：含水分、蛋白质、脂肪、碳水化合物、灰分、钙、磷、铁等。

411 犬 肉

【古籍原文】补虚寒

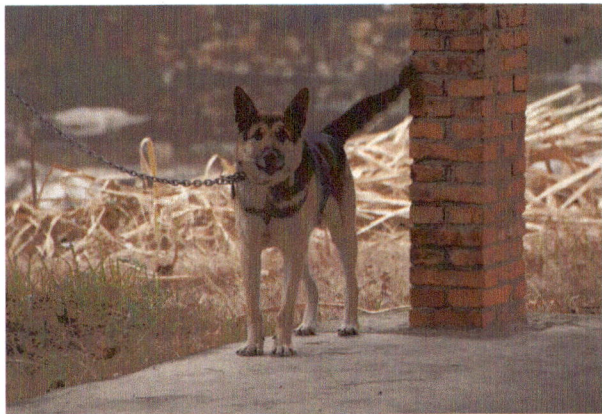

酸而咸温。暖脾益胃，脾胃暖则腰肾受荫矣。补虚寒，助阳事。两肾、阴茎尤胜。

黄者补脾，黑者补肾。畏杏仁，忌蒜。道家以为地厌。黄犬血，酒服二碗，治肠痈。

【药物来源】为犬科动物狗 *Canis familiaris* Linnaeus 的肉。

【形态特征】中型兽类。动物体形及毛色因品种不同而异。一般的狗，体格匀称。鼻吻部较长，眼呈卵圆形，两耳或坚或垂。四肢矫健，前肢具 5 趾，后肢具 4 趾。具爪，但爪不能伸缩。尾呈环形或镰刀形。

【性味功效】味咸、酸，性温。补脾暖胃，温肾壮阳，填精。

【古方选录】《食医心镜》：狗肉一斤。用法：细切，和米煮粥，空腹吃，作羹臛吃亦佳。主治：气水鼓胀浮肿。

【用法用量】可以食用，适量煮或炖、炒食。

【使用注意】阴虚内热、素多痰火及热病后者慎服。

【现代研究】含肌酸，钾、钠、氯等。有滋补强壮，增强免疫力，增加体内雄性类激素等作用。

412 羊 肉

【古籍原文】补虚劳

甘，热，属火。补虚劳，益气血，壮阳道，开胃健力，通气发疮。仲景治虚羸蓐劳，有当归羊血汤。《十剂》曰：补可去弱，人参、羊肉之属是也。东垣曰：人参补气，羊肉补形。凡味同羊肉者，皆补血虚，阳生则阴长也。

青羊肝　苦寒，苏颂曰温。色青。补肝而明目。肝以泻为补。羊肝丸，治目疾加黄连。

胆　苦，寒。点风泪眼，赤障白翳。腊月入蜜胆中，纸套笼住，悬檐下，待霜出，扫取点眼。又入蜜胆中蒸之，候干，研为膏，每含少许，或点之。名二百味草花膏，以羊食百草，蜂采百花也。时珍曰：肝窍开于目，胆汁减则目暗。目者肝之外候，胆之精华也，故诸胆皆治目病。

胫骨　入肾而补骨。烧灰擦牙良。时珍曰：羊胫骨灰可以磨镜，羊头骨可以消铁。误吞铜钱者，胫骨三钱，米饮下。

羊血　解金银、丹石、砒、硫一切诸毒。

乳　甘，温。补肺肾虚，润胃脘、大肠之燥。治反胃消渴，口疮舌肿，含漱。蜘蛛咬伤。有浑身生丝者，饮之瘘。

肉、肝,青羖羊良;胆,青羯羊良;乳,白羝羊良。骨煅用。反半夏、菖蒲,忌铜器。牡羊曰羖、曰羝,去势曰羯。子曰羔,羔五月曰羜。

【药物来源】为牛科动物山羊 *Capra hircus* Linnaeus 或绵羊 *Ovis aries* Linnaeus 的肉(羊肉)、肝(羊肝)、胆(羊胆)、骨(羊骨)、血(羊血)、乳(羊乳)。

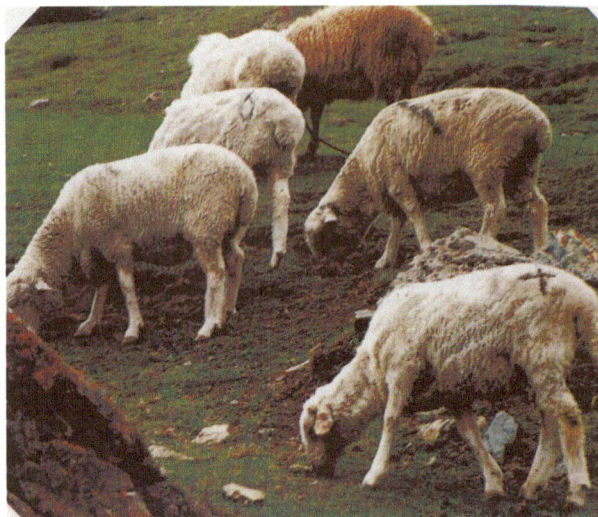

【形态特征】①山羊:中型兽类。头长,颈短,耳大,吻狭长。雌、雄额部均有角1对,雄性角大。角基部略呈三角形,尖端略向后弯,角质中空,表面有环纹或前面呈瘤状。雄性颌下有总状长须。四肢细,尾短,不甚垂。全体被粗直短毛,毛色有白、黑、灰和黑白相杂等多种。

②绵羊:中型兽类。体重随品种而不同,外形特征亦有多样。有的雌、雄均有角,有的二者皆无角,有的仅雄性有角。角形与羊尾也因种而有差异。接近原始品种者,被毛具有两层:外层为粗毛,可蔽雨水;内层为纤细的绒毛,藉以保温。

【性味功效】羊肉:味甘,性热。温中健脾,补肾壮阳,益气养血。羊肝:味甘、苦,性凉。养血,补肝,明目。羊胆:味苦,性寒。清热解毒,明目退翳,止咳。羊骨:味甘,性温。补肾,强筋骨,止血。羊血:味咸,性平。补血,止血,散瘀,解毒。羊乳:味甘,性微温。补虚,润燥,和胃,解毒。

【古方选录】①《金匮要略》当归生姜羊肉汤:当归三两,生姜五两,羊肉一斤。用法:上三味,以水八升,煮取三升,日三服。主治:产后腹中疞痛及腹中寒疝,虚劳不足。

②《太平圣惠方》羊肝丸:羊肝一具(去脂膜,切片),白矾三两(烧令汁尽)。用法:以酽醋三升,煮羊肝令烂,入砂盆内研。后入白矾,和丸如梧桐子大。每服空心及晚食前,以粥饮下十丸,渐加至三十丸。主治:冷劳久不瘥,食少泄痢。

③《仁斋直指方》花草膏:羯羊胆一枚。用法:饭上蒸熟。上以冬蜜研和,入朱砂末少许,频研成膏。食后,临卧匙抄少许含咽。亦可点目。主治:患眼肿痛涩痒,昏泪羞明。

④《饮膳正要》羊骨粥:羊骨一副(全者,捶碎),陈皮二钱(去白),良姜二钱,草果二个,生姜一两,盐少许。用法:上水三斗,慢火熬成汁,滤出澄清,如常作粥,或作羹汤亦可。主治:虚劳,腰膝无力。

⑤《古今医鉴》二槐丹:槐角、槐子等分,生羊血。用法:上为末,生羊血调成块,晒干,或微焙干,毋令血熟。每服二钱,空心黄酒送下。主治:脱肛。

⑥《外台秘要》引《小品方》:羊乳。用法:细细沥口中。主治:小儿口烂疮。

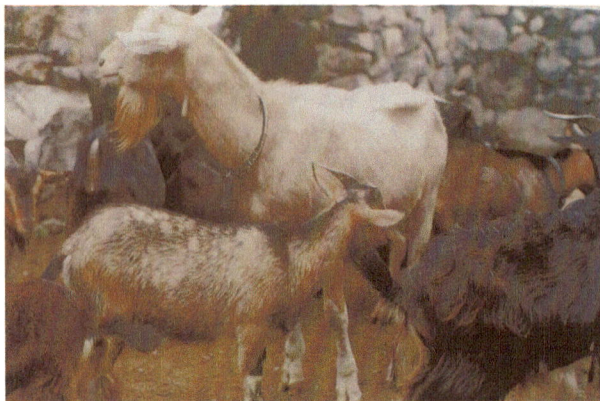

【用法用量】羊肉:食用肉类,煮食或煎汤,125～250 g;或入丸剂。羊肝:煮食,30～60 g;或入丸、散。羊胆:熬膏或干燥研末,0.3～0.6 g;或入丸、散。外用适量,涂敷,点眼,或灌肠。羊骨:煎汤、煮粥,1具;或浸酒;或煅存性入丸散。外用适量,煅存性研末撒、擦牙。羊血:鲜品,热饮或煮食,30～50 g;干品,烊冲,每次6～9 g,每日15～30 g。外用适量,涂敷。羊乳:煮沸或生饮,250～500 mL。外用适量,涂敷。

【使用注意】羊肉:外感时邪或有宿热者忌服,孕妇不宜多食。羊肝:不与猪肉、梅子、小豆、椒类、苦笋等同食,肝火盛者忌用。羊胆:体虚无湿热者忌用。羊骨:素体火盛者慎服。羊血:服地黄、何首乌诸补药者忌之。羊乳:绵羊奶,不利气喘和虫病。

【现代研究】羊肉:含水分,蛋白质,脂肪,碳水化合物,钙、磷、铁,硫胺素,核黄素,胆甾醇,胰蛋白酶原等。

羊肝:含水分,蛋白质,脂肪,钙、磷、铁,硫胺素,烟酸,抗坏血酸,维生素 A 等。有抗肿瘤,增强免疫力等作用。

羊胆:含胆酸,脱氧胆酸,鹅脱氧胆酸等。有明显抗戊四氮惊厥,促进胆汁分泌,祛痰,抑制百日咳杆菌,解热等作用。

羊骨:含水分,脂类,磷酸钙,骨胶原,骨类黏蛋白,弹性硬蛋白样物质等。有骨诱导等作用。

羊血:含多种蛋白质如血红蛋白、血清白蛋白,脂类,胆甾醇,葡萄糖及无机盐等。有促进生长和代谢等作用。

羊乳:含水分,蛋白质,脂肪,碳水化合物,钙、磷、铁,硫胺素,核黄素烟酸,抗坏血酸,维生素 A 等。有促进细胞生长等作用。

413 牛肉

【古籍原文】补脾土

甘,温,属土。安中补脾,益气止渴。倒仓法:用牡黄牛肉二十斤,洗净,煮为糜,滤去渣,熬成琥珀色。前一晚不食,至日,空腹坐密室,取汁,每饮一钟,少时又饮。积数十钟,身体觉痛,如病在上则吐,在下则利,在中则吐而利。利后必渴,即饮己溺数碗,以涤余垢。饥倦先与米饮,二日与淡粥,次与厚粥软饭,将养一月,而沉疴悉安矣。须断房事半年,牛肉五年。丹溪曰:牛,坤土;黄,中色;肉,胃药;液,无形之物也。积聚既久,回薄肠胃曲折之处,岂铢两丸散所能窥犯乎?肉液充满流行,无处不到,如洪水泛涨,一切凝滞,皆顺流而去矣。此方传于西域异人,中年后行一二次,亦却疾养寿之一助也。王纶曰:牛肉补中,非吐下药。借补为泻,因泻为补,亦奇方也。丹溪治林德之咳而吐血,谓肺壅非吐不可,血耗非补不可,惟倒仓二法兼备,服之而愈。又治萧伯善便浊滑精,亦用倒仓法而愈。又治许文懿公病心痛,用燥药、灵丹、艾灸杂治,数年不效,自分为废人。丹溪先以防风通圣散下其积滞,而病稍起,思食,然两足难移。次年行倒仓法,节节应手,复生子,活十四年。又临海林兄久嗽吐红,发热

消瘦,众以为瘵,百方不应。丹溪脉之,两手弦数,日轻夜重,计无所出。时冬月也,以倒仓法而安,次年生子。

牛乳 味甘,微寒。润肠胃,解热毒,补虚劳。治反胃噎膈。胃槁胃冷,脾不磨食,故气逆而成反胃。气血不足,其本也;曰痰饮,曰食积,其标也。胃槁者,滋血生津;胃冷者,温中调气。东垣曰:上焦吐者由乎气,治在和中而降气;中焦吐者由乎积,治在行气而消积;下焦吐者由乎寒,治在温中而散寒。丹溪曰:反胃噎膈,大便燥结,宜牛羊乳时时咽之,兼服四物汤为上策。不可服人乳,人乳有五味之毒,七情之火也。昂按:噎膈不通,服香燥药取快一时,破气而燥血,是速其死也。不如少服药,饮牛乳加韭汁,或姜汁,或陈酒为佳。江南皂司多公患噎口痢,粒米不进,郑奠一令服牛乳,久之亦瘥。

白水牛喉 治反胃吐食,肠结不通。除两头,去脂膜,醋浸炙末,每服一钱,陈米饮下。

酥、酪、醍醐,皆牛羊乳所作,滋润滑泽,宜于血热枯燥之人。

牛胆 内石灰于内,悬挂风处百日,治金疮良。

【药物来源】为牛科动物黄牛 *Bos taurus domesticus* Gmelin 或水牛 *Bubalus bubalu* Linnaeus 的肉(牛肉)、乳汁(牛乳)、咽喉(牛喉)及胆囊(牛胆)。

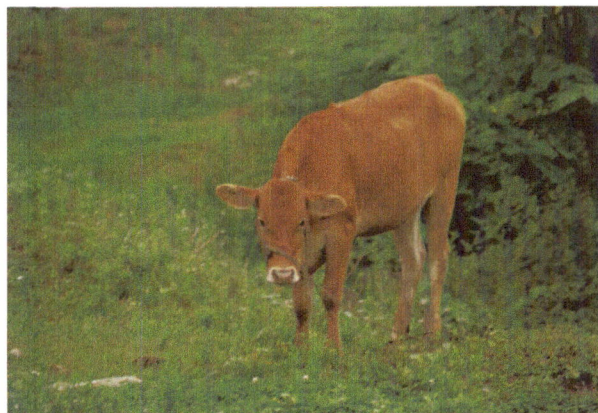

【形态特征】①黄牛:中型兽类。体长 1.5 ~ 2 m,体重一般在 280 kg 左右。体格强壮结实,头大额广,鼻阔口大,上唇上部有两个大鼻孔。眼、耳都较大。头上有角 1 对,左右分开,角之长短、大小随品种而异,弯曲无分枝,中空,内有骨质角髓。四肢匀称,4 趾,均有蹄甲,其后方 2 趾不着地,称悬蹄。尾较长,尾端具丛毛,毛色大部分为黄色,无杂毛掺混。

②水牛:角较长大而扁,上有很多细纹。颈短,腰腹隆凸。四肢较短,蹄较大。皮厚无汗腺,毛粗而短,体前部较密,后背及胸腹各部较疏。体色大多灰

黑色,但亦有黄褐色或白色的。

【性味功效】牛肉:味甘,水牛肉性凉,黄牛肉性温。补脾胃,益气血,强筋骨。牛乳:味甘,性微寒。补虚损,益肺胃,养血,生津润燥,解毒。牛喉:味咸,性平。降逆止呕。牛胆:味苦,性寒。清肝明目,利胆通肠,解毒消肿。

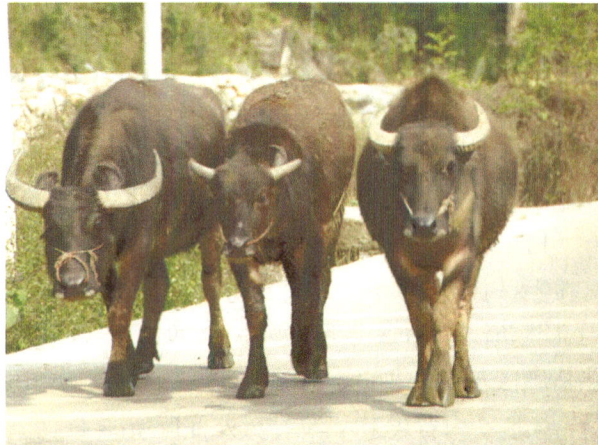

【古方选录】①《痘疹传心录》丑补散:牛肉一斤(切片,先置于砂锅内),三棱二两(醋煮),蓬术二两(醋煮),吴茱萸四两(汤泡),芫花四两(醋煮数沸,滤出,又水浸一宿,晒干)。用法:将牛肉切片置锅内,次下三棱、蓬术、吴茱萸、芫花四药,加水同煮肉烂,取出晒干,加木香一两、黄连一两,共为末。每服三分,大人服五分,空心好酒调下。主治:水肿、胀满、食积下痢。

②《鲁府禁方》神仙不老丹:牛乳一瓶,干山药(末)四两,无灰好黄酒一大钟,童子小便一大钟(去头尾)。用法:共和一处,入钟,重汤煮,以浮沫出为度。取出,每用一小钟温服,每日服三次。可延年益寿。

③《法天生意》正胃散:白水牛喉一条。用法:去两头节并筋膜脂肉,用米醋一盏浸之,微火炙干、淬之,再炙、再淬,醋尽为度,研末。每服一钱,食前陈米饮调下。主治反胃吐食,药物不下,大便不通。

④《新急腹症学》利胆丸:茵陈四钱,龙胆草三钱,郁金三钱,木香三钱,枳壳三钱,牛胆汁一斤。用法:共研细末,加牛胆汁一斤,先将胆汁熬浓至半斤,拌入药末中,并加适量蜂蜜为丸,每丸三钱。早、晚各服一丸。主治:胆囊炎、胆石症。

【用法用量】牛肉:煮食、煎汁,适量;或入丸剂。外用适量,生裹,或作丸摩。牛乳:煮饮,适量。牛喉:焙干研末服,1~3 g。牛胆:研末服,0.3~0.9 g;或入丸剂。外用适量,取汁调涂,或点眼。

【使用注意】牛肉:牛自死、病死者,禁食其肉。牛乳:脾胃虚寒作泻、中有冷痰积饮者慎服。牛胆:脾胃虚寒者忌之和目病非风热者不宜用。

【现代研究】牛肉:含蛋白质,脂肪,维生素,胆甾醇,钙、磷、铁。

牛乳:含脂肪,维生素,多种蛋白质和糖类等。有降血糖,降胆固醇和抗感染等作用。

牛胆:含胆酸钠盐,胆色素,黏蛋白体,脂肪,胆甾醇,卵磷脂,胆碱,尿素,无机盐氯化钠、磷酸钙、磷酸铁等。有镇静,抗惊厥,解热,镇咳,利胆,抗白血病,抗菌,抗病毒,消炎,抗过敏,抗癌等作用。

414 牛 黄

【古籍原文】泻热、利痰、凉惊

甘,凉。牛有病,在心、肝、胆之间凝结成黄,故还以治心、肝、胆之病。《经疏》云:牛食百草,其精华凝结成黄,犹人之有内丹。故能散火消痰解毒,为世神物。或云牛病乃生黄者,非也。清心解热,利痰凉惊,通窍辟邪。治中风入脏,惊痫口噤,心热则火自生焰,肝热则木自生风。风火相搏,胶痰上壅,遂致中风不语。东垣曰:中脏宜之。风中腑及血脉者用之,反能引风入骨,如油入面。按:中风中脏者重,多滞九窍;中腑稍轻,多著四肢。若外无六经形证,内无便溺阻隔,为中经络,为又轻。初宜顺气开痰,继宜养血活血,不宜专用风药。大抵五脏皆有风,而犯肝者为多。肝属风木而主筋,肝病不能营筋,故有舌强口噤,㖞斜瘫痪,不遂不仁等证。若口开为心绝,手撒为脾绝,眼合为肝绝,遗尿为肾绝,吐沫鼻鼾为肺绝。发直头摇、面赤如妆、汗缀如珠者,皆不治。若只见一二证,犹有可治者。小儿百病。皆胎毒痰热所生。儿初生时未食乳,用三五厘,合黄连、甘草末蜜调,令咽之良。发痘堕胎。善通窍。

牛有黄,必多吼唤,以盆水承之,伺其吐出,迫喝即堕水,名生黄,如鸡子黄大,重叠可揭。轻虚气香者良。观此则非病,乃生黄矣。杀死,角中得者名角黄,心中者名心黄,肝胆中者名肝胆黄。成块成粒,总不及生者。但磨指甲上,黄透甲者为真。骆驼黄极易得,能乱真。得牡丹、菖蒲良。聪耳明目。人参为使,恶龙骨、龙胆、地黄、常山。

【药物来源】为牛科动物黄牛 Bos taurus domesticus Gmelin 或水牛 Bubalus bubalu Linnaeus 的胆囊、胆管中的结石。

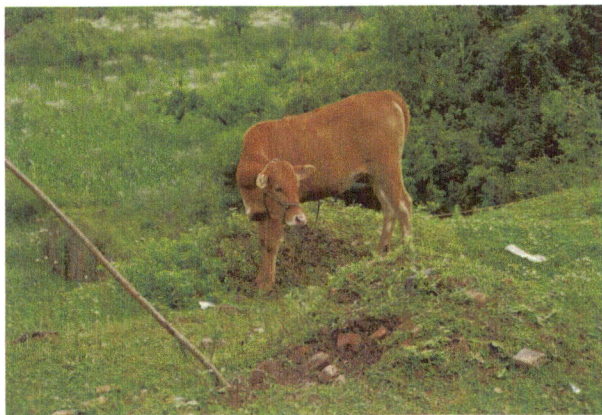

【形态特征】同"牛肉"。

【性味功效】味甘,性凉。清心,豁痰,开窍,凉肝,息风,解毒。

【古方选录】《太平圣惠方》牛黄丸:牛黄一分(细研),川大黄半两,蝉壳一分(微炒),子芩半两,龙脑半两(细研)。用法:上药捣罗为末,炼蜜为丸,如麻子大,不计时候,煎金、银、薄荷汤下三丸,量儿大小,加减服之。主治:小儿惊热,发歇不定。

【用法用量】研末服,每次 1.5～3 g;或入丸、散。外用适量,研末撒,或调敷。

【使用注意】脾虚便溏者及孕妇慎服。

【现代研究】含胆红素,胆汁酸,脱氧胆酸,胆汁酸盐,胆甾醇,麦角甾醇,脂肪酸,卵磷脂,维生素 D 等。有镇静,抗惊厥,解热,强心,降血压,利胆,消炎,抗感染等作用。

415 白马溺

【古籍原文】泻,杀虫、消症

辛,寒。杀虫,破症积,治反胃。祖台之《志怪》云:昔有人与奴皆患心腹痛病,奴死,剖之得一鳖,尚活。以诸药投口中,不死。有人乘白马观之,马溺堕鳖而鳖缩,遂以灌之,即化成水。主乃服马溺而愈。

【药物来源】为马科动物马 Equus caballus Linnaeus 的尿液。

【形态特征】体格高大,骨骼肌发达,四肢强劲有力。头面部狭长,耳小而尖,直立。鼻宽,眼大。从头顶起沿颈背至肩胛,具有鬃毛。两耳间垂向额部的长毛称门鬃。身体余部皆被短而均匀的毛,尾部也有长的鬃毛。

【性味功效】味辛,性寒。杀虫,破症积,治反胃。

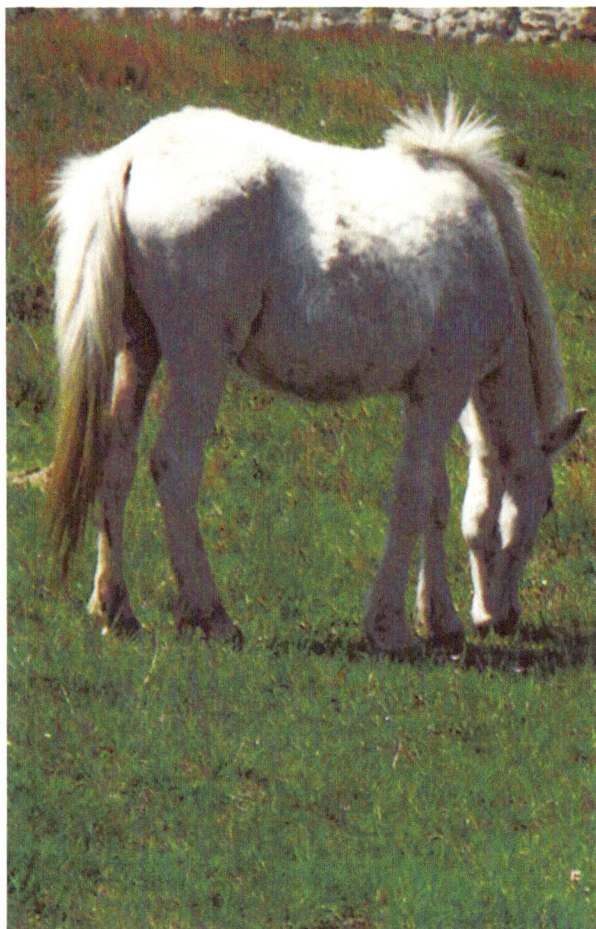

416 驴 溺

【古籍原文】泻,杀虫

辛,寒。杀虫,治反胃噎膈。须热饮之。张文仲《备急方》曰:昔患反胃,奉敕调治,竟不能疗。一卫士云:服驴尿极验。遂服二合,只吐一半,再服二合,食粥便定。宫中患反胃者五六人,同服之,一时俱瘥。

【药物来源】为马科动物驴 Equus asinus Linnaeus 的尿液。

【形态特征】动物体形比马小,体重 200 kg 左右。头形较长,眼圆,其上生有 1 对显眼的长耳。颈部长而宽厚,颈背鬃毛短而稀少。躯体匀称,四肢短粗,蹄质坚硬。尾尖端处生有长毛。体色主要以黑、栗、灰三种为主。

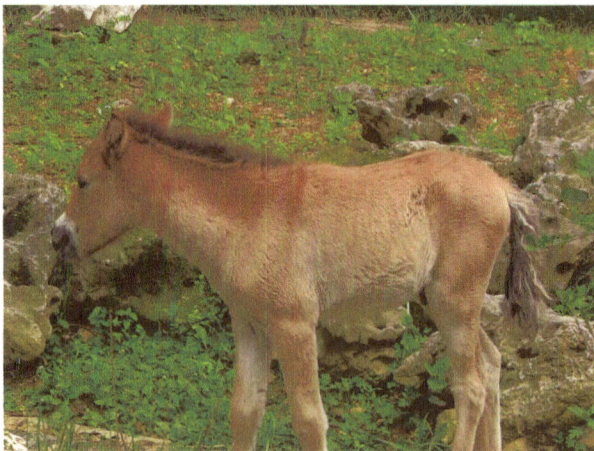

【性味功效】味辛,性寒。杀虫,治反胃噎膈。

417 阿 胶

【古籍原文】平补而润

　　甘,平。清肺养肝,滋肾益气,肺主气,肾纳气。和血补阴,肝主血,血属阴。除风化痰,润燥定喘,利大小肠。治虚劳咳嗽,肺痿吐脓,吐血衄血,血淋血痔,肠风下痢,伤暑伏热成痢者,必用之。妊娠血痢尤宜。腰酸骨痛,血痛血枯,经水不调,崩带胎动,或妊娠下血,酒煎服。痈疽肿毒及一切风病。泻者忌用。大抵补血与液,为肺、大肠要药。寇宗奭曰:驴皮煎胶,取其发散皮肤之外。用乌者,取其属水以制热则生风之义,故又治风也。陈自明曰:补虚用牛皮胶,去风用驴皮胶。杨士瀛曰:小儿惊风后,瞳人不正者,以阿胶倍人参服最良。阿胶育神,人参益气也。按:阿胶乃济水伏流,其性趋下,用搅浊水则清,故治瘀浊及逆上之痰也。

　　用黑驴皮、阿井水煎成。苏颂曰:《本经》阿胶亦用牛皮,是二胶可通用。牛皮胶制作不精,故不堪用。以黑光带绿色、夏月不软者真。剉炒成珠,或面炒、蛤粉炒、去痰。蒲黄炒、止血。酒化、水化、童便和用。得火良。山药为使,畏大黄。

【药物来源】为马科动物驴 *Equus asinus* Linnaeus 的去毛之皮经熬制而成的胶。

【形态特征】同"驴溺"。

【性味功效】味甘,性平。补血,止血,滋阴,润燥。

【古方选录】《太平圣惠方》补肺阿胶散:阿胶一两(捣碎,炒令黄燥),薯蓣一两,人参一两(去芦头),五味子一两,麦门冬一两(去心,焙),干姜半两(炮裂,锉),杏仁三分(汤浸,去皮、尖、双仁,麸炒微黄),白术一两,桂心三分。用法:上药捣细罗为散。每服一钱,不计时候,以粥饮调下。主治:肺脏气虚,胸中短气,咳嗽声微,四肢少力。

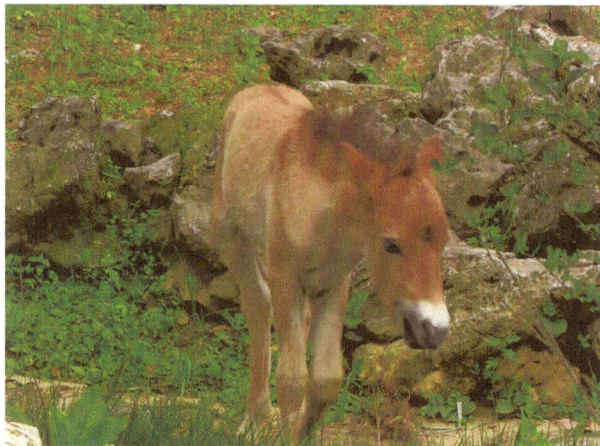

【用法用量】入汤剂宜烊化兑服,5~10 g;炒阿胶可入丸、散。滋阴补血多生用,清肺化痰蛤粉炒用,止血蒲黄炒用。

【使用注意】脾胃虚弱、消化不良者慎服。

【现代研究】为一类明胶蛋白,水解可产生甘氨酸、脯氨酸、谷氨酸、丙氨酸等多种氨基酸,并含有钾、钠、钙、镁、铁等。有促进造血,抗辐射,增强免疫力,耐缺氧,耐寒冷,抗疲劳,止血,增加钙的摄入量,抗肌肉萎缩,抗休克,利尿消肿,营养胎儿(孕妇),增强智力,加速生长发育,延缓衰老等作用。

418 黄明胶

【古籍原文】即牛皮胶。补虚

　　甘,平。功与阿胶相近,亦可代用。同葱白煮服,通大便。李时珍曰:真阿胶难得,牛皮胶亦可权用。其性味皆平补,宜于虚热之人。张仲景治泻痢,好胶与黄连、黄蜡并用。陈藏器曰:诸胶皆能疗风,补虚止泄,驴皮主风为最。《经验方》曰:痈疽初起,酒顿黄明胶四两,服尽,毒不内攻。《唐氏方》加穿山甲四片,烧存性用。昂谓此方若验,胜于服蜡矾丸也。

【药物来源】为牛科动物黄牛 *Bos taurus domesticus* Gmelin 的皮熬制成的胶。

【形态特征】同"牛肉"。

【性味功效】味甘,性平。滋阴润燥,养血止血,活血消肿,解毒。

【古方选录】《圣济总录》补肺散:黄明胶(炙燥)二

两,花桑叶(阴干)二两。用法:上二味,捣罗为细散。每服三钱匕,用生地黄汁调下,糯米饮亦得。主治:肺痿劳伤吐血。

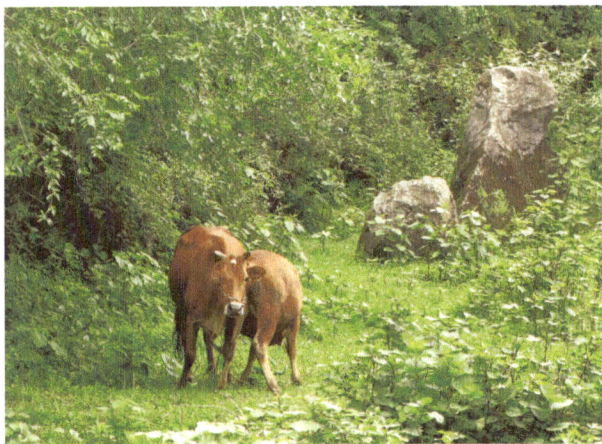

【用法用量】入汤剂宜水酒烊化,冲服或兑服,3~9 g;或入丸、散。外用适量,烊化涂。

【使用注意】儿童、孕妇慎用。

【现代研究】含氮,甘氨酸、丙氨酸、亮氨酸等氨基酸。有抗疲劳,促进损伤修复等作用。

419 虎骨

【古籍原文】宣,去风、健骨

味辛,微热。虎属金而制木,故啸则风生。追风健骨,定痛辟邪。治风痹拘挛疼痛,惊悸癫痫,犬咬骨鲠。为末,水服。犬咬,敷患处。以头骨、胫骨良。虎虽死,犹立不仆,其气力皆在前胫。时珍曰:凡辟邪疰,治惊痫、瘟疟、头风,当用头骨。治手足风,当用胫骨。治腰脊风,当用脊骨。各从其类也。

虎肚:治反胃。取生者,存滓秽勿洗,新瓦固煅存性,为末,入平胃散一两,每服三钱,效。昂按:虎肚丸宜于食膈,若寒膈、气膈、血膈、痰膈,恐难见功。

虎睛为散,竹沥下,治小儿惊痫夜啼。

【药物来源】猫科动物虎 Panthera tigris L. 的骨骼(虎骨)、胃(虎肚)及眼睛(虎睛)。

【形态特征】体形似猫而大,体重 180~320 kg,雌者较小。头圆而宽,颈部较短。眼圆,耳短小。犬齿粗大而锐利。四肢粗大有力。毛色鲜丽,呈棕黄色或橙黄色,有与黑色交替的斑纹。头部黑纹较密,眼上方有一白色区。我国产"东北虎"或"华南虎"两种。

【性味功效】虎骨:味辛,性微热。追风健骨,定痛辟

邪。虎睛:味甘、酸,性温。镇惊,明目。

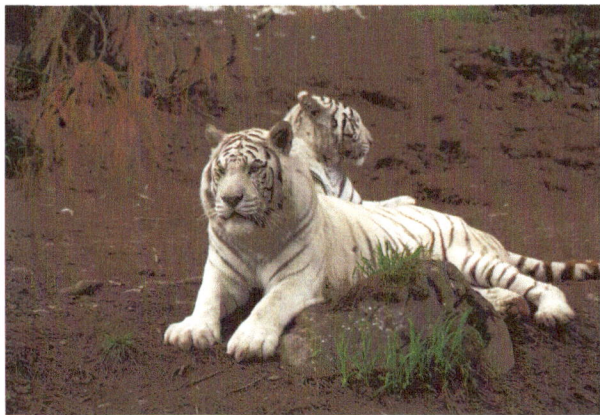

【古方选录】①《圣济总录》虎骨散:虎骨(酥炙别为末)一两,酒一升,生地黄汁一升。用法:上三味,将地黄汁并酒煎沸,入虎骨末同煎数沸。每服一盏,温服,不拘时候。主治:倒扑跷损,筋骨疼痛。

②《丹台玉案》虎肚回生丹:虎肚一具(泥裹煨过),母丁香三钱,沉香八钱,狗宝二钱五分。用法:上为末,老生姜取汁为糊丸。每服八分,酒下。主治:翻胃,危笃之极。

③《杨氏家藏方》虎睛丸:虎睛一对(微炒),犀角屑、远志(去心)、栀子仁、大黄各一两。用法:上件为细末,炼蜜为丸,如绿豆大。每服二十丸,温酒送下,食后。主治:痫疾潮搐,精神恍惚,烦乱不宁,口干喜水,或时谵语。

【用法用量】虎骨:煎服,15~25 g;或浸酒;或入丸、散。虎肚:煅存性研末入丸、散。虎睛:入丸、散。

【使用注意】虎骨性热,血虚火旺者慎服。

【现代研究】虎属世界珍稀濒危物种,禁止药用,我国药典不收载。

420 犀角

【古籍原文】泻心胃大热

苦、酸、咸,寒。凉心泻肝,清胃中大热,祛风利痰,辟邪解毒。治伤寒时疫,发黄发斑,伤寒下早,热乘虚入胃则发斑;下迟,热留胃中亦发斑。吐血下血,蓄血谵狂,痘疮黑陷,消痈化脓,定惊明目。妊妇忌之。能消胎气。时珍曰:五脏六腑,皆禀气于胃。风邪热毒,必先干之;饮食药物,必先入胃。角,犀之精华所聚,足阳明胃药也,故能入阳明,解一切毒,疗一切血,及惊狂斑痘之证。《抱朴子》云:犀食百草之毒及

棘,故能解毒。饮食有毒,以角搅之,则生白沫。

乌而光润者胜,角尖尤胜。鹿取茸,犀取尖,其精气尽在是也。现成器物,多被蒸煮,不堪入药。入汤剂磨汁用,入丸散锉细。纸裹纳怀中,待热捣之立碎。《归田录》云:人气粉犀。升麻为使,忌盐。

【药物来源】为犀科动物印度犀 *Rhinoceros unicornis* L.、爪哇犀 *Rhinoceros sondaicus* Desmarest、苏门犀 *Rhinoceros sumatrensis*(Fiseher)等的角。

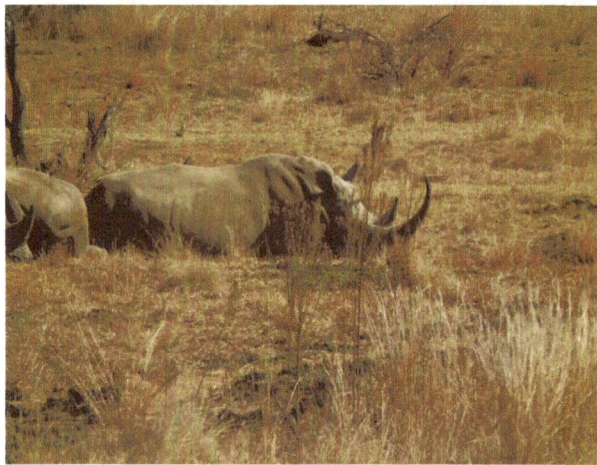

【形态特征】①印度犀:大型动物,体格粗壮庞大。头大,颈短,耳长,眼小,鼻孔大。皮肤坚厚,除耳与尾外,完全无毛。在肩胛、颈下及四肢关节处有宽大的褶缝,皮肤表面有很多疣状凸起,皮呈黑灰色,略带紫色。雌雄兽鼻端都有一角,黑色,圆锥状,长30~40 cm。四肢粗壮,均具3趾。

②爪哇犀:特点是仅雄兽有角,生于鼻端,角较小,长仅25 cm左右。

③苏门犀:特点是体形最小。身上多毛,呈褐色或黑色,皮粗而厚。雌雄兽鼻上皆有双角,前角长,后角短,纵列而生。

【性味功效】味苦、酸、咸,性寒。凉心泻肝,清热凉血,祛风利痰,辟邪解毒。

【古方选录】《太平圣惠方》犀角散:犀角屑一两,茵陈二两,黄芩一两,栀子仁一两,川升麻一两,川芒硝二两。用法:上药,捣筛为散。每服四钱,以水一中盏,又竹叶三七片,煎至六分,去滓,不计时候温服。主治:急黄,心膈烦躁,眼目赤痛。

【用法用量】煎汤,2.5~10 g;磨汁或研末,0.006~0.01 g;或入丸、散。外用磨汁涂。

【使用注意】孕妇忌服,痘疮气虚无大热者不宜用,

伤寒阴证发躁者不宜用。不宜与川乌、草乌同用。

【现代研究】犀牛属世界珍稀濒危物种,禁止药用,我国药典不收载。

421 羚羊角

【古籍原文】泻心肝火

苦、咸,微寒。羊属火,而羚羊属木,入足厥阴肝、手太阴少阴肺、心经。目为肝窍,此能清肝,故明目去障。肝主风,其合在筋,此能祛风舒筋,故治惊痫搐搦,骨痛筋挛。肝藏魂,心主神明,此能泻心肝邪热,故治狂越僻谬,梦魇惊骇。肝主血,此能散血,故治瘀滞恶血,血痢肿毒。相火寄于肝胆,在志为怒,《经》曰:大怒则形气绝,而血菀于上。【菀,同郁。】此能下气降火,故治伤寒伏热,烦懑气逆,食噎不通。羚之性灵,而精在角,故又辟邪而解诸毒。昂按:痘科多用以清肝火,而《本草》不言治痘。

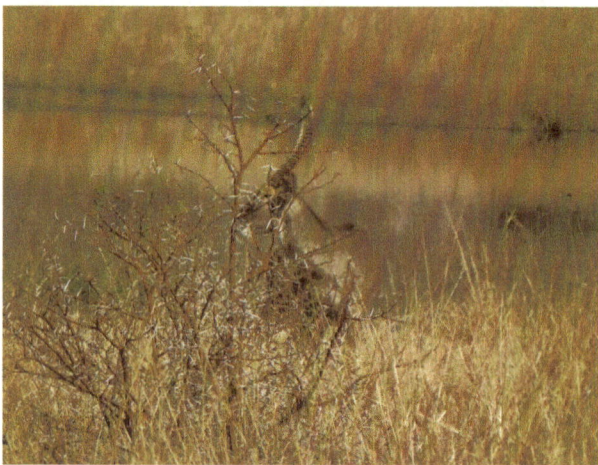

出西地。似羊而大,角有节,最坚劲,能碎金刚石与獏骨。獏,音麦,能食铁。夜宿防患,以角挂树而栖。角有挂纹者真。一边有节而疏,乃山驴、山羊,非羚也。多两角,一角者胜。锉研极细,或磨用。

【药物来源】为牛科动物赛加羚羊 *Saiga tatarica* Linnaeus 的角。

【形态特征】中大型兽类,长1~1.4 m。头形较特别,耳郭短小,眼眶突出。鼻端大,鼻中间具槽,鼻孔呈明显的筒状。雄羊具角1对,不分叉,角自基部长出后几乎竖直向上,两角略向外斜,接着往上、往里靠近再又微微向外。角尖端平滑,而下半段具环棱。角呈半透明状,内蜡色。整个动物体呈灰黄色,但体

侧较灰白。冬季时毛色更淡。

【性味功效】味咸,性寒。平肝息风,清肝明目,散血解毒。

【古方选录】《宣明论方》羚羊角汤:羚羊角、人参各三两,赤茯苓二两(去皮),远志(去心)、大黄(炒)各半两,甘草一分(炙)。用法:上为末。每服三钱,水一盏半,煎至八分,去滓温服,不计时候。主治:阳厥气逆,多怒。

【用法用量】煎服、煎汤,1.5~3 g,宜单煎2 h以上;磨汁或研末,0.3~0.6 g;或入丸、散。外用适量,煎汤或磨汁涂敷。

【使用注意】脾虚慢惊患者忌服。

【现代研究】含角蛋磷酸钙,不溶性无机盐,赖氨酸、丝氨酸,磷脂等。有镇静,抗惊厥,解热等作用。

422 鹿 茸

【古籍原文】大补阳虚

甘,温,一云咸热。纯阳。生精补髓,养血助阳,强筋健骨。治腰肾虚冷,《百一方》:鹿角屑熬黄为末,酒服,主腰脊虚冷刺痛。四肢酸痛,头眩眼黑,崩带遗精,一切虚损劳伤,惟脉沉细、相火衰者宜之。

鹿角初生,长二三寸,分歧如鞍,红如玛瑙,破之如朽木者良。太嫩者,血气未足,无力。酥涂微炙用,不涂酥则伤茸。或酒炙。不可嗅之,有虫恐入鼻颡。猎人得鹿,紧之取茸,然后毙鹿,以血未散故也。最难得不破、未出血者。沈存中《笔谈》云:凡含血之物,肉易长,筋次之,骨最难。故人二十岁,骨髓方坚。麋、鹿角无两月长至二十余斤,凡骨之长,无速于此,草木亦不及之。头为诸阳之会,锺于茸角,岂与凡血比哉!○鹿,阳兽,喜居山;麋,阴兽,喜居泽。麋似鹿,色青而大。皆性淫,一牡辄交十余牝。麋补阴,鹿补阳,故冬至麋角解,夏至鹿角解也。麋、鹿茸角,罕能分别。雷敩曰:鹿角胜麋角。孟诜、苏恭、苏颂,并云麋茸、麋胶胜于鹿。时珍曰:鹿补右肾精气,麋补左肾血液。

鹿角:咸,温。生用则散热行血,消肿,醋磨,涂肿毒。为末酒服,治折伤。《医馀》曰:有臁疮赤肿而痛,用黄柏凉药久不愈者,却当用温药,加鹿角灰、发灰、乳香之类。此阴阳寒暑往来之理也。辟邪,治梦与鬼交。酒服一撮,鬼精即出。能逐阴中邪气恶血。炼霜熬膏,则专于滋补。时珍曰:鹿仍仙兽,纯阳多寿,能通督脉。又食良草,故其角、肉食之,有益无损。鹿,一名斑龙,西蜀道士尝货斑龙丸,歌曰:尾闾不禁沧海竭,九转灵丹都漫说。惟有斑龙顶上珠,能补玉堂关下穴。盖用鹿茸与胶、霜也。

造胶、霜法:取新角寸截,河水浸七日,刮净,桑火煮七日,入醋少许,取角捣成霜用。其汁加无灰酒熬成膏用。畏大黄。鹿麋,鹿相交之精也。设法取之,大补虚劳。

【药物来源】为鹿科动物梅花鹿 *Cervus nippon* Temminck 或马鹿 *Cervus elaphus* Linnaeus 的雄鹿未骨化密生茸毛的幼角(鹿茸)、已骨化的角或锯茸后翌年春季脱落的角基(鹿角)、鹿角煎熬而制成的胶块(鹿角胶)及鹿角熬制鹿角胶后剩余的骨渣(鹿角霜)。

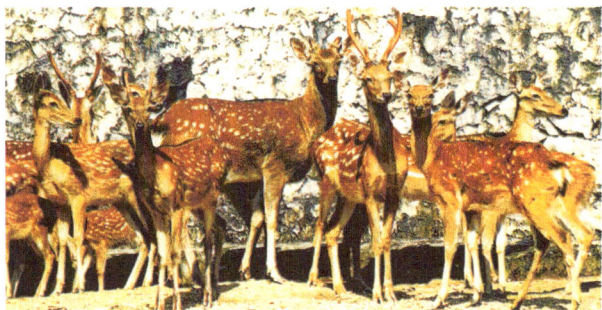

【形态特征】①梅花鹿:中大型兽类,体长约1.5 m。耳大直立,颈细长。四肢细长,主蹄狭小,侧蹄小。臀部有明显的白色臀斑,尾短。雄鹿有分叉的角,长全时有4~5叉,眉叉斜向前伸,第二枝与眉叉较远,主干末端再分两小枝。梅花鹿冬毛棕色,白色斑点不显。白色臀斑有深棕色边缘,腹毛淡棕色,鼠蹊部白色。四肢上侧同体色,内侧色稍淡。夏毛薄,红棕色,白斑显著。

②马鹿:体形较大,体长约2 m。鼻端裸露,耳大呈圆锥形。颈长约占体长1/3,颈下被毛较长。四肢长,两侧蹄较长,能触及地面。尾短,雄性有角,眉叉向前伸,几与主干成直角。冬毛灰褐色。嘴、下颌深棕色,颊棕色,额部棕黑色。四肢外侧棕色,内侧色较浅。臀部有黄赭色斑。夏毛较短。

【性味功效】鹿茸:味甘、咸,性温。壮肾阳,益精血,强筋骨,调冲任,托疮毒。鹿角:味咸,性温。温肾阳,强筋骨,行血消肿。鹿角胶:味甘、咸,性温。补益精血,安胎止血。鹿角霜:味咸、涩,性温。补肾助阳,收敛止血。

【古方选录】①《是斋百一选方》香茸丸:麝香半钱(别研,临时入),鹿茸一两(酥炙)。用法:上鹿茸为细末,放入麝香,以灯心煮枣肉为丸,如梧桐子大。

每服五十丸,空心服。主治:下痢危困。

②《严氏济生方》鹿角丸:鹿角二两,川牛膝(去芦,酒浸,焙)一两半。用法:上为细末,炼蜜为丸,如梧桐子大。每服七十丸,空心盐汤送下。主治:骨虚极,面肿垢黑,脊痛不能久立,气衰发落齿槁,腰脊痛,甚则喜唾。

③《太平圣惠方》鹿角胶散:鹿角胶一两(研碎,炒令黄燥),覆盆子一两,车前子一两。用法:上件药,捣细罗为散。每于食前,以温酒调下二钱。主治:虚劳梦泄。

④《丹台玉案》鹿角霜丸:鹿角霜四两,白茯苓三两,秋石二两五钱,海金沙二两。用法:上为末,老米醋为丸。每服三钱,空心白滚汤下。主治:膏淋溺与精并出,混之如糊如米泔者。

【用法用量】鹿茸:研粉冲服,1～2 g;或入丸剂;亦可浸酒饮服。鹿角:煎服,6～15 g;研末,每次 1～3 g;或入丸、散。外用适量,磨汁涂,研末撒或调敷。鹿角胶:内服,开水或黄酒烊化,每次 3 g,每日 9 g;或入丸、散、膏。鹿角霜:煎服,5～10 g;或入丸、散。外用适量,研末撒。

【使用注意】鹿茸:凡阴虚阳亢、血分有热、胃火盛或肺有痰热以及外感热病者均忌服。鹿角:阴虚火旺者忌服。鹿角胶:阴虚阳亢及火热内蕴之出血、咳嗽、疮疡、疟痢者忌服。鹿角霜:阴虚火旺者忌服。

【现代研究】鹿茸:梅花鹿茸含有甘氨酸、赖氨酸、精氨酸、天冬氨酸等,还含有胆甾醇肉豆蔻酸酯,尿嘧啶,次黄嘌呤,尿素,烟酸,多胺类,雌酮,雌二醇,神经髓鞘磷脂,前列腺素,钙、磷、镁等;马鹿茸含有胆甾醇肉豆蔻酸酯,胆甾醇油酸酯,胆甾醇棕榈酸酯,肌酐,尿素,尿嘧啶,对羟基苯甲醛,对羟基苯甲酸,多种氨基酸,脂肪酸,钙、磷、铜等。有抗脂质过氧化,延缓衰老,镇静,增强免疫力,抗应激,消炎,降血压等作用。

鹿角:含胶质,磷酸钙,碳酸钙,氮化物,天冬氨酸、苏氨酸、丝氨酸、谷氨酸等。有增加心脏搏出量,抑制乳腺增生,增强免疫力,抗癌等作用。

鹿角胶:含胶质,磷酸钙,碳酸钙等。

鹿角霜:含磷酸钙,碳酸钙,氮化物,胶质,天冬氨酸、苏氨酸、丝氨酸、脯氨酸,次黄嘌呤,尿嘧啶,尿

素,肌酸酐等。

423 麝香

【古籍原文】宣,通窍

辛,温,香窜。开经络,通诸窍,透肌骨,暖水脏。治卒中诸风诸气,诸血诸痛,痰厥惊痫,严用和云:中风不醒者,以麝香、清油灌之,先通其关。东垣曰:风病在骨髓者宜之。若在肌肉用之,反引风入骨,如油入面。时珍曰:严氏言风病必先用,东垣谓必不可用,皆非通论。若经络壅闭,孔窍不利者,安得不用为引导以开通之耶?但不可过耳。昂按:据李氏之言,似乃以严说为长。《广利方》中恶客忤垂死,麝香一钱,醋和灌之。症瘕瘴疟,鼻室耳聋,目翳阴冷。辟邪解毒,杀虫堕胎。坏果败酒,治果积、酒积。东垣曰:麝香入脾治肉,牛黄入肝治筋,冰片入肾治骨。

研用。凡使麝香,用当门子尤妙。忌蒜。不可近鼻,防虫入脑。麝见人捕之,则自剔出其香为生香,尤难得。其香聚处,草木皆焦。市人或搀荔枝核伪之。

【药物来源】为鹿科动物林麝 *Moschus berezovskii* Flerov、马麝 *Moschus sifanicus* Przewalski、原麝 *Moschus moschiferus* Linnaeus 成熟雄体香囊中的干燥分泌物。

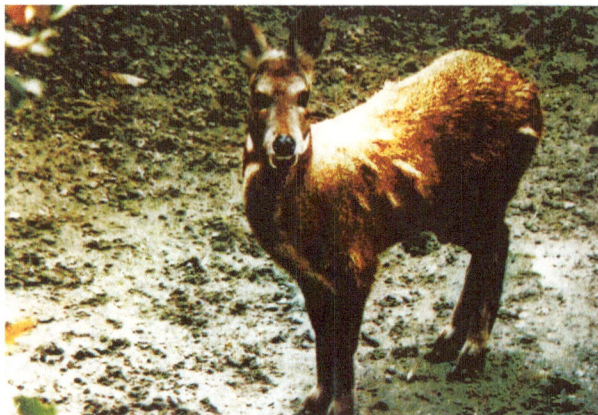

【形态特征】①林麝:中型兽类。体长约 75 cm,体重约 10 kg。毛角较深,深褐色或灰褐色。耳背色多为褐色或黑褐色,耳内白色,眼的下部有 2 条白色或黄白色毛带延伸至颈部和胸部。成年雄麝有 1 对上犬齿外露,称为獠牙;腹下有 1 个能分泌麝香的腺体囊,开口于生殖孔相近的前面。雌麝无腺囊和獠牙。尾短小,掩藏于臀毛中。

②马麝:体形较大,体长 85～90 cm,体重约 15 kg。全身沙黄褐色或灰褐色,后部棕褐色较强。面、颊、额青灰色,眼上淡黄色,眼下黄棕色。颈背有

栗色块斑,上有土黄色或肉桂黄色毛丛形成 4~6 个斑点,并排成 2 行。

③原麝:体长约 85 cm,体重约 12 kg。耳长直立,上部圆形。雄性上犬齿发达,露出唇外,向后弯曲成獠牙;雌性上犬齿小,不露出唇外。四肢细长,后肢比前肢长。雄性脐部与阴囊之间有麝腺成囊状,即香囊。通体为棕黄褐色、黑褐色等,两颊有白毛形成的白道直连颔下。耳背、耳尖棕褐色或黑褐色,耳内白色。腹面毛黄白色或黄棕色。四肢内侧呈浅棕灰色,外侧呈深棕色或棕褐色。

【性味功效】味辛,性温。开窍醒神,活血通经,消肿止痛。

【古方选录】《太平圣惠方》麝香丸:麝香半两(细研),阿魏半两(面裹煨,面熟为度),干蝎三分(微炒),桃仁五十枚(麸炒微黄)。用法:上药捣罗为末,炼蜜和丸,如绿豆大。每服不计时候,以热酒下二十丸。主治:肾脏积冷,气攻心腹疼痛,频发不止。

【用法用量】入丸、散,0.03~0.1 g。外用适量,研末掺、调敷,或入膏药中敷贴。

【使用注意】虚脱证者及孕妇忌用。

【现代研究】含麝香酮,胆甾醇,胆甾醇酯,麝香酯 A_1,麝香酮,麝香吡啶,多种氨基酸等。有消炎,兴奋和抑制中枢神经系统,降血压,扩张外周血管,抗早孕,抗肿瘤,抗菌,抗溃疡等作用,以及雄激素样作用。

424 熊 胆

【古籍原文】泻热

苦寒。凉心平肝,明目杀虫。治惊痫五痔。涂之取瘴。

通明者佳。性善辟尘。扑尘水上,投胆少许,则豁然而开。

【药物来源】为熊科动物黑熊 *Selenarctos thibetanus* G. Cuvier 及棕熊 *Ursus arctos* Linnaeus 的胆囊。

【形态特征】①黑熊:大型兽类。体形较大,长 1.5~1.7 m。头部宽圆。吻部短而尖;鼻端裸露,眼小;耳较长且被有长毛,伸出头顶两侧;颈部短粗,两侧毛特别长。胸部有一倒"人"形白斑。尾短。毛漆黑色,有光泽。四肢粗健,前后足均具 5 趾,前足腕垫宽大与掌垫相连。具爪。

②棕熊:大型兽类。体形较大,长约 2 m。头阔而圆;吻部较长;鼻也较阔,其端裸出,略侧扁;耳小,能动,内外被毛。肩端隆起,腰粗壮,尾短。四肢粗壮,前后足均具 5 趾,前足的爪长于后足。爪侧扁而弯曲,呈暗褐色。全身为黑棕色、棕黄色或棕红色。

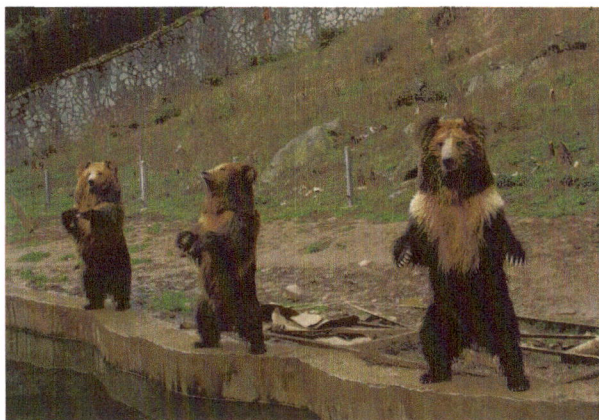

【性味功效】味苦,性寒。清热解毒,平肝明目,杀虫止血。

【古方选录】《小儿卫生总微论方》熊胆丸:熊胆、使君子仁各等分。用法:研细,放入瓷器中,蒸熔,宿蒸饼,就丸麻子大。米饮送下二十丸,无时。主治:疳羸瘦。

【用法用量】入丸、散,0.2~0.5 g。外用适量,研末调敷,或点眼。

【使用注意】脾胃虚寒者忌服。

【现代研究】含胆汁酸类的碱金属盐,胆甾醇,胆色素,牛磺脱氧胆酸等。有解痉,抗惊厥,利胆等作用。

425 象 皮

【古籍原文】外用敛金疮

象肉壅肿,以刀刺之,半日即合。治金疮不合者,用其皮灰,亦可以熬膏入散。

象胆亦能辟尘,与熊胆同功。

【药物来源】为象科动物亚洲象 *Elecphas maximus* Linnaeus 的皮(象皮)及胆(象胆)。

【形态特征】大型兽类。体庞大,体高可达 2.5 m,重可达 5~6 t。头长大,前额凹,颈短。耳似蒲扇,向后遮盖颈部两侧,眼睛小。鼻吻呈圆筒形,突出甚长,舒展伸缩自如,可垂至地面,下面较细,末端为鼻孔,杯口状,前缘有一指状突起,是持握器官。雄象上颌门齿突出口外,长达 1.5～1.8 m,全齿呈圆锥体状。四肢粗壮,前肢具 5 趾,后肢具 4 趾,尾短而细。全身灰色或棕灰色,皮厚,皱褶多,稀疏地散生着粗毛。

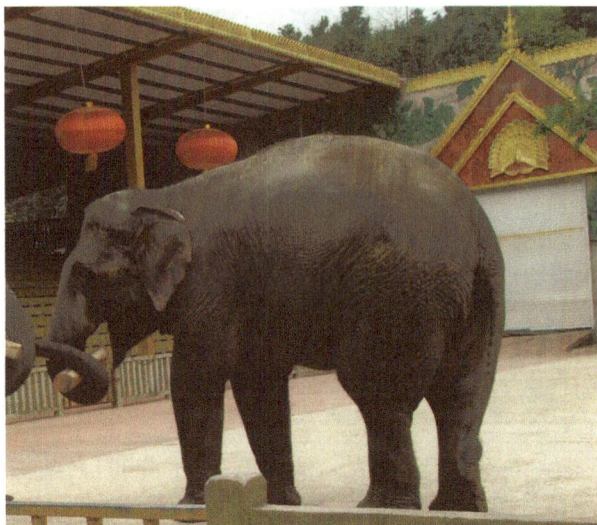

【性味功效】象皮:味甘、咸,性温。止血敛疮,祛腐生肌。象胆:味苦,性寒。清肝明目,解毒消肿。

【古方选录】①《外科全生集》象皮散:猪身前蹄扇骨十两(煅炭研粉),象皮(炙炭存性研末)一两。用法:和匀固贮,凡烂孔如掌大者,掺上收小,后用六和散敷。主治:烂孔极大者,并治刀伤跌损,出血不止者。

②《圣济总录》四胆丸:象胆半两,鲤鱼胆七枚,熊胆一分,牛胆半两,石决明(捣研)一两,麝香(研)一钱。用法:上六味捣研为末,面糊和丸,如梧桐子大。每服空心茶清下十丸。主治:内障目翳。

【用法用量】象皮:入丸、散,适量。外用适量,熬膏贴,或研末调敷。象胆:入丸剂服,0.3～1 g。外用适量,点眼,或涂擦。

【使用注意】象皮:疮疡脓毒未尽者忌用。象胆:疳积、脾胃虚弱、血虚眼疾者不宜多服。

【现代研究】象皮:含肌球蛋白,肌动蛋白,原肌球蛋白,血红蛋白,肌酸,维生素等。有消炎,解热镇痛,抗溃疡,止血,保护创面等作用。

象胆:含胆酸,脱氧胆酸,乙酰胆酸。有中枢抑制,降血压,利胆,促进脂肪消化和吸收,止咳平喘,祛痰,消炎,抗菌,抗病毒,溶胆结石等作用。

426 獭 肝

【古籍原文】补肝肾、杀传尸虫

甘咸而温。益阴补虚,杀虫止嗽,治传尸鬼疰有神功。尸疰、鬼疰,乃五疰之一,变动有三十三种,乃至九十九种。其证使人寒热,沉沉默默,不知病之所苦,而无处不恶。死后传人,乃至灭门。古方有獭肝丸:獭肝烘干,炙为末,水服二钱,日二次,以瘥为度。

诸肝皆有叶数,惟獭肝一月一叶,其间又有退叶,须于獭身取下,不尔多伪。吴鹤皋曰:獭,阴物,昼伏夜出,故治鬼疰。昂谓不然,缘其肝独异于他兽也。

【药物来源】为鼬科动物水獭 Lutra lutra Linnaeus、江獭 Lutra perpicillata Geoffroy、小爪水獭 Aonyx cinerea Hliger 的肝脏。

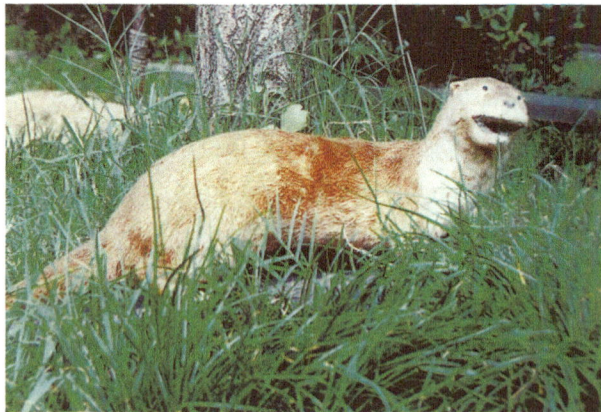

【形态特征】①水獭:体细长,呈圆筒状,长 60～80 cm,体重 2～7.5 kg。雄性较雌性体大。头部宽而稍扁,吻端短粗,须粗硬,鼻垫小,眼小,耳小而圆。四肢粗短。爪短,在前肢腕垫后面有较短的刚毛数根。尾长超过体长之半。全身毛短而密,有光泽。腹毛较长,呈栗棕色,余者毛色为棕褐色或咖啡色。

②江獭:体形较水獭大,体重达 15 kg 以上。头大,耳短小而圆。四肢趾爪略大。尾长约为体长之半,末端尾毛甚短。体毛短,呈浅黑褐色,两颊、颈侧和颏喉部针毛白色或灰白色,绒毛浅灰褐色。四肢毛色稍显棕黄色。

③小爪水獭:体形扁而稍长,体重一般不超过

3 kg。鼻垫上缘与毛区交界处呈一直线横过；脸部触须与水獭无异，唯下颌的正前方和两侧有几根短刚毛。爪极小，趾垫甚发达。全身被咖啡色毛，毛尖显白色，具光泽。

【性味功效】味甘、咸，性温。益肺，补肝肾，明目，止血。

【古方选录】《肘后备急方》：獭肝一具。用法：阴干为末，水服方寸匕，日三。主治：尸注鬼注病（肺痨）。

【用法用量】煎服，3～6 g；或入丸、散。

【使用注意】湿热中阻、气滞胀满者慎用。

【现代研究】含蛋白质，葡萄糖，糖原，三酰甘油，磷脂，胆醇，维生素等。

427 猬 皮

【古籍原文】泻，凉血

苦，平。治肠风泻血，五痔、烧末，油调敷，水服亦佳。阴肿。脂滴耳中治聋。胆点痘后风眼。

似鼠而圆大，褐色，攒毛，外刺如栗房。煅黑存性用。

【药物来源】为猬科动物刺猬 *Erinaceus europueus* Linnaeus、达乌尔猬 *Hemiechinus dauricus* Sundevall、大耳猬 *Hemiechinus auritus* Gmelin 的皮。

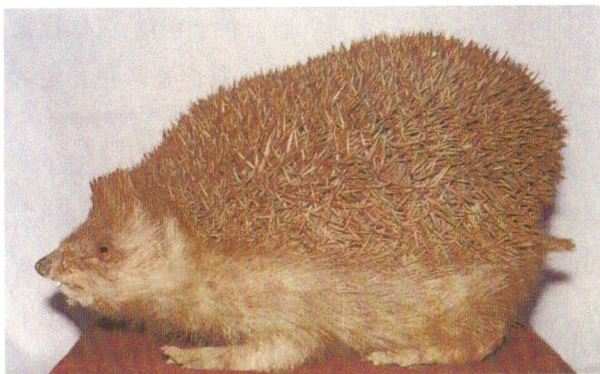

【形态特征】①刺猬：体形肥短，体长 16～27 cm。头宽而吻尖，眼小，耳短，其长度不超过周围的刺长。体背面及两侧密生尖刺，刺粗而硬。四肢短小，爪较发达，尾短。腹面及四肢有细而硬的白毛。四足浅褐色，尾上也覆有白毛。

②达乌尔猬：体形略小，体长 17.5～25 cm。耳较长，超过其周围尖刺之长。刺短而细，棕褐色与白色相间，无纯白色尖刺。体背为浅棕褐色，体侧及腹面长有粗硬的污白色毛。

③大耳猬：体形较小，体长 17～23 cm。吻部甚尖，耳大，耳尖钝圆。躯体背面覆有硬刺。体背部的尖刺为暗褐色与白色相间，也有少数全白色的刺。尾极短，为棕褐色。

【性味功效】味苦、涩，性平。化瘀止痛，收敛止血，涩精缩尿。

【古方选录】《太平圣惠方》猬皮散：猬皮一两（烧灰），硫黄一分。用法：上件药，都研令匀细。每服空心，以温酒调下一钱。主治：虚劳吐血。

【用法用量】煎服，3～10 g；研末，1.5～3 g；或入丸剂。外用适量，研末调敷。

【使用注意】孕妇慎服。脾虚者慎用。

【现代研究】含胶原蛋白，角蛋白，弹性硬蛋白等。

428 兔 屎

【古籍原文】一名明月砂。宜，明目、杀虫

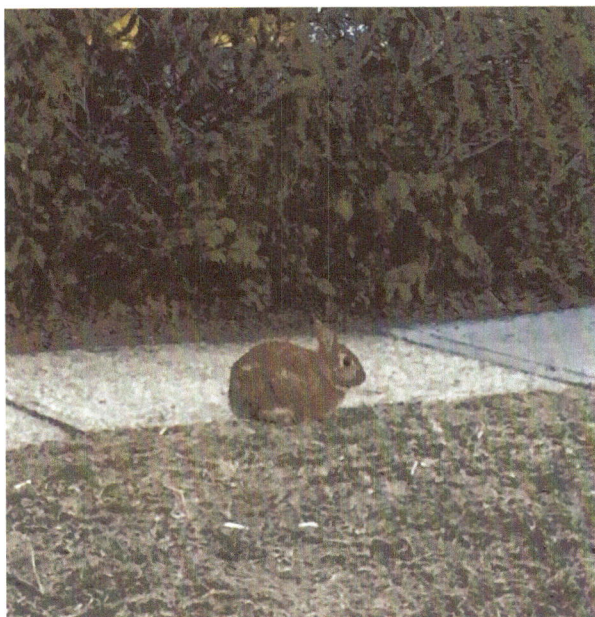

杀虫明目。治痨瘵五疳，痘后生翳。

兔肝泻肝热，故能明目。

兔肉治消渴。《海上方》：澄汁冷饮。小儿食之稀痘疮。陶弘景曰：孕妇食之，令儿缺唇。保寿堂兔血丸，令小儿永不出痘，虽出亦稀。腊八日取生兔刺血，和荞麦面，加雄黄四五分，和丸绿豆大。初生小儿，乳汁送下二三丸，遍身发出红点，此其验也。

【药物来源】为兔科动物东北兔 *Lpus mandschuricus*

Radde 和华南兔 *Lpus inmni* Cray 等兔的干燥粪便（兔屎）、肝（兔肝）及肉（兔肉）。

【形态特征】①东北兔：体形较大，长 44～48 cm。耳较短，向前折不达鼻端。后足略长于前足。尾短。其毛较粗，头、背部毛为浅棕黑色，毛基为黑灰色。耳前部棕黑色，后部棕黄色，边缘白色，耳尖黑色。后背部及臀部有较长的黑毛，隐见斑点。腹部为纯白色。四肢为浅棕黄色。尾背部黑色，下部污白色。

②华南兔：体形较小，体长 34～44 cm。耳长 6.5～8.2 cm。尾短，不及后足长之半。被毛短粗且硬。头部、背部沙黄棕色或棕黑色。毛基淡黑灰色，绒毛毛端棕黄色。颈部有一黄色区域。下体赭黄色或淡黄白色。足、尾背部与背色相似。

③家兔：个体变异较大。一般头部、耳较野兔为短，后肢亦然。毛色亦有多种变化，通常以纯白色为多，耳尖无黑色。全国大部分地区均有饲养。

【性味功效】兔屎：味辛，性寒。祛翳明目，解毒杀虫。兔肝：味甘、苦、咸，性寒。养肝明目，清热退翳。兔肉：味甘，性寒。健脾补中，凉血解毒。

【古方选录】①《苏沈良方》明月丹：兔屎四十九粒，硇砂（如兔屎大）四十九粒。用法：为末，生蜜为丸，如梧桐子大。月望以井水浸甘草一夜，五更初取汁送下七丸，有虫即下，三日不下再服。主治：劳瘵。

②《圣济总录》兔肝丸：黄连（去须）一两半，胡黄连一两，熟地黄（焙）一两，草决明半两。用法：上为末，细切兔肝，研烂和丸，如梧子大。每服二十丸，食后，临卧米饮下。主治：肝虚目暗。

③《海上集验方》：兔一只。用法：剥去皮、爪、五脏等，以水一斗半，煎煮令烂，骨肉相离，滤出骨肉，斟酌五升汁，便澄滤，令冷。渴即饮之。主治：消渴羸瘦，小便不禁。

【用法用量】兔屎：煎服，5～10 g；或入丸散。外用适量，烧灰调敷。兔肝：煮食，30～60 g；或和药研丸。兔肉：煎服或煮食，50～150 g。

【使用注意】孕妇慎服。脾胃虚寒者慎用。

429 豭鼠矢

【古籍原文】宣，调阴阳

甘而微寒。治伤寒劳复发热，男子阴易腹痛。妇人伤寒初愈，即与交接，毒中男人，名阴易。若女人与伤寒男子交者，名阳易。《活人》有鼠矢汤。

两头尖者，为雄鼠屎。

鼠胆　明目。汁滴耳中，治三十年老聋。陶弘景曰：鼠胆随死辄消，不易得也。

鼠肉　治儿疳鼠瘘。河间曰：鼠性善穿，而治疮瘘，因其性为用也。

【药物来源】为鼠科动物褐家鼠 *Rattus norvegicus* Berkenhout 和黄胸鼠 *Rattus flavipectus* Milne-Edwards 的干燥粪便（豭鼠矢）、胆（鼠胆）及肉（鼠肉）。

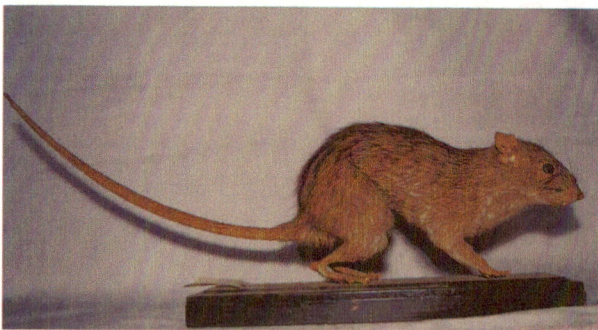

【形态特征】①褐家鼠：体长 15～22 cm，体重 72～290 g。耳短而厚，前折不能遮眼。尾明显短于体长。前足具 4 趾，后足具 5 趾。被毛粗糙，背部棕褐色或灰褐色，杂有许多黑长毛。腹面苍灰色。足背苍白色。尾毛上面黑褐色，下面灰白色。

②黄胸鼠：体长 13.5～18 cm，体重 74～134 g。尾细，超过体长。体形较褐家鼠细长，耳壳薄而长，向前折可盖住眼。前、后足细长，均具爪。背毛棕褐色，毛基深灰色。腹毛灰黄色，毛基浅灰色。尾上下全为暗褐色。

【性味功效】豭鼠矢：味苦、咸，性寒。导浊行滞，清热通瘀。鼠胆：味苦，性寒。清肝利胆，明目聪耳。鼠肉：味甘，性热。补虚消疳，解毒疗疮。

【古方选录】①《外台秘要方》鼠屎汤：鼠屎（两头尖者）二七枚，据子二七枚（擘），豉五合。服法：上三味，以浆水二升，煮取一升，去滓，顿服。主治：伤寒劳复。

②《太平圣惠方》:熊胆一分,鼠胆二枚(十二月收)。用法:以水和,旋取如绿豆大,滴入耳中,日一二度。主治:久聋。

③《经验方》灵鼠膏:大雄鼠一枚。用法:用清油一升,慢火煎鼠焦,滤去滓,再以慢火煎,下黄丹五两,炒令色变,柳木搅匀,滴水不散,再下黄蜡一两,又熬黑色成膏,瓷器装贮。敷贴疮肿。去痛而凉。

主治:疮肿热痛。

【用法用量】豭鼠矢:煎服,1.5~3钱;或研末。外用烧研调涂。鼠胆:外用适量,点眼或滴耳。鼠肉:内服,煮食或炙食1~2只;或入散剂。外用1只,熬膏涂,或烧存性研末敷。

【使用注意】脾胃虚弱者慎用。

鳞介鱼虫部

430 龙 骨

【古籍原文】涩精,固肠、镇惊

甘涩,微寒。入手足少阴、心肾。手阳明、大肠。足厥阴。肝经。能收敛浮越之正气,涩肠益肾,安魂镇惊,辟邪解毒。治多梦纷纭,惊痫疟痢,吐衄崩带,遗精脱肛,大小肠利,固精止汗,定喘,气不归元则喘。敛疮,皆涩以止脱之义。《十剂》曰:涩可去脱,牡蛎、龙骨之属是也。

白地锦纹,舐之粘舌者良。人或以古圹灰伪之。酒浸一宿,水飞三度用。或酒煮、酥炙、火煅,亦有生用者。又云水飞,晒干,黑豆蒸过用。否则着人肠胃,晚年作热。忌鱼及铁,畏石膏、川椒,得人参、牛黄良。许洪曰:牛黄恶龙骨,而龙骨得牛黄更良,有以制伏也。

【药物来源】为古代哺乳动物象类、犀类、三趾马、牛类、鹿类等的骨骼化石。

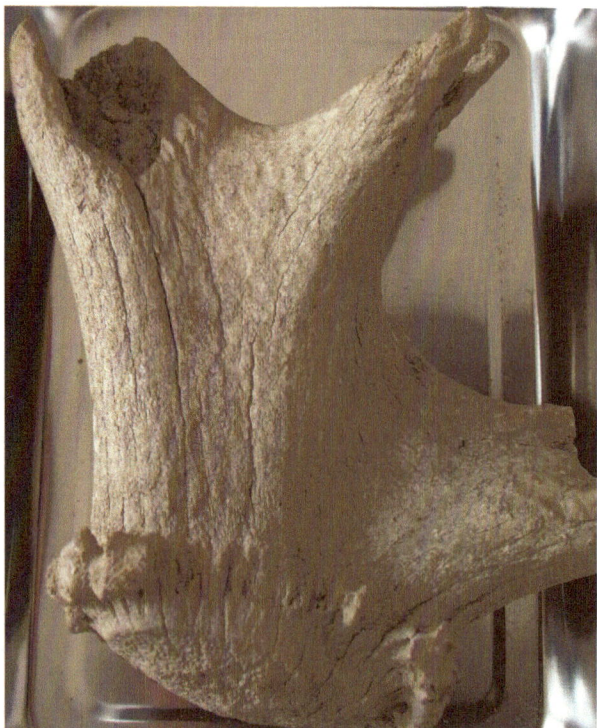

【形态特征】由磷灰石、方解石以及少量黏土矿物组成。六方晶系脆晶质,依古代生物骨骼产出。疏松

集合体中或有呈晶形小棒状的磷灰石,灰白色,略带油脂状,土状光泽或瓷状光泽。硬度大于指甲,小于小刀。白色或灰白色。土状光泽。硬度3。相对密度2.7左右。

【性味功效】味涩、甘,性平。镇心安神,平肝潜阳,固涩收敛。

【古方选录】《圣济总录》龙骨散:龙骨、黄连等分。用法:上二捣为散,每服二钱,食前温米饮调下,日再。主治:病后下病,脓血不止,不能食。

【用法用量】煎服,10~15 g,打碎先煎;或入丸、散。外用适量,研末撒,或调敷。安神、平肝宜生用,收涩、敛疮宜煅用。

【使用注意】湿热积滞者慎服。

【现代研究】含有碳酸钙,磷酸钙,铁、钾、钠、氯,硫酸盐等。有镇静,催眠,抗惊厥,促进凝血时间等作用。

431 龙 齿

【古籍原文】涩,镇惊

涩,凉。镇心安魂。治大人痉癫狂热,小儿五惊十二痫。《卫生宝鉴》曰:龙齿安魂,虎睛定魄。龙属木,主肝,肝藏魂;虎属金,主肺,肺藏魄也。治同龙骨。

【药物来源】为古代哺乳动物象类、犀类、三趾马、牛类、鹿类等的牙齿化石。

【形态特征】矿物组分主要为磷灰石、纤磷石。单晶体呈六方柱状或厚板状,隐晶质为依动物牙齿形态之集合体。表面白色、青灰色,粗糙白垩质或稍显珐琅质光泽,或有灰白、灰、黄、褐、褐黄色环带,似油脂状、珐琅状光泽。断口不平坦,齿化石内部呈灰白色瓷状光泽,断口平坦或呈贝壳状,硬度在5以下。

【性味功效】味甘、涩,性平。镇惊安神,清热除烦。

【古方选录】《圣济总录》龙齿丸:龙齿(研)、铁粉(研)、凝水石(研)各一两,茯神(去木)一两半。用法:上四味,捣研罗为末,炼蜜丸如梧子大,每服二十丸,温米饮下。主治:因惊成病,狂言妄语。

【用法用量】煎服,10～15 g,打碎先煎;或入丸、散。外用适量,研末撒,或调敷。

【使用注意】湿热积滞者慎服。

【现代研究】含碳酸钙,磷,二氧化硅等。

432 鲤 鱼

【古籍原文】通,行水

甘,平。下水气,利小便,治咳逆上气,脚气黄疸,妊娠水肿。古方治水肿,有鲤鱼汤、鲤鱼炙。刘河间曰:鲤之治水,鸭之利水,所谓因其气相感也。骨烧灰,疗鱼骨鲠。

【药物来源】为鲤科动物鲤鱼 *Cyprinus carpio* Linnaeus. 的肉或全体。

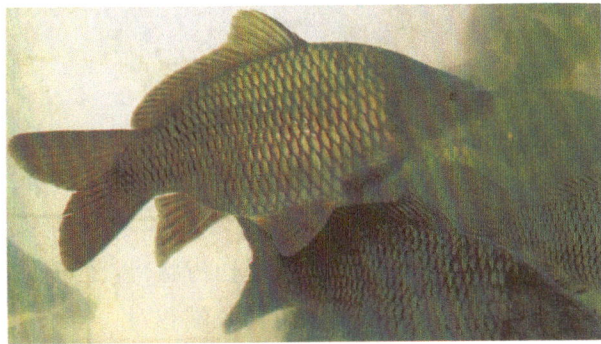

【形态特征】体呈纺锤形,侧扁,腹部圆。头宽阔。吻钝。口端位,呈马蹄形。须 2 对。眼小,位于纵轴的上方。下咽齿 3 行,内侧的齿呈齿形。身体背部呈纯黑色,侧线的下方近金黄色,腹部淡白色。背、尾鳍基部微黑,雄鱼尾鳍和臀鳍橙红色。

【性味功效】味甘,性平。健脾和胃,利水下气,通乳,安胎。

【古方选录】《普济方》鲤鱼粥:鲤鱼一头(重一斤者,去鳞鬣及肠胃,细切,去骨),苎根二两(干者净洗,锉),糯米五合。用法:上以水三碗,先煎苎根,取汁二碗,去滓,下米并鱼,煮粥入五味,空腹食之。主治:妊娠内伤动胎,腹里疞痛。

【用法用量】蒸汤或煮食,100～240 g。外用适量,烧灰,醋调敷。

【使用注意】外感风热者慎服。

【现代研究】含蛋白质,脂肪,多种氨基酸,脂肪酸,核黄素,维生素等。有降血脂,抗血栓,降低血黏度

等作用。

433 鲫 鱼

【古籍原文】补土、和胃

甘,温。诸鱼属火,独鲫属土。土能制水,故有和胃、实肠、行水之功。作鲙食,治脚气及上气。

忌麦冬、芥菜、沙糖、猪肝。

【药物来源】为鲤科动物鲫鱼 *Carassius auratus*（Linnaeus）的肉。

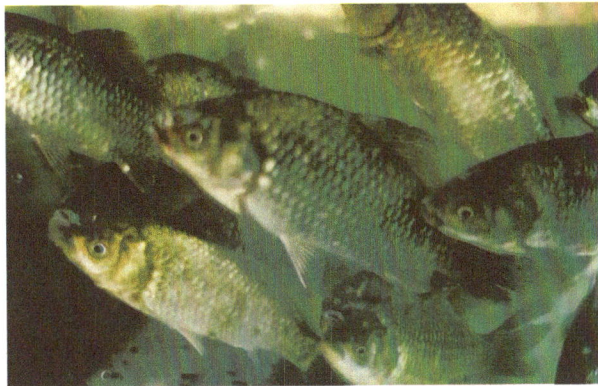

【形态特征】体侧扁,宽而高,腹部圆。头小。吻钝。口端位。无须。眼大。下咽齿 1 行,侧扁,倾斜面有一沟纹。鳃耙 37～54 枚,细长,呈披针状。鳞大。全身呈银灰色,背部色略暗。各鳍均为灰色。

【性味功效】味甘,性平。健脾和胃,利水消肿,通血脉。

【古方选录】《安老怀幼书》鲫鱼粥:鲫鱼肉七两,青粱米四两,橘皮末一分。用法:上相和煮作粥,下五味、椒、酱、葱调和。空心食之,二服。主治:老人赤白痢,刺痛,不多食,瘘瘦。

【用法用量】煮食或煅研入丸、散。外用适量,捣敷;或煅存性,研末撒或调敷。

【使用注意】感冒时忌食。

【现代研究】含蛋白质,脂肪,碳水化合物,灰分,钙、磷、铁,烟酸,少量维生素等。

434 石首鱼

【古籍原文】补,调胃

甘,平。开胃消食,治暴痢腹胀。《菽园杂记》曰:痢疾最忌油腻生冷,惟白鲞相宜。以其无脂不腻,而能消宿食、理肠

胃也。

　　即干白鲞鱼。首中有石,故名。石治石淋。昂按:今人多以石首鱼鳔合破故纸等药为丸,名鱼鳔丸,云暖精种子,而《本草》全未之及,何也?

【药物来源】为石首鱼科动物大黄鱼 *Pserudosciaena crocea*(Richardson)和小黄鱼 *Pseudosciaena polyactis* Bleeker 的干制品(石首鱼鲞)及鱼头中之耳石(鱼脑石)。

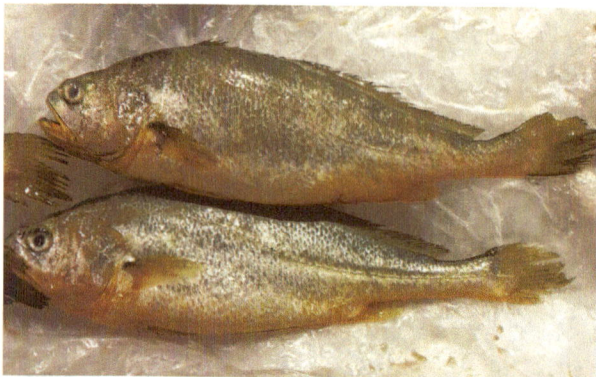

【形态特征】①大黄鱼:体侧扁,体长为 40 ~ 50 cm。头较大。吻钝尖。眼中等大,侧上位,眼间隔圆凸。口前位,下颌稍突出,牙细尖,内行牙较大。鳔大,前端圆形。体背面和上侧面黄褐色,唇橘红色。各鳍黄色或灰黄色。腹面金黄色。为暖温性回游鱼类。栖息于 60 m 以内近海的中下层。

　　②小黄鱼:体侧扁,一般体长 23 ~ 26 cm,大者可长达 50 cm。耳石梨形,较小。体黄褐色,唇橘色。

【性味功效】石首鱼鲞:味甘,性平。健脾补虚,开胃消食,解毒止痢。鱼脑石:味甘、咸,性寒。利尿通淋,清热解毒。

【古方选录】《外台秘要》引《古今录验方》:石首鱼头石十四枚,当归等份。用法:上二味捣筛为散,以水二升,煮取一升,单用鱼头石亦佳。主治:石淋、诸淋。

【现代用方】《海味营养与药用指南》:大黄鱼 1 条,通草 30 g。用法:水炖,吃鱼及汁。主治:乳汁不足。

【用法用量】石首鱼鲞:食用肉类,煮食,100 ~ 200 g。鱼脑石:煎服,5 ~ 15 g;或研末,1.5 ~ 3 g。外用适量,研末吹鼻,或麻油调匀滴耳。

【使用注意】风疾、痰疾、疮疡患者慎服。

【现代研究】含蛋白质,脂肪,灰分,钙、磷、铁、硫胺素,核黄素等。

435　青鱼胆

【古籍原文】泻热、治目疾

　　苦,寒,色青。入肝胆。治目疾,点眼消赤肿障翳,咽津吐喉痹痰涎,涂火热疮,疗鱼骨鲠。

　　腊月收阴干。

【药物来源】为鲤科动物青鱼 *Mylopharyngodon piceus*(Richardson)的胆囊。

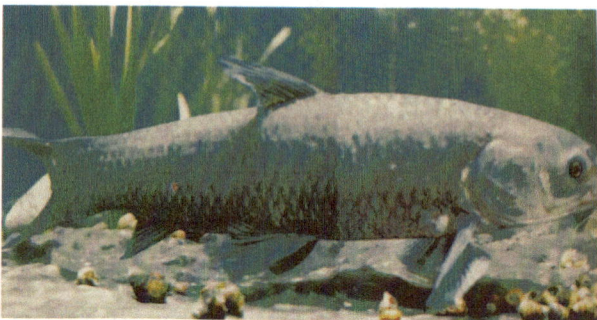

【形态特征】体长,前部略呈圆筒形,向后渐侧扁,腹部圆,无腹棱。头顶部宽平。吻饨尖,口端位,呈弧形,下颌稍短。下咽齿 1 行,呈白齿状,齿面光滑。圆鳞侧线完整,无硬刺,起点与收端相对。尾鳍深叉,上、下叶约等长。体背及体侧上半部青黑色,腹部灰白色,各端均呈黑灰色。

【性味功效】味苦,性寒;有毒。清热解毒,明目退翳。

【古方选录】《眼科龙木论》坠翳丸:青鱼胆、青羊胆、鲤鱼胆各七个,熊胆一分,牛胆五钱,麝少许,石决明一两。用法:上为末,面和为丸,如桐子大。空心,茶下十丸。主治:枣花翳内障。

【用法用量】入丸、散,1.5 ~ 2.0 g。外用适量,鲜汁或研末,点眼、吹喉或涂搽。

【使用注意】脾胃虚弱、肝肾阴虚者慎用。

436　鳢鱼胆

【古籍原文】泻热

　　凡胆皆苦,惟鳢鱼胆甘。昂按:味终带苦。喉痹将死者,点入即瘥,病深者水调灌之。

　　俗名乌鱼,即七星鱼。首有七星,夜朝北斗,道家谓之水厌。雁为天厌,犬为地厌。《卫生歌》云:雁行有序犬有义,黑鱼拱北知臣礼。人无礼义反食之,天地鬼神皆不喜。杨拱《医方摘要》云:除夕黄昏时,取大黑鳢鱼一尾,小者二三尾,煮汤浴儿,遍身七窍俱到,能免出痘。不可嫌腥,而以清水洗去也。如不信,留一手或一足不洗,遇出痘时,不洗处痘必多。此乃异人所传,不可轻易。《食医心镜》:鳢鱼一斤以上,和冬瓜、葱白作羹,治十种水气。

【药物来源】为鳢科动物乌鳢 *Ophiocephalus argus* Cantor 的胆囊(鳢鱼胆)及肉(鳢鱼)。

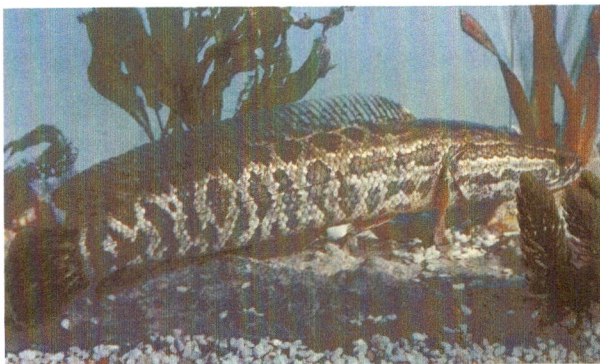

【形态特征】动物体圆,呈棒状。头略扁平,其背部有许多小感觉孔。吻长圆形。口裂大。两颌、犁骨及腭骨均有细齿,有时还间杂大型牙齿。鳃裂大。尾鳍圆形。体上部灰黑色,下部灰黄色或灰白色。体侧有"八"形排列的黑色条纹。头侧有 2 条纵黑条纹。

【性味功效】鳢鱼胆:味苦、甘,性寒。泻火,解毒。鳢鱼:味甘,性凉。补脾益胃,利水消肿。

【古方选录】①《灵苑方》:蠡鱼胆(鳢鱼胆)。用法:腊月收,阴干为末,每服少许,点患处,病深则水调灌之。主治:急喉闭,逡巡不救者。

②《医方一盘珠》熊氏黑鱼汤:黑鱼(鳢鱼)四两。用法:取肉,酒洗过,同母鸡一只,炒煮一起吃下。惯小产者,服数次可保无虑。主治:惯小产者。

【用法用量】鳢鱼胆:内服,水调灌少许。外用适量,点眼,或研末吹喉。鳢鱼:煮食或火上烤熟食,250～500 g;研末,每次 10～15 g。外用适量,捣敷。

【使用注意】疮疡实证者忌服。

【现代研究】鳢鱼胆:蛋白质,脂肪,灰分,钙、磷、铁,及多种氨基酸。

鳢鱼:含水分,蛋白质,脂肪,灰分,钙、磷、铁,硫胺素,核黄素,烟酸,组氨酸,3－甲基组氨酸等。

437 鳝 鱼

【古籍原文】宜,去风

甘,温。补五脏,除风湿。

尾血疗口眼㖞斜。和少麝香,左㖞涂右,右㖞涂左,正即洗去。《千金》云:鳝血、鸡冠血和伏龙肝,并治口㖞。滴耳治耳痛,滴鼻治鼻衄,点目治痘后生翳。时珍曰:鳝善穿穴,与蛇同性,故能走经络,疗风邪及诸窍之病。风中血脉,用血主之,从其类也。

【药物来源】为合鳃科动物黄鳝 *Monopterus albus* (Zuiew) 的肉(鳝鱼)及血(鳝鱼血)。

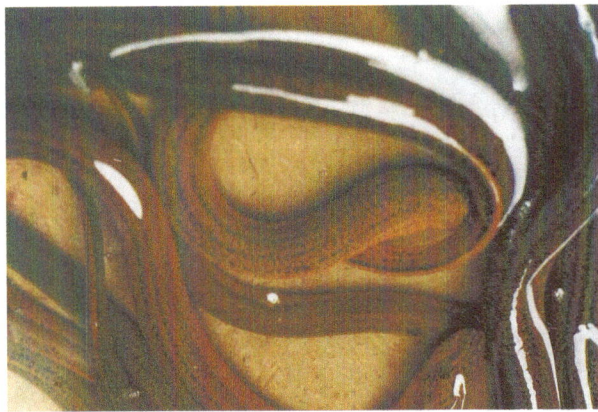

【形态特征】体细长,呈蛇形,向后渐侧扁,尾部尖细。头圆,吻端尖,唇颊发达,下唇尤其肥厚。上下颌及腭骨上部有细齿。眼小,为一薄膜所覆盖。两个鼻孔分离较远。左右鳃孔在腹部联合为一,呈"V"形。无胸腹鳍,背鳍、臀鳍退化仅留皮褶。

【性味功效】鳝鱼:味甘,性温。益气血,补肝肾,强筋骨,祛风湿。鳝鱼血:味咸,性温。祛风,通络,活血,壮阳,解毒,明目。

【古方选录】①《本经逢原》大力丸:熊筋、虎骨、当归、人参各等分。用法:为末,酒蒸大鳝鱼,取肉捣烂为丸。每日空腹酒下两许。主治:增气力。

②《心医集》鳝血方:鳝鱼。用法:取鳝鱼从项割破流血点之,若翳凝,用南硼砂,以灯芯染蘸点为妙。

【用法用量】鳝鱼:煮食,100～250 g;或捣肉为丸;或研末。外用适量,剖片敷贴。鳝鱼血:内服,和药为丸,适量。外用适量,涂敷,或滴耳、鼻,或研末敷。

【使用注意】虚热及外感病患者慎服。

【现代研究】含蛋白质,脂肪,灰分,钙、磷、铁等。

438 鳗鲡

【古籍原文】补虚、杀虫

甘,平。去风杀虫。按:虫由风生,故风字从虫。治骨蒸劳瘵,湿痹风瘙,阴户蚀痒。皆有虫。张鼎云:其骨烧烟,蚊化为水,熏竹木,辟诸虫。置衣箱,辟诸蠹。补虚损。有病瘵者,相染已死数人。乃取病者钉之棺中,弃于流水,永绝传染。渔人异之,开视,见一女子尚活,取置渔舍,多食鳗鲡,病愈,遂以为妻。《圣惠方》:鳗鲡淡炙食,治诸虫心痛,多吐,冷气上攻满闷。

【药物来源】为鳗鲡科动物鳗鲡 Anguilla japonicu Temminck et Schlegel. 的全体。

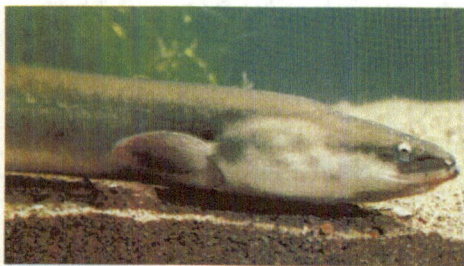

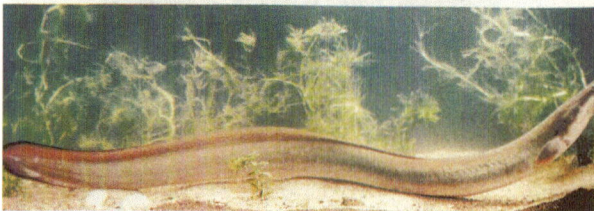

【形态特征】体细长,呈蛇形。头尖长。吻短钝,平扁。眼小,位于口角上方。口大,下颌稍长于上颌,唇发达,上下颌及犁骨均具尖锐细齿。鳞细小,埋于皮下,呈席纹状排列。胸鳍短圆形,无腹鳞,体背灰黑色,侧上缘暗绿色,腹部白色。

【性味功效】味甘,性平。健脾补肺,益肾固冲,祛风除湿,解毒杀虫。

【古方选录】《普济方》五味汤:鳗鲡鱼。用法:和五味末煮,空腹食之。主治:肾腰间湿痹。

【用法用量】煮食,100～250 g;或烧灰研末。外用适量,烧存性,研末调敷。

【使用注意】痰多泄泻者慎服。

【现代研究】含维生素,异柠檬酸脱氢酶,6－磷酸葡萄糖酸脱氢酶,天冬氨酸转移酶,高铁血红蛋白,血管紧张肽,免疫球蛋白,葡萄糖,乳酸,丙酮酸盐,蛋白质,脂肪,钙、磷、铁,烟酸等。有降低血黏度,提高机体免疫力等作用。

439 蚺蛇胆

【古籍原文】泻热、明目、护心

蚺禀己土之气,胆属甲乙风木,气寒有小毒,其味苦而带甘。凉血明目,疗疳杀虫,主厥阴、太阴肝木、脾土之病。

肉极腴美,主治略同。取胆粟许置水上,旋行极速者真。胆上旬近头,中旬近心,下旬近尾。能护心止痛,受杖时噙之,杖多不死。

【药物来源】为蟒科动物蟒蛇 Python molurus bivittatus Schegel 的胆。

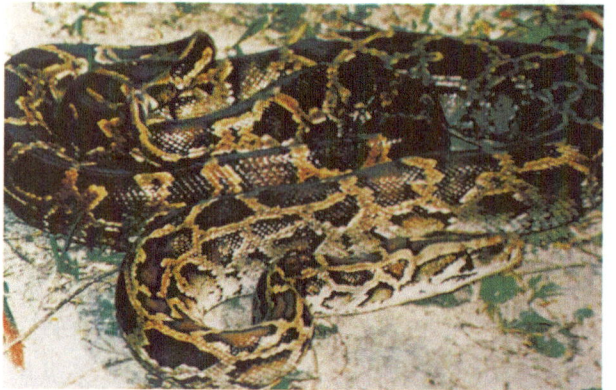

【形态特征】全长 6～7 m。肛孔两侧有爪状后肢的残余。生活时背面灰棕色或黄色,背脊具有 1 行红棕色、镶黑边、略成方形的大斑块,两侧各有 1 行较小的、中央色较浅的斑块。头颈部背面有 1 个矛形斑,头部腹面黄白色,躯干及尾腹面黄白色杂有少数褐色斑。眶前鳞 2 枚,眶后鳞 3 枚或 4 枚,唇鳞 10～12 枚。

【性味功效】味甘、苦,性寒;有毒。杀虫除疳,明目祛翳,消肿止痛。

【古方选录】《太平圣惠方》吹鼻散:蚺蛇胆一分,蟾酥一个(小豆大),滑石一分。用法:上细研如粉每取少许,吹入鼻中。主治:小儿脑热无涕。

【用法用量】内服,研末,1～1.5 g,酒化或水化服。外用适量,研末调敷,或吹鼻。

【使用注意】寒性体质慎服。

440 白花蛇

【古籍原文】宣,祛风湿

甘、咸而温。蛇善行数蜕,如风之善行数变。花蛇又食石南,食石南藤花叶。石南辛苦治风。故能内走脏腑,外彻皮肤,透骨搜风,截惊定搐。治风湿瘫痪,大风疥癞。《开宝本草》云:治中风口面㖞斜,半身不遂。《经疏》云:前症定缘阴虚血少、内热而发,与得之风湿者殊异。白花蛇非所宜也,宜辨。○凡服蛇酒药,切忌见风。

出蕲州。龙头虎口,黑质白花,胁有二十四方胜,腹有念珠斑,尾有佛指甲,虽死而眼光不枯。他产则否。头尾有毒,各去三寸。亦有单用头尾者。酒浸三日,去尽皮骨。大蛇一条,只得净肉四两。

【药物来源】为蝰科动物五步蛇 *Agkistrodon acutus* (Günther)除去内脏的全体。

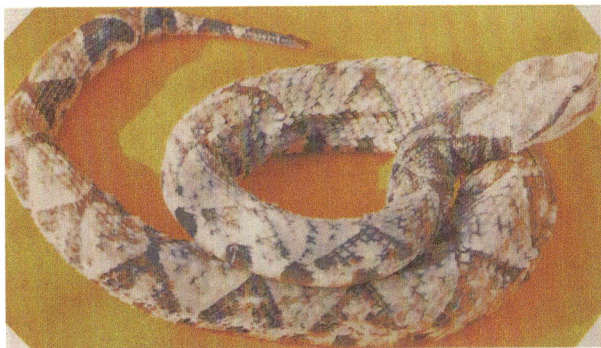

【形态特征】体粗壮,尾较短。头呈三角形,头背黑色,头侧自吻棱经眼斜至口角以下为黄白色,头、腹及喉也为白色。背脊有方形大斑,尾腹部白色,散以疏密不等的黑褐色斑点。吻鳞甚高,鼻间鳞1对,头背具对称的而富疣粒的大鳞。

【性味功效】味甘、咸,性温。祛风,通络,止痉。

【古方选录】《圣济总录》白花蛇散:白花蛇(酒浸,炙,去皮、骨)二两,何首乌(去黑皮,切)、牛膝(三味用酒浸半日,焙干)、蔓荆实(去白皮)各四两,威灵仙(去土)、荆芥穗、旋覆花各二两。用法:上七味,捣罗为末。每服一钱匕,温酒调下,空心临卧服。主治:中风肢节疼痛,言语謇涩。

【用法用量】煎服,3~10 g;研末,每次1~1.5 g;或浸酒;或熬膏;或入丸、散。

【使用注意】阴虚内热及血虚生风者忌服。

【现代研究】含三种毒蛋白 AaT-Ⅰ、AaT-Ⅱ、AaT-Ⅲ,天冬氨酸、谷氨酸、甘氨酸,透明质酸酶,出血因子 Ac1 蛋白酶、Ac3 蛋白酶、Ac4 蛋白酶,精氨酸酯酶等。有抗溃疡,增强免疫力,镇静催眠,促进血凝等作用。

441 乌梢蛇

【古籍原文】宣,去风湿

功用同白花蛇,而性善无毒。

性善不噬物。眼光至死不枯,以尾细能穿百钱者佳。重七钱至一两者为上,十两至一镒者中,大者力减。去头与皮骨,酒煮或酥炙用。

【药物来源】为游蛇科动物乌梢蛇 *Zaocys dhunmades* (Cantor)的干燥体。

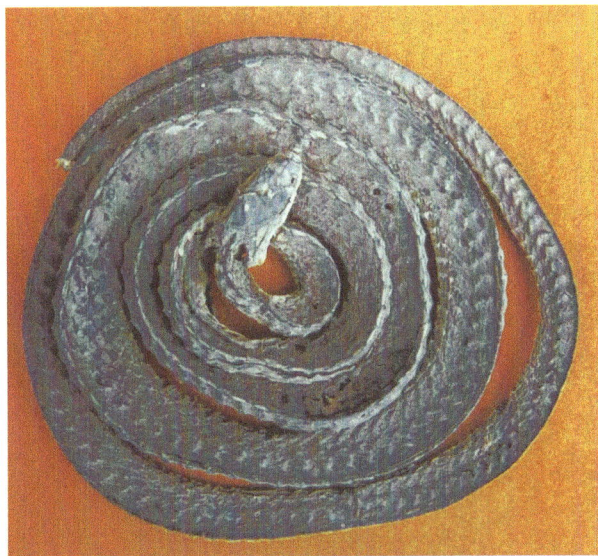

【形态特征】体形较粗大,头颈区分不明显,全长可达2m以上。背面灰褐色或黑褐色,其上有2条黑线纵贯全身。老年个体后段色深,黑线不明显,背脊黄褐色纵线较为醒目;幼蛇背面灰绿色,其上有4条黑线纵贯全身。

【性味功效】味甘,性平。祛风湿,通经络,止痉。

【古方选录】《太平圣惠方》乌蛇丸:乌蛇三两(酒浸,炙微黄,去皮、骨),天南星一两(炮裂),干蝎一两(微炒),白附子一两(炮裂),羌活一(二)两,白僵蚕一两(微炒),麻黄二两(去根、节),防风三分(去芦头),桂心一两。用法:上药,捣细罗为末,炼蜜和捣三二百杵,丸如梧桐子大。每服,不计时候,以热豆淋酒下十丸。主治:风痹,手足缓弱,不能伸举。

【用法用量】煎服,6~12 g;研末,1.5~3 g;或入丸剂;或浸酒服。外用适量,研末调敷。

【使用注意】血虚生风者慎服。

【现代研究】含赖氨酸、亮氨酸、天冬氨酸、谷氨酸、甘氨酸、丙氨酸、苏氨酸、丝氨酸、胱氨酸等。有消炎,镇痛,抗惊厥,抗毒蛇作用。

442 蛇蜕

【古籍原文】轻,宣,去风毒

甘、咸,无毒。甄权:有毒。性灵而能辟恶,故治鬼魅蛊毒。性窜而善去风,故治惊痫风疟,重舌《圣惠方》烧末敷。喉风。性毒而能杀虫,故治疥癣恶疮,疔肿痔漏。属皮而性善蜕,故治皮肤疮疡,产难目翳。

用白色如银者,皂荚水洗净,或酒,或醋,或蜜浸,炙黄用,或烧存性,或盐泥固煅,各随本方。

【药物来源】为游蛇科动物黑眉锦蛇 *Elaphe taeniura* Cope、锦蛇 *Elaphe carinata*(Guenther)或乌梢蛇 *Zaocys dhunmades*(Cantor)等蜕下的干燥表皮膜。

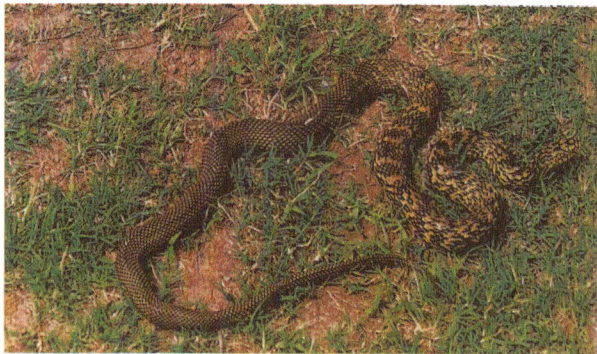

【形态特征】①锦蛇:体粗壮,全长 2 m 左右。全身黑色,杂以黄色花斑,形似菜花,体前部有若干黄色横纹,头背棕黄色,鳞缘黑色,散以黑色斑,在尾下形成黑色纵线。

②黑眉锦蛇:体形较大,全长可达 2 m 以上。头颈区分明显,上唇和咽喉部黄色,背面黄绿色、灰绿色或棕灰色,体前部背正中具黑色梯状横纹,体后黑色纵线延伸至尾末端,眼后具黑色眉纹,腹灰白色,但前端、尾部及体侧为黄色。

【性味功效】味甘、咸,性平。祛风,定惊,退翳,止痒,解毒消肿。

【古方选录】①《疡科选粹》复全膏:蜜蜂二十一个,蛇蜕七分五厘。用法:上用香油四两,入二味,慢火熬化,滤渣,入光粉二两,以桑枝急搅候冷。在水中浸七昼夜,纸上摊贴患处。主治:瘰疬未破。

②《古今医统》三退散:蛇退一条,蚕退一方,蝉退四十九个。用法:上用磁罐内烧闭存性,研为细末,顺流水调下。主治:胎衣不下。

【用法用量】煎服,3～6 g;研末,1.5～3 g;或入丸剂;或浸酒服。外用适量,煎汤洗,或研末撒,或调敷。

【使用注意】孕妇忌服。

【现代研究】含骨胶原,氨基酸,糖原,核酸,氨肽酶等。有消炎,抑制红细胞溶血的作用。

443 海狗肾(腽肭脐)

【古籍原文】一名腽肭脐。补肾、助阳

甘、咸,大热。补肾助阳。治虚损劳伤,阴痿精冷,功近苁蓉、锁阳。

出西番,今东海亦有之。似狗而鱼尾。置器中长年湿润,腊月浸水不冻。置睡犬旁,犬惊跳者为真。或曰:连脐取下,故名脐。或曰:乃腽肭兽之脐也。昂按:两名不类,恐一是山兽之肾,一是山兽之脐也。《纲目》以此条入兽部。

【药物来源】为海狮科动物海狗 *Callorhius ursinus* Linnaeus 和海豹科动物斑海豹 *Phoca largha* Pallas、点斑海豹 *Phoca vitulina* Linnaeus 的阴茎和睾丸。

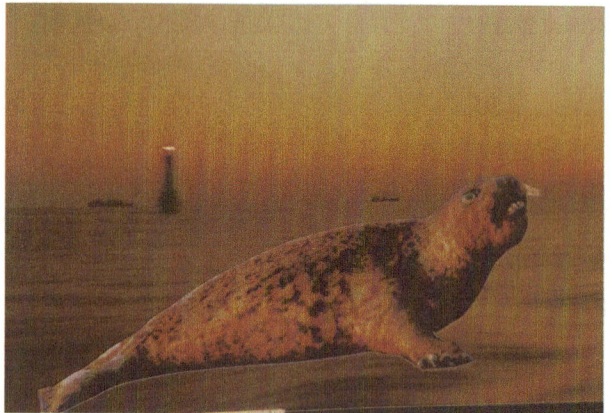

【形态特征】①海狗:体肥壮,形圆而长,至后部渐收削。雄性体长达 2.5 m,雌性体长仅及其半。头略圆,额骨高,眼大,耳壳甚小,口吻短。旁有长须。四肢均有 5 趾,趾间有蹼,形成鳍足。尾甚短小。体深灰褐色,腹部黄褐色。

②斑海豹:体颇粗壮,雄性体长 1.5～2 m,重150 kg;雌性体长 1.4～1.6 m,重 120 kg。头圆颈短。吻宽短,口部触须呈念珠状,刚硬。眼大而圆。

前肢较小，上部隐于体内，前、后肢均具5趾，趾端有爪，趾间具蹼，形成鳍足。尾短小夹于后鳍足之间。全身密被短毛，布有许多不规则的蓝黑色及白色大小不一的斑点，腹部乳黄色，斑点稀少。

③点斑海豹：雄性体长 1.6 ~ 1.9 m，重 87 ~ 170 kg；雌性体长 1.5 ~ 1.7 m，重 60 ~ 142 kg。体具白灰色至深褐色或黑色的斑块、不定形斑点、环斑及污斑等，底色也颇多变异。

【性味功效】味咸，性热。温肾壮阳，填精补髓。

【古方选录】《圣济总录》腽肭脐散：腽肭脐（焙，切）、吴茱萸（汤洗，焙炒）、甘松（洗，焙）、陈橘皮（汤浸去白，焙）、高良姜各一分。用法：上五味，捣罗为末，先用猪白胰一个（去脂膏），入葱白三茎，椒十四粒，盐一捻，同细锉银石器中，炒，入无灰酒三盏，煮食熟，去滓。每服七分盏，调药二钱匕，日三。主治：下元久冷，虚气攻刺心脾小肠，冷痛不可忍。

【用法用量】煎服，3 ~ 9 g；或研末；或浸酒。

【使用注意】阴虚火炽、骨蒸劳嗽及脾胃挟寒湿者忌用。

【现代研究】含雄性激素雄甾酮类成分，还含有多种酶，糖，脂肪等。

444 穿山甲

【古籍原文】一名鲮鲤。宣、通经络

咸，寒，善窜，喜穿山。专能行散，通经络，达病所，某处病，用某处之甲，更良。入厥阴、阳明。肝、胃。治风湿冷痹，通经下乳，消肿溃痈，止痛排脓，和伤发痘，元气虚者慎用。风疟疮科为要药。以其穴山寓水，故能出入阴阳，贯穿经络，达于营分，以破邪结，故用为使。以其食蚁，又治蚁瘘。漏也，音闾，亦音漏。有妇人项下忽肿一块，渐延至颈，偶刺破，出水一碗，疮久不合。有道人曰：此蚁漏也，缘饭中误食蚁得之。用穿山甲，烧存性，为末，敷之立愈。刘伯温《多能鄙事》云：油笼渗漏，刮甲里肉靥投入，自至漏处补住。《永州记》曰：不可于堤岸杀之，恐血入土，则岸堤渗漏。观此二说，其性之走窜可知矣。痈疡已溃者忌服。

如鼍而短，似鲤有足。尾甲力更胜。或生或烧、酥炙、醋炙、童便炙、油煎、土炒，随方用。

【药物来源】为鲮鲤科动物穿山甲 *Manis pentadactyla* Linnaeus 的鳞甲。

【形态特征】身体背面、四肢外侧和尾部披覆瓦状角质鳞片。头细，吻尖，眼小，舌长，无齿，趾（指）爪强健有力。全身的鳞片间杂有数根刚毛。四肢粗短，前肢比后肢长，前足爪长于后足爪。鳞甲颜色有黑褐色和棕褐色两种类型。

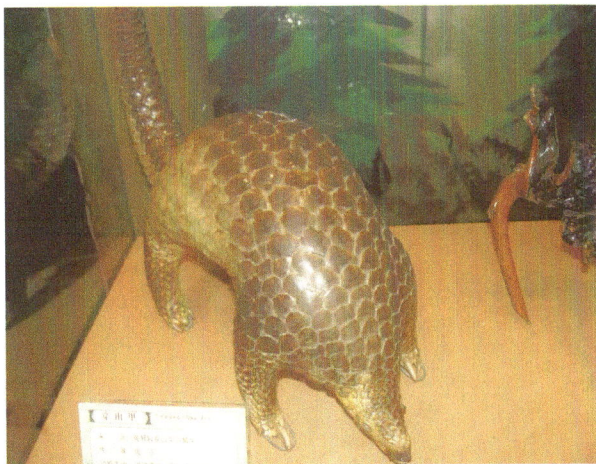

【性味功效】味咸，性微寒。活血散结，通经下乳，消痈溃坚。

【古方选录】《普济方》一醉散：穿山甲（炮）、麻黄（不去节）、良姜、石青各二两。用法：上为细末。每服五钱，好酒一碗，热调下，出汗为效，休着风，衣被盖之。主治：风湿痹证，走注肢节疼痛。

【用法用量】煎服，3 ~ 9 g，宜炮制后用；或入散剂。外用适量，研末撒，或调敷。

【使用注意】气血虚弱、痈疽已溃者及孕妇忌服。

【现代研究】含硬脂酸，胆甾醇，锌、钠、钛、钙、铅、硅，天冬氨酸、苏氨酸、丝氨酸，挥发油，水溶性生物碱等。有扩张血管，抗凝血，消炎，提高耐缺氧能力等作用。

445 海螵蛸

【古籍原文】一名乌贼骨。宣，通经络，祛寒湿

咸走血，温和血。入肝肾血分。通血脉，祛寒湿，治血枯，《内经》血枯，治之以乌鲗骨。血瘕，血崩血闭，腹痛环脐，阴蚀肿痛，烧末酒服。疟痢疳虫，目翳泪出，聤耳出脓，性能燥脓收水，为末，加麝少许，掺入。厥阴、少阴肝肾经病。

出东海。亦名墨鱼。腹中有墨，书字逾年乃灭。常吐黑水，自罩其身，人即于黑水处取之。取骨，血卤浸，炙黄用。

恶附子、白及、白敛。能淡盐。

【药物来源】为乌贼科动物无针乌贼 *Sepiella main-droni* de Rochebrune 或金乌贼 *Sepia esculenta* Hoyle 的干燥内壳。

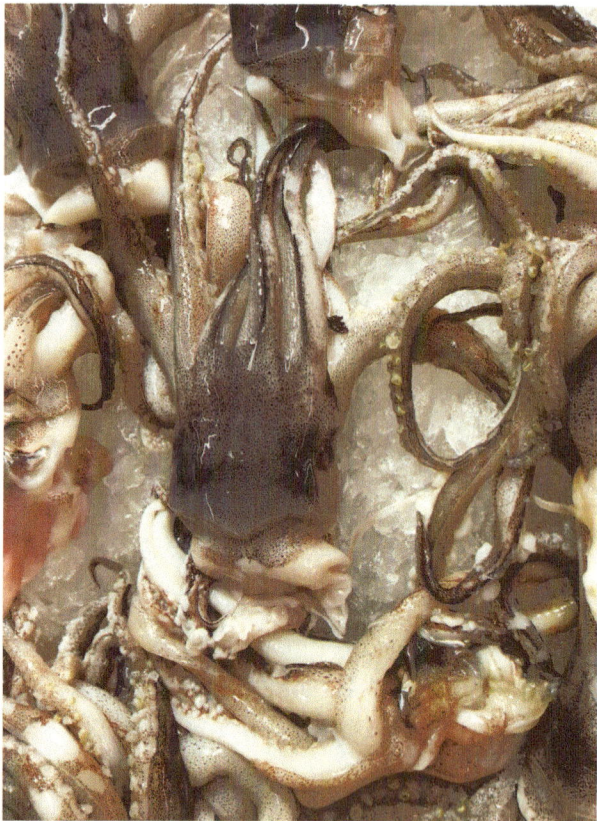

【形态特征】①无针乌贼：软体中等大，背腹扁，胸部卵圆形。眼大，眼后有椭圆形的嗅觉陷。头部中央有口，口的周围有腕4对和触腕1对。头部的腹面有一漏斗器，其下方与体内墨囊相通，可由漏斗排出墨液御敌。胴部两侧有肉鳍，全缘，前端较狭。

②金乌贼：体中等大，胸部卵圆形，一般长约200 mm，约为宽的1.5倍，头部长约30 mm，其角质环外缘具不规则的钝形小齿。触腕略超过胴长，触腕穗呈半月形。吸盘小而密。

【性味功效】味咸、涩，性辛。收敛止血，回精止带，制酸止痛，收湿敛疮。

【古方选录】①《普济方》乌贼骨散：乌贼骨。用法：为末，三岁半钱，米汤调下。主治：小儿痢，肚疼后重。

②《小儿药证直诀》白粉散：海螵蛸三分，白及三分，轻粉一分。用法：为末，先用浆水洗，拭干贴。主治：诸疳疮。

【用法用量】煎服，10～30 g；研末，1.5～3 g。外用适量，研末撒，或调敷，或吹耳、鼻。

【使用注意】阴虚多热者不宜多服。久服易致便秘，可适当配润肠药同用。

【现代研究】含碳酸钙，黏液质，磷酸钙，氯化钠，铁、钾、锌、铝等。有修复骨折损伤，抗辐射，抗肿瘤，抗溃疡等作用。

446 龟 板

【古籍原文】补阴、益血

甘，平，至阴，属金与水。补心益肾，滋阴资智。性灵，故资智通心，益肾以滋阴。治阴血不足，劳热骨蒸，腰脚痿痛，久泻久痢，能益大肠。久嗽疟疟，老疟也。或经数年，中有痞块，名疟母。症瘕崩漏，五痔产难，为末酒服，或加芎、归、煅发。阴虚血弱之证。益阴清热，故治之。时珍曰：龟、鹿皆灵而寿。龟首常藏向腹，能通任脉，故取其甲，以补心、补肾、补血，以养阴也。鹿首常返向尾，能通督脉，故取其角，以补命、补精、补气，以养阳也。昂按：《本草》有鹿胶而不及龟胶，然板不如胶，诚良药也。合鹿胶，一阴一阳，名龟鹿二仙膏。

大者良。上下甲皆可用。酥炙，或酒炙、猪脂炙，煅灰用。洗净捣碎，水浸三日用。桑柴熬膏良。自死败龟尤良，得阴气更全也。恶人参。

龟尿 走窍透骨，染须发，治哑聋。以镜照之，龟见其影，则淫发而尿出。或以猪鬃、松毛刺其鼻，尿亦出。

【药物来源】为龟科动物乌龟 *Chinemys reevesti*（Gray）的背甲及腹甲（龟板或龟甲）、甲壳熬成的固体胶块（龟板胶或龟甲角）。

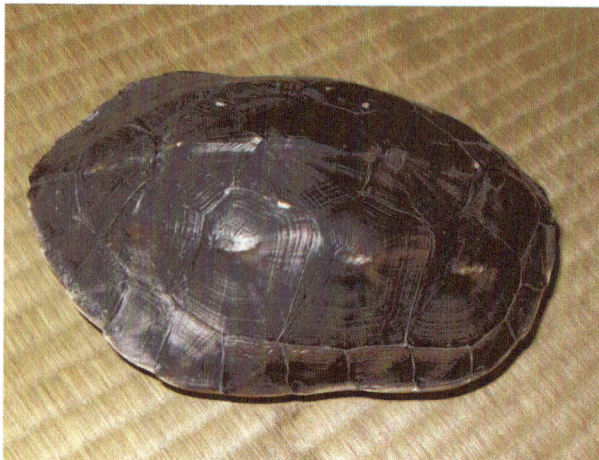

【形态特征】体呈扁椭圆形，背腹均有硬甲。头顶前

端光滑,后部覆被细粒状小鳞;吻端尖圆,颌无齿而具角质硬喙;眼略突出;耳鼓膜明显;颈部细长,周围均被细鳞,颈能伸缩。背甲、腹甲的上面为表皮形成的角质板,腹甲角质板的外侧下方色较深。四肢背面灰褐色或深棕褐色,腹面色稍浅。泄殖孔周围色浅,往后呈棕褐色。

【性味功效】龟板:味咸、甘,性微寒。滋阴潜阳,补肾健骨,补精安神,固经止血。龟板胶:味甘、咸,性平。滋阴,补血。

【古方选录】①《圣济总录》龟甲散:龟甲(炙)、木通(锉)、远志(去心)、菖蒲各半两。用法:捣为细散,空心酒服方寸匕,渐加至二钱匕。主治:心失志善忘。

②《景岳全书》左归丸:大淮熟地八两,山药(炒)四两,枸杞四两,山茱萸肉四两,川牛膝(酒洗,蒸熟,精滑者不用)三两,菟丝子(制)四两,鹿胶(敲碎,炒珠)四两,龟胶(切碎,炒珠;无火者不必用)四两。用法:上先将熟地蒸烂杵膏,加炼蜜丸如桐子大。每食前,用滚汤或淡盐汤送下百余丸。主治:真阴肾水不足,不能滋养营卫,渐至衰弱,或虚热往来,自汗盗汗,或神不守舍,血不归原,或虚损伤阴,或遗淋不禁,或气虚昏运,或眼花耳鸣,或口燥舌干,或腰酸腿软。

【用法用量】龟板:煎服,10～30 g,先煎;或熬膏;或入丸散。外用适量,烧灰存性,研末掺,或油调敷。龟板胶:内服,烊化,3～15 g。

【使用注意】龟板:脾胃虚寒者及孕妇忌服。龟板胶:脾肾虚寒者忌用。不宜与人参、沙参同用。

【现代研究】龟板:含天冬氨酸、苏氨酸、丝氨酸、谷氨酸、甘氨酸、组氨酸、精氨酸等多种氨基酸,铁、钾、钙、铝、钠等多种无机元素。有降低甲状腺功能,提高细胞及体液免疫功能,降低肾上腺功能,兴奋子宫,延缓衰老等作用。

龟板胶:可明显升高小鼠白细胞数量。

447 鳖甲

【古籍原文】 补阴、退热

咸,平,属阴,色青入肝。治劳瘦骨蒸,往来寒热,温疟疟母,疟必暑邪,类多阴虚之人,疟久不愈,元气虚羸,邪陷中焦,则结为疟母。鳖甲能益阴除热而散结,故为治疟要药。腰痛胁坚,血瘕痔核,咸能软坚。经阻产难,肠痈疮肿,惊痫斑痘,厥阴血分之病。时珍曰:介虫阴类,故皆补阴。或曰:本物属金与土,故入脾肺而治诸证。

色绿九肋,重七两者为上。醋炙。若治劳,童便炙,亦可熬膏。

鳖肉 凉血补阴,亦治疟痢。煮作羹食,加生姜、砂糖,不用盐、酱,名鳖糖汤。恶矾石,忌苋菜、鸡子。鳖色青,故走肝益肾而除热。龟色黑,故通心入肾而滋阴。阴性虽同,所用略别。

鳖胆味辣,可代椒解腥。

【药物来源】 为鳖科动物中华鳖 *Trionyr sinensis* (Wiegmann)的背甲(鳖甲)及肉(鳖肉)。

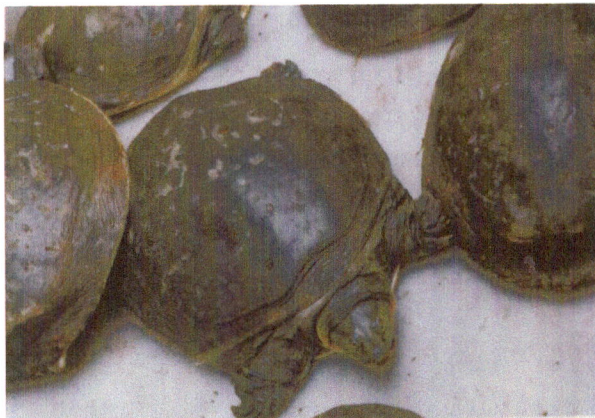

【形态特征】体呈椭圆形。头尖,吻长,突出呈短管状,鼻孔位于吻突前端。背腹甲均无角质板而被有革质软皮,边缘具柔软的较厚的结缔组织,俗称"裙边"。四肢较扁平,前肢 5 趾,后肢趾爪生长情况亦同,趾间具蹼而发达。泄殖肛孔纵裂。

【性味功效】鳖甲:味咸,性微寒。滋阴清热,潜阳息风。鳖肉:味甘,性平。滋阴补肾,清退虚热。

【古方选录】《卫生宝鉴》秦艽鳖甲汤:地骨皮、柴胡、鳖甲(去裙,酥炙,用九肋者)各一两,秦艽、知母、当归各半两。用法:上药为粗末,每服五钱,水一盏,青蒿五叶,乌梅一个,煎至七分,去滓温服,空心临卧各一服。主治:风劳病,骨蒸盗汗,肌肉消瘦,唇红颊赤,午后潮热,咳嗽困倦,脉象微数。

【用法用量】鳖甲:煎服,10～30 g,先煎;或熬膏;或入丸、散。外用适量,烧存性,研末掺,或调敷。滋阴潜阳宜生用,软坚散结宜醋炙。鳖肉:煮食,250～

500 g;或入丸剂。

【使用注意】鳖甲:脾胃虚寒、食少便溏者及孕妇忌服。鳖肉:脾胃阳虚者及孕妇慎用。

【现代研究】鳖甲:含角蛋白,骨胶原蛋白,肽类,维生素,多种氨基酸,多糖,钙、铁、磷、镉等。有增强免疫力,防止细胞突变,促进造血功能,降低胆固醇,保护肝功能,抗肝纤维化,增加骨密度和股骨钙含量,抗疲劳等作用。

鳖肉:含蛋白质,脂肪,碳水化物,灰分,钙、磷、铁等。

448 蟹

【古籍原文】泻,散血

咸,寒。除热解结,散血通经,续筋骨,筋绝伤者,取蟹黄、足髓熬,内疮中,筋即续生。骨节脱离者,生捣,热酒调服,渣涂半日,骨内谷谷有声即好。涂漆疮。能败漆。然寒胃动风。

蟹爪堕胎。产难及子死腹中者,服蟹爪汤即出。其螯烧烟,能集鼠于庭。中蟹毒者,捣藕节,热酒调服。腌蟹中入蒜则不沙。

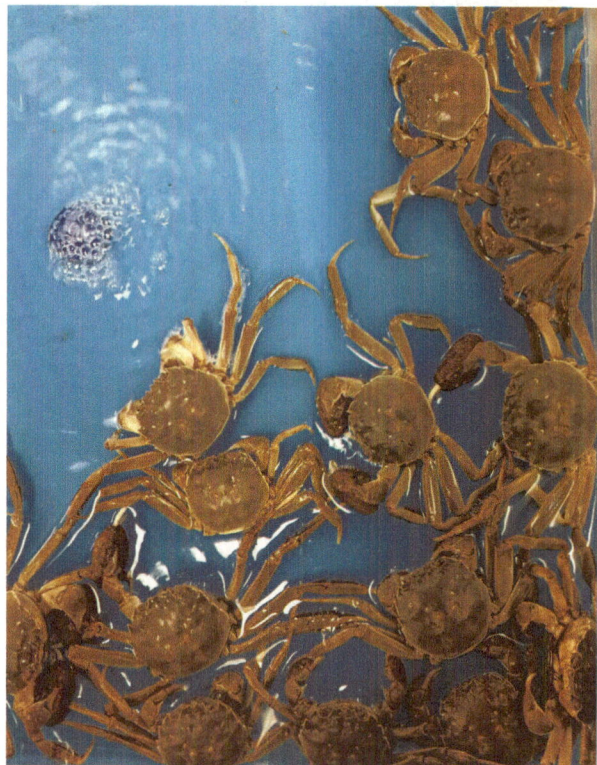

【药物来源】为方蟹科动物中华绒螯蟹 *Eriocheir sinensis* H. MineEd. wards 和日本绒螯蟹 *Eriocheir ja-*

ponicas(de Haan)的肉和内脏(蟹)及爪(蟹爪)。

【形态特征】①中华绒螯蟹:头呈圆方形,后半部宽于前半部。背面隆起,肝区凹陷,胃区前面具6个对称的颗粒状突起,胃区与心区分界显著,前者周围有凹点。雄体螯足粗壮,比雌体的大。螯足掌与指节基部内外侧密生绒毛,腕节内侧末端具1锐刺,长节背缘末端附近及步足的长节同样均具1锐刺。雌体腹部近圆形;雄体腹部略呈三角形,末端狭尖。

②日本绒螯蟹:特点是额分4齿,居中的两齿较钝圆,两侧的较尖锐。螯足掌节有厚密的绒毛,并扩展至腕节末端及两指的基部。

【性味功效】蟹:味咸,性寒。清热,散瘀,消肿,解毒。蟹爪:味咸,性寒。破血,催生。

【古方选录】①《仙拈集》蟹黄散:蟹黄一两,神曲(为末)三钱。用法:蜜调涂患处,湿则干搽。主治:漆疮。

②《备急千金要方》下胎蟹爪散:蟹爪二合,桂心、瞿麦各一两,牛膝二两。用法:为末。空心温酒服一钱。主治:妇女有病欲去胎。

【用法用量】蟹:内服,烧存性研末;或入丸剂,5~10 g。外用适量,鲜品捣敷,或绞汁滴耳,或焙干研末调敷。蟹爪:煎服,30~60 g;或煅存性研末。外用适量,研末调敷。

【使用注意】蟹:脾胃虚寒者慎服。蟹爪:孕妇忌服。

【现代研究】中华绒螯蟹:含谷氨酸、甘氨酸、脯氨酸,脂肪,碳水化合物,灰分,钙、磷、铁,多种维生素,硫胺素,核黄素,烟酸,三磷酸腺苷酶,叶黄素,虾黄质,环磷酸腺苷依赖性蛋白激酶等。

日本绒螯蟹:含丙氨酸、精氨酸,磷脂,胆甾醇,三酰甘油,海藻糖,乳糖,麦芽糖,无机物,维生素A,硫胺素,核黄素,烟酸,类胡萝卜素等。

449 虾

【古籍原文】补阳

甘温。托痘疮,下乳汁,吐风痰,中风证,以虾半斤,入姜、葱、酱料水煮,先吃虾,次吃汁,以鹅翎探引,叶出痰涎,随证用药。壮阳道。

【药物来源】为长臂虾科动物日本沼虾 *Macrobruchi-*

um nipponense（de Haan）等的全体或肉。

【形态特征】体长40～80 mm，体形粗短。额角短于较粗大的头胸甲。上缘平直，具11～14枚齿，下缘具2～3枚齿。第1对步足钳状，甚小，雄体第2对步足特别强大。尾节短于尾肢，末缘中央呈刺状，后侧缘各具2枚小刺，背面有2对短小的活动刺。

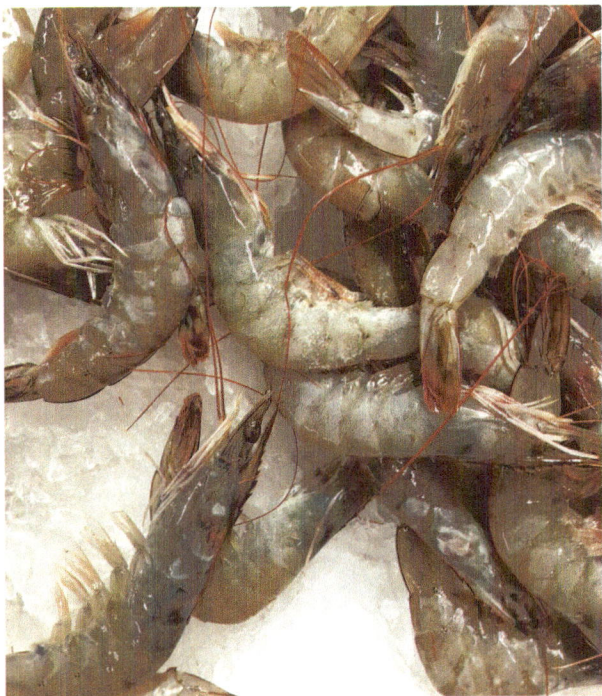

【性味功效】味甘，性微温。补肾壮阳，通乳，托毒。

【古方选录】《本草纲目拾遗》虾米酒：鲜虾米一斤，取净肉捣烂。用法：黄酒热服，少时乳至，再用猪蹄汤饮之，一日儿次，其乳如泉。主治：无乳及乳病。

【用法用量】适量煮食或炒食。外用适量，生品捣敷。

【使用注意】湿热泻痢、痈肿热痛、疥癞瘙痒者慎服。

【现代研究】含蛋白质，脂肪，糖类，灰分，钙、磷、铁，硫胺素，核黄素等。有使犬淋巴中蛋白浓度升高、凝固性下降、胸导管淋巴流量显著增加等作用。

450 牡 蛎

【古籍原文】涩肠、补水、软坚

咸以软坚、化痰，消瘰疬结核，老血瘕疝。涩以收脱，治遗精崩带，止嗽敛汗，或同麻黄根、糯米，为粉扑身；或加入煎剂。固大小肠。微寒以清热补水，治虚劳烦热，温疟赤痢，利湿止渴，为肝肾血分之药。王好古曰：

以柴胡引之，去胁下硬；茶引之，消颈核；大黄引，消股间肿。以地黄为使，益精收涩，止小便利；以贝母为使，消积结。

盐水煮一伏时，煅粉用。亦有生用者。贝母为使，恶麻黄、辛夷、吴茱萸，得甘草、牛膝、远志、蛇床子良。海气化成，纯雄无雌，故名牡。

【药物来源】为牡蛎科动物近江牡蛎 *Ostrea rivularis* Gould、长牡蛎 *Ostrea gigas* Thunberg 及大连湾牡蛎 *Ostrea talienwhanensis* Grosse 等的贝壳。

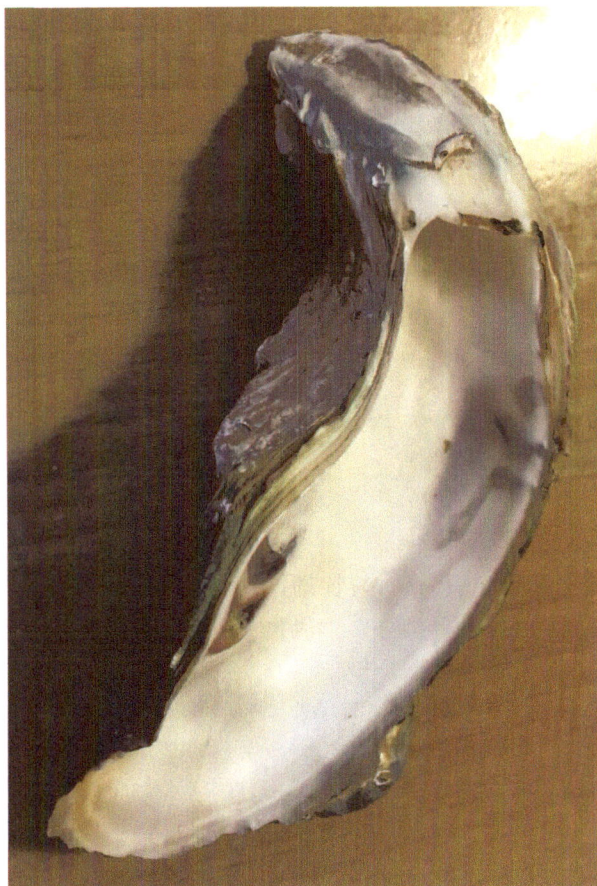

【形态特征】①近江牡蛎：贝壳呈圆形、卵圆形、三角形或略长，壳坚厚，左壳较大而厚，背部为附着面。右壳略扁平，表面环生薄而平直的鳞片。壳内面白色或灰白色，边缘常呈灰紫色，凹凸不平，铰合部不具齿。闭壳肌痕甚大，位于中部背侧，淡黄色，形状不规则，常随壳形变化而异。

②长牡蛎：贝壳呈长条形，坚厚。左壳稍凹，壳顶附着面小，右壳较平如盖，背腹缘几乎平行。壳内面瓷白色，韧带槽长而宽大。闭壳肌痕大，位于壳的后部背侧，呈棕黄色马蹄形。

③大连湾牡蛎：贝壳略呈三角形，壳坚厚，壳顶尖，至后缘渐加宽。右壳较扁平，如盖状，较厚；渐向

腹缘鳞片渐疏松;亮表面淡黄色,杂以紫褐色斑纹。左壳突起,自顶部开始有数条粗壮的放射肋,边缘肋上的鳞片坚厚翘起。

【性味功效】味咸,性微寒。重镇安神,潜阳补阴,软坚散结。

【古方选录】《金匮要略》栝蒌牡蛎散:栝蒌根、牡蛎(熬)等分。用法:为细末,饮服方寸匕,日三服。主治:百合病,渴不瘥者。

【用法用量】煎服,15～30 g,先煎;或入丸、散。外用适量,研末干撒,或调敷。除收敛固涩宜煅用外,余均生用。

【使用注意】本品多服久服,易引起便秘和消化不良。

【现代研究】含碳酸钙,硫酸钙、钙、磷、铁、锌等。有增强免疫力,镇静,局部麻醉,降低血管渗透性等作用。

451 蛤 粉

【古籍原文】涩

　　蛤蜊壳煅为粉,与牡蛎同功。海藏曰:肾经血分药。宋徽宗宠妃病痰嗽,面肿不寐。李防御治之,三日不效,当诛。李技穷忧泣,忽闻市人卖嗽药,一文一帖,吃了今夜得睡。色淡碧。李市之。恐药犷悍,先自试,觉无害,遂并三贴一以进。妃服之,是夕寝安嗽止,面肿亦消。帝大悦,赐直万金。李不知其方,惧得罪,伺得市人,重价求之,乃蚌壳煅粉,少加青黛也。以淡荠水,加麻油数滴,调服。《圣惠方》:白蚬壳研粉,米饮调,治咳嗽不止。

　　肉:咸,冷。止渴解酒。牡蛎、蛤蜊、海蛤、文蛤,并出海中。大抵海物咸寒,功用略同。江湖蛤蚌,无咸水浸渍,但能清热利湿,不能软坚。

　　文蛤:背有花纹,兼能除烦渴,利小便。

【药物来源】蛤粉、蛤蜊为蛤蜊科动物四角蛤蜊 *Mactra veneriformis* Reeve 的贝壳经加工制成的粉(蛤粉)及肉(蛤蜊),文蛤为帘蛤科动物文蛤 *Meretrix meretrix* Linnaeus 的贝壳。

【形态特征】①四角蛤蜊:贝壳略呈四角形,质坚,壳顶突出,略向前屈。小月面及楯面心形。壳面中部膨胀。壳表具灰白色或棕黄色壳皮,壳顶白色,近腹缘为黄褐色,腹面边缘常有一条狭窄黑边。壳内面白色,略具光泽。外韧带小,淡黄色膜状;内韧带发

达,为三角形,黄褐色。

　　②文蛤:贝壳呈三角状卵圆形,质坚硬。两壳顶紧靠,壳顶突出,位于背面稍靠前方,略呈三角形。壳表膨胀,光滑,壳皮黄褐色或红褐色。壳内面白色,前后缘略带紫色。铰合部宽,左壳主齿3枚,齿面具纵沟;前侧齿1枚,短突。右壳主齿3枚。外套痕明显,外套窦短而宽,顶端圆形。前闭壳肌痕小,略呈半圆形;后闭壳肌痕大,呈卵圆形。

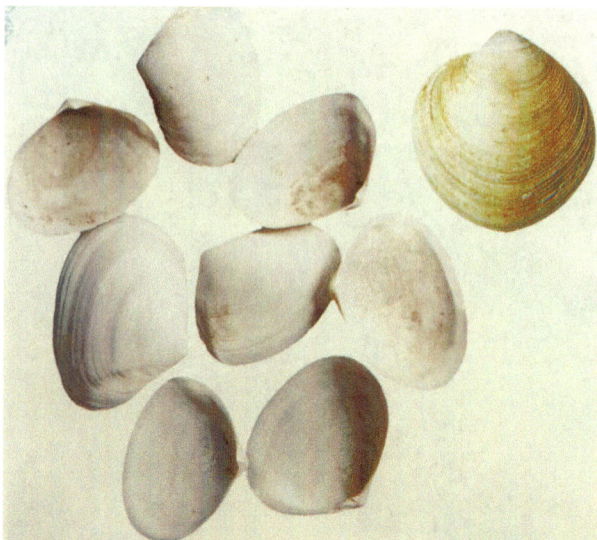

【性味功效】蛤粉:味咸,性寒。清热、化痰、利湿,软坚。蛤蜊:味咸,性寒。滋阴,利水,化痰,软坚。文蛤:味咸,性微寒。清肺化痰,软坚散结,利水消肿,制酸止痛,敛疮收湿。

【古方选录】①《经验广集》蛤蜊散:蛤蜊壳。用法:洗净,放炭火上烧焙,去火毒,为末,磁器收贮,遇痰火证,取一两,分为三服,少吃晚饭,先用面糊调,捏丸如黄豆大,少用滚水,将丸药二三吞下,旋丸旋吞,不可放干。主治:痰火喘嗽。

　　②《海味营养与药用指南》:蛤蜊肉。用法:煮熟。常食有效。主治:黄疸,甲状腺腺瘤。

　　③《金匮要略》文蛤散:文蛤五两。用法:上一味,杵为散,以沸汤五合,和服方寸匕。主治:渴欲饮水不止者。

【用法用量】蛤粉:煎服,50～100 g;或入丸、散,3～10 g。外用适量,调敷。蛤蜊:煮食,50～100 g。文蛤:煎服,10～15 g;或入丸、散。外用适量,研末撒或调敷。

【使用注意】蛤粉:脾胃虚寒者慎服。蛤蜊:不宜多

食。文蛤：脾胃虚寒者慎服。

【现代研究】蛤蜊：含蛋白质，脂肪，维生素 A、B$_1$、B$_2$等。

文蛤：含碳酸钙，甲壳质等。

452 瓦楞子

【古籍原文】即蚶壳。泻，消症、散痰

甘，咸。消血块，散痰积。煅红，醋淬三次，为末，醋膏丸，治一切气血症瘕。

【药物来源】为蚶科动物魁蚶 *Arca inflata* Reeve、泥蚶 *Arca granosa* Linnaeus 及毛蚶 *Arca subcrenata* Lischke 的贝壳。

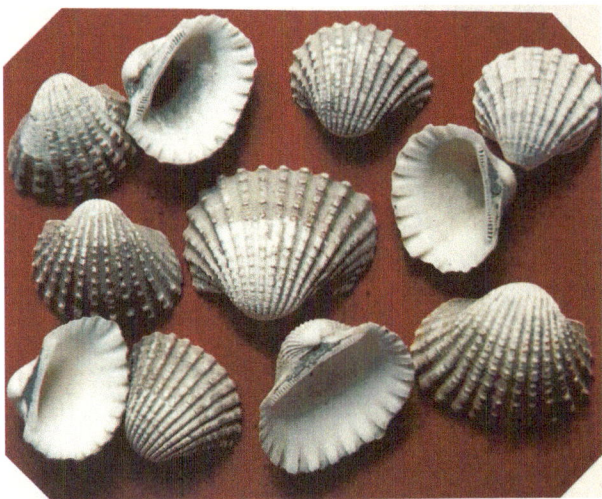

【形态特征】①魁蚶：贝壳斜卵圆形，坚厚。两壳合抱，左壳比右壳稍大，极膨胀，壳顶突出向内弯曲，稍超过韧带面。韧带梭形，具黑褐色角质厚皮。壳内面白色，铰合部直。闭壳肌痕明显，外套痕明显，鳃黄赤色。壳边缘厚。

②泥蚶：贝壳卵圆形，极坚厚。两壳顶间的距离较远。壳表放射肋发达，壳内面灰白色，边缘具有与壳面放射肋相应的深沟。

③毛蚶：贝壳长卵圆形，质坚厚，右壳比左壳稍小，背侧两端略有棱角，两壳顶间的距离中等。壳表放射肋凸较密。壳内面白色或灰黄色，边缘具有与壳面放射肋相应的齿和沟。前闭壳肌痕小，后闭壳肌痕为卵圆形。

【性味功效】味甘、咸，性平。消痰化瘀，软坚散结，制酸止痛。

【古方选录】《经验方》：瓦楞子（醋煅七次）九两，乌贼骨六两，广皮（炒）三两。用法：研极细末，每日三次，每次服二钱，食后开水送下。主治：胃痛吐酸水，噫气，甚则吐血者。

【用法用量】煎服，9～15 g，宜打碎先煎；研末，每次 1～3 g；或入丸、散。外用适量，煅后研末调敷。

【使用注意】无瘀血痰积者勿用。

【现代研究】含碳酸钙，硫酸钙，硅酸盐，镁、铁、锌等。

453 田螺

【古籍原文】泻热

味甘，大寒。利湿清热，止渴消渴醒酒，利大小便。能引热下行。熊彦诚病前后不通，腹胀如鼓，众医莫措。遇一异人曰：此易耳，奉施一药。即脱靴入水，探得一大螺曰：事济矣。以盐和壳捣碎，帛系脐下一寸三分。曾未安席，泰然暴下。归访异人，无所见矣。董守约以脚气攻注，或教捶数螺系两股，便觉冷气趋下至足，即而亦安。治脚气黄疸，噤口毒痢，用螺少加麝捣饼，烘热贴脐下，引热下行，自然思食。目热赤痛。入盐花，取汁点之。搽痔疮狐臭。

【药物来源】为田螺科动物中国圆田螺 *Cipangopaludina chinensis* Gray 和中华圆田螺 *Cipangopaludina cahayensis* Heude 的全体。

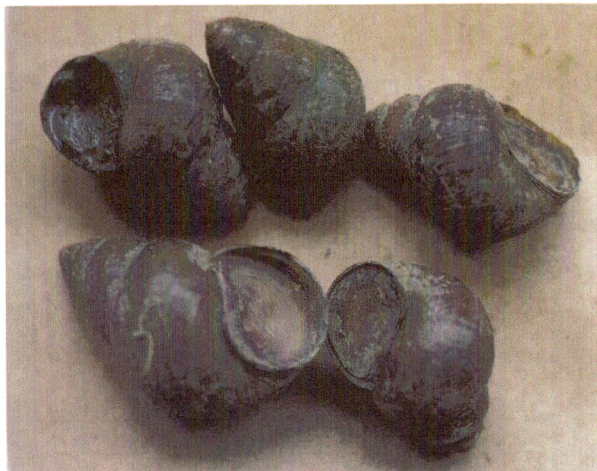

【形态特征】①中国圆田螺：贝壳大，外形呈圆锥形。体螺层膨大。贝壳表面光滑无肋。壳面黄褐色或绿褐色。壳口呈卵圆形，外唇简单，内唇上方贴覆于体螺层上。脐孔呈缝状。厣角质，为一黄褐色卵圆形薄片；厣核位于内唇中央处。

②中华圆田螺:贝壳大,呈卵圆形。体螺层特别膨大。壳顶尖锐,缝合线深。壳面呈绿褐色或黄褐色。壳口为卵圆形,周缘经常具有黑色的框边。外唇简单,内唇肥厚,遮盖脐孔。脐孔呈缝状。

【性味功效】味甘、咸,性寒。清热,利水,止渴,解毒。

【古方选录】《血证论》田螺捻子:田螺三枚,冰片五分,白矾五分,硇砂一钱。用法:捣和米糊为捻子,能化腐去瘀肉。主治:枯血痔。

【用法用量】煎服,适量;或煅存性研末。外用适量,取涎涂,或捣敷。

【使用注意】非风热目疾者不宜。

【现代研究】含蛋白质,脂肪,碳水化合物,灰分,钙、磷、铁,硫胺素,核黄素,维生素A等。

454 石决明

【古籍原文】泻风热、明目

咸,平。除肺肝风热,青盲内障。水飞点目外障。亦治骨蒸劳热,通五淋,能清肺肝故也,古方多用治疮疽。解酒酸。为末,投热酒中即解。

如蚌而扁,唯一片无对,七孔、九孔者良。盐水煮一伏时,或面裹煨熟,研粉极细,水飞用。恶旋覆。

【药物来源】为鲍科动物杂色鲍 *Haliotis diversicolor* Reeve、皱纹盘鲍 *Haliotis discus hannai* Ino、耳鲍 *Haliotis asinina* Linnaeus、羊鲍 *Haliotis ovina* Gmelin 等的贝壳。

【形态特征】①杂色鲍:贝壳呈卵圆形,壳质坚实,壳顶钝。壳表有 30 多个突起和小孔。螺肋区呈宽大倾斜面。壳口卵圆形。体柔软,头部背面两侧各有触角和有柄的眼 1 对。在腹面有吻,口纵裂于其前端。雌性呈灰绿色,雄性呈乳黄色。

②皱纹盘鲍:贝壳呈椭圆形,扁平的壳顶位于壳的偏后方。壳表有 20~30 个突起和小孔。壳面深绿褐色,有许多粗糙而不规则的皱纹。壳内面银白色,带珍珠样光泽。

③耳鲍:贝壳较小而扁,呈耳状。壳薄。从第 2 螺层主体螺层边有呼水孔列,有 30 个左右的突起。壳面生长线明显,常呈翠绿色或黄褐色,并布有紫褐

色和土黄色三角形斑纹。壳内面银白色,有淡绿色闪光及珍珠光泽。

④羊鲍:贝壳短宽,较薄,呈扁平卵圆形。壳顶位于近中部,螺层约 4 层,有 20 余个突起,近壳口的 4~5 个开口为呈管状的呼水孔。壳面螺肋宽大,使壳面粗糙不平。壳内面银白色,带有青绿色的珍珠光泽。

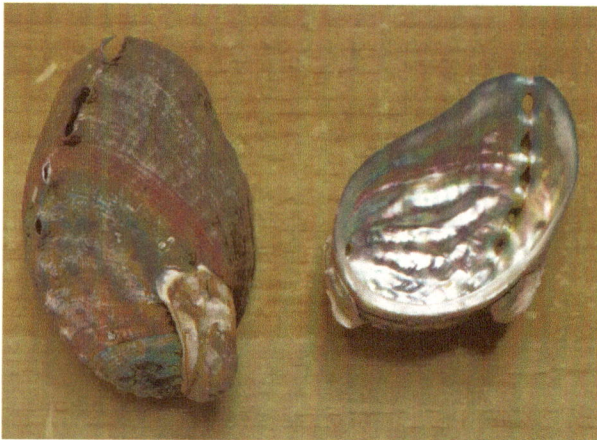

【性味功效】味咸,性寒。平肝清热,明目去翳。

【古方选录】《圣济总录》石决明散:石决明、羌活(去芦头)、草决明、菊花各一两,甘草(炙,锉)半两。用法:上五味,捣罗为散,每服二钱匕,水一盏,煎至六分,和滓,食后临卧温服。主治:风毒气攻入头,眼昏暗及头目不利。

【用法用量】煎服,10~30 g,打碎先煎;或入丸、散。外用适量,研末水飞点眼。

【使用注意】脾胃虚寒者慎服,消化不良、胃酸缺乏者忌服。

【现代研究】含硅酸盐,磷酸盐,碳酸钙,有机质,氯化物,镁、钠、锶、铁、硅、铝、钛等;盐酸水解角蛋白得到天冬氨酸、苏氨酸、丝氨酸、谷氨酸等。有镇静,解痉,止痛,止血,解热,消炎,抗菌,护肝,降血脂,抗凝血等作用。

455 真珠(珍珠)

【古籍原文】泻热、定惊

甘、咸,性寒。感月而胎,语云:上巳有风梨有蠹,中秋无月蚌无胎。水精所孕。水能制火,入心肝二经。镇心安魂,肝藏魂。昂曰:虽云泻热,亦借其宝气也。大抵宝物多能

镇心安魂,如金箔、琥珀、真珠之类。龙齿安魂,亦假其神气也。坠痰拔毒,收口生肌。治惊热痘疔,下死胎胞衣,珠末一两,苦酒服。涂面好颜色,点目去翳膜,绵裹塞耳治聋。

取新洁未经钻缀者,乳浸三日,研粉极细用。不细伤人脏腑。陆佃曰:蛤蚌无阴阳牝牡,须雀化成,故能生珠,专一于阴精也。

【药物来源】为珍珠贝科动物马氏珍珠贝 *Pteria martensii*(Dunker)、蚌科动物三角帆蚌 *Hyriopsis cumingii*(Lea)、褶纹冠蚌 *Cristaria plicata*(Leach)等双壳类动物受刺激形成的珍珠。

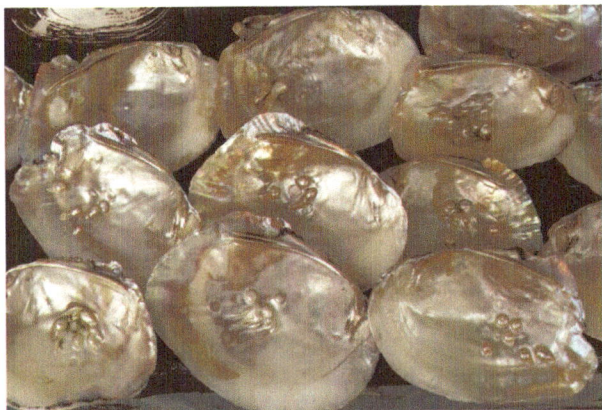

【形态特征】①马氏珍珠贝:贝壳为斜四方形,壳质较脆。两壳不等,右壳较平,左壳稍凸。背缘平直。壳内面中部珍珠层厚而发达,具极强的珍珠光泽。铰合线直,有一突起主齿,沿铰合线下方有一长齿片。韧带紫褐色,前端稍尖,位于壳中央稍近后方。

②三角帆蚌:贝壳大而扁平,壳质坚硬,外形略呈三角形。左右两壳顶紧接在一起,后背缘长,并向上突起形成大的三角形帆状后翼,前背缘短小,呈尖角状。腹缘近直线,略呈弧形。壳面不平滑。贝壳内面平滑,珍珠层乳白色。

③褶纹冠蚌:贝壳较大,略呈不等边三角形。前背缘冠突不明显,后部长高,后背缘向上斜出伸展成为大型的冠。壳的后背部自壳顶起向后有一系列的逐渐粗大的纵肋。壳面深黄绿色至黑褐色。珍珠层有光泽。

【性味功效】味甘、咸,性寒。安神定惊,清肝明目,解毒生肌。

【古方选录】《圣济总录》真珠丸:真珠末、伏龙肝、丹砂各一分,麝香一钱。用法:同研如粉,炼蜜和丸,如绿豆大。候啼即温水下一丸。量大小,以意加减。

主治:小儿惊啼及夜啼不止。

【用法用量】研末服,每次 0.3~1 g;多入丸、散,不入汤剂。外用适量,研末干撒,或点眼,或吹喉。

【使用注意】孕妇慎服。

【现代研究】含碳酸钙,碳酸镁,氧化硅,磷酸钙,氧化铝,氧化铵,角蛋白等。有镇静,抗惊厥,延缓衰老,抗氧化,抗肿瘤,促进创面肉芽增生等作用。

456 蛤 蚧

【古籍原文】补肺、润肾、定喘、止嗽

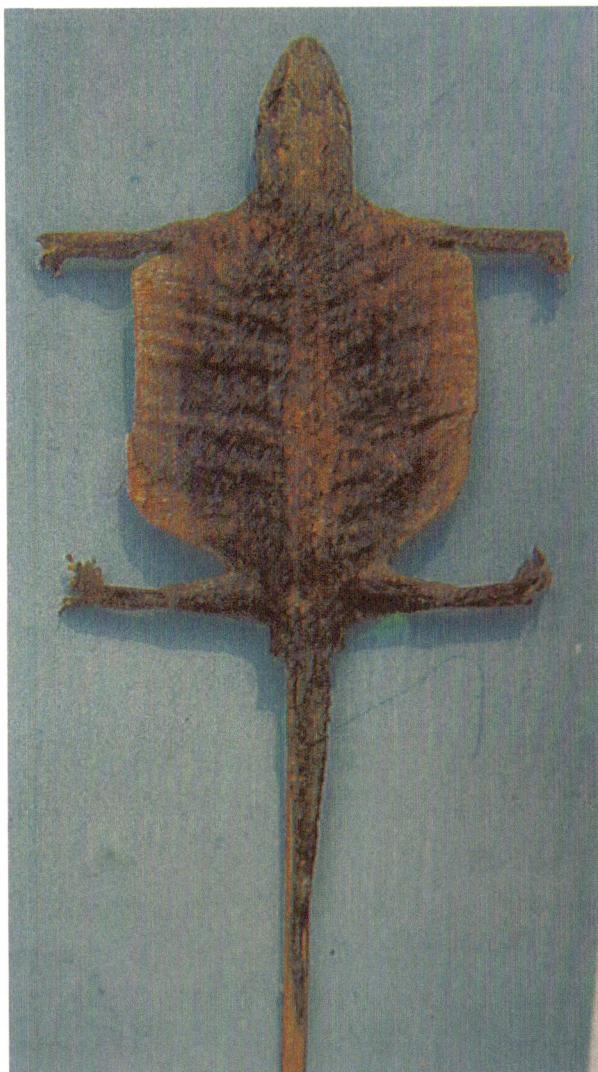

咸,平。补肺润肾,益精助阳。治渴通淋,定喘止嗽,肺痿咯血,气虚血竭者宜之。能补肺,益水上源。时珍曰:补肺止渴,功同人参,益气扶赢,功同羊肉。《经疏》曰:咳嗽由风寒外邪者不宜用。

出广南。首如蟾蜍,背绿色,斑点如绵纹。雄为蛤,鸣声亦然,因声而名。皮粗口大,身小尾粗;雌为蚧,皮细口尖,身大尾小,雌雄相呼,屡日乃交。两两相抱,捕者擘之,虽死不开。房术用之甚效,不论牝牡者,只可入杂药。口含少许,奔走不喘者真。药力在尾。见人捕之,辄自啮断其尾,尾不全者不效。凡使去头足。雷敩曰:其毒在眼,用须去眼。洗去鳞内不净及肉毛,酥炙,或蜜炙,或酒浸焙用。

【药物来源】为壁虎科动物蛤蚧 *Gekko gecko* Linnaeus 的干燥体。

【形态特征】全长 30 cm 左右。头略呈三角形,吻端圆凸,耳孔椭圆形。眼大,突出。通身被覆细小粒鳞,其间杂以较大疣鳞;腹面鳞片较大,略呈六角形,四肢指、趾膨大,成扁平状。躯干及四肢背面砖灰色;尾部有深浅相间的环纹,腹面白色而有粉红色斑。

【性味功效】味咸,性平。益肾补肺,定喘止嗽。

【古方选录】《辨证录》蛤蚧救喘丹:人参二两,熟地二两,麦冬三钱,肉桂一钱,苏子一钱,蛤蚧一钱,半夏三分。用法:水煎服。主治:产后气喘,气血两脱。

【用法用量】煎服,3~6 g;研末,1~1.5 g;或入丸、散。

【使用注意】外感风寒喘嗽及阴虚火旺者忌服。

【现代研究】含角蛋白,脂肪,肌肽,胆碱,肉毒碱,鸟嘌呤,胆甾醇,氨基酸,磷脂和多种微量元素等。有促肾上腺皮质激素样作用,雄激素样作用,消炎,降血糖,平喘,增强免疫力,延缓衰老等作用。

457 蜂 蜜

【古籍原文】亦名石蜜、岩蜜。补中、润燥、滑肠

草木精英,合露气以酿成。生性凉,能清热;熟性温,能补中。甘而和,故解毒。柔而滑,故润燥。甘缓可以去急,故止心腹肌肉、疮疡诸痛。甘缓可以和中,故能调营卫,通三焦,除众病,和百药,故丸药多用之。而与甘草同功。止嗽治痢,解毒润肠,最治痢疾。姜汁和服其佳。明目悦颜。同薤白捣,涂汤火伤。煎炼成胶,通大便秘。乘热纳谷道中,名蜜煎导。然能滑肠,泄泻与中满者忌用。

以白如膏者良。汪颖曰:蜜以花为主。闽广蜜热,川蜜

温,西蜜凉。按:宣州有黄连蜜,味小苦,点目热良。西京有梨花蜜,色白如脂。用银石器,每蜜一斤,入水四两,桑火慢熬,掠出浮沫,至滴水成珠用。忌葱、鲊、莴苣同食。昂按:生葱同蜜食杀人,而莴苣蜜渍点茶者颇多,未见作害,岂腌过则无患乎?抑药忌亦有不尽然者乎?

黄蜡 甘,温。止痛生肌,疗下痢,蜜质柔性润,故滑肠胃;蜡质坚性涩,故止泻痢。续绝伤。按:蜜、蜡皆蜂所酿成,而蜜味至甘,蜡味至淡。故今人言无味者,谓之嚼蜡。

【药物来源】为蜜蜂科动物中华蜜蜂 *Apis cerana* Fabricius 或意大利蜜蜂 *Apis mellifera* Linnaeus 所酿的蜜糖(蜂蜜)及分泌的蜡(黄蜡或蜂蜡)。

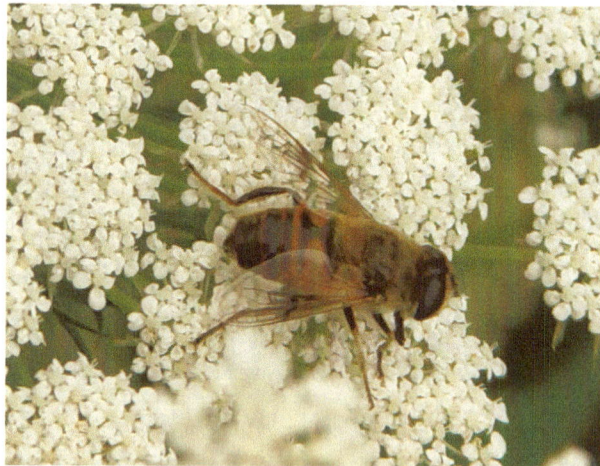

【形态特征】①中华蜜蜂:蜂群由工蜂、蜂王及雄蜂组成。工蜂被黄褐色毛,头略呈三角形,胸部3节,翅2对,足3对,腹部圆锥状,腹下有蜡板4对。蜂王体最大,生殖器发达。雄蜂较工蜂稍大,头呈球形,尾无毒腺和螫针。

②意大利蜜蜂:体似中华蜜蜂而较大。

【性味功效】蜂蜜:味甘,性平。调补脾胃,缓急止痛,润肺止咳,润肠通便,润肤生肌,解毒。黄蜡:味甘、淡,性平。解毒,生肌,止痢,止血,定痛。

【古方选录】①《金匮要略》甘草粉蜜汤:甘草二两,粉一两重,蜜四两。用法:上三味,以水三升,先煮甘草取二升,去滓,纳粉、蜜,搅令和,煎如薄粥,温服一升,瘥即止。主治:蛔虫病,吐涎心痛,发作有时,毒药不止。

②《金匮要略》调气饮:黄蜡三钱,阿胶三钱。同溶化,入黄连末五钱,搅匀,分三次热服。主治:赤白痢,少腹痛不可忍,后重,面青手足俱变者。

【用法用量】蜂蜜:冲调内服,15~30 g;或入丸剂、膏

剂;或作为赋形剂制成栓剂;或作为药材加工辅料。外用适量,涂敷。黄蜡:溶化和服,5~10 g;或入丸剂。外用适量,溶化调敷。

【使用注意】 蜂蜜:痰湿内蕴、中满痞胀及大便不实者忌服。黄蜡:湿热痢初起者忌服。

【现代研究】 蜂蜜:含葡萄糖,果糖,蔗糖,糊精,有机酸,蛋白质,挥发油,蜡,花粉粒,维生素,淀粉酶,转化酶,过氧化酶,酯酶,生长刺激素,乙酰胆碱,烟酸,泛酸,胡萝卜素,钙、硫、磷、镁、钾、钠、碘等。有缩短排便时间,减弱乌头毒性,护肝,降血脂,降血压,抗肿瘤,保护心血管,促进组织再生等作用。

黄蜡:含有酯类,游离酸类,游离醇类,烃类,微量的挥发油及色素等。有抗氧化,抑菌,防腐等作用。

458 露蜂房

【古籍原文】 宣,解毒、杀虫

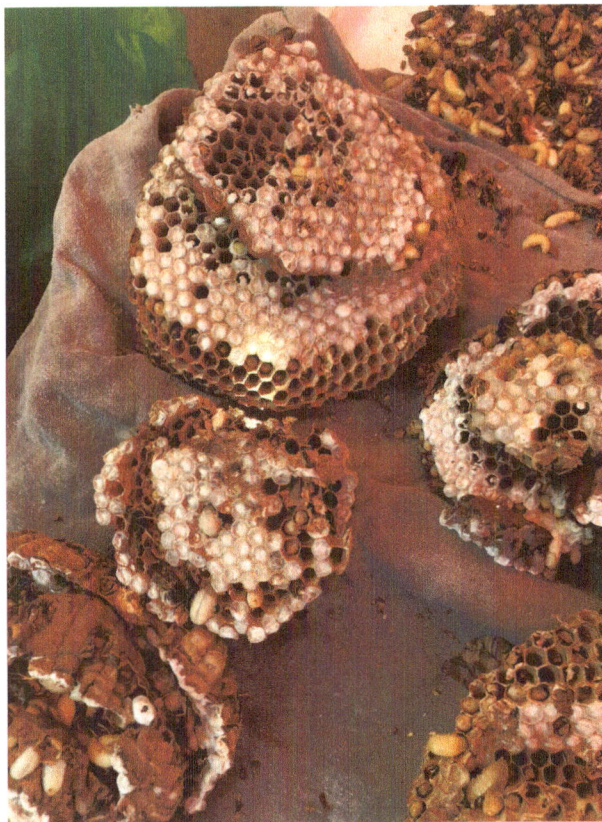

甘,平,有毒。治惊痫瘛疭,附骨痈疽,根在脏腑。和蛇蜕、乱发,烧灰酒服。按:附骨疽不破,附骨成脓,故名。不知者误作贼风治。附骨疽痛处发热,四体乍热乍寒,小便赤,大便秘而无汗,泻热发散则消。贼风痛处不热,亦不发寒热,觉身冷,欲得热熨则小宽,时有汗,宜风药治之。涂瘰疬成瘘,音漏。炙研,猪脂和涂。止风虫牙痛。煎水含漱。时珍曰:阳明药也,取其以毒攻毒,兼杀虫之功耳。敷小儿重舌,烧灰酒和敷舌下,日数次。起阴痿。烧灰敷阴上。

取悬于树、受风露者,炙用。治痈肿,醋调涂。洗疮,煎用。

【药物来源】 为胡蜂科昆虫黄星长脚黄蜂 *Polistes mandarinus* Saussure 或多种近缘昆虫的巢。

【形态特征】 头三角形,复眼 1 对,单眼 3 个。触角 1 对。颜面、头顶等有黄褐色斑纹,胸部有刻点,前胸背部后缘及中胸背板中有 2 条黄色纵线。翅 2 对。胸腹节呈黑色。腹部纺锤形,尾端有毒针。足 3 对。

【性味功效】 味微甘,性平。祛风止痛,攻毒消肿,杀虫止痒。

【古方选录】 《杨氏家藏方》露蜂房散:露蜂房、天仙藤各等分。用法:上件嚼咀。每用二钱,水半盏,煎数沸,去滓漱之。主治:牙痛。

【用法用量】 煎服,5~10 g;研末服,2~5 g。外用适量,煎水洗,研末掺,或调敷。

【使用注意】 气虚血弱及肾功能不全者慎服。

【现代研究】 含露房油,蜂蜡,树脂,多种糖类,维生素和无机盐等。有消炎,镇痛,降温,促凝血,降低外周血管阻力等作用。

459 僵蚕

【古籍原文】 轻,宣,去风、化痰

辛、咸,微温。僵而不腐,得清化之气,故能治风化痰,散结行经。蚕病风则僵,故因以治风,能散相火逆结之痰。其气味俱薄,轻浮而升,入肺肝胃三经。治中风失音,头风齿痛,喉痹咽肿,炒为末,姜汤调下一钱,当吐出顽痰。丹毒瘙痒,皆风热为病。瘰疬结核,痰疟血病,崩中带下,风热乘肝。小儿惊疳,肤如鳞甲,由气血不足,亦名胎垢,煎汤浴之。下乳汁,灭瘢痕。若诸证由于血虚而无风寒客邪者勿服。

以头蚕色白条直者良。糯米泔浸一日,待桑涎浮出,漉起焙干,拭净肉毛口甲,捣用。恶桑螵蛸、茯苓、茯神、桔梗、萆薢。

329

蚕茧　甘,温。能泻膀胱相火,引清气上朝于口,止消渴。蚕与马,并属午,为离,主心。作茧退藏之际,故缲丝汤饮之,能抑心火而治消渴。痈疽无头者,烧灰酒服。服一枚出一头,二枚出二头。

雄蚕蛾　气热性淫,主固精强阳,交接不倦。蚕退纸烧存性,入麝少许,蜜和,敷走马牙疳,加白矾尤妙。《百一方》:蚕纸烧灰,酒水任下,能治邪祟发狂、悲泣。

【药物来源】为蚕蛾科动物家蚕 *Bombyx mori* Linnaeus 的幼虫感染白僵菌 *Beauveria bassiana*(Bals.)Vuillant 而僵死的全虫(僵蚕),家蚕蛾的茧壳(蚕茧)及其雄虫的全体(雄蚕蛾或原蚕蛾)。

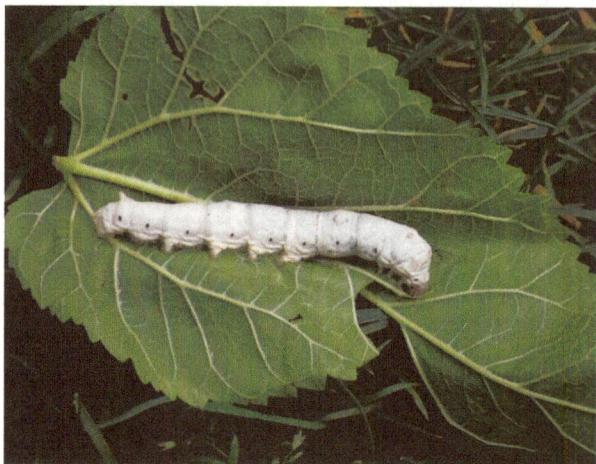

【形态特征】雌蛾、雄蛾全身均密被白色鳞片。体长 1.6~2.0 cm。体翅黄白色至灰白色。前翅外缘顶角后方向内凹切,后翅较前翅色淡。雌蛾腹部肥硕,雄蛾腹部狭窄。幼虫即家蚕,体色灰白色至白色。腹部第8节背面有一尾角。

【性味功效】僵蚕:味辛、咸,性平。祛风止痉,化痰散结,解毒利咽。蚕茧:味甘,性温。止血,止渴,解毒疗疮。雄蚕蛾:味咸,性温。补肾壮阳,涩精,止血,解毒消肿。

【古方选录】①《杨氏家藏方》牵正散:白附子、白僵蚕、全蝎(去毒)各等分,并生用。用法:上为细末。每服一钱,热酒调下,不拘时候。主治:中风口眼㖞斜。

②《太平圣惠方》茧黄散:茧黄、蚕蜕纸(并烧存性)、晚蚕沙、白僵蚕(并炒)等分。用法:为末,入麝香少许。每服二钱,用米饮送下,日三服。主治:肠风,大小便血,淋沥疼痛。

③《御药院方》神效丸:原蚕蛾(取未连者,去头、足、毛羽)一两。用法:上为细末,炼蜜为丸,如梧桐子大。每服七丸至十丸,临卧温菖蒲酒送下。主治:男子肾气衰弱,阴痿阳事不举。

【用法用量】僵蚕:煎服,3~10 g;研末,1~3 g;或入丸、散。外用适量,煎水洗,或研末撒,或调敷。蚕茧:煎服,3~10 g;或研末。外用适量,烧存性,研末撒,或调敷。雄蚕蛾:研末吞服,1.5~5 g;或入丸剂。外用适量,研末撒,或捣敷。

【使用注意】僵蚕:无风邪者忌用。雄蚕蛾:阴虚火旺者忌服。

【现代研究】僵蚕:含蛋白质,草酸铵,赖氨酸、亮氨酸等;白僵菌菌体含软白僵菌素,白僵菌黄色素等。有抗惊厥,镇静,抗凝血,降血糖等作用。

蚕茧:含灰分,蛋白质,醚溶性浸出物,纤维,油脂,色素,无机物等。有拟胆碱作用。

雄蚕蛾:含蛋白质,游离氨基酸,脂肪油,萤光物质,细胞色素 C,变态激素 α-蜕皮素及 β-蜕皮素。有抑制 DNA 合成,增强免疫力等作用。

460 原蚕砂(蚕沙)

【古籍原文】燥湿、去风

蚕食而不饮,属火性燥,燥能去风胜湿。《经》曰:燥胜风,燥属金,风属木也。其砂辛甘而温。炒黄浸酒,治风湿为病,支节不随,皮肤顽痹,腰脚冷痛,冷血瘀血。史国公药酒中用之。炒热熨患处亦良。寇氏曰:醇酒三升,拌蚕砂五斗,蒸热铺暖室席上,令患冷风气痹人以患处就卧,厚覆取汗。不愈,间日再作,须防昏闷。麻油调敷,治烂弦风眼。目上下胞属脾,脾有风湿,则虫生疮烂。又新瓦炙为末,少加雄黄,麻油调敷,治蛇串疮。有人食乌梢蛇,浑身变黑,渐生鳞甲,见者惊缩。郑奠一令日服晚蚕沙五钱,尽一二斗,久之乃退。

晚蚕矢也。淘净晒干。

【药物来源】为蚕蛾科动物家蚕蛾 *Bombyx mori* Linnaeus 幼虫的干燥粪便。

【形态特征】同"僵蚕"。

【性味功效】味甘、辛,性温。祛风除湿,和胃化浊,活血通经。

【古方选录】《温病条辨》宣痹汤:防己五钱,杏仁五钱,滑石五钱,连翘三钱,山栀三钱,薏苡五钱,半夏三钱(醋炒),晚蚕沙三钱,赤小豆皮三钱。用法:水八杯,煮取三杯,分温三服,痛甚加片子姜黄二钱,海桐皮三钱。主治:湿聚热蒸,蕴于经络,寒战热炽,骨骺烦疼,舌色灰滞,面目萎黄,病名湿痛。

【用法用量】煎服,10～15 g,纱布包煎;或入丸、散。外用适量炒热熨,或煎水洗,或研末调敷。

【使用注意】血不养筋、手足不遂者忌服。

【现代研究】含叶绿素衍生物如脱镁叶绿素 a 及 b、13^2－羟基(13^2－R,S)脱镁叶绿素 a 及 b、10－羟基脱镁叶绿素 a 等。有抗凝血酶,抗癌及光敏等作用。

461 桑螵蛸

【古籍原文】补肾

甘,咸。入肝、肾、命门,益精气而固肾。治虚损阴痿,梦遗白浊,血崩腰痛,伤中疝瘕。肝肾不足。通五淋,缩小便。能通故能缩。肾与膀胱相表里,肾得所养,气化则能出,故能通;肾气既固,则水道安常,故又能止也。寇宗奭治便数,有桑螵蛸散:桑螵蛸、茯神、远志、菖蒲、人参、当归、龙骨、鳖甲醋炙,各一两,为末。卧时人参汤下二钱,能补心安神,亦治健忘。炙饲小儿,止夜尿。

螳螂卵也。桑树产者为好。房长寸许,有子如蛆。芒种后齐出,故仲夏螳螂生也。如用他树者,以桑皮佐之。桑皮善行水,能引达肾经。炙黄,或醋煮、汤泡煨用。畏旋覆花。螳螂能出箭镞。螳螂一个,巴豆半个,研敷伤处。微痒且忍,极痒乃撼拔之。以黄连贯众汤洗,石灰敷之。《杨氏方》用蜘蛛,镞出后,敷生肌散。螳螂、蜘蛛,皆治惊风,今人罕用。蜘蛛兼治腹胀便闭,下痢脱肛,疮疽虫痔。

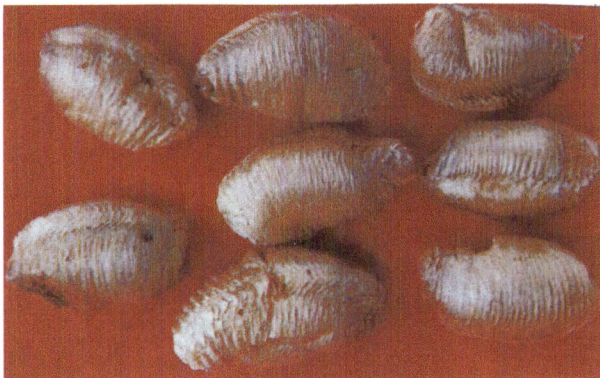

【药物来源】为螳螂科动物大刀螂 *Tenodera sinensis* Saussure、小刀螂 *Statilia maculata*（Thunberg）或巨斧螳螂 *Hierodula patellifera*（Serville）的干燥卵鞘。

【形态特征】①大刀螂:长约 8 cm。黄褐色或绿色。头三角形,前胸背板、肩部较发达,后部至前肢基部稍宽。前胸细长。前翅革质,后翅比前翅稍长。雌虫腹部特别膨大。足 3 对,前胸足粗大,镰刀状。中足和后足细长。

②小刀螂:体中等大小,长 4.8～6.5 cm,有黑褐色不规则的刻点。前胸背细长,侧缘细齿排列明显。前翅带黄褐色或红褐色,有污黄色斑点。后翅脉为暗褐色。前胸足腿节内侧基部及胫节内侧中部各有一大型黑色斑纹。

③巨斧螳螂:体中等大小。前胸粗短,前半部两侧扩大,最大宽度为最狭处的 2 倍。两侧有明显的小齿。前翅革质,狭长如叶片状;后翅膜质。前足基节下缘有 4 枚齿。

【性味功效】味甘、咸,性平。固精缩尿,补肾助阳。

【古方选录】《本草衍义》桑螵蛸散:桑螵蛸、远志、菖蒲、龙骨、人参、茯神、当归、龟甲(醋炙)各一两。用法:为末。夜卧,人参汤调下二钱。主治:健忘,小便数。

【用法用量】煎服,5～10 g;研末,3～5 g;或入丸剂。外用适量,研末撒,或油调敷。

【使用注意】阴虚火旺或膀胱湿热者慎服。

【现代研究】含蛋白质、脂肪、糖、粗纤维、钙、铁、胡萝卜素及柠檬酸钙等。有耐缺氧,抗利尿,增强免疫力,抗氧化,促进食物消化等作用。

462 蝉 蜕

【古籍原文】轻,散风热

蝉乃土木余气所化,饮风露而不食。其气清虚而味甘寒,故除风热。其体轻浮,故发痘疹。其性善蜕,故退目翳,催生下胞。其蜕为壳,故治皮肤疮疡瘾疹。与薄荷等分为末,酒调服。其声清响,故治中风失音。又昼鸣夜息,故止小儿夜啼。

蝉类甚多,惟大而色黑者入药。洗去泥土、翅足,浆水煮,晒干用。攻毒全用。

蚱蝉:治小儿惊痫夜啼,杀疳去热,出胎下胞。时珍曰:治皮肤疮疡风热,当用蝉蜕;治脏腑经络,当用蝉身。各从其类也。

【药物来源】为蝉科昆虫黑蚱 *Cryptotympanata* Fabricius 若虫羽化时脱落的皮壳(蝉蜕)或全体

（蚱蝉）。

【形态特征】昆虫体大,色黑而有光泽。复眼 1 对,两复眼间有单眼 3 只,触角 1 对。口器发达,刺吸式。胸部发达,后胸腹板上有一显著的锥状突起。足 3 对。翅 2 对,膜质,黑褐色,半透明。腹部分 7 节。雌蝉同一部位有听器。

【性味功效】蝉蜕:味甘、咸,性凉。宣散风热,透疹利咽,退翳明目,祛风止痉。蚱蝉:味咸、甘,性寒。清热,息风,镇惊。

【古方选录】①《医学衷中参西录》凉解汤:薄荷叶三钱,蝉退二钱(去足、土),生石膏一两(捣细),甘草一钱五分。用法:煎服。主治:温病,表里俱觉发热,脉洪而兼浮者。

②《太平圣惠方》蚱蝉散:蚱蝉半两(去翅、足,微炒),茯神半两,龙齿三分(细研),麦门冬半两(去心,焙),人参三分(去芦头),钩藤三(二)分,牛黄二钱(细研),蛇蜕皮五寸(烧灰),杏仁二分(汤浸,去皮、尖、双仁,麸炒微黄)。用法:捣罗为散。每服以新汲水调下半钱,量儿大小,加减服之。主治:小儿风热惊悸。

【用法用量】蝉蜕:煎服,3 ~ 6 g;或入丸、散。外用适量,煎水洗,或研末调敷。蚱蝉:煎服,1 ~ 3 个,或入丸、散。

【使用注意】孕妇慎服蝉蜕。

【现代研究】蝉蜕含大量甲壳质,壳聚糖,蛋白质,多种氨基酸,有机酸,可溶性钙。有抗惊厥,抗过敏,抗肿瘤,镇静,镇痛,解热等作用。

463 五倍子

【古籍原文】涩,敛肺

　　酸、咸。其性涩,能敛肺;其气寒,能降火。生津化痰,止嗽止血,敛汗、郑赞寰【郑赞寰,莫一孙也】曰:焙研极细,以自己漱口水调敷脐上,治盗汗如神。解酒,疗消渴泄痢,疮癣五痔,下血脱肛,脓水湿烂,子肠坠下,散热毒,消目肿,煎水洗之。敛疮口。热散,疮口自敛。其色黑,能染须。丹溪曰:倍子属金与水,嚼之善收顽痰,解热毒。黄昏咳嗽,乃火浮肺中,不宜用凉药,宜五倍、五味,敛而降之。《医学纲目》云:王元圭虚而滑精,屡与加味四物汤,吞河间秘真丸及珍珠粉丸,不止。后用五倍子一两,茯苓二两,丸服,遂愈。此则倍子敛涩之功,敏于龙骨、蛤粉也。昂按:凡用秘涩药,能通而后能秘。此方用茯苓倍于五倍,一泻一收,是以能尽其妙也。嗽由外感,泻非虚脱者禁用。

　　生盐肤木上,乃小虫食汁,遗种结球于叶间。故主治之证,与盐肤子叶同功。壳,轻脆而中虚,可以染皂。或生、或炒用。

【药物来源】为五倍子蚜 *Melaphis chinensis*（Bell）Baker 寄生于漆树科植物盐肤木 *Rhus chinensis* Mill. 形成的虫瘿。

【形态特征】盐肤木:落叶小乔木或灌木。小枝棕褐色,被锈色柔毛。奇数羽状复叶互生。先端急尖,基部圆形,边缘具粗锯齿或圆锯齿。圆锥花序顶生,雄花序长 30 ~ 40 cm,雌花序较短;子房卵形,花柱 3 枚,柱头头状。核果球形,略压扁。

【形态特征】五倍子蚜:成虫有无翅型及有翅型两种。有翅成虫均为雌虫,全体灰黑色,头部触角 5

节,第 3 节最长;翅 2 对,透明;足 3 对;腹部略呈圆锥形。无翅成虫,雄者色绿,雌者色褐,口器退化。

【性味功效】味酸、涩,性寒。敛肺,止汗,涩肠,固精,止血,解毒。

【古方选录】《本草纲目》:五倍子一两。用法:半生半烧,为末,糊丸梧子大。每服三十丸,红痢烧酒下,白痢水酒下,水泄米汤下。主治:泻痢不止

【用法用量】煎服,3 ~ 10 g;研末,1.5 ~ 6 g;或入丸、散。外用适量,煎汤熏洗,或研末撒,或调敷。

【使用注意】外感风寒或肺有实热之咳嗽,以及积滞未尽之泻痢者忌服。

【现代研究】含五倍子鞣质,没食子酸,五倍子油,树脂,脂肪,蜡质,淀粉等。有收敛,抑菌,抗肿瘤,止泻等作用。

464 白 蜡

【古籍原文】外用生肌

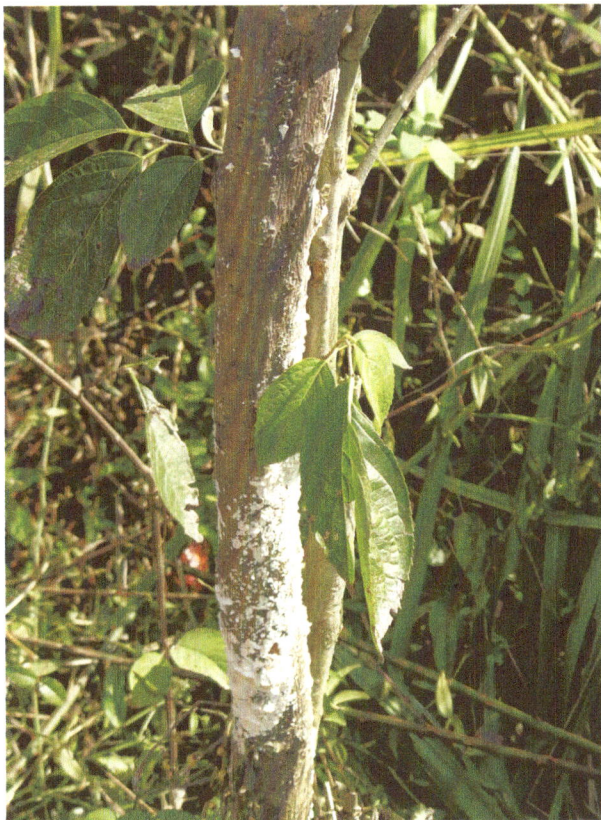

甘温属金。生肌止血,郑赞寰曰:汪御章年十六,常患尿血,屡医不效。予以白蜡加入凉血滋肾药中,遂愈。定痛补虚,续筋接骨。外科要药。

【药物来源】为蚧科(介壳虫科)动物白蜡虫 *Ericerus pela*(Chavannes)Guerin 的雄虫群栖于木犀科植物白蜡树 *Fraxinus chinensis* Roxb.、女贞 *Ligustrum lucidum* Ait. 或其他女贞属植物枝干上所分泌的蜡质精制而成。

【形态特征】①白蜡树:同"秦皮"③。

　　　　②女贞:同"女贞子"。

【性味功效】味甘、淡,性温。止血,生肌,定痛。

【古方选录】《洞天奥旨》白蜡膏:真白蜡一两,猪骨髓五个,潮脑三钱。用法:共入铫内熬成膏,用甘草煮油纸摊贴。主治:杖疮。

【用法用量】入丸、散服,3 ~ 6 g。外用适量,熔化调制药膏。

【使用注意】脾胃虚弱者慎用。

【现代研究】含廿六醇,廿七醇,廿八醇,卅醇,廿六酸,廿七酸,廿八酸,卅酸及少量的棕榈酸、硬脂酸等。

465 斑 蝥

【古籍原文】大泻,以毒攻毒

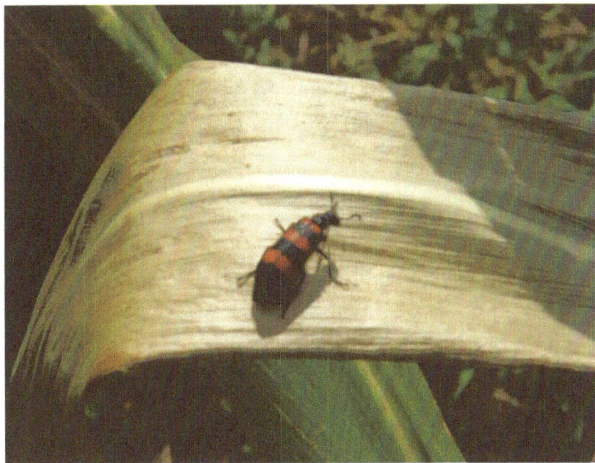

辛,寒,有毒。外用蚀死肌,敷疥癣恶疮;内用破石淋,拔瘰疬疔肿,杨登甫云:瘰疬之毒,莫不有根。大抵治以斑蝥、地胆为主。制度如法,能令其根从小便出,如粉片血块烂肉,此其验也。以木通、滑石、灯心辈导之。斑蝥捕得,屁射出,臭不可闻。故奔走下窍,直至精溺之处,能下败物,痛不可当,用须斟酌。下狮犬毒,九死一生之候,急用斑蝥七枚,去头翅足,糯米炒黄为末,酒煎,空心下,取下小狗三四十枚,如数少再服。又方,糯米一勺,斑蝥廿一枚,分三次,炒至青烟为度。去蝥,取米为粉,冷水入清油少许,

空心下。取利下毒物,如不利再进。愈后忌闻钟鼓声,复发则不可治。服之肚痛急者,靛汁或黄连水解之。溃肉、肌肉近之则烂,堕胎。

豆叶上虫,黄黑斑文。去头足,糯米炒熟,生用则吐泻人。亦有用米取气不取质者。畏巴豆、丹参,恶甘草、豆花。斑蝥、芫青、葛上亭长、地胆四虫,形色不同,功略相近。食芫花为芫青,青绿色尤毒,春生;食葛花为亭长,黑身赤头,夏生;食豆花为斑蝥,斑色,秋生;冬入地为地胆,黑头赤尾。陶隐居云:乃一物而四时变化者。苏恭云:非也,皆极毒,须慎用。

【药物来源】为芫青科动物南方大斑蝥 *Mylabris phalerata* Pallas 或黄黑小斑蝥 *Mylabris cichorii* Linnaeus 的干燥体。

【形态特征】①南方大斑蝥:体长 15 ～ 30 mm。全体被黑毛。头圆三角形,具粗密刺点。复眼大,略呈肾形。触角 1 对。前胸长稍大于宽。每翅基部各有 2 个大黄斑,翅中央前后各有 1 条黄色波纹状横带。翅面黑色部分刻点密集,黄色部分刻点甚粗。

②黄黑小斑蝥:外形与上种相似,体小,长 10 ～ 15 mm。

【性味功效】味辛,性温;有大毒。攻毒蚀疮,逐瘀散结。

【古方选录】《杨氏家藏方》必捷丸:斑蝥一分(去头、翅、足,糯米炒),薄荷叶三分。用法:上为细末,乌鸡子汁为丸和如梧桐子大。清茶送下二丸,午时后服三丸,临卧服四丸,次日空心服五丸。脐下痛,小便中取下恶物是效;如小便涩,吃葱、茶少许。主治:瘰疬多年不效者。

【用法用量】研末服,每次 0.03 ～ 0.06 g;或入丸剂。外用适量,研末敷贴,或酒、醋浸,或制成膏涂。

【使用注意】凡体质虚弱者,心、肾功能不全者,消化道溃疡者及孕妇均忌服。

【现代研究】南方大斑蝥含斑蝥素,脂肪,树脂,蚁酸,色素等;黄黑小斑蝥(台湾产者)含斑蝥素等。有抗肿瘤,消炎,抗病毒,抗菌,增强免疫力,升高白细胞等作用。

466 蝎

【古籍原文】宣,去风

辛、甘,有毒。色青属木,故治诸风眩掉,皆属肝

木。惊痫搐搦,口眼㖞斜,白附、僵蚕、全蝎等分为末,名牵正散。酒服二钱甚效。疟疾风疮,耳聋带疝,厥阴风木之病。东垣曰:凡疝气带下,皆属于风。蝎乃治风要药,俱宜加而用之。汪机曰:破伤风,宜以全蝎、防风为主。类中风、慢脾惊属虚者忌用。

全用去足焙,或用尾,尾力尤紧。形紧小者良。人被螫者,涂蜗牛即解。

【药物来源】为钳蝎科动物东亚钳蝎 *Buthus martensii* Karsch 的干燥体。

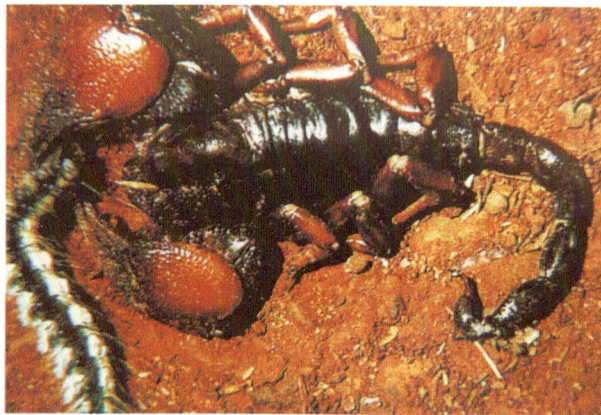

【形态特征】成熟虫体体长约 60 mm,躯干为绿褐色,尾为土黄色。头、胸部背甲梯形。侧眼 3 对。胸板三角形,螯肢的钳状上肢有 2 枚齿。前腹部的前背板上有 5 条隆脊线。生殖厣由 2 个半圆形甲片组成。后腹部第 6 节的毒针下方无距。

【性味功效】味辛,性平;有毒。祛风止痉,通络止痛,攻毒散结。

【古方选录】《普济方》正舌散:蝎梢(去毒)一分,茯苓(炒)一两,龙脑薄荷(焙)二两。用法:上为末。每服二钱,温酒下,或擦牙颊亦可。主治:中风,舌本强硬,言语不正。

【用法用量】煎服,2 ～ 5 g;或入丸、散,每次 0.5 ～ 1 g。外用适量,研末掺,或熬膏,或油浸涂敷。

【使用注意】血虚生风者及孕妇忌服。过敏体质者慎用。

【现代研究】含蝎毒,甜菜碱,牛磺酸,棕榈酸,胆甾醇,卵磷脂,铵盐和多种氨基酸等。有抗惊厥,抗癫痫,镇痛,抗血栓,抗凝血,降血压,强心等作用。用量过大或过敏反应可致头痛头昏,血压升高,心悸,烦躁等;严重时呼吸麻痹可致死亡。

467 蜈蚣

【古籍原文】宣，去风

辛，温，有毒。入厥阴肝经。善走能散，治脐风噤口，炙末，猪乳调服。惊痫瘰疬，蛇证，能制蛇，疮甲。趾甲内恶肉突出，俗名鸡眼睛，蜈蚣焙研敷之，以南星末醋调，敷四围。杀虫，古方治痔瘘多用之。堕胎。

取赤足黑头者，火炙，去头足尾甲，将荷叶火煨用，或酒炙。畏蜘蛛、蜒蚰、不敢过所行之路，触着即死。鸡屎、桑皮、盐。中其毒者，以桑汁、盐、蒜涂之。被咬者，捕蜘蛛置咬处，自吸其毒。蜘蛛死，放水中，吐而活之。

【药物来源】为蜈蚣科动物少棘巨蜈蚣 *Scolopendra subspinipes mutilans* L. Koch 的干燥体。

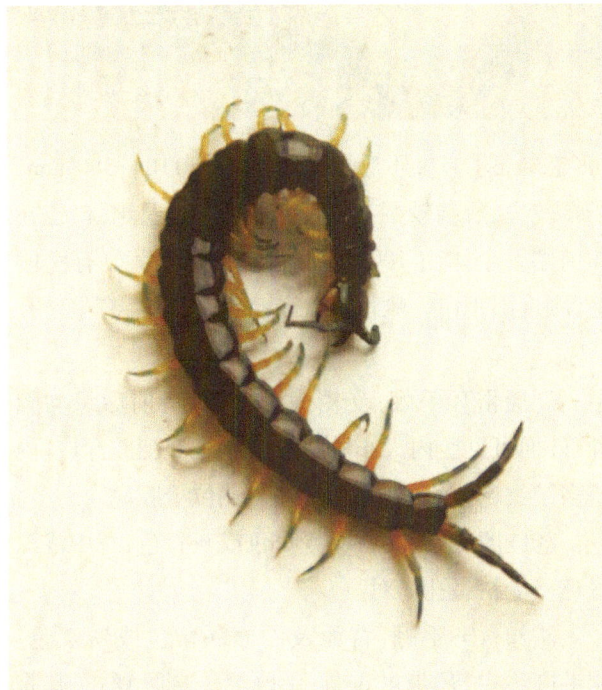

【形态特征】成熟虫体长 110～140 mm。背板自第 4～9 节起，有 2 条不显著的纵沟。腹板在第 2～19 节间有纵沟。头板前部的两侧各有 4 个单眼。齿板前缘具小齿 5 枚。步足 21 对。

【性味功效】味辛，性温；有毒。祛风止痉，通络止痛，攻毒散结。

【古方选录】《医学衷中参西录》逐风汤：生箭芪六钱，当归四钱，羌活二钱，独活二钱，全蝎二钱，全蜈蚣大者两条。用法：煎汤服。主治：中风抽掣及破伤后受风抽掣者。

【用法用量】煎服，2～5 g；研末，0.5～1 g；或入丸、散。外用适量，研末撒，或油浸，或研末调敷。

【使用注意】本品有毒，用量不宜过大。血虚生风者及孕妇忌服。

【现代研究】含两种类蜂毒成分（主要由蛋白质组成），组织胺样物质和溶血性蛋白；还含有脂肪油、胆甾醇、蚁酸、糖类、蛋白质、组氨酸、精氨酸等多种氨基酸和铁、锌、锰、钙等。有抗惊厥，镇痛，消炎，抗肿瘤，强心，抗凝血，改善微循环，降低血黏度，增强免疫力等作用。

468 蟾蜍（蟾酥）

【古籍原文】即癞虾蟆。泻，杀疳、拔毒

蟾，土精而应月魄。辛，凉，微毒，入阳明胃。发汗退热，除湿杀虫。治疮疽发背，未成者，用活蟾蜍系疮上。半日，蟾必昏愦。置水中救其命，再易一个，三易则毒散矣。势重者，剖蟾蜍合疮上，不久必臭不可闻。如此二三易，其肿自愈。小儿劳瘦疳疾。

蟾酥　辛，温，大毒。助阳气，治疔肿发背，小儿疳疾脑疳。即蟾蜍眉间白汁，能烂人肌肉，惟疔疮或合他药服一二厘，取其以毒攻毒。脑疳，乳和滴鼻中。外科多用之。蟾蜍肪涂玉，刻之如蜡。【肪，音方，脂也。】

【药物来源】为蟾蜍科动物中华大蟾蜍 *Bufo bufogargarizans* Cantor 或黑眶蟾蜍 *Bufo melanostictus* Schneider 的全体（蟾蜍）或干燥分泌物（蟾酥）。

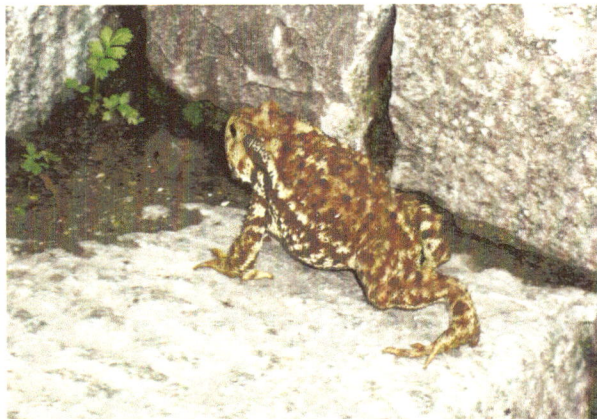

【形态特征】①中华大蟾蜍：体长 10 cm 以上，体粗壮。鼓膜明显。前肢长而粗壮，后肢粗壮而短。皮肤极粗糙，分布大小不等的圆形瘰疣。颜色变异颇大，生殖季节雄性背面多为黑绿色，体侧有浅色的斑纹;雌性背面色较浅。

②黑眶蟾蜍:体长 7~10 cm。头部沿吻棱、眼眶上缘、鼓膜前缘及上下颌缘有十分明显的黑色骨质棱或黑色线。头顶部明显下凹,皮肤与头骨紧密相连。雄性第 1、2 指基部内侧有黑色婚垫,有单咽下内声囊。

【性味功效】蟾蜍:味辛,性凉;有毒。解毒散结,消积利水,杀虫消疳。蟾酥:味辛,性温;有毒。消肿止痛,解毒辟秽。

【古方选录】①《圣济总录》蟾蜍膏:蟾蜍一枚(去头用),石硫黄(别研)、乳香(别研)、木香、桂(去粗皮)各半两,露蜂房一枚(烧灰用)。用法:上六味,捣罗为末,用清油一两,调药末,入瓷碗盛,于铫子内重汤熬,不住手搅,令成膏,绢上摊贴之。候清水出,更换新药,疮患甚者,厚摊药贴之。主治:一切疮肿、痈疽、瘰疬等疾,经月不瘥,将作冷瘘。

②《济生方》蟾酥丹:蟾酥一枚。用法:为末,以白面和黄丹为丸,如麦颗状,针破患处,以一粒纳之。主治:疔肿。

【用法用量】蟾蜍:煎服,1 只;或入丸、散,1~3 g。外用适量,烧存性研末敷或调涂,或活蟾蜍捣敷。蟾酥:多入丸、散服,0.015~0.03 g。外用适量。

【使用注意】蟾蜍:表热、虚脱者忌用。蟾酥:外用不可入目,孕妇忌服。

【现代研究】蟾蜍:耳后腺分泌物含胆甾醇、南美蟾毒精,日本蟾毒它灵,远华蟾毒精,沙蟾毒精等;耳腺分泌物含挥发性成分壬酸,癸酸,少量正十八烷,正十九烷,正三十烷,二十一烷,十八碳二烯酸等。有强心,升压,局部麻醉,抗肿瘤等作用。

蟾酥:含蟾蜍甾二烯类,游离型蟾毒苷元,吲哚碱类,甾醇类及其他多糖类等。有强心,抗心肌缺血,抗休克,抑制血小板聚集,增强免疫力,兴奋呼吸中枢,抗肿瘤,消炎等作用。

469 白颈蚯蚓(地龙)

【古籍原文】泻热、利水

蚓,土德而星应轸水。味性咸寒,故能清热。下行故能利水。治温病大热狂言,大腹黄疸,肾风脚气。苏颂曰:脚气必须用之为使。

白颈者乃老蚯蚓。治大热,捣汁,井水调下。入药或晒干为末,或盐化为水,或微炙,或烧灰,各随本方。中其毒者,盐水解之。张将军病蚯蚓咬毒,每夕蚓鸣于体,浓煎盐水浸身,数过而愈。

蚯蚓泥即蚯蚓屎 甘,寒。泻热解毒。治赤白久痢,敷小儿阴囊热肿,肿腮丹毒。

【药物来源】为巨蚓科动物参环毛蚓 *Pheretima asper-gillum*(E. Perrier)、通俗环毛蚓 *Pheretima vulgaris* Chen、威廉环毛蚓 *Pheretima guillelmi*(Michaelsen)或栉盲环毛蚓 *Pheretima pectinifera* Michaelsen 的干燥体。

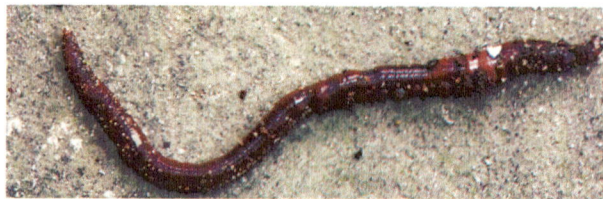

【形态特征】①参环毛蚓:体较大,长 110~380 mm。前端较尖,后端较圆,长圆柱形。头部退化,口位在体前端。全体由 100 多个体节组成。每节有圈刚毛,刚毛圈稍白。雌性有生殖孔 1 个,雄性有生殖孔 1 对。

②通俗环毛蚓:受精囊腔较深广,前后缘均隆肿,外面可见腔内大小乳突各一。雄交配腔深广,内壁多皱纹,有平顶乳突 3 个。雄孔位于腔底。

③威廉环毛蚓:背面青黄色或灰青色,背中浅深青色。受精囊孔 3 对。

④栉盲环毛蚓:背面及侧面深紫色或紫红色。刚毛圈不白,环带占 3 节,无刚毛。盲肠复式,其腹侧有栉状小囊。盲管较受精囊本体长。

【性味功效】味咸,性寒。清热止痉,平肝息风,通经活络,平喘利尿。

【古方选录】《太平圣惠方》地龙散:地龙末(微炒)一两,好茶叶一两,白僵蚕(微炒)一两。用法:上件药,捣细罗为散。每服不计时候,以温酒调下二钱。主治:白虎风疼痛不可忍。

【用法用量】煎服,5~10 g;或研末,每次 1~2 g;或入丸、散;或鲜品拌糖;或盐化水服。外用适量,鲜品捣烂敷,或取汁涂敷,研末撒或调涂。

【使用注意】脾胃虚寒者不宜服。孕妇忌服。

【现代研究】含蚯蚓素,蚯蚓解热碱,蚯蚓毒素,嘌呤,胍,胆碱,多种氨基酸等。有溶栓,抗凝血,抗心律失常,降血压,抗脑缺血,抗惊厥,镇静,解热,抗癌,平喘,兴奋平滑肌,抗菌等作用。

470 五谷虫

【古籍原文】即粪蛆。泻热、疗疳

寒。治热病谵音占,妄语安,毒痢作吐,小儿疳积疳疮。

漂净晒干,或炒,或煅为末用。

【药物来源】为丽蝇科动物大头金蝇 *Chrysomyia megacephala*（Fabricius）及其近缘动物的幼虫或蛹壳。

【形态特征】成虫绿蓝色,头顶部黑色。头部宽,复眼大,深红色。胸腹部带有紫色光泽。幼虫成熟时黄白色,前端尖细,后端截平,体表有由小棘形成的环。后气门略高出表面,较偏于上方;前气门具有10~13个指状突起。

【性味功效】味咸、甘,性寒。健脾消积,清热除疳。

【古方选录】《疑难急症简方》五谷丹:五谷虫(焙干,末)一二茶匙。用法:米汤调服。主治:噤口痢,诸药不效者。

【用法用量】研末服,3~5 g;或入丸剂。外用适量,研末撒,或调敷。

【使用注意】脾胃虚寒无积滞者勿用。

【现代研究】含生物碱,油脂,蛋白质及氨基酸。有平喘,解痉等作用。

人 部

471 发（血余炭）

【古籍原文】一名血余。补，和血

发者血之余。味苦，微寒。入足少阴、厥阴。肾、肝。补阴消瘀，通关格，利二便。治诸血疾，能去心窍之血，故亦治惊痫。血痢血淋，舌血，煅末，茅根汤服。鼻血，烧灰吹鼻。转胞不通，烧灰服。小儿惊热。合鸡子黄煎为汁服。鸡子能去风痰。合诸药煎膏，凉血去瘀长肉。发属心，禀火气而上生；眉属肝，禀木气而侧生；须属肾，禀水气而下生。或曰发属肝，禀木气而上生；眉属金，禀金气而横生。金无余气，故短而不长。至老金气钝，则眉长矣。昂按：肺主皮毛，毛亦短而不长者也，何以独无所属乎？毛既为肺之合，自当属肺、属金。眉当属肝、属木，以其侧生象木枝也。此乃臆说，附质明者。《经》曰：肾者，精之处也，其华在发。王冰注曰：肾主髓，脑者，髓之海；发者，脑之华。脑髓减，则发素。【《内经》：脑为髓海，冲为血海，命门为精海，丹田为气海，胃为水谷之海。】时珍曰：发入土，千年不朽；以火煅之，凝为血质。煎炼至枯，复有液出。误吞入腹，化为症虫。煅炼黑食，使发不白。故本经有"自还神化"之称。陈藏器曰：生人发挂果树上，则乌鸟不敢来。又人逃走，取其发于纬车上缚之，则迷乱不知所适。此皆神化。《子母秘录》：乱发烧灰，亦治尸疰。猪脂调涂小儿燕口，即两角生疮也。宋承相王郇公，小腹切痛，备治不效。用附子、硫黄、五夜叉丸之类，亦不瘥。张驸马取妇人油头发，烧灰研筛，酒服二钱，其痛立止。

皂荚水洗净，入罐固煅存性用。胎发尤良，补衰涸。

头垢 治淋及噎膈劳复。

【药物来源】为健康人之头发制成的炭化物。

【形态特征】血余炭呈不规则的块状，大小不一。色乌黑而光亮，表面有多数小孔，如海绵状。质轻而脆，易碎，断面呈蜂窝状，互碰有清脆之声。用火烧之有焦发气。以色黑、发亮、质轻者为佳。

【性味功效】味苦，性温。消瘀，止血。

【古方选录】《金匮要略》滑石白鱼散：滑石二分，乱发二分(烧)，白鱼二分。用法：上三味，杵为散，饮服半钱匕，日三服。主治：小便不利。

【用法用量】煎服，5～10 g；研末，每次1.5～3 g。外用适量，研末掺，或油调、熬膏涂敷。

【使用注意】胃弱者慎服。

【现代研究】含优角蛋白，灰分，脂肪，氮、硫、黑色素等。有抑菌，促凝血等作用。

472 人 牙

【古籍原文】宣，发痘

咸，温，有毒。治痘疮倒黡。《痘疹论》：出不快而黑陷者，渍猪血调下一钱。服凉药而血涩倒陷者，麝香酒调服。时珍曰：欲其窜入肾经，发出毒气，盖劫剂也。若伏毒在心，不省人事，气虚色白，痒塌无脓，及热痱紫泡之证，只宜补虚解毒。苟误服此，则郁闷声哑，反成不救。

煅，退火毒，研用。

【药物来源】为健康人的牙齿。

473 人 乳

【古籍原文】补虚、润燥

甘，咸。润五脏，补血液，止消渴，泽皮肤，治风火证。切庵按：老人便秘，服人乳最良。本血所化，目得血而能视，用点赤涩多泪。热者，黄连浸点。然性寒滑，脏寒胃弱人不宜多服。时珍曰：人乳无定性。其人和平，饮食冲淡，其乳必平。其人躁暴，饮酒食辛，或有火病，其乳必热。又有孕之乳为忌乳，最有毒，小儿食之吐泻，成疳魃之病，内亦损胎。昂按：乳乃阴血所化，生于脾胃，摄于冲任。未受孕则下为月水，既受孕则留而养胎，已产则变赤为白，上为乳汁，以食小儿，乃造化之玄微也。服之益气血，补脑髓，所谓以人养人也。然能滑肠、湿脾、腻膈，天设之以为小儿，非壮年所当常服。唯制为粉，则有益无损。又须旋用，久则油膻。须用一妇人之乳为佳，乳杂则其气杂。乳粉、参末，等分蜜丸，名参乳丸，大补气血。

取年少无病妇人乳、白而稠者，如儿食良。黄赤清色、气腥秽者，并不堪用。或暴晒，用茯苓粉收，或水顿取粉尤良。取粉法：小锅烧水滚，用银瓢如碗大，锡瓢亦可。倾乳少许入瓢，浮滚水上顿，再浮冷水上,立干,刮取粉用。再顿再刮,如摊粉皮法。

【药物来源】为健康哺乳期妇女的乳汁。

【性味功效】味甘、咸,性平。补阴养血,润燥止渴。

【古方选录】《摄生众妙方》接命丹:人乳二酒盏(香甜白者为佳)。用法:以好梨汁一酒盏,炖滚热,每日五更后一服。主治:男妇气血衰弱,痰火上升,左瘫右痪,中风不语,手足臂体疼痛,动履不便,饮食少进。

【用法用量】新鲜乳适量,温饮。外用适量,点眼。

【使用注意】脾虚易泻者勿食。

【现代研究】含蛋白质,脂肪,碳水化合物,灰分,钙、磷、铁、维生素A,硫胺素,核黄素,烟酸,抗坏血酸,脂肪酸,各种寡糖,溶菌酶等。有补充营养,助消化,抑菌,消炎等作用。

474 紫河车

【古籍原文】即胞衣,一名混沌皮。大补气血

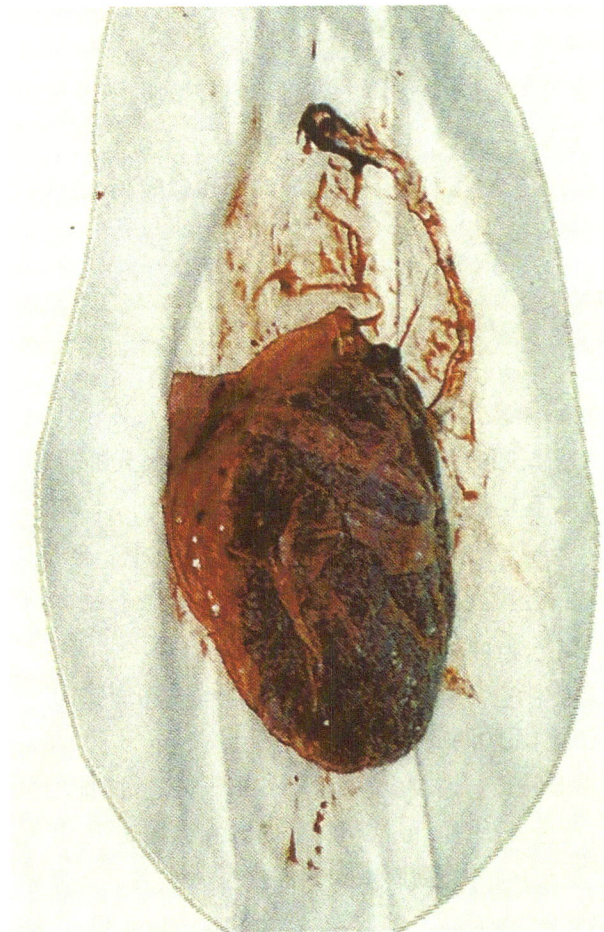

甘、咸,性温。本人之血气所生,故能大补气血,治一切虚劳损极,虚损:一损肺,皮槁毛落;二损心,血脉衰少;

三损脾,肌肉消脱;四损肝,筋缓不收;五损肾,骨痿不起。六极,日气极、血极、筋极、肌极、骨极、精极。恍惚失志癫痫。

以初胎及无病妇人者良。有胎毒者害人。以银器插入,焙煮,不黑则无毒。长流水洗极净,酒蒸焙干研末。或煮烂捣碎入药。如新瓦炙者,反损其精汁。亦可调和煮食。李时珍曰:崔行功《小儿方》云:胞衣宜藏天德月德吉方,深埋紧筑。若为猪狗食,令儿癫狂;蝼蚁食,令儿疮癣;鸟雀食,令儿恶死;弃水中,令儿疮烂;近社庙、井灶、街巷,皆有所忌。此亦铜山西崩,洛钟东应,自然之理。今人以之炮炙入药,虽曰以人补人,然食其同类,独不犯崔氏之戒乎?以故本集如天灵盖等,概不入录。

【药物来源】为健康产妇的干燥胎盘。

【形态特征】为不规则的类圆形或椭圆形碟状,厚薄不一。紫红色或棕红色。一面凹凸不平,有多数沟纹;一面为羊膜包被,较光滑,在中央或一侧附有脐带的残余,四周散布毛细血管。质硬脆,有腥气。

【性味功效】味甘、咸,性温。益气养血,补肾益精。

【古方选录】《妇人良方》河车丸:紫河车一具(洗净,杵烂),白茯苓半两,人参一两,干山药二两。用法:上为末,面糊和入紫河车,加三味,丸梧子大。每服三五十丸。空心米饮下。嗽甚,五味子汤下。主治:劳瘵虚损,骨蒸等证。

【用法用量】研末吞服,每次1.5～3 g,重症加倍;或入丸剂;新鲜胎盘,半个或1个,水煎服食,每星期2～3次。

【使用注意】凡有表邪及实证者忌服,脾虚湿困纳呆者慎服。

【现代研究】含干扰素,巨球蛋白,尿激酶抑制物,纤维蛋白溶酶原活化物,促性腺激素A、B,催乳素,促甲状腺激素,溶菌酶,激肽酶,组胺酶,催产素酶及多种氨基酸等。有抗感染,增强抵抗力,激素样活性等作用,能稳定纤维蛋白凝块,促进创伤愈合,抗组织胺等。

475 童 便

【古籍原文】一名还元水。饮自己溺,名轮回酒。平,泻火、补阴、散瘀血

咸,寒。时珍曰温。能引肺火下行从膀胱出,乃其旧路,降火滋阴甚速。润肺散瘀,咸走血。治肺痿失音,吐衄损伤,凡跌打损伤,血闷欲死者,擘开口以热尿灌之,下

咽即醒。一切金疮受杖,并宜用之,不伤脏腑。若用他药,恐无瘀者,反致误人矣。**胞胎不下。**皆散瘀之功。凡产后血晕,败血入肺,阴虚久嗽,火蒸如燎者,惟此可以治之。晋·褚澄《劳极论》云:降火甚速,降血甚神。饮溲溺百无一死,服寒凉药百无一生。

取十二岁以下童子,少知识,无相火,不食荤腥酸咸者佳。去头尾,取中间一节清澈如水者用,当热饮,热则真气尚存,其行自速,冷则惟有咸寒之性。入姜汁、行痰。韭汁散痰更好。冬月用汤温之。李士材曰:炼成秋石,真元之气渐失,不及童便多矣。《普济方》:治目赤肿痛,用自己小便,乘热抹洗,即闭目少顷。此以真火退其邪热也。

【药物来源】为健康人之小便,去头尾,用中间段。以10岁以下健康儿童小便为佳,称"童便"。

【形态特征】淡黄色至褐色,新鲜小便透明而带酸性,或因含尿酸过多,排出不久,即生成尿酸结晶。

【性味功效】味咸,性寒。滋阴降火,止血散瘀。

【古方选录】《普济方》生地黄饮:生地黄汁半盏,生姜一分(取汁),童便半盏。用法:上一处煎三四沸。分四次温服。恶血下,滞气通,瘥。未效再作服。主治:产后虚冷,恶血结块不散。

【用法用量】取新鲜小便,温饮,30～50 mL;或入汤剂。

【使用注意】脾胃虚寒及阳虚无火者忌服。

【现代研究】含尿素,氯化钠,钾,磷酸,硫酸,尿酸,肌酐,氨,马尿酸,微量的维生素,叶酸,多种激素等。有止血,调节免疫功能等作用。现代少用。

476 秋 石

【古籍原文】补肾水、润三焦

咸,温。滋肾水,润三焦,养丹田,安五脏,退骨蒸,软坚块。治虚劳咳嗽,白浊遗精,为滋阴降火之圣药。若煎炼失道,多服误服,反生燥渴之患。咸能走血,且经煅炼,中寓暖气,使虚阳妄作,则真水愈亏。

《蒙筌》曰:每月取童便,每缸用石膏七钱,桑条搅澄,倾去清液,如此二三次,乃入秋露水搅澄,故名秋石。如此数次,滓秽净,咸味减,以重纸铺灰上晒干。刮去在下重浊,取轻清者为秋石。世医不取秋时,杂收人溺,以皂荚水澄晒为阴炼,火煅为阳炼,尽失于道,安能应病?况经火炼,性却变温耶!秋石再研

入罐,铁盏盖定,盐泥固济升打。升起盏上者名秋冰。味淡而香,乃秋石之精英也。《保寿堂方》:用童男童女小便,各炼成秋石,其色如雪,和匀加乳汁,日晒夜露,取日精月华,干即加乳。待四十九日足,收贮配药。《摘玄》云:肿胀忌盐,只以秋石拌饮食佳。

【药物来源】为人尿或人中白的加工品。

①淡秋石:取漂净晒干的人中白,研磨成粉末,加白及浆水作辅料,拌和后,用模型印成小方块,晒干。

②咸秋石:取食盐加洁净泉水煎煮,过滤,将滤液加热蒸发,干燥成粉霜,称为"秋石霜"。再将秋石霜放在有盖的瓷碗内,置炉火上煅二小时,冷却后即凝成块状固体。

【性味功效】味咸,性寒。滋阴降火,止血消瘀。

【古方选录】《仁斋直指方》秋石丸:秋石、鹿角胶(炒)、桑螵蛸(炙)各半两,白茯苓一两。用法:为末,糕糊丸,梧子大。每服五十丸,人参汤下。主治:浊气干精,精散而成膏淋,黄白赤黯,如肥膏蜜油之状。

【用法用量】煎服,5～15 g;或入丸、散。外用适量,研末撒。

【使用注意】不宜多服。脾胃虚寒者慎服,火衰水泛者忌服。

【现代研究】淡秋石主要含尿酸钙和磷酸钙,咸秋石主要含食盐。

477 人中黄

【古籍原文】泻热

甘,寒,入胃。清痰火,消食积,大解五脏实热。治天行热狂,痘疮血热,黑陷不起。

纳甘草末于竹筒,塞孔,冬月浸粪缸中。至春取出洗,悬风处阴干,取甘草用。亦有用皂荚末者。竹须削去青皮。一云即粪缸多年黄垽,煅存性用。

【药物来源】为甘草末置竹筒内,于人粪坑中浸渍一定时间后的制成品。

【形态特征】药材完整者呈圆柱形,外表及断面均呈暗黄色,稍粗糙,可见到甘草的纤维纵横交织,相互凝聚,有时外表尚附有灰黄色的竹衣残片。质紧密略坚硬,表面易于剥落,有特殊气味。以干燥、不霉者为佳。

【性味功效】味甘、咸,性寒。清热凉血,泻火解毒。

【古方选录】《松峰说疫》人中黄丸：人中黄不拘多少。用法：饭为丸，绿豆大，下十五丸。主治：辟瘟。

【用法用量】煎服，6～10 g；或入丸、散。

【使用注意】非实热性热病者忌用。

【现代研究】现代不用。

478 粪 清

【古籍原文】一名金汁。泻大热

主治同人中黄。用棕皮棉纸，上铺黄土，淋粪滤汁，入新瓮，碗覆，埋土中一年，清若泉水，全无秽气。用年久者弥佳。野间残粪下土，筛敷痈疽，如冰着背。

479 人中白

【古籍原文】泻火

咸，平。降火散瘀，治肺瘀鼻衄，刮人中白，新瓦火上逼干，调服即止。劳热消渴，痘疮倒陷，牙疳口疮。

即溺垽，煅研用。以蒙馆童子便桶，山中老僧溺器刮下者，尤佳。

【药物来源】为健康人的尿自然沉结的固体物。

【形态特征】干燥的固体物，呈不规则的块片状，大小、厚薄不等。外表灰白色，光滑或有瘤状突起；有时一面平滑，另一面松泡而凹凸不平。质坚硬而脆，易碎断，断面起层。有尿臊气。

【性味功效】味咸，性凉。清热降火，止血化瘀。

【古方选录】《普济方》一滴金：人中白、地龙（炒）等分。用法：为末，羊胆汁和丸芥子大。以新汲水化一丸，注鼻中搐之。主治：偏正头痛。

【用法用量】研末服，3～6 g。外用适量，研末吹、掺；或调敷。

【使用注意】阳虚无火、食不消、肠不实者忌之。

【现代研究】现代不用。

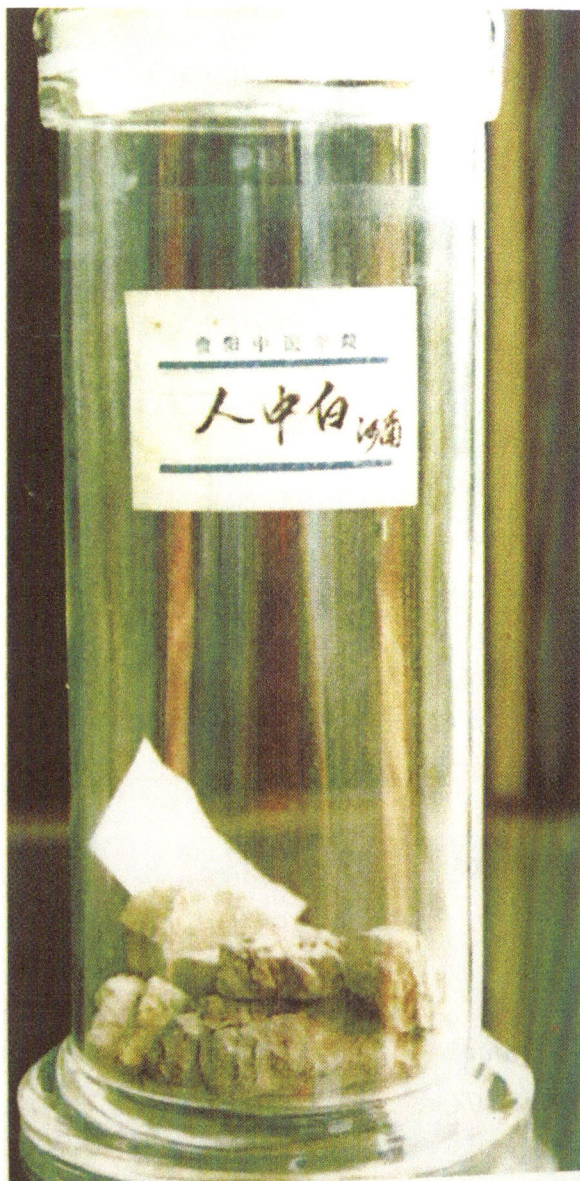

中文药名索引

（按汉字笔画排序）

五画

方剂名索引

（按汉字笔画排序）

五画

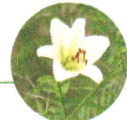

药用植物、动物、菌类学名索引

（按拉丁字母排序）

Q